Curso de
Medicina Natural
en Cuarenta Lecciones

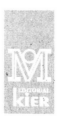

Obras del doctor Eduardo Alfonso

Como Cura la Medicina Natural.

Nutrición Humana y Cocina Vegetariana Científica.

Manual de Curación Naturista.

La Salud de los Niños por la Higiene Natural.

La Religión de la Naturaleza.

El Egipto Faraónico.

Guía Lírica del Auditor de Conciertos.

La Atlántida y América.

Problemas Religiosos e Historia Comparada de las Religiones.

La Iniciación.

La Sabiduría Pitagórica.

Panton Crematon. (Ensayos Filosóficos.)

Einstein y su Teoría de la Relatividad.

El Hombre, su origen, su ser, su vida, su muerte y su historia. (Ensayos Filosóficos.)

Gramática Jeroglífica del egipcio clásico.

El Santo Grial en el Monasterio de San Juan de la Peña.

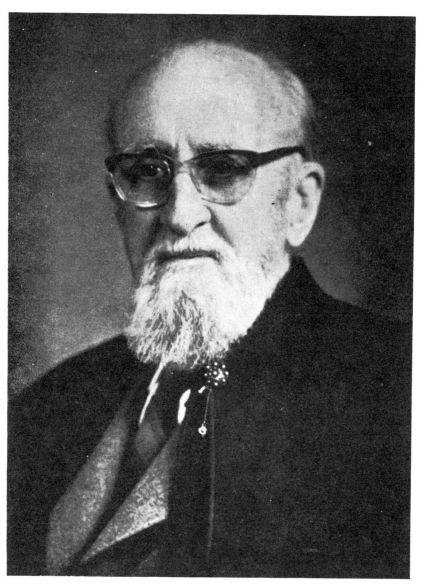

DR. EDUARDO ALFONSO (1972).

Dr. EDUARDO ALFONSO

Doctorado en Medicina y Cirugía por la Universidad de Madrid,
Médico fisiatra de la Asociación de la Prensa de Madrid,
Miembro de Honor de la Sociedad de Geografía e Historia de Guatemala,
Presidente fundador de la "Schola Philosophicae Initiationis"
y de la "Federación Ibérica de Sociedades Protectoras de Animales y Plantas" (S. M.).
Ex Presidente del Instituto Naturista Español y de la Federación Naturista Española,
del V Congreso Naturista de España y Ex Vicepresidente de la Masa Coral de
Madrid, M. S. T.
Profesor jubilado de Biología en la Universidad de Río Piedras
y de Biología e Historia en el Junior College de Puerto Rico.

Curso de
Medicina Natural
en Cuarenta Lecciones

Comprendiendo las siguientes Materias:
FILOSOFIA - BIOLOGIA - ANATOMIA - FISIOLOGIA
PATOLOGIA - DIAGNOSTICO - PRONOSTICO - TERAPEUTICA
HIGIENE - CLINICA Y TECNICA

DECIMO CUARTA EDICION

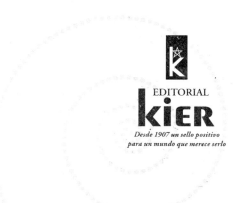

EDITORIAL
kIER
*Desde 1907 un sello positivo
para un mundo que merece serlo*

615.5   Alfonso, Eduardo
ALF   Curso de medicina natural en cuarenta lecciones.- 1ª.ed.
        14ª. reimp.- Buenos Aires : Kier, 2003.
            688 p. ; 23x16 cm.- (Medicina)

            ISBN 950-17-1201-X

            I. Título - 1. Medicina Natural

Diseño de tapa:
Graciela Goldsmidt
LIBRO DE EDICION ARGENTINA
Queda hecho el depósito que marca la ley 11.723
© 2003 by Editorial Kier S.A., Buenos Aires
Av. Santa Fe 1260 (C1059ABT), Buenos Aires, Argentina.
Tel: (54-11) 4811-0507   Fax: (54-11) 4811-3395
http://www.kier.com.ar - E-mail: info@kier.com.ar
Impreso en la Argentina
Printed in Argentina

PROLOGO DE LA PRIMERA EDICION

Esta obra tiene una singular historia que no está de más exponer. Fue comenzada en 1936 y terminada en 1939. Es decir, fue hecha durante la guerra que azotó a mi patria durante tres años inolvidables. Muchas veces la confección de sus líneas fue interrumpida por la granada de cañón que estallaba a no más que metros de distancia, o por el silbido de una bala, el tableteo angustioso de las ametralladoras o el bordoneo trágico de la aviación que obligábanos a descender a refugio más seguro.

Sus páginas, escritas todas sin excepción, en Madrid, saben de hambres y privaciones, de inviernos fríos sin carbón, de noches largas sin más luz que una lamparilla de aceite o una vela, a cuyo mortecino fulgor fueron escritas decenas de ellas. Han sido el fruto de una época de forzoso ascetismo y renunciación, en que nos habíamos familiarizado con la idea de la muerte. Vivíamos en plenitud de espíritu por la alimentación menguada y la presencia constante del peligro. Y así, como en oración permanente, fueron hilvanadas sus páginas, pensando que quizá estaba escribiendo mi testamento.

Mas, fuése el peligro, cálmose la zozobra y encontréme con un libro cuyo número de hojas es la medida intelectual de una guerra. Pero cuyas ideas miden a su vez la práctica y el estudio de veintidós años. Esta obra es *mi lucha*; mi aportación bélica al resurgimiento de una nueva era. No luché con armas, sino con ideas. No disparé más arma mortífera que la de la sinceridad, contra la falange apretada de los prejuicios y las rutinas.

Agregaré que *mi doctrina no es mía* sino de aquellos que me enseñaron. Por esto no he querido que falten las opiniones de tantos maestros como, con sus escritos o sus palabras, nutrieron mi acervo mental; ni las de aquellos otros que de un modo u otro han contribuido al desarrollo de la medicina naturista. Todos encontrarán en estas páginas el acatamiento que merecen. Por eso al escribir no hablo de mí, sino *de nosotros*.

En las presentes lecciones, casi todas de nueva factura, va incluido todo aquello que he expuesto en más de 1000 conferencias por toda España y América, muchas de las ideas contenidas en artículos publicados en diarios y revistas, y no pocas de las materias incluidas en otras obras anteriores (la mayor parte agotadas), que no podían faltar en ésta, sin grave detrimento de la unidad didáctica. Todo ello refundido en nuevo molde. He querido, en una palabra, reunir en este tomo, toda mi aportación a la causa de la higiene y de la medicina natural.

Pero las mismas consecuencias de tan aciaga época, impidiéronle salir a luz en la propia tierra donde se gestó, con la premura que hubiese deseado. Y mi obra atravesó el mar en busca de manos hermanas que, solícitas desde el primer momento, se aprestaron a darle forma editorial. El editor, señor Nicolás B. Kier, puso en el empeño toda la diligencia y todo el esmero que yo deseaba. Y este tomo es el resultado de ello. La escasez de papel en Europa, agravada por la guerra internacional que en estos momentos conturba el continente, ha sido la causa principal de que mi obra vea la luz en América: Pero como no existen casualidades, ni cualquier hecho, por insignificante que parezca, deja de obedecer a leyes de *causalidad*, como podrá comprobar el curioso lector desde la lección primera, hénos aquí con que, esta obra va a ser heraldo de mi proyectada excursión al continente americano en el año próximo. Vaya por delante la obra precediendo a la persona. Que antes y mejor me conocerá el que estas páginas lea, que el que me haga el honor de estrechar mi mano.[1]

He procurado dar a estas lecciones un carácter de divulgación, sin dejar de incluir en ellas todo aquello que pudiera exigir el hilo del razonamiento científico. En consecuencia, el lector encontrará materia científica para satisfacer al profesional, pero expresada en términos asequibles a los profanos, cuando no aclarados los términos técnicos que necesariamente han de ser empleados muchas veces.

También observará el que esto estudiare que, sin dejar de pisar el terreno *firme* (?) de nuestro positivismo científico, hasta límites que a cualquier buen naturista le parecerán —y con razón— exagerados, me permito fundamentar doctrina y deducciones sobre conceptos científicos y filosóficos totalmente ajenos a nuestra ciencia occidental; cosa que, por otra parte, parecerá exagerada a nuestra ortodoxia universitaria. De este modo, pensando que el camino de la verdad no es patrimonio exclusivo de ninguna escuela particular, nadie podrá achacarme parcialidad ni dogmatismo. Acepto con el mejor intencionado espíritu ecléctico, todo aquello que venga a aclarar el enigma humano en su universalidad; es decir en sus múltiples facetas dentro de la unidad del ser.

Y ruego a la atención del lector, ponga su interés en desentrañar, a través de todo el libro, mi decidido esfuerzo por no caer en el terreno estéril de una sistematización exclusivamente subjetiva o exclusivamente objetiva. Hay puntos en los que un subjetivismo exagerado nos hace caer en errores como el de las entidades *nosológicas*, por ejemplo, Hay otros, en cambio, en los que la demasía objetiva nos aparta igualmente del camino de la verdad; por ejemplo el de los *análisis clínicos de laboratorio*. Difícil es, en verdad, mantenerse equidistante de dos abismos igualmente peligrosos para el resultado final de una especulación científica y de las prácticas que de ella se derivan. He procurado esta ecuanimidad y el lector juzgará si al fin me mantuve en el fiel de la balanza. Repare, no obstante, en la manera como trato el asunto del *pronóstico*, donde hallará quizá el mejor ejemplo de mi esfuerzo en el sentido aludido.

Que mis bien intencionadas lecciones encuentren piadosa crítica entre los pueblos de lengua castellana.

EDUARDO ALFONSO.

Madrid 30 de Junio. Año de 1940.

---

[1] Dicha excursión se aplazó, por circunstancias políticas, hasta el año 1948.

PROLOGO DE LA SEGUNDA EDICION

Después de haberse agotado una profusa edición extendida por España y toda Hispanoamérica, la Editorial Kier saca a la luz esta segunda edición diecisiete años después de haberse publicado la primera. Y esto ocurre en condiciones muy diferentes.

En primer lugar yo no estoy en España sino en América, desde 1948. En segundo lugar las circunstancias políticas y económicas de la República Argentina han cambiado profundamente en estos últimos diez años y se han traducido por lo que ahora nos importa, en una mayor dificultad para los negocios editoriales y para el poder adquisitivo del lector.

Estas circunstancias nos han obligado a suprimir todo aquello que en la primera edición constituía un lujo de expresión y una holgura para el pensamiento. No estamos en tiempos de holgura sino de austeridad, y esto requiere limitarse a lo fundamental. Pero lo fundamental ha sido respetado con la extensión que merece.

El nuevo lector de mi obra va a encontrar lo que encontró el lector de la edición primera, con algunas innovaciones y renovaciones consecuentes a la marcha del tiempo y a la evolución del pensamiento científico. Pero todo esto, tenida cuenta de que las ideas básicas de la medicina son inconmovibles e independientes de todo progreso técnico y de todos los modos y *modas* que éste pueda adoptar.

La técnica —que es en lo único que la medicina ha progresado desde los tiempos de Hipócrates— debe ser siempre una servidora del pensamiento. Este es el que resuelve el problema de cada enfermo y define después la técnica que haya de aplicarse al caso. En la segunda edición de mi obra, sigue quedando íntegramente soslayado el peligro de subordinar el pensamiento a la técnica.

El lector que me honre con su atención, será el último juez del resultado de mis propósitos.

EDUARDO ALFONSO.

San Juan de Puerto Rico, Junio, 1959.

PROLOGO DE LA TERCERA EDICION

EL NATURISMO EN EL MOMENTO ACTUAL DE NUESTRA CULTURA

Sale a la luz esta tercera edición estando el autor nuevamente en España en circunstancias bien distintas de las del año 1940 en que fue publicada la primera edición de esta obra.

Estamos en un momento crítico y desconcertante, en que se hallan puestos en revisión todos nuestros valores culturales y morales (ciencia, arte, religión, sociología) y entre ellos, con especial interés, los grandes problemas de la salud.

Se ha dicho con razón que el *cáncer* y los *infartos del corazón* son las afecciones propias de nuestra civilización. A esto hemos de añadir la frecuencia con que también se producen en la actualidad ciertas enfermedades crónicas como la *diabetes*, la *nefritis*, la *hepatitis* y los *trastornos del tubo digestivo*.

Todos estos males tienen indudablemente *causas fisicoquímicas*, pero en su fondo hállase una *raíz psicológica*, producto de las *tensiones, pretensiones*, y *preocupaciones* de la vida actual que nos obliga a la lucha, la competición y el trabajo forzado, y, por consiguiente, a la *prisa* para "no perder tiempo" y que se nos pongan otros por delante.

La *prisa*, como dice nuestro amigo y gran filósofo Pedro Caba, "es indecente". Sí; es indecente porque quita a la vida humana su contenido contemplativo y espiritual, y esto inutiliza nuestros mejores y más íntimos valores del alma. El hombre que tiene *prisa*, porque le acucia la necesidad de resolver su problema vital inmediato, no tiene tiempo de *meditar*; y esto es una catástrofe para todo ser humano.

La filosofía naturista no solamente trata de darnos una solución a los problemas de la salud y de la enfermedad, sino que ha de procurarnos el cauce necesario para las manifestaciones del espíritu que, a la postre, son las genuinamente humanas.

Un cuerpo más sano y fuerte que el nuestro (dentro de su especie) lo tiene cualquier animal, porque vive de acuerdo con su ley natural. Los naturistas queremos también vivir con arreglo a las leyes naturales, pero en la práctica nos dejamos arrastrar por la vorágine de la vida culta de nuestros tiempos, y esto nos predispone a fracasar en nuestros propósito. La *prisa*, la falta de calma, la tensión y la ambición, nos desplazan, sin querer, del ámbito ideal creado por nuestras aspiraciones naturistas.

La mayor parte de los naturistas no saben colocar su mente en actitud de calma entre la inquietud de la vida civilizada de nuestras ciudades modernas. Ya es el hecho de adelantar al que va a nuestro lado para tomar el billete del "metro" o subir al autobús; ya sea correr para ganar diez segundos en la cola de certificados de correos; ya sea

—y esto es peor— adelantar con nuestro automóvil al que va delante para llegar al mismo sitio cinco minutos antes..., etc. Todo este constante pugilato y competición, totalmente inútil, para la ganancia de tiempo, contrasta desdichadamente con los distintos modos de "perder el tiempo" en cafeterías, tertulias, televisión..., etcétera. El resultado de esta actitud constante de "pretensiones" y "deseos", es fatal para el cuerpo y para el alma.

Se ha dicho y escrito, con razón, que la filosofía de los pueblos orientales determina un modo de aceptación de la vida que elimina casi totalmente las tensiones emotivas causantes de las citadas enfermedades. Y, por esto, Levis Roland hace notar la muy inferior mortalidad por afecciones del corazón y de los vasos sanguíneos en el Japón y países del extremo Oriente, que en nuestros pueblos occidentales.

Bastaría esto para tratar de adoptar un modo de vida más humano (menos pretencioso), si no hubiese que añadir la acción continua de las variadas intoxicaciones y carencias que suponen la contaminación atmosférica y de las aguas, el empleo de abonos fertilizantes y desinfectantes tóxicos; la recolección de los alimentos sin madurar y su conservación en frigoríficos, latas o envases; el uso y abuso del alcohol, el té, el café y el tabaco, sin excluir el de las carnes tóxicas, como la de cerdo, mariscos, crustáceos, etcétera.

Todo esto está en el ánimo de todo buen naturista que trata, en la medida de lo posible, de contrarrestarlo con las ventajas de una dieta vegetariana y una higiene de aproximación a los elementos de la Naturaleza (aire, agua, tierra y sol) en su mayor pureza y plenitud. Pero yerra muchas veces también por inadecuación en sus prácticas de higiene natural.

Está probado que el exceso en los *baños de sol* puede reactivar lesiones tuberculosas, provocar hemorragias renales en tuberculosos del riñón, originar cáncer de la piel por quemaduras insistentes y repetidas, causar insolaciones a veces mortales y provocar accidentes congestivos y aun retinitis en personas de temperamento sanguíneo (que en realidad rechazan y no deben tomar los baños de sol). En cambio, el baño de sol bien administrado en personas a quienes no está contraindicado, es fuente de vida, salud y vigor, haciendo bueno el refrán de que "donde entra el sol no entra el médico". Pero observemos que el instinto de los demás seres vivos les induce a buscar la sombra en verano y el sol en invierno.

El exceso de *baños de agua fría* puede también ocasionar depresiones nerviosas y trastornos circulatorios, por reacciones exageradas o asimismo por falta de reacción adecuada. El caso es que el verano con sus excesos de placeres de agua y sol, deja a muchas personas en estado de debilidad (astenia) y colapso de sus defensas vitales. En lo que nunca cabe exceso es en la respiración de aire puro y en los contactos con la tierra.

Súmense a estas acciones desproporcionadas del medio natural, los efectos deletéreos de los grandes tóxicos. El *tabaco* contiene varios tóxicos, entre los cuales destacan la *nicotina*, que ataca y endurece a las arterias del cerebro y del corazón, siendo causa de la "angina de pecho";

y el *alquitrán* de la combustión, que produce el cáncer. El doctor José M. Barajas, del Hospital de San Rafael dice que: "más de un 95 por 100 de los casos de cáncer de la laringe se producen en personas que fuman en mayor o menor cuantía". El epitelioma (cáncer de la mucosa) del labio y de la lengua es casi exclusivo de los fumadores. "De un kilo de tabaco rubio se pueden obtener 70 gramos de "alquitrán"; de ahí la gastritis crónica que se presenta en los grandes fumadores, al tragar con la saliva los productos de la torrefacción." (Sería interminable relatar las agresiones del tabaco sobre el organismo humano; consúltese el número de "Noticias Médicas" del domingo 11 de enero de 1970). El "Consejo Ejecutivo de la Organización Mundial de la Salud" llegó a la conclusión de que "el fumar es la primera causa de muerte prematura que puede evitarse, puesto que conduce "al cáncer brocopulmonar, afecciones coronarias, bronquitis crónicas y otras enfermedades de los pulmones".

Del *alcohol* (consumido en las diferentes bebidas que le contienen) se ha dicho por los médicos cuanto hay que decir. Ultimamente los doctores Karl y Hally Sax del "Instituto Crambrook" de Ciencias, de Michigan, han llegado a la conclusión de que "el consumo de alcohol en una cierta proporción, es tan grave como el estar sometido a radiaciones atómicas".

El doctor Jellinek agrupa a los alcohólicos en cinco tipos: 1º *Grupo alfa*: de alcohólicos por razones psicológicas para vencer su timidez o turbación. 2º *Grupo beta*: de los que presentan ante el alcohol intolerancia gástrica o neuritis. 3º *Grupo gamma*: de verdaderos alcoholómanos, inmoderados, con tolerancia general de otros órganos y con dependencia psicológica del tóxico. 4º *Grupo delta*: de los "vino-lentos" que nunca beben con destemplanza pero se hacen esclavos del tóxico; y 5º *Tipo épsilon*: de los que se embriagan durante días o semanas, volviendo luego a un estado de templanza o abstinencia.

Freud consideraba que el alcoholismo constituía un proceso de evasión psicológica para compensar complejos reprimidos. Adler le achacaba concretamente al complejo de inferioridad, y algunos de sus discípulos afirman que las causas del alcoholismo son el perpetuo estado de inseguridad y el sentimiento de insuficiencia social. En otros casos, como afirma Joost Merloo, hay un fondo psicótico maníaco-depresivo.

El caso es que el veneno alcohólico llega a hacerse indispensable para el funcionamiento de las células nerviosas, que acaban por degenerar; y de este modo se cae en un círculo vicioso en que la necesidad del tóxico va unida a su acción deletérea. El resultado final es que el alcohol acaba por destruir el tejido cerebral, endurecer las arterias y atacar gravemente a otras células nobles de las glándulas, como el hígado (produciendo "cirrosis"), siendo su última y más grave consecuencia la herencia alcohólica con sus tipos de oligofrénicos (o retrasados mentales), epilépticos e imbéciles, que constituyen la mayor parte de la población de los manicomios.

En las anteriores líneas he tratado de pintar un cuadro de los peligros sanitarios de nuestra cultura, para que el naturista de buena cepa sepa qué terreno debe pisar y cómo hacer compatibles las ventajas espi-

13

rituales de la civilización y la cultura con la necesidad de mantener una salud que proporcione eficiencia, bienestar y alegría para vivir.

Sirva esto de prefacio a la tercera edición que conserva íntegro lo esencial de su doctrina, en la certeza de que lo que es verdad, lo es para siempre y no admite modas. Y en materia de medicina creemos verdaderas las bases hipocráticas fraguadas en la observación de una clínica irreprochable.

Madrid, Octubre de 1972.

EDUARDO ALFONSO

PRIMERA PARTE

CONCEPTOS FUNDAMENTALES NATURISTAS

Lección I

BASE DE LA FILOSOFIA NATURISTA

La Naturaleza está regida por leyes. La norma naturista debe ser cumplir la ley natural. Síntesis vital armónica. La circulación de la materia y de la energía.

Base de la filosofía naturista

La filosofía, que etimológicamente es amor a la sabiduría, prácticamente es inteligencia en acción y trascendentemente es un instrumento para educir las potencias de nuestro espíritu, es indispensable para levantar el edificio de toda ciencia.

La filosofía naturista lleva implícita una idea de evolución o progreso, tanto en el orden físico como en el intelectual, como en el espíritual. Toda idea o acto en sentido de retroceso no es naturista. El salvajismo, el primitivismo, que indudablemente suponen ventajas de orden higiénico natural, podrán ser naturalismo pero no naturismo.

El naturista reconoce que la primera de las leyes naturales es la de evolución, por la que todo lo existente tiende a adquirir grados superiores de perfección.

La Naturaleza está regida por leyes

El estudio de la Naturaleza nos demuestra que existe un *orden natural* regido por leyes, que el hombre va descubriendo por el examen y comparación de los hechos. Este orden natural se realiza por la *armonía*, que es la adecuada relación entre las partes y el todo. Por esto a la Naturaleza en su conjunto se la llama *uni-verso*, o sea la realización de lo *uno* en lo *vario*.

Echemos un vistazo sobre las principales leyes de la Naturaleza.

I. *Ley del Movimiento. El movimiento es el modo de manifestación universal.* La vida es movimiento, la inercia es muerte. Todo en último término son *vibraciones*, porque este movimiento *alterna con momentos de reposo.* El movimiento continuo no existe. Así el día y la noche, el sueño y la vigilia, la vida y la muerte, la inspiración y la expiración, el sístole y el diástole, etc., son grandes vibraciones de la Naturaleza, análogas en un todo a las del sonido, la luz, la electricidad, etc., en el mundo de lo pequeño.

II. *Ley del Amor. El Amor —que es atracción de dos o más seres para unificarse— es la ley de armonía y por tanto de creación y conservación de la Vida.* El Amor, pues, supone la renuncia de sí mismo en bien de todo lo que no es uno mismo, y para manifestarse requiere la conciencia de que todos los seres son *hermanos*, como salidos del mismo Origen.

Amor es tanto como decir reconocimiento de la Unidad de todo. En los astros se manifiesta en forma de *fuerza centrípeta*: Todos los planetas se subordinan a la *unidad* de su sistema planetario. En los minerales y cuerpos químicos se manifiesta como *afinidad*; en los animales como instintos, atracción sexual; en el hombre como cariño, simpatía y en grados más elevados como verdadero amor espiritual, ya en forma de idealismo o de sacrificio.

La existencia de la repulsión, la destrucción y el odio, no implica la no existencia del Amor, como veremos al hablar de la ley *de los contrarios*, sino que la confirma y justifica . Téngase en cuenta que el Universo se manifiesta por medio de fuerzas *creadoras, conservadoras* y *destructoras*, en lo que se refiere al orden físico. El mismo sol que crea una planta, la conserva erguida un tiempo sobre la tierra, y acaba por secarla con los propios rayos que la dieron vida. Es decir, que estas tres categorías de fuerzas son una en esencia.

III. *Ley de Evolución. Todo lo existente lleva inmanente la tendencia y fuerza para convertirse en algo superior.* Filosóficamente, esta ley es una consecuencia de la ley del Amor que atrae a todos los seres hacia la unidad de su Origen. La evolución emplea como medio el mecanismo misterioso de la Vida y de la Muerte. La inteligencia y la voluntad evolucionan en formas materiales (cuerpos), que también evolucionan por su parte; mas cuando la forma ha dado su máximo rendimiento en favor de la evolución espiritual, se destruye (muerte), pasando el espíritu (que es mentalidad y finalidad), a formas de más elevada categoría.

IV. *Ley de los Ciclos. Todo lo existente evoluciona por ciclos. Llamándose ciclo a una trayectoria (movimiento), en el tiempo y en el espacio, al final de la cual, los seres, aunque en forma semejante a la del comienzo, han avanzado un grado en su evolución.* Las enfermedades tienen su ciclo que termina en salud o muerte. Las semillas germinan, nacen, dan una planta que a su vez da finalmente semillas que contienen en potencia las nuevas experiencias vitales de la planta; el día y la noche forman un ciclo terrestre que renace en otro día; el año es otro ciclo que, comenzando en la primavera y tras las madureces del verano, las tristezas del otoño y el sueño del invierno, renace en una nueva primavera; el ciclo de la vida humana, comenzando en esa dulce primavera de la niñez y siguiéndola el épico período de la madurez y el lírico de la vejez, termina en la muerte (comienzo del ciclo puramente espiritual), para cerrarse en nuevas manifestaciones.

V. *Ley de Finalidad. La evolución tiene un sentido finalista, es decir, la consecución de un objetivo de índole trascendental y metafísica.* Efectivamente, la evolución tiende a conseguir estados de conciencia más elevados, afinando y perfeccionando la materia y la inteligencia. La negación de la finalidad en todo lo creado, equivale a tanto como afirmar que, en la Naturaleza, con todos sus dolores y alegrías, todo se mueve, gira y vive por capricho, y sin otro motivo que pasar el rato que a cada cual le toca en el mundo. Afirmación ésta absurda hasta para el menos exigente filósofo.

VI. *Ley de Jerarquía. Todo ser o cosa está subordinado a todo aquello que es superior en grado evolutivo ,y tiene poder o mando sobre todo aquello que le es inferior en la escala de la evolución.* En efecto, el espíritu rige a la materia, la inteligencia al cuerpo, el cerebro a los miembros; los animales más inteligentes vencen a los menos inteligentes, el hombre vence a todos los animales y se sobrepone a sus semejantes menos dotados de facultades, etc. Existe pues una jerarquía evolutiva de orden natural que garantiza el triunfo de lo mejor y más perfecto, y por tanto del progreso biológico.

En el plano puramente humano de la biología social, se falta frecuentemente a esta ley, dándose el caso de que en las sociedades humanas, no rige el superior en la escala evolutiva (el más virtuoso, más sabio y más sano), sino el que tiene más medios materiales, más astucia, más influencia o más fuerza. Esto desarmoniza la colectividad y degrada a los hombres verdaderamente dignos.

Los hombres son iguales en *esencia*, no tanto en *potencia*, y desiguales en *presencia*.

VII. *Ley de Armonía. La existencia de todos los seres, exige una adecuada relación entre las partes y el todo, que se manifiesta por el máximum de libertad y rendimiento en la función de cada parte, juntamente con el máximum de ayuda mutua en favor del todo.* Vemos pues que nada ni nadie aislado tiene valor por sí mismo, sino por sus relaciones con las demás partes. Todo, según esta ley, coopera ordenadamente al plan natural, cumpliendo el papel correspondiente a su grado evolutivo. El egoísmo desmedido, como el sacrificio extremado, no pueden conducir a buenos resultados: el segundo porque destruye al individuo; el primero porque destruye la colectividad.

Aplíquese esta ley al cuerpo humano, y se verá que el secreto de su salud o armonía estriba en la justa cooperación de cada órgano en el conjunto y en la justeza de su propia función. Aplíquese a la vida social, y se verá como es imposible la vida normal y aun la existencia de una nación, cuando los individuos laboran por el bien propio exclusivamente, y no por el del conjunto.

Las personas que sepan las leyes de armonía en música, comprenderán fácilmente que no son otras sino las que rigen la armonía universal. La armonía en una partitura estriba en el orden, proporción, combinación y medida, según tiempo y ritmo de las partes (notas) en el todo. Si una orquesta es capaz de efectuar un concierto, es por el orden, proporción, combinación y medida, según la ley de tiempo y compás, de la actuación de cada instrumento en el conjunto, rígidamente subordinados a la batuta del director; y esta batuta directora, nos da el ejemplo de la necesidad de un principio de orden superior que sea capaz de abarcar las leyes del conjunto.

VIII. *Ley de Adaptación. Todos los seres adaptan su vida al medio que los rodea para defenderse contra él y para aprovecharlo en su beneficio.* El sujeto desnudo al sol se pigmenta, no sólo para defenderse contra las radiaciones luminosas, sino para aprovecharlas en beneficio de su salud y vigor. Las plantas muy soleadas se ponen más verdes con el mismo objeto. El hierro expuesto a la intemperie se cubre de una capa de óxido (orín) que le protege más contra la acción de la atmósfera. El individuo que vive en sociedad se adapta a los convenios colectivos para no ser eliminado y para realizar sus fines particulares. El microbio dentro del organismo, cambia de forma, se cubre de una cápsula, segrega antifermentos..., para defenderse de la falta de sustancias nutricias y contra las defensas orgánicas del cuerpo que le sustenta, etcétera.

La ley de adaptación es recíproca (subley de reciprocidad causal) por cuanto el medio ambiente es modificado por los seres vivos, *que es a quienes corresponde la iniciativa del cambio.* Es, pues, el ser, quien modifica el medio en un principio, por su actividad voluntaria intrínseca, aunque sin dejar de adaptarse al medio para no perecer. Concepto éste que no deben dejar de meditar los perezosos y escépticos, que siempre están esperando circunstancias propicias para actuar, sin pensar que las circunstancias deben crearlas ellos mismos.

La ley de adaptación se halla condicionada por la de los contrarios y la de los ciclos, porque todos los seres vivos evolucionan por la acción alterna de agentes contrarios (trabajo-reposo, frío-calor, sueño-vigilia, vida-muerte...) cíclicamente, como hemos visto.

IX. *Ley de Selección. En la lucha que para adaptarse al medio mantienen los seres, prevalecen los más sanos, más fuertes, más inteligentes y más buenos,* garantizando de este modo el progreso evolutivo de la Naturaleza toda. Los estudios de Darwin y Lamarck son el mejor testimonio de esta ley.

Las epidemias mismas, barriendo toda la escoria humana en determinados momentos, y dejando persistir a los organismos más defendidos y más puros, cumple —a veces tristemente— la ley de selección. Y personas al parecer vigorosas, y positivamente cultas y virtuosas, son arrastradas en aras de esta ley, porque a la Naturaleza no le importan las ideas y los espíritus (que éstos no mueren), sino los cuerpos, pues en cuerpos sanos y vigorosos siempre puede operarse la evolución y selección de la mente y el espíritu, pero en cuerpos degenerados no pueden encontrarse más que dificultades para la plena manifestación de elevados estados de conciencia. La selección física es pues, a la postre, la garantía de la selección ética e intelectual.

Esto no quiere decir que no pueda darse un alma grande en un cuerpo miserable o degenerado, pues no hay que olvidar que en los designios de la naturaleza entra el *dolor* como importante factor de sensibilización de espíritu y de evolución de conciencia. Y a veces como revelador del genio. Mas, estos recovecos por los que a veces actúa la selección, no quitan verdad a la ley.

X. *Ley de Herencia. Todos los seres adquieren o heredan los caracteres físicos y psíquicos de sus progenitores.* Esta ley se cumple mediante determinadas subleyes, las que referentes a los animales y plantas fueron genialmente descubiertas por Juan Gregorio Mendel. (Véase "La Herencia Mendeliana", de J. F. Nonidez). Gracias a la ley de Herencia, lo adquirido por ley de adaptación y depurado por la selección, se mantiene y eleva a través de la vida.

Los caracteres psíquicos (pasiones, instintos, pensamientos, capacidades emotivas) se heredan también según leyes concretas menos conocidas. Todos tenemos el ejemplo de la continuación en nuestros hijos, de ciertas tendencias psicológicas nuestras.

Lo bueno se hereda para el progreso de las especies, pero no menos cierto es que también se hereda lo malo, conduciendo a la degeneración de los seres. Piensen pues bien en esta ley los que han de dar descendencia al mundo. (Véase el artículo sobre "Herencia", en nuestra obrita *La Salud de los Niños por la Higiene Natural.*)

XI. *Ley de Analogía. Lo que es en el mundo físico y tangible, es como lo que existe en el mundo metafísico e invisible; y lo que se realiza en lo grande, se realiza también en lo pequeño, para efectuarse el hecho de lo uno en lo vario.* Es decir, que en todos los aspectos de la vida, rigen las mismas leyes naturales. Así, los sistemas planetarios son de análoga constitución a los átomos químicos. La misma ley de ramificación rige el curso de los ríos en la tierra, de la corriente sanguínea y nerviosa en el cuerpo, de las ramas de los árboles, de los sistemas de numeración en matemáticas, etc. Análogamente existen siete sonidos, siete colores... y todas las vibraciones de las energías cósmicas, se resuelven en grupos septesimales, etcétera.

La trascendencia del estudio y aplicación de esta ley, es de un orden muy elevado. Por ella descubrió la ciencia matemática de Adams y Leverrier la existencia del planeta Neptuno, antes de haber sido visto por el telescopio. Por ella ha descubierto la ciencia química multitud de alcoholes, hidrocarburos y otros cuerpos orgánicos seriados, antes de haber parado mientes en su existencia tangible. Por ella reveló Mendelejeff, con su famosa tabla de las analogías químicas, fundamentales hechos de la evolución material. Por ella también han sido solucionados muchos problemas biológicos, a la vista de los procesos maravillosamente semejantes del desarrollo embriogénico de los individuos (ontogenia) y de las especies (filogenia), en la escala magna de la evolución.

Aun en las creaciones industriales del hombre, se ve la fatalidad con que actúa esta ley. No tenemos más que pensar que, v. g., la cámara fotográfica es una reproducción del ojo de los vertebrados; el piano y el arpa son el fiel retrato del órgano de Corti en el oído interno;

cualquier máquina de vapor o gasolina, no puede por menos que responder al mismo plan constructivo de los organismos naturales. Nada ha inventado el hombre cuyo mecanismo no preexista en algún ser de la Naturaleza.

XII. *Ley de los Contrarios. Para que todo ser o cosa sea perceptible se necesita un contraste, una diferencia o una variación.* Si no hubiese luz no habría sombras, si no hubiese verdad no existiría la mentira, si no hubiese vicio no existiría la virtud. La electricidad se nos manifiesta como positiva o como negativa, dejando de existir actualizada cuando ambas se neutralizan, y quedando entonces potencialmente. Toda vibración (y el movimiento vibratorio ya hemos visto que es el único medio de manifestación) es fruto de las fuerzas centrífuga y centrípeta. En cuanto una cesa el movimiento se anula. El trabajo y el reposo, la noche y el día, el sueño y la vigilia, la vida y la muerte, son factores contrarios que no pueden existir separados. Forman pares de opuestos, como los sexos, que se neutralizan en el común origen de ambos. Y así, por ejemplo, suprimamos hipotéticamente el sol del sistema planetario, y habrá desaparecido la luz, pero con ella la sombra; y el día, pero con él la noche; y la vida, pero con ella la muerte... Al desaparecer la vida, habrá desaparecido la salud, pero también su contraria, la enfermedad. Al neutralizar el sexo masculino con el femenino vuelven los dos a resolver sus energías en la forma original de ambos: la niñez inocente y neutra del hijo.

Podrían ponerse infinitos ejemplos, pero concluyamos, que la percepción de cualquier cosa exige la existencia de su contrario, que la complementa y constituye con ella una unidad. Es la *Ley de los Opuestos Complementarios*, que nos da el claroscuro de la vida, digna de ser meditada por los que creen que de la vida puede ser suprimido el mal sin que en el instante dejemos de saber lo que es el bien.

XIII. *Ley de Causa y Efecto. Todo acto o fenómeno tiene una causa productora, como a su vez produce también un efecto* (el cual no es sino la causa reproducida en otra forma). ¿Cómo podemos imaginarnos que algo exista sin que haya una causa de su existencia? La enfermedad existe, porque hay causas morbosas; los objetos artificiales porque hay causas constructoras; el Universo, porque hay una Causa creadora... La casualidad no existe, ni el destino ciego tampoco. Es la *casualidad*. En el determinismo que encierra esta ley hallamos la base más firme de una fe razonada.

Esta ley es la misma de *Acción y Reacción. Todo ser, al actuar como agente causal produce una modificación en el medio universal que le rodea, que es un efecto representado por una reacción del medio, proporcionada y condicionada a la acción primitiva, y cuya finalidad es restablecer el equilibrio o armonía, alterado por la acción.* La física, en el mundo de la mecánica, estudia esta ley en el llamado postulado de Newton, que dice: la *reacción* es igual y contraria a la *acción*. Vemos asimismo en biología que, v. g., la aplicación de agua fría en el organismo produce una reacción contraria (de calor) destinada a *restablecer el equilibrio*, que es siempre la finalidad de esta ley. La acción del sol produce una reacción de sudor y pigmentación regulada por la ley de adaptación.

En el plano intelectual y en el moral se cumple con la misma maravillosa exactitud. Lo que se llama suerte o desgracia, no es más que la reacción del mundo a la acción de uno según la ley (por lo que a nadie debemos culpar de nuestras desdichas). Esta equitativa ley de Acción y Reacción o de Causa y Efecto, es la *justicia* de la Naturaleza. Basta con que esta ley se cumpla con el sabio automatismo con que se cumplen todas las leyes de la Naturaleza, para que cada cual no reciba sino aquello que sus actos han provocado, en proporción a su cantidad y adaptado a su calidad. El que mete la mano en ácido sulfúrico se quema los tejidos orgánicos en proporción al tiempo que la tenga dentro, y sufre un mal de una calidad que corresponde, ni más ni menos, a su ignorancia. De este efecto no puede echar la culpa al ácido, sino a sí mismo, y debe sacar una lección y una experiencia para el porvenir. Todo esto en su diáfana simplicidad, es de una justeza admirable. El que dobla violentamente una rama de un árbol, y por la reacción de ésta (elasticidad) se rompe el brazo, no puede culpar al árbol de su desgracia, puesto que él era libre de haber cometido o no el acto ocasional. Los objetos de las acciones vuelven siempre sobre el sujeto que las realiza, como las ondas provocadas en el estanque por la caída de un objeto, vuelven, al chocar con las orillas, al centro de donde partieron, hasta restablecer el equilibrio perturbado de las aguas.

Las causas originan efectos, y estos efectos son causa de otros, forjándose así el *hilo del Destino*. La ley de Causa y Efecto es fatal, matemática, pero no quita a los seres el *libre albedrío*, por cuanto queda reservado a su voluntad el hacer o no hacer una cosa u otra. Lo que no se puede esquivar es el efecto una vez cometido el acto.

XIV. *Ley de Necesidad*. (O de Utilidad). *Todo ser o acto responde a una necesidad o utilidad dentro del plan universal de la Evolución.* La Naturaleza no crea nada inútil. Es económica y justa en sus manifestaciones, aunque pródiga en sus potencialidades, y hace desaparecer lo ya inservible o inútil. Recuérdese el principio biológico de que "todo órgano que no funciona se atrofia". Vemos, en efecto, que todo aquello que ya para nada sirve, es destruido e incorporado a la circulación de la materia elemental (los cadáveres se descomponen, el cordón umbilical se atrofia, seca y cae una vez cumplida su misión, etc.) y en cambio, vemos que la Naturaleza es espléndida en grado sumo en todo aquello que suponga fuerzas en potencia (como lo demuestra el número inmenso de semillas que da a cada planta, de espermatozoides en cada gota de licor masculino, de óvulos en el ovario... la mayoría de los cuales se pierden).

La *Necesidad* es el supremo estímulo de todo acto vital.

XV. *Ley de Desigualdad. El movimiento tiene por único origen una desigualdad* (o excitación). La igualdad es estable. Si no hubiese una desigualdad de tensión eléctrica entre dos fuentes unidas por un conductor, no se establecería la corriente; si no hubiese una diferencia química entre los alimentos y el cuerpo, no habría digestión, ni nutrición, ni fenómenos derivados; es decir, no habría vida por no haber excitación; si no hubiera diferencia de ideas, no habría movimiento intelectual ni progreso, etc. Es pues la desigualdad el origen del movimiento y, por tanto, de la vida. El movimiento tiende a anular la desigualdad, conduciendo al sistema de que se trate al punto de reposo o momento estable, del cual saldrá en cuanto una nueva variación lo solicite. Basta una variación de temperatura en un lugar determinado, para que sea seguida de una variación de presión y de corriente de aire. Es suficiente que varíe débilmente la concentración salina del suero de la sangre, para que se establezcan corrientes acuosas endosmóticas o exosmóticas —según la variación— a través de los vasos, para restablecer el equilibrio químico de su disolución. Podrían multiplicarse los ejemplos hasta el infinito.

Y como la desigualdad o excitación inicial, está en la actividad de los seres animales y vegetales, y en los cambios químicos de los minerales, como también en las combinaciones de fuerzas magnéticas y eléctricas, vitales, radiantes... de unos y de otros, fácilmente se nos da a la razón, que, cuanto mayor sea la iniciativa y voluntad original de cada ser, mas está en su mano ser dueño y señor de los cambios que originan las desigualdades excitatorias de la vida, y que, por consiguiente, como ya dijimos, el medio ambiente será, en su mayor parte, el creado por la actividad de los seres de más iniciativa y voluntad intrínseca.

La norma del naturista debe ser cumplir la ley natural

Y para cumplirla es necesario conocerla. De aquí el interés extraordinario que tiene el estudio y meditación de las leyes anteriormente citadas.

El naturista sabe que la máxima utilidad y rendimiento de su vida, le ha de venir del exacto cumplimiento de la ley, y que ésta no se puede esquivar más que en apariencia. El que cumple la ley, va en aras de ella, se perfecciona y progresa. Este es el criterio naturista.

En contra de él está el criterio artificialista, que en realidad no es ningún criterio, sino una cómoda postura mental de ignorancia y desidia. El artificialismo pretende eludir la ley natural y satisfacer el deseo inmediato del hombre aunque a la larga le perjudique. Es la ausencia de toda disciplina biológica. Es una marcha a contracorriente de la ley natural. Pueril resulta querer marchar en contra de las poderosas leyes de la Naturaleza. A ésta se la domina cumpliendo sus leyes, pero no desoyéndolas. Si el hombre ha sabido captar el rayo, evitando que le incendie la casa o destruya su vida, es porque ha estudiado y cumplido la ley de las descargas eléctricas. Si se eleva al espacio en globos y aeroplanos, es porque ha estudiado las leyes de la gravedad y de la resistencia y presión atmosférica, etc. Si no disfruta de salud perfecta la mayor parte de la humanidad civilizada, es por que no ha querido oír ni cumplir las leyes naturales que rigen su vida. El hombre prefiere dar gusto a sus apetitos y pasiones, tratando de eludir sus consecuencias con medicaciones supresivas o narcóticas, a moderar sus excesos y extravíos, ajustándose a la disciplina biológica de su especie.

Claro es que, la pretensión insensata de eludir la sanción natural una vez transgredida la ley, aumenta a la larga sus consecuencias funestas. Tales son los frutos del artificialismo.

El naturismo, por el contrario, es evolución suave, plácida, normal, ausente en lo que humanamente cabe, de los trallazos del dolor. El naturista boga a favor de la corriente en el gran río de la vida. El artificialista se estrella contra la corriente.

Síntesis vital armónica

Debemos convencernos de que nuestra fuerza, resistencia y eficiencia de la vida, dependen de que acertemos a colocarnos en el lugar que nos corresponde en relación con todo lo que nos rodea. Es decir, que dada nuestra naturaleza física y psíquica, sepamos tomar la posición armónica en el mundo. Y esta posición armónica quiere decir que vivamos en concordancia con el medio biológico, aceptando la subordinación a lo que es superior, prestando la debida asistencia a los demás hombres y a los reinos de la Naturaleza y sacando el fruto que nos corresponde de los elementos y de los seres vivos. La armonía depende en último resultado, de la justeza en el dar y en el tomar. Y parodiando una frase consagrada, podemos decir: "Un sitio para cada individuo y cada individuo en su sitio."

Existe una posición justa o armónica del hombre, en el conjunto de todos los seres y elementos que evolucionan en el planeta. El hombre debe al medio natural todos sus medios particulares de subsistencia y evolución; y debe, por consiguiente, aprovecharse de este medio sin restar su parte a los demás seres, y perfeccionarle con su actuación inteligente en beneficio de todos. Un proverbio árabe dice que, "Todo hombre debe tener un hijo, plantar un árbol y escribir un libro"; o lo que es lo mismo, dar al mundo lo que el mundo le ha dado a él: organismo, alimento y cultura. Esto es vivir de acuerdo con la ley natural. Y el mantenimiento y progreso de esta armonía, requiere el cultivo de actitudes constructivas. Por esto, el matar para comer, el martirizar a los animales, talar bosques, destruir plantas, albergar sentimientos de odio, ser violento y egoísta, etc., por ser hechos destructivos, rompen la relación armónica de las fuerzas vitales y dan lugar a enfermedades y desórdenes de todo género, disminuyendo la eficiencia individual y colectiva. Conducen al fracaso de la vida misma.

El verdadero naturista ha de ser un colaborador de la Naturaleza y de su ley suprema: la Evolución. Es bueno, constructivo, armónico y biológico todo lo que favorezca o ayude a la ley evolutiva, pues como dijimos al principio, toda idea de retroceso es antinaturista. El que come sin destruir, vive en el campo, sencillamente y trabajando en algo útil, es respetuoso y servicial, cuida a las plantas y los animales y es tolerante y bondadoso, estrecha los lazos que le unen a los demás seres, a los que beneficia con su apoyo y en los que, a su vez, encuentra una garantía de fortaleza y seguridad contra todo mal.

Este ideal de armonía hay que completarle cuidando, por un lado, de establecer el adecuado equilibrio entre los propios elementos del ser humano: cuerpo, inteligencia y espíritu (organismo sano y mente culta al servicio del bien); y por otro lado, practicando una serie de virtudes sociales que nos permitan la convivencia armoniosa con nuestros semejantes: Respeto al sabio y al anciano, amor al débil, fraternidad con los iguales, cumplimiento de la ley, altruísmo, ciudadanía, gratitud, justicia, prudencia y culto fidelísimo a la amistad.

La armonía, en el cosmos, como en el arte, es desigualdad organizada, es decir, reconocimiento de jerarquía. La vida del hombre sensato debe ser un reflejo de esta armonía natural. Y esto es obrar en sentido naturista. Así, los apetitos e instintos de nuestra naturaleza animal, deben subordinarse a la inteligencia y ésta al espíritu (deber). Las actividades de los seres animales y vegetales, deben someterse a la inteligencia humana, que les ayudará a evolucionar y perfeccionarse, a base de respeto a las leyes que rigen la vida individual y la colectiva. En la vida social debemos reconocer el derecho, la obligación y la ventaja, de que nos guíen los hombres más sabios y morales. Los seres todos de la naturaleza son iguales en *esencia*, como emanados de un mismo origen, pero no son iguales en *potencia* (facultades), y menos en *presencia* (manifestaciones prácticas inmediatas). De aquí la aceptación de una jerarquía de orden natural. Ningún planeta puede volverse sol ni erigirse en centro del sistema. Para ser centro hace falta tener luz propia; que en el plano humano se llama inteligencia y espiritualidad. Y sólo así se puede dirigir. Todos los planetas juntos no tienen ni la luz ni la fuerza que el sol aislado.

La meditación de estas ideas será utilísima para el hombre y le llevarán a encontrar su posición en la vida, para ser ayuda y no estorbo, a la evolución de los otros seres que con él comparten la existencia.

La circulación de la materia y de la energía

En síntesis hay que afirmar que, toda energía y todo cambio sustancial procede del Sol. La naturaleza terrestre es un inmenso y admirable laboratorio donde la energía solar se transforma de múltiples maneras. Y cada nueva complicación o diferenciación de la materia, no es en el fondo, más que la resultante de la acción de la energía del Sol sobre la masa virgen de la Tierra, convertida así en matriz donde se forma el fruto del acto creador de la luz solar. El antiguo concepto del Padre Sol, fecundando a la Tierra virgen y madre, encarna un hecho científico revestido de poesía.

El ciclo energético terrestre comienza con la evaporación del agua, que cayendo en forma de lluvia y atravesando las diversas capas geológicas, se carga de sales minerales en disolución. Luego los vegetales absorben estas sales y fijan el carbono combinado con el oxígeno, merced a la función de la *clorofila* (sustancia que da el color verde a las plantas), que no tendría lugar sin el estímulo de la luz solar. La clorofila se colorea de verde por todos los rayos del espectro solar, con inclusión de los infrarrojos y los ultravioletas, destruyéndose al cabo por la propia luz, al igual que el pigmento de la retina del ojo de los animales. Una vez activa y coloreada por la luz (sobre todo la roja), descompone el anhídrido carbónico del aire (CO_2), en *carbono*, que fija y aprovecha para ulteriores síntesis químicas, y *oxígeno* que deja libre.[1]

El carbono es la base de la formación de compuestos orgánicos más complejos. Por reacción entre el anhídrido carbónico y el agua, aparecen los azúcares, según la siguiente fórmula:

$$6\,CO_2 + 6\,H_2O = C_6\,H_{12}\,O_6 + 6\,O_2$$

A continuación y merced a esta continua transformación de la energía solar en energía química, los fermentos nitrificantes del suelo, determinan la fijación del nitrógeno atmosférico, base de la formación de los albuminoides, desde las más simples *amidas* y *bases exónicas*, hasta las moléculas complejísimas de la *legumina*.

La transformación del nitrógeno en amoníaco, del hidrógeno en agua, del carbono en anhídrido carbónico, del fósforo en fosfatos, del nitrógeno en nitratos, etc., para formar sales vitalizadas en el organismo vegetal, es siempre la consecuencia de la acción primordial de la luz del astro del día.

Hasta aquí la parte ascendente o sintética del ciclo energético, realizada en el reino mineral y el vegetal.

Tócale después al reino animal realizar el circuito descendente, analítico o de descomposición, desintegrando las sustancias químicas, convirtiéndolas en compuestos cada vez más sencillos, que vuelven a la tierra, al aire y al agua, de donde procedieron. El organismo animal, por medio de un proceso llamado *metabólico*, del que forman parte las funciones de digestión, absorción, asimilación, secreción y excreción, descompone los materiales acumulados por el organismo vegetal, los recompone y asimila en parte, formando sus tejidos propios, y elimina el resto. A la postre, el trabajo orgánico desintegra también lo asimilado, y aun el propio organismo, finalmente, al morir, devuelve a los elementos de la naturaleza sus propios elementos componentes. Siempre con el concurso de los microbios que tanto actuaron en el ciclo ascendente vegetal como en el ciclo descendente al verificar la fermentación intestinal en vida y la putrefacción del cuerpo en la muerte.

Este ciclo expuesto a grandes rasgos, nos enseña la verdad de este enunciado biológico: "La vida es el mantenimiento de la forma a pesar del cambio de materia."

Los materiales de que nuestro cuerpo está formado, han cambiado totalmente al cabo de siete años. Este hecho, juntamente con la persistencia de nuestra conciencia personal, nos enseña que *nosotros no somos nuestro cuerpo.*

---

[1] Muchos principios colorantes de las flores, proceden de la transformación de la clorofila. El amarillo se debe a la *antoxantina, luteolina, berberina, quercitrin*, etc. Sustancias rojas son la *hematoxilina, alizarina, etc.* El azul se debe a la *indigotina.* También es inseparable de la clorofila, la *hipoclorina*, cuerpo graso más sensible aún que la clorofila.

APENDICE

Naturología y Cultura

La Naturología es ciencia de la Naturaleza y, por consiguiente, basada en sus leyes.

Cultura es el conjunto de valores espirituales de un grupo humano durante un cierto tiempo. No hay que confundir "cultura" con "civilización", que es el conjunto de instituciones o fórmulas sociales dentro de las cuales se guarda y conserva la cultura. La civilización es, por decirlo así, el esqueleto o armazón de la cultura.

La Naturología estudia las leyes de la Naturaleza, y toda cultura está fundamentalmente basada en ellas. El estudio del Universo físico constituyó en la antigüedad la base de su religión y de sus instituciones políticas. Los movimientos de los astros fueron causa de los primeros mitos y de los primeros cómputos cronológicos (calendáricos). Y uno de los más importantes ciclos en el curso de la Historia es el de la "Precesión de los Equinoccios", genialmente descubierto por Hiparco de Alejandría, y que hállase determinado por ese círculo ideal que (dada su inclinación) describe el eje de la Tierra en el lapso de 25.920 años. Esto hace que aparentemente el Sol salga cada 2160 años por cada uno de los doce signos del Zodíaco, en orden inverso a como, también aparentemente, los recorre cada año y por esto le denominamos "ciclo de precesión". A cada gran período de 2160 años le llamamos "Era" (y así la Era de Tauro, la Era de Aries, la de Piscis, la de Acuario, etc.). En la "Era de Acuario" hemos entrado el año 1942, dejando la cristiana "Era de Piscis". No está de más, para completar estos conceptos, decir que el número 666 de la "Bestia del Apocalipsis", o sea, $6 \times 6 \times 6$, nos da 216, que es la raíz de cada período zodiacal o "Era".

Muchas gentes creen que cada cambio astronómico de "Era" trae consigo una serie de perturbaciones históricas o sociales, cuando no un cambio de cultura. Pero estos hechos humanos no están necesariamente ligados a los hechos astronómicos, aunque pueden estar determinados "astrológicamente".

Ciclos de perturbación social y decadencia cultural se han presentado en la Historia en lapsos de tiempo más pequeños. Recuérdense como "tiempos revueltos" (que diría Toynbee) el Egipto de la dinastía VIII, XIII, XX y XXXI; la Babilonia de Baltasar; la Asiria de Assurbanipal II; la Persia de los Artajerjes; la Grecia de Filipo; la India de los Yue-Chi (siglo III); la China de los Han; la Roma de los Julio-Claudianos (fustigada por Horacio, Petronio y Juvenal) y de los Severos; la Bizancio de Heraklio; la España visigótica de Wamba y Witiza; la España musulmana de finales del Califato, etcétera.

En nuestro siglo XX de la "Era Cristiana", y a partir de 1914, estamos asistiendo al paso histórico de "tiempos revueltos", y hemos entrado, en su mitad, en la "Era de Acuario". ¿Qué significado puede tener

todo esto en relación con ciclos astronómicos anuales, lunares, zodiacales ... ?

Indudablemente, los ciclos y posiciones respectivas de los astros (al
menos de nuestro sistema) influyen como determinantes de ciertos hechos en el mundo biológico de animales, plantas y seres humanos, y
aun en las manifestaciones psicológicos de todos los seres conscientes,
como he expuesto en mi obra "La Religión de la Naturaleza" (página 24,
tercera edición). Es decir, las influencias astrales determinan historia. Pero
esto no es resultado de la "fatalidad", sino de un "determinismo" que
hila unos hechos con otros, tanto más cuanto se interfieren con influencias de herencia, de género y lugar de vida y del carácter y grado de la
cultura.

En este complejo biocosmológico ha de incluirse el carácter y duración de las enfermedades, teniendo que añadirse, en nuestros tiempos
de enormes velocidades aviatorias, lo que se ha llamado "síndrome de
los husos horarios". La Tierra ha sido idealmente dividida en doce husos
de una hora separados por meridianos. Cuando viajamos de Oeste a
Este (o sea, en la misma dirección de la rotación de la Tierra), paralelamente al Ecuador, o sea, cortando perpendicularmente los meridianos,
tenemos que adelantar el reloj una hora por cada "huso horario", porque
vamos al "encuentro del Sol", y entonces perdemos cronológica y bio-
lógicamente un cierto número de horas y se nos acorta la noche. En el
caso inverso (viajando de Este a Oeste) ganamos otro número de horas.

Esto trae como consecuencia una "disritmia sueño-vigilia", sobre
todo si el viaje de ida y vuelta se repite frecuentemente, y aun más con
los modernos aviones Turbojets, Comet, Boeing 707, D.C. 8 y Jumbojets.
Y dicha "disritmia" se manifiesta por síntomas corporales y psíquicos,
como hipertensión arterial, astenia, insomnio nocturno, dispepsia, irritabilidad, lentitud de reacciones psíquicas (cuyo conjunto se ha denominado "fatiga del vuelo"). Terminado el viaje, es necesario, sobre todo
para los pilotos, un cierto tiempo de recuperación, que la "International
Civil Aviation Organization" (I.C.A.O.) ha calculado por medio de la
fórmula de Buley: $R. P.T/2 + (Z-4) + Cd + Ca$, etn la cual R. P. es el
período de recuperación o descanso, dado en décimas de día (2,4 horas);
T es el tiempo de duración del vuelo, en horas; Z es el número de
"husos horarios" cruzados durante el vuelo, y Cd y Ca son los coeficientes de salida y llegada, porque no es lo mismo volar fuera de las horas
nocturnas habituales de sueño (en cuyo caso estos coeficientes son de
valor 0 y 1, respectivamente) que volar durante las horas de la noche.
Por esta razón, las mejores horas locales para emprender un vuelo son
de 8 a 17, y para llegar a su destino, entre 18 y 24.

Recuerdo que en uno de nuestros viajes en un avión de la P. A. A.
desayunamos en Marsella, comimos en Londres y cenamos en Nueva York.
Dormimos en la cama las dos noches contiguas; salimos con sol de Marsella y llegamos al atardecer a Nueva York. Desde el punto de vista de
los "husos horarios" fue un viaje perfecto. Todo lo contrario al que
hicimos de Nueva York a París, en el cual partimos durante el crepúsculo
de la tarde y a las dos horas veíamos el resplandor de la aurora por el
Este. ¡Nos habían robado una noche!

No hay ni qué decir que en los viajes en sentido Norte-Sur (o vice-versa) no existe este problema, porque no hay que atravesar meridianos.

De todo esto deducimos que el "síndrome de los husos horarios" puede poner en peligro la buena solución de un asunto comercial o político, si el jefe de empresa o el ministro salen volando a velocidad supersónica para resolver un problema al día siguiente. Ni la píldora calmante podrá poner en orden su cerebro.

Lección II

CONSTITUCION DEL HOMBRE.
ANATOMIA Y FISIOLOGIA UNITARIAS

Constitución del hombre

Nadie, por muy materialista que sea, puede negar que en el hombre, además del organismo físico, hay algo metafísico. Otra cosa, sería negar la existencia de la vitalidad, el pensamiento, la emoción, la mente y la conciencia.

Sería interminable hacer un análisis de las opiniones de los filósofos y médicos de todos los tiempos, referentes a este tema. Desde los que opinan que el hombre es un compuesto de *cuerpo y alma* (aristotélicos, vitalistas, escolásticos), hasta los que admiten la constitución decenaria de nuestro ser (rosacruces), hay una dilatadísima gama de opiniones para todos los gustos y modos de concebir.

Echemos una ojeada a lo fundamental de los diversos conceptos, ya que no de los diversos autores.

La constitución dual humana la resume el profesor Corral (*Patología General*, cap. XLIV) en el brillante párrafo siguiente: "El alma, diremos pues, es el principio universal de la vida, concurre con la materia a la producción de todos los fenómenos biológicos, así orgánicos como psíquicos, y existe por tanto, aunque con distinta categoría, en todos los seres dotados de vida. El hombre es también un compuesto de cuerpo y alma, de *materia y forma sustancial* según el lenguaje de los escolásticos; sólo que el alma, o forma sustancial del hombre, a diferencia de la de los demás seres orgánicos, *puede* subsistir por sí con independencia de la materia: es espiritual, en una palabra."

Esta última afirmación nos lleva como de la mano al concepto ternario. El alma humana es espiritual, porque no es un elemento simple. Decía Aristóteles (*De anima*, I, II, c. 2, 10): "Una cosa es el ser que siente y otra el ser que piensa, porque sentir y pensar son dos cosas muy diferentes", a lo que hay que agregar el comentario de Santo Tomás: *Sensus est particularium, intellectus universalium*. Llegamos, pues, al concepto de los antiguos griegos que concibieron al hombre compuesto de *nous, psique y soma*, es decir, *alma espiritual, alma animal y cuerpo*, o sea espíritu, alma y cuerpo según el concepto clásico de Orígenes, Clemente de Alejandría y San Pablo en sus epístolas a los

Tesalonicenses y a los Hebreos. En una palabra, el hombre está constituido de *esencia, vida y sustancia*. La esencia es lo que es *por sí*, o sea el espíritu; la vida es lo que le anima, o sea el *ánima o alma*; la sustancia es el elemento material de expresión.

Mas como ni el alma ni el cuerpo son principios simples, sino compuestos a su vez de otros elementos, de aquí que la observación de los filósofos haya ido haciendo surgir nuevos conceptos que agregar a los anteriores. Y no en el orden de los tiempos, sino en el de la profundidad de la observación.

La admisión de una *consciencia* como suprema realidad trascendente del ser humano, implica el imperativo de una finalidad a la que están subordinados todos los actos de la vida física. Dice a este respecto Sedgwick Minot ("Problemas modernos de Biología"): "La conciencia es el problema más oscuro de la biología. De ella se ocupaban tan sólo los filósofos y últimamente los psicólogos, y no han pasado propiamente de afirmarnos que constituye un criterio final, es decir, un concepto que no puede ya dividirse. En una conferencia que di en 1902, como presidente de la Asociación Americana para el progreso de las Ciencias, intenté explicar la importancia de la conciencia en la evolución animal, y hoy como entonces, opino que el desarrollo filogenético, particularmente en los vertebrados, descansa en la mayor perfección de la conciencia."

"Nos vemos efectivamente obligados a conceder en la evolución, un papel director a la conciencia, cuya importancia deriva tan sólo de su influencia en la vida de los animales. La conciencia es activa, y en mi conferencia de que he hablado, expresé mi persuación de que no puede menos de admitirse como condición causal inmediata de los procesos fisiológicos. ¿Qué es la conciencia? Debemos escoger que yo sepa entre tres explicaciones posibles. Según una de ellas, la conciencia no es un verdadero fenómeno, sino un llamado epifenómeno, un algo que acompaña al fenómeno fisiológico sin ejercer empero sobre él ninguna influencia. La conciencia como me decía un notable psicólogo, es el aspecto opuesto de las transformaciones del protoplasma de las células cerebrales. Según otra opinión, la conciencia es una forma especial de la energía. Esta opinión, estrechamente considerada, es metafísica; yo no conozco, por lo menos, ninguna observación ni experimento que demuestren que la energía puede transformarse en conciencia. No me inclino, pues, a considerar la conciencia como un estado de protoplasma o como una forma de energía. Si admitimos, no obstante, como debemos, según mi parecer, que la conciencia ocupa un importante papel en la vida debe, pues, influir en algún modo sobre el cuerpo, influencia que puede tan sólo manifestarse transformándose en energía en algún lugar del cuerpo. Esto nos conduce inmediatamente a la hipótesis de que la conciencia puede ocasionar la transformación de la energía y de que ella no es energía."

"Este concepto no es una especulación filosófica, sino una hipótesis científica, formulada para explicarnos los fenómenos vitales en su conjunto. Sería interesante saber, y es de esperar que se sabrá en lo futuro, en qué consiste esencialmente la conciencia. La primera cuestión para los biólogos es: ¿la conciencia es realmente una causa?"

Entre las nebulosidades de estos interrogantes con que Sedgwick plantea el problema de la conciencia hay una interesante afirmación intuitiva: La de que la conciencia puede ocasionar la transformación de la energía (y por tanto de la materia), pero la energía no puede transformarse en conciencia. Ya es bastante para un biólogo que no quiere ser filósofo.

Para nosotros, estando la finalidad de la vida en la evolución y ampliación de la conciencia, como núcleo esencial de nuestro ser múltiple, es claro que de ella dependen todas las transformaciones de la vida en todos sus aspectos. Los diferentes *estados de conciencia* con ésta se enfoca a través de sus vehículos de manifestación, de los cuales el cuerpo es el material y tangible, no son sino modos o aspectos por los que capta formas limitadas del conocimiento, cuya suma la dará quizá un día la *omnisciencia*.

Esta manera de considerar la cuestión, podrá salirse del campo de la biología, para entrar en el de la filosofía, pero es difícil que haya alguien capaz de delimitar la disciplina por la que ha de llegarse a una verdad.

Hemos de deducir, finalmente, que la forma de llevarse a cabo la vida de un individuo, es efecto de su estado de conciencia, y que muchas veces será necesario llegar hasta la modificación de éste para la corrección de un estado anormal del organismo. Por esto no puede haber verdadero médico si no extiende su jurisdicción hasta las cosas del alma. Con razón decía Spencer que la felicidad es el más poderoso de los tónicos. Y ello es cuestión de estado de conciencia.

Anatomía y Fisiología unitarias

Que *el cuerpo es un solo órgano y la vida una sola función*, como decía Letamendi, es afirmación indudable para todo médico filósofo. Tal es el concepto puro hipocrático. (*"Confluxio una, conspiratio una, consentientia una"*).

En los tiempos actuales y en nuestra patria, Pí Suñer, en su notable obra "La Unidad funcional", ha venido a confirmar de manera brillante la evidencia de tal principio. El profesor Corral, en su "Patología General" (capítulo VI), dice, refiriéndose a este tema: "El ser vivo es *uno, es individuo*, es decir, un todo indivisible (*individuus*). Las diferentes partes del organismo tienen cada una su actividad propia y particular, pero a la vez todas se asocian de tal modo que cada una, para vivir, necesita de la acción de las demás: la razón de la manera de ser de cada una de las partes del cuerpo viviente, decía Kant, reside en todo el conjunto, al paso que en los cuerpos brutos, cada parte la lleva en sí. La unidad, morfológica y fisiológica a la vez, es la nota más típica del organismo, que *dejaría de ser organismo en el momento en que dejase de ser uno*. Ni hay vida sin organización, ni organización sin unidad. *Multiplex quia vivus, vivus quia unus*, decía el antiguo aforismo."

"Esta ley admirable de solidaridad, de conspiración, de mutua dependencia, conocida y proclamada ya por la escuela hipocrática, no es más que la expresión de la unidad real del ser, que arrancando del óvulo fecundado, *la célula una*, se muestra más vigorosa y con mayor evidencia en el apogeo del desarrollo, en la complejidad y multiplicidad de las partes, que liga e impregna con la vida del todo. Y no podía ser de otra manera: la multitud que no es unidad es anarquía ha dicho Pascal."

La meditación de nuestro anterior esquema de diferenciación, será la mejor tesis de este corolario de Corral.

Por su parte, Pí Suñer, nos dice: "Y el patólogo ve en el organismo algo más que instrumentos que obedezcan ciegamente a los mandatos de un espíritu: ve un cuerpo vivo, con una trabazón funcional, que muestra dependencia mutua entre sus diversos órganos, que enferma por partes, pero resonando el mal de una sobre las otras, y que se defiende. Ve una unidad coordinando la variedad funcional y, así, en cada órgano, algo activo, viviente, con función propia, pero contribuyendo en la medida justa, a la vida de los demás. Adquiere el médico, por imposición de los hechos, la noción de la solidaridad fisiológica y morbosa."

"Finalmente se cae en la cuenta de que no es posible la inmunidad —cosa muy compleja y variable en sus necesidades y manifestaciones— sin una estrecha colaboración de todo el organismo, sin una perfecta relación interorgánica, sin la existencia de la unidad funcional."

Efectivamente, aun a riesgo de que el enorme progreso analítico de la biología, capte aun algunas mentes para el criterio anatómico y localista, es muy cierto que determinadas conquistas biológicas inclinan la balanza decisivamente del lado del unicismo, o mejor dicho *criterio unitario*. Hay dos hechos, que el propio Pí Suñer apunta, harto elocuentes para nuestra tesis: a) La existencia de una *unidad química*, y b) La existencia de una *unidad nerviosa*.

La evidencia de la unidad química, la demuestra la existencia de las glándulas de secreción interna, cuyos productos son vertidos a la sangre con una sinergia verdaderamente admirable. Y la existencia de la circulación de la sangre que pone en relación química todos los órganos del cuerpo. Pues una gota de sangre que circula en un momento dado por la cabeza, a la velocidad media de 16 metros por minuto, estará al cabo de unos segundos en la planta del pie.

El sistema nervioso, por su parte, pone en comunicación todos los órganos del cuerpo, hasta el punto de que ninguno de ellos (con conciencia o no, personal, de ello) ignora lo que pasa en los demás.

Solamente así podemos explicarnos que en el organismo animal, en contra de lo que sucede en las máquinas artificiales, unos órganos pueden sustituir o compensar a los otros, es decir, tener función *vicariante*. En un automóvil no podemos pretender que una rueda sea sustituida por el volante o la magneto por el carburador. Pero en el organismo vivo, v. gr.: si un riñón está enfermo, puede compensarse por un aumento de la función de la piel, y si un pulmón está lesionado puede ser compensado por el otro o por el corazón, y aun por la piel, y hasta quizá por algunas glándulas que, al aumentar las oxidaciones, sustituyan la función pulmonar en un momento dado. Estas son las mejores pruebas de la unidad orgánica y funcional.

De todo esto se deduce el error de basar el diagnóstico de un enfermo en sus lesiones anatómicas (última manifestación del estado de enfermedad), cuando en realidad se debe basar, como hacemos los médicos naturistas, en la *alteración primordial de funciones* y la causa que lo produce. De aquí también, que nosotros rechacemos las especialidades médicas, en cuanto que reducen la clínica a ocuparse de un sistema orgánico, con exclusión de los demás, o a lo sumo, las aceptemos en el sentido letamendiano de "aplicar la medicina toda, a un número particular de casos prácticos". Pero esto sin olvidar que el cuerpo es un sólo órgano y que, v. gr.: no puede estar lesionado un estómago, sin que esté enfermo todo el organismo y aun la *psiquis* del sujeto.

Nosotros no creemos que sea el pulmón el que respira, ni el estómago el que digiere..., sino que es el hombre el que respira *por medio* del pulmón y digiere por medio del estómago . Por consecuencia (y aunque esto sea adelantar ideas), haremos terapéutica errónea administrando pepsina y ácido clorhídrico a un estómago asténico, u ovarina a una insuficiencia ovárica, en lugar de buscar el medio de estimular ese organismo para que segregue por sí mismo su jugo gástrico o su secreción ovárica, a trueque de funcionar con jugos prestados, que no le resuelven su problema.

El tan citado Pí Suñer, hace al final de su mencionada obra, en el capítulo X, un detallado esquema de diferenciación anatomofisiológica, parecido al hecho por nosotros en 1915, y ya expuesto sintéticamente en la lección segunda, del cual entresacamos los siguientes párrafos:

"Al progresar la diferenciación, crece el número de elementos celulares que integran un ser vivo y se proceden diferentes formas en estas células. Entonces las células son al individuo lo que las micelas a la célula: cada especie se distingue por sus órganos, como cada órgano por los tejidos que lo constituyen, y los tejidos por sus peculiares elementos anatómicos. Se llega, progresivamente y sin saltos del átomo al tejido, al órgano y al individuo".

"El mismo equilibrio que hacía posible la vida de la célula, relacionando las micelas, traba entre sí las actividades de las distintas células, las que, viviendo en un medio común, retirarán de este modo las substancias necesarias a su nutrición y dejarán en el mismo sus productos, excrementicios o de otra clase. Lo que era influencia por simple difusión en la célula, conviértese en acción química a distancia en aquellos organismos que poseen disposiciones circulatorias del medio interno".

"La correlación humoral se establece, por ende, de múltiples maneras:

a) Por impregnación difusa de célula a célula, como en las formas primitivas.

b) Por productos funcionales que son acarreados por el medio interno.

c) Por substancias diferenciales, resultado de especiales funciones grandulares."

"La conducción por la sangre de las substancias químicas que intervienen en el funcionalismo de otros órganos, constituye un perfeccionamiento fisiológico que presta mayor rapidez a la interacción humoral". A lo que no está demás añadir este otro párrafo de Gómez Ocaña: "La unidad de la circulación es indudable y ha sido brillantemente expuesta por Letamendi y no hace mucho por Marco. Repárase que todos los líquidos que circulan por el organismo, tienen su motor principal en el corazón y motores auxiliares, en los músculos respiratorios, en los de los vasos y en los estriados en general; es decir, motores comunes. Recuérdese asimismo que todos los humores, líquido intersticial, linfa, quilo y sangre, o proceden de ésta o van a parar a ella; y, por último, que los vasos, conductos y lagunas comunican unos con otros, ora francamente ora por sus intersticios."

Sigue diciendo el primero de los citados autores: "Representa la función nerviosa la manera más eficaz de solidarizar las distintas partes de un organismo. Como los órganos endocrinos (glándulas de secreción interna), nace de una progresiva especialización de los plasmas primitivos: 'En las formas más avanzadas aparecen las neuronas intermediarias, de asociación, y la tendencia a la centralización anatómica, por la cual un solo receptor o un grupo de receptores (sistema nervioso central), puede obrar sobre múltiples efectores'." "Y por la centralización, por la abundancia de los trayectos, por las muchas combinaciones posibles, todo el sistema receptor puede entrar en relación con el efector. Así se producen actos de defensa o de busca, hasta los más complicados y, particularmente, cuando llega a aparecer el epifenómeno que es la conciencia (física)."

"Bien se ve si es un imprescindible elemento de unidad funcional el sistema nervioso, y si su formación representa ventajas para el ser vivo. Desde el momento que un estímulo puede obrar sobre un punto determinado y responder a este estímulo de órgano más o menos lejano, la conducción nerviosa ha influido de una parte en que, a distancia, relacionando dos actos biológicos, unificando un proceso fisiológico. Es superfluo insistir ya más sobre el papel del elemento nervioso como elemento coordinador."

Meditando sobre el proceso de la diferenciación, puede colegirse que lo humoral o químico y lo nervioso, tienen un origen común y todo depende de una ley biológica general. Las células se influyen mutuamente por transmisión y excitaciones y por cambios químicos, y en el curso del desarrollo presentan ya su especial función antes de adquirir su estructura particular. Las células cardíacas del embrión, pongamos por caso, laten con ritmo antes de que se haya formado el corazón y de que hayan llegado a ellas las fibras nerviosas que tienen destinadas. ¿No se intuye con este hecho, la variedad en la unidad? También se hace evidente que la unidad orgánica y fisiológica conserva siempre en su intimidad los mecanismos simples y primitivos de la célula; y que las ulteriores complicaciones que representan la aparición de sistemas bien diferenciados, especialmente el nervioso, más supone una economía en el rendimiento fisiológico que una variación esencial. La existencia de sistemas orgánicos para relacionar las funciones de los diversos grupos celulares, es pues un ahorro por velocidad y coordinación. Pero en el fondo, la base de la vida orgánica está en el intercambio de la célula con sus compañeras y con el medio que las circunda, con todo su proteísmo original.

Lección III

ANATOMIA Y FISIOLOGIA UNITARIAS

Rasgos generales de la constitución del cuerpo humano. Los tres sistemas orgánicos. Los tres tipos humanos. Los temperamentos.

Rasgos generales de la constitución del cuerpo humano

Hemos de decir antes que nada que, la palabra anatomía, en su sentido etimológico, de *ana-temno*, quiere decir *dividir con insistencia*. Como nosotros lo que vamos a hacer en estos ensayos es precisamente lo contrario, sintetizar y unir lo que siempre se ha estudiado disperso, de aquí que la palabra anatomía pierda su oportunidad significativa. No obstante, y por no usar el término pretencioso de *somatosíntesis*, emplearemos el de *anatomía unitaria,* con el cual expresamos que, sin despreciar el estudio analítico de los órganos, no olvidamos nunca su subordinación a la unidad orgánica.

Por otro lado, dado nuestro concepto global de estos problemas, se hace imposible separar la fisiología de la anatomía, si queremos eludir el peligro de error que supone el estudio de una anatomía de cadáver, en el que hasta los órganos han perdido la forma que tenían en vida. Si esto puede no ser óbice para el estudio general de la construcción orgánica, es motivo de equivocación en cuanto se trata de conocer la forma, posición y volumen de las vísceras.

Tampoco conviene confundir nuestro propósito de anatomía unitaria con una especie de anatomía topográfica, por cuanto nosotros no vamos buscando relaciones de órganos o sistemas en su aspecto local y somático, sino *relaciones vitales de órganos y sistemas*, en cuanto son expresión de una unidad funcional, no solamente de orden fisiológico o genérico, sino también de orden psíquico y teleológico. Es decir, el estudio del organismo humano en cuanto es instrumento de expresión de una individualidad trascendente, no ya solamente metafísica, sino metapsíquica.

Y se verá como esto es así desde el primer momento de nuestro estudio.

Efectivamente: Dijimos que, el hombre como los demás seres, se compone de *esencia, vida y sustancia* (espíritu, alma y cuerpo). Esta constitución trina, responde a una ley universal que fundamenta la arquitectura general de los seres. Y no podía faltar en la construcción del cuerpo humano. Así, éste se compone de tres partes perfectamente definidas:

1ª Abdomen.
2ª Tórax.
3ª Cabeza.

Cada una de estas partes tiene sus correspondientes extremidades: El abdomen tiene las piernas; el tórax, los brazos, y la cabeza, los maxilares interiores (extremidades del metámero capital), unidos en la línea media para los efectos de su especial función.

Obsérvese también que, cada parte se divide en otras tres: Así, el brazo se divide en: brazo propiamente dicho, antebrazo y mano. La mano se divide en: carpo, metacarpo y dedos. Los dedos en tres falanges; etc. Más, cada uno de los segmentos se corresponde fisiológicamente con sus semejantes. Es decir, que, el brazo corresponde al abdomen; el antebrazo al tórax, y la mano a la cabeza; del mismo modo que el carpo corresponde al vientre, el metacarpo al tórax y los dedos a la cabeza. Por esta razón los dedos son la parte más inteligente de la mano; el metacarpo la más fuerte, y el carpo la menos movible. Y de igual manera, el brazo, que corresponde al vientre, es la parte más voluminosa y menos móvil; el antebrazo más movible y menos voluminosa porque corresponde al tórax; y la mano la más inteligente porque corresponde a la cabeza. En fin, por la misma correspondencia fisiológica, son gordos y tardos los hombres de tipo de nutrición; fuertes y ágiles los de tipo torácico; y más débiles, pero más exquisitos e inteligentes, los de tipo cerebral.

En la cabeza, compendio y expresión del organismo todo, podemos estudiar también tres partes, correspondientes a cada gran sector del cuerpo. La zona C, que corresponde al vientre y que contiene el órgano que en la cabeza corresponde al tubo digestivo: la boca, parte la más inteligente del tubo digestivo, por cuanto en ella selecciona los alimentos el sentido del gusto. La zona B, que corresponde al tórax, y que contiene el órgano que en la cabeza corresponde al aparato respiratorio: la nariz, parte la más inteligente del aparato en cuestión, por cuanto en ella se selecciona por el sentido del olfato el aire que hemos de respirar. Y la zona A, que corresponde al cerebro mismo, y que contiene el órgano que en la cbeza corresponde al sistema nervioso: los ojos, parte la más inteligente del cerebro, por cuanto selecciona por medio del sentido de la vista las imágenes que han de influir en él, y nos lleva tras la belleza física (fig. 1.)

La cabeza vista de perfil nos muestra también sus correspondientes tres partes. La zona a, correspondiente al cerebro, por lo cual se hallan en ella los órganos más inteligentes y más expresivos (boca, ojos, nariz, frente). La zona b, correspondiente al tórax, por lo cual se hallan en ella los centros cerebrales motores, los conductos guardadores del equilibrio y los músculos masticadores; es decir, aquello

que corresponde al movimiento físico, cuya base orgánica es el tórax.[1]
La zona c, correspondiente al vientre, por lo cual es la más ruda
y material de la cabeza, siendo también la más voluminosa en los
individuos de base digestiva, que diría Lindlahr.

En el tórax encontramos los órganos del movimiento orgánico.
El corazón u órgano del movimiento físico interno, por cuanto mueve

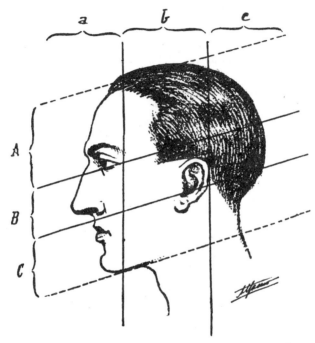

FIG. 1. *Zonas fisiológicas de la cabeza. A. a.*, Zona cerebral; *B. b.*, Zona torácica;
C. c., Zona digestiva.

los humores; y los pulmones u órganos del movimiento químico interno, por cuanto dan oxígeno, elemento de combustión que pone en
actividad química los moteriales del organismo.[1]

En el abdomen encontramos los órganos digestivos o de la nutrición y los órganos reproductivos o de la *nutrición* de la especie.
Son los más groseros de todos los órganos y sobre los que mejor influencia puede ejercer el cerebro.

Habremos notado, pues, que en la cabeza, que es la parte más

[1] Todo movimiento mecánico (marcha, danza, etc.), tiene por base a un
movimiento físico y éste a uno químico. Así los movimientos dichos se basan en
contracciones (acción física), y éstas, en variaciones del quimismo (acción química);
como el movimiento de las ruedas de una locomotora (acción mecánica), se basa
en la expansión y tensión del vapor de agua (acción física), y ésta, en la combustión (acción química). Los movimientos químicos, como ya veremos, tienen por
base otras acciones nerviosas y psíquicas.

selecta del organismo humano, se da un resumen de todo el cuerpo, que no se da en las demás partes. De aquí el valor diagnóstico de las alteraciones de las facciones en los diversos estados morbosos, y aun el valor de la observación de las facciones normales, para deducir las características psicológicas del sujeto. Tema éste ya cultivado por Pitágoras y que ha tenido tan excelentes continuadores como Lavater, y en los tiempos más modernos, Samuel R. Wells en su *New Physiognomy*.

Los tres sistemas orgánicos

Por lo que antecede vemos, que siguiendo siempre la Naturaleza su plan constructivo trino, cada una de las tres cavidades orgánicas, vientre, tórax y cabeza, contiene los órganos fundamentales de otros tantos sistemas orgánicos. El vientre los del aparato digestivo (que elaboran la parte material); el tórax los del circulatorio (que proveen la energía), y el cráneo, los del nervioso (por donde actúa la inteligencia).

Estos tres grandes sistemas son el objeto de acción de tres grandes grupos de fuerzas vitales, que, usando el léxico letamendiano, llamaremos *extensivas*, *protensivas* e *intensivas*. Las extensivas o nutricias, realizan el crecimiento y mantienen después el volumen del cuerpo Las protensivas o circulatorias, fuerzas de combustión, conducción y arrastre, tienden a la disgregación del ser. Las intensivas o nerviosas son portadoras del impulso constructivo, específico y finalista, siendo en cierto modo antagónicas de las protensivas, y por las cuales se realiza la permanencia de la forma a pesar del cambio incesante de materiales. (Las fuerzas llamadas *expansivas* no son sino la fase inicial de las protensivas.)

Bien claro está que, estos tres grupos de fuerzas organizadas, que constituyen el motor de los tres grandes sistemas, no son otras que las encarnadas en el antiquísimo concepto, nacido de la más pura y lógica observación natural, de fuerzas *creadoras, conservadoras y destructoras*. Creadoras o nerviosas; conservadoras o nutricias y reproductoras; y finalmente las destructoras, que son las circulatorias y respiratorias. De la armonía y ponderación de estos tres sistemas de fuerzas, depende el mantenimiento de la vida. Si predominasen las nutricias, el ser aumentaría de tamaño indefinidamente; si predominasen, en cambio, las circulatorias y respiratorias, se aniquilaría el individuo a fuerza de excretas y combustiones. El predominio de las nerviosas en su sentido rector, es el único normal.[2]

Existe, no obstante, un predominio compatible con la existencia

---

[2] Estas tres clases de fuerzas, son en realidad una sola, pues se reducen a modalidades de la energía solar única. La misma luz solar es creadora, conservadora y destructora. Crea, v.gr.: el trigo sobre la tierra, le conserva y nutre por medio de su función clorofiliana; finalmente le agosta y seca, terminando con la vida de la planta que queda en potencia en el grano. De modo que, en realidad, toda diferenciación de fuerza, lo mismo que sucede con la materia, es una apariencia de la *vida una*.

normal que, cuando se refiere a las fuerzas de nutrición, dan lugar al tipo de nutrición o braditrófico. Cuando se refieren a las fuerzas circulatorias dan origen al tipo de movimiento o taquitrófico. Y cuando se refieren a las nerviosas, en su sentido creador, originan el tipo psíquico. Ni que decir tiene que, el equilibrio perfecto de las tres, se resuelve en el tipo armónico. De todos los cuales tipos orgánicos nos ocuparemos más adelante.

Estudiemos ahora la constitución de los tres sistemas.

Nadie ha expuesto tan magistralmente como nuestro querido y malogrado amigo el doctor Brioude, que fue catedrático de la facultad de Sevilla, la existencia y descripción de los tres sistemas orgánicos, por lo cual, siguiendo su didáctica expositiva, damos aquí el siguiente resumen:

Se observa, que las cavidades que contienen dichos sistemas llevan un orden de capacidad de *mayor a menor* (vientre, tórax y cráneo); la resistencia de sus paredes va de *menor a mayor*; y la índole de la función, *de más lenta y grosera a más viva y elevada* (digestión, circulación-respiración, pensamiento-percepción).

Cada uno de los tres sistemas tiene un orificio de entrada y otro de salida. Los orificios de entrada, todos situados en la cara, son: La *boca,* para el aparato digestivo; la *nariz,* para el respiratorio; y los *ojos,* para el nervioso; que también son órganos de tres sentidos importantes: *gusto, olfato y vista.* Las entradas de los tres sistemas constituyen el *polo positivo* del cuerpo humano, por ser el polo de atracción, hacia el cuerpo, de lo que hay en el medio ambiente. Al hacer la afirmación de que el ojo es orificio de entrada del sistema nervioso, lo hacemos bajo el convencimiento de que la *luz,* que es lo que el ojo recoge, es de índole material además de vibratoria, y siendo cierta la teoría de la emanación (que cada día tiene más adaptos en la ciencia), puede afirmarse que todo ese bombardeo infra-atómico de las partículas luminosas, entraría absorbido, como un torrente nutricio, por el nervio óptico,[3] siendo recogido como legítimo alimento, sutil y energético, por el cerebro.

Respecto a la objeción que salta a la mente del estudiante, sobre el papel que representan los oídos, órganos de un sentido tan elevado y complejo como el de la audición, y que también son orificios de entrada situados en la cabeza, le adelantaremos, para explanarlo más adelante, que corresponden a la entrada de un aparato formado por dicho sentido, y algunos centros y glándulas encefálicas de singular importancia.

Cada uno de los tres sistemas de que venimos hablando, tiene también un orificio de salida: El digestivo tiene el *ano,* por donde salen sus residuos; el circulatorio expele sus excretas por los *conductos urinarios,* y el nervioso tiene como vía de salida el *conducto seminífero* en el hombre y la *trompa de Falopio* u ovárica en la mujer, es decir,

---

[3] Afirma Testut que el nervio óptico no puede ser identificado ni comparado con un nervio periférico, siendo su carácter estructural como el de los centros nerviosos, y constituyendo, como la propia retina, una prolongación del cerebro anterior primitivo.

los conductos genitales. Dice Brioude: '...los órganos genitales son verdaderos condensadores de energía neúrica. Lo mismo en el hombre que en la mujer, todas las alteraciones del sistema nervioso están directamente relacionadas con el estado de los genitales. Así ha llegado a ser de uso corriente la palabra *histerismo* en todo desarreglo nervioso, como aceptando el origen uterino (hister-matriz) del proceso". También es de observar la *neurastenia* o astenia nerviosa, que se observa en los sujetos que, por deficiencias medulares o excesos de fluido nervioso, padecen de abundantes pérdidas espermáticas. Hecho conocido, que aboga también por la certeza de estas afirmaciones, es la pérdida de los caracteres psico-físicos sexuales por la extirpación de los testículos y los ovarios. Nada tiene de particular, por otro lado, que las eliminaciones del aparato nervioso sean células sexuales capaces de generar otro ser. La fuerza creadora sexual puede trasmutarse en fuerza creadora cerebral, porque en el fondo, es una sola. Y ésta puede disminuirse o debilitarse por el abuso de la primera, porque fisiológicamente están en razón inversa en cuanto a su cantidad relativa de libramiento; si bien están en razón directa en cuanto a su potencia global. No olvidemos tampoco las enormes energías latentes que atesora el sistema nervioso del hombre.

Los tres orificios de salida de los tres sistemas se agrupan en el *periné*, formando el *polo negativo* del organismo.

Cada uno de dichos sistemas tiene un conducto de entrada, siendo el *esófago* para el digestivo, la *tráquea* para el respiratorio y el *nervio óptico* para el nervioso.

También tiene cada uno su órgano central e impulsor: El *estómago* para el digestivo; el *corazón* para el circulatorio, y el *tercer ventrículo* o medio, para el nervioso, que no es más que una dilatación diferenciada del conducto del epéndimo, como el corazón lo es del conducto arterio-venoso y el estómago, del tubo digestivo.

Tiene cada uno de nuestros sistemas, dos órganos laterales auxiliares, que son: El *hígado* y *páncreas* en el sistema digestivo; los dos *pulmones* en el circulatorio y los dos *hemisferios cerebrales* (cada uno con su correspondiente ventrículo) en el nervioso. Los órganos laterales de los tres sistemas comunican con el *tractus* central invariablemente.

Una red general pone en comunicación cada sistema con los otros dos. Esta red es el *sistema quilífero* en el digestivo, el *sistema arteriovenoso* en el circulatorio, y el sistema de *tubos nerviosos* en el céfaloraquídeo o nervioso.

La red eliminatoria de cada cual es, como sabemos, el *intestino* para el sistema digestivo, el *parato urinario* para el sistema circulatorio, y el *aparato sexual* interno para el sistema nervioso.[4]

Cada sistema elabora una categoría de materiales: El digestivo asimila *sólidos* y *líquidos*, el circulatorio asimila *aire* (fijado por los pulmones en la sangre) y el nervioso asimila *luz*. Transformando el primero los alimentos en *linfa* y *plasma sanguíneo*, el segundo convir-

---

[4] Los estudiantes poco versados en anatomía descriptiva, conviene que estudien algunas nociones, con láminas a la vista, para comprender lo expuesto.

tiendo el plasma sanguíneo en energía o *fluído neúrico*, y transformando el tercero el flúido neúrico en *magnetismo y pensamiento*.

Todo lo cual queda resumido en el siguiente cuadro y esquematizado en la figura 2.

Quién dicta todo esto?

	Sistema digestivo	Sistema circulatorio	Sistema nervioso
Orificio de entrada	Boca	Nariz	Ojo
Orificio de salida	Ano	Uretra	Vesícula seminal y trompa de Falopio
Conducto de entrada	Esófago	Tráquea	Nervio óptico
Organo central	Estómago	Corazón	Tercer ventrículo
Organos laterales	Hígado y páncreas	Pulmones	Hemisferios cerebrales
Cavidad orgánica	Abdomen	Tórax	Cráneo
Red general	Sistema quilífero	Arterias y venas	Nervios
Red de eliminación	Intestino	Aparato urinario	Aparato sexual interno
Forma de materia asimilable	Sólidos y líquidos	Aire	Luz
Sublimación	Transforma los alimentos en linfa y plasma sanguíneo	Transforma el plasma sanguíneo en fluido neúrico	Transforma el fluido neúrico en magnetismo y pensamiento

Una vez más la fecundidad de la ley de analogía se nos muestra bien a las claras, enseñándonos las insospechadas relaciones de los órganos y sistemas, en una perfecta *correlación funcional*, que diría Pí Suñer.

Los tres tipos humanos

Expresión lógica de la existencia de los tres sistemas estudiados, son los tres tipos humanos que se dan como consecuencia del predominio relativo de cada uno de ellos. Sin contar el tipo en que el equilibrio de los tres da una resultante de perfecta armonía.

Los tipos humanos son, pues, el de *nutrición*, el de *movimiento* y el *cerebral*.

El *tipo de nutrición*, consiste en el predominio del sistema digestivo La capacidad mecánica, digestiva y absorbente de dichos órganos, es sobresaliente. Y pueden suceder dos casos: O que la capacidad de asimilación sea también muy grande, en cuyo caso nos encontramos ante un individuo grande, fuerte, musculoso (sobre todo si es de temperamento raquídeo), o que la capacidad asimilatoria sea menor, en cuyo caso, lo no asimilado se depositará en los tejidos y humores en forma de detritus o de grasa (artritismo, obesidad). Exteriormente se caracteriza este tipo por el volumen o gordura, predominio de la zona digestiva, sotabarba grasienta y prominencia del vientre. (figura 3)

El *tipo de movimiento* se caracteriza por el predominio de los órganos y funciones del tórax (pulmones y corazón). La sangre fuertemente oxigenada y la circulación activa y fuerte le hace especialmente apto para el ejercicio físico, por su destreza y resistencia. Todos

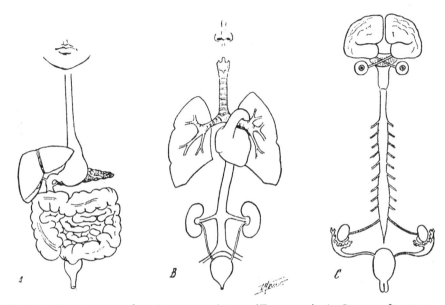

Fig. 2. *Los tres grandes sistemas orgánicos.* (Esquemas.) *A,* Sistema digestivo o abdominal; *B,* Sistema circulatorio, angiopneumático o torácico; *C,* Sistema nervioso o craneoespinal.

los grandes atletas pertenecen a este tipo. Anatómicamente, se define por la fortaleza de los músculos, poca grasa subcutánea, pronunciamiento de facciones, predominio de la zona torácica y flexibilidad del tórax. No debe confundirse con el temperamento sanguíneo, del que hablaremos. (fig. 3).

El *tipo cerebral* o psíquico, se distingue por el predominio de los órganos y funciones del encéfalo. Se confunde con el temperamento cefálico de otros autores. Los individuos de este tipo tienen una influencia psicológica extrema sobre todos los tejidos del cuerpo. Pudiéramos decir, usando de una frase gráfica, que todos sus tejidos son más *inteligentes.* Anatómicamente, presenta un tinte azulado del blanco de los ojos (salvo cuando se mezcla con temperamento abdominal o hepático), uñas muy rosadas, laxitud muscular, rectitud de huesos largos, sensibilidad, inteligencia y predominio de zona cerebral (fig. 3).

El tipo psíquico o cerebral no se da más que en el hombre. El tipo de movimiento se observa en casi todas las especies animales. El tipo de nutrición se observa en una minoría de animales (corales, cerdos, hipopótamos, etc.).

Los temperamentos

Se llama temperamento al carácter físico y psíquico resultante del predominio o equilibrio de los cuatro principios constitutivos de la personalidad humana: cuerpo, vida, sentimiento y mente.

El carácter temperamental se da, pues, por añadidura, sobre el carácter fundamental de los tipos. El temperamento es una característica adjetiva. Se puede ser, por ejemplo, de tipo de nutrición, y de cualquiera de los temperamentos que vamos a estudiar. No obstante, hay

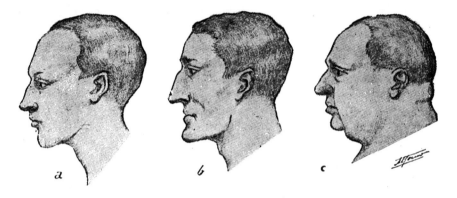

Fig. 3. *Tipos individuales. a, Tipo psíquico o cerebral. Predominio del cerebro* (cabeza) y de las facciones que le corresponden (frente, lóbulo frontal del cerebro; *b, Tipo de movimiento.* Predominio de los órganos torácicos (respiratorios, circulatorios) y de las facciones correspondientes (nariz, pómulos); *c, Tipo de nutrición.* Predominio del sistema digestivo (vientre) y de las facciones correspondientes (boca, carrillos).

temperamentos que son incompatibles con ciertos tipos y aun con otros temperamentos. Por ejemplo: No se puede tener tipo de movimiento y ser al mismo tiempo de temperamento linfático; como no se puede ser de temperamento sanguíneo y linfático a la vez. Mas, lo general es que los temperamentos se den mezclados en las formas posibles, en el mismo individuo. Y rara vez se manifiestan puros.

Existen cuatro temperamentos fundamentales:

Bilioso o abdominal.
Nervioso o cefálico.
Sanguíneo o angio-pneumático.
Linfático o parablástico.

Estas cuatro modalidades de la naturaleza humana (que también se dan aisladamente en las especies animales) tienen en el plan vital de la Naturaleza, una raíz mucho más profunda de lo que puede parecer a primera vista. Si los tres tipos estudiados responden al plan de la constitución general del universo (*esencia, vida y sustancia*), los cuatro dichos temperamentos responden a la constitución elemental de la naturaleza terrestre (*fuego, tierra, aire* y *agua*). El lazo íntimo que une los elementos cósmicos con las formas organizadas, es de interés extraordinario, como clave para comprender muchos problemas oscuros de la vida.

La materia orgánica está constituida por una molécula compuesta de cuatro elementos químicos fundamentales: el *Carbono,* que da la estabilidad (como núcleo de la molécula orgánica); el *Hidrógeno,* que da la movilidad; el *Nitrógeno,* que da la intensidad (porque frena la combustión), y el *Oxígeno,* que da la extensión (porque quema). No es una casualidad, ni tampoco puede considerarse como un mero simbolismo, el que los sabios antiguos asimilasen estos elementos químicos a los elementos de la naturaleza: tierra, agua, fuego y aire. El agua es el medio donde se verifican todos los proteísmos vitales; la tierra nos da los elementos químicos constitutivos de nuestro cuerpo; el fuego se realiza en combustión lenta de los principios nutritivos en las células, por el óxigeno aportado en la respiración; y el aire nos da este oxígeno y ciertas radiaciones.

Es decir, que sin los cuatro elementos químicos y los cuatro cósmicos, la vida no es posible.

Item más: conviene fijarse en que las funciones que hemos asignado a los elementos químicos: *estabilidad, movilidad, intensidad* y *extensión,* se manifiestan en cuatro tendencias instintivas (cual si el instinto respondiese a una determinante química original), bien apreciables en los seres animados: el instinto *psíquico,* el *motor,* el *material* y el *vital.* El primero abocando a las necesidades de la mente, el segundo a las del psiquismo inferior (pasional o incentivo), el tercero a las del cuerpo y el cuarto a las de la vitalidad. Esto es bien patente a la observación. Hay individuos de carácter estable y tenaz, otros de carácter móvil o activo, otros pasivos y contempladores, otros, finalmente, enérgicos y expansivos.

Con esto quedan retratados los cuatro temperamentos, y hecha una sucinta historia de su teleología. Ahora estudiemos sus caracteres.

Temperamento bilioso. Llamado también abdominal o grandular, consiste en el predominio de las glándulas digestivas (y secundariamente de las demás), especialmente el hígado. Es el temperamento *pasional* por excelencia; por consiguiente domina, en los individuos que le poseen, el incentivo y el ardor propios de la naturaleza motora. Son de carácter concentrado, serios e irritables.

Se caracteriza por la piel terrosa, algo morena, poco regada de sangre, abundancia de vello, desarrollo de glándulas sebáceas y cierta dilatación de las venas. Tinte amarillento o subictérico del blanco de los ojos, facciones pronunciadas, mirada fija o dura, musculatura fuerte y bien dibujada, y actividad incesante y autoritaria.

Dice con mucha razón P. Carton: "Si un bilioso bien caracterizado está mal educado y posee malas inclinaciones, se hace susceptible, irritable, sectario, déspota, tirano y brutal. Es capaz de todos los crímenes. Si por el contrario, posee grandes superioridades intelectuales y morales, se muestra organizador infatigable, creador de orden y de armonía, hombre de genio o santo. Se encuentra este temperamento sobre todo en los jefes militares, los directores de empresas, los fundadores, los conquistadores, los exploradores, los hombres de acción".[5]

Los individuos de este temperamento, por la exaltación funcional del principal órgano transformador, el hígado, y consiguiente apetito exagerado, están expuestos a afecciones biliosas. Por otro lado, la facilidad de sus estallidos pasionales (sobre todo pasiones concéntricas), intensifican esta tendencia.[6] De aquí que sean llamados *biliosos*, como también *hipocondríacos* o influídos por los hipocondrios.

El tipo histórico de este temperamento, es Carlos V; el tipo literario, Otelo; el tipo colectivo, la raza árabe, y el tipo animal, el lobo.

Temperamento nervioso. Llamado también cefálico, consiste en el predominio del encéfalo y sus funciones. Se confunde, pues, con el tipo psíquico, como ya dijimos al hablar de éste.

Se caracteriza por su senbilidad, emotividad y suceptibilidad. Sus individuos presentan el rostro triangular (frente ancha), ojos vivos y animados, ademanes rápidos e irregulares, piel pálida y fría. Tendencia exaltada a los fenómenos nerviosos simpáticos (por la pobreza de ganglios viscerales), poca resistencia a los males y mucha a la muerte, pues, según frase de Letamendi, son como la caña de bambú: difíciles de romperse, porque fáciles en doblarse. En general, son poco comedores, y en este, como en los demás aspectos de la vida, les gusta la variación imprevista.

Intelectualmente, requieren el estímulo de un ideal, una sugestión o una ocupación interesante. Cuando en ellos se dan facultades mentales superiores, surgen los investigadores, intuitivos, ascetas, sabios, etc. Dándose en cambio, si se trata de espíritus inferiores, todos esos tipos de mentirosos, miedosos, superticiosos, maliciosos, inconstantes, etc., tan perturbadores de la armonía social y familiar.

La diferencia que puede establecerse entre el tipo psíquico y este temperamento, es que, en aquél dominan las facultades superiores, de las cuales el gran desarrollo cerebral no es sino su manifestación orgánica, y en éste dominan las funciones cerebrales orgánicas por sí mismas y sobre los demás órganos. Por esto, dentro del tipo psíquico se encuentran los reflexivos, comprensivos, estudiosos, sabios... y en cambio, en el temperamento nervioso, los ilusos, ansiosos, agitados, desodenados y pesimistas. La mezcla de dicho tipo y este temperamento es muy difícil de conducir.

Es el temperamento más corriente entre las mujeres. Su tipo his-

---

[5] P. Carton, *Diagnóstica y conducta de los temperamentos.*

[6] Sabido es que, las pasiones pueden ser *concéntricas* y *excéntricas*. Las primeras caracterizadas por la congestión visceral y palidez externa (cólera blanca, envidia, avaricia...); y las segundas por la depleción visceral y aflujo de sangre al exterior (ira o cólera roja, soberbia, gula...). Las concéntricas, afectan especialmente al hígado, por lo que se ha dicho con razón que este órgano es "el paño que enjuga las lágrimas que no salieron por los ojos". Es decir, que cuando no hay desahógo externo (excéntrico) de la afección pasional, repercute en el hígado, cuya bilis pasa en parte a la sangre y al estómago (boca seca, amarga, tinte pajizo de la piel...). Lo cual quiere decir que bajo el punto de vista sanitario es preferible desahogar la pasión de modo violento, aunque esto, bajo el punto de vista espiritual, sea egoísta y perjudicial para el mundo que nos rodea.

tórico es Aurora Dupin ("Georges Sand"); su tipo literario, Manon Lescaut; la raza en que se da con más frecuencia, la latina; y, como es lógico, no puede manifestarse en la escala animal, siendo privativo de la especie humana.

Temperamento sanguíneo. Llamado también angio-pneumático o torácico, consiste en el predominio del aparato circulatorio y sus funciones. Es el temperamento de máxima vitalidad.

Se caracteriza por tenues pulmones, corazón fuerte, exuberancia de capilares sanguíneos, piel caliente y sonrosada, ojos vivos y suavidad de formas. La absorción de piel y mucosa es rápida, reacciona vivamente a los tratamientos y causas de enfermedad, siendo fáciles las eliminaciones. Los individuos de este temperamento son resistentes a las causas físicas y morales de enfermedades. "Todo lo soportan, y de todo y contra todo triunfan y prevalecen", como dijo Letamendi. Son alegres, expansivos, generalmente de ojos azules y cabello rubio o castaño; imaginativos, entusiastas, optimistas y joviales. Generosos, buenos amigos y pacíficos.

Son muy comedores, algo inestables y vanidosos. Pero en cambio, su inteligencia viva y su facilidad para todas las cosas, les facilitan el triunfo. Su estimulante favorito es el aire.

Tipo histórico de este temperamento es Marco Antonio; tipo literario, Sigfrido; animales que le caracterizan, casi todas las aves no rapaces, especialmente los pájaros. Se da en todas las razas blancas.

Temperamento linfático. Llamado también pseudo-embrional o parablástico, consiste en la remisión de la potencia del desarrollo del organismo, y la consiguiente poca definición y diferenciación de los tejidos y órganos. La lentitud es su cualidad dominante.

Se caracteriza por su conformación basta, cutis pálido, labios gruesos, nariz roma, mejillas lacias, carnes fofas y escasa reacción a las causas de enfermedad y tratamientos médicos. Tardan en curarse cuando enferman, son calmosos, plácidos, pasivos y pueriles. Trabajan con flema, andan despacio, duermen mucho, tienen la sensibilidad atenuada y la imaginación perezosa. En general, son gruesos y de piel húmeda y fría.

Los linfáticos que poseen cualidades superiores, son previsores, metódicos, sobrios, pacientes y poseen excelente dominio de sí mismos. En cambio, si carecen de ellas, son perezosos, sucios, imprevisores, lujuriosos y comilones. Apetecen por regla general los alimentos fuertes y excitantes como estímulo de sus dificultades reactivas.

Su estímulo preferible es el del agua. Como dice Carton, les gusta vivir cerca del mar, de los lagos y los ríos. Disfrutan navegando y pescando.

Tipo histórico de este temperamento es el emperador romano Otón; tipo literario, Sancho Panza; predomina en la raza negra; y como ya apuntó Letamendi, corresponde al tipo natural *oozoario* (animal-huevo), que lo son todos al principio de su desarrollo.[7]

[7] Muchos autores, con perfecta razón, admiten la existencia de un quinto temperamento, bien definido, aunque secundario, llamado *raquídeo*. Consiste en

Síntesis de los temperamentos

Los antiguos médicos y filósofos decían que, en la composición del cuerpo humano entraban cuatro humores: la *bilis,* la *atrabilis* o bilis negra, la *sangre* y la *pituita,* flema o linfa.

Naturalmente, consideraban que cada temperamento dependía del predominio de uno de estos humores sobre los otros tres. De aquí nació la primitiva, y aun empleada, denominación de cada uno de ellos. Las palabras *atribulario* o *melancólico* (que ambas se refieren a la *bilis negra*), así como la denominación de *flemático,* son de uso corriente en la actualidad.

La realidad de esta concepción antigua, la viene a ratificar hoy día, como apunta el ya citado profesor francés, la admisión de cuatro grupos de sangre (según la tabla de Moss), que se tienen en cuenta para determinar el carácter del donador de sangre en las transfusiones sanguíneas. Asunto extraordinariamente interesante desde el momento en que una transfusión hecha a base de una sangre de tipo impropio, puede provocar accidentes graves y aun la muerte súbita (hemolisis y aglutinación globular).

Probablemente, los diversos tipos de sangre están en relación con el temperamento, y éste con su composición química. Los humores reconocidos por los antiguos han sido reconocidos también por la ciencia moderna, con diferencias de forma. La existencia de colemia en los biliosos, es evidente; el predominio de linfa en los de este temperamento, también; y en cuanto a la atrabilis, podría comprender una compleja categoría de toxinas, antígenos, anticuerpos, sustancias endocrinas más o menos alteradas, perfectamente reconocidas por la ciencia de nuestros días. Es, pues, admisible que, la incompatibilidad de una sangre con otra en las transfusiones, dependa de la existencia y proporción de los *cuatro humores* en ellas. Podríamos, pues, completar el esquema de Moss, de la manera siguiente:

Glóbulos rojos		S u e r o			
Grupos	1	2	3	4	
1 (AB)	—	+	+	+	linfáticos
2 (A)	—	—	+	+	sanguíneos
3 (B)	—	+	—	+	nerviosos
4 (O)	—	—	—	—	biliosos

+ significa aglutinación.
— significa falta de aglutinación.

el predominio de la médula y sus derivados (aparato locomotor y ganglios viscerales), que caracteriza al individuo por la fortaleza y volumen de sus huesos y músculos, quijadas fuertes, muñecas gruesas y anchas espaldas. Son poco afectivos y muy resistentes a la enfermedad. "Son como el roble, a quien el huracán, o sólo arrebata las hojas caducas o arranca de cuajo." (Letamendi.) Pertenecen a este temperamento las razas vasca y escocesa; entre los animales, los perros mastines y de Terranova, el toro y los desaparecidos saurios antidiluvianos. Los grandes boxeadores y luchadores de grecorromana, pertenecen a este temperamento.

Así explicaríamos que, siendo el grupo 4 el de los biliosos, serviría como donante universal, por ser dicho temperamento el más abundante en nuestras razas blancas; y que, por el contrario, el grupo 1 de los linfáticos, sería el receptor universal, por ser el más escaso.

"Agrupando en algunas líneas los caracteres psíquicos de los cuatro temperamentos, vemos que el bilioso es una llama, el nervioso un pensamiento, el sanguíneo un pájaro, el linfático un pez. El bilioso decide, ejecuta y arrastra; el nervioso busca, combina y excita; el sanguíneo imagina, descubre y resuelve; el linfático compara, ajusta y frena. El bilioso emprende; el nervioso se agita, el sanguíneo se arrebata; el linfático para. El bilioso explora; el nervioso inspecciona; el sanguíneo excursiona; el linfático mira. Se domina al bilioso por la firmeza; al nervioso por el razonamiento; al sanguíneo por el sentimiento y al linfático por la dulzura. El bilioso tiene necesidad de aceptación; el nervioso de tranquilidad; el sanguíneo de medida y el linfático de impulso". (P. Carton).

Grados anatomofisiológicos

Son modalidades de la forma y las estructuras orgánicas, basadas en la *relación* entre los diversos elementos, órganos y funciones de los seres; más acusadas que en ninguno, en el ser humano.

Nos referiremos a los *tipos, conformación, temperamentos, constitución y tipos nerviosos*. Los tipos generales y la conformación se refieren a la *arquitectura macroscópica*; los temperamentos y constituciones, a la *arquitectura microscópica*, y los tipos nerviosos a la *arquitectura cerebral*. De los tipos generales humanos y de los temperamentos, hemos tratado ya por exigencias del orden didáctico. Fáltanos ocuparnos de los restantes grados; lo que hacemos a continuación.

I. La *arquitectura macroscópica* o visible a simple vista, comprende un primer grado de desviación del tipo humano ideal o armónico. A él pertenecen los tipos de *nutrición, movimiento y cerebral*, estudiados en la página 40.

a) *Conformación*. Es la arquitectura macroscópica propiamente dicha del organismo. Puede ser normal o caracterizarse por anormalidades mecánicas y plásticas, como por ejemplo: pecho hundido, jorobas, desviaciones de la columna vertebral, dislocación de vísceras, transposición de órganos, falta de algunos miembros, dislocaciones de huesos, etcétera.

Puede ser heredada o adquirida, y tiene que ser corregida en su mayor parte por medios mecánicos (gimnasia, masaje, prótesis...)

II. La *arquitectura microscópica o elemental*, se refiere a la relación de los diversos elementos y tejidos en los órganos. Un órgano se compone de tejidos musculares, glandulares, nerviosos, vasculares, conjuntivos...; y de la calidad de ellos y de la manera de estar dispuestos, resultan nuevas modalidades de la forma que dan lugar a los temperamentos y constituciones. Como ya hemos tratado de los primeros, ocupémonos de las segundas.

a) La *constitución* significa el grado de integridad vital, y el tono de los tejidos (arquitectura físico-química), y de ella depende la resistencia a la enfermedad, la buena o mala reacción a los tratamientos y la garantía de salud. Se reconoce anatómicamente por la densidad y disposición de las fibras del iris del ojo, admitiéndose por unos, cuatro, y por otros, siete, grados de constitución. Las personas de mala constitución presentan las fibras del iris del ojo, separadas y torcidas;

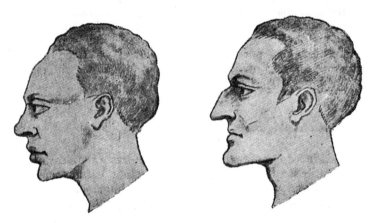

Fig. 4. *Tipo sensitivo y tipo motor.*

y las de buena constitución, apretadas y rectas. Puede observarse la magnífica densidad iridiana de los animales salvajes y aun de la mayor parte de los domésticos no degenerados.[8]

III. La *arquitectura nerviosa* o cerebral, se manifiesta en el doble circuito *sensitivo-motor* unido en la célula nerviosa. La porción sensitiva está formada por todas las terminaciones y fibras nerviosas que recogen vibraciones del medio externo; y la porción motora está formada por todas las fibras que partiendo de los centros nerviosos, llevan dichas vibraciones transformadas a los órganos y tejidos todos, para cumplir, al librarlas, su especial función.

Según predomine la porción sensitiva o la porción motora, así nos encontramos con el *Tipo Sensitivo* o el *Tipo Motor* (fig. 4).

a) *Tipo sensitivo.* Es especialmente apto para recoger todo estímulo del exterior. Su poder de asimilación nutricia, energética y sensorial, es muy grande, por lo cual aprende y se alimenta con poco esfuerzo. Sus individuos son fácilmente emocionables y sensibles a toda clase de manifestaciones psíquicas, intelectuales y morales.

Se caracteriza exteriormente por la boca ancha, generalmente de

[8] Véase la obra *Diagnóstico por el Iris*, del doctor A. Bidaurrázaga, y si se quiere más extensión, la del doctor Lindlahr, *Iridiagnosis*.

labios gruesos, ojos vivos y algo saltones, nariz poco pronunciada y en general redondeada. (Obsérvase como en estos caracteres hemos descrito, hasta cierto punto, los rasgos de los batracios (ranas... etc.), lo cual no dice mal con el hecho de ser la rana muy apreciada como animal de laboratorio, quizá por su mucha sensibilidad). Pertenecen a este tipo casi todos los que tachamos de *listos*. Tienen poco carácter. Es muy frecuente en cierta categoría de artistas.

La perturbación de este tipo conduce al histerismo.

b) *Tipo Motor.* Es especialmente apto para hacer. Es el tipo de voluntad práctica. Suele responder con reacciones exageradas a estímulos de excitación pequeños, y en todas las ocasiones de la vida *hace* algo, aunque esté mal, antes que quedarse parado. Su dinamismo se satisface mandando a los demás. Es pues el tipo de autoridad.

Se caracteriza por el pronunciamiento de facciones, nariz destacada y en general aguileña o convexa, musculatura marcada y mirada firme.

La perturbación de este tipo, nos conduce a la voluntariedad, impulsivismo y violencia.

c) La exaltación o perturbación de los tipos acabados de citar, entra plenamente en el terreno de la patología psíquica, por alteración de la arquitectura cerebral. En estos casos no es la *psique* la que está perturbada, sino el cerebro que es su órgano de expresión. Es —usando la expresión de Corral— como Rubinstein en un mal piano o Sarasate en un mal violín.

Perturbaciones nacidas de la exaltación del primer tipo son el *histerismo* (perturbación de la sensibilidad), la *hiperestesia psíquica, imbecilidad* (en que falta el instinto de sociabilidad) y el *idiotismo* (en que falta el instinto sexual).

Perturbaciones del segundo tipo son el *impulsivismo, epilepsia constitucional, locura motora* o *epilepsia psíquica* (criminales).

Lección IV

FISIOLOGIA SINTETICA DEL CUERPO HUMANO

Las funciones orgánicas como derivadas de los tres grandes sistemas corporales, podemos clasificarlas en:

1º Funciones nerviosas (intensivas);
2º Funciones de movimiento (protensivas);
3º Funciones de nutrición (extensivas),

cuyas subdivisiones —para economizar tiempo y espacio— se hallan en el siguiente cuadro:

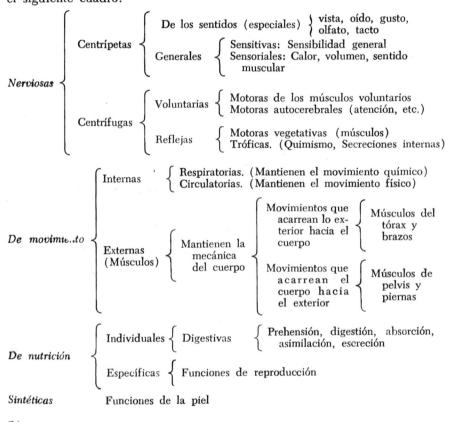

Nerviosas
- Centrípetas
  - De los sentidos (especiales) } vista, oído, gusto, olfato, tacto
  - Generales
    - Sensitivas: Sensibilidad general
    - Sensoriales: Calor, volumen, sentido muscular
- Centrífugas
  - Voluntarias
    - Motoras de los músculos voluntarios
    - Motoras autocerebrales (atención, etc.)
  - Reflejas
    - Motoras vegetativas (músculos)
    - Tróficas. (Quimismo, Secreciones internas)

De movimie..to
- Internas
  - Respiratorias. (Mantienen el movimiento químico)
  - Circulatorias. (Mantienen el movimiento físico)
- Externas (Músculos)
  - Mantienen la mecánica del cuerpo
    - Movimientos que acarrean lo exterior hacia el cuerpo
      - Músculos del tórax y brazos
    - Movimientos que acarrean el cuerpo hacia el exterior
      - Músculos de pelvis y piernas

De nutrición
- Individuales
  - Digestivas
    - Prehensión, digestión, absorción, asimilación, escreción
- Específicas
  - Funciones de reproducción

Sintéticas
Funciones de la piel

La sublimación de la materia. Otras funciones del encéfalo

Las sustancias· materiales del mundo exterior, son transformadas sucesivamente por los sistemas *digestivo, torácico y cefálico*, hasta convertirse en materia en estado radiante.

Efectivamente: Toma el *aparato digestivo* los materiales alimenticios, transformando a través de complicadas reacciones químicas en toda la longitud de su tubo, las *albúminas* en peptonas y amino-ácidos, los *hidrocarbonados* en glucosa y las *grasas* en glicerina y ácidos grasos o jabones; eliminando al exterior los residuos no aprovechables.

En el proceso digestivo juegan importante papel los órganos laterales del sistema: hígado y páncreas; así como el bazo, órgano aun enigmático, pero de importancia capital.

Analicemos con más detalles este proceso.

Los *hidrocarbonados o sacáridos* (almidones, féculas y azúcares), provienen, como ya dijimos (pág. 26) de reacciones sintéticas a base de la función clorofiliana de las plantas. Son compuestos de oxígeno, hidrógeno y carbono (de aquí su nombre de hidrocarbonados o hidratos de carbono), que responden a las fórmulas generales: $CH_2 O$. $C_2 H_4 O_2$, $C_3 H_6 O_3$, $C_4 H_8 O_4$, $C_5 H_{10} O_5$, $C_6 H_{12} O_6$. En la alimentación empleamos *monosacáridos*, de los cuales es ejemplo la *glucosa* o azúcar de fécula, de fórmula $C_6 H_{12} O_6$; los polisacáridos, constituidos en la misma forma pero con la supresión de una molécula de agua, de los que es ejemplo el *almidón* ($C_6 H_{10} O_5$); y los bisacáridos, que carecen de media molécula de agua, pero unida su molécula a otro grupo análogo; y de los cuales es ejemplo la *sacarosa* o azúcar de caña ($C_{12} H_{22} O_{11}$).

Los hidratos de carbono sufren una primera digestión bajo la acción del fermento de la saliva llamado *ptialina*, que los convierte en eritrodextrina, acrodextrina y finalmente maltosa, que es una glucobiosa de fórmula $C_6 H_{12} O_6$. Posteriormente, el jugo intestinal con su invertasa, maltasa y lactasa, y el jugo pancreático con su fermento amilolítico, transforman los restos hidrocarbonados no digeridos en tramos anteriores, también en maltosa y al fin en glucosa, que el hígado almacena en moléculas condensadas en forma de glucógeno.

Las *proteínas* o *albúminas*, provienen también en principio del reino vegetal, donde se formaron gracias a la fijación de nitrógeno atmosférico por los fermentos nitrificantes, formando. en el suelo nitratos y nitritos, ulteriormente absorbidos por el vegetal. Proceso curioso con el que las bacterias dan a la planta la primera materia para formar albúminas a cambio de consumir glucosa de la fabricada por el vegetal. Este reduce los nitritos o descompone los nitratos del suelo, combinándolos con el carbono y formando ácido cianhídrico (por reacción entre el ácido nítrico y el aldehído fórmico), dejando libre anhídrido carbónico y agua. Y por su parte, el ácido cianhídrico reaccionando sobre nuevas moléculas de aldehído, llegaría a constituir la albúmina, según esta fórmula $C_{62} H_{103} N_{17} O_{22}$, dejando libre ácido fórmico. Nótese cómo en la albúmina encontramos ya, como base de la materia viva, los cuatro elementos a que nos hemos referido al hablar de los temperamentos.

Las sustancias albuminoideas o proteínas son desdobladas por el ácido clorhídrico del jugo gástrico en proteosas y peptonas. El jugo intestinal y el pancreático con sus erepsina, enterocinasa y tripsina, desdoblan las peptonas en aminoácidos, entre los .cuales encontramos la glicocola, leucina, fenilalanina, tirosina, pirrol, triptófano, indol y adenina.

Las *grasas* o *lipoides*, provienen de la reducción de los hidratos de carbono. Prueba esto el hecho de que en la aceituna disminuye la proporción de manita (alcohol exatómico) según aumenta el aceite; y en la almendra, durante el verano, aumenta su contenido de aceite desde 2 a 46 por 100, al mismo tiempo que desciende la proporción de hidratos de carbono desde 34 a 8 por 100. La existencia de la manita en la aceituna, demuestra ya un proceso reductor que constituye el mecanismo químico general de la formación de las grasas, según esta fórmula cuantitativa:

$$13 \ C^6H^{12}O^6 = C^{55}H^{104}O^6 + 23 \ CO^2 + 26 \ H^2O$$

Glucosa $\qquad\qquad$ Oleoestearomargarina

Dejando libre, como se ve, anhídrido carbónico y agua. Y sin que se conozcan en la actualidad las fases del proceso químico intermediario por el que se forma, bien directamente, el éter glicérico que constituye la grasa, o bien la glicerina y el ácido, eterificándose después.

El mecanismo de su formación en los animales, aparte la ingerida directamente en la alimentación, es exactamente igual.

En el intestino, las grasas son hidrolizadas por la esteapsina o lipasa pancreática, y sus ácidos descomponen las sales biliares formando jabones de sosa, siendo el resto finamente emulsionado para su perfecta absorción.

El *hígado*, importantísima glándula digestiva, cumple las cinco funciones siguientes: La ya citada de *disolver* y *transformar las grasas (función biliar)*; la función *glucogénica*, por la que almacena la glucosa en forma de glucógeno, para irla cediendo a la sangre; la *hematopoiética*, por la que destruye y construye glóbulos rojos; la *antitóxica* en virtud de la cual neutraliza venenos provenientes de la digestión y retiene los que no puede neutralizar (quinina, arsénico, plomo, morfina, nicotina, etc.), que a la larga le lesionan; y la función *uropoiética*, finalmente, por la que transforma las sustancias albuminoides en urea, fácilmente eliminables en la orina.

El *bazo*, como es sabido, es un órgano simétrico del hígado, situado a la izquierda de la cavidad abdominal, voluminoso, contráctil y cerrado, lleno de sangre y linfa, cuyo contenido ha sido llamado *barro esplénico*. Actúa como *generador de glóbulos blancos* (linfocitos y monocitos); *destructor y transformador de glóbulos rojos; depositario del hierro orgánico*; interviene en el *metabolismo de los albuminoides*, y sirve como *filtro de la sangre* para todos los cuerpos extraños (glóbulos alterados, parásitos, materias mucoides patógenas . . .). Todas estas funciones químicas ostensibles, aunque mal definidas, son consecuencia de ser el bazo un *acumulador del magnetismo* terrestre y solar, que fija a base del carbono y cede para su concentración al plexo solar, no caprichosamente llamado así, sino porque lo que acumula procede del sol. Este magnetismo es la energía vivificadora específica del proceso digestivo. El bazo ha sido siempre considerado por todos los autores en general como una glándula vascular sanguínea, regeneradora de la vitalidad.

Resumiendo, como dice Brioude: "el organismo humano absorbe *calor* con sus alimentos ricos en *hidrógeno*, gracias al elemento *agua*, por el aparato abdominal, vivificando el producto por el *magnetismo* absorbido por el bazo".

El producto de la digestión (quilo), es absorbido en el intestino delgado y pasa al sistema quilífero, que desemboca por el canal torácico en el sistema venoso. De este modo tenemos ya el material transformado, en pleno dominio del *sistema torácico* o angiopneumático.

La sangre quilífera es llevada por la circulación a los pulmones, donde se establece un cambio osmótico a través de la membrana de sus alvéolos; fijando la sangre el *oxígeno* del aire (merced a la hemoglobina de los glóbulos rojos, que se transforma en oxihemoglobina) y expulsando el anhídrido carbónico de las combustiones orgánicas. Luego, el corazón manda la sangre oxigenada y vitalizada a todos los ámbitos orgánicos, eliminando los residuos no sublimales, en la orina, por los riñones.

El oxígeno del aire quema, en lenta combustión, en el seno de los tejidos, los materiales aportados por el sistema digestivo. La mayor parte de las energías liberadas por el organismo animal, aparecen bajo la forma de calor; calor producido directamente por dicha combustión, y calor producido por transformación de los movimientos internos (trabajo cerebral, circulación sanguínea, etc.). Las células de los tejidos regulan el consumo de oxígeno de la sangre según la intensidad de su trabajo bioquímico, siendo admitido por Berthelot que por cada 32 gramos de oxígeno absorbido, se desprenden 14 calorías. La hemoglobina portadora del oxígeno recogido en la respiración, lo cede al plasma sanguíneo, donde se disuelve y de donde lo extraen en la proporción necesaria las células. A esto se añade, para completar el mecanismo de las oxidaciones, la acción de las *oxidasas* y *catalasas*, que efectúan operaciones reductoras, transforman el oxígeno molecular en oxígeno atómico más activo, y lo ceden a las células, previa disolución en el plasma, con arreglo a la ley de las tensiones. La hemoglobina de los glóbulos rojos viene a ser, pues, una sustancia acumuladora de oxígeno, gracias a la cual, la sangre contiene y transporta 40 veces más oxígeno que igual volumen de plasma, del que se necesitarían 150 kilogramos, si no hubiese hemoglobina, para alcanzar el contenido de oxígeno disociable existente en los 5 kilogramos de sangre que posee el organismo humano.

Sintetizando: El sistema torácico sublima el producto de la digestión, quemando con el *oxígeno* del *aire*, los productos nutritivos. Su elemento vivificador es la *electricidad*, que convierte el oxígeno molecular en oxígeno atómico, mucho más activo.

Llega la sangre al *sistema craneal* o *cefálico* por las arterias helicinas, y el plasma linfático a los ventrículos cerebrales desde la periferia del encéfalo, por los espacios subaracnoideos. Y en el seno del aparato cefálico, los productos de la combustión de los primitivos materiales nutritivos, se fijan en compuestos nitrogenados (lecitinas, cerebrósidos, neuroglobulinas, etc.), de gran poder emisivo de energía neúrica. Las escorias de esta función se eliminan por el aparato genital, y los materiales sublimados marchan desde el ventrículo medio por el tallo de la hipófisis y por el cuarto ventrículo, convertidos en materia en estado radiante.

Esto requiere algunas explicaciones a base de lo ya expuesto al hablar de los tres sistemas orgánicos. Para ello copiamos, en primer lugar, la siguiente descripción de Brioude: "En la caja craneal existe un órgano doble y simétrico, llamado cerebro, que presenta en su línea de unión de ambos hemisferios una serie de tractus o puentes de comunicación, que recubren una cavidad central, llamada conducto del epéndimo, el cual, sin interrupción, se extiende desde el cerebro hasta el final de la médula. Este conducto rodeado de sustancia gris, y, por lo tanto, de células, toma diferentes aspectos en su trayectoria, que suele ser la siguiente: Dos ventrículos laterales (cada uno perteneciente a un hemisferio cerebral), que desaguan en el tercer ventrículo o ventrículo medio; luego un estrechamiento, que pasa a ser acueducto de Silvio, ensanchándose de nuevo a nivel de la protuberancia y bulbo, donde constituye el cuarto ventrículo (sitio del nudo vital cuya lesión ocasiona la muerte fulminante); estréchase de nuevo, y, transformado en el conducto ependimario de la médula, llega así hasta la región lumbar, donde, antes de terminar, vuelve a sufrir otra pequeña dilatación, conocida por quinto ventrículo".

"Así como el corazón no es más que una dilatación y reforzamiento del sistema arteriovenoso, y el estómago otra cavidad reforzada del tubo digestivo, asimismo el tercer ventrículo no es más, con todo el tejido nervioso que le rodea, que una dilatación del tubo del epéndimo, y, del mismo modo, ambos hemisferios no son más que las dos cavidades de los ventrículos laterales, cuyas paredes se han engrosado enormemente. Los tres ventrículos con su revestimiento de sustancia cerebral, son el equivalente del órgano central y de los dos órganos laterales descriptos en los otros sistemas."

La sustancia de que se nutre el cerebro es la *luz*. Esto afirmaba Neuens y esto afirma también Brioude, reforzando su afirmación con los siguientes argumentos: "Solamente por el sentido de la vista se da el hombre perfecta cuenta del medio ambiente; la luz es absorbida por nuestra retina y transmitida a los centros sensoriales después de pasar por el quiasma, la cinta óptica, los tubérculos cuadrigéminos y el cúneus. Cierto es que muchos, apegados a la teoría de que la luz es un simple estado vibratorio, protestarán de que sea, por lo tanto, absorbible; pero la teoría de la emanación, que cada día tiene más adeptos en la Ciencia, nos demuestra que todo cuerpo en actividad desprende partículas infinitesimales, animadas de una prodigiosa velocidad. Hoy día, que la radioterapia y la radiumterapia obligan al médico al uso diario de las emanaciones α, β, γ, etc., no hacen falta grandes esfuerzos para demostrar que la misma luz física es un bombardeo de partículas infraatómicas contra el objeto u órgano que le sirve de pantalla."

"No obstante lo dicho (y esto es una simple apreciación particular) creo que, ambos opinantes llevan razón; pues así como la onda sanguínea, lanzada del corazón, lleva un movimiento propio tardío y otro veloz, vibratorio, que es lo que constituye el pulso, así la luz pudiera ir animada de ese doble movimiento, uno de emanación y otro de vibración. Pongamos un ejemplo para el caso que cita Gómez Ocaña, refiriéndose al pulso. Si en la corriente de un río tiramos una piedra, veremos que se establecen una serie de ondulaciones que progresan en todos sentidos, rizando la superficie del líquido. Pues bien, si examinamos aquellas que se dirigen en el mismo sentido de la corriente, veremos que dichas ondulaciones caminan con diferente y superior velocidad al de las demás moléculas que constituyen el río. Para nosotros la vibración ocasionada por la piedra, sería el estado vibratorio de la luz, y la llegada del líquido por su natural corriente, la emanación lumínica."

El hecho de que existan ciegos cuyo cerebro funciona perfectamente, se explica porque la luz no solamente es absorbida por la retino, sino también por el iris (vía nerviosa simpática), intacto en muchos ciegos, y en gran cantidad por las terminaciones nerviosas de la piel, como lo prueban los resultados de la helioterapia.

La luz, en unión de la sangre arterial sublimada, forma el fluido neúrico que circula por las redes nerviosas, en dirección centrípeta (nervios sensitivos) o centrífuga (nervios motores).

¿Qué proceso fisicoquímico se realiza para que el fluido neúrico, en presencia de los lipoides y albuminoides cerebrales y con el estímulo de la luz, forme materia en estado electrónico o radiante?

Ante todo, apuntemos que, nosotros llamamos *materia en estado radiante*, no a ese cuarto estado o metagaseoso de los físicos, sino a la materia disociada en sus últimos elementos: los electrones. Por eso le denominamos también *estado electrónico* o metaatómico. Estado análogo, aunque no idéntico, al conseguido en la ampolla de Rayos X al producirse la *radiación catódica*, por la acción de la corriente eléctrica en el vacío de una millonésima de atmósfera.

Apuntemos otra analogía: Los Rayos X ionizan el aire o el gas a cuyo través pasan; es decir, lo disocian en iones cargados de electricidades contrarias. Estos rayos no sufren desviación al atravesar campos eléctricos o magnéticos, por no llevar cargas eléctricas de ningún género; al contrario que los rayos catódicos, desviables en campos electromagnéticos.

Ahora bien; los ventrículos cerebrales y conducto del epéndimo están llenos de un líquido llamado *céfalorraquídeo*, caracterizado por su abundancia en cloruros. Este líquido actúa como verdadero medio electrolítico en el complicado funcionalismo cerebral.

Fáltanos ahora recordar dos hechos importantes de la fisicoquímica, a saber: que, según la hipótesis electrónica, la corriente eléctrica en los conductores no es otra cosa más que, *electrones en movimiento a través de los espacios interatómicos*. Y que, los átomos de los cuerpos radiactivos son sistemas inestables, o en equilibrio lábil de electrones; dividiéndose o escindiéndose estos átomos unos tras otro, en muchas partes, es decir, en electrones negativos libres, que constituyen los rayos *a,* y en grupos de iones positivos que son los rayos β, hallándose formada la emanación por modificaciones de los iones positivos (Piñerua).

Con esto quedan planteados los términos del problema y trazado el camino de una deducción lógica.

El sistema cefálico es un gran transformador electroquímico, donde actúa el *fluido neúrico*, cuyo vehículo es la electricidad; *albúminas* y *lipoides* que actúan como condensadores; un *líquido clorurado* que sirve de electrolito, y la *luz* que actúa como estimulante de la energía química y sensibilizador. El resultado del funcionamiento de esta gran máquina electroquímica, en el que interviene la luz como factor etéreo *vitalizante*, es convertir dicho fluido neúrico (producto sublimado o *iónico* del material sanguíneo), en una *radiación* (semejante a los Rayos X, porque no se desvía por los campos electromagnéticos, y atraviesa los cuerpos opacos) que se condensa alrededor del polo negativo o catodo del sistema nervioso, que es la glándula hipófisis, y del positivo o anodo, constituido por la glándula pineal; formando la que en un principio llamamos *materia mental*, y ha sido llamada por otros *éter reflector*.[1]

[1] Conocidos son los interesantísimos trabajos de Bertholon, Waller, Haake, Mayer, Du-Bois de Reymond Mendelssohn, Einthoven, Nicolai, Gotch y Horsley, Caton, Dewar, Girard y nuestro compatriota Luis Cirera sobre las manifestaciones eléctricas en los seres vivos, y de cuyos trabajos extractamos las conclusiones más interesantes en lo que a la fisiología humana se refiere.

La función respiratoria de asimilación está ligada a la actividad eléctrica, produciendo inmediatamente cambios de potencial en sus distintas partes (Haake).

"Todo punto de sección transversal de un nervio o de un músculo, es negativo con relación a un punto cualquiera de su superficie longitudinal"; por consiguiente, si se unen por un arco metálico se desarrolla una corriente eléctrica, y esto ocurre en toda clase de músculos, y en toda clase de animales de sangre fría o caliente, variando solamente la fuerza electromotriz, entre 0'1 a 0'01 de voltio (Du-Bois de Reymond).

En los nervios se produce además una *corriente eléctrica axial*, que recorre el nervio en toda su longitud, y es tanto más intensa cuanto mayor es la actividad funcional del nervio; así es que el neumogástrico se distingue por su intensidad. Dicha corriente va en *sentido contrario* al de la corriente nerviosa, según Mendelssohn. Lo que puede explicarse por la teoría electrónica, que nos enseña como en los electrolitos, la corriente eléctrica está formada por una doble cadena de iones que se trasladan en sentido opuesto.

El corazón produce una corriente eléctrica en cada una de sus contracciones, que marca un campo eléctrico de líneas equipotenciales alrededor de cada polo cardíaco (ventricular o de la punta, y auricular o de la base), como indica la fig. 5. (Trabajos de Waller.) Dicha corriente se trasmite a todas las partes de nuestro organismo (Einthoven).

Las corrientes de reposo presentan una intensidad notable en los centros nerviosos, cuya fuerza electromotriz es de 0'02 a 0'03 voltios (Gotch y Horsley). En el cerebro, la superficie es siempre positiva con relación a una sección transversal, y una irritación cualquiera de un nervio centrípeto, sensitivo o sensorial, produce una variación negativa de esas corrientes (Caton, Danlewskey y Cybuiski). Todo acto cerebral está en correlación con un cambio eléctrico del cerebro (Cirera).

Existe una corriente en la retina ocular, negativa en la superficie coroidea y positiva en la superficie libre (Du-Bois Reymond, Steiner); la cual se modifica bajo la influencia de la luz, con arreglo a la susceptibilidad de la retina por haber permanecido más o menos tiempo en la oscuridad (Brucke, Steiner, Einthoven, etcétera).

A la secreción de las glándulas de la piel, acompañan los fenómenos electromotores de un modo constante. Las regiones cutáneas donde abundan las glán-

Sobre esta *materia mental*, bajo la acción de la mente, se plasma
el pensamiento. Claramente se deduce que, la calidad y sutilidad de
esta materia mental, depende en último término de los alimentos que
se han ingerido, por lo que resulta que la finura del pensamiento

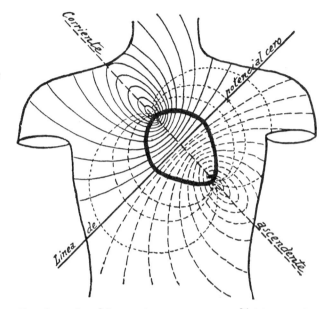

FIG. 5. *Los dos polos del corazón y sus campos eléctricos equipotenciales*
(según Waller).

depende del régimen alimenticio; argumento trascendental para la defensa del vegetarismo que preconizamos.

Resumiendo: El aparato craneal sublima el producto de la sangre
oxigenada, a base de química de *nitrógeno*, vivificándolo por medio de
la *luz* recibida del *éter*.

dulas sudoríparas, presentan una variación positiva de la corriente con motivo de
todo acto de actividad psíquica, desde una simple sensación, hasta un esfuerzo
violento de voluntad (Tarchanoff, Philippson).

Los glóbulos rojos de la sangre poseen una carga negativa; siendo positiva
en el suero sanguíneo (P. Girard).

El organismo en su conjunto, es un complicadísimo mecanismo celular bañado
todo y penetrado por una solución electrolítica doblada, de un sistema disperso
coloidal; o por mejor decir, constituyendo un conjunto variadísimo de electrolitos, integrados generalmente por una disolución acuosa de sales (cloruros, carbonatos, sulfatos y fosfatos) de sodio y potasio. Esto hace que sus corrientes
eléctricas se distribuyan por cada tejido y célula, según la propia conductibilidad
de éstos y el potencial con que tropiecen. Así la electricidad interviene constantemente en todas sus funciones por las acciones *iónicas* y cargas coloidales de sus
humores y plasmas.

La función neuro-electroquímica asignada por nosotros al sistema nervioso,
no es, pues, más que una de tantas como pueden referirse a la maravillosa mecánica de nuestro cuerpo.

Hemos visto la maravillosa correlación y sinergia de los tres grandes sistemas orgánicos, realizando la no menos maravillosa alquimia de convertir el alimento en pensamiento, según la feliz expresión de Brioude. Y no está de más, para final, que expongamos la curiosa relación que existe entre los diversos elementos que entran en juego en las funciones de la sublimación de la materia.

Intervienen en las operaciones que acabamos de reseñar, cuatro elementos químicos y cuatro físicos, que agrupados por el orden correlativo citado, dan el siguiente cuadro:

Hidrógeno	Carbono	Oxígeno	Nitrógeno
Calor	Magnetismo	Electricidad	Luz

Nos encontramos nuevamente con los cuatro elementos químicos constituyentes de la molécula organizada, en su relación con los cuatro elementos de la Naturaleza. Y por otro lado con cuatro modalidades de la *vibración etérea*, indispensables para las manifestaciones de la vida. Esto nos muestra una vez más la simplicidad de recursos a que recurre la naturaleza en sus manifestaciones, y la variedad en la unidad de la vida.

Otras funciones del encéfalo

En conjunto, el cerebro funciona en cuatro órdenes de actividades.

1º Como sublimador de los materiales elaborados por los otros sistemas. Conforme acabamos de ver.

2º Como conmutador trascendente de las vibraciones acústicas y luminosas, recogidas por el *aparato pineo-hipofisario,* según veremos en otra lección.[2]

3º Como órgano de la inteligencia y del pensamiento.

4º Como gobierno del organismo.

El cerebro como órgano de la inteligencia. Su mecanismo en tal orden de funciones es claro, pero sumamente complicado.

En el cerebro se manifiestan la *iniciativa*, el *instinto* y las *sensaciones*; en él reside también el archivo material de la *memoria sensible*, formado con imágenes celulares de las sensaciones; en él hay un sector mal definido, donde se unifican todas las sensaciones en un solo aspecto que recoge la mente abstracta. Todas las funciones de los *centros cerebrales*, no hacen sino dar elementos para que se manifiesten las funciones psicológicas, que no son localizables en sitio alguno, sino que su manifestación depende del conjunto del funcionalismo cerebral.

Existen en el cerebro tres clases de *centros: de proyección*, de *aso-ciación* y *ganglionares.*

[2] Asunto que no tratamos aquí, porque antes es menester conocer las funciones de las glándulas de secreción interna.

Los *centros de proyección* existentes en la corteza cerebral, son *sensitivos* (como los auditivo, olfatorio, táctil, óptico, gustativo...), y *motores* (como los centros de los movimientos musculares voluntarios). Estos centros reciben las fibras sensitivas y sensoriales del organismo (después de haber hecho estación en los centros ganglionares de que hablaremos), y almacenan las imágenes de dichas sensaciones (memoria sensible). Otros, los motores, mandan fibras a los órganos del movimiento, previo paso por ciertos centros ganglionares.

Los *centros de asociación*, que son, con mucho, los más extensos del cerebro, dan fibras nerviosas que enlazan los centros de proyección. Las fibras centrípetas, reciben las sensaciones, fijándolas (memoria). Las fibras centrífugas, estimulan o inhíben (acción de la voluntad) las células de los de proyección. Los centros de asociación son: el *frontal*, verdadero centro psíquico, donde se unifica el sentido íntimo del *yo* inferior, es decir, la conciencia de la *personalidad*; el *medio* (ínsula), reúne en un todo único todas las regiones corticales, sensitivas y motrices del lenguaje; y el *posterior* o *temporoparietal*, que recibe las sensaciones del mundo exterior (visuales, táctiles, auditivas...), regulando las correspondientes funciones de los de proyección (que si no serían un mero reflejo no intelectual).

Los *centros ganglionares*, situados por regla general en la parte central del encéfalo, son eficaces auxiliares de las funciones cerebrales, y tienen por misión: 1º Producir reflejos superiores (automatismo), sin necesidad de que sean conscientes, y por tanto, que no intervenga la voluntad con el consiguiente ahorro energético. 2º Conmutar los impulsos sensitivos y sus reflejos. 3º Coordinar las acciones (fig. 6).

Estos centros son el *bulbo*, la *protuberancia*, los *tubérculos cuadrigéminos*, el *cerebelo*, los *tálamos ópticos*, y otros menos importantes.

El *bulbo* coordina los movimientos voluntarios, gobierna la fonación, el corazón, la respiración, masticación, deglución, estómago, párpados, secreción salivar, urinaria, función glucogénica, acomodación y defensa de los sentidos, etcétera.

La *protuberancia anular*, es un centro de coordinación sensitivomotora.

Los *tubérculos cuadrigéminos*, coordinan las corrientes acústicas y ópticas, siendo los centros del equilibrio.

El *cerebelo*, es el órgano de la coordinación de los movimientos, por excelencia.

Los *tálamos ópticos*, son centros de los mecanismos orgánicos de la emoción y emiten las fibras motoras que ponen en *atención* los sentidos, en ellos se efectúan reflejos auditivos y ópticos, siendo punto de parada y conmutación de las fibras que ascienden a los centros de la corteza cerebral. Su papel es, pues, muy elevado.

Todos estos centros, se mandan fibras unos a otros y al cerebro, complicando de manera admirable las posibilidades del mecanismo de que se sirve la mente para manifestar sus esplendores en el reino de la actividad. El bulbo es una verdadera central de comunicaciones orgánicas, nudo vital que sabe de todos los misterios de la vida del organismo. Por algo su lesión es mortal.

El cerebro como gobierno del organismo. El cerebro se vale de todos esos órganos auxiliares que acabamos de describir con el nombre de centros ganglionares, amén de su acción directa (y consciente) en los casos en que es necesaria; y de los reflejos medulares encargados del automatismo de las funciones menos complejas (defecación, eyaculación, etcétera).

El cerebro es el nudo de unión entre el mundo externo (por medio de su esfera somatocósmica que diría Letamendi) y el mundo interno o *yo inferior* (por medio de su esfera somatopsíquica); siendo por medio

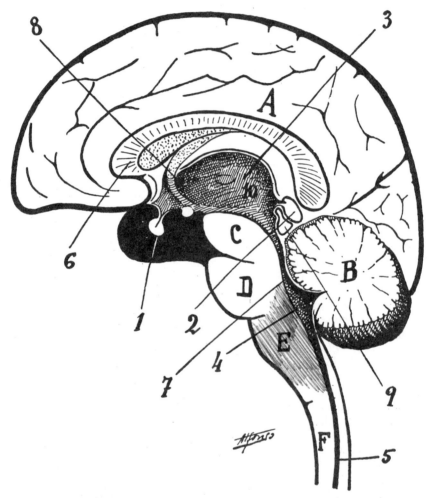

Fig. 6. *El encéfalo*: A, Cerebro; B, Cerebelo; C, Pedúnculo cerebral; D, Protuberancia; E, Bulbo; F, Médula: *1*, Hipófisis; *2*, Glándula pineal; *3*, Ventrículo medio o tercero; *4*, Cuarto ventrículo; *5*, Conducto del epéndimo; *6*, Cuerpo calloso; *7*, Acueducto de Silvio; *8*, Agujero de Monro; *9*, Tubérculos cuadrigéminos; *10*, Tálamo óptico.

del aparato pineohipofisario como realiza la trascendente comunicación con la individualidad o Yo Superior.

Las corrientes y vibraciones venidas del cosmos, llegan al cerebro por los nervios sensitivos y sensoriales; de éstos pasan a los centros

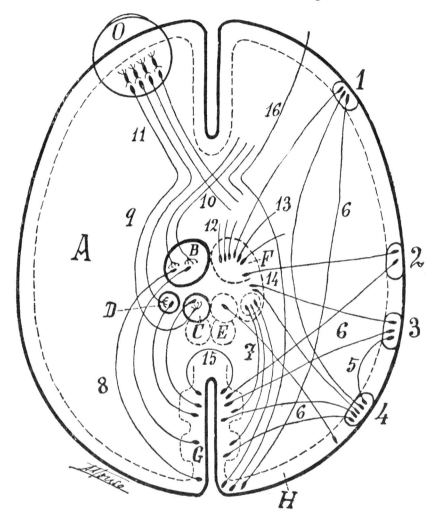

FIG. 7. *Funcionamiento del cerebro referido al sentido de la vista.* (Esquema): *A*, Centro oval; *B*, Pulvinar (tálamo óptico); *C*, Tubérculo cuadrigémino anterior; *D*, Cuerpo geniculado externo (tálamo óptico); *E*, Tubérculo cuadrigémino posterior; *F*, Tálamo óptico; *G*, Centro óptico de proyección de la corteza cerebral; *H*, Corteza cerebral; *O*, Ojo: *1*, Centro del lenguaje articulado; *2*, Centro de la memoria auditiva; *3*, Centro visual de las palabras; *4*, Centro de los recuerdos visuales; *5*, Fibra de asociación arqueada; *6*, Fibras de asociación entre diversos centros; *7*, Fibras de proyección con sensaciones visuales; *8*, Idem; *9*, Cinta óptica; *10*, Guiasma óptico; *11*, Nervio óptico; *12*, Fibras reflejas de acomodación y defensa de la vista; *13*, Fibras de proyección de la corona radiante; *14*, Fibras córtico-talámicas; *15*, Fibra comisural interhemisférica; *16*, Fibra óptica larga.

ganglionares, donde se reflejan en corrientes motoras de acomodación, coordinación y defensa de los órganos y los sentidos (reflejos inconscientes y de un elevado automatismo). De los centros citados, continúan hasta los centros de proyección y asociación, donde quedan estereotipadas como memoria sensible en forma de engramas. En los centros ganglionares, algunas corrientes y vibraciones son sublimadas (visuales, auditivas), pasando a esferas superiores y conscientes. En los centros de asociación se relacionan unas imágenes con otras para proyectarlas en corrientes motoras de acción o expresión. La figura 7 contribuirá a dar una idea clara de la síntesis de las funciones cerebrales.

Lección V

LAS GLANDULAS DE SECRECION INTERNA Y LOS CENTROS DE FUERZA

El aparato pineohipofisario. El sistema nervioso simpático, vegetativo o neuroglandular.

Significación de las glándulas de secreción interna

Estas glándulas constituyen positivamente un sistema químico de funciones complejas, destinado a dirigir y regularizar, mediante secreciones que pasan a la sangre, las más importantes funciones del organismo.

Realmente, todo órgano tiene una secreción interna, pero sólo se estudian en tal sentido aquellas secreciones cuya supresión o estímulo tiene consecuencias vitales inmediatas de cierta importancia.

Expongamos, aunque de un modo resumido, el papel de cada una de las glándulas en cuestión, asunto que el estudiante podrá ampliar en cualquiera de los muchos libros que tratan del asunto. Y para no salirnos de nuestro método analógico expondremos a la par los *centros de fuerza* que se corresponden con cada glándula.

Podemos citar siete fundamentales centros de fuerza a los que corresponde un órgano importante. Tales son:

Centros de fuerza			*Organos a los que corresponden*
I. Pineal	corresponde a		La glándula pineal
II. Hipofisario	,,	,,	La glándula hipófisis y plexo cavernoso
III. Tiroideo	,,	,,	La glándula tiroides y plexo tiroideo
IV. Cardíaco	,,	,,	Corazón y plexo cardíaco
V. Esplénico	,,	,,	Bazo y plexo esplénico
VI. Epigástrico	,,	,,	Páncreas y plexo solar
VII. Lumbar	,,	,,	Cápsulas y plexos suprarrenales [1]
	y otros tres accesorios que son		
VIII. Genital	corresponde a		Organos sexuales y plexo hipogástrico
IX. Coxigeo	,,	,,	La glándula coxígea
X. Tímico (accidental)	,,	,,	El timo

[1] El plexo esplénico es derivado del plexo solar.

Glándula pineal. Situada en la región pósterointerna de los hemisferios cerebrales, cerca de los tubérculos cuadrigéminos, su secreción interna es depresora del instinto y función sexual fig. 8). Su disminución acarrea la precocidad sexual, corpulencia anormal, tendencia al sueño e hirsutismo (síndrome *macrogenitosómico*); y a veces adiposidad general.

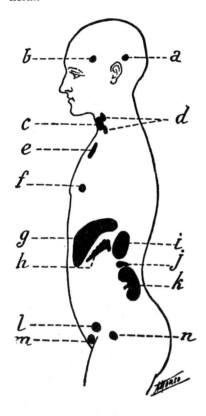

FIG. 8. *Las glándulas de secreción interna:* a, Glándula pineal; b, Hipófisis o glándula pituitaria; c, Tiroides; d, Paratiroides; e, Timo; f, Glándula mamaria (en la mujer); g, Hígado; h, Páncreas; i, Bazo; j, Suprarrenales; k, riñón; l, Ovario; m, Testículo; n, Próstata.

Tiene además un importantísimo papel en relación con las facultades mentales superiores del hombre, como hemos de ver cuando hablemos del aparato pineohipofisiario. Anatómicamente, se define este papel por la existencia de una "arenilla" que la recubre, y que falta en los niños menores de 7 años, en los viejos, en los locos y en los idiotas.

Glándula hipófisis. Su secreción varía en acción según sea de su lóbulo anterior, o de su lóbulo posterior. La de su lóbulo anterior provoca el engrosamiento de la matriz durante el embarazo, el desarrollo de los huesos del feto hasta cierta edad, y estimula la secreción de la leche después del parto. Finalmente, cuando es exagerada, produce el gigantismo o la acromegalia, según coincida con la época del desarrollo o con la edad adulta. La secreción de su lóbulo posterior aumenta los fenómenos genitales y expolea las contracciones de la matriz para la expulsión del feto, aumenta la tensión arterial, los movimientos intestinales, el metabolismo de los hidrocarbonados y la excreción de orina.

La falta de función de esta glándula produce un entorpecimiento general, laxitud y somnolencia, enfriamiento, coma y disnea; siendo sus síndromes más caracterizados el adiposogenital y la diabetes insípida.

La secreción de esta glándula en la que entra el *fósforo* como elemento primordial, produce la congestión del tiroides. Su función despierta la de la glándula pineal y la de la matriz. Está, pues, relacionada con estos dos órganos de tan opuestas polaridades; relación de gran trascendencia que hemos de ver un poco más adelante al ocuparnos del dicho aparato pineohipofisario.

La glándula hipófisis está situada en la *silla turca* del escéfalo, lugar recóndito y verdaderamente privilegiado, como corresponde a tan importante órgano.

Glándula tiroides. Está situada por delante y a los lados de la laringe y de los primeros anillos de la tráquea, en compañía de las glándulillas paratiroides de importante función neutralizadora de los venenos de la nutrición.[2] Los tumores de la glándula tiroides constituyen el llamado *bocio*.

La secreción de esta glándula, llamada "fuelle de la nutrición", es a base de *iodo*, y provoca un aumento del metabolismo y las funciones genitales. Su exceso ocasiona el llamado mal de Basedow o bocio oxoftálmico.

La falta de función de la glándula que nos ocupa ocasiona el cretinismo, *mixedema* y la caquexia, caracerizados por debilidad, fatiga, enfriamiento, hinchazón de la cara y miembros, palidez, abatimiento, tristeza, apatía, disminución de la inteligencia, caída del pelo, etc., y la caquexia, en fin, o detención de la nutrición y desarrollo.

Por consecuencia, el papel de la glándula tiroides es el de regularizar la nutrición y estimular las funciones genitales.

Corazón. Corresponde al cuarto centro de fuerza, y aunque no es, en verdad, una glándula de secreción interna, bajo el punto de vista teleológico, su papel es fundamental en el sistema químico, por cuanto mueve el medio donde se verifican las acciones de todas las glándulas: la sangre.

El corazón es el nudo donde van a encontrarse todas las fuerzas vitales del organismo, de cualquier categoría que sean.

Bazo. Corresponde al centro de absorción de vitalidad, habiendo ya tratado de su función, excusamos hablar aquí de él. Podemos considerarlo como una verdadera glándula de secreción interna por todos conceptos, ya que carece de conducto secretor y sus funciones se resuelven en diversas elaboraciones de principios y elementos sanguíneos, además de su papel vitalizador digestivo.

---

[2] Estas glandulillas *paratiroideas*, regulan también el metabolismo cálcicomagnésico; y su disminución secretora va acompañada de fenómenos de desmineralización (raquitismo, osteomalacia, caries dentaria), adelgazamiento, calvicie y tendencia *tetánica*.

Páncreas. A más de ser glándula de secreción externa del jugo pancreático, de tan importante papel en la digestión intestinal, arroja una secreción interna de no menor importancia, llamada insulina. Su función consiste en regular el aprovechamiento de la glucosa del hígado y el de otros principios nutritivos, por las células; produciendo su falta, la presencia de azúcar en la sangre y la orina, la desnutrición y la caquexia, síntomas propios de la llamada *diabetes.* Es también estimulante del sistema nervioso *parasimpático.*

Cápsulas suprarrenales. Situadas encima de cada riñón, tienen una importancia secretoria que no corresponde, realmente, a su exiguo tamaño. Segregan *adrenalina*, que es una sustancia dinamógena, que aumenta el tono de las arterias (y por tanto la tensión de la sangre), neutraliza los venenos de la contracción muscular, estimula las funciones genitales, y es excitante específica del sistema nervioso *simpático.*

La falta de su secreción origina el llamado *mal de Addison*, caracterizado por fatiga, apatía, debilidad o astenia general, dolores, bronceamiento de la piel, y, finalmente, la muerte.

Glándulas sexuales. Son el ovario en la mujer y el testículo en el hombre, que, además de su secreción externa representada por el *óvulo* y el *espermatozoide*, respectivamente, tienen una importante secreción interna que da los caracteres sexuales respectivos, y estimula el correspondiente instinto sexual.[3]

Su falta conduce a la difumación de los caracteres sexuales (eunuquismo, obesidad...) o incremento del desarrollo corporal.

Timo. Es una glandulilla, sólo existente durante la infancia, en la parte superior del esternón, cuya secreción interna es un freno al desarrollo sexual y mental, y un estímulo para el desarrollo físico. Previene contra la acumulación de ácidos (particularmente el fósforico) en el sistema. Desaparece en la pubertad.

Glándula coxígea. Situada en el extremo del coxis o rabadilla, es de funciones desconocidas, pareciendo ser que su atrofia ocasiona disturbios nerviosos.

La secreción de las glándulas ahora estudiadas, se modifica intensamente por las vibraciones emotivas y pasionales, lo que hace jugar a la emoción un papel de gran importancia en la producción de ciertas enfermedades (diabetes, enfermedades cardíacas, etc.). Las vibraciones físicas, cuando responden a plácidos y armónicos estados mentales, por el contrario, regulan y mantienen en una perfecta sinergia las secreciones internas de las glándulas todas. La importancia que para la vida tienen las citadas secreciones, depende de que no son sino el resultado en el plano químico de la conjunción de fuerzas que concurren al centro del

---

[3] Durante el embarazo aparece en el ovario un nuevo elemento accidental de secreción interna: el *cuerpo amarillo* o *lúteo*, que se desarrolla en el sitio de donde salió el huevo fecundado y cuya función refrena y polariza en un sexo u otro, la acción excitativa de la hipófisis.

cual la glándula es expresión tangible.[4] Así se explica nuestra afirmación de que cada centro glandular es un nudo de comunicación entre el cuerpo y los vehículos metafísicos. De aquí la trascendencia de la relación de unos jugos con otros, cuya aplicación médica insensata puede provocar, no sólo accidentes fisicoquímicos, sino también psíquicos, como ya estamos presenciando más veces de lo debido.

En toda emoción hay un factor psíquico (idea o sensación), uno expresivo (cólera, dolor...) y uno vegetativo (taquicardia, etc.), indiferente al factor psíquico (Marañón).

La secreción del tiroides prepara la emoción, por cuanto su exceso la favorece y su defecto la dificulta. Y así los enfermos de bocio oxoftálmico son muy emocionales y los mixedematosos muy indiferentes.

La adrenalina, o secreción interna de las glándulas suprarrenales, es la *causa orgánica* emocional (por esto el corazón late a gran presión), y la falta de ella dificulta la manifestación orgánica emotiva; (estos hechos fisicoquímicos no son sino expresión de la afinidad vibratoria entre el psiquismo inferior y el quimismo biológico, que ambos funcionan en plano atómico, como ya dijimos).

La vida del hombre puede dividirse en períodos de varios años, según la manifestación evolutiva de cada glándula interna, caracterizados por un tipo determinado de emociones, correspondiente al predominio de determinadas glándulas, cuya síntesis queda hecha, para comodidad del lector, en el cuadro siguiente, que resume la exposición hecha por Marañón:

Edades	Glándulas que predominan	Emociones
De 1 a 9 años (infancia)	Tiroides (nutrición), y timo	Instintivas, alegría y dolor
De 9 a 17 años (pubertad)	Tiroides, hipófisis (crecimiento), genital (poco)	Finas, complejas y vagas
De 17 a 33 años (adolescencia)	Tiroides, hipófisis, sexuales, suprarrenales (inestabilidad endocrina)	Epicas
De 33 a 45 ó 50 años (madurez)	Tiroides, hipófisis, sexuales, suprarrenales	Escasas
De 40 ó 50 a X años (climatérica)	Tiroides, hipófisis, sexual, suprarrenales. (Inestabilidad endocrina)	Líricas
De X a X años (senectud)	Disminución de todas las secreciones internas	Egoísmo

[4] La palabra *hormon* con que se designa el *principio* ativo de las secreciones internas (así como la palabra *enormon* con que Lordart designaba a la *fuerza vital*), tiene su intuitivo origen, en la palabra *ormonta*, con que Hipócrates designaba aquel de los tres principios constitutivos de los seres (ta ixonta, ta exinomena y ta ormonta), o espíritu que *anima* a los demás principios: *Fuerza vital*, que nosotros decimos. Lo que apoya la idea de ser las glándulas de secreción interna, centros de fuerzas hiperfísicas.

El aparato pineohipofisario

Es notable por todos estilos que, el sentido del oído (o quinto sentido) no tenga una correspondencia tan clara con determinado sistema orgánico como la tienen los demás sentidos (la vista con el cerebro, el olfato con el aparato respiratorio, el gusto con el digestivo), y se nos aparece como órgano aislado, destinado a recoger una suerte de vibraciones (sonidos), que no es, ni con mucho, la más exquisita ni la más extensa. Pero he aquí que cuando esa gama de sonidos es combinada según excelsas leyes musicales por la intuición del genio, formando acordes, arpegios, melodías, contrapuntos, etc., el sentido del oído adquiere un elevado rango, no superado por los demás. Se convierte en la entrada del aparato pineohipofisario, de funciones tan trascendentales como mal estudiadas.[5]

Existen en el cerebro, como hemos visto, dos pequeños órganos glandulares, en relación anatómica y fisiológica bien demostrada: la Hipófisis y la Pineal, que hemos considerado como el catodo y el anodo, respectivamente, del gran mecanismo electroquímico que es el sistema nervioso. La primera, francamente pulsátil, aumenta su actividad con los esfuerzos mentales, llegando sus vibraciones (si nos referimos al centro de fuerza al cual corresponde) o sus hormones (si hablamos en lenguaje químico) a despertar la actividad de la pineal.

Estas dos glandulillas son, abundando en la idea de Crookes, especie de antenas receptoras y emisoras de la vibración mental, por las que se emiten o reciben pensamientos positivos (constructivos) o negativos (destructivos), según las leyes de sintonización mental que rigen estas operaciones, y cuyo análisis no es de este lugar.[6]

Por otro lado, estas glándulas son los órganos donde se manifiestan las más elevadas operaciones intelectuales del ser humano, como ya intuyó Descartes, al decir que *la pineal es el asiento del alma*, afirmación de la cual se han reído muchos sabios contemporáneos, para acabar la ciencia dándole la razón.[7] Y he aquí que encontramos la importantísima misión del sentido del oído, cuando pensamos que existen ciertos acordes y sonidos, abundantes en los cantos litúrgicos religiosos, en las obras de los grandes maestros y en la articulación de ciertas palabras (los famosos *mantras* de los indos y quizá las "fórmulas mágicas" de los egipcios), que

[5] Crookes, en una conferencia dada en 1886 en Birmingham, expuso la idea de que en alguna parte del cerebro, podía haber un órgano capaz de recibir vibraciones aun no percibidas por los instrumentos, cuya existencia explique la transmisión del pensamiento y los numerosos casos de *coincidencias* a distancia.

[6] La *arenilla* observada recubriendo la pineal, vendría a ser para los fenómenos mentales, lo que el radio-conductor de Branly-Marconi es para las ondas hertzianas. La arenilla pineal, como las limaduras de plata del radio-conductor, se orientan por la oscilación vibratoria, dejando pasar la corriente correspondiente, una vez vencida su resistencia.

[7] Sabido es que la pineal está simbolizada en el clásico "tercer ojo" de los cíclopes mitológicos; y la manifestación de sus funciones no ha dejado de ser expresada por los artistas de todos los tiempos, en esos halos o haces de luminosidad nimbando la cabeza de los santos o seres espiritualmente elevados. Y esto desde los tiempos más remotos; lo que nos prueba el conocimiento arcaico de las funciones de la pineal.

tienen la particular influencia de intensificar las pulsaciones de la hipófisis (influencia fisiológica puramente psíquica), en los sujetos sensibilizados y educados para ello.

El funcionamiento del *aparato pineohipofisario*, está íntimamente ligado con el del sexo, no sólo por las relaciones de la secreción interna, que ya hemos visto, de las glándulas de uno y otro, sino por su inversa significación y finalidad.

Expliquemos esto.

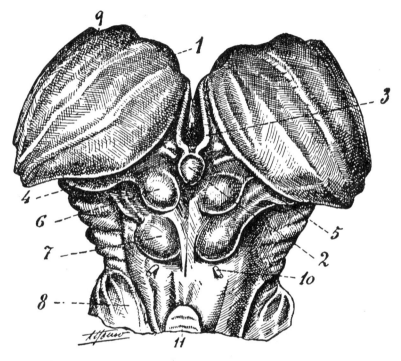

Fig. 9. *Núcleos encefálicos opto-estriados*. (Obsérvese la sorprendente semejanza del conjunto con los órganos sexuales de ambos sexos): *1*, Tálamo óptico; *2*, Glándula *pineal* o epífisis; *3*, Sus pedúnculos anteriores o *habena*; *4*, Cuerpo geniculado externo; *5*, Cuerpo geniculado interno; *6*, Tubérculo cuadrigémino anterior o *nate*; *7*, Tubérculo posterior o *teste*; *8*, Pedúncuo cerebeloso medio; *9*, Surco optoestriado: *10*, Nervio patético; *11*, Válvula de Vieussens. (Entre los dos pedúnculos que forman la *habena* se ve el ventrículo medio, y en la parte superior la abertura llamada *vulva*.)

Dijimos que en la parte posterior de los hemisferios cerebrales, existe un conjunto de órganos, constituido por la glándula pineal y los tubérculos cuadrigéminos. Y es curiosísimo, hasta hacernos meditar que sea algo más que una simple coincidencia, el hecho de que los tubérculos cuadrigéminos posteriores sean llamados *testes* (testículos); los anteriores, *nates* (*nalgas*); los pedúnculos anteriores de la pineal (¿peneal?) son llamados *habena* (orquilla, como en la vulva) existiendo un orificio cerca de ellos, llamado *vulva*, y próximo inferiormente, otro orificio llamado *ano*, que comunica con el acueducto de Silvio. Todo esto nos demuestra la sabiduría antigua en la apreciación y estudio de la anatomía y fisiología humanas.

También dijimos que la *glándula pineal* es depresora del instinto y funciones sexuales, como sucede también con el *timo*, y que en cambio la *hipófisis*, el *tiroides*, las *genitales* y las *suprarrenales*, son estimulantes o activadoras de las funciones genésicas. Según el individuo va entrando en la pubertad, empieza a manifestarse la mayor actividad del tiroides y la hipófisis, y débilmente la de la glándula sexual, acciones hasta entonces perfectamente compensadas por la secreción complementaria del timo y la pineal. Pero cuando, ya camino de la adolescencia, se intensifica la función de la glándula sexual, aumenta la tiroides y entra en escena de un modo patente la de las suprarrenales, todas activadoras del sexo, el equilibrio endocrino se polariza en la manifestación sexual, porque vencen las secreciones activadoras. Si extirpásemos la glándula sexual, la pineal y la hipófisis se compensarían, apareciendo los caracteres neutros del eunuco, pero si destruyémos la pineal, desaparecería el freno, cayendo el sujeto en el erotismo y aun la imbecilidad. Todo esto quiere decir que, es menester de un cierto equilibrio de secreciones, para que funciones tan importantes no se salgan de sus cauces normales, y que la anulación (voluntaria o no) del poder genital, tiene, para no destruir la armonía orgánica, que ser compensado con un exceso de función de la hipófisis; lo que equivale a decir que el *sacrificio sexual sólo debe hacerse a cambio del desarrollo de facultades elevadas*, manifestadas, como ya hemos dicho, en el mencionado aparato pineohipofisario. Y una vez que se ha intensificado la función hipofisaria por intensas prácticas de meditación (ejercicio mental metódico), las vibraciones de esta glándula (sea o no por medio de sus secreciones), alcanzan la pineal, despertando la función de este órgano del Yo, sensibilizándolo y preparándolo para la percepción de nuevos y más altos estados de conciencia. Haciendo buena la frase de Platón, "dioses sois y lo habéis olvidado".

En este aspecto tan importante de la fisiología humana, han fracasado de un modo rotundo tantos infelices pseudomísticos, que han tratado de hacer el sacrificio del sexo sin poseer la suficiente fuerza o capacidad mental. Y es que la conquista del espíritu debe hacerse, no anulando, sino resistiendo o encauzando las llamadas de la carne. Cosa que tiene un doble aspecto, porque la espiritualización no sólo se hace a costa de los egoísmos y placeres de la naturaleza inferior, sino que, esa fuerza sexual en tan grande caudal acumulada en los correspondientes órganos, cuando se fortalece con el poder (vir) de la castidad bien entendida, se transfiere a los órganos superiores del encéfalo, poniendo al hombre en condiciones de superación.[8]

Conviene no olvidar, finalmente, que, la fuerza creadora sexual

[8] La mentalidad y la sexualidad están en razón inversa en cuanto a su función de libramiento fisiológico, porque suponen la acción de una sola fuerza polarizada hacia el polo positivo (cerebro) o hacia el negativo (sexo). Pero en razón directa en cuanto a su capacidad global, pues las personas de gran potencia mental, suelen tener también gran potencia sexual.

y la fuerza creadora mental, son los modalidades negativa y positiva, respectivamente, de una *única fuerza creadora*, de cuyo origen, circulación y distribución, hablaremos en la lección siguiente.

El sistema nervioso simpático o de la vida vegetativa

El sistema nervioso simpático, vegetativo o neuroglandular

El sistema nervioso de la vida vegetativa se compone de dos partes: El *sistema autónomo o parasimpático* y el *sistema simpático* propiamente dicho.

Sistema parasimpático. Está formado por una *porción mesocefálica*, que manda fibras nerviosas destinadas a la contracción del iris y del ciliar, procedentes del motor ocular común, a través del ganglio ciliar. Otra *porción bulbar*, compuesta por el *nervio vago*, que suministra fibras a la faringe, laringe, bronquios, corazón, estómago, hígado, páncreas, intestino delgado, colon y riñón; *fibras salivares*, que inervan las glándulas de este nombre, y *fibras vasodilatadoras* para la piel y mucosas de la cabeza. Finalmente, una *porción sacra*, que emerge del ganglio pélvico y manda fibras al colon descendente, recto, genitales y vejiga de la orina.

Sistema simpático. Está constituido por dos cordones nerviosos situados a lo largo de la columna vertebral, que parten del encéfalo y se unen en la parte inferior del coxis, los cuales presentan en su trayecto numerosos ganglios. Estos reciben ramas de los nervios raquídeos (o sea del sistema nervioso cerebro-espinal), y emiten a su vez filetes nerviosos de los que, unos se unen a diferentes nervios raquídeos y craneales (ramos anastomóticos), y otros se distribuyen a través de nuevos ganglios y plexos, siguiendo el trayecto de las arterias, en los órganos correspondientes.

El sistema nervioso simpático comprende cuatro porciones: *cervical, torácica, lumbar* y *pelviana*. Sus fibras eferentes inervan la pupila (dilatadoras), las glándulas salivares (secretoras), los vasos de la piel y mucosas de la cabeza, a los cuales contraen (vasomotoras), el corazón (aceleradoras), los bronquios, el estómago (vasomotoras), intestino, hígado, páncreas, bazo, riñón, colon y recto (inhibidoras), genitales y vegija de la orina.

A esto hay que agregar los *centros vegetativos* (del cuerpo estriado, subtalámicos, para-hipofisarios, etc.) alojados en el encéfalo; los ganglios del *sistema entérico* de Langley, y los *acúmulos ganglionares viscerales*, situados en el interior de las paredes de los órganos (corazón, estómago, etc.), que dan cierta autonomía o automatismo a su función.

Como resumen diremos que, *la doble inervación simpá;tica y parasimpática es general a todos los órganos,* exceptuando quizás los músculos de los vasos del intestino y estómago, los erectores del pelo y las glándulas sudoríparas. Da una magnífica idea de conjunto el esquema que presentamos a la consideración del estudiante. (fig. 10).

Ahora bien; entre el sistema simpático y el parasimpático, existe un bien definido antagonismo funcional que ha permitido establecer dos síndromes, según predominen las acciones de uno y otro: el *síndrome simpático-tónico* y el *síndrome parasimpático-tónico* o *vagotónico*.

El *síndrome simpático-tónico* se caracteriza por dilatación pupilar (midriasis); proyección de los ojos (exoftalmos); aceleración cardíaca (taquicardia); disminución del sudor (piel seca); estreñimiento; disminución de la acidez gástrica; aumento de la tensión sanguínea (hipertensión); presencia de azúcar en la orina (glucosuria); disminución de tolerancia para el azúcar; convergencia defectuosa de los ojos, y otros menos ostensibles.

El *síndrome vagotónico* presenta contracción pupilar (miosis); ensanchamiento de la hendidura palpebral; aumento de secreción lagrimal y salivar; sudoración fácil; tendencia a la diarrea; lentitud cardíaca (bradicardia); descenso de tensión sanguínea (hipotensión); aumento de acidez gástrica; eosinofilia (véase "Análisis de la sangre"); espasmo del esófago, píloro, vesícula biliar y bronquios; tolerancia para el azúcar; tendencia a la incontinencia de la orina y heces; ausencia de glucosuria y otros.

La *adrenalina* excita exclusivamente el simpático; la *insulina* actúa predominantemente excitando el parasimpático; la *tiroidina* actúa indistintamente sobre los dos.

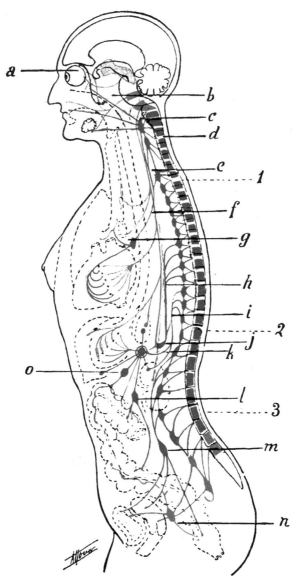

FIG. 10. *El sistema nervioso, simpático, vegetativo o neuro-glandular*. (Esquema.)
Sistema simpático propiamente dicho, en rojo. *Sistema parasimpático* o autónomo,
en azul. *Centros vegetativos* encefálicos, recuadros en azul: *a*, Motor ocular;
b, Cuerda del tímpano; *c*, Ganglio cervical superior; *d*, Ganglio cervical medio; *e*,
Ganglio cervical inferior; *f*, Nervio pneumogástrico o vago; *g*, Ganglio de Wrisberg
(plexo cardíaco); *h*, Nervio esplácnico mayor; *i*, Nervio esplácnico menor; *j*, Ganglio semilunar y Asa memorable de Wrisberg; *k*, Plexo solar; *l*, Ganglio mesentérico
superior; *m*, Ganglio mesentérico inferior; *n*, Ganglio pelviano o hipogástrico; *o*, Ganglio celíaco: *1*, Primera vértebra dorsal; *2*, Primera vértebra lumbar; *3*, Primera
vértebra sacra.

Lección VI

REACCIONES GENERALES ORGANICAS SEGUN TIPO TEMPERAMENTO Y CONSTITUCION

Al hablar de la Síntesis vital armónica (pág. 25), hemos sentado un concepto que podemos definir así: *El hombre no es el centro de la vida, ni tiene la capacidad de modificar a su capricho los demás elementos del medio que le rodea, sino que es uno de tantos seres del medio universal, con sus limitaciones y deberes que cumplir dentro del conjunto armónico de la Naturaleza.*

Descartando pues el criterio hemocéntrico como contrario a la serena observación de los hechos, dejemos la palabra, por unas líneas, a las sensatas observaciones del doctor C. Ruiz Ibarra:[1] "Es el criterio homocéntrico el que rige en los estudios médicos, porque los estados de enfermedad se estudian principalmente en cuanto molestan al paciente, dificultan su vida ordinaria, contrariando su deseo. En lo que se relaciona con la alimentación humana, por ejemplo, se trata de combatir todo fenómeno anormal que dificulta comer lo que la glotonería humana ha idealizado como el *summun* del placer gastronómico, y se tiene como comida normal no lo que se ha demostrado ser lo adecuado a la naturaleza humana, sino lo que el hábito al servicio del deseo ha establecido como normal; es decir, que en vez de estudiar la organización humana y la alimentación, para adaptar ésta a aquélla, se intenta modificar aquélla para adaptarla a lo que el deseo pide que sea ésta. En todas las demás funciones, si se mira serenamente el asunto, se ve la misma orientación; mucho más se ve en la mayoría de los tratamientos en estados de procesos morbosos; hay un dolor por fatiga de un órgano u otra manifestación cualquiera de desfallecimiento y no se procura el descanso necesario, sino que se calma el dolor o la manifestación que sea, suprimiendo la sensibilidad; ahí están la infinidad de drogas anunciadas por todas partes y la infinidad de laboratorios dedicados a su fabricación, para confirmar esta verdad. Se estrechan orificios orgánicos a fuerza de contraerse y se hace ver que se pueden hacer impunemente orificios artificiales; se manifiesta una blenorragia y se dice que se fabrican vacunas con las que se cura esta afección, quedando después el paciente como si nada hubiera

[1] *Acción Naturista*, núm. 87, año 1926, pág. 93.

pasado; se estrechan las arterias porque la sangre se alteró y no puede circular ya por las de calibre y tensión fisiológicas, y con drogas se pretende modificar el retardo circulatorio para poder seguir fumando y bebiendo; se habla de terapias esterilizantes contra la sífilis, se destruyen funciones orgánicas con los rayos X, por hemorragias, cuya verdadera causa no se busca, pues si se buscara, muchas veces se vería que está en la comida, en la respiración o en el ejercicio del paciente, que quiere que le supriman la hemorragia para seguir haciendo su vida... etc. En una palabra, si somos sinceros hay que confesar que se hace creer al pueblo que puede vivir sin restricciones, que los tratamientos médicos compensarán las consecuencias que las transgresiones fisiológicas traigan."

Si la armonía de la vida humana, depende de sus relaciones con los demás factores que integran el medio vital circundante, se deduce la extraordinaria importancia que para nosotros tiene la cantidad y calidad de las reacciones habidas entre el individuo y el medio; reacciones recíprocas (véase Ley de Adaptación, pág. 20) e ineludibles.

Haremos bien en recordar que la base de toda reacción interbiológica o intrabiológica, estriba en la existencia en la célula (y aun en la molécula) de los tres grupos de fuerza: *creadoras, conservadoras* y *destructoras* (pág. 41). Estas fuerzas' que *mantienen* la vida, al manifestarse en la dinámica vital, lo hacen (al fin y al cabo como todo éter vital) en dos polaridades: fuerzas *conservadoras* o *reaccionarias* y fuerzas *progresivas* o de *adaptación*. Verdaderos polos *negativo y positivo* de las libraciones energéticas de la vida.

Así toda reacción orgánica se basa en estos dos hechos:

El organismo toma aquello a que está adoptado, para mantener la normalidad .... Polaridad negativa.

El organismo se adapta a nuevos factores, para evolucionar .... Polaridad positiva.

El polo negativo está condicionado por aquella suerte de fuerzas orgánicas, conservadoras o de reacción (exactamente igual que en los organismos sociales) que tienden a la conservación del ser, reaccionan contra las causas externas para lograr el equilibrio orgánico y tratan de expulsar a todo agente que venga a alterar o modificar el primitivo estado de armonía. El conjunto de todas estas fuerzas, constituye, en una palabra, la *vis medicatrix*, fuerza medicatriz o energía individual curativa, que trata de insubordinarse contra todo aquello a que el organismo no está adaptado.

El polo positivo está condicionado por todas aquellas otras fuerzas progresivas o de adaptación (igual también que en el aspecto social), que, buscando estados de armonía más elevados, llegan a poner en peligro la integridad orgánica con tal de lograr adaptaciones a elementos más armónicos con la finalidad de la vida, y por ende el progreso evolutivo de los individuos, las especies y los reinos.

Naturalmente que, si pudiese dominar solamente el polo negativo, no lograríamos ningún progreso y viviríamos en un estancamiento evolutivo absurdo y contra natura, que pronto daría al traste con nosotros. Y si, por el contrario, dominase únicamente el polo positivo, estaríamos expuestos a desintegrarnos, como el humo, a fuerza de querer progresar tan de prisa. Todas las polarizaciones son nocivas, como nos demuestra la vida a todas horas.

La ponderación es el fundamento del equilibrio y de la armonía. Los planetas giran en una majestuosa armonía alrededor del sol, porque ni se dejan arrastrar por la fuerza centrípeta, gracias a la centrífuga de translación, ni ésta es tan potente que venza a la centrípeta y se vayan por la tangente. El número, la proporción, la subordinación, son los secretos de la armonía.

Estos conceptos son de importancia extraordinaria en el ejercicio de la medicina, porque la terapéutica no es otra cosa que el *arte de estimular,* es decir, de provocar reacciones; y éstas, están condicionadas por la ley de adaptación que, como ya vimos, nos dice: "Todo lo existente se adapta a las condiciones del medio que le rodea, para defenderse de él y aprovecharle en propio beneficio". Esta ley es recíproca, por cuanto los seres modifican el medio, siendo a ellos, por más activos, a quienes corresponde la iniciativa del cambio. Y esta ley de adaptación, que con la de selección y la de herencia, condiciona toda la evolución de los seres, se ejerce fisiológicamente por la acción alterna de agentes contrarios (calor y frío, día y noche, invierno y verano, trabajo y reposo...) o sea por el ritmo de las excitaciones y correspondientes reacciones. De esto se deduce que, la oscilación mesurada entre los citados polos positivo y negativo, es la clave de la normal evolución y progreso. Por tanto hay que dar a los seres, para conservar y restablecer la normalidad orgánica, aquello a que estaban adaptados, mas a prudentes dosis al principio, aquello a que, por ser mejor a su finalidad, deben adaptarse.

Pero hemos de ir poco a poco dando preponderancia a los elementos progresivos, a las nuevas adaptaciones, al mismo tiempo que vamos restando elementos de antiguas y patológicas adaptaciones, si las hubiese. Y todo esto con oscilaciones (contrarias) de más o de menos, según la intolerancia o tolerancia del organismo. Y de este modo llegará un momento en que éste se encontrará adaptado a lo que debe según la finalidad, habiéndose convertido las fuerzas progresivas del polo positivo en las conservadoras de las nuevas adaptaciones,[2] y manifestándose fuerzas progresivas nuevas, que habrán hecho elevarse hacia el ideal el polo positivo.

Un ejemplo referente al fenómeno enfermedad y su tratamiento, dará mucha luz a nuestro razonamiento.

Partamos de la base de que existen las dos conocidas modalidades de enfermedad: la aguda y la crónica. En la enfermedad aguda el organismo trabaja con todas sus fuerzas, exaltando sus funciones para expulsar la causa morbosa; en la crónica, aunque existiendo lucha contra el mal, existe también un cierto grado de adaptación a la presencia de causas mórbidas, con remisión de las funciones fundamen-

_____

[2] Fenómeno exactamente igual al que se da en las organizaciones sociales. Todos los revolucionarios, se hacen conservadores y reaccionarios en cuanto llegan al poder. Cosa lógica y que obedece a una ley que, generalmente ignoran los hombres públicos.

tales de la vida, y cuya pasiva resistencia agota la energía individual, conduciendo a la muerte, si no la agudizamos o suprimimos causas por medio de una terapéutica adecuada.

Vemos pues, que frecuentemente el organismo se adapta a lo patogénico, ya sea toxina intraorgánica, ya sea elemento externo antifisiológico (mal alimento, aire impuro, tabaco, morfina...), y este hecho no puede explicarse más que por deficiencias de vitalidad y constitución. Buena prueba de ello es que las personas fuertes y robustas son más propensas a las enfermedades agudas por su gran potencial defensivo, y que los enfermos crónicos que adoptan la terapéutica natural, evolucionan en el sentido de una mayor propensión a las crisis agudas, prueba irrefutable del aumento de su vitalidad.

La noción de los polos terapéuticos se impone, pues, a la cabecera del enfermo y en nuestra sala de consulta.

Es indudable que, el enfermo crónico que nos pide consejo, solamente puede mejorar suprimiendo los hábitos y alimentos nocivos, a los cuales patológicamente está adaptado en resistencia pasiva; pero no es menos indudable que, suprimiéndole bruscamente sus habituales elementos de vida y dándole otros a los cuales no esté adaptado (aunque sean más en consonancia con la finalidad del ser humano) podemos ocasionarle fenómenos de desadaptación (desnutrición, desmineralización, extenuación), que pueden ser más graves que su propio mal, como hemos dicho en otra ocasión.

Así pues el arte de excitar que supone toda terapéutica, no es tan simple como muchos suponen, y es necesario condicionarle siempre a las características individuales que son las que determinan la reacción.

Ya al hablar de los temperamentos hemos visto algunas de las características de su modo de reaccionar (pág. 48). También el estudio de los tipos (pág. 44) nos enseña su modalidad reactiva, que va pareja con sus caracteres psicológicos. A esto hay que añadir los modos de reacción que dependen de la constitución, modo de vida, estado de enfermedad, etc., que no pueden concretarse en una clasificación rígida, y que exigen un estudio individual en cada caso. Pues lo interesante en la práctica es valorar el conjunto de estas condiciones.

Hagamos aun las siguientes consideraciones que servirán de guía general en la práctica.

A todos se nos presenta el mismo aire, los mismos alimentos, el mismo ambiente social, las mismas tentaciones, etc., y sin embargo, unos sacan más calorías de los alimentos, vencen los peligros mortales, se mantienen justos en medio de la corrupción social... y otros en cambio, no se nutren bien por mucho que coman, se dejan llevar de las pasiones sugeridas por el mundo, no reaccionan contra el mal, etcétera.

Esta variación de transformación de las energías externas que actúan sobre el individuo, es la causa de que no se puedan dar reglas fijas para la alimentación, para la curación de enfermedades, para el estudio, para la educación, etc., sino solamente reglas generales en cuanto somos seres humanos.

El tipo cerebral transforma más cantidad de energías psíquicas que el de movimiento y el de nutrición. En cambio éste transforma más cantidad de elementos materiales, y el de movimiento más cantidad de energías vitales y fluidos. El cerebral reaccionará más a las manifestaciones psíquicas; el de movimiento más a las mecánicas y fluídicas; y el de nutrición más a las materiales químicas.

De los temperamentos diremos cosa semejante. El cefálico transformará y reaccionará más y mejor a aquellas energías externas propias al cerebro (luz, sonidos, energías psíquicas); el raquídeo a aquellas propias de la médula (roces, presiones, masaje, movimiento); el torácico a aquellas propias del corazón y pulmones (aire, ejercicio); el abdominal a aquellas propias del vientre (sustancias químicas), y el parablástico se caracteriza por la deficiente reacción y transformación de energías externas.

De todo esto se deduce que a cada tipo y temperamento debemos procurarle la mayor pureza, naturalidad y fisiologismo de aquellas energías que por su especial predominio le son más necesarias, pues precisamente este predominio hace que esas energías externas sean el fundamento de su peculiar modo de vida. Así, tan perjudicial sería hacer trabajar a un individuo de tipo cerebral sin luz de sol, como a uno de movimiento con mal aire (por lo que es tan corriente la tuberculosis en los tipos de movimiento que habitan en las grandes urbes), como a uno de nutrición con alimentos cárneos, como a un temperamento torácico con aire impuro, o a uno abdominal sin alimentos crudos, etc.

La constitución o capacidad de reacción a los excitantes externos (que se reconoce muy especialmente en el iris del ojo), es también dato importante de tener en cuenta, por cuanto según sea ella, y cuanto peor sea, menos debemos exponer al organismo a conflictos con energías externas antifisiológicas, y más debemos recomendar la recta y rigurosa vida natural.

La contextura mental psíquica, también condicionará el régimen de vida, pues daremos razones al hombre razonable, sensaciones al sensitivo (niños), imágenes al imaginativo, etc. Pensando, finalmente, que solamente la vida según las leyes naturales, es capaz de acabar con toda clase de predominios y llevar al hombre al grado de *armonía* que supone la íntegra salud.

Lección VII

EL CRITERIO NATURISTA EN MEDICINA

Para el que haya meditado toda la primera parte de estas lecciones, quedará perfectamente claro el criterio biológico y médico en cuanto al modo de pensar naturista se refiere.

Y ninguna síntesis mejor que, la que a modo de conclusiones, hace el doctor José Conde, en su admirable folleto: "Naturismo y Naturismo Médico".

1ª Es preciso distinguir y recordar las dos significaciones siguientes de la palabra Naturaleza.

a) reunión de todos los seres de la Creación, El Universo.

b) El organismo en cuanto tiende a conservar la salud y a restablecerla cuando la ha perdido.

Del vocablo "Naturaleza" en su acepción *a*) se derivan las voces "naturalidad" y "naturismo"; pero cuando decimos *Naturismo Médico*, nos referimos a la acepción *b*).

2ª Debe evitarse la confusión entre *Primitivismo* y *Naturismo*. El primero es propio del hombre primitivo, el segundo es patrimonio del civilizado. En el primero encontramos la naturalidad inconsciente; en el segundo, la naturalidad consciente. Los actos naturales, en el hombre primitivo (como en el animal), son naturales por instinto; y en el hombre civilizado lo son por reflexión.

3ª El naturista debe evitar también caer en el *naturalismo*; error filosófico que supone a la Naturaleza autora de sí misma y confunde los dos conceptos: Principio Creador y Naturaleza.

4ª El Naturismo en su origen, no es más que un sistema opuesto al artificialismo; o en otros términos, el Naturismo podemos considerarlo como una reacción contra el artificialismo.

5ª El objeto de estudio del Naturismo es la *naturalidad de nuestra vida.*

6ª El concepto de Naturismo puede sintetizarse diciendo que *es la ciencia que, oponiéndose al artificialismo, estudia las Leyes naturales que rigen nuestra existencia y mediante el cumplimiento de dichas Leyes, aspira al perfeccionamiento humano integral.*

7ª Definición: *Naturismo es el sistema científico-filosófico que estudia y propone la naturalidad en todos los actos de nuestra vida.*

8ª *Naturismo médico* es el sistema médico fundado por Hipócrates, que supone la existencia de una fuerza (*natura conservatrix y medicatrix*) de la que depende esta tendencia del organismo a conservar la salud y a recobrarla cuando la haya perdido.

9ª No se debe confundir el *Naturismo* con el *Vitalismo*. Son dos opiniones compatibles, pero no idénticas.

Estas conclusiones, que en el fondo no son sino una magnífica genealogía del criterio naturista, dejan claramente resumido nuestro modo de enfocar los problemas de la vida. Y a ello vamos a agregar los fundamentos que en materia médico-naturista dejó expuestos nuestro inolvidable maestro el doctor Jaramillo, buen definidor de estos conceptos.

1º El Medicina Natural no se combaten dolencias ni se lucha contra enfermedades; toda la acción de esta medicina se concreta en ayudar a las fuerzas orgánicas con un eficaz y consciente laboreo de *naturalizar* los *medios* de *vitalización*, en los que y con los que actúan dichas fuerzas, y éste es el único procedimiento lógico y racional de reintegrar al organismo a su normalidad funcional, cuyo inmediato resultado es el estado de salud.

2º Esta labor, única, de *naturalizar los medios de vida*, en que se concreta toda la función de la Medicina Naturista, se expresa por lo que se llama *crisis curativas* o *curvas críticas*, que no son otra cosa que la exteriorización, en forma de variadas molestias y de *aparentes empeoramientos,* de todos los movimientos, que en el interior del cuerpo, efectúan las fuerzas vitales, al reaccionar contra los elementos extraños o morbosos que con la *desnaturalización* de la vida se van acumulando en el organismo. Estas crisis son pues tan necesarias para la cura natural, que sin ella la cura no puede efectuarse.[1]

3º Con lo ya dicho, claramente se comprende, la incompatibilidad que existe entre ambas Medicinas, como que la finalidad de cada una es radicalmente opuesta y contraria. La Medicina Natural labora para limpiar y depurar el cuerpo de todo cuanto impedimente su funcionamiento, sin preocuparse de las protestas que la esfera sensitiva fórmule, con quejumbres de flaqueza, por las molestias que origina tan indispensable como beneficiosísima labor depuradora y rehabilitadora; la Medicina escolástica, por el contrario, acusando una condición de puro servilismo, atenta, únicamente, a la dicha protesta de la esfera sensitiva, con su empirismo terapéutico, va a contrarrestar las reacciones depuradoras, saneadoras, de las energías orgánicas, retrollevando al interior del organismo las *toxinas* o detritus morbosos, acrecentando

---

[1] Esto, teóricamente verdadero, no es absoluto en la práctica, porque en muchos casos la potencia defensiva y eliminadora orgánica, realiza las operaciones depurativas y armonizadoras casi sin salirse de los límites habituales de la cantidad funcional. Y entonces no hay una verdadera crisis, al menos en lo que atañe a la esfera sensitiva. No es pues fatal el pretendido empeoramiento, que también acusan los homeópatas con el nombre de "agravación homeopática"

el morboso acervo con sus empeoradores fármacos, e imposibilitando con ello, a veces de un modo definitivo, la rehabilitación de la normalidad funcional del organismo.

4º La actuación naturista, exige del actuante, un ánimo tranquilo y sereno en todos los momentos de su actuación; enajenarse de la noción del tiempo y no preocuparse más que de mantener el espíritu del que está bajo la acción saneadora, constantemente levantado y optimista, para que la labor *naturalizadora* del médico no se perturbe en ningún momento, con impaciencias ni inquietudes de ningún género.

5º Si el naturista está obligado a ir depurando su mente y su conciencia de convencionalismos, errores, prejuicios y rutinas, la tal obligación llega a su máximo en su actuación auxiliadora.

Por fin, la labor naturista, requiere, más principalmente y más primordialmente, la depuración y perfeccionamiento de la esfera psíquica que de la física. Se convive mejor con un semejante correcto en palabras y obras, amoroso, tolerante y sencillo, modesto y de amplia comprensión, aunque su régimen de alimentación sea impuro, que con aquel que, observando un régimen severo y de refinada pureza en su vida física, posea una psicología retorcida, oscura y poco o nada refinada.

Veamos ahora las bien meditadas razones de otro de los más eminentes médicos españoles, el doctor Ruiz Ibarra, sobre el criterio que venimos sustentando, para que no falte en nuestra exposición la opinión de los más destacados representantes de la medicina naturista hispana.

"Cuando se estudia la vida con un criterio finalista, no limitando la observasión de los hechos a la apreciación del mecanismo 'por el cual' se producen, ni aun a la de las causas 'por qué' se producen, sino que después de esto se plantea el hombre de estudio la interrogación de 'para qué' se produce aquel fenómeno, creemos que es cuando los problemas biológicos quedan colocados en el terreno de verdadera utilidad para la humanidad.

Por desgracia, hoy en día los hombres de ciencia huyen de este criterio teleológico; temen caer en un terreno de fantásticas hipótesis y en el ambiente de positivismo físico en que se mueven las generaciones actuales esto parece poco serio y poco científico; hoy no se cree científico más que aquello que puede ser repetido experimentalmente y apreciado por los sentidos; no se cree ya en los procedimientos filosóficos, y mucho menos aún, en el valor de la intuición. Y sin embargo, los fisiólogos actuales, que hasta suelen en sus obras advertir previamente que creen que su deber les impide entrar en estudio de la finalidad de funciones, sin darse cuenta y hasta contra su voluntad, caen siempre, al final de sus trabajos, en la tentación de llegar a razonamientos teleológicos. Y es que sin ellos queda un vacío inmenso en todo espíritu inquisitivo. Es que sin preguntarse: y esto, ¿qué fin persiguirá? ¿Qué relación tendrá, en último resultado, con el fin de la vida? -¿Para qué vivimos?; en último final, no queda satisfecha la consciencia. Es el acicate continuo del eterno problema 'de dónde venimos y a dónde vamos', que, quiera el hombre o no, es su constante pesadilla.

Si se acepta la unidad en la constitución de la naturaleza humana y su triple manifestación, física, intelectual y moral, no se puede cumplir la finalidad de la vida, el progreso, sin establecer un orden y una armonía entre las funciones que integran esta naturaleza humana en su triple manifestación. Dificultado se hallará para su fin un individuo fuerte físicamente, pero poco inteligente, aunque sea bueno; y dificultado igualmente el inteligente y bueno, pero con anormalidades físicas, como lo estará el normal física e intelectualmente, pero amoral; cada uno en proporción distinta, desde luego, pues hay jerarquías en las funciones.

Solamente la armonía —entiéndase bien, la armonía, no la unitonalidad —entre las funciones con que se manifiesta la vida humana, dará la resultante "progreso", alcanzando el tipo del hombre fuerte, bello, inteligente y bueno, que persigue el naturismo como ideal.

Y este conjunto armónico es al que debiéramos llamar salud, y al estudio de los medios que nos llevarán a su consecución, Ciencia de la Salud, que debía ser el objeto de la Medicina.

Mas, por desgracia, por el contrario, la medicina se ocupa solamente de la enfermedad; casi todas las inteligencias dedicadas a esta rama del saber humano no tienen más preocupación que el fenómeno morboso, y aun las investigaciones en el campo de la Fisiología, tienen su mira puesta en el problema de la enfermedad; todos los desvelos van encaminados a combatir la enfermedad, y es que creen que combatir la enfermedad es crear salud, y esto no es así. Salud y enfermedad no son dos cosas distintas que interfieran la una con la otra; son dos polaridades, son dos estados de la misma cosa, son como miseria y riqueza, como luz y oscuridad; y por esto, como tienen que existir la una y la otra, es solamente intensificando una fase de la polaridad como se disminuye la opuesta; no es combatiendo la miseria con la caridad, como aquélla llegará a desaparecer ni a disminuir en la proporción debida, sino creando riqueza; no es combatiendo las tinieblas de un recinto pintándolo de blanco como se le iluminará, sino aumentando la luz en él; no es combatiendo la enfermedad, sino creando salud como cumplen los seres sus fines biológicos.

Ni la patología ni la higiene actuales, pues ésta limita su campo a la evitación del fenómeno morboso, sin evitar sus causas primarias fundamentales, satisfarán las necesidades del progreso humano mientras no cambien de rumbo. Mientras, ante el espectáculo de la muerte, con ocasión de fenómenos morbosos, se vea a éstos como causantes de aquélla, se les tema, por ello, y se trate de combatirlos y evitarlos a todo trance, no se podrá crear salud. Hasta que no se vea claramente que no es el fenómeno morboso el que mata, sino todo aquello que anteriormente ha contribuido a que no haya tiempo para que tal fenómeno morboso llegue a su etapa final, siempre de tendencia curativa, no se orientarán los fenómenos patológicos en un sentido útil para el progreso humano.

La Ciencia de la Salud, encausando la vida de los seres de manera que se realicen armónicamente sus funciones todas, y así se adapten a su medio y tengan defensas cuando hayan de sufrir las inevitables variaciones de éste, conseguirá que el fenómeno morboso, expresión de actividad de defensa contra cambios de medio ambiente, dé una resultante evolutiva útil, y no solamente no mate, sino que perfeccione.

Solamente para este fin ha podido crearlo la sabia Naturaleza, que, si así no fuera, sería criminal... Intentar pensar esto, solamente intentarlo, nos parece la mayor de las blasfemias. El Naturismo, viendo siempre la perfección en todo lo que la Naturaleza crea, determina y sostiene, con sus leyes, es la única Ciencia de la Salud."

Y resume el doctor Ibarra en los siguientes postulados, los fundamentos del naturismo médico:

1º   La enfermedad en general, no es una cosa casual ni accidental; es un estado del organismo, consecuencia natural de la manera de vivir.

2º   La enfermedad crónica es un estado de adaptación a modos antinaturales de vida o de condiciones heredadas.

3º   En la enfermedad aguda hay siempre un esfuerzo de la vitalidad, para limpiar el organismo de detritus y venenos.

4º   Por lo tanto, en la enfermedad, una vez manifiesta, hay —si bien se piensa —una defensa de la vida, siendo el verdadero destructor aquel incumplimiento de la ley natural (fisiológica), que dio motivo a que la naturaleza defendiera la vida por medio de la adaptación (enfermedad).

5º   No es la enfermedad lo que hay que combatir directamente, si se ha de evitar, sino sus causas fundamentales.

6º   Las consecuencias inmediatas de estas causas son: la alteración de la composición de los tejidos y humores, la retención de sustancias que debieran ser eliminadas y la alteración consiguiente de todos los mecanismos autorreguladores de la vida fisiológica.

7º   La curación sólo puede obtenerse colocando al enfermo en condiciones de que estos mecanismos reguladores funcionen en forma que lleguen a eliminar lo impuro y reconstruir los tejidos y humores sobre bases normales.

8º   Estos mecanismos reguladores sólo se pondrán en juego fisiológico estimulados por los agentes que les dieron modalidad específica e individual; los agentes naturales, *alimentos, aire, luz, sol, agua, movimiento, pensamientos, sentimientos*, adecuados a las circunstancias y condiciones de cada caso.

9º   La naturaleza, por sí sola, resuelve los problemas de enfermedad, si dispone de medios; son estos medios los que nosotros tenemos que aportar, pero nunca pretender dar el problema resuelto a la Naturaleza.

10º   El uso de toda clase de remedios con la pretensión de dar resuelto el problema de enfermedad, considerando al ser vivo como elemento pasivo, o simple campo de lucha, es uno de los mayores errores de la época médica actual.

Y para que no quede por exponer el punto de vista de otro de los más cultos médicos de nuestro país, veamos lo que nos dice nuestro gran amigo el doctor Roberto Remartínez:

"Uno de los más sólidos fundamentos de la Fisiología, tratada desde el punto de observación naturista, es el criterio de la *Unidad Orgánica*. Todo el sistema naturista gira alrededor de ese centro de gravitación. *El cuerpo es un solo órgano y la vida una sola función*; tal es el inmortal postulado hipocrático que expresa que, para la mejor comprensión de los fenómenos vitales es precisa la reintegración de los diversos sistemas y órganos en un total *organismo* y las distintas funciones, en la función total *vida*. Toda noción, sistema o especulación basados en el estudio o concepto de órganos separados e independientes, será falsa de origen y conducirá al error... Así pues toda la fisiología (como estudio de las desviaciones de la función normal) y toda la terapéutica (como estudio de los medios de recuperación de la normalidad) han de basarse en el criterio inmutable de *unidad*, de una unidad perfecta en que cada segmento, cada órgano, cada tejido y cada célula del sistema orgánico están íntimamente relacionados con todos los demás, sin detrimento de cumplir cada parte su cometido especial dentro del general concierto y actividad del conjunto.

La Naturaleza, siendo esencialmente conservadora en su tendencia y procurando siempre la supervivencia del individuo, cuenta con una insospechada variedad de mecanismos defensivos que, llegado el momento, ponen en juego con la intensidad que las circunstancias exijan para cumplir dicho fin. Todas las funciones orgánicas, y todos los órganos y todos los tejidos, pueden en un instante dado acrecer su actividad habitual forzando su régimen normal de funcionamiento con una tendencia curativa y reparadora o normalizadora: las funciones mediante el aumento de su actividad (circulación, sudación) y los órganos y tejidos actuando de emunctorios de eliminación de residuos morbosos, de barreras o diques que sirvan de obstáculos al mal. De esta forma el organismo vivo cuenta con poderosos y varios mecanismos de defensa y, en el caso de que ésta fracase relativamente, de acomodación a las causas que motivaron la desarmonía en el sistema. No podía ser de otro modo teniendo en cuenta las frecuentes y muy diversas causas de enfermedad que acechan a todo ser vivo y las reiteradas circunstancias en que se ve amenazado su organismo por las variaciones del medio ambiente. Esta función de acomodación a las variaciones del medio y esa puesta en juego de mecanismos extraordinarios (cuando la acomodación provisional no es suficiente) con tendencia curativa y supresora de las causas morbosas, constituye la llamada *vis medicatrix*, y es el secreto de que *la mayoría de las enfermedades abandonadas a sí mismas tiendan a la espontánea curación*.

Bueno es añadir que todas estas funciones de defensa, así como las actividades que se producen en el organismo en estado de enfermedad, no son distintas, sino en la intensidad de aquellas funciones y procesos que se observan en el estado de salud. Dicho de otro modo:

que *no hay verdaderas funciones patológicas,* sino que cuantos mecanismos y fenómenos se observan en la enfermedad tienen su representación durante el estado de salud, variando sólo el ritmo o la intensidad con que se producen.

La *vis medicatrix* tiende a curar tanto mejor cuanto menos se estorbe o dificulte su esfuerzo con tratamientos inhibidores de la espontánea tendencia curativa de la naturaleza, y cuando ella fracasa (por falta de reserva vital o porque la desarmonía introducida en el organismo es superior a sus fuerzas de compensación) nada hay que hacer y la muerte es el término de la estéril lucha.

Dada la unidad del organismo, esta lucha es *siempre general,* y por más que el foco agudo aparezca localizado en un determinado sector orgánico, todo proceso de desgracia (enfermedad) implica siempre una repercusión general y una participación unánime de todo.

Dada una causa de perturbación, cualquiera que sea su naturaleza, que actúa sobre el organismo determinando un efecto, se produce siempre y necesariamente una reacción del ser vivo contra la causa, que a su vez modifica. Estos dos factores: causa que obra y modifica, y organismo que acusa un efecto reaccionando a su vez sobre y contra la causa, son indiscutibles en todo proceso vivo fisiológico o patológico.

Una de las mayores discrepancias de criterio entre la alopatía y la medicina naturista radica en el distinto concepto de enfermedad. Para la medicina alópata ésta es un error de la naturaleza, un algo, una entidad que hay que combatir y cuyas causas se deben buscar casi siempre en lo microscópico. En cambio para la fisiatría, la enfermedad es siempre consecuencia ineludible de la transgresión de la ley natural y un proceso activo en que intervienen siempre un factor cósmico perturbador y un organismo que reacciona a aquél, bien con una tendencia de acomodación o bien en franca actitud de defensa. Que la enfermedad es siempre de causa cósmica fácilmente se comprende si se tiene en cuenta el carácter invariable de la energía individual, y el hecho de que cualquier variación o desproporción de calidad o cantidad de las energías cósmicas con relación al individuo, es causa de menoscabo orgánico.

La Patología, basada en el estudio de enfermedades catalogadas, podrá tener un interés didáctico, pero en modo alguno responde a la realidad. Contra todo lo que puede esperarse de la gran variedad de procesos morbosos estudiados, son muy pocas las verdaderas enfermedades o si se quiere, las *verdaderas causas* de enfermedad, porque lo que presta tal variedad a los síndromes morbosos no es tanto la pluralidad de causas como la infinita variabilidad de formas posibles de respuesta por parte del organismo. Las enfermedades primarias o estados premorbosos, como las define el doctor Carton, son unas pocas, pero las afecciones derivadas (en función de la intensidad de perturbación y sus formas posibles, y sobre todo, de la reacción orgánica) resultan de una enorme complejidad. De aquí el criterio de *no estudiar enfermedades, sino enfermos.*

Entendiendo la enfermedad como un proceso y como actualización de una lucha cuyas causas latentes son muy anteriores, dejan de tener los estados morbosos el carácter de *repentinidad* y *casualidad* con que se estiman generalmente. En efecto, las enfermedades *ni son casuales, ni, por lo común atacan de golpe.* Lo que se entiende como irrupción brusca del proceso no es sino la actualización de estados latentes o potenciales de enfermedad, cuyas causas se remontan a muy atrás y arrancan siempre de alguna transgresión de las leyes naturales. Por esta misma causa y modo de juzgar las manifestaciones patológicas, lo que a menudo se entiende como causa predisponente (herencia, alimentación deficiente, falta de higiene, abusos, edad, sexo, temperamento, género de vida, etc.), por la alopatía, vienen a ser verdaderas causas determinantes, en tanto que las causas por aquella entendidas por específicas y determinantes (microbios, sobre todo), con frecuencia no son sino consecuencias y también actores que colaboran tardíamente en el proceso.

En este asunto, lo que separa en realidad las dos escuelas es el *criterio de finalidad* del proceso morboso. La alopatía entiende que la enfermedad es siempre perniciosa, y el naturismo proclama que su tendencia es en general, mejoradora del estado anterior."

El doctor Remartínez, establece en los siguientes postulados, las diferencias fundamentales entre la terapéutica alopática y la naturista:

1ª Fundamentalmente, la terapéutica alópata es la terapéutica de la enfermedad, en tanto que la naturista es la del enfermo.

2ª La terapéutica alopática se basa en la acción (excitante o inhibidora) de un remedio; la naturista se fundamenta en la reacción del organismo. La primera busca el estímulo artificial, en tanto que la segunda es armonizadora siempre.

3ª Pese a su intención, pocas veces lograda (y siempre con cargo a algún daño para el cuerpo), de luchar contra causas, la terapéutica alópata es la más de las veces sintomática, en tanto que nosotros, no sólo no luchamos contra síntomas, sino que los encauzamos, si así conviene, dirigiendo nuestra atención contra las verdaderas causas primarias.

4ª La terapéutica alopática se dirige contra las causas secundarias de enfermedad; la naturista trata de combatir las causas primarias.

5ª En las enfermedades agudas, la terapéutica alopática tiende a yugular o hacer abortar la dolencia; la naturista es más bien expectante. En las crónicas, la terapia usual es muchas veces solamente sintomática y paliativa, en tanto que la fisiatra es, digámoslo así, agudizante, en el sentido de exaltar la reacción orgánica contra las causas del mal, intentando despertar las energías vitales, algunas veces no más que adormecidas pero no agotadas.

6ª Los tratamientos alopáticos se dirigen casi siempre al aparato, sistema u órgano lesionado o a la función perturbada, con un criterio parcialista, en tanto que la fisiatría (sin perjuicio de actuar localmente si lo juzga oportuno) entiende la enfermedad como un proceso general y dirige el tratamiento hacia el organismo como unidad.

7ª La terapéutica corriente es analítica, o sea que va del todo a la parte. La naturista es sintética, o sea que procede de la parte al todo.

Por todo lo anteriormente transcrito, véase bien claro la unanimidad y firmeza de principios de que parten los médicos naturistas, con lo que en. realidad no hacen otra cosa sino mantenerse fieles a las bases hipocráticas que nadie ha podido desmentir como auténticos cimientos del arte de curar. Varios errores de principio han descarrilado del camino de la verdad a la medicina contemporánea. Y esos errores parten de sus mismas raíces. Se enseña anatomía analítica del cuerpo muerto, más que anatomía sintética del cuerpo vivo. Se hacen deducciones fisiológicas basadas en experimentos de laboratorio y prácticas en animales, en lugar de enseñar una fisiología netamente humana del hombre íntegro y en actuación y animado, por consiguiente de los impulsos de su psiquis y de los destellos de su espíritu, que tanto influyen en la vida orgánica. Se enseña una terapéutica modificadora de síntomas como nueva modalidad de la magia moderna, sin ir a la causa fundamental de los males. Y de este modo asistimos al espectáculo de una humanidad enferma y degenerada.

La llama de la verdad naturista ha prendido en todos los tiempos en ciertos hombres de espíritu crítico que han ido revelando diversas facetas de esta terapéutica de acuerdo con los expuestos principios. Hipócrates dio las bases; médicos, filósofos y empíricos han continuado su obra con más o menos acierto a través de los tiempos. Pero hay que reconocer que en la mayor parte de los casos, la perla diáfana de la verdad hipocrática ha sido presentada con un ropaje de disparates y chabacanerías pseudocientíficas (pese al buen sentido de muchas de ellas) extraordinario. Para sortear gallardamente este peligro hay que huir sobre todo, del exclusivismo de métodos y sistemas. En Medicina no existe ninguna panacea, ni nada que, en cuanto a poder curativo, tenga un valor absoluto. Existe sí, un principio de valor universal sobre el cual ha de cimentarse cualquier acto curativo. El siguiente: *Para curarse hay que rectificar los errores de conducta, de acuerdo con las leyes naturales que rigen la vida.* Sobre esto cabe la diversidad de médicos y métodos. No hay quien cure solamente con hidroterapia, ni sólo con dietética, ni sólo con sugestión, ni sólo con glóbulos homeopáticos... Aunque sí pueden pretenderse éxitos resonantes en cada una de estas direcciones. Es cuestión de que llegue el enfermo adecuado.

Tengamos muy en cuenta este hecho capital: *Curar no es sanar.* "El médico cura y la Naturaleza sana", dice un adagio médico. Y curar no es más que proporcionar los *medios* (que no *remedios*) para que la naturaleza del enfermo realice su labor de saneamiento. Y no hay que olvidar que salud es tanto como pureza y armonía. Curar es depurar el organismo doliente y estimular armónicamente, o sea con proporcionalidad y adecuación, las fuerzas vitales del sujeto enfermo. Y todo lo que no sea restablecer la normalidad física, química y funcional de un organismo, no merece el calificativo de *sanitario.*

Estimamos que, el médico debe ser antes un buen terapeuta que un hábil diagnosticador, porque si bien se piensa, el verdadero diagnóstico estriba en *buscar la causa de que tales funciones estén alteradas o tal órgano lesionado,* más que en buscar esta lesión orgánica que es el último efecto de una alteración latente o manifiesta del fisiologismo. Así, por ejemplo, es evidente que la lesión denominada *úlcera de estómago,* depende de una alteración química primordial por alimentación inadecuada o tensiones psicológicas. Se perturba en primer lugar, ante la excitación anormal, la cantidad y calidad de la secreción gástrica. Tras de esto viene la anormalidad en las funciones del píloro, la dificultad en la evacuación del estómago, la dilatación consiguiente, la retención, las fermentaciones anormales y finalmente la ulceración de la mucosa. Considerando de este modo todos los procesos, no es difícil hallar donde está el verdadero remedio.

Este modo de enfocar los problemas clínicos, no es más que un corolario de la conocida ley de que, "La función hace al órgano". La función patológica, hace al órgano enfermo o lesionado. Tratar una lesión localmente, sin corregir las funciones perturbadoras que la originaron, es una actitud carente de filosofía. Y no olvidemos que la filosofía es el primer instrumento de la buena clínica.

Tampoco debemos olvidar que no existen funciones esencialmente patológicas, sino alteración *en cantidad* de las propias funciones fisiológicas. Y de aquí otra deducción lógica y práctica de nuestra terapéutica naturista: *Hay que emplear como medios terapéuticos los mismos que sostienen y modifican las funciones normales del organismo.*

Dentro del criterio naturista, se considera al enfermo como elemento *activo,* cuya naturaleza ha de actuar sobre los medios que se aporten para su curación. El criterio de la medicina alopática, al menos en la práctica, considera al enfermo como agente *pasivo,* sobre el cual puede ejercerse la acción de un elemento externo modificador. Esto último conduce a resultados aparentes y por tanto erróneos.

A esto hay que añadir el carácter profundamente moral de la medicina naturista, cuando dice al enfermo: *Si quieres curarte, corrige tus malos hábitos.* Algo muy distinto a lo que prácticamente hace la escuela alopática al tratar de corregir lesiones y funciones perturbadoras, sin exigir al enfermo la corrección de su conducta.

Vése claro que, sin dirección filosófica no puede haber verdadera medicina, porque se desconoce el criterio teleológico de la vida. Este criterio teleológico que acaba siendo la pesadilla de todo verdadero hombre de ciencia: "¿Para qué vivimos?". Pero que aclara por modo maravilloso la conducta de nuestros actos, cuando se le contesta con esta afirmación: "Para el perfeccionamiento de nuestro *ser* espiritual".

Pese al positivismo de la ciencia de nuestro siglo, tendremos que exclamar con Charles Sedkwick Minot: "Hay tres cosas que no puede explicar la teoría mecánica de la vida: La *organización,* el *mecanismo teleológico* y la *conciencia".*

SEGUNDA PARTE

LA VIDA EN SALUD Y ENFERMEDAD

Lección VIII

EL JUEGO DE LAS ENERGIAS INTERNAS Y LAS EXTERNAS. PRINCIPIOS FUNDAMENTALES DE FISIOLOGIA E HIGIENE

En el organismo existe una *energía potencial,* que no es más que un *caudal individualizado de la vitalidad universal.*

Esta energía potencial, se *actualiza* en manifestaciones secundarias, químicas, electro-magnéticas, caloríficas, etc., al estímulo de las energías cósmicas (calor, luz, magnetismo sideral, alimentos, aire...). Pero —y esto es lo importante— ninguna energía secundaria se puede convertir de nuevo en la vitalidad original.

Este ʼhecho, ya apuntado cuando nos referimos a la conciencia (pág. 32), es corolario de una ley natural tan bien conocida por los filósofos como olvidada por los médicos, por la que *ningún efecto puede convertirse otra vez en su causa, aunque sí puede ser causa de otros efectos secundarios.*

El olvido de este hecho puede llevarnos hasta los más lamentables errores de orden clínico. Así sucede, por ejemplo, que se trate de aumentar la energía vital de un individuo, aumentando excesivamente su alimentación, cuando lo que en realidad hace el estímulo alimenticio es, actualizar o liberar la energía potencial del sujeto; es decir, *gastarla,* no producirla. Se gasta en una mayor exuberancia de manifestaciones orgánicas, lo que da la sensación de *más vida,* pero en el fondo disminuye el caudal, que debiera haber sido tratado con un criterio más conservador. Por consiguiente, la proporción adecuada entre la energía individual y las energías externas que la ponen en juego (ley de las *armonías energéticas* de Ruíz Ibarra), es la base de la máxima economía de la fuerza vital. Porque armoniza el estímulo exterior con la capacidad reactiva individual. Y en esto ha de fundamentarse todo el efecto *tónico* que queramos conseguir en cualquier organismo. *El máximo tono no es el máximo producto,* decía con gran razón Letamendi, al referirse a su tan discutida fórmula de la vida, en la que demostraba que ésta es igual al producto de las energías cósmicas por la energía individual.

La capacidad reactiva de un organismo no puede aumentar porque aumentemos la cantidad de materiales y energías del medio ambiente que han de ponerla en función (actualizarla). Y en cambio podemos llegar hasta a originar un colapso de dicha capacidad reactiva, por un exceso de concurrencia energética cósmica. Una hora de baño de sol en una piel anémica y atrofiada, produce efectos destructivos y aun tóxicos, propios de una grave insolación. Una comida excesiva puede quitar la vida en lugar de dar *más vida*. No obstante es indudable que, el baño de sol bien dosificado y la comida justa *aumentan el tono vital*, que no es sino el fruto de la *buena administración* del caudal energético.

Estos conceptos, que trabucamos en nuestra diaria conversación, confundiendo hasta a los hombres de ciencia, debieran ser expresados correctamente en nuestras frases. Y así, en lugar de decir: la comida *me ha dado energías*, seríamos más exactos diciendo: *ha despertado mis energías*, o *me ha tonificado* (es decir, puesto en tono).

Esta vitalidad individual, energía interna o potencial, no es otra que la *physis* o *vis medicatrix* hipocrática, causa, no solamente de las manifestaciones de la vida normal, sino de los *actos curativos* en los organismos enfermos. Lo mismo que sostiene la vida normal, cura en los momentos de anormalidad. Así también, las mismas energías naturales que mantienen la vida fisiológica, son las que poseen la máxima capacidad correctiva para solucionar el proceso patológico. Por esto nosotros basamos nuestra terapéutica en el estímulo por los *agentes naturales* del medio que nos rodea, siempre consecuentes con nuestra idea de que la medicina es el arte de estimular y que no hay otro estímulo normal sino el de los excitantes del medio que corresponden ancestralmente al organismo y en el seno de los cuales se generó éste. De aquí que, para nosotros la higiene y la terapéutica sean una misma cosa, muy lógicamente deducida del hecho aceptado por todos los fisiólogos, de ser las funciones patológicas una desviación, *solamente en cantidad*, de las funciones de la vida normal.

Los *excitantes artificiales* (drogas, tabaco, nervinos, etc.), y aun los naturales en exceso, producen una depresión de las manifestaciones vitales, después del estímulo anormal. De aquí que, el sujeto que se habitúa al uso de dichos excitantes, haga de ellos un círculo vicioso, para salir, con el estímulo de unos, de la depresión que le producen otros. Todo lo cual es un despilfarro de la fuerza vital, que agota prematuramente la existencia. No debemos olvidar la ley de Feré, según la cual: "Las excitaciones moderadas, tonifican; las fuertes, deprimen." Ni el hecho de observación corriente que nos enseña que, tras una excitación anormal, viene un período de depresión mucho más duradero que el de estímulo.

Ahora bien; la vitalidad que mantiene la vida o que cura al enfermo, no es una fuerza ciega, sino que obra con arreglo a plan y finalidad. Un plan inteligente según arquetipo específico y una finalidad que no es suya, sino del espíritu y su Destino. De aquí la razón que asistía al doctor Juarros, cuando desde las columnas de "Vida Médica" nos proponía el estudio de las determinantes del Destino, que muchas veces son obstáculos insuperables para el resultado esperado de la enfermedad, aun con las garantías máximas de la ciencia del pronóstico. Y cuyo estudio podría evitar al médico todos los fracasos resultantes de una lucha contra la fatalidad.

Nosotros, aunque no somos fatalistas, sino *deterministas*, creemos que las determinantes poderosas de un mal Destino en una persona, pueden hacer inútiles las más esclarecidas y esperanzadas maniobras médicas de orden fisioterapéutico. Lo cual no quita para que hagamos

Lo bien que funciona el cuerpo y su organización — como no sería capaz de sanarse también así mismo?

todo lo posible en el orden humanitario y científico, tanto más cuanto que otros factores de orden más elevado, y que sí pueden actuar sobre las determinantes del Destino, pudieran sumarse imprevistamente a nuestra buena labor en el terreno meramente orgánico y aun psíquico. Así, pues, el médico tiene siempre la obligación moral de enfrentarse con la muerte, aunqu presienta o sepa que ha de salir vencido.

Si pues, las fuerzas vitales del individuo están subordinadas a otros elementos de mayor categoría y efectividad (estados de ánimo, estados mentales, estados de conciencia), deduciremos cómo la vida normal no es solamente un problema de adecuación entre la energía vital y las energías del medio cósmico, sino más principalmente, de estímulos íntimos del Yo trascendente. La voluntad de vida (consciente o inconsciente) es más poderosa que los mejores estímulos fisiológicos, y resulta el milagro de hacer que prevalezca un organismo, con un mínimo de condiciones hígidas, que en otro caso no hubiera bastado. Vese como ningún problema puede resolverse circunscribiéndose exclusivamente al orden material.

Por esto, el concepto de la adecuación de las energías vitales o ley de las armonías energéticas, ha de hacerse extensivo a las energías psíquicas y trascendentes del sujeto, que también contribuyen a la resultante del libramiento vital.

Sentados estos principios, que no son sino enunciados de hechos de observación, concretemos algunos aspectos del juego de las energías vitales.

Casi todas las energías cósmicas actúan en el organismo por intermedio de un vehículo material, cuya intervención es muy de tener en cuenta. Así los alimentos, el aire y aun la luz, llevan, aparte de sus energías potenciales, o más o menos actualizadas, un algo material, sólido, fluídico o etéreo, a lo que el organismo tiene también que reaccionar para sortear o aprovechar sus influencias mecánicas. El ejemplo más evidente es el de los alimentos, cuyo aporte material requiere mecanismos complicados de prehensión, ingestión, elaboración y eliminación. Y en esto hay una gran variedad de grados que debemos tener en cuenta para lograr la fórmula de las "armonías energéticas" de cada individuo. Desde el *grano de trigo germinado*, que en un mínimo de sustancia lleva un máximo de energías potenciales, hasta el pedazo de carne cocida que, como sustancia muerta carece de energías potenciales y vitales, hay una gama infinita de posibilidades. Y decimos que hay que tenerlo en cuenta, porque tropezamos en la práctica con personas que no toleran demasiado volumen alimenticio, pero sí necesitan de alimentos muy estimulantes; al contrario que otros que, necesitan bastante volumen alimenticio para que vaya más diluido el aporte energético. Hay, pues, una correspondencia entre las proporciones de lo que es sustancial y lo que es energético. Que no se puede olvidar en la práctica higiénica.

En realidad, ya Hipócrates había sentado, en una sencilla expresión, la fórmula práctica de esta proporción, al decir que lo que el organismo recibe debe ser proporcionado a lo que da. Esta y no otra es la clave de la verdadera higiene. No hay sino que referirla a la calidad y la cantidad de las energías que han de poner en juego la vida y a las que se manifiestan como libramiento vital de los actos individuales.

Los intercambios de energías y materiales con el medio, sufren oscilaciones y variantes con arreglo a los distintos momentos de los ciclos de la naturaleza (ciclo del día, estaciones del año, fases de la luna, variaciones planetarias), y de las fases distintas de la vida individual (edades, ritmos vitales).

Variaciones según los ciclos de la Naturaleza. No olvidemos que todo ciclo tiene un máximo y un mínimo (véase *Ley de los Ciclos*, pág. 18), que se traducen en un más y un menos en las manifestaciones de la dinámica universal. Todo se reduce a esto en cada fenómeno natural: *iniciación, ascenso, plenitud, descenso y terminación.*

Para los efectos de nuestro estudio, limitémosnos a observar cómo se corresponden estos máximos y mínimos de las energías cósmicas, con los de la energía individual. Aunque salta a primera vista, y es lógico que así suceda, como, formando el individuo parte de la Naturaleza misma, las alzas y bajas de sus ciclos vitales, se corresponden respectivamente con las de los ciclos cósmicos.

El *día*, con su ciclo de 24 horas, aporta un máximo de energía luminosa y magnetismo solar, durante su ascenso, que se reduce extraordinariamente durante la noche. A lo que el organismo responde con actividad diurna de grandes libramientos energéticos (calor, trabajo, actividad química) y reposo nocturno, con recuperación potencial (asimilación, condensación de fluido neúrico, etc. Esto inspiró a Letamendi su famoso "horario de la irritabilidad", en el que estudia las mutuas acciones y reacciones del individuo y el medio, durante las diferentes horas del día, para sacar conclusiones prácticas que pueden reducirse a esto: De día conviene trabajar y de noche descansar.

El *año*, con su ciclo de 365 días, nos presenta igualmente su plenitud estival, con un derroche de luz, calor, magnetismo y sustancias alimenticias; contrastando con un mínimo invernal en que se reducen los aportes materiales del medio, incrementándose en cambio las manifestaciones de orden metapsíquico. A esto corresponde el individuo con libramientos análogos, en los que, por regla general, se advierte un predominio de los de orden material en verano y de los de orden espiritual en invierno.

El ciclo *lunar*, con sus fases, menos ostensoiblemente, y los ciclos de los demás *planetas* del sistema, más veladamente, pero con no menos efectividad, influyen en las manifestaciones de la vida espiritual.

Las influencias de la *luna* son de una importancia bien notoria. Intervienen en la producción de las mareas y otros efectos telúricos que se reflejan hasta en la circulación de la savia de los vegetales y de los humores en los animales. En el organismo humano tiene efectos marcadísimos, especialmente en personas anormales del sistema nervioso, en las que provoca alteraciones de orden psíquico (histéricos, epilépticos, etc.), llegando a veces a producir accesos de locura coincidiendo con determinadas fases de su ciclo mensual (como se cuenta que le sucedió a Carlos VI en 1399), por lo que a ciertos individuos perturbados se les ha llamado *lunáticos*. La exaltación de las personas débiles aumenta con la luna nueva y la llena. El ciclo lunar es el que rige la aparición de tan importante función como es la *menstruación* en la mujer; y de múltiples funciones de los animales (empollación de los huevos de ciertas aves, evolución de ciertas formas morbosas), así como también en la maduración de frutos, cambios atmosféricos, etc., todo lo cual repercute a su vez en la vida animal.[1]

Mercurio, con su ciclo anual de tres meses terrestres, rige la aparición de las estaciones del año nuestro, que tanta influencia ejercen en los organismos, siendo la más claramente manifiesta la aparición de crisis depuradoras en los cambios de una a otra estación, sin contar las distintas influencias del ciclo anual o solar a que antes nos hemos referido.

El planeta *Venus*, con su año de nueve meses terrestres, rige el desarrollo del feto en la matriz, que también tarda nueve meses. (Por esto los antiguos le pusieron el nombre de Venus, la diosa del amor).

Marte, con su año de dos de los nuestros, rige el desarrollo de ciertas plantas (bienales).

Júpiter, con su año de doce de los nuestros, rige la aparición de la pubertad en término medio.

Saturno, con su ciclo de treinta años, rige las épocas del crecimiento humano (treinta años) y decrecimiento (sesenta años) físico.

Las influencias de *Urano*, con su año de ochenta y cuatro de los nuestros, y de *Neptuno*, con su ciclo de ciento sesenta y cinco años, son poco ostensibles, quizá por razones astronómicas que suponemos, pero no son de este lugar, o bien porque no son conocidas de nosotros.

Los astros no sólo influyen en el hombre por su naturaleza y la duración de su ciclo u órbita solar, sino por su posición con respecto a los demás. No hay por qué insistir en que la influencia del sol o la luna cuando están sobre el horizonte, no es la misma que cuando están ocultos; tampoco es la misma la influencia del Sol cuando entre él y la Tierra se interpone la Luna, provocando un eclipse, que cuando es la Tierra la que se interpone entre la Luna y el Sol. Sabido es que, las determinantes de la vida de un individuo, están fijadas por el "momento cósmico" del instante de su nacimiento. Momento que supone una determinada concurrencia de factores externos que influyen decisivamente (pero no fatalmente) en las características de los elementos de su *personalidad*. Esta concurrencia de factores cósmicos, es en última instancia, la originada por la interferencia de los ciclos planetarios con relación al Sol (hora del día, del mes lunar, estación del año, posiciones zodiacales, etcétera).

Se deduce lógicamente que, estando muchas funciones orgánicas de los seres terrestres, determinadas (no causadas) por la influencia cíclica

---

[1] Letamendi ha comprobado la influencia de la luna en el proceso vegetativa de la cicatrización, y se expresa en estos términos: "Las funciones propiamente vegetativas de nuestro organismo experimentan una exaltación normal durante los catorce días que median de luna nueva a luna llena (luna creciente), y una remisión normal durante los otros catorce días que median de luna llena a luna nueva" (*Patología general*, tomo II, págs. 433 y 534).

de los astros, y variando la influencia de éstos en cada momento de acuerdo con la posición relativa en su órbita, los caracteres que se *plasman durante* el desarrollo del feto en el claustro materno, dependen de esta posición. De modo que, lo que realmente deducimos al estudiar la concurrencia de fuerzas planetarias en el momento del nacimiento, es la labor que éstas han realizado durante la gestación, forjando una personalidad de determinados caracteres, de los cuales dependen las iniciativas y reacciones en la vida; y por tanto su Destino. Todo en el cosmos está íntimamente ligado por relaciones de causalidad; por esto hicimos fe de deterministas. No encubramos nuestra ignorancia con las palabras "casualidad" o "azar".[2]

Variaciones según las fases de la vida individual. Las manifestaciones de la vida individual se realizan también, como las de la Naturaleza, según ciclos de ciclos. Y cada ciclo supone: un *ritmo* concertado en la armonía del conjunto. Las distintas edades de la vida, las variantes del desarrollo y libraciones de los distintos órganos, las oscilaciones de los ciclos vitales generales, suponen diferencias de acción y reacción en su juego con las energías externas.

Será lo más práctico para la buena comprensión del estudiante y para legar a una visión sintética de tan arduo asunto, la exposición de los principales ciclos de la vida individual, de mayor a menor.[3]

1.	Vida total	X años.
2.	Ciclo de manifestación sexual	40 a 60 años.
3.	Ciclos de manifestaciones de las glándulas endocrinas. (Véase pág. 67)	Variables.
4.	Ciclo funcional intelectual	33 días.
5.	Ciclo funcional femenino	28 días.
6.	Ciclo funcional masculino	23 días.
7.	Ciclo funcional individual	Variable.
8.	Ciclo funcional digestivo	16 horas.
9.	Ciclo funcional circulatorio	15 segundos
10.	Ciclo funcional respiratorio	3 segundos.
11.	Ciclo funcional simpático-solar. (Véase pág. 75)	4 segundos.
12.	Ciclo funcional cardíaco	1'2 segundos.

Si ahora pensamos que cada ciclo tiene un *máximo* y un *mínimo* en su libramiento vital, deduciremos la extraordinaria complejidad de las coincidencias e interferencias, que pueden darse a lo largo de la vida del individuo, y que podrían explicarnos tantos episodios, cambios, crisis y variantes de orden físico y psíquico como podemos observar en cuan-

---

[2] Cada uno nace como es, porque hay causas para que sea así y no de otro modo.
[3] Llamaremos *ciclo de manifestación*, al de libramiento total del órgano en la vida (ejemplo: la función del corazón, que dura, en este caso, tanto como la vida misma), y *ciclo funcional*, el de su ritmo biológico (ejemplo: el latido cardíaco). Hay ciclos vitales inmediatamente ligados a otros (ejemplo: por cada 18 latidos cardíacos, se realiza un ciclo circulatorio y 4 ½ respiratorios).

tos seres nos rodean, y que no por difíciles que sean de observar y comprobar, dejan de estar regidos por la ley matemática de sus ciclos. Ley que conocida y aplicada a cada paso, nos permitiría predecir y explicar los acontecimientos de la vida personal y aun de la colectiva.

Goethe, el genial poeta y naturalista alemán, escribió en su diario: "Tengo que observar con mayor atención el círculo de los buenos y de los malos días que se mueve en mí mismo. Las pasiones, las ansias de bien, el impulso para hacer esto o lo otro, el espíritu de inventiva, de ejecución, el sentido del orden, todo esto cambia y constituye un movimiento metódico, de igual modo que la alegría, el vigor espiritual, la energía, la agilidad corporal, la depresión física, la calma mental, el apetito. Como vivo de una manera en extremo frugal, nada turba el movimiento, y necesito determinar la medida del tiempo y el orden en que yo mismo me muevo alrededor de mí mismo." [4]

En resumen: La vida, como Letamendi dice: "no es un *ser*, sino un *acto*, y como acto de un ser corpóreo, se reduce a un caso particular del movimiento". Es decir, que la vida es una función —la función total— de los seres organizados y el resumen de las funciones de cada uno de sus órganos, conforme opinó Hipócrates.

Todas estas funciones o movimientos orgánicos, están mantenidos por dos factores: La *energía individual* que los padres legan a los hijos, y las *energías del exterior*, que el notable biólogo español señor Potó resolvió en los tres medios: astronómico, cósmico y biológico.

La *energía individual* no podemos aumentarla; hemos, pues, de contentarnos con la que nuestros padres nos trasmiten; aunque sí está en nuestra mano su buena economía.

La administracin racional de las *energías cósmicas*, en cambio, está casi siempre a nuestro alcance. En general, somos dueños de que concurran de una manera armónica y perfecta al mantenimiento de nuestros actos vitales.

La vida *sana* o *normal estriba* en la *armonía funcional* y ésta depende de la adecuada relación de valores entre la energía individual y las energías del medio externo. En este principio está basada toda actuación en sentido *naturista*, que busca constantemente la armonización entre los dos factores de la vida. Muy al contrario que la actuación *artificialista*, que trata de obtener el *máximo producto*, excitando la energía individual con un exceso de concurrencia de energías externas o una calidad inapropiada para la vida del individuo.

Corolario de todo lo expuesto son los conocidos principios de fisiología que exponemos a continuación:

[4] Para el estudio y ampliación de todo lo referente a los ritmos vitales, recordamos al estudiante las siguientes obras del doctor Fliess: *El curso de la vida, El año en todo lo que vive, Sobre la ciencia de los períodos* y *De la Vida y de la Muerte.* Y la del doctor Schlieper: *El año en el espacio.*

Principios fundamentales de Fisiología en los cuales deben basarse todas las reglas de la higiene

1º *La función hace el órgano.* Esto quiere decir, v. gr., que nosotros tendremos más músculos o más cerebro, cuanto más los hagamos funcionar dentro de aquel orden de actos para los que han sido destinados por ley específica de la Naturaleza.

2º *Todo órgano que no funciona se atrofia.* Es decir, que la Naturaleza, siguiendo siempre la más estricta economía y justicia, no consiente que un órgano que no trabaja consuma energías cósmicas que pueden hacer falta a otros que trabajan, y por consecuencna, lo hace desaparecer.

3º *Si ejercitamos la función de unos órganos y de otros no, llegaremos a la desarmonía y, por tanto, enfermaremos.* Pues la armonía en los seres vivos es el máximo poder, es el bien y la belleza, es la salud.

4º *Todo órgano que trabaja en exceso se hipertrofia, y, a la larga, degenera.* Por eso tienen degeneración grasienta en el corazón aquellas personas que le han hecho trabajar en exceso, bien sea por aumento de presión consecutiva a la ingestión de grandes cantidades de líquidos (bebedores de cerveza), bien por trabajos forzados, etcétera.

5º *La energía individual es única y actúa enteramente en todos los momentos de la vida.* En el sueño, que en apariencia cesa lo más posible la actividad de la energía individual, sucede que ésta se emplea en trabajo interno de *asimilación y desasimilación,* y por eso no puede manifestarse al exterior. Por esta razón no conviene mientras el organismo cumple una función importante (v. gr.: digestión), verificar otra también importante (v. gr.: reproducción, ejercicio físico, etc.), pues equivale a dificultar las dos.

6º *La armonía orgánica es la base física de la felicidad individual.* De modo que no pretenda bienestar la persona que antes no cuide de ser armónica en todas sus manifestaciones.

Principio fundamental de higiene

La higiene de todo órgano se debe fundamentar en hacer aquello (en calidad y cantidad) para lo que la Naturaleza le ha destinado según la ley de las especies.

Aplicando este principio al *cuerpo humano* y a su *función,* la *vida,* sacamos en consecuencia que un hombre no vive en recta higiene, y por tanto *sano* (armónico), si no hace aquello para lo que fue destinado; es decir, desde el más simple precepto de higiene corporal, hasta sus producciones trascendentales, reveladas mucho antes por la vocación y la aptitud.

Lección IX

LA ENFERMEDAD. LOS SINTOMAS

Nomenclatura de la enfermedad. La unidad morbosa y la multiplicidad de formas. Síntomas de la enfermedad. Mecanismo de reacción curativa.

La enfermedad es un modo inarmónico de vivir. Es un acto orgánico caracterizado por la exaltación o remisión de funciones, con tendencia final a la curación o restablecimiento de la armonía.

Letamendi define la enfermedad como *un modo de vivir con exceso o defecto de energías cósmicas*: Es decir, que la causa de las enfermedades se encuentra en el mundo externo y no en la energía individual (recuérdese el principio 5º de la lección anterior); y añade que, la enfermedad *está determinada por aberración física de la energía individual, y caracterizada por desórdenes anatómicos y funcionales.*

De acuerdo con el anterior concepto de enfermedad (que en último análisis es el concepto de Hipócrates) están las definiciones de Sydenham, Bouchard, Roger y otros:

Dice el primero: *la enfermedad no es otra cosa que un esfuerzo de la naturaleza que, para conservar al enfermo, trabaja con todas sus fuerzas para evacuar la sustancia morbosa.*

Dice el segundo: *la enfermedad es aquel estado funcional del organismo, a la vez consecuencia de la excitación de la causa morbosa y reaccionando contra ella.*

Dice el tercero: *la enfermedad es el conjunto de actos funcionales y secundariamente de lesiones orgánicas, que se producen en el cuerpo, consecuencia, a la vez, de la acción de las causas morbosas y reaccionando contra ellas.*

De todo esto se deduce que, tratar de suprimir la enfermedad sin haber eliminado la causa que la produce, es un acto falto de lógica, y que tiene consecuencias perjudiciales para el enfermo.

En todos los casos, la enfermedad supone una lucha entre el organismo y la causa morbífica; lucha en la que siempre *se gasta* un caudal exagerado de energía individual y en la que vence el organismo si esta energía es suficiente para anular la causa patógena, o es vencido si dicha energía no basta. Mas, si en el organismo actúan causas morbosas, recibamos a la enfermedad como una reacción útil, cuyo buen término no sólo conduce a un estado de salud mejor que antes de padecerla, sino que supone un progreso en la evolución del organismo. Toda victoria lleva implícita la capacidad de anular causas de perturbación.

Así, pues, la enfermedad no es una *equivocación* o *aberración* de la Naturaleza que el médico se encuentre en el deber de combatir, tratando de enmendar la plana a las naturales reacciones orgánicas. Ningún médico consciente puede darse por satisfecho por el sólo motivo de haber suprimido o abortado sistemáticamente el conjunto de síntomas de un enfermo. Como dijo muy bien el doctor Camilo Calleja: "Hay que distinguir claramente de las acciones morbígenas las reacciones vitales." Y la misión del médico consiste en "remover los cuerpos extraños que hubiera y suministrar a la naturaleza los elementos de que esté privada, para que ella misma con su poder autónomo los asimile y reorganice". A esto añade, comentándolo, el doctor Ruiz Ibarra: "Toda manifestación anatomopatológica es una reacción orgánica contra un estado bioquímico anormal precedente, y éste a su vez una consecuencia de un metabolismo antifisiológico; entendiendo el metabolismo integralmente, como la vida toda, el intercambio de materia y energía con el cosmos, a cuyo favor y pesar conservamos la forma; y que dicho en términos vulgares quiere decir que, las sustancias extrañas de la composición normal del organismo que se introducen en él como consecuencia de la antinatural manera de vivir, son la verdadera enfermedad, y la reacción para eliminarlas, neutralizarlas y adaptarse a ellas, es lo que constituye todo un fenómeno patológico." "No me niegue nadie que sólo efectos se estudian y combaten, que todavía la clínica se reduce a descubrir lesiones y a que éstas desaparezcan, aunque sólo sea temporalmente; que son piezas patológicas las que preocupan a la mayoría de las mentes médicas de esta época, que se reduce la clínica a una fisicoquímica combinada con la bacteriología, con las que se pretende curar y no se llega más que a modelar un tipo humano cada vez más rebajado en sus reacciones vitales."

La enfermedad, en consecuencia, *no se coge*, sino que *la hace* el organismo. No es una cosa sino *un acto*. No es algo que se mete en el organismo y le perturba (que esto sí podrá ser la causa morbosa), sino el conjunto de fenómenos reactivos para eliminarlo o anularlo. Por esto nosotros hemos propuesto para la denominación de la enfermedad, un término que indique su carácter activo o dinámico.

Nomenclatura de la enfermedad

Este carácter dinámico de todo proceso morboso, nos lleva a considerarlo como un *estado* o *modalidad* de la vida una. Nada nos dice, en el fondo, el llamar a un estado morboso, *tuberculosis, cáncer, reuma*, etc. Esto, a lo sumo, nos define una lesión, y estaría justificado, hasta cierto punto, si la causa prima de toda enfermedad fuese el microbio, en cuyo caso no habría inconveniente en identificar el mal con la causa. Pero como la enfermedad no es un microbio ni ningún otro ente individualizado, sino un *proceso biológico* en el cual el microbio puede ser un colaborador, debemos adoptar otro léxico que exprese bien el concepto dinámico y modal de la enfermedad.

Estas exigencias de recta expresión del concepto, quedan satisfechas diciendo *estado tuberculoso, estado canceroso, estado reumático,* etc., o en una forma menos eufónica, pero también propia: *tuberculismo, cancerismo, reumatismo* Estas expresiones nada predisponen en favor de una causa determinada. Se reducen a expresar una forma de manifestación. Y con ello queda cumplida la necesidad de que las palabras correspondan a las realidades y no se reduzcan a vanos fantasmas contra los cuales se lucha inútilmente. Cáncer, sífilis, difteria..., son palabras sin fondo. Estos estados morbosos *los hace* el organismo. Y los hace porque no encuentra otro camino mejor para resolver los íntimos problemas de su quimismo perturbado por una vida antifisiológica en todos sus aspectos.

La preocupación por la necesidad de catalogar —es decir, poner un nombre o una etiqueta— a las enfermedades, es uno de los motivos que, en los tiempos presentes, más sugestionan en mal sentido, más limitan el libre juicio del médico y más dificultan la emisión de un pronóstico acertado.

Aquí debemos transcribir la tesis expuesta por Argimiró Severón en su ponencia médica al VI congreso naturista español, y que dice así: "Es indudable que la nomenclatura nosográfica clásica no se ajusta a la concepción clínica naturista, sino a reglas puramente mecanicistas o anatomopatológicas. De aquí nace la imperiosa necesidad de formular una nueva nomenclatura que recoja y refleje más fielmente los postulados clinicobiológicos fisiátricos. Nosotros daremos algunas normas sobre el particular, que no pretendemos sean definitivas ni mucho menos, pues podrán modificarse o ampliarse a medida que los estudios naturológicos vayan aportando nuevos datos, vayan trayendo nuevos problemas clínicos que hoy no se pueden ver en toda su desnudez."

Clínicamente existen dos estados bien definidos: el *estado agudo* y el *crónico.* Ambos no son más que aspectos de un problema de mayor o menor cantidad metabólica.[1] El *estado agudo* se caracteriza por un ritmo fisiológico acelerado, que puede obedecer a diversos factores exógenos o endógenos que provocan una reacción curativa o destructiva, pues hay que distinguir entre una y otra, ya que no siempre la reacción es conservatriz, como se cree erróneamente por muchos. Esta depende del estado orgánico humoral, fisiológico, psicológico, vitalidad, edad y tratamiento. El estado agudo comprende los procesos febriles violentos causados por agentes psicofísicos, virus o bacterias, si bien los virus o bacterias sólo actúan sobre terrenos mórbidos, a los que simplifican para eliminarlos. El *estado crónico* se caracteriza por dos fases inconfundibles: la *fase de retención* o sedimentación y la *fase de enervación.* La primera

[1] *Metabolismo* equivale a transformación. Es un término con el que se expresan los fenómenos de construcción (anabólicos) y destrucción (catabólicos) que realiza el organismo con los materiales y energías recibidos del medio externo, en el continuo trasiego de la vida. Antes se aplicó al hecho de transformarse una enfermedad en otra. Que en el fondo supone el mismo proceso de íntimas transformaciones nutricias celulares y humorales.

fase o sedimentación comprende los organismos denominados obesos, disémicos, artríticos, reumáticos, gotosos, diabéticos, luéticos, gonorreicos, psoriásicos, eczematosos, ulcerosos, tuberculosos, nefríticos, escrofulosos, hipertensos, arteriosclerósicos, catarrosos; en una palabra: todos aquellos estados crónicos susceptibles de curación o mejoría por medio de la medicina natural adecuada y oportuna. La *fase de enervación* representa un paso avanzado de la fase sedimentaria, caracterizada por escasa vitalidad, febles defensas orgánicas, fisiológicas, humorales y psicológicas. En esta fase entran todos los *caquéxicos* y los padecimientos incurables o en su última etapa vital, en los que sólo cabe prolongar la vida a fuerza de cuidados.

Reducidos los procesos patológicos a dos grandes cuadros abstractos generales, la nomenclatura correspondiente se simplifica, si su objeto es calificar y concretar de modo simple y sintético los supradichos cuadros. Es decir, al 'estado agudo' se le aplica el siguiente término: *Crisis anabólica o rectora*, si el estado agudo implica una reacción curativa, constructiva; *crisis catabólica* o desintegrativa, si el estado agudo representa una reacción destructiva, mortal. Los términos crisis anabólica o catabólica se concretan agregándoles los vocablos correspondientes. Ejemplo: Crisis anabólica digestiva, hepática, intestinal, gástrica, etc.: crisis anabólica respiratoria, neumónica, bronquítica, tuberculosa, pleurítica, etc., cuando la intensidad de la crisis se localiza en un aparato y lesiona o afecta patentemente a un órgano o tejido de éste... El estado crónico presenta dos fases: *retención* y *enervación*. La retención o sedimentación no es más que un metabolismo deficiente, una adaptación orgánica, una fase intermedia entre el estado agudo y la enervación. Y la enervación indica un metabolismo catabólico, enervante; los últimos esfuerzos vitales. A la fase de retención se la puede denominar 'fase defensiva orgánica' y a la de enervación 'fase débil orgánica'. A estos términos se los concreta añadiéndoles los vocablos correspondientes a un aparato, órgano o tejido lesionado.

El estado crónico corresponde al agudo y éste a aquél. Esto es, el estado agudo, salvo por accidente, es una agudización reactiva del estado crónico, mientras que éste es una atenuación o forma adaptativa del estado agudo. El estado de retención corresponde a la crisis anabólica o rectora, y el estado de enervación a la crisis catabólica o destructiva."

Esta manera de concebir la nomenclatura de las enfermedades expuestas por Severón, no llegará seguramente, en el mejor de los casos, a ser del dominio del vulgo, pero tiene el indudable valor científico de poner los conceptos en su verdadero lugar, retrotrayendo la génesis de la enfermedad a un problema nutricio fundamental.

Efectivamente, la *enfermedad aguda* supone una exaltación de las funciones orgánicas, y la *enfermedad crónica* supone una depresión de las mismas. Sabemos muy bien que el enfermo crónico sólo puede curarse por una agudización de sus males; es decir, convirtiéndole —como dice Sandoz— la enfermedad por lentitud de la nutrición (crónica), en una enfermedad por aceleración de la nutrición (aguda). Esta transformación *metabólica*, es lo que se ha llamado en medicina natural *crisis curativa* y en medicina homeopática *agravación homeopática*. Todo ello no supone más que una variación en el ritmo de los libramientos vitales que concurren a la defensa orgánica. Pues como dijo Claudio Bernard: "El estado de salud y el estado de enfermedad son regidos por las mismas fuerzas, y no se diferencian más que por las condiciones particulares en las que se manifiesta la ley vital."

Ratifica todo lo expuesto el hecho indudable de que todo estado morboso no es, a fin de cuentas, sino un proceso de *inflamación aguda, subaguda* o *crónica*. Lo agudo supone defensa, lo crónico adaptación. El sufijo *itis* (inflamación) que se aplica a las enfermedades (ejemplo: enteritis, bronquitis, salpingitis) expresa exactamente el concepto básico del mal.

Ahora bien: ¿cuándo un estado morboso tiene tendencia constructiva o destructiva? ¿Cómo podremos reconocer esto?

Si bien es verdad que toda función anormal tiene tendencia correctiva, compensadora o sanadora, también es cierto que el resultado curativo depende de la cantidad de fuerza vital en su relación con la intensidad de la causa morbosa, y muy especialmente del tratamiento empleado. Si éste encauza los esfuerzos orgánicos ayudando a la depuración de las causas del mal, es indudable que se ahorrarán energías vitales. Muy al contrario, que si se instaura un tratamiento abortivo o supresivo que, impidiendo la labor depuradora de la naturaleza individual, obligará al organismo a tomar otro camino (seguramente más penoso) para resolver el problema de su defensa. Una enfermedad puede, por consiguiente, ser destructiva o constructiva, según el tratamiento que se emplee para su curación.

Llegamos a la conclusión de que *no toda enfermedad aguda puede considerarse como crisis curativa*, aunque su tendencia teleológica sea ésta. Por ejemplo: Una meningitis o una miocarditis no constituyen una crisis curativa, sino una consecuencia lamentable del ataque de causas morbosas; aunque el proceso inflamatorio localizado en órganos tan importantes, sea la expresión de una defensa del estado general. Lo sensible en estos casos es que la naturaleza tenga que recurrir para defenderse, a ciertos procesos en órganos cuya lesión puede costar la vida al individuo. Este hecho nos hace también deducir (por si no hubiese sobrados argumentos filosóficos para ello), que *todo proceso local es manifestación de una reacción general de defensa vital*. Y que si el organismo localiza a veces en ciertos órganos importantes el proceso inflamatorio de defensa y eliminación tóxica, es porque, por unas causas u otras, han fallado los mecanismos y vías normales de realizar las funciones depurativas y neutralizadoras. Con lo que se comprende la responsabilidad en la elección del tratamiento médico.

Dice con mucha razón el doctor Argüelles: "La fiebre es siempre una reacción del organismo, un síntoma del modo como éste responde a la existencia de un proceso morboso general que afecta una parte en particular, y el proceso local puede ser curativo, como un incordio en la ingle, o destructivo, como un absceso en el cerebro."

De modo que el concepto de "crisis curativa", depende en primer lugar de su carácter anabólico, de síntesis o polimerización, y en segundo lugar (de un modo adjetivo y circunstancial), del tratamiento empleado, encauzador y no supresivo. Un tratamiento supresivo puede tornar una crisis curativa en crisis destructiva. Así, pues, toda enfermedad aguda puede ser crisis curativa si reúne las antedichas condiciones; pero distan mucho de serlo todas. Y en general se reserva ese nombre para las remociones de estancamientos o depósitos morbosos que limpian de toxinas los órganos y tejidos, restaurando las funciones alteradas a su ritmo y cantidad normal.

El carácter constructivo o destructivo de una crisis puede colegirse por el estudio de ciertos signos (estado general y de las funciones orgánicas, señales en el iris, diagnóstico básico, biorritmo, etc.) que merecerán nuestra atención al tratar del diagnóstico.

La unidad morbosa y la multiplicidad de formas

Con el mismo criterio con que afirmamos la unidad anatómica y fisiológica (véase pág. 33), tenemos que afirmar la unidad morbosa que, naturalmente no se refiere a las formas patológicas, sino a la capacidad reaccional que origina los cuadros sintomáticos. Dice el profesor Corral: "La solidaridad y estrecha correlación de los actos del organismo representada en la *conspiratio una* de Hipócrates, da lugar a que cada parte del organismo, necesite, para vivir bien, de la acción de todas las demás. Enferma, pues, una de ellas, es natural que enfermen las demás o al menos aquellas que con la primera estén más relacionadas." Esto quiere decir que, en realidad no existen enfermedades locales. Un catarro nasal puede ser una compensación eliminatoria por deficiencias de una vía normal de eliminación o por ingestión de alimentos mucógenos. El especialista que con toques, pulverizaciones, ablaciones de cornetes, etc., *corte* dicho estado catarral, no habrá realizado ninguna labor clarividente en verdad.

El que un cuadro morboso tenga su principal localización en determinado órgano no quiere decir que sea solamente dicho órgano el que está enfermo, sino que el organismo ha encontrado en ese órgano ciertas facilidades o condiciones para realizar su función patológica de defensa. Por otro lado, un mismo cuadro morboso puede ser originado por causas distintas. Así, por ejemplo: Un estado tuberculoso puede ser por taquitrofia (aceleración de la nutrición) en un sujeto, por braditrofia (retardo de la nutrición) en otro, y necesitar de tratamiento completamente distinto, a pesar de que en ambos enfermos la enfermedad tiene (o se le da) el mismo nombre. Dos individuos pueden presentar el bacilo tuberculoso en los esputos, y uno se hace tuberculoso y muere, y el otro, sin tratamiento siquiera, calcifica espontáneamente sus lesiones y cura.

Y es que *el efecto que llamamos enfermedad, lo determina el organismo y no la causa morbosa.* Por eso se ha dicho con harta razón que, "no existen enfermedades sino enfermos".

Una vez admitida la causa del mal, todo depende de la capacidad y manera de reaccionar de cada organismo y aun de cada sistema y de cada órgano dentro del conjunto. El doctor Ibarra nos pone el siguiente instructivo ejemplo: "Dos individuos, que pueden ser hasta hermanos, criados y desarrollados en el mismo ambiente, cometen una transgresión de la ley fisiológica en la alimentación, por ejemplo: sus organismos respectivos llegan a constituirse sobre tejidos impuros; a la larga retienen productos morbosos y por su escasa vitalidad reactiva se traducen estas causas en procesos morbosos crónicos; en el uno en una lesión destructiva tuberculosa pulmonar; en el otro, en una diabetes. ¿Cómo las mismas causas han producido efectos distintos?"

"Porque en el hecho ya establecido, proceso morboso, además del hecho biológico exterior, digámoslo así —alimentación antifisiológica y sus consecuencias primarias— intervienen las condiciones individuales que dan modalidad al proceso, y así en nuestro ejemplo, uno de los hermanos, por condiciones congénitas o adquiridas, por su costumbre de estar más tiempo en locales cerrados, por la sola actitud de su esqueleto, por no guardar la posición fisiológica, su aparato respiratorio trabaja en peores condiciones, la circulación en éste no es normal y allí se fijan las materias morbosas y por allí se eliminan, previo su proceso inflamatorio; el otro hermano por las condiciones de su vida, por las lecturas que hace, conversaciones que sostiene y falta de dominio de sí mismo, sufre emociones constantes que dificultan la fisiología de las glándulas de secreción interna, con sus consecuencias manifiestas en los variables cambios diabéticos."

Juzgando con este criterio filosófico, vemos que la multiplicidad de formas morbosas depende de las modalidades reactivas de cada organismo, y que en el fondo hay una unidad causal, representada por la alteración del quimismo humoral (medio interno), consecuente a la anormalidad de los aportes energéticos y materiales (medio externo) en más o en menos.

Mas en el fenómeno enfermedad no sólo nos interesa el *por qué* se produce (causa) y *cómo* se produce (mecanismo), sino muy especialmente, *para qué se produce* (finalidad). Olvidar este criterio teleológico o finalista es pisar terreno poco firme en la terapéutica. Solamente aprestándonos a respetar la finalidad del fenómeno morboso, podremos ser útiles al enfermo. Y esto se deduce de la unidad anatómica y funcional tanto en salud como en enfermedad, que son las dos modalidades en que se manifiesta la vida una.

La enfermedad tiene una finalidad de orden físico: defiende y *depura* el organismo, le hace *evolucionar* venciendo causas mórbidas, le *adapta* y da nuevas capacidades defensivas y, en fin, le *selecciona*. Pero tiene además otra finalidad de orden moral o trascendente, que no es la menos importante, y sobre la cual debemos detenernos un momento.

Dice Paul Carton (*Medicina Blanca y Medicina Negra*): "Estar enfermo es, en cierto modo, encontrarse conducido providencialmente a la escuela de la sabiduría, por medio de la paciencia, de la previsión, de la ponderación, del dominio, de la aceptación, del renunciamiento, de la humildad, conjunto de cualidades que conducen al progreso espiritual. Una enfermedad, es pues, más bien una ocasión de lucha del individuo contra sí mismo; es decir contra sus imperfecciones de conducta anterior y sus malas tendencias, que un simple combate contra influencias externas..."

"¡Las enfermedades son purgatorios!", decía Paracelso. Y un ilustre literato dijo no ha mucho: "Las enfermedades son *pecados* funcionando en un organismo"; frase admirable y sintética que plasma el verdadero y fundamental concepto de las enfermedades. Los pecados llamados capitales, son, en efecto no solamente pasiones bajas, sino causa inmediata, interna, de enfermedad. La envidia se traduce en anemia, la ira en congestiones, la pereza en retardos nutritivos, la avaricia en estados hepáticos y de desnutrición, la lujuria en estados caquéxicos y tuberculosos, la gula en artritismo y toxemia... La utilidad espiritual de là enfermedad estriba en la lección correctora de la desviación de los principios morales; puesto que todo error, baja pasión o falta de dominio propio, lleva a la transgresión de la ley natural y a la desarmonía consecuente.

Esto nos hace pensar hasta qué punto es cierto el criterio de la unidad morbosa, no ya referido al organismo como unidad, sino extendido a todo el ser humano incluyendo sus elementos anímicos.

Síntomas de la enfermedad

Son los fenómenos o funciones anormales con los que la enfermedad se manifiesta. El conjunto de síntomas se llama *síndrome* o *cuadro sintomático.*

Los patólogos han dividido los síntomas, desde distintos puntos de vista, en anatómicos, físicos, químicos, estáticos, funcionales, pretéritos, actuales, esenciales, accidentales, persistentes, intercurrentes, etc., cuya denominación indica claramente lo que con ella se quiere significar. Pero a nosotros, desde el punto de vista eminentemente práctico de la terapéutica, sólo nos interesa diferenciar los síntomas *útiles* de los *perjudiciales.*

El conjunto de síntomas útiles constituye la *crisis curativa*; y el de los perjudiciales, la *crisis destructiva.* Un síntoma útil es, por ejemplo, la fiebre, una eliminación diarreica, una expectoración catarral. Un síntoma perjudicial es v. gr.: una lesión cancerosa o tuberculosa, una inflamación de las meninges. De modo que el problema del verdadero terapeuta, es el de la valoración del síntoma y su finalidad. De esta valoración depende el tratamiento y su éxito, y por consiguiente, el verdadero resultado saneador. Repitamos una vez más cómo una terapéutica sistemática de supresión sintomática, puede ser un palo de ciego, por abortar el esfuerzo defensivo de la naturaleza, cosa que si puede llamarse *curativa*, no puede lamarse *sanitaria.*

Dice un adagio: "El médico cura y la Naturaleza sana." Mas la Naturaleza sana, si el médico la deja, sabiendo los síntomas que debe respetar y encauzar...

Mecanismo de reacción curativa

Al actuar una ·causa morbosa cualquiera sobre el organismo, se produce un *efecto directo* más o menos ostensible, que llamamos *afección*. A esto responde el organismo con una serie de actos defensivos que constituyen la *reacción*. La acción de la causa es un *daño*, la del organismo una *defensa*. Esta *reacción viva* del organismo ante el poder *eficiente* y *excitante* de la causa del mal, lleva siempre una finalidad correctiva y saneadora, aunque no siempre la consiga.

Por ejemplo, en una herida, podemos considerar la *acción* o *afección* caracterizada por la destrucción o separación de tejidos, hemorragia, etc., y la *reacción viva* representada por todos los actos de coagulación de la sangre, reparación y cicatrización. En una fiebre tifoidea, la *afección* la produce la paulatina intoxicación de los humores causada por alimentos fuertemente tóxicos y la depresión vital consiguiente; y la *reacción*, los fenómenos febriles, diarreas, hemorragias, inflamaciones linfáticas del intestino, etc., con los que el organismo se defiende y desintoxica.

Dice el profesor Corral: "No siempre tiene la misma importancia en las enfermedades, ni se perciben por modo tan manifiesto estos sus dos elementos constitutivos, pero en ningún caso puede prescindirse de ellos. Enfermedades hay en que la protesta del organismo se eleva tan briosa y pujante que quedan en la sombra y apenas se notan los actos hostiles de la causa morbífica: tales son la mayoría de las enfermedades agudas (enfermedades *reactivas*). Alguna rara vez, por el contrario —y pueden servir de ejemplo ciertos cóleras fulminantes— la impresión afectiva es tan profunda y deletérea que la reacción parece que no tiene ni tiempo de manifestarse: vida y reacción se extinguen a la vez para siempre. Tal enfermedad parece que queda incompleta o mejor dicho, que no existe: el vulgo dice con razón que el hombre *no ha tenido tiempo de estar enfermo*: muere como un decapitado. Las enfermedades crónicas suelen ser principalmente enfermedades *afectivas*, esto es, en las que la reacción se dibuja mal, y parece reducida a tentativas tardías, mal sostenidas y pocos eficaces. Sin embargo, un examen atento hallará, aun en estos casos desfavorables, hechos suficientes que traducen la tendencia y los conatos conservadores del organismo."

Y esta *reacción viva* con que el organismo responde a la *lesión causal* (usando el léxico de Letamendi) o *afección*, es, como ya dijimos, el resultado de la acción inmediata de la energía individual o fuerza medicatriz, que *actúa en todos los momentos en la proporción debida, para resolver el conflicto patológico; y a la que cabe estimular y quitar obstáculos, pero no dar resueltos sus problemas*, como con evidente falta de filosofía trata de hacer la medicina alopática.

Todo el mecanismo de funciones anormales desplegado por el organismo para luchar contra una causa morbosa o afectiva, va acompañado de una alteración material o anatómica, aunque simplemente se refiera a un cambio nutritivo. Ocurriendo esto en la vida normal, en la que hasta una sencilla contracción muscular va acompañada de una variación química, no tiene porque no suceder en las formas patológicas de la vida. A la alteración material, causante o consecuente, de la enfermedad, se la llama *lesión*.

Esta alteración de la organización es doble: *a)* La anterior a la función morbosa, que es generalmente de orden químico y causa del mal. *b)* La consecuente a la función morbosa, que es su efecto, y que puede llegar a ocasionar importantes alteraciones de tejidos y órganos. Así, como decía Huchard: "La enfermedad de la función habrá hecho la enfermedad del órgano."

Mas, es importantísimo hacer notar que, la alteración primera o causal, puede radicar en el medio cósmico extra o intraorgánico, como ocurre en el caso de respirar aire viciado o ingerir alimentos tóxicos. En este caso, a pesar de contar con órganos normales, se alterará la función, y esta alteración funcional, traerá a su vez, como consecuencia, una nueva lesión orgánica.[2] Así pues, en las enfermedades en que la condición primitivamente alterada es el *cosmos*, hay un período de perturbación puramente funcional, que es precisamente *el de máximas probabilidades de curación*.

El olvido de este importante hecho, ha conducido, como dice Corral, al "abuso de la Anatomía patológica, o mejor dicho, las exageradas inducciones que se hacen de las lesiones cadavéricas para reconstituir la génesis de los procesos morbosos. Se olvida con frecuencia que estas lesiones son ya más bien, como ha dicho Semmola y otros, el *cadáver* de la enfermedad. La desesperación en el pronóstico y el nihilismo de la Terapéutica son las gravísimas consecuencias de esta errada manera de constituir la Patología. Desde este punto de vista la afirmación de las enfermedades sin lesión, *sine materia*, aun llevada hasta el último grado del absurdo, fuerza es confesar que no ha producido tantos desastres como la exageración opuesta".

Por esto, el ideal del diagnóstico, con miras a la máxima garantía terapéutica, es el de reconocer la *alteración prima* o *lesión causal*, muchas veces no ya de orden químico, sino de ese orden más recóndito de las perturbaciones moleculares y etéreas, como ya veremos.

Finalmente, reconózcase en la observación de todos estos hechos, la manifestación de la ley de "acción y reacción" en el proceso de la enfermedad como en los aspectos todos de la vida.

---

[2] No puede haber escrúpulo en llamar *lesión* a la alteración del medio cósmico en función con el organismo, puesto que esta palabra proviene del término latino *leasus*, participio de *laedo*, que quiere decir lastimar, ofender. Efectivamente, el hecho afectivo de ser lastimado, es lesivo. Y lesión es más bien la acción de lesionar que el efecto de la misma.

Lección X

LA FIEBRE

La *fiebre* o elevación de la temperatura orgánica, es el más característico de los fenómenos de defensa orgánica y el hecho culminante de la reacción vital. Esto merece que le dediquemos una lección.

Por otra parte, el miedo que generalmente infunde a las familias todo proceso febril, nos induce a explicar el por qué y para qué se produce la elevación térmica.

Esto requiere algunas explicaciones previas.

El *calor animal* es una de las consecuencias del *proceso nutritivo celular*, que con sus desdoblamientos, hidrataciones y sobre todo *oxidaciones*, mantiene una temperatura constante específica, y cuyo libramiento en el hombre y en reposo, se ha calculado en unas 2500 calorías diarias.

Cuando el proceso nutritivo celular se exalta, aumenta la temperatura normal, y si este aumento *persiste*, lo consideramos como *proceso febril*. Esto quiere decir que existen aumentos de la temperatura normal, de carácter *no febril*, como los producidos por influencias externas (baños y atmósferas calientes) y ejercicios musculares extraordinarios, que son transitorios y cesan en cuanto cesa visiblemente la causa que los produce.

La fiebre no es solamente un aumento de temperatura, sino un conjunto de fenómenos que veremos a continuación y entre los cuales, la elevación térmica es el más destacado. Según el aumento de temperatura, podemos distinguir:

Fiebre leve .... hasta 38,5 Grados
Fiebre moderada .... „   39,5   „
Fiebre alta .... „   40,5   „
Fiebre muy alta .... „   41,5   „
Temperaturas hiperpiréticas .... entre 41,5 y 50 grados.

Aunque en algunas infecciones puede llegar la temperatura a 42 ó 44 grados, estas *temperaturas hiperpiréticas* deben considerarse como excepcionales.

Ciclo febril. Permítasenos referirnos a la sabia exposición de nuestro maestro de patología, profesor L. Corral, a la que, por su claridad y orden didáctico, nada podemos quitar ni poner.

En muchas de las enfermedades febriles agudas, la temperatura sigue su curso regular (*ciclo térmico*), en el que se distinguen bien tres períodos: de incremento, de estado y terminal.

1º El período de *incremento* o *pirogenésico* es aquel en que la temperatura se desarrolla hasta alcanzar sus alturas máximas: puede ser *rápido* (de pocas horas), *lento* (de unos días), y este puede ser *con oscilaciones ascendentes* (serie de crecimientos diarios cada vez mayores, interrumpidos por descensos cada vez menores, y que dan a la marcha general de la temperatura una dirección ascendente).

Cuando la subida de la temperatura es rápida y extensa —algonas veces de tres, cinco o más grados en cosa de una hora— se acompaña siempre del fenómeno del *escalofrío*, que consiste en una sensación angustiosa de frío, excitaciones musculares que pueden producir desde la erección de los bulbos del pelo (*carne de gallina*) y descomposición del semblante, hasta el temblor y castañeteo de dientes (temblor de la mandíbula inferior) y verdaderas convulsiones. La piel está fría (a veces baja hasta 32 grados y aun más), pálida y con matices azulados (cianóticos). El escalofrío constituye indudablemente un esfuerzo de acumulación de calor: la acción muscular exagera la termogénesis, mientras que la isquemia (contracción de los vasos sanguíneos)de la piel suprime la radiación: son estos dos hechos *paralelos*. La defensa no es, pues, contra el frío, ya que el enfriamiento es una parte del proceso, sino contra la causa morbosa.

2º El período de *estado, fastigio* o *acmé* es aquel en que la fiebre permanece en sus alturas máximas; puede ser breve, como el de los accesos de fiebre palúdica que dura a veces momentos, o largo, como el de la fiebre tifoidea que dura semanas. Se admiten muchas variedades: fastigio de *vértices* (forma *acuminada*), cuando la temperatura alcanza el máximum una a tres veces lo más en la enfermedad; de *oscilaciones*, cuando la temperatura sube a ciertas horas del día y baja en otras (y estas oscilaciones según la dirección general que dan a la marcha de la fiebre se llama *estacionarias, ascendentes* o *descendentes*) y finalmente el fastigio *remitente*, que es el que presenta oscilaciones grandes e irregulares.

3º El período *terminal* puede ser favorable (*defervescencia*), o desfavorable (*premortal*).

La *defervescencia*, que es el retorno de la temperatura a la cifra normal, puede ser rápida, en unas horas (*crisis*); o lenta (*lisis*), en algunos días, y ésta irregular o con oscilaciones descendentes.

El descenso rápido y extenso de la fiebre se acompaña de un *sudor* copioso, y de un estado de inacción muscular, que es en un todo opuesto al fenómeno del escalofrío. Hay además una *poliuria* con eliminación de materias sólidas en gran cantidad, y que hacen bajar sensiblemente el peso del enfermo; y cambios en los elementos figurados de la sangre (*crisis hemática*).

El período *premortal* conduce a la muerte por una subida enorme de la temperatura (*tipo ascendente*); por un descenso, que es lo más frecuente (*tipo descendente* o *colapso*); o sin regularidad alguna (*tipo irregular*).

Otros fenómenos de la fiebre. La elevación febril de la temperatura orgánica, va acompañada de mayor *frecuencia del pulso y de la respiración; aumento de sed, sequedad de la lengua y falta de apetito; agitación nerviosa o depresión; orina disminuida y cargada; disminución de glóbulos sanguíneos; enflaquecimiento y ciertas alteraciones de los tejidos.*

Como se ve, todo ello supone un proceso de removimiento y eliminación, en el que queda reducido al mínimo el proceso de asimilación, cosa que hay necesidad de tener en cuenta para no errar en la instauración del régimen alimenticio de los febricitantes.

Cómo se produce la fiebre. En la mayor parte de los casos, la fiebre se produce por la existencia de toxinas o sustancias extrañas en los humores, y entonces su finalidad es la combustión, simplificación y eliminación de dichas sustancias. Menos veces es de origen puramente nervioso. Pero en todos los casos, la causa productora de la reacción febril obra sobre el sistema nervioso, donde residen los centros (bulbo, protuberancia, médula, pedúnculos cerebrales, cuerpos estriados . . .) que regulan la temperatura del organismo.

Como hemos de tratar más adelante de las sustancias morbosas y de los microbios, bástenos decir aquí que, las fiebres de *origen humoral* son las *infecciones, tóxicas, inflamatorias y traumáticas*); y las de *origen nervioso* todas aquellas en que una causa no química, obra directamente sobre los centros termorreguladores (emociones, lesiones del sistema nervioso, neurosis, cólicos hepáticos, exploraciones quirúrgicas, etcétera).

La fiebre, como puede deducirse, es casi siempre un síntoma de un proceso morboso (*fiebre sintomática*) pero existen casos de *fiebre esencial* (o *idiopática*) que casi pueden reducirse a las de origen nervioso.

Efectos y finalidad de la fiebre. Siendo la fiebre, como dijimos, el hecho culminante de la reacción orgánica, tenemos que aceptar, en principio, su utilidad y su finalidad saneadora. Esta opinión, de abolengo hipocrático, ha sido sustentada en todos los tiempos por los más destacados patólogos, y alguno, como Semmola, ha llegado a considerr como perjudicial todo tratamiento supresor de la fiebre.

Sydenham y Boerhaave expresaron su carácter depurativo y defensor.[1] Letamendi insiste en su tendencia conservadora y curativa. Corral nos dice que "la fiebre podrá en caso revelar la gravedad del *daño causal*, pero ella no es el daño sino la defensa contra él, y debe por lo tanto en principio respetarse. Podrá ser el barómetro que anuncia la tempestad, pero ésta no se conjura rompiendo el instrumento". Metchnikof y Bouchard en los tiempos modernos, Sandoz, Cartón, Ruiz

---

[1] *Instrumentum naturae qui partes impuras a puris sacernat,* decía el primero. *Affectio vitae conantis avertere mortem,* decía el segundo.

ibarra, Lindlahr y otros últimamente, han demostrado elocuente y científicamente la acción defensiva del proceso febril.

Efectivamente, la fiebre favorece la formación de antitoxinas y sustancias defensivas (Lüdke); destruye, aumentando las oxidaciones, las sustancias morbosas (principalmente *coloides*), que no pueden ser eliminadas por los emunctorios sin una previa desintegración química; y atenúa la virulencia microbiana (Walter, Richter, Cheinisse, etcétera).

Prueba evidente de estos efectos depurativos es el mayor vigor y vitalidad que pueden observarse en aquellos individuos que han padecido una enfermedad febril, la cual ha sido tratada por medios *no supresivos*.

Al lado de estas ventajas de la reacción febril, ha habido autores que han tratado de exponer sus peligros o efectos desfavorables como la fatiga del corazón, la pérdida de peso y la muerte por exceso de calor. Indudablemente, todo esto puede ocurrir; pero nos inclinamos a pensar que, el peligro mortal de la fatiga cardíaca y la pérdida de peso, más puede deberse a los tratamientos supresivos (que contrarían la reacción orgánica) que a la fiebre misma; y en cuanto a la muerte por calor excesivo, ya hemos visto que pueden resistirse hasta temperaturas de 48 y 50 grados, límite extremo en el que ya puede darse la coagulación de los albuminoides celulares, pero al que cabe oponerse con aplicaciones hidroterápicas frías oportunamente prescriptas. No olvidemos la frase del doctor Ruiz Ibarra: "No es la enfermedad aguda la que mata, sino el desgaste vital anterior a ella."

Se deduce, y a su tiempo hablaremos de ello, que la mejor terapéutica antifebril, consiste en realizar por los medios del arte médico, los efectos que busca la fiebre. Es decir, ponerse de parte del esfuerzo orgánico en lugar de contrarrestarlo.

Por todo lo expuesto sacamos en consecuencia que, cualquier enfermedad febril constituye el esfuerzo más franco de que es capaz un organismo para desembarazarse de las causas que perturban su vida; y que, por regla general, la fiebre carece en sí misma de peligros, de los cuales dista tanto más cuanto que con un tratamiento adecuado, eliminador, encauzador de todo síntoma defensivo y atemperante, se facilita la solución de todo aquello para lo cual la fiebre era el esfuerzo culminante de la reacción viva.

Hipócrates mismo juzgaba más fácil de curar cualquier enfermedad aguda que una crónica, y se prevenía contra la supresión inoportuna de la fiebre, al decir: "Los enfermos a quienes falta la calentura sin anteceder las competentes señas de terminación, o en los días que no sean críticos, es de temer vuelvan a recaer en la enfermdad." (Pronósticos).

Lección XI

COMO SE ENGENDRA LA ENFERMEDAD

Cuadro de la progresión de la desarmonía orgánica. La causa de la enfermedad es múltiple. Estados de enfermedad latente. Qué son las sustancias morbosas.

Se enferma rompiendo la armonía de nuestra vida por el incumplimiento de las leyes naturales.

¿Cómo se rompe esta armonía?

Por uno de estos cinco hechos:

1º *Excitación de la energía individual, obligándola a gastarse en cantidad mayor que la que por ley natural le corresponde en determinado tiempo.* A este resultado se llega con el uso de los excitantes artificiales (alcohol, café, medicamentos tóxicos, etc.) o dejándose llevar por la sensualidad, bajas pasiones y concupiscencia. *gaste físico?*

2º *Disminución de aquellos actos en los que debe encontrar normal empleo la energía individual en determinado tiempo.* A este resultado se llega por la vida sedentaria y ociosa, con su consiguiente retardo nutritivo y libramientos anormales de energías nerviosas. *poco sueño?*

3º *Obligando al organismo a recibir energías cósmicas en cantidad mayor o en calidad diferente a las que por ley natural le corresponden en determinado tiempo.* A este resultado se llega por la comida excesiva, la ingestión de alimentos impropios o tóxicos, el vicio de fumar, etcétera. *Cambio de vida?*

4º *Disminución del aporte de energías cósmicas que corresponden al organismo en determinado tiempo.* A este resultado se llega por la comida escasa, la falta de aire y sol, etcétera. *aire mao* *menu Calidad de agua?*

5º *Tratando de obtener el máximo producto de la vida de nuestros semejantes y negándoles nuestra ayuda.* A este resultado se llega en todas las manifestaciones egoístas de la vida, que a la postre redundan en perjuicio del que las hace.

El resultado final de los excesos y de las faltas, tanto en calidad como en cantidad, es el *acortamiento de la vida, rebajamiento de la vitalidad,* y *acúmulo de sustancias morbosas* en los humores y órganos.

Llegado el momento, surge la enfermedad o *crisis defensiva*, destinada a restablecer la armonía, y una de dos: o el organismo vence si su energía vital es suficiente o sucumbe en la lucha. (Bajo el punto de vista social, la *guerra* y la *revolución* —que no es sino una evolución rápida— representan esfuerzos críticos contra el ·morbo de la injusticia).

La causa de la enfermedad es múltiple

Aunque toda enfermedad suponga en principio una violación de la ley natural que es su causa originaria, intervienen en su génesis y desarrollo factores diversos que vamos a estudiar, y cuya observación nos aleja del criterio simplista de la causa única.

El vulgo puede opinar que una pulmonía ha sido causada por el frío, una fiebre tifoidea por beber agua impura, y una tuberculosis por haberse introducido en el organismo el bacilo de Koch. Pero el hombre observador y estudioso sabe que esto no es así.

Efectivamente: en primer lugar, una enfermedad no aparece repentinamente, sino que se va gestando poco a poco, a veces durante mucho tiempo, por la insistencia en los errores del vivir. En segundo lugar, las causas externas a las cuales se atribuye generalmente el estallido de la enfermedad, no tienen influencia decisiva como factores del mal, sino cuando el terreno orgánico ha llegado a un determinado grado de alteración fisicoquímica.

Así, por lo menos, tiene que haber en toda enfermedad una *causa de fondo* que actúa poco a poco, y otra *causa ocasional* o motivo, representado por una variación más o menos brusca del medio que rodea al individuo (calor, frío, humedad, etc.); a las que se suman muchas veces las ingerencias de un agente parasitario infectante o infestante (microbio), el cual vendría a ser una *causa accesoria* o coadyuvante.

Ninguna de las tres por sí sola, como no actúe en un grado de intensidad extraordinario (que casi nunca se da en la práctica), puede originar la reacción vital, el *hecho* (no la cosa) que llamamos enfermedad.

El falso criterio de la causa única, que nos llevaría al también falso concepto de la especificidad del mal, nos conduciría al tercero y más lamentable de los errores: el de la *entidad morbosa* y su terapéutica específica, que es el camino más seguro para llegar al nihilismo terapéutico de que hablaba Corral. Y es que, la enfermedad no es *algo* que se *mete* en el organismo, según ya hemos dicho, sino un proceso completamente personal. Y que *se sale de los límites de la oscilación media normal* que constituye el estado de salud.

El estudio de las causas de enfermedad no puede desentenderse del estudio del organismo vivo sobre el cual actúan, porque es precisamente éste el que desempeña el papel más activo en el fenómeno morboso. El curpo no es un recipiente pasivo de las causas de enfermedad como no puede serlo de los medios curativos. Hay que contar con él si creemos sinceramente en el principio de que *es la naturaleza*

118

la que sana. Y de la naturaleza orgánica más que de la causa ostensible, depende que se manifieste o no la enfermedad. Así, por ejemplo: Una corriente de aire frío produce un catarro a una persona y a otra no. La primera, bien por deficiencia de reacción calorífica o por recargo humoral de sustancias coloides, responde con la inflamación y eliminación catarral de las mucosas. La segunda reacciona cumplidamente con una activación circulatoria que no sobrepasa la oscilación normal y no enferma. No cabe duda de que, dada la misma causa, el efecto lo ha determinado el organismo, como expusimos anteriormente.

Así, pues, *no existe nada en el orden natural, que por sí mismo sea causa esencial de enfermedad.* Las causas morbosas solamente lo son por *su relación* con el organismo. De aquí la mayor importancia terapéutica que tiene para nosotros la modificación y vitalización del terreno orgánico, antes que la intención de atacar o destruir tantas pretendidas causas de enfermedad (microbios, oscilaciones climatológicas...) que en realidad ni se pueden destruir, ni son por sí mismas causas de perturbación de la vida.

En el cuadro que exponemos a continuación queda perfectamente fijado el papel causal que corresponde a cada elemento en el complicado proceso por el cual se llega a estar enfermo.

Estados de enfermedad latente

Antes de manifestarse cualquier enfermedad, se va fraguando paulatinamente el estado morboso, bajo la acción insistente de las causas patológicas. Este período (que a veces dura años), en el que no hay una sintomatología ostensible, aunque sí existen signos de alteración orgánica, se ha llamado *estado* o *síndrome de aptitud mórbida,* como quieren otros autores.

Cada organismo, ante la acción de una causa perturbadora, va determinando sus modos de resistencia y reacción según su tipo, temperamento, constitución, etc., manifestando una *trayectoria morbosa* que podemos prever y atajar con una simple corrección de conducta higiénica del paciente. Un estado canceroso, tifoideo o tuberculoso, no se improvisa, sino que es fruto de errores profundos y continuados. Más importante es conocer el camino del mal, que el mal mismo; por aquello de que "más vale prevenir que curar".

Los estados de enfermedad latente fundamentales son tres:

1º *Estado de intoxicación digestiva.* Se ha dicho con harta razón que, la mayor parte de las enfermedades tienen su origen en el tubo digestivo. Efectivamente, una alimentación excesiva e impropia, es la fuente máxima de intoxicación orgánica, por regla general. La ingestión continua de un exceso de carnes, pescados, confituras, conservas, salazones, alcohol, etc., van poco a poco, en el curso de los años, recargando el organismo de toxinas o sustancias extrañas (ácido úrico, urea, ptomainas, alcaloides, colesterina, etc.), que alteran profundamente el quimismo orgánico y la constitución humoral, manifestándose a la postre

CAUSAS (Trascendentes)	MOTIVOS Causas fundamentales	MEDIOS	RESULTADOS PRIMARIOS (Causas inmediatas)	MOTIVOS OCASIONALES	CAUSAS ACCESORIAS O COADYUVANTES	RESULTADOS SECUNDARIOS
	Ignorancia	Excitación de la energía individual	Defectuosa inervación	VARIACIONES DEL MEDIO		Inflamaciones
				Frío		Cáncer
	Indiferencia	Mal empleo de la energía individual		Humedad		Tuberculosis
				Calor		Fiebre tifoidea
VIOLACIÓN DE LAS LEYES NATURALES		Exceso de energías externas	Composición anormal de la sangre y humores	Viento		Grippe
	Falta de dominio propio			Depresiones atmosféricas	PARÁSITOS	Sarampión
		Defecto de energías externas		Etcétera	Insectos	Meningitis
				VARIACIONES INDIVIDUALES	Protozoarios	Pulmonía
	Autoindulgencia	Relaciones defectuosas con nuestros semejantes	Acúmulo de sustancias morbosas en el organismo	Fatiga	Bacterias	Necrosis
				Cansancio	(Microbios)	Gangrena
				Emociones		Tumores
				Disgustos		Ulceras
				Depresiones		Hemorragias
				Etcétera		Diarreas
						Sífilis
						Etcétera

el estado de enfermedad cuando ya la fatiga de las defensas orgánicas ha hecho imposible una resistencia compatible con la vida normal.

El organismo, no obstante, va indicando a todo el que quiere verlo, la afección que le ocasiona el régimen antinatural, mucho antes de declararse la enfermedad de un modo manifiesto.

La lengua saburrosa, la boca seca y con mal sabor, el aliento fétido, a veces la salivación excesiva, los períodos de mucha hambre seguidos de inapetencia, las náuseas, los vómitos, el ardor de estómago, las regurgitaciones ácidas, la pesadez o dolor de estómago, el estreñimiento, la producción de gases, la fetidez excesiva de las deposiciones, las hemorroides, el sueño intranquilo, el aumento de volumen del vientre, y otros variados signos, nos indican de modo evidente la intoxicación digestiva, la irritación gastrointestinal y la excitación general orgánica.[1]

Estos signos, a los que no se les suele dar importancia, se van intensificando y sistematizando paulatinamente, hasta que la alteración química continuada llega a producir lesiones de los órganos digestivos y la intoxicación permanente de los humores llega a originar alteraciones materiales de otros órganos, o estados infecciosos.

Se puede asegurar que *toda la patología digestiva no es más que un proceso de defensa o adaptación a alimentos antifisiológicos*, como dice Paul Carton: "No hay gastritis, sino un solo sufrimiento del estómago, expresado de diversas maneras." El progreso de la intoxicación digestiva, se extiende a las glándulas anejas que acaban por manifestar su irritación o insuficiencia (cólicos y vómitos biliosos, urticaria, ictericia, glucosuria (diabetes), etc.), tras de lo que se afecta, como consecuencia, el sistema circulatorio (várices, palpitaciones, congestiones, hemorragias), y el nervioso (insomnios, irritabilidad, hipocondria, astenia), clara expresión del trabajo excesivo de los órganos, de su fatiga consiguiente y de la agresión tóxica continuada.

En unos enfermos es el estómago el que más manifiestamente acusa la intoxicación y sobrecarga digestiva; son los *dispépticos* con sus variadas molestias de acideces, dolores, fermentaciones y gases. En otros, es el intestino que se presenta estreñido o suelto, pesado, doloroso, con flujos catarrales o hemorroides, etc.; son los *enteríticos*. Otras personas son más particularmente afectadas en el hígado, que le presentan sensible, aumentado de volumen y con tendencia congestiva: son los *hepáticos*, con su cortejo de signos característicos: tinte subictérico (o amarillento, por paso de la bilis a la sangre o *colemia*), amargor de boca y vómitos biliares, hemorragias fáciles por las encías, vías respiratorias, intestino y nariz, consecuentes a la plétora que generalmente les acompaña, etcétera).

Por de contado, se manifiestan también *incapacidades de elaboración* de determinados principios alimenticios, con resultados muy diversos. En unos se observa incapacidad del metabolismo de las *albúminas*, que aboca en la acidificación úrica y sus variadas manifestaciones artríticas, reumáticas, albuminúricas, etc. En otros son mal elaborados los principios

---

[1] La lengua saburrosa puede no ser síntoma de intoxicación digestiva, sino de disminución de la vitalidad.

hidrocarbonados (féculas, almidones, azúcares), dando lugar a la obesidad, glucosuria, diabetes, etc. Otro grupo, en fin, transforma defectuosamente las sustancias *ácidas*, produciéndose cuadros de desmineralización, de los que hemos de hablar. En realidad, todos estos resultados, si no una intoxicación propiamente dicha, suponen una sobrecarga humoral de sustancias extrañas que perturban profundamente la química normal de la vida, y a la postre son la más importante de las causas de enfermedad.

Sea por consecuencia de la fatiga de los órganos digestivos, en vista de la ingestión permanente de alimentos excesivos o antifisiológicos, sea por defecto en la ingestión de ciertos principios alimenticios, puede llegar un momento en que el organismo sea incapaz de una correcta y suficiente asimilación, presentándose entonces un *síndrome de desnutrición*, que muchas veces es el resultado fatal a que llegan las personas que han abusado de la mesa, cuando ya hacia la edad de 50 ó 60 años, el organismo se muestra incapaz de resistir la continuación de un régimen intensivo y tóxico de alimentación. Y entonces viene el adelgazamiento, el mal color, la debilidad o astenia general, la pérdida de memoria, irritabilidad e insomnio, la inapetencia, el estreñimiento, la sensibilidad al frío, caries, hinchazones y tendencia a las infecciones, frecuentemente de tipo caquéctico. Cuando la desnutrición es por falta de ciertos principios nutritivos (vitaminas, albúminas, sales), se presentan determinados cuadros patológicos (neuritis, escorbuto, raquitismo, pelagra, afecciones oculares, desmineralización), de las que nos ocuparemos oportunamente y cuya corrección es de relativa facilidad.

2º Estado de desmineralización. Se caracteriza por la pérdida de peso específico (Ferrier), debilidad, irritabilidad, tendencia a las infecciones de la piel y las mucosas (eczemas, conjuntivitis, anginas, impétigo, etc.), irritación y grietas de las aberturas naturales (boca, nariz, ano, ojos) y de la piel, dentera, friolerismo y tendencia a las hemorragias (de la nariz, las encías, los bronquios, etcétera).

La desmineralización orgánica proviene de la *escasez de alimentos mineralizantes* (frutas, verduras, hortalizas, leche, agua gorda), *o de la deficiencia de elaboración de los alimentos ácidos o acidificantes.* En efecto: los ácidos vegetales se transforman por *oxidación* intraorgánica, uniéndose a las sales alcalinas. Mas, cuando por falta de esta reacción, el organismo se muestra incapaz de esa transformación, se verifica un arrastre de dichas sales del seno de los tejidos, para neutralizar el exceso de ácidos que llegaría a ser incompatible con la vida. Igual hecho se opera cuando la acidificación humoral es resultante de un exceso de alimentos proteínicos (carnes, pescados, huevos) o de su incompleto metabolismo (ácido úrico, láctico, etc.). Pero cabe afirmar que es más frecuente la desmineralización por acidificación de los humores, que por la falta de alimentos mineralizadores como se deduce de la razón antes dicha.

Consecuentes a la desmineralización, son muchos estados patológicos que hallan en dicho proceso su razón de ser. Tales son el raquitismo, el escrofulismo (linfatismo), la osteomalacia, hemofilia, clorosis, mal de piedra (litiasis), infecciones glandulares, dérmicas y mucosas;

ateroma, flebitis, caries y tuberculosis, por no citar más que los más frecuentes.

3º *Estado de plétora.*. Los signos característicos y que casi nunca faltan, son:

Sensibilidad exaltada de la boca del estómago, que indica el estado congestivo del hígado, especialmente de su lóbulo derecho (lóbulo de alarma, según Pascault).

Tinte carminado de las uñas de las manos, que corresponde al estado congestivo de los pulmones, opacidad del pulmón derecho, y que expresa profundas alteraciones vasomotoras, consecuentes a la intoxicación orgánica, y fatiga del hígado.

La función del corazón se halla debilitada, presentándose frecuentemente fatiga al menor ejercicio y aun por el simple hecho de comer. Tampoco es raro que el individuo tenga algunas décimas de fiebre, sobre todo después de las comidas.

Unas veces, el enfermo pletórico presenta un aspecto de exuberancia vital, buen color y abundancia de carnes, propias del carácter sanguíneo y congestivo. Otras veces, por el contrario, simula un estado tuberculoso, por el adelgazamiento, fatiga y temperatura subfebril. En otros casos nos encontramos con enfermos fofos, pálidos y cansinos, como corresponde a un grado de intoxicación orgánica avanzada (probablemente de tipo colesterínico y precanceroso). Y en ocasiones advertimos la frecuencia de las hemorragias como defensa antitóxica y descongestionante, por la nariz, bronquios, hemorroides, etcétera.

El estado de plétora evoluciona en tres sentidos distintos, fáciles de prever, dado el temperamento y tipo del individuo. Hacia un estado de *gran artritismo úrico* en los sanguíneos; hacia un estado de *gran artritismo colesterínico* y procesos cancerosos en los linfáticos y hepáticos; y hacia un *síndrome de desnutrición,* en fin, tanto en unos como en otros temperamentos.

Los estados de enfermedad latente nos revelan la verdad de nuestro concepto sobre la alteración primordial del quimismo orgánico como base de todo mal, y el espejismo de las especialidades médicas cuando la práctica de éstas supone desentenderse del estado general, cuya alteración precede siempre a la alteración anatómica localizada.

Qué son las sustancias morbosas

Todo elemento extraño que se introduce en el organismo, es objeto de una de estas tres soluciones: *se digiere y asimila,* o *se deposita* o *se elimina.*

Todo aquello que no se ha asimilado formando *materia viviente* del propio organismo, debe conceptuarse como *sustancia extraña.* (Abderhalden dice que son *extrañas* las "sustancias que en su estructura y configuración no muestran ninguna afinidad con las que constituyen el organismo").

Claro es que, en toda sustancia extraña, hay un principio de perturbación de la química orgánica, y por consiguiente podemos considerarla también como *sustancia morbosa*. Mas conviene puntualizar que, una sustancia normalmente aceptada por el organismo puede actuar como sustancia *extraña* cuando se ingiere en cantidad extraordinaria, que no permite su elaboración corriente. Los residuos mal o insuficientemente transformados, actúan como elementos morbosos, obligando a esfuerzos de transformación y eliminación. Tal sucede con la comida excesiva.

El concepto de sustancia morbosa, como base de toda manifestación patológica, viene a resucitar la antiquísima teoría de los "humores pecantes", sustentada ya en Grecia y en el antiguo Oriente, 2000 años antes de Jesucristo.

Modernamente, Augusto Lumiére ha demostrado que la toxicidad humoral es debida a la presencia de floculados (precipitados), consecuentes a la destrucción parcial de la arquitectura coloidal de ciertos elementos humorales. Y que esto, a su vez, dependería del paso de las albúminas alimenticias y microbianas, o sus productos de desdoblamiento, al seno de los humores orgánicos. ("La teoría coloidal de la biología y de la patología").

Pero es que, además hay una multitud de aportes y residuos tóxicos no precisamente albuminoides, que actúan como sustancias morbosas y a los cuales pasaremos revista someramente.

Proceden de tres orígenes:

1º *Del mundo exterior.* (Alimentos antinaturales, impurezas del aire, etc.).

2º *De los microbios.* (Antracina, tetanina, tuberculina, malleina, etcétera).

3º *Del funcionamiento del propio organismo.* (*Desechos*). (Urea, uratos, ácido láctico, etc.).

Sustancias extrañas procedentes del mundo exterior. Son todos aquellos *manjares, o restos de su digestión, gases extraños del aire, drogas*, etc., que no se asimilan. Las *carnes* son los alimentos que más *sustancias mórbidas* dejan al digerirse. Entre otras citaremos la *tirosina* y algunos de sus productos de transformación: *paraetilfenol, paracresol*, etc.; el *escatol* y el *indol*, etc. productos de la descomposición del *triptofano*; el *ácido úrico* (principal causante del artritismo y estados reumáticos) y la *xantina*, la *urea*, la *creatina*, la *taurina*, las *tomainas* o bases de la putrefacción, entre las cuales podemos citar la *cadaverina, putrescina, colina, neurina* (esta última produce al ser inyectada en las ranas, en cantidad de 1 a 2 miligramos, la parálisis general), etc.

El *vino*, el *café*, el *té*, el *tabaco*, obrando con sus respectivos venenos (*alcohol, cafeína, teína, nicotina*), entorpecen órganos tan importantes como el estómago, el riñón, y el corazón, por el efecto curtiente o de endurecimiento que producen en sus estructuras.

Las *medicinas* o *drogas*, casi todas son tóxicas —como puede verse hojeando cualquier libro de Terapéutica—, y algunas, como el *mercurio, arsénico, quinina, aspirina, antipirina*, etc., en tan alto grado, que sus malos efectos son muchas veces peores que la enfermedad que se trata de corregir y suponen en quien las da un completo desconocimiento de los admirables éxitos de la medicina natural.

El *aire confinado* que se respira en los teatros, cafés, etc., y aun en las calles mismas de las grandes poblaciones, contiene gran cantidad de *sustancias tóxicas*: entre ellas citaremos el *anhídrido carbónico* proveniente de la respiración de personas y animales, y de las combustiones (braseros, velas, etc.). El *óxido de carbono* que no poco contribuye a la *anemia* de los habitantes de las grandes ciudades. La que se llamó *antropotoxina*, que es una mezcla de *gases y sustancias volátiles tóxicas* producidas en el tubo digestivo de las personas (especialmente en las carnívoras) y que se elimina por la piel y pulmones. Las *bases volátiles de la putrefacción* (*butilamina, amilamina*, etc.), el *gas sulfuroso*, los *carburos*, pueden también impurificar la atmósfera. Pueden existir en el aire, asimismo, partículas polvorientas de *carbón, metales*, etc., y *polvillo de materias orgánicas* que fermenta en las cavidades del pulmón, etc. En fin, basta decir, como prueba de lo fuertemente tóxico que puede ser el aire de los locales donde se acumulan muchas personas, sin ventilación, que "se recuerdan con el nombre de *tribunales negros*, algunas audiencias judiciales en que enfermaron y perecieron una parte de los jueces y de los asistentes, con síntomas muy diferentes de los de la asfixia" (Corral). Parece hoy demostrado que en la respiración se elimina un *alcaloide volátil* de acción análoga a la *neurina* de la putrefacción de las carnes.

A la contaminación del aire en las grandes ciudades contribuyen grandemente los gases y humos que desprenden los automóviles, las industrias y las calderas de calefacción.

Sustancias extrañas provenientes de los microbios y su nutrición. Podemos citar entre ellas la *endotoxina* de los bacilos que se encuentran en los enfermos de cólera, terriblemente venenosa; la *tuberculina*, la *malleina*, etc., y mil otras provenientes de la acción de los microbios sobre la sustancia que los nutre, como las siguientes: *tirosina, aminas, peptonas, ptomainas, fenol, indol, cresol, amoníaco, ácido butírico*, etc.

Sustancias extrañas procedentes del funcionamiento del propio organismo. Son en número grandísimo y salen normalmente por las glándulas y vías de eliminación. El *anhídrido carbónico* sale por los pulmones; las *heces* por el ano; la *orina* con su complejísima composición (de la cual forman parte el *ácido úrico*, la *urea*, la *creatina*, los *pigmentos biliares*, etc.), sale por el riñón; el *sudor* (que contiene entre otras cosas *urea, lactatos, sulfatos, fosfatos*, etc.), sale por la piel. De todas estas sustancias que se forman con el funcionamiento de los órganos, mencionaré algunas extraordinariamente tóxicas, como la *urea*, el *ácido úrico*, la *bilis*, por lo cual no nos han de extrañar los estados resultantes de su falta de eliminación, como por ejemplo, la *uremia*, por la retención de los *principios tóxicos* que debían salir con la orina, etc.

Todas estas sustancias extrañas, cuando son retenidas en el organismo, reaccionan unas con otras y con los propios componentes de los tejidos orgánicos, formando otras sustancias más complejas y estables, más difícilmente eliminables, que conducen a intensos estados de intoxicación crónica que se manifiestan en graves síntomas (estados caquécticos de la tuberculosis, el cáncer, etcétera).

La acumulación de todas estas *sustancias mórbidas*, ya sea por falta de eliminación, ya sea por execso en su introducción, ya sea —como generalmente sucede— por ambas causas a la vez, es, como hemos dicho, la causa inmediata de las enfermedades. En efecto: todas estas sustancias *no asimiladas*, y por tanto sin vida, acumuladas en los tejidos orgánicos, hacen que sus células *no se nutran normalmente*, por encontrarse rodeadas de un medio anormal (exactamente igual que pasa a los microbios cuando han agotado el terreno en que viven), y por consecuencia *enferman y degeneran* (*degeneración grasosa, amiloidea, calcárea*, etc.). Hasta las enfermedades que menos parecen consecuencia del acúmulo de sustancias mórbidas, son a la postre motivadas por ellas. Así en el *idiotismo* se ha observado la *degeneración pigmentaria mieloide* de las células nerviosas; y enfermedades como la *parálisis general, demencia presenil, epilepsia,* etc., son debidas en último término a un defecto de nutrición de las células nerviosas; y es indudable que sólo puede haber defecto de nutrición cuando las células no reciben los cuerpos químicos que en normalidad requieren, o no pueden expulsar los restos de su función que las estorban.

Las causas de la enfermedad, según la escuela naturista hipocrática

Ninguna enfermedad, como hemos visto, es producida por una causa única. Por esto, parece infructuoso el empeño de ciertos investigadores en la búsqueda de una toxina, un microbio o un virus causantes del cáncer o del reuma.

Todo estado morboso suele ser producido por tres causas, como fue admitido por las antiguas escuelas griegas de los "Asclepiades", tanto la "hipocrática" de Cos (a la cual perteneció Hipócrates, el "padre" de la Medicina) como la de Cnido, formada también por muy doctos varones.

Estas tres causas son: *pre disposición*, causa constitucional o "aitia", congénita o heredada; causa *ocasional*, motivo o "profasis" y causa *accesoria*, complementaria o "sinéctica".

La predisposición es la disposición originaria, carácter o "personalidad". Se recibe por herencia de los antepasados y determina la conformación anatómica, la calidad de los tejidos orgánicos y su reacción, el tipo, el temperamento y las tendencias psicológicas.

Este conjunto heredado de condiciones personales constituye el "sino" como la "ananke" de los griegos, a modo de "necesidad" o "forzosidad", que la conducta personal acertada o errónea convierte en "destino", "moira" o fatalidad.

Súmanse a estas condiciones otras hasta cierto punto involuntarias, como el clima, las estaciones del año, la vida familiar y social, la profesión y la conducta personal en materia de higiene o su contraria.

La causa ocasional o profasis, dependiente del azar, el infortunio o el acaso, puede consistir en contusiones, enfriamientos, disgustos, emociones o tensiones. Fue denominada por los hipocráticos "tykken", que significa: "lo que es, pudiendo no haber sido".

La causa sinéctica o complementaria puede estar representada por parásitos, fermentos, virus o la reacción a la lesión primaria. Por ejemplo, un golpe puede originar la rotura de un hueso y luego infectarse la herida produciéndose un abceso, un tétano, una osteomielitis, etc. Los asclepiades consideraban a la causa sinéctica como la conjunción de la causa interna o disposición y la causa externa o motivo. Y tras de ella venía el desorden inicial anatomopatológico, punto de partida o "aphorme" del razonamiento diagnóstico.

En uno de los libros del *Cuerpo hipocrático* ("Sobre la naturaleza del hombre") se establece una distinción causal genérica:

Las enfermedades "epidémicas", que se transmiten por el aire que se respira.

Las enfermedades "esporádicas", que se deben a los desórdenes personales del régimen de vida. En este aspecto es causa importante la brusquedad en los cambios de régimen; porque lo "brusco" es una forma de lo "violento" y lo violento es "funesto". La sencillez, la no-violencia y la integridad, son las más notorias propiedades de una alimentación sana.

Así, según la causa y su manera de actuar, la enfermedad puede considerarse un castigo (como se consideraba generalmente en la antigüedad), como un reto o como una prueba. La enfermedad como castigo requería una terapéutica en que no podían faltar las invocaciones a los dioses y otros seres espirituales, para arrojar los "malos espíritus" (hoy diríamos complejos) causantes del mal. La enfermedad como reto obliga al hombre a buscar una solución inteligente o racional para curarla o evitarla (es el camino de la ciencia moderna). La enfermedad como prueba debe educir en toda persona el dominio de sus extravíos, debilidades y vicios, la fuerza de su voluntad y la eficacia de sus virtudes latentes (fe, esperanza, paciencia, fortaleza, templanza), cuya ausencia puso en juego gran parte de las causas de la enfermedad.

Una vez que éstas han actuado, se produce una alteración de la potencia, fuerza vital o "dynamis", que produce a su vez la reacción; desarrollándose según el esquema típico de los asclepiades: Comienzo o "arkhe", incremento o "epidosis", "acme" o punto culminante y resolución o "apolysis", pudiendo también terminar en la muerte o "tanatos".

Los antiguos hipocráticos concibieron el mecanismo humoral de la enfermedad, más tarde sistematizado por Galeno. Los cuatro humores o líquidos del organismo: sangre, bilis, linfa y atrabilis, normalmente actuando en mezcla proporcionada, pueden alterarse por las causas ya citadas y separarse un humor ("apocrisis"), originando una "discrasia" (o mala mezcla) que produce un desorden funcional o "adinamia". Y este humor desplazado puede formar un depósito o "apostema" o retirarse hacia un órgano interior en forma de "metastasis".

Este criterio humoral, tan despreciado por la medicina moderna, debe valorarse en lo que tiene de cierto, a los efectos terapéuticos. Y, para ello, hay que recordar también las transformaciones de estos líquidos desplazados, "humores pecantes" o materias morbosas.

La "pepsis" o cocción de los humores (de "pessein", fermentar, y de "pepainein" cocer), es lo que nosotros llamamos sencillamente fermentación, muchas veces producida por fermentos figurados o "microbios". Por la cocción todas las cosas se hacen dulces (suaves, favorables), decían los hipocráticos, y se llega a la depuración o "Katharós". Este criterio de la depuración como vuelta a la salud se ha olvidado completamente en esta época de vacunas, sueros, inyecciones, medicamentos y transfusiones.

Tras de la "pepsis" viene la crisis (de "Krinein", separar, decidir...) que es una modificación súbita o rápida del proceso morboso, que, cuando coincide con la "pepsis" y la "metastasis" es indicio de franca curación, y esto se manifiesta por medio de la fiebre (o "piretos") y la inflamación (o "phlogmós").

La fiebre puede ser un síntoma sanador o peligroso; pero, en principio, se presta a ser conducido a buen término por el arte de la medicina. La fiebre puede ser agudísima, que hace crisis a los tres o cuatro días, aguda, que dura de una a tres semanas, y larga, que excede de tres semanas y termina sin crisis o se hace continua, adoptando una forma particular, como, por ejemplo, en la malaria o paludismo. (Ver pág. 113).

En el libro "Sobre las semanas", del *Corpus hipocráticus*, se dice que las fiebres se resuelven en los días 7º, 9º, 11º y 14º (segunda semana), 21º (tercera semana), y 28º (cuarta semana); y que en los días impares los enfermos sanan o mueren. Esta verdad relativa no es ajena a la observación de los ritmos naturales. (Véase pág. 100.)

La inflamación o tumor inflamatorio se caracteriza por los cuatro síntomas clásicos de calor, tumor, rubor y dolor, y toma distintas formas como forúnculo, tubérculo, flictema, abceso, flemón, antrax, bubón, inflamación... que expresamos habitualmente con vocablos terminados en "itis" (bronquitis, colitis, otitis, salpingitis, etc.).

La terminación de la enfermedad puede ser la curación total, la salud suficiente, que, aunque sin salud total, puede permitir el desarrollo de una vida casi normal y la incurabilidad, que no tiene más solución que la paciencia, la resignación o la muerte. "Para los males sin remedio no hay remedio más eficaz que aguantarlos virilmente", decía Arquíloco.

La muerte normal o "eutanasia" o la muerte anormal o "distanacia", no hay porque tratarlas aquí. El término de una vida naturista debe ser la muerte eutanásica, tras la longevidad que proporciona la buena salud.

A pesar de los progresos técnicos de la medicina moderna y de su pretendido fundamento hipocrático, aun se ignora la causa de muchas enfermedades. Dijo el Dr. Barceló en Barcelona, en el IX Curso internacional de enfermedades reumáticas, (Noticias Médicas, 4 —abril— 1972 que "la causa de la artitris reumatoide continúa siendo un misterio, a pesar del sostenido trabajo para dilucidarla".[2] El catedrático K. H. Bauer, durante el LXXXVIII Congreso de cirujanos recientemente celebrado en Munich, dijo que "la génesis del cáncer sigue siendo un enigma, si bien continúa incrementándose el cáncer de los fumadores. Habló por fin de un posible virus desconocido, que, al no conocerse, no pasa de ser hipotético. Y así tantos.

Indudablemente, el repaso del estudio sistematizado de las causas de los males según la escuela hipocrática, podría abrir un buen camino de investigación a los médicos y biólogos de nuestros días.[3]

[2] Lo mismo ha dicho el doctor Borrachero del Campo en ABC de 19-VIII-72.
[3] Consúltese el magnífico libro "Medicina Hipocrática", del profesor doctor Laín Entralgo, no hace mucho publicado, que nos proporciona datos valiosísimos, concretos y documentados.

Lección XII

MAS SOBRE LOS HUMORES PECANTES O SUSTANCIAS MORBOSAS

Acidos y alcalinos. Transformación de las determinaciones mórbidas. El ciclo de la enfermedad. La adaptación en patología. Las dos formas morbosas y sus estados finales. El placer y el dolor.

Poco a poco, y de acuerdo con lo expuesto en la lección anterior, va atenuándose en el campo médico-científico, la exagerada importancia que se dio a los microbios como causa de enfermedad, prestándose, en cambio, justificada atención al quimismo alterado de los humores orgánicos, o sea el *terreno patológico,* como causa real y efectiva de los males. Y así la ciencia médica va retornando al puro *humorismo* hipocrático, en el cual decididamente militamos los partidarios del método natural.

Ya hablan los médicos modernos de sífilis sin *treponemas,* y tuberculosis sin *bacilos de Koch,* etc. Y en cambio hablan de la *hipercolesterinemia* en el artritismo y el cáncer, de *hipocolesterinemia* en la tuberculosis, aumento de *potasio* en el cáncer, falta de *sales minerales* en artríticos, tuberculosos, raquíticos, etc. Son las señales del cambio de criterio, que acabarán dándonos la razón a los defensores del naturismo médico, y relegará la función de los microbios al papel más humilde de *concausas* o, mejor, *colaboradores* de la desintegración química de los *humores pecantes* en el fenómeno enfermedad.

"Purgad los humores cocidos, mas no los crudos", decía Hipócrates; lo que equivale a decir en el lenguaje científico actual: "No evacuéis humores patológicos hasta tanto que los fermentos defensivos y bacterias hayan realizado la labor de desintegración y simplificación química, que exige su completa y eficaz evacuación". Y, dicho sea de paso, que, por abrir, antes de su maduración (o cocimiento) abscesos, tumoraciones, etc., se dificulta la depuración que por medio de ellos trata de hacer el organismo.

Lemoine (en 1911 y siguientes) caracteriza el *artritismo* por el exceso de *colesterina* en la sangre, y atribuye a esta sustancia un gran poder defensivo contra las infecciones. Por otra parte, otros autores afirman que el cáncer se caracteriza, asimismo, por la presencia de esta sustancia en los humores. Y cabe preguntarse: ¿Será el cáncer el *estado final* de la evolución artrítica? (Esto aparte el hecho de que la célula cancerosa intoxica con ácido láctico, y es concomitante con un aumento de potasio y un déficit de calcio).

El mismo Lemoine decía que, la falta de cantidad suficiente de colesterina predispone a la tuberculosis, la cual creemos está más bien determinada por el factor *desmineralización*, a la que se llega generalmente por el arrastre mineral consecutivo a la *acidosis artrítica*. De modo que puede considerarse que, organismos *hipercolesterínicos y acidificados* pueden —según factores aún no bien determinados, pero entre los cuales están, sin duda, los vicios y los bajos estados pasionales continuados— polarizarse hacia el *cáncer* o la *tuberculosis*, como *estados finales* de evolución morbosa.

Y si pensamos que el factor básico de *acidificación* e *hipercolesterinización* es la ingestión de alimentos animales (especialmente carnes y pescados), quedaremos, una vez más, satisfechos de nuestra alimentación vegetariana.

Además, Laskownicki ha comprobado que, después de la vacunación antiparatífica, la cantidad de colesterina aumenta proporcionalmente al poder aglutinante del suero. Quizá por esto las vacunas aumentan la predisposición al cáncer en los sujetos *hipercolesterinémicos*, y se convertiría lo que se cree medio de liberación de una enfermedad, en causa de otra más grave.

Por otro lado, dicen Levaditi y Schoen, bien conocidos en el campo de la sifiliografía que, ganglios portadores de chancro sifilítico, son virulentos, aun cuando estén desprovistos de microbios *treponémicos* perceptibles por el ultramicroscopio. Que la fase sifilítica de los primeros cuarenta y cinco días evoluciona en dichos ganglios sin formas microbianas treponémicas. Y, por fin, que el *treponema* (o *espiroqueto pálido*) no es más que una de las fases del ciclo evolutivo del virus sifilítico.

Estos hechos que, como otros análogos de la tuberculosis, nos van adelantando distinguidos investigadores de criterio alopático, nos evidencian la probada razón de la primitiva *teoría humoral* hipocrática.

Cuando la Medicina acepte sin reservas el fundamento humoral de la enfermedad y no recurra a la química extraña, enmascaradora de síntomas no más, empezará a hacer verdaderas curaciones y desaparecerán esos equilibrios inestables de aparente salud, que no son más que períodos de tránsito de una enfermedad, a la que no se ha dejado evolucionar o depurar, a otra peor, fruto lógico de esa terapéutica supresiva que *cambia el eje* de las determinaciones morbosas por no atender a la química del terreno y empeñarse en inútil cuanto difícil batalla contra el microbio, que al fin no es el responsable directo de la enfermedad.

Insistiremos sobre la importancia del terreno orgánico al tratar de los estados infecciosos, pasando a continuación a tratar del hecho importantísimo y mal apreciado, de la transformación de unas enfermedades en otras, tan íntimamente relacionado con el origen humoral de los estados morbosos. Pero terminemos este punto con cuatro palabras sobre el estado ácido y el alcalino de los humores, de los que, a su vez, nos ocuparemos con más amplitud en la parte dietética.

Humores ácidos y humores alcalinos

En realidad, no existen humores ácidos, que serían incompatibles con la vida, sino humores *menos alcalinos*. Y esta parcial acidificación trata de combatirla el organismo neutralizándola con amoníaco, que substrae a la formación de la urea y elimina por la orina. Fenómeno especialmente notable en la *acidosis diabética*.

Mas la descomposición de las sustancias albuminoides (carnes, pescados, huevos) origina constantemente productos ácidos (ácido carbónico, ácido úrico, ácido láctico, ácido fosfórico, cuerpos acetónicos, etc.), que, aparte del mecanismo antes citado, son compensados por los carbonatos y fosfatos del plasma sanguíneo, como también por la hemoglobina del glóbulo rojo. Así ciertas sales orgánicas son las reguladoras del equilibrio ácido-básico de los humores.

Es sobre todo de dominio vulgar la retención patológica del *ácido úrico* originando el estado llamado *artritismo*, en aquellas personas de nutrición retardada (*braditróficos* o de oxidaciones disminuidas), de vida sedentaria y que se alimentan excesivamente de alimentos portadores de *purinas* (carnes y sus derivados) y excitantes (dulces, vinos, quesos, etc.). Sabido es que el ácido úrico se deposita preferentemente en los cartílagos, vainas tendinosas y bolsas mucosas, produciendo las lesiones y síntomas propios de la artritis y demás estados reumáticos.

Se ha dicho con mucha razón que, *el estado de salud se define químicamente por la alcalinidad de los humores, y físicamente por su carácter electropositivo, en tanto que el estado de enfermedad es ácido y electronegativo.* Pero a esto hay que agregar que los ácidos producen un efecto excitante, tensor y de contracción, mientras que las sustancias alcalinas producen el efecto contrario de relajación, calma y laxitud. El ejemplo más claro es el estreñimiento producido por alimentos acidificantes y el efecto laxante consecutivo a la ingestión de alimentos alcalinos.[1] Asimismo, en las personas cuyos humores están fuertemente cargados de ácido úrico, se observa gran dificultad de la circulación, por la tensión producida en las arterias por dicho ácido; cosa comprobable por el *típico signo* de apretar en la piel con la yema del dedo, quedando una mancha blanca que tarda más de lo normal en volverse a llenar de sangre.

---

[1] Por supuesto que, dicho efecto se refiere al intestino delgado, ya que en el intestino grueso son precisamente los residuos ácidos los que estimulan la función evacuante y los alcalinos los que producen la astricción. Lo que no es una contradicción de dicha ley general, puesto que en este tramo del intestino la excitación contractural produce la evacuación. Volveremos sobre este punto al tratar de la alimentación.

Transformación de las enfermedades

Hay una frase popular que refleja muy bien un·hecho que no ha pasado inadvertido a todo buen observador: "Dolores suprimidos son dolores diferidos". Porque, efectivamente, siendo cierto que la enfermedad es, sobre todo, un esfuerzo para la eliminación de materias extrañas, mientras no haya sido totalmente expulsada esta causa de perturbación, buscará el organismo una manera u otra de expulsarla, que puede variar en su forma y manifestaciones, sobre todo si con una terapéutica supresiva se dificulta la labor de ciertos emunctorios.

Muy cierto es que una supresión, terapéutica o espontánea, de síntomas defensivos o depuradores, realizada inoportunamente, no hace más que cambiar el camino del mal. Transformar el eje de la determinación mórbida, que diría Paul Carton.

De aquí que Tissot escribiera con sobrada razón en su *Aviso al pueblo sobre su salud:* "Cuando una úlcera dura largo tiempo, es peligroso cerrarla, y no se debe jamás hacerlo sino supliendo esta evacuación que se ha hecho casi natural, por alguna otra, como la purga de vez en cuando." Hipócrates mismo nos dice en un aforismo: "Es bueno en las llagas purgar el vientre por bajo." Estos consejos, fruto de una sagaz observación de los hechos clínicos, nos confirman la verdad del cambio de unas formas morbosas en otras, cosa tanto más fácil aún de comprender cuanto que, en el organismo, existe una evidente acción vicariante o de compensación entre unas vías de eliminación —normales o anormales— y otras. Unos órganos suplen a otros en su función defensiva o eliminatriz. Broussais dice en su *Examen de las doctrinas médicas:* "La disminución de vitalidad de un sistema o de un aparato, entraña *a menudo* la exaltación de uno o varios de los otros, y algunas veces su disminución."

Todo esto explica sobradamente por que una diarrea puede curar una bronquitis, o una hemorragia nasal evitar el peligro de una meningitis: Item más, nos explica: cómo una falsa curación de un tumor blanco puede producir una peritonitis tuberculosa, o una supresión de amígdalas puede convertirse en una lesión de ganglios pulmonares, o la supresión intempestiva de una crisis diarreica, por medio del bismuto o los opiados, puede producir una broncopneumonía; etc. *Toda enfermedad abortada antes de completar su evolución, se transforma en otra, que generalmente es más grave que la primera.* Por lo menos cambia sus manifestaciones sintomáticas de un sitio a otro. Este es el juego a que se entrega habitualmente la terapéutica farmacológica. Diarreas cortadas con bismuto o preparados de opio, bronquitis y expectoraciones suprimidas con terpinol, codeína, etc., hemorragias suprimidas con adrenalina u otros hemostáticos, crisis reumáticas abortadas con salicilato, atofán, etc., crisis agudas eruptivas evitadas con vacunaciones o inyecciones de sueros... Todo esto que supone negar sin saldar la deuda que se tiene contraída con la Naturaleza, es diferir, cambiar o transformar los efectos morbosos, cuya verdadera solución sanitaria estriba en ayudar a su finalidad depurativa.

La prueba más evidente de esto es que, cuando a una enfermedad o crisis se la deja evolucionar hasta su fin para que cumpla su misión depurativa, el individuo queda en mejor estado de salud que antes del padecimiento. Muy al contrario que en el caso de suprimirla con medios coartivos, en que suele quedar alguna perturbación o tara crónica. Esto es de tal evidencia que nos excusamos de insistir sobre ello.

Así, pues, no debemos asombrarnos de que un estado diftérico suprimido con el suero, pueda convertirse en una broncopneumonía o una tuberculosis, ni de que un proceso sarnoso abortado con la pomada de azufre, pueda dar lugar a una crisis reumática o un proceso ganglionar, como de hecho ocurre tantas veces. Dificultado el organismo en su camino defensivo, busca otro medio o adopta, si su naturaleza es débil, ese camino de transigencia fisiológica que constituye la enfermedad crónica. Pudiendo asegurarse que el mayor tanto por ciento de los enfermos crónicos es obra de las medicaciones intempestivas.

El ciclo de la enfermedad

Todo proceso morboso sigue la misma ley que los demás fenómenos naturales en cuanto a su desarrollo, y así, hemos de considerar en él un comienzo, un ascenso, un período de permanencia, un descenso y una terminación. En la enfermedad, estas diversas etapas reciben los nombres de:

a) *Período de incubación* o *de latencia.*
b) *Período de invasión.*
c) *Período de estado.*
d) *Terminación.*

Período de incubación o de latencia. En realidad, ha quedado ya descrito al tratar de los *estados de enfermedad latente.* Y comprende el tiempo que transcurre desde el momento en que comienzan a actuar las causas de la enfermedad, hasta que ésta se manifiesta. La preparación del estado humoral patológico es a veces larga. Los aportes tóxicos y las alteraciones nutritivas celulares van siendo compensadas por las defensas orgánicas y la actividad de las vías de eliminación, y así pasa un tiempo indeterminado, hasta que la fatiga de los órganos o su incapacidad para destruir substancias extrañas, hace aparecer los fenómenos anormales que constituyen la enfermedad.

Período de invasión. Al ir a manifestarse ostensiblemente la enfermedad, comienza por los *prodromos*, o período caracterizado por ciertos signos que la anuncian o preceden. Como son: malestar, cansancio, pesadez de cabeza, poca aptitud para el trabajo, impresionabilidad exagerada, sensibilidad exaltada al frío y al calor, tristeza, insomnio, somnolencia, sueño agitado, dolores variados, inapetencia, mal semblante y algunos otros.

Después se determinan y localizan los síntomas defensivos, poniendo el organismo a contribución un rendimiento exaltado o un descanso funcional de determinados órganos, con sus consiguientes procesos vicariantes, eliminadores, febriles, etc., que forman determinado *cuadro o síndrome,* que caracteriza la forma mórbida. Todo lo cual, como ya llevamos dicho, no nos autoriza a considerarla como una *entidad nosológica,* sino como un *acto individual.*

Período de estado. Es aquel en que llegan al máximo los síntomas o reacciones defensivas, manteniéndose con intensidad y ritmos variables, y *cuya duración, fuerza y solución dependen del estado mórbido inicial,* es decir, del acúmulo de causas que han concurrido durante el período de latencia y la profundidad con que han actuado. Durante este período el organismo se entrega plenamente al trabajo de degradación y neutralización tóxica, por medio o no de la fiebre, y con el consiguiente adelgazamiento.

Durante el *curso* de la enfermedad pueden sobrevenir *complicaciones* unas veces *coincidentes* (como por ejemplo, un catarro nasal en el curso de un tumor blanco de la rodilla); otras veces *críticas,* cuando influyen favorablemente en el cuadro morboso principal (v.gr.: una hemorragia que alivia a un tifoideo), y finalmente, pueden surgir *complicaciones propiamente dichas,* que agravan la evolución del mal (como ocurre con una broncopneumonía en el curso de un sarampión). En realidad, ninguna complicación es ajena al estado general que motiva las reacciones morbosas, por lo que puede decirse que *no existe más que una sola enfermedad con variedad de manifestaciones.* Así, la llamada *metástasis o cambio de lugar de un hecho morboso,* según la clásica definición, coincide con lo que, en el artículo anterior, hemos llamado *transformación de enfermedades,* como lo prueban las tres condiciones que se la asignan, a saber: Que los hechos morbosos han de ser de la misma naturaleza; que el primero ha de desaparecer o atenuarse al aparecer el segundo, y que el segundo esté bajo la dependencia del primero. Una pulmonía aliviando una viruela (*erupción retropulsa*), una tuberculosis pulmonar sustituyendo a un proceso tuberculoso de un hueso, un flujo hemorroidal sustituido por una hemoptisis, etc., son casos de metástasis o cambio de sitio o forma, que no implican criterio distinto al ya expuesto de la unidad morbosa, pues como con razón dice Corral, "este antiguo concepto de metástasis tiene hoy ya muy escasa aplicación si nos empeñamos en emplearle con la precisión debida".

Terminación. La enfermedad puede terminarse por la curación o la *muerte.*

La curación puede ir precedida de *crisis,* a la que sigue la *convalecencia.* La *crisis* es la mudanza decisiva que experimenta la enfermedad, y a partir de la cual se realiza la vuelta al estado de salud. Esto puede realizarse con cierta rapidez o lentamente *(lisis).* En todo caso, los fenómenos críticos, anunciados por la atenuación o agravación de los síntomas, consisten en la *mejoría del estado general, defervescensia* y *eliminación tóxica* (por el sudor, orina, intestino, por medio de supuraciones, hemorragias, flujos mucosos catarrales, etc.).[2] El paso de las materias tóxicas a la sangre para ser eliminados por los emunctorios, es causa de las aparentes agravaciones con que la crisis se anuncia, ya sean ascensos febriles, fenómenos nerviosos (delirio, ansiedad, convulsiones), alteraciones circulatorias y respiratorias (descenso del pulso, disnea), que abocan en la normalización de la temperatura, supresión de las eliminaciones ácidas, retorno de la alcalinidad humoral, restitución de la inmunidad natural, etc.

La *convalecencia* o recuperación de fuerzas es el estado que media entre la enfermedad y la nueva etapa de salud. El paciente se halla débil, desnutrido, muy impresionable y vulnerable al menor esfuerzo o causa de perturbación. Cuando la enfermedad ha sido bien tratada y el organismo ha quedado limpio de materiales extraños, el enfermo presenta generalmente, en medio de sus deficiencias, un porte alegre y vivaz y un gran apetito, normalmente acompañado de una gran eficacia de las funciones digestivas. Por el contrario, el enfermo que ha sido tratado con medicaciones supresivas que han impedido el completo saneamiento orgánico, queda triste, inapetente y con prolongada debilidad...; es decir, con los signos de un enfermo crónico.

Puede ocurrir que después de la aparente curación de una enfermedad se presente una *recaída*, antes de que el organismo esté totalmente restablecido de la primera; o una *recidiva*, que es la repetición de la enfermedad a largo plazo. Ambas cosas suponen una falsa curación, seguramente por tratamientos equivocados, aunque no sea en todos los casos. Las *recaídas* suelen ser más graves que la primera enfermedad, porque el organismo se encuentra debilitado; pero, como, por otro lado, las causas morbosas obran con menos intensidad, esta regla no es general. En todo caso, esto hará meditar sobre la responsabilidad del tratamiento. Las *recidivas* se presentan rarísima vez en las infecciones que dejan inmunidad; en cambio, en las que no la dejan, como la tuberculosis, el reumatismo cardio-articular y la erisipela, más bien parece que sensibilizan el organismo para otras nuevas, al menos du-

[2] La crisis, para Hipócrates y sus discípulos, suponía la completa *cocción* de los *humores pecantes* y por consiguiente su aptitud para ser perfectamente eliminados; y según ellos debía realizarse según ciertos plazos fijados por los días 4, 7, 11, 14, 17, 20, 21, 40, etc., llamados *días críticos*, habiendo, según el maestro, *días indicadores* como por ejemplo el 4º, que indicaría la crisis que se habría de presentar el 7º; el 11, con respecto a la crisis del 14; el 17 con respecto a la del 21, etc.
Por otro lado, Hipócrates opinaba que las crisis favorables tenían lugar en días impares, y que las enfermedades evolucionaban según *septenarios*, cosas ambas que, aunque no rigurosamente ciertas, pueden admitirse como una regla general para ciertas formas morbosas cíclicas. Y para nosotros no cabe duda que estas determinaciones numéricas en el curso de las enfermedades tienen su razón de ser en los ciclos planetarios, de los que ya hemos hablado, especialmente de la luna.
Galeno y Hoffmann, participaron de la opinión hipocrática, aunque este último clínico conviene en que existen a veces crisis fuera de los días séptimos; pero agregando que no todas las personas participan de los beneficios de las crisis, sino muy principalmente aquellas que han hecho una vida sencilla y reglamentada, como las gentes de los pueblos.
En fin, es evidente el ritmo septenario en la evolución de ciertas enfermedades, como la pulmonía, la fiebre tifoidea y otras, hecho bien conocido de todo el mundo.

rante cierto período de la vida. Hecho al que no es ajeno, en muchos casos, el fenómeno de la *anafilaxia* o sensibilización del organismo a una determinada sustancia extraña, a consecuencia de una previa penetración de la misma sustancia.

La enfermedad puede terminar por la *muerte* cuando las causas morbosas han superado al poder defensivo de la energía individual. La muerte es la destrucción de la forma. A veces (cuando no es *muerte natural*) va precedida de la *agonía* y seguida de la *metagonía*.

La vida cesa cuando cualquiera de los centros que forman el *trígono vital* (pulmón, corazón, bulbo) cesa de funcionar o funciona insuficientemente. En realidad, la causa inmediata de la muerte estriba en que el *bulbo* (ese augusto centro de cruzamiento de las corrientes que enlazan la vida física con la psíquica) se paraliza, bien por asfixia pulmonar, bien por síncope cardíaco, bien por lipotimia cefálica.

La *agonía* o combate, es la lucha que surge entre los efectos destructivos de la lesión y el remanente de la fuerza medicatriz o energía individual orgánica. Se manifiesta por dificultades respiratorias, circulatorias y cerebrales: La cara se descompone, afílase la nariz, se hunden los ojos, pónense cóncavas las sienes, las orejas contraídas, la piel de la frente seca y tirante, y el semblante lívido con tintes amarilloverdosos (*facies hipocrática*); la boca entreabierta, los ojos semicerrados, el cuerpo en decúbito supino y un sudor frío puede cubrirle la cara y aun el cuerpo todo. La agonía puede durar desde unos minutos hasta más de veinticuatro horas. En la *muerte fisiológica* o *natural (eutanasia)*, prácticamente no existe, por que no hay remanente vital ni, por tanto, lucha. En la muerte por enfermedad, sobre todo cuando el sujeto muere fuertemente intoxicado por la medicación farmacéutica, la agonía puede ser penosísima (*distanasia*). El tratamiento naturista practicado en la última enfermedad, suele evitar la agonía penosa, como nos ha demostrado nuestra experiencia médica de 40 años. Y se explica, porque el enfermo muere purificado.

La *metagonía* es el período que sigue a la muerte individual, pero en el que aún se conserva la vida elemental de las partes; y que termina con la *restitución* de los elementos orgánicos al cosmos, de donde procedieron. Generalmente, se opera por la putrefacción, pero de acuerdo con determinadas creencias filosóficas y religiosas, en algunos países se recurre a la *incineración* o la *sumersión,* como antaño a la *momificación*. Pero en el fondo, con plazo más o menos largo, se cumple la terrible sentencia de "Polvo eres y en polvo te convertirás". Por supuesto, en lo que al organismo físico se refiere.

La adaptación en patología

Dijimos que la enfermedad crónica supone un esfuerzo de adaptación a causas perturbadoras. Una especie de transigencia fisiológica, en la que a cambio de ciertas compensaciones funcionales, la vida continúa, siquiera sea con un tono por bajo de lo normal.

En realidad, *adaptación es la reacción persistente, al medio para defensa y aprovechamiento.* O como quería el doctor Argüelles: "La facultad de responder a las condiciones del medio sin detrimento de función." En todos los casos y refiriéndonos a la vida patológica, la adaptación supone una acomodación a un mal menor, en relación con el estado fisiológico.

La ley de adaptación es un hecho, tanto para lo malo como para lo bueno. Y aunque el hombre, por ley ancestral, está adaptado a lo *natural,* también es cierto que existen *adaptaciones morbosas,* resueltas en funciones anormales, que no pueden suprimirse bruscamente sin desequilibrios orgánicos profundos, como ocurre con el hábito del alcohol, la morfina, etc.

En cuestiones alimenticias es donde se hace más patente. Las células, acostumbradas a elaborar determinados principios bajo la acción estimulante o excitante de otros, se inhiben a veces cuando se les suprimen éstos, comprometiéndose la nutrición general. Esto ocurre especialmente en sujetos de escasa vitalidad, en los que la energía individual tiene que atender a la solución de ciertos problemas patológicos, y que nos obliga a ser cautos en los cambios alimenticios, aunque sean de peor a mejor.

La Naturaleza no da saltos, dice la conocida sentencia; y esto es verdad en todos los órdenes.[3] Ejemplo: El caso del morfinómano que, en cuanto se trata de suprimirle el tóxico, sufre de graves accidentes, que nos obligan a volvérsele a dar para írsele suprimiendo poco a povo. Otro ejemplo: El del gran comedor de carne cuyo jugo gástrico hiperclorhídrico (que supone adaptación a dicho alimento excitante), padece de intensos dolores de estómago en cuanto se le suprime su alimento habital. Toda enfermedad, realmente, es *un esfuerzo de adaptación a condiciones antifisiológicas.* Hay en el mundo multitud de individuos que comen exceso de carnes, fuman, beben alcohol y otros excitantes, etc., tienen acidificados los humores e intoxicado su instestino que, a pesar de todo esto conservan un equilibrio aparente fisiológico durante un cierto tiempo, que prácticamente es salud. Esto es adaptación, aunque morbosa y de consecuencias funestas a la larga.

Pero el *hábito* no es adaptación; pero la adaptación llega por el hábito. Adaptación tampoco es el *deseo* de repetir lo que se ha hecho por largo tiempo, sino la *condición orgánica* que supone un *equilibiro* fisiológico o patológico (que a veces nos sería difícil distinguir) ante la intervención de determinada causa morbosa. Más, ¿dónde ponemos el límite entre · función patológica y función fisiológica? En una taquicardia tóxica el corazón da 120 pulsaciones al minuto; en una carrera cuesta arriba el corazón da también 120 pulsaciones. ¿Hay más detrimento de función en un caso que en otro? En el caso de la carrera, el corazón se defiende y actúa excitado contra y por el anhídrido carbónico; en el del tóxico, la nicotina, se defiende y actúa por y contra éste. La defensa no es detrimento de función. Adaptación existe mientras hay triunfo, aunque sea a costa de funciones patológicas, como tam-

---

[3] Si bien la moderna teoría física de los "quanta" ha puesto en entredicho esta sentencia bajo un cierto aspecto.

poco cabe duda que un día el organismo se destruye por *muerte natural* aun en óptimas condiciones de vida normal y de adaptación fisiológica.

Los casos en que el médico debe hacer transiciones lentas son precisamente para evitar un positivo detrimento de función, lo que por de contado nos prueba el hecho de la adaptación a lo anormal o destructivo. Y es que todas las leyes naturales se cumplen según *tiempo y espacio,* cosas que nunca podemos considerar nulas.

Lo interesante bajo el punto de vista médico-higiénico es no tener que adaptarse a estados patológicos, porque, como decía el Dr. Ruíz Ibarra: "La adaptación a la fuerza y por necesidad no es útil, ni es adquirir aptitud, sino perderla".

Las dos formas morbosas fundamentales y sus estados finales

Existen dos maneras de manifestarse las enfermedades o por mejor decir, los estados morbosos: La forma *discrásica* o *dishémica,* y la *forma infecciosa.*

La *forma discrásica* (cuya denominación quiere decir *mala mezcla*), se caracteriza por las alteraciones nutritivas de humores y células y los estados degenerativos de tejidos y órganos. Hay pues una desviación química anormal o *diátesis* (*disposición* morbosa) que sirve de base a las múltiples manifestaciones patológicas, que, por supuesto, pueden presentar forma aguda o la crónica. A esta familia mórbida pertenecen los estados artríticos, reumatismo, gota, esclerosis, diabetes, nefritis, enfermedades hepáticas, nerviosas, insuficiencias glandulares, cirrosis, etc.

La *forma infecciosa* requiere la presencia de un parásito microbiano y el estado de receptividad del organismo. Estado de receptividad que estriba en la disminución de las defensas vitales y la alteración química, *discrásica, diatésica* o *dishémica* de los humores. En organismos fuertes, de poderosas defensas, de buena circulación y humores alcalinos, no pueden medrar los microbios aunque habiten en su seno. Sobre cuyo asunto volveremos en el lugar correspondiente.

Las formas morbosas crónicas, cuando persisten las causas que las producen y mediando una larga y eficaz defensa orgánica, pueden abocar a los *estados cancerosos,* por lo que respecta a las formas discrásicas y a las infecciones crónicas, especialmente la *tuberculosis,* por por lo que se refiere a las formas infecciosas; pues como decía sabiamente Pidoux en uno de sus aforismos: "La tisis no es una enfermedad que comienza, sino una enfermedad que acaba." Estas enfermedades suponen ya una tan profunda alteración de los humores y un desfallecimiento tal de las defensas orgánicas, que explican la dificultad de su curación. Son *estados finales.*

En una palabra: Cualquiera que sea la forma o el órgano en que se manifiesta una enfermedad, ello supone ante todo una alteración de orden general, de la cual la lesión ostensible no es sino su expresión local. Esto confirma nuestro criterio de la *unidad morbosa* y nos induce, en la terapéutica, a ocuparnos más de la corrección del estado general que de la modificación de dicha lesión, sobre todo si ésta no es de las que ponen en peligro la vida del enfermo.

El reconocimiento de origen humoral general de los males, es uno de los seguros puntales de una buena clínica y el camino seguro para el verdadero tratamiento causal. De aquí la importancia que para nosotros tiene la fórmula de higiene diaria de cada individuo y su buen régimen alimenticio, que es base de todo saneamiento, pues como decía Carton: "Una tara crónica necesita una compensación terapéutica." Y de ésta es base la alimentación adecuada, que es la fuente más importante de aportes energéticos y materiales de que dispone el organismo.

El placer y el dolor

La síntesis subjetiva de todas las funciones orgánicas, tanto en la salud como en enfermedad, está en el *placer* y el *dolor*.

Es placentera la salud y lo que conduce a ella. Es dolorosa la enfermedad y los motivos de perturbación que originan; si bien éstos actúan muchas veces bajo el espejismo inicial de un placer de los sentidos.[4] Por lo que la sabia lengua griega de la antigüedad, designó con la misma raíz, *pathos*, tanto lo placentero (afectivo) como lo doloroso o *patológico*.

El placer es estímulo y medio para el cumplimiento de las funciones orgánicas. El dolor es aviso y freno de una conducta biológica equivocada. Mas el placer, cuando se toma como finalidad, conduce al dolor: Tal es el caso del que "vive para comer en lugar de comer para vivir" y el del que convierte el placer sexual en algo más que un medio de procreación.

El dolor es fruto del deseo y no cuenta con más antídoto que cumplir el deber. Y no tiene poca culpa la medicina moderna al haber fomentado la satisfacción del placer y la anulación del dolor, sin parar mientes en si una y otra cosa estaban de acuerdo con los deberes biológicos específicos; es decir, con el cumplimiento de la ley natural. El hombre de negocios, el empleado, el obrero, el intelectual, etc., no ven en la enfermedad más que un fenómeno que les impide su vida habitual, por lo cual van al médico con la pretensión de que éste les suprima aquel estado, para poder acudir a su despacho, su oficina, su taller o su estudio. La medicina se ha puesto de parte del deseo humano, y combate el dolor y todos los demás síntomas que pueden dificultar la vida que se desea hacer, olvidando la citada y sabia sentencia de "Dolores suprimidos son dolores diferidos". De aquí que haya surgido un

---

4 El individuo que goza de una opípara mesa, bebe selectos licores y fuma buenos cigarros, goza indudablemente de una serie de placeres sensuales, que al fin se traducen en digestiones penosas, recargos humorales, con la secuela inevitable de dolores y deficiencias funcionales; que un día acabarán irremisiblemente por manifestarse en una enfermedad que le obligará a no comer, a no beber, a no fumar y a no moverse. En una palabra, que le conducirá, mal de su grado, por el camino de la sabiduría, aunque él ¡ciego! olvide en los más de los casos, la lección.

tecnicismo médico totalmente mecanicista (bacteriología, quimioterapia, opoterapia), ya que se trata de dominar los mecanismos patológicos molestos, olvidando en la mayoría de los casos su finalidad, que de ser tenida en cuenta evitaría muchos, lejanos y fatales resultados.

La vida natural, por medio de una sana y sencilla alimentación, limpieza corporal y contacto habitual con los agentes del medio cósmico (aire, sol, tierra) es fuente de los verdaderos y sanos placeres y medio contra todos los dolores. Solamente ella proporciona el *buen llevar* y armónico rendimiento de las funciones orgánicas (*euforia*) y esa sensación íntima de bienestar o *eustesia* que en realidad estriba en *no sentirse* nada.

El cáncer en tiempos de Hipócrates y en nuestros tiempos

El cáncer no es una enfermedad moderna. Era ya conocida por los hipocráticos de los siglos V y IV antes de Jesucristo, bajo la forma de un tumor maligno ("oma cancroide") enraizado en los tejidos, a los cuales destruye llevando al organismo a un estado de anemia y "caquexia" (desnutrición) mortales. También fue conocida por ellos la "metástasis", o invasión de tejidos a distancia por las células malignas en un cierto grado de evolución de la tumoración.

Se prefería por los asclepiades hipocráticos, sobre todo por los de la escuela de Cos (a la que perteneció Hipócrates) el tratamiento médico sencillo antes que el quirúrgico; y cuando se recurría a éste, tenía una tendencia más restauradora que extirpadora. No debemos olvidar que la pura doctrina naturista de Hipócrates exigía el tratamiento del "cuerpo entero". Por otro lado, el asclepiade hipocrático se dirigía a actuar "contra la causa" de la enfermedad o "contra el principio de la causa". Y la causa de la enfermedad era para él un "desorden de la naturaleza", producido por la mala mezcla o "discrasia" de los componentes elementales del organismo (humores), a lo que contribuyen la "prophasis" o causa inmediata, más bien "motivo", y la "aitia" o "causa profunda", que hállase determinada por la constitución y circunstancia de la "physis" o naturaleza individual, es decir, la denominada más tarde por Galeno como "aitia proegoumene" o causa "dispositiva", según ya expusimos.

En nuestros tiempos, la medicina facultativa indaga todavía las causas del cáncer tratando de encontrar una causa única y específica, sea virus, microbio o toxina, olvidando los inconmovibles principios hipocráticos. Pero algunos médicos e investigadores discurren por el que, en nuestra opinión, constituye el verdadero camino de tan ansiada búsqueda.

El doctor Senra, subdirector del Instituto Nacional del Cáncer, dijo en París, hace muy poco tiempo, que "Nadie padece cáncer si no es cancerizable por vía genética"; más que a esto podían sumarse condiciones ambientales. Es decir, la "causa dispositiva" o "pre-disposición" sería hereditaria, y la causa externa o "motivo" podría ser una acción cancerígena del ambiente o de la mala conducta individual, como el alquitrán del tabaco y de las fábricas de gas, los alimentos hipercolesterinémicos, ciertos gases y líquidos tóxicos, etc.

En el mismo congreso fue presentada una casuística de una familia observada desde 1891, que presentó 80 cancerosos. Pero esto no debe alarmarnos, porque la enfermedad no es fatal ("ananké", que dirían los hipocráticos) si no concurren las causas motivadoras a que hemos hecho alusión.

Por su parte, el doctor Rafael Navarro Gutiérrez ha declarado, el 7 de este mes, al redactor de *ABC* don Carlos Dávila, que, "cada día hay más cancerosos. En el cáncer de pulmón no existe evidencia cierta de que esté causado por un virus. No sabemos prácticamente nada; lo único, que la gente se nos muere entre las manos. La única vía posible es el diagnóstico precoz; la radioterapia y las drogas, hasta ahora, dan muy mal resultado". Conviene advertir que el doctor Navarro se declara gran fumador, y afirma que la relación tabaco-cáncer no ha sido demostrada por las estadísticas.

Pero las estadísticas son muy convencionales, y lo mismo pueden afirmar que negar, porque esto depende del punto de vista desde el cual se hacen. El profesor Zapatero Domínguez nos dice, en cambio, que "el cáncer bronquial aparece en los fumadores con una frecuencia veinte veces mayor que en los no fumadores", y así se confirmó antes en el Foro Nacional de Chicago de 1968, y en forma análoga se expuso hace poco por el Colegio de Médicos de Gran Bretaña, que afirmó que "el hábito de fumar cigarrillos está directamente relacionado con el cáncer de pulmón, las bronquitis crónicas, enfisema y afecciones del corazón".

Todavía debemos añadir a estas notas que, según las experiencias e investigaciones del doctor Lawrence Leshan, profesor de psicología del Seminario teológico Unionista de New York, "el cáncer está íntimamente relacionado con una vida de ansiedad, emoción y tensión". La idea de relacionar las emociones con el cáncer existió ya en la antigüedad, basándose en el desequilibrio de los humores (sangre, linfa, bilis y atrabilis), y Galeno, en el siglo II antes de Jesucristo, opinaba que las "mujeres melancólicas" (en las que predominaba la atrabilis o "bilis negra") eran más propensas al "cancro" que aquéllas cuyo generoso riego sanguíneo las daba un espíritu jovial".

Ultimamente, un escritor e investigador no médico, don Antonio Ortega García, publicó en un diario madrileño un artículo defendiendo la teoría de que "la célula cancerosa es una célula asfixiada" que entra en fermentación alcohólica, produciendo alcohol cicloexánico (sorbita e inoxita), causa de sus destructores efectos. Por mi parte, hace años que sostuve la idea de que, efectivamente, el cáncer es producido por *células asfixiadas en fermentación láctica,* con un rendimiento de calorías treinta veces menor que las producidas en la oxidación normal de la glucosa.

En resumen: el cáncer es una forma morbosa causada por una perturbación del metabolismo, en la cual concurren todos los factores expuestos sobre la base de una pre-disposición de raíces profundas y desconocidas hasta ahora.

TERCERA PARTE

EL DIAGNOSTICO Y EL PRONOSTICO

Lección XIII

DIAGNOSTICO Y SU PLANTEAMIENTO

Marcha clínica del diagnóstico. Diagnóstico individual estático o del terreno. Causa de los errores de conducta biológica. Tipo, temperamento, constitución y conformación. Diagnóstico básico. Diagnóstico por el iris. Diagnóstico de las tendencias finales. Examen de los recargos patológicos. Investigación de las determinantes biológicas. Astrología. Quirología.

Diagnóstico y su planteamiento

Diagnóstico quiere decir: *discernimiento, conocimiento* (del griego, *gnoma*, juicio; y *gnosis*, conocimiento). *Es el juicio por el que se conoce y distingue la enfermedad.*

Saber que una persona está enferma es cosa que generalmente está al alcance de todo el mundo. El mal aspecto y la existencia de molestias o funciones anormales, nos avisan de la existencia de un proceso morboso. Por conocer que uno está enfermo se llama al médico o se van a solicitar sus consejos. Por este diagnóstico abstracto, de impresión, de nada nos sirve si no investigamos el por qué, cómo y para qué se han presentado determinados síntomas: es decir, *su causa, su mecanismo* y su *finalidad.*

Por otro lado, no es raro el caso de un enfermo a quien después de detenido examen y múltiples análisis, radiografías, etc., se le dice: "Todo ha resultado negativo; no se le encuentra a usted nada." Este diagnóstico tampoco nos sirve si se prescinde del hecho evidente de una persona que *se siente* o *se cree* enferma.

En ningún aspecto de la profesión médica se hace tan indispensable el buen método y la buena sitematización clínica como en el problema diagnóstico, porque, como decía Letamendi: "Todo error de juicio clínico implica un hecho más o menos grave de responsabilidad moral."

También es cierto que ningún otro problema de la práctica médica se presta como éste a ser solucionado por la *intuición;* por ese golpe de vista que se conoce vulgarmente con el nombre de *ojo clínico;* pero con el que no se nace, sino que es resultado de una larga práctica de ver enfermos. Mas ni en este caso, ni en el de un diagnóstico perfectamente estudiado, cabe olvidar esta regla.

145

No puede haber diagnóstico verdadero sin investigar todo aquello (sea físico o psíquico) *que se oponga a la tendencia curativa de la naturaleza.*

Y para llegar al cumplimiento de este fundamental precepto, se necesita una indagación metódica que será objeto de los siguientes párrafos.

Marcha clínica del diagnóstico

Si echamos una ojeada al cuadro de la página 120 donde expusimos el proceso de la génesis de la enfermedad, veremos inmediatamente que la marcha a seguir, lógicamente, es la de investigar los diversos elementos que, por orden de categoría, han concurrido a la manifestación morbosa. A saber: Errores de conducta biológica; causa de ellos; investigación del coeficiente de vitalidad, recargos orgánicos morbosos, alteraciones químicas humorales y defectos de inervación; examen de los motivos, causas predisponentes y coadyuvantes; finalmente, inspección de la forma morbosa y localización de sus lesiones.

Estas diversas y progresivas indagaciones pueden concretarse en tres apartados:

a) Diagnóstico individual, estático o del terreno;
b) Diagnóstico funcional, dinámico o de las reacciones;
c) Diagnóstico de la forma morbosa y lesiones.

En cada una de cuyas secciones agruparemos las correspondientes operaciones diagnósticas por el orden y manera que explica el cuadro siguiente:

Diagnóstico individual, estático o del terreno
- *a*) Causa de los errores de conducta biológica.
- *b*) Tipo, temperamento, constitución y conformación.
- *c*) Diagnóstico básico.
- *d*) Examen del iris.
- *e*) Diagnóstico de las tendencias finales.
- *f*) Examen de los recargos patológicos.
- *g*) Investigación de las determinaciones biológicas.

Diagnóstico funcional, dinámico o de las reacciones
- *a*) Errores de conducta y motivos externos.
- *b*) Defectos de inervación.
- *c*) Examen de los emunctorios y sus funciones.
- *d*) Funciones anormales.
- *e*) Análisis de los humores.
- *f*) Biorritmo y tono funcional.
- *g*) Psicoanálisis.

Diagnóstico de la forma morbosa y lesiones
- *a*) Organos electivos o localizaciones patológicas.
- *b*) Examen parasitario.

Sistematizando el estudio del enfermo según la norma que da este cuadro, cabe llegar, en lo humanamente posible, a la verdad diagnóstica. Mas en la mayoría de los casos no se hace necesario tan prolijo estudio, cuya totalidad debe reservarse para los casos dudosos. En la generalidad de los casos basta con investigar la *calidad e intensidad de las causas del mal*, las *formas y capacidades de reacción*, y las *localizaciones y lesiones*, para llegar a una conclusión que haga eficaz la terapéutica.

Y pasemos ahora al estudio particular de cada investigación diagnóstica.

DIAGNOSTICO INDIVIDUAL, ESTATICO O DEL TERRENO

A) Causa de los errores de conducta biológica

Como ya dijimos, la violación de las leyes naturales cabe hacerse por *ignorancia, indiferencia, falta de voluntad y autoindulgencia*, siguiendo el criterio expositivo de Lindlahr.

Estas cuatro causas han de anularse por medio de una perseverante educación sanitaria de los individuos y las colectividades, tanto en lo que respecta a la instrucción higiénica como a la práctica de la vida al aire libre y en contacto con el medio natural, ejercicio físico y alimentación normal. En el enfermo declarado se da por supuesto que tiene que someterse a la disciplina del tratamiento médico, por lo que estas causas quedan de momento, y de hecho, anuladas. La enfermedad obliga al indiferente y al abúlico a ocuparse algo más de sí mismo. De no hacerlo así, no pretenda marchar por el firme camino de la salud.

B) Tipo, temperamento, constitución y conformación

I. *Tipos humanos.* Se refiere, como la conformación, a la *arquitectura macroscópica* (o visible a simple vista) del organismo. Son tres: Tipo cerebral, tipo de movimiento y tipo de nutrición, que ya describimos en la lección 3ª, pág. 44, que corresponden al predominio de cada uno de los tres grandes sistemas orgánicos, también ya estudiados.

II. *Conformación* (véase lección 3ª, pág. 51).

III. *Temperamento* (véase lección 3ª, pág. 46).

IV. *Constitución* (véase lección 3ª, pág. 52).

C) Diagnóstico básico

Este procedimiento diagnóstico ha sido expuesto y divulgado por el eminente clínico naturista norteamericano doctor H. Lindhar, sobre conceptos de anatomía y fisiología unitarias desarrollados por el doctor W. F. Harvard.

Como advierte oportunamente Lindlahr en la introducción, el diagnóstico básico no es un diagnóstico de síntomas, sino un diagnóstico del paciente. Y está basado en la constitución trina del ser humano, ya estudiada por nosotros en lecciones anteriores, y que a tantas interesantísimas derivaciones se presta.

He aquí sus fundamentos:

Las numerosas funciones del cuerpo humano pueden ser, convenientemente clasificadas, incluidas en los tres grupos siguientes: *Nutrición, Respiración* y *Generación*.[1]

La *nutrición* es la función por la que el cuerpo digiere y asimila los alimentos, eliminando los residuos producidos en este proceso. La *respiración* es aquella función por la cual se oxigena la sangre y se elimina el residuo carbónico de la combustión; de la cual depende el impulso de la dinámica vital, necesario para mantener las actividades del cuerpo. La *generación* es la función que asegura la perpetuidad de la especie, por medio de la reproducción.

Estas tres funciones fundamentales de la vida física, que como ya vimos *son las tres funciones elementales de la célula*, se corresponden, o por mejor decir, tienen su origen en los tres principios de vida que ya conocemos. El *principio material o somático*, al que corresponden las funciones de nutrición; el *principio mental o psíquico*, al que corresponden las funciones respiratorias y su complementaria de circulación; y el *principio espiritual o nouménico*, al que corresponden las funciones generadoras, tanto si se polarizan hacia el polo negativo o sexual, como si lo hacen hacia el positivo o cerebral.

A propósito de estas correspondencias, nos hace Lindlahr las siguientes y bien concebidas consideraciones. "El principio material informa la sustancia, la solidez, lo físico; y está íntimamente ligado al plano terrestre. Este principio está en simpatía con la naturaleza física y su mecanismo nervioso —el gran simpático— que es el instrumento por medio del cual la fuerza vital domina las funciones animales. Quien posee gran proporción de este principio es duro, fuerte y más robusto que los individuos en quienes predominan los otros principios.

El principio espiritual (—que Lindlahr llama psíquico o moral con notoria impropiedad—) nos conecta con el Alma del universo. A través de este principio la individualidad consciente recibe el influjo de la inteligencia intuitiva y del poder creador que procede de la Gran Inteligencia Cósmica. El principio espiritual es por esto la fuente de inspiración e iluminación; hace posible la captación de la verdad abs-

---

[1] Véase que corresponden a los tres grandes sistemas orgánicos; pues aunque en apariencia sustituimos las funciones nerviosas (manifestación de las fuerzas *intensivas*) por las generativas, conviene no olvidar la íntima conexión que existe entre ambas, que son manifestación de una sola *fuerza creadora*, ya se dirija hacia el polo sexual o el cerebral del organismo, dando lugar, respectivamente, a la generación física o sexual, o bien a la creación mental, cuyo órgano es el cerebro; asuntos que ya hemos tratado en otra lección.

tracta, del tiempo y el espacio, de la razón y el error. Es la luz que ilumina a cada hombre que pasa por este mundo.

El razonamiento u objetivo de la mente trata solamente de hechos y datos proporcionados por la observación y la experiencia. Esto está de acuerdo con la ciencia y la filosofía materialista y monista; pero este sistema olvida considerar que, lo que hace pensar, razonar y da la po-

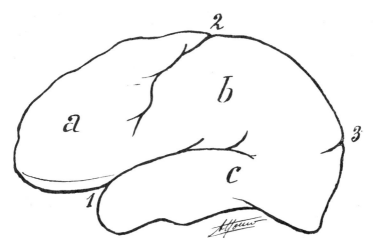

FIG. 11. *Diagnóstico básico.* Lóbulos cerebrales cuyas proposiciones relativas determinan el diagnóstico básico: *a*, Lóbulo frontal; *b*, Lóbulo parietal; *c*, Lóbulo temporooccipital: *1*, Cisura de Silvio; *2*, Cisura de Rolando; *3*, Cisura perpendicular externa.

sibilidad de filosofar es precisamente el principio mental. Tras de mucho estudiar y explanar el fenómeno de la vida, prueban ellos a excluir la vida misma del esquema de las cosas."

Los tres citados principios se hallan perfecta y constantemente relacionados con los lóbulos cerebrales. Sabido es que el cerebro se divide en dos hemisferios, cada uno de los cuales se divide a su vez, por medio de cisuras (las cisuras de Rolando, de Silvio y la perpendicular externa) en tres grandes lóbulos: *frontal, parietal y témporo-occipital.* El lóbulo frontal está relacionado con la función respiratoria y el principio mental; el lóbulo medio o parietal se relaciona con la función generativa y espiritual; y el lóbulo témporo-occipital está relacionado con las funciones de nutrición y el principio material.

Cuanto más preponderancia o vigor tenga cada uno de los principios y funciones correspondientes, tanto más desarrollo presentará el lóbulo cerebral que los representa. De aquí se deduce la clave del diagnóstico básico, puesto que, *la diferente configuración craneal por la preponderancia del desarrollo de uno u otro lóbulo cerebral, nos indica el predominio de determinado principio y sus funciones correspondientes, y, por consecuencia, el grado de vulnerabilidad o resistencia de cada sistema ante la agresión de causas morbosas o lesivas.*

Se denomina *base* a la porción cerebral más desarrollada; y se da el nombre de *inclinación* (*primera* o *segunda*) a cada uno de los dos restantes sectores, por el orden de su desarrollo respectivo, de mayor a menor.

Se llama *funciones básicas* a las del sistema que predomina, y *órgano básico* al más importante de dicho sistema en orden a su cate-

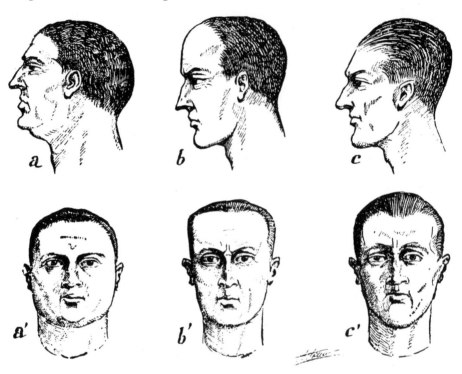

FIG. 12. *Diagnóstico básico:* *a, a'*, Base física, nutricia u occipital; lóbulo occipital más desarrollado; sienes llenas; *b, b'*, Base mental, respiratoria o frontal; frente recta, alta y rectangular; *c, c'*, Base espiritual, genital o parietal; cráneo alto; sienes cóncavas.

goría fisiológica. A saber: El *hígado* en los individuos de base física; los · *pulmones* en los de base mental; y los *genitales* y glándulas de secreción interna, en los de base espiritual.

Cuando se altera el equilibrio de la salud y surge la crisis o enfermedad, cede en primer lugar la resistencia de los órganos más débiles (los de la *segunda inclinación*), después, si continúa la acción de la causa lesiva, sucumbirán los órganos de la *primera inclinación*, o sean los de resistencia media; y, finalmente, si aún actúa la causa del mal, pueden ser afectados los *órganos básicos* o de máxima resistencia, cuya lesión destructiva es siempre de fatal pronóstico. Así, pues, el diagnóstico básico nos da a conocer la probable localización de un estado morboso y su modalidad de reacciones; como también nos proporciona datos preciosos para el pronóstico de la dolencia.

De lo expuesto se deduce la existencia de seis principales tipos orgánicos, desde el punto de vista del diagnóstico básico.
Tipo general de base occipital.

1º *Base nutricia. Primera inclinación genital o endocrina. Segunda inclinación respiratoria.*

Organos más fuertes. Los digestivos, especialmente hígado.

Organos de resistencia media. Los órganos sexuales y glándulas de secreción interna.

Organos más débiles. Pulmones y corazón.

Los síntomas y crisis curativas en este tipo, se manifiestan en el aparato respiratorio primeramente (que suele ser durante la infancia y primera juventud)[2] y más tarde en los órganos de la primera inclinación. Mientras no se afecten los órganos básicos, podemos permanecer tranquilos, generalmente, en cuanto se refiere a la marcha y final de la enfermedad, salvo en los casos de un agotamiento total de la vitalidad, por enfermedad o vejez. Y aun podemos observar sin temor, cómo los órganos básicos en su esfuerzo compensador y defensivo, presentan ciertos síntomas funcionales, a veces de bastante intensidad (hipertrofia, congestión, inflamación), por el trabajo suplementario a que los obliga la defensa del organismo.

Como ya veremos en su lugar correspondiente, el *tratamiento* de los enfermos de este tipo, debe ir encaminado a conseguir el descanso y la reacción de los órganos básicos, por lo que tan útiles son en estos casos los ayunos y dietas depurativas.

2º *Base nutricia. Primera inclinación respiratoria. Segunda inclinación genital.*

Pronóstico y tratamiento. Según las mismas normas que el caso anterior.
Tipo general de base parietal.

3º *Base genital. Primera inclinación nutricia. Segunda inclinación respiratoria.*

Organos más fuertes. Aparato sexual y glándulas de secreción interna.

Organos de resistencia. Los de la nutrición.

Organos más débiles. Los respiratorios.

Síntomas y crisis curativas. Generalmente en los órganos de la nutrición.

Pronóstico. Bueno en general, no siendo afectados por procesos destructivos los órganos básicos de la generación o glándulas de secreción interna. Bueno es advertir que en los individuos de este tipo, se suelen presentar con gran frecuencia *síntomas nerviosos,* debidos a

---

[2] Generalmente se afectan los órganos de la *segunda inclinación* durante la infancia. Por esto, ante la persistencia de causas morbosas, solemos ver afectados los de *resistencia intermedia* en la edad madura, en la que los primeros perdieron ya su eficacia reactiva.

la repercusión que en este sistema tienen las actividades exaltadas de las grándulas de secreción interna.

La *terapéutica general* de este tipo debe ir dirigida preferentemente a buscar reacciones de los órganos básicos y de los íntimamente relacionados con ellos (sistema nervioso), por medio de baños genitales, helioterapia pelviana, descanso sexual, dietas eliminadoras oportunas, etc. Sobre ello volveremos en la parte de terapéutica.

4º *Base genital. Primera inclinación respiratoria. Segunda inclinación nutricia.*

Organos más fuertes. Los genitales y glándulas endocrinas.
Organos de resistencia intermedia. Los respiratorios y corazón.
Organos más débiles. Los digestivos.
Síntomas y crisis. Preferentemente localizados en los órganos torácicos o de la primera inclinación. Siendo, como siempre, de máxima gravedad los procesos que afecten a los órganos básicos.
Pronóstico y tratamiento. Esencialmente como en el tipo anterior.
Tipo general de base frontal.

5º *Base respiratoria. Primera inclinación nutricia. Segunda inclinación genital y endocrina.*

Organos más fuertes. Pulmones y corazón. *Organo básico,* el lóbulo pulmonar superior.
Organos de resistencia intermedia. Los digestivos.
Organos más débiles. Genitales, glándulas de secreción interna y sistema nervioso.
Síntomas y crisis. Preferentemente localizados en el aparato digestivo.
Enfermedades graves. Las que afectan a los órganos respiratorios, sobre todo si presentan carácter destructivo.
Tratamiento. A base de ejercicios respiratorios, climatoterapia, dietas generalmente ricas y variadas, gimnasia o reposo, etc.

6º *Base respiratoria. Primera incluinación genital. Segunda inclinación nutricia.*

Organos más fuertes. Pulmones y corazón.
Organos de resistencia intermedia. Genitales, sistema endocrino y sistema nervioso.
Organos más débiles. Aparato digestivo.
Síntomas y crisis. Manisfestados en los órganos de resistencia media.
Pronóstico y tratamiento. Esencialmente como en el anterior.

Reglas generales, a modo de resumen, deducidas del diagnóstico básico:

a) Los órganos básicos o de resistencia máxima son los que corresponden al principio que predomina en el individuo.

b) En las primeras edades de la vida, las enfermedades suelen localizarse en los órganos más débiles (o sean los de la segunda inclinación), por lo que, agotados sus recursos defensivos, suelen ser sustituidos, en edades más avanzadas, por los de resistencia media (o de la primera inclinación), que son, generalmente, los que nos presentan la localización sintomática a título de su mayor poder defensivo y compensador.

c) La afección no destructiva de los órganos básicos, suele ser la última tentativa del organismo para defenderse contra la causa le-

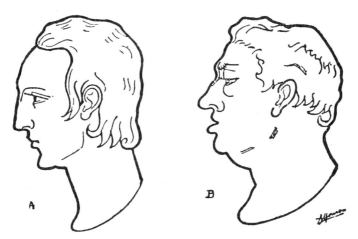

Fig. 13. *Diagnóstico básico*. Ejemplos anónimos: *A*, Base frontal; Primera inclinación parietal; Segunda inclinación occipital; *B*, Base occipital; Primero inclinación parietal; Segunda inclinación frontal.

siva. Tras de la cual sucumbe a la resistencia pasiva de la afección crónica.

d) La lesión destructiva de los órganos básicos o de máxima resistencia, es de pronóstico fatal.

e) El tratamiento de cada tipo debe dirigirse preferentemente, aparte modalidades individuales, a lograr la depuración, el descanso y la franca reacción de los órganos básicos. Porque a la postre son estos los responsables del éxito o del fracaso del organismo ante la causa morbífica.

D) Diagnóstico por el iris

Se basa en el reconocimiento del estado de los órganos, por las señales que éstos proyectan en el iris del ojo, con motivo de sus alteraciones anatómicas y funcionales.

Mas esto requiere algunas explicaciones previas.

Sabido es que, el *iris* es el diafragma contráctil, situado en la cámara anterior del ojo, delante del cristalino, y perforado por un orificio, circular en la especie humana, que se llama la *pupila*. Este diafragma iridiano, que no es sino el segmento anterior de la *coroides* (membra-

153

na que, por su parte, tapiza interiormente la esclerótica) (fig. 14), está inervado por el nervio *ciliar corto* del tercer par craneal o motor ocular común; y por el nervio *ciliar largo* del sistema nervioso simpático. Este hecho que pone al iris en conexión con el ganglio cervical superior del gran simpático por un lado, y por otro lado con el ganglio oftálmico del parasimpático, nos explica como el iris está en comunicación

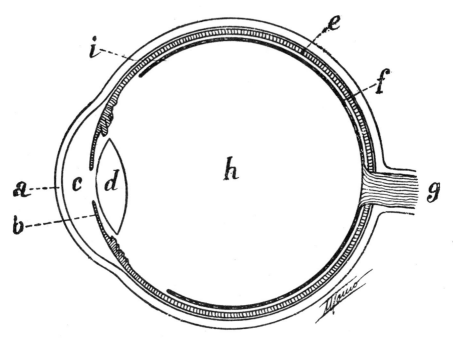

FIG. 14. *Sección del globo del ojo*: *a*, Córnea; *b*, Iris; *c*, Cámara anterior; *d*, Cristalino; *e*, Coroides; *f*, Retina; *g*, Nervio óptico; *h*, Cámara posterior; *e*, Esclerótica.

nerviosa con todo el organismo, y la posibilidad de que lleguen a él las impresiones de todos los órganos. Una ojeada a cualquiera buena anatomía, ampliará y confirmará esta afirmación, cuya detallada demostración no es de este lugar.

Fundamentos del diagnóstico iridológico: *a*) El iris de todo animal totalmente sano y normalmente constituido, es de especto uniforme, denso y sin alteraciones (señales, signos, pigmentaciones) en la dirección y disposición de sus fibras.

b) Cualquier alteración orgánica (exceptuando aquellos casos en que, por una causa u otra, falta la transmisión nerviosa), puede reflejarse en el iris, por medio de modificaciones de su color, de su densidad y de la disposición de sus fibras.

c) Las alteraciones de un órgano determinado, se reflejan siempre en el mismo lugar del iris, que se llama *área o zona* de dicho órgano.

154

Fue Peczely quien por vez primera observó la transmisión al iris de las condiciones patológicas. Habiendo cazado un mochuelo vivo, el animal, en sus esfuerzos por libertarse, se rompió una pata; cuyo accidente fue seguido de la aparición de una mancha negra en la parte inferior del iris del ojo correspondiente. Posteriores experiencias le convencieron del papel del iris como registrador de las lesiones orgánicas. Y de ellas nació la iridología que, luego ha sido confirmada, ampliada y sistematizada por el sueco Niels Liljequist, los alemanes Thiel y Felke, los norteamericanos Lahn y Lindlahr, y otros autores, como Schlegel, Müller, Colson, Wolff, Bidaurrázaga, etcétera.

En el iris pueden reconocerse las predisposiciones patológicas hereditarias, los procesos agudos o crónicos, las lesiones locales, destrucciones de tejidos, mutilaciones por accidente o intervención quirúrgica y envenamiento por drogas o venenos metálicos. También se reflejan en él los cambios favorables críticos, depurativos y reconstitutivos en las enfermedades que conducen a buen término.

Siendo producidas las señales patológicas del iris por transmisión nerviosa, nos explicamos como las mutilaciones quirúrgicas, hechas con anestesia, que paraliza la transmisión de la corriente néurica, no dejan señales en el iris. Como también ocurre en todos aquellos casos en que, por enfermedad, se halla dificultada o paralizada la función nerviosa sensitiva. Este hecho nos confirma que las señales patológicas del iris, se realizan por un impulso nervioso, que altera la dirección de sus fibras y la disposición de sus estructuras. Y de este modo se producen los signos oscuros de las enfermedades crónicas o destructivas, los signos blancos de los procesos agudos, las decoloraciones o pigmentaciones de los estados tóxicos, en cuyo transporte interviene la circulación capilar iridiana, y las pérdidas de sustancia o destrucción de fibras que reflejan las deficiencias orgánicas constitucionales. Todo reflejado en el iris del lado al cual corresponde el órgano afecto, exceptuando las lesiones cerebrales que, por el cruce de los nervios ópticos, se registran en el iris del lado opuesto.

Las *zonas* o *áreas* que en el iris corresponden a cada órgano, están limitadas por los filamentos nerviosos y vasos sanguíneos, que forman espacios triangulares, cuya base se dirige hacia el anillo exterior del iris, y cuyo vértice está dirigido hacia la pupila (fig. 15).

La clave iridológica. Todos los órganos importantes del cuerpo tienen su representación correspondiente en una de las áreas del iris, conforme indica la fig. 16 hecha recopilando las más importantes claves.

Mientras un órgano permanece normal, su área iridiana correspondiente, permanece también inalterable en su color normal, sin signos o señales ni alteraciones de sus fibras, nervios y vasos. Cuando un órgano sufre el resultado de influencias hereditarias, un proceso patológico crónico o agudo, los efectos de una intoxicación o una injuria mecánica, aparecen, en su área correspondiente, signos que varían en cada caso y coloraciones anormales que hemos de estudiar a continuación.

La disposición de las áreas en el iris es simétrica y de acuerdo con la colocación de los órganos en el cuerpo. Encontramos el área del estómago directamente alrededor de la pupila, y la de los intestinos rodeando a la del estómago. Y rodeando a ésta, a su vez, encontramos la "corona simpática" que corresponde al sistema nervioso simpático. Todos los demás órganos están representados en el iris en forma radiada, alrededor de dicha corona simpática, oeupando los ya citados espacios triangulares liimtados por los nervios y vasos iridianos. Pero su distribución no es caprichosa.

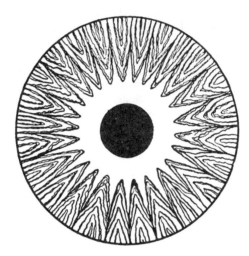

FIG. 15. *Zonas o áreas triangulares en el iris*, limitadas por vasos sanguíneos y filetes nerviosos.

El encéfalo con todos sus órganos está localizado en las regiones superiores del iris. Las facultades intelectuales que, en la gente diestra están localizadas en el hemisferio cerebral izquierdo, aparecen representadas en el iris derecho; y, por el contrario, en las personas zurdas se localizan en el iris izquierdo.

El área de la pierna, aparece en la parte media de la región inferior del iris. Los órganos no duplicados o simétricos (hígado, bazo, corazón, etc.), se encuentran representados en su lado correspondiente. Y aquellos que, como la nariz, boca, órganos genitales, etc., ocupan la línea media del cuerpo, se hallan reflejados en ambos iris.

De modo que el iris es una verdadera proyección sobre un plano, de la topografía orgánica. Si imaginamos un mapa del iris con la pupila coincidiendo con el ombligo, echaremos de ver la asombrosa semejanza entre la distribución de los órganos en el cuerpo y las de sus zonas correspondientes en el diafragma iridiano. Y esto no puede ser una casualidad, sino que obedece a un designio natural, cuya razón pudiera ser, como quiere Maluquer, la necesidad de hallarse representados todos los órganos en un sitio desde el cual pudieran recibir la vibración luminosa por vía nerviosa. Hipótesis que si no está comprobada experimentalmente, tiene todas las probabilidades de ser un hecho.

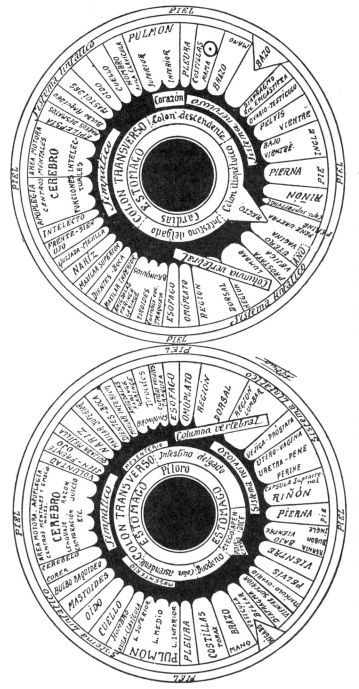

Fig. 16. Clave para el diagnóstico por el iris, donde pueden verse las zonas correspondientes a cada órgano.

La enfermedad en el iris. Hemos dicho que ninguna enfermedad se produce de repente, sino que se fragua poco a poco, pasando en su evolución por distintos estados que ya hemos estudiado. Para manifestarse cualquier proceso patológico hace falta una *predisposición*, un período de *latencia*, y finalmente un período de franca *explosión sintomática* que, ora toma la forma *aguda*, ora la *crónica*, según circunstancias de que también hemos tratado.

El examen del iris demuestra de modo evidente esta manera de considerar la cuestión. Y así podemos observar cuatro grados patológicos claramente determinados por signos bien característicos.

a) Predisposición heredada o congénita.

b) Inflamación aguda.

c) Estado crónico.

d) Estado destructivo.

La *predisposición heredada o congénita*,[3] se manifiesta por oscurecimiento de las zonas de los órganos, separaciones de las fibras iridianas, y pérdidas de sustancia, en forma de usos u ovoides generalmente. Todo lo cual quiere decir que existía un estado de enfermedad o debilitamiento en los correspondientes órganos del cuerpo de los padres (fig. 18).

El estado de *inflamación aguda* se manifiesta en el iris por medio de líneas, bandas o nubes *blancas* o amarillentas. Las cuales se producen por la compresión de las fibras musculares y nerviosas en el área correspondiente, en virtud del estímulo vasomotor que produce la reacción aguda orgánica (fig. 17).

El *estado crónico* se refleja por medio de líneas, manchas y bandas *oscuras* en las zonas de los órganos afectados. Producidas por recargo degenerativo de pigmento melánico en las células del estroma del iris. Siendo de notar que, cuando una enfermedad pasa del estado agudo al estado crónico, los signos blancos del primero, vénse poco a poco mezclados con líneas y sombras oscuras, hasta el total predominio de éstas; sobre todo si por tratamientos supresivos o deficiencias vitales se ha abortado la marcha aguda del proceso (fig. 17).

Los fenómenos *destructivos*, que suelen ser el final de las enfermedades de mal pronóstico, aparte los traumatismos y heridas quirúrgicas, producen en el diafragma iridiano signos y puntos *negruzcos*, debido a la destrucción de sus fibrillas superficiales, que permite ver la capa epitelial posterior (fig. 17).

Hay que advertir que, a veces, el iris no refleja con fidelidad la importancia de una inflamación o lesión orgánica. Y esto, aparte la falta de transmisión nerviosa de que ya hemos hablado, ocurre especialmente en ciertos iris azules, cuyas células cromatóforas carecen de capacidad para formar pigmento melánico. Y más ostensiblemente en

---

[3] Es *heredado* lo que se trasmite en las células progenitoras, masculinas o femeninas. Es *congénito* lo que se trasmite al hijo, o éste adquiere, durante la gestación o el nacimiento. Diferencia generalmente mal acusada por el caprichoso empleo de estas palabras.

individuos de temperamento linfático. Y entonces el estado morboso se traduce por un enturbamiento y oscurecimiento general del iris, semejante al que observa en los estados diatésicos o de intoxicación general alimenticia.

Sobre el color del iris y sus alteraciones. Existe solamente dos colores normales y originarios del iris: *Azul claro* o celeste y color avellana o sea *pardo claro*. Que en estados de perfecta salud están realzados por un intenso brillo, propio de la pureza de los humores orgánicos.

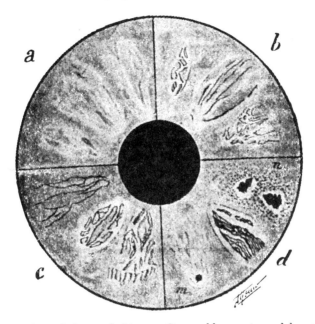

FIG. 17. *La enfermedad en el iris*: *a*, Signos blanquecinos del estado agudo; *b*, Signos del estado subagudo; *c*, Signos del estado crónico; *d*, Signos de lesiones destructivas (las figuras m y n, se deben a procesos cancerosos).

Cuando el organismo se intoxica por los errores de alimentación o las ingerencias medicamentosas, la superficie iridiana va oscureciéndose, se pone como empolvada o grumosa y pierde parte de su brillo cosa especialmente notable después de las inoculaciones de vacunas o inyecciones de sueros.

Se ha exaltado por algunos iridologistas la categoría del *azul celeste* del iris, considerándolo como expresión de un más alto grado de perfección humana, tanto en el orden físico como en el intelectual. Criterio evidentemente parcial y quizá algo apasionado, puesto que en razas de ojos pardos se han dado personas y aun colectividades de alta mentalidad e insuperable elevación de espíritu. Díganlo sino Gautama el Budha en la India, Confucio en la China, Moisés en Egipto, Abenarabí en el Islam, el mismo Jesucristo de raza judía, aunque según el testimonio de Lentulus, gobernador de Judea, tenía los ojos azules. Es más: el origen de las civilizaciones y de todas las ideas fundamentales de la cultura humana, ha tenido lugar en países habitados por razas de ojos pardos, como Egipto, Mesopotamia, Caldea, Arabia, Grecia, Roma, España e India. Y cuando aun estaban en estado bárbaro los pueblos anglosajones y germánicos, descendientes de los hiperbóreos de ojos azules, florecían centros de cultura como Córdoba, Atenas, Ale-

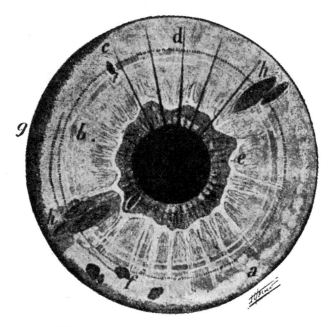

FIG. 18. *Signos iridológicos más importantes*: *a*, Rosario linfático; *b*, Anillos nerviosos; *c*, Lesión cerrada; *d*, Rayos solares; *e*, Corona del simpático; *f*, Manchas psóricas; *g*, Anillo costroso o de la piel; *h*, Predisposición heredada.

jandría, etc., en países de civilización antiquísima e insuperable sabiduría, donde predominó el color pardo de los ojos. Y es que lo que realmente de la categoría fisiológica es la limpidez y claridad del iris, sea cualquiera el color básico de su estroma. Aun los mismos ojos negros, cuando esta coloración no es fruto de intoxicaciones profundas o procesos destructivos, sino producto de la intensa pigmentación melánica de sus células cromatóforas y epitelio posterior, no deben considerarse como ojos anormales ni darles una significación patológica o de inferioridad espiritual, si bien haya que mostrarse conforme en que los dos únicos colores originales sean el azul y el pardo.

El color normal del iris cambia por la enfermedad. En virtud de la alteración de sus estructuras y de las anormalidades de circulación e inervación inherentes al estado patológico, el pigmento del epitelio posterior se traslada por la circulación capilar, depositándose en la capa superficial del iris y oscureciéndole en parte o en su totalidad. A esto contribuye la actividad anormal de las células cromatóforas del estroma, produciendo una cantidad extraordinaria de *melanina*. Generalmente el oscurecimiento total del iris es consecuencia de la intoxicación *acidósica* crónica, propia de los estados artríticos y base de los procesos hepáticos, albuminúricos, cancerosos, etc. Oscurecimiento que no hay que confundir con el color oscuro propio de razas morenas y que habitan en tierras muy soleadas, cuya fuerte pigmentación tanto de la piel como de los ojos, hay que atribuirla a una defensa ancestral contra la luz solar.

Los *cuerpos químicos* en combinación no vital, y por tanto inasimilables, como ocurre con las *drogas y medicamentos* derivados, manchan el iris con formas y tintes variados, cuyo resumen exponemos a continuación.

Iodo. Manchas amarillentas, pardas, rojizas o anaranjadas, transparentes, cuyos bordes se confunden con el fondo del iris o aparecen rodeadas de un reborde blanco que indica su proceso de eliminación. Cuando ha sido aplicado externamente, sobre la piel, aparece en el área donde se ha acumulado, en forma de rayos, escobillas o nubes color de rosa.

Arsénico. Manchas blanquecinas o amarillentas en forma de copos de nieve o como clara de huevo. Cuando se depositan en el anillo externo del iris, pueden confundirse con el rosario linfático, del cual hablaremos, y aun con la intoxicación artrítica (úrica) y la producida por compuestos de sodio (bicarbonato, salicilato, bromuro, sulfato), de potasio y de magnesio. De todos modos, la forma de copos, suele distinguir al arsénico y evitar la confusión con las otras intoxicaciones que dejan también manchas blanquecinas.

Mercurio. Nube blanca-grisácea de lustre metálico, a modo de película, generalmente condensada en forma de media luna en la región superior o área cerebral del iris. Puede también ocupar todo el anillo externo del iris, prestándose a confusión con el signo de la acidosis crónica, y aun con alguna de las intoxicaciones alcalinas que acabamos de citar.

Quinina. Coloraciones amarillentas, verdosas o rojizas, en forma de nubes o manchas, habitualmente localizadas en las áreas del cerebro, estómago, intestinos, hígado y bazo.

Hierro. Coloraciones morenas o violáceas en las zonas de estómago e intestinos.

Plomo. Decoloración gris azulada o violada, de tono metálico en la región gastrointestinal.

Zinc. Semejante al anterior.

Fósforo. Coloraciones amarillentas en las zonas del hígado, cerebro y estómago.

Azufre. Manchas amarillo-verdosas en las zonas de estómago e intestinos, fácilmente confundibles con las coloraciones amarillentas de la intoxicación química y de la eliminación escrofulosa.

Bromo. Coloraciones blancas o amarillentas que toman la forma de media luna cuando se localizan en el área cerebral, o de un anillo blanquecino cuando aparecen en la margen externa del iris.

Sodio. (Bicarbonato, sulfato, bromuro o salicilato de). Corona blanca en el anillo exterior del iris.

Potasio, Calcio y Magnesio. Anillo blanco grisáceo similar al del sodio, en la margen externa del iris.

Fenacetina, antipirina y otros compuestos amido-fenólicos y pirrólicos. Decoloraciones blanquecinas-amarillentas del área o corona simpática, que irradian hacia las áreas de otros órganos, especialmente del cerebro.

Creosota y guayacol y demás derivados de las breas vegetales. Velo gris-blanquecino sobre toda la superficie del iris.

Acido salicílico y salicilatos. Aparece como una nube o velo gris-blanquecino extendido desigualmente en la margen externa del iris y especialmente pronunciado en la región superior.

Estricnina. Se muestra como una corona blanquecina de perfectas proporciones, alrededor de la pupila en el área del estómago, formada por líneas filiformes y radiantes.

Opio y sus derivados (Morfina, láudano, etc.). Se presenta por medio de líneas de un blanco puro irradiando en forma de estrella desde el borde pupilar o bien desde la corona del simpático, y preferentemente dirigidas hacia la parte superior.

Cocaína. Signos análogos a los de la morfina.

Glicerina. Anchas nubes blancas en las zonas de la piel, riñones o pulmones.

Trementina. Nubes grisáceas, densas, en las regiones de los riñones, vejiga y órganos sexuales.

Ergotina. Manchas de un color pardo herrumbroso en diferentes sectores del iris.

De los signos iridológicos más importantes. Los signos anormales del iris que con más frecuencia observamos en la práctica clínica, son: *Rosario linfático; Anillos nerviosos; Lesiones cerradas; Rayos solares; Corona del simpático; Manchas psóricas y Anillo costroso;* sin citar las manchas medicamentosas que acabamos de mencionar, y lo signos generales de los diferentes estados de enfermedad, también ya estudiados.

Rosario linfático. Aparece formando un *rosario* de copos blanquecinos en la circunferencia exterior del iris, inmediatamente por dentro del área de la piel. Puede ser total u ocupar solamente un sector. En todo caso refleja inflamación o infarto de los ganglios linfáticos, bien en su totalidad, o bien en la zona de un órgano enfermo, como expresión de su defensa. También aparece en los estados atróficos de las glándulas linfáticas, en los estados escrofulosos y post-tifoideos, y, en general, en las crisis depurativas de las enfermedades crónicas, sobre todo en procesos destructivos en los que ya está muy afectada la nutrición del enfermo.

Puede ser confundido fácilmente con las señales de la intoxicación arsenical; pero es de notar que, en ésta, los copos blanquecinos suelen aparecer en grupos irregulares en las partes laterales del iris, mientras que el signo linfático aparece siguiendo la circunferencia exterior, formado por copos ordenados como las cuentas de un rosario. Hay casos, no obstante, en que son difíciles de diferenciar, sobre todo cuando el rosario linfático es consecuencia del envenenamiento arsenical.

Anillos nerviosos. Son circunferencias que aparecen en el disco del iris, sencillas, dobles y aun triples (rara vez cuádruples), concéntricas entre sí y con el anillo pupilar, generalmente completas y limitadas otras veces, como arcos de círculo, al sector o zona de determinados órganos.

Son producidos por estados irritativos del sistema nervioso, dolores y emociones. Si son completos, se refieren a afecciones del sistema nervioso en general; indicando actividad exaltada cuando son blancos, y estados tórpidos cuando son oscuros, siguiendo la misma regla de manifestación de los procesos agudos y crónicos, respectivamente. Cuando se presentan limitados a cierta zona iridiana, expresan afección del órgano correspondiente, y aun la inminencia de una crisis curativa por dicho órgano, cuando son blancos. Limitados al área cerebral, se presentan blanquecinos en los estados de excitación o hiperactividad nerviosa, procesos cerebrales agudos, insomnio, crisis mentales, etc.; y negruzcos en los estados atróficos, tórpidos o paralíticos de los centros nerviosos encefálicos.

En muchos casos y bajo la influencia de un tratamiento depurativo, se observa como los anillos nerviosos oscuros del estado crónico, se tornan blanquecinos y aun acaban por desaparecer después de la restitución orgánica y funcional del órgano afectado (fig. 18).

Lesiones cerradas. Se muestran en el iris como manchas o puntos negruzcos, circunscriptos por un entretejido de líneas blancas. Corresponden en el cuerpo, al tejido cicatricial, escaras o partes mortificadas (fig. 18).

Rayos solares. Son líneas pardas u oscuras, que irradian desde el borde pupilar o desde la corona simpática, hacia la periferia del iris. Se hallan casi exclusivamente en los iris de color pardo. Y por lo corriente se presentan con más abundancia en la parte superior, soliendo entonces coincidir con un oscurecimiento del área cerebral. Parecen coincidir con estados neuróticos referidos al órgano hacia el cual irradian, debido a defectos nutritivos celulares.

Corona del simpático. (Gola neurovegetativa). Como su nombre indica, ocupa exactamente el área correspondiente al sistema nervioso simpático, y aparece como un anillo en relieve, un poco zigzagueante, concéntrico con el borde pupilar, en la periferia del área gastrointestinal y coincidiendo con el círculo arterial menor de los vasos del estroma iridiano. La dilatación o la contracción de la corona del simpático indica el estado atónico o el estado contractural, respectivamente, del canal intestinal. Cuando esta corona se presenta desigual, revela la existencia de sectores dilatados y zonas espasmódicas en el mismo intestino.

Se produce por contracciones de las fibras del iris, debidas a los fenómenos vasomotores causados por el antagonismo funcional entre el sistema nervioso simpático y el parasimpático.

Se suele encontrar la corona del simpático muy contraída, coincidiendo con la pequeñez de la pupila, en muchos tipos de parálisis; y por el contrario, ambas dilatadas con extraordinaria movilidad pupilar en estados irritativos o de hipersensibilidad del sistema nervioso, como por ejemplo los causados por las lombrices intestinales (fig. 18).

Manchas psóricas. Aparecen de color pardo oscuro, bien limitadas, aisladas o en conjuntos irregulares, y de tamaños muy variables. Se diferencian de las manchas del yodo precisamente por ser más oscuras y bien limitadas. Son producidas por la supresión medicamentosa de ciertas enfermedades de la piel, como el eczema, la sarna, la psoriasis, parasitismo pedicular (piojos y ladillas), y otras. Indican la retirada al interior, sin ser depurados, de los humores patológicos que motivaron la erupción. Pueden ser heredadas.

La existencia de manchas psóricas, anuncian el peligro de un proceso crónico (a veces grave, como el cáncer, tuberculosis, atrofias, cirrosis, etc.), en los órganos que corresponden a las áreas en que aparecen. Son una demostración de la razón que nos asiste al combatir las medicaciones supresivas sistemáticas.

La palabra "psora" fue adoptada por *Hahnemann*, el fundador de la homeopatía, tomándola del vocablo griego *psoora* (sarna) y aplicándola a ciertas enfermedades de la piel caracterizadas por el gran picor que producen.

Anillo costroso (o borde-costra). Se presenta como un oscurecimiento del borde externo del iris o área de la piel. Es concomitante, como las manchas psóricas, con la supresión de erupciones cutáneas, e indica tanto el estado atrófico o enervado de la piel, como la existencia de una perturbación o *diátesis* profunda, del quimismo humoral (diátesis escrofulosa, artrítica, sifilítica, etc.). El borde-costra suele ser heredado en los niños cuyos padres padecieron alguna de las citadas afecciones dérmicas, tratadas por medios supresivos. Las manchas psóricas de los padres suelen traducirse en el borde-costra de los hijos. Generalmente no aparecen ambos signos juntos en el mismo iris; como tampoco se observan las manchas psóricas en el iris de los recién nacidos.

La densidad del iris como expresión de la constitución orgánica. La calidad de los tejidos orgánicos, o sea la íntima contextura de su trama y la capacidad vital de sus células, se revelan en el iris por su densidad.

Existen iris de estroma formado por fibras fuertes, apretadas, perfectamente radiadas y limpias, cubiertas de un endotelio intacto, brillante y nacarado. Este es el iris ideal, que expresa la perfección orgánica y que, desgraciadamente, no encontramos en la especie humana más que como rarísima excepción. Y que sin embargo es corriente en los animales que viven en su medio natural. Por otro lado, vemos, por regla general, iris de fibras desiguales, torcidas, separadas, rotas, cuajadas de los variados signos que ya hemos estudiado, decoloradas o pigmentadas patológicamente, y cubiertas de un endotelio turbio, rasgado y pobre. Este iris es claro reflejo de las deficiencias del organismo.

Los iridologistas han tratado de clasificar la constitución orgánica en varias clases o grados, de acuerdo con la densidad y categoría del iris. Pero no es posible encasillar en cuatro, cinco, siete clases, la indefinida y múltiple gama de los aspectos iridianos.

De todos modos, adoptemos la exposición corriente, para guía del estudiante en lo que tiene de relativa y convencional.

Iris superior o de primera clase. Presenta el color puro y limpio, la superficie brillante, las fibras apretadas y carece de signos o dibujos.

Iris bueno o de segunda clase. Color claro y limpio. Superficie densa, carente de signos apreciables a simple vista, pero con finísimas rayas blanquecinas, solamente apreciables con la lente. Se encuentra en aquellas personas que, a pesar de sus errores biológicos, llegan en buen estado de salud a edades avanzadas. Personas que hacen alarde de su resistencia a las faltas de higiene ("nada les hace daño"), ajenas por completo al perjuicio que con ello hacen a sus descendientes.

Iris común o de tercera clase. Color más o menos turbio o mezclado. Líneas blancas ostensibles a simple vista y mezcladas a veces con líneas oscuras indicadoras de estados subagudos o catarrales. Fibras densas y en general bastante íntegras. A veces, presencia de anillos nerviosos y corona del simpático. Pertenece a personas que disfrutan de buena salud habitual.

Iris mediano o de cuarta clase. Color sucio o con mezclas y manchas. Fibras separadas, torcidas y aun rotas. Líneas blancas bien marcadas y signos variados de los ya estudiados, abundando en anillos nerviosos. Las personas poseedoras de este iris, pueden vivir con relativa salud, si cuidan muy bien de cumplir sus prescripciones higiénicas personales. Pero sufrirán, en el mejor de los casos, crisis agudas a título depurativo.

Iris malo o de quinta clase. Color oscuro, sucio o con mezclas. Fibras desiguales, separadas, rotas y entremezcladas de los variados signos que indican estados crónicos y destructivos; lesiones cerradas; anillos nerviosos múltiples y oscuros. Pronóstico poco favorable.

Por la densidad y categoría del iris, como puede deducirse, colegimos los siguientes datos, utilísimos para el diagnóstico y pronóstico:

1º Calidad y cantidad de la fuerza vital.
2º Resistencia a las causas de enfermedad.
3º Capacidad reactiva a las causas lesivas y a los tratamientos médicos.
4º Tendencia constructiva o destructiva de las crisis.
5º Esperanzas de vida.

Reacciones pupilares y su significación. La pupila u orificio iridiano, se contrae (miosis) por la luz, y se dilata (midriasis) por la oscuridad, con reacción perfectamente regularizada, cuando el organismo se halla normal. Pero hay enfermedades o perturbaciones que alteran la inervación pupilar y sus reacciones. Para explicarse esto recordemos que, el esfinter iridiano está inervado por el nervio *motor ocular común* que es constrictor de la pupila, y el *simpático cervical* que es dilatador; de modo que la falta de reacciones luminosas del iris, cuando se paraliza en *miosis,* dependen de una excitación del motor ocular común o de una parálisis del simpático cervical; y la dilatación pupilar o *midriasis,* se origina por parálisis del motor ocular común o por acción inhibitoria del gran simpático cervical.

He aquí algunos datos que se deducen de las modificaciones del reflejo pupilar.

Rigidez y pereza de la pupila: Se presenta por irritación del sistema nervioso; afecciones de médula y encéfalo, alcoholismo agudo, intoxicación por plomo, morfina, ostras y otros alimentos en malas condiciones.

Contracción de la pupila: Irritación y afecciones de los centros nerviosos. Hipermetropía o disminución del poder de refracción del ojo.

Dilatación de la pupila: Se encuentra en la miopía, cortedad de vista o aumento del poder de refracción del ojo; estados consuntivos, de terror o emociones fuertes. Meningitis y ciertas encefalitis.

Inestabilidad y temblor pupilar. (Hippus): Puede observarse en la meningitis, encefalitis sifilítica, ciertas perturbaciones mentales, excitación nerviosa, etc.

Deformación del orificio pupilar: Perturbaciones nerviosas del sistema neuro-glandular o simpático, por afecciones variadas y reflejos de órganos enfermos. Según que la perturbación de la reacción pupilar se halle localizada en un sector u otro del orificio, así habrá que buscar la afección causante en los órganos de las áreas correspondientes. Es ovalada en el glaucoma.

Indiferencia pupilar a la luz, pero reacción a la acomodación. (Signo de Argill-Robertson): Le encontraremos en los enfermos de ataxia locomotriz y demencia paralítica.

Abolición total de la reacción pupilar a la luz: Ceguera.

Depósito del pigmento retiniano en el borde pupilar: Puede encontrarse formando un anillo de polvillo parduzco, en algunos neurasténicos.

E) Diagnóstico de las tendencias finales

Llamaba Letamendi *tendencias finales vegetativa y psíquica,* a "las direcciones probables en que se encauzarán espontáneamente las actividades físicas y mentales en cada individuo".

E indicaba cuatro casos posibles, como resultado de la combinación de dichas tendencias, que en resumen, son los siguientes:

1º caso: *Buenas tendencias finales orgánicas y psíquica*. Es el caso de un enfermo bien constituido, con poderosas defensas y afecto de enfermedad leve. Que además posee una buena actitud mental, fe, optimismo y voluntad de sanar.

2º caso: *Malas tendencias finales orgánicas y psíquica*. Enfermo escaso de vitalidad, malas defensas, y con afección de los órganos básicos o crisis destructiva. Además pesimista, falto de voluntad y con pensamientos deprimentes o negativos.

3º caso: *Buena tendencia orgánica y mala tendencia psíquica*. Enfermo bien constituido, con buenas defensas y poco mal; pero pesimista, falto de fe, abúlico y en mala actitud mental.

4º caso: *Mala tendencia orgánica y buena tendencia psíquica*. Enfermo de organismo débil y gravemente lesionado, pero animoso, confiado, optimista y lleno de voluntad de curar.

Para llegar a estas conclusiones, habremos de investigar previamente los caracteres orgánicos y psicológicos del individuo, por los medios diagnósticos que venimos estudiando. De modo que, en realidad, el reconocimiento de las tendencias finales es más bien un elemento para el pronóstico.

Mas, conviene advertir que, son relativamente raros los casos en que se da una muy acentuada disparidad de ambas tendencias finales, pues lo habitual es que, el optimismo, la confianza y la buena actitud mental, se den en individuos que poseen un organismo vigoroso, buenas defensas por temperamento y francas capacidades reactivas. Pues como agregaba el mismo Letamendi, "las dos manifestaciones, vegetativa y psíquica, no son expresión de dos fuerzas diferentes, sino dos modos de la energía individual". Y además sabemos que lo físico o somático no es más que la forma en que se plasma lo psíquico o anímico.

F) Examen de los recargos patológicos

Se ha prestado muy poca atención, en general, por los clínicos, al hecho más significativo de todos los que pueden confirmar una tendencia morbosa. Que es, a saber: la existencia de depósitos patológicos o *recargos morbosos* en los órganos y tejidos. Con cuya denominación damos a entender el acúmulo de detritus, substancias inasimilables, grasas anormales y, en suma, todo aquello que no forma parte de la materia viviente ni de sus elementos de función.

Un empírico alemán, Luis Kuhne, gran observador de las deformidades de la figura humana por los *recargos morbosos*, ha querido hacer de este hecho, todo un sistema de diagnóstico, que él califica de "Diagnóstico por la expresión del rostro". Pero el sistema diagnóstico de Kuhne, se limita a observar y sacar consecuencias de las deformidades que a la línea normal del cuerpo prestan los acúmulos de grasas patológicas y otras substancias: cuando en realidad, la expresión del rostro, y de todo el cuerpo en general, nos proporciona un más vasto horizonte de investigación, por cuanto de ella se puede deducir también toda la conformación psíquica de los individuos, haciendo bueno el refrán de que "La cara es el espejo del alma". Como bien a las claras lo demostraron las geniales observaciones de Lavater, las de Wells en su "New Physiognomy" y las de otros.

Mas, no cabe duda que, aun limitándonos al aspecto material del problema, le asiste una gran razón a Kuhne, cuando considera como causa de enfermedad a los recargos ostensibles que deforman la figura humana. Pero en esto hay muchos grados, de importancia muy diferente.

Podemos observar tres casos, dentro de los cuales caben todas las variantes posibles:

a) *Recargo general grasiento,* que no suele ser otro sino el del *tipo de nutrición* o tipo *pícnico,* y en el que, por tanto, dicho recargo tiene una significación patológica relativa. Pues, efectivamente, son muchísimas las personas gruesas que por su buen temperamento y vida sana, disfrutan de robustez y normalidad envidiables, cuando su gordura no pasa de ciertos límites que puedan comprometer la circulación e inervación de sus órganos. En el tipo de nutrición lo normal es ser grueso. Pero se dan casos en que dicho acúmulo de grasas va acompañado de intensa intoxicación artrítica (úrica o colesterínica), y aun otros en que simplemente constituye un obstáculo mecánico para el libre y normal funcionalismo orgánico, en los cuales el recargo general es motivo serio de procesos patológicos. Los casos exagerados o de franca *obesidad,* son siempre inminentemente mórbidos y letales.[4]

b) *Recargo parcial.* Muchas personas presentan el recargo limitado a un sector o lado del organismo. Siendo lo más frecuente que aparezca en cualquiera de los siguientes aspectos:

Recargo delantero. Caracterizado por los siguientes y variables signos: Sotobarba grasienta, bolsas en los párpados inferiores, mejillas algo caídas, pecho con gran acúmulo de grasa, mamas voluminosas y péndulas, vientre abultado y caído, y otros menos importantes u ostensibles.

Recargo posterior. Le distinguen el abultamiento del cuello en el occipucio (en cuyo sitio no es raro que salgan diviesos frecuentemente), la sobrecarga grasienta en los dorsales, nalgas voluminosas y algo caídas, etc.

---

[4] La grasa orgánica, cuando procede de *infiltración* sanguínea, puede ser retenida por el protoplasma de las células, sin detrimento de su estructura y funciones. Mas cuando procede de la *degeneración* misma del protoplasma o de la transformación de sus albuminoides, compromete gravemente la vida celular. Así, pues, el recargo grasiento, aparte su volumen y efectos mecánicos, tiene una significación de mayor o menor inminencia morbosa según su origen.

En todo caso, el acúmulo de grasa significa un *retardo nutritivo o braditrofía,* por deficiencias de oxidación intraorgánica, que coincide con la llamada *diátesis artrítica.* Siendo su resultado una *discrasia ácida* que contribuye a sostener el retardo nutritivo y la acumulación de sus productos o escorias, entre los cuales se cuenta la grasa. Así, pues, en el individuo braditrófico hay retención de todos aquellos productos resultantes de las combustiones incompletas: grasas, uratos, ácido láctico, ácido oxálico, ácidos grasos volátiles, glucosa, etc. De aquí la tendencia morbosa que acompaña al recargo general y que suele tener una buena compensación en la vida al aire libre, el ejercicio y la alimentación vegetariana alcalinizante.

Recargos laterales. Casi siempre coinciden con alguno de los anteriores o bien se refieren al relativo aumento de grasa de una mitad del cuerpo con relación a la otra.

Recargos localizados. Los más frecuentemente observados en la clínica son: El *recargo del vientre* que se suele acompañar de estados

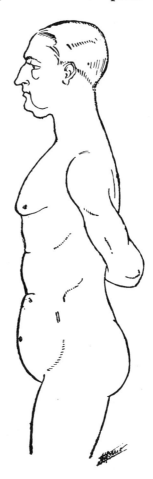

Fig. 19. Ejemplo de *recargo delantero* que puede observarse en las bolsas de los párpados inferiores, flacidez de las mejillas, sotabarba grasienta, mamas aumentadas y estómago y vientre abultados.

catarrales de las vías digestivas, alteraciones hepáticas, renales, de la matriz y ovarios, etc. No siendo raro que el acúmulo de grasa en la parte superior e interna del abdomen, debajo del diafragma, produzca estados congestivos y catarrales de las bases pulmonares. El *recargo del tórax,* que suele acarrear descargas por las vías respiratorias en forma catarral, bronquítica o pneumónica. El *recargo del cuello,* que se acompaña generalmente de dolores y congestiones de cabeza, trastornos de la vista, catarros nasales, de garganta y oídos, diviesos en la región de la nuca, etc. Ni que decir tiene que, todas estas crisis que originan los respectivos recargos hay que estimarlas a título de procesos eliminatorios del propio recargo, como lo demuestra su cesación cuando el recargo desaparece.

c) *Recargos secos*. Los llamamos así, empleando el impropio pero significativo término de Kuhne, en gracia a la ausencia relativa de grasa. Estos pretendidos recargos secos, son más bien estados *distróficos*, por lo que la sagaz observación de dicho empírico habia advertido que son *más difíciles de curar* que los anteriormente citados.

A este respecto conviene hacer notar que, son raras las personas que tienen igualmente constituidas las dos mitades de su cuerpo. Lo general es que haya una diferencia que se traduce en signos poco destacados, pero que se aparecen claros al que quiera fijarse en ellos. Tales pueden ser algunos de los siguientes: Arrugas más pronunciadas en un lado de la cara; un ojo más cerrado o caído que el otro; pelo más canoso en una mitad de la cabeza o de la barba; flacidez más pronunciada de una mejilla; miembros y masas musculares más abultadas en un lado que en otro, y hasta defecto en la manera de pisar con el pie de un lado, que se traduce en un desgaste más rápido de la suela y tacón del zapato correspondiente. Así, pues, podemos observar una a modo de *hemidistrofia*, que indudablemente tiene origen en un defecto constitucional del desarrollo de un hemisferio cerebral, que a su vez es causante de los defectos de inervación trófica que se traducen por los signos citados.

En el fondo de estos *recargos secos*, y aparte las perturbaciones de inervación trófica citadas, hay indudablemente una alteración química de los tejidos y humores, dependiente de ellas, y aun la intervención de factores endocrinos referidos especialmente a la secreción del tiroides y de las glándulas suprarrenales. Entre las alteraciones químicas hemos de citar todas aquellas que supongan el acúmulo en los tejidos y órganos de productos anormales; como la *degeneración granulosa* o *tumefacción turbia, la degeneración hialina, vítrea o cérea, la necrosis de coagulación, la transformación amiloide o lardácea, la córnea o keratinización, la acuosa o vacuolar,* las *degeneraciones mucosa, coloide, pigmentaria, calcárea, urática,* en fin, que todas ellas son producidas por perturbaciones en la elaboración celular de los principios nutritivos, formando el vasto grupo de las *distrofias*.

De lo expuesto se deduce que los llamados *recargos morbosos* son la expresión externa o visible de alteraciones nutritivas (o *distrofias*), que nos explican la causa y localización de muchas afecciones, y que, por consiguiente, deben ser observados, por su indudable utilidad para el diagnóstico clínico y ulterior tratamiento.

G) Investigación de las determinaciones biológicas

Al llegar a este punto, caemos en un terreno peligroso, no por la índole de las materias a tratar, sino por el tejido de prejuicios urdido a su alrededor, que las ha hecho suponer cosa de misterio cuando no especulación de charlatanes. Me refiero a la *astrología* y a la *quirología*.

Se explica en parte el desprecio que la ciencia moderna hace de tan interesantes y científicas materias, por lo mucho que se han prestado a ser explotadas por charlatanes, gitanos y médiums indocumentados. Pero a tanto equivaldría el despreciar la medicina por el solo hecho de que la exploten curanderos desaprensivos e ignorantes.

Tratamos de defender en el terreno científico la siguiente afirmación: *Existen procedimientos para averiguar las determinantes de la vida, tanto de su estado actual como de su porvenir; así en el aspecto físico como en el psíquico; lo mismo si se refieren a la resultante sanitaria como a las demás manifestaciones de la vida individual y colectiva (familia, profesión, posición económica, éxito o fracaso personal, muerte, etc.).*

No es éste el lugar de desarrollar todo un tratado de astrología o de quirología; en primer lugar porque ello requeriría, para hacer labor útil, sendas y voluminosas obras, merecedoras de exclusiva atención; y en segundo lugar porque existen magníficos y completos tratados donde el estudiante puede imponerse de su técnica y resultados.[5] Limitémonos, pues, a encajar dentro del marco de nuestro actual positivismo a las ciencias de la investigación de las determinantes; es decir, la *astrología* o examen del horóscopo, la *quirología* o examen de la mano, y sus complementarias o auxiliares, la *grafología* o examen de la escritura y el *biorritmo*, del cual nos ocuparemos en el apartado del diagnóstico funcional.

Astrología. Fue considerada por Paracelso como una de las cuatro columnas de la Medicina. Constituye el medio más exacto, completo y científico para averiguar las determinantes biológicas. Sus fundamentos se deducen de las siguientes consideraciones.

De acuerdo con lo expuesto en la pág. 96 al hablar de las variaciones de los ciclos de la Naturaleza, sabemos que, en la formación intrauterina del ser, concurren, no solamente las fuerzas individuales aportadas por los padres, sino las fuerzas cósmicas aportadas por la Naturaleza. Unas y otras según modalidades dependientes de los ciclos astronómicos.

Observemos el carácter general que el momento cíclico de los astros imprime a la manifestación de las fuerzas cósmicas:

En el invierno existe un evidente predominio de las fuerzas *concentrativas o intensivas.*[6] La Naturaleza toda se repliega en sí misma, se sume en un verdadero sueño de manifestación y *concentra* sus energías en las semillas y en la tierra, preparando el augusto momento de la germinación. ¿Qué puede extrañarnos que las personalidades engendradas y plasmadas bajo el predominio de dichas fuerzas, participen del mismo carácter de ellas y salgan impresas del mismo sello concentrativo, introspectivo o *introvertido,* si usamos un léxico psicoana-

---

[5] Recomendamos al estudiante el *Nuevo Tratado de Astrología Práctica,* de Julevno, y las obras de *Astrología científica* de Choisnard.

[6] Recordemos lo que a propósito de las distintas modalidades de fuerzas vitales expusimos en la pág. 41.

lista? No habrá ocurrido sino el hecho lógico de responder al carácter general de las fuerzas constructivas en un momento dado.

En la primavera, predominan ostensiblemente las fuerzas *expansivas* (solares). El sol asciende, la savia sube, germinan las semillas, brotan las plantas, abren las flores y, en suma, un movimiento general de radiación e impulso interno anima a todo lo creado. ¿Qué dificultad entraña el admitir que las personas formadas bajo el influjo de dichas fuerzas, salgan con los caracteres propios del temperamento sanguíneo o expansivo, tanto en lo físico como en lo psicológico?

En el verano son las fuerzas *protensivas* las predominantes. La vida se caracteriza por su movilidad y su plenitud. ¿Qué trabajo cuesta pensar que los seres generados durante esta época saldrán con las cualidades inherentes a las generales de la Naturaleza?

En el otoño hay un predominio de manifestación de las fuerzas o energías *extensivas*, como bien lo prueban el crecimiento y madurez de los frutos (plenitud de resultantes nutritivas) que a la vez es resultado de los procesos fecundativos (o de nutrición de las especies), operados durante la primavera y verano. ¿Qué puede haber de violento al creer que las personas engendradas bajo este estímulo de fuerzas cósmicas sacan los mismos caracteres referidos a sus libramientos vitales y psíquicos? [7]

Y si todo esto ocurre solamente por la influencia del ciclo solar (que realmente es el de la Tierra alrededor del Sol), imaginémonos la inmensidad de variantes que resultarán de la concurrencia de influjos de los demás astros del sistema en el curso de la vida.

Cada astro emite su especial magnetismo,[8] que es recibido por los demás en la modalidad correspondiente a sus posiciones relativas y las que resultan de su movimiento alrededor del sol. Este magnetismo depende de la esencia misma de su constitución: Es la suma de las actividades de sus éteres u organizaciones de fuerzas, con todo su poder energético como vibraciones del éter, y todo su poder dinámico como emanaciones substanciales.

Si el planeta Marte, pongamos por caso, posee una naturaleza de manifestaciones bruscas y contrastes violentos, nada tiene de particular que la persona que se desarrolla bajo el influjo predominante de dicho astro, manifieste el carácter pasional o tumultuoso. Si los antiguos griegos personificaron en Marte al dios de la guerra, o si un astrólogo nos dice que Nerón fue de naturaleza marciana, no debemos ver en ello ninguna fantasía, sino un hecho perfectamente explicable por el más exigente racionalista. Otro ejemplo: El planeta Júpiter posee una naturaleza de proteísmos elementales, de actividades tranquilas y poderosas. Los individuos que nacen bajo el signo de su predominio, sabemos que, físicamente poseen, a su vez, un predominio del proteísmo básico de los intercambios celulares con los humores (al que nos refe-

---

[7] Esto no quiere decir que cada clase de temperamento nazca en la correspondiente estación del año porque las influencias de los planetas y la herencia en cada caso, hacen variar a veces totalmente, la resultante personal.

[8] No olvidemos la teoría emisiva de la luz y el carácter sustancial de las llamadas vibraciones del éter.

rimos en la pág. 34) sobre los mecanismos más complicados neuro-glandulares; y psíquicamente son de reacciones serenas y de fondo, por lo que están investidos de autoridad y poder de dirección. Y aun otro ejemplo para terminar, por lo directamente que nos toca su influencia. Nos referimos a nuestro satélite: La luna es un planeta en el que de un modo evidente reinan las fuerzas de concreción o cristalización, hasta el punto de carecer de todo vestigio de vida animal o vegetal. Es el dominio del reino mineral con las cualidades inherentes a este estado, tales como gran poder de reflexión de las vibraciones del éter, afinidad por los fluidos elementales y exigüidad de manifestaciones. Así las personas en las que la luna ha ejercido especial influencia po-seen marcada tendencia al endurecimiento de las estructuras orgánicas (cirrosis, esclerosis), poca iniciativa y, písiquicamente, un carácter iluso o de falsa interpretación, mucha capacidad de sugestión y notable su-perficialidad. Son la contrafigura de la naturaleza jupiteriana.

La astrología ha estudiado profunda y detalladamente los caracteres físicos y psicológicos dependientes de las influencias planetarias en sus variadísimos aspectos, y sabe bien lo que significa ser saturniano, lunariano o haber nacido bajo el signo de Sagitario o de Virgo. En estos términos va implícito lo más íntimo de la constitución psico-física. El secreto está en descubrirlo. Y a ello se debe la técnica del *horóscopo*, que constituye el objeto principal de los tratados de Astrología científica.

Claro es que, admitida determinada constitución de una persona, hay que reconocer que sus actos e iniciativas dependen de las moda-lidades a que dé lugar dicha constitución. Es decir: *dicha constitución es lo determinante.* Por consiguiente, únicamente de ella dependerá su Destino, al tenor de aquella sabia sentencia: "Siembra un acto y cosecharás un hábito; siembra un hábito, y cosecharás una costumbre; siembra una costumbre y cosecharás un Destino".

Mas, las determinantes biológicas no son fatales. Nos dan, si es verdad, las líneas generales de nuestra actividad, el camino del mínimo esfuerzo, pero no hay que olvidar, como reza el adagio astrológico, que los astros inclinan pero no obligan; es decir, dichas determinantes pue-den ser neutralizadas y aun contrariadas por la iniciativa de una po-derosa y consciente voluntad, haciendo buena aquella otra máxima, digna de Prometeo, de "El hombre es superior a su Destino." En una palabra: Existe un encadenamiento lógico de los hechos de nuestra vida, que depende de nuestro *modo de ser.* El que es de naturaleza violenta, tendrá pendencias, disgustos y se creará situaciones desagra-dables que amargarán su vida y perturbarán la serenidad de su pen-samiento. El que es sereno e idealista, disfrutará de los placeres del espíritu, tendrá el respeto de sus semejantes y formará un mejor con-cepto del mundo, etc.; y este natural encadenamiento o *hilo del Des-tino* que tiene su base en la constitución íntima del ser y sus reacciones, no es sino el resultado del automático cumplimiento de la ley de *causa y efecto,* que va convirtiendo cada efecto en causa de otro ulterior, ensartando por lógico y necesario determinismo los distintos momentos de la vida individual. Y al final de esta vida nos encontramos con una cosecha de experiencias, y una determinada posición en el tiempo y en el espacio, de la que es tarde para arrepentirse. Hemos cosechado lo que hemos sembrado. No hay pues suerte o desgracia en el sentido fatalista del azar. Nuestro Destino ha sido nuestra obra, según determinantes biológicas. Sabiamente lo expresa el refrán popular: "El que siembra vientos recoge tempestades".

Pero ocurre en las más de las veces que, no quisiéramos ser como somos ni pasar por las circunstancias que nuestro modo de ser nos va presentando. Y las más de las veces también, carecemos del discernimiento y la voluntad para torcer las determinantes de la vida. Y no por imposibilidad. El conocimiento de las leyes de la vida y el propósito firme de superación, pueden dar al hombre el arma potente con la que ha de vencerse a sí mismo, dominando sus pasiones, sus malas tendencias, sus deficiencias físicas, su miseria económica, su apatía y frivolidad, para torcer el determinismo automático de su naturaleza personal, trascenderlo y trasmutar su Destino ciego en Destino consciente, fruto de su *libre albedrío.*

El hombre es el único ser de la creación que lleva implícita la capacidad de sustraerse a la mecánica del orden material. No porque existan leyes sobrenaturales ni lleve en potencia poderes capaces de contrariar las leyes de la Naturaleza, sino porque por encima del orden automático que rige las *manifestaciones* naturales, está ese otro orden que, sin contrariarlas, las trasciende y sublima, con las palancas poderosas de la Imaginación creadora y la Voluntad consciente. Es, en fin, el orden de la naturaleza espiritual, de la cual el otro (el orden automático de la manifestación) no es más que su instrumento. Y no es el instrumento el que ha de mandar al artífice, sino el artífice al instrumento. Y para ello la astrología puede proporcionarnos valiosos datos con los que hacernos dueños de nuestras detrminantes biológicas.

Y en lo que respecta al interés médico, la investigación astrológica, nos proporciona elementos diagnósticos de tendencias, temperamentos y reacciones; y datos aún más interesantes para el pronóstico, a los que aludía el doctor Juarros para evitar, en lo posible, la lucha estéril contra el resultado necesario de las determinantes (pág. 98).

Quirología. Consiste en el examen e interpretación de los signos de la mano. No tiene el valor de la astrología, ni sus indicaciones tienen tampoco el carácter fatal que muchos han querido darlas. Del estudio de la mano podemos deducir tendencias generales y también, evidentemente, algunos signos útiles para el diagnóstico y para el pronóstico.

La mano es la parte más inteligente de nuestro organismo. Es el instrumento directo del cerebro. Con la mano se escribe, se pinta, se hace una operación quirúrgica y se realiza el prodigio de interpretar al piano o al violín el lenguaje del espíritu. En la punta de los dedos de las manos vibra a veces nuestra alma. Como muy bien dice Samuel R. Wells: "Así como el agua cayendo constantemente sobre la piedra, acaba, con el tiempo, por horadarla, así también la mano, a fuerza de recibir la acción constante del pensamiento, acaba por moldearse a su medida, según sus plásticas susceptibilidadas."

En la mano está el retrato de nuestra vida; mejor dicho, de sus determinaciones. Como la superficie del iris es la proyección de nuestro organismo, la mano es la proyección de nuestra vida y nuestra mente. "La organización es un libro abierto, la cuestión es saberlo leer", dijo Gómez Ocaña.

A la mano afluyen sin cesar intensas corrientes nerviosas por ser el órgano de la ejecución y expresión. Todas las influencias de la raza, del sexo, la ocupación, el temperamento, el carácter, etc., se van imprimiento en la mano con un sello individual del que podemos deducir valiosas consecuencias. La forma, líneas y demás signos de la mano, no son pues consecuencia del azar sino construcciones del propio individuo.

Pocos autores se han ocupado de la quirología científica. La mayor parte de los libros que tratan del estudio de la mano, se refieren más bien a la *quiromancia,* que pretende tener un carácter adivinatorio y ha sido frecuentemente objeto de la explotación de los charlatanes. A lo que hemos de agregar que falla fácilmente en sus augurios.[9] No obstante, ha habido hombres de ciencia que se han dedicado seriamente a su estudio, y en éste nos hemos de basar para la recapitulación que a continuación hacemos sobre tan interesante materia. La *quirognomonía* científica se debe sobre todo a los estudios del capitán d'Arpentigny.[10] Algunos otros cultos autores, como M. Desbarrolles, Richard Beamish, Samuel R. Wells, el Abate Michón, los doctores alemanes Schrenk-Notzing y Lomer, el doctor Beausche, el médico suizo doctor Ottinger, Issberner y el doctor Paul Carton; esto sin contar a los antiguos autores como el P. Kircher, Paracelso, Harlitd, Indagine, etc., se han ocupado competentemente y con las máximas garantías científicas del asunto que nos ocupa. Dejemos pues a un lado a los quiromantes, y marchemos del lado de los quirognomistas o quirólogos. Mas como no pretendemos incluir en esta obra todo un tratado de quirología, cosa que merece indiscutiblemente más atención, nos limitaremos a exponer un resumen metódico de los signos quirológicos y su interpretación, que pueden ser útiles en la práctica clínica.

Para ello comencemos por el estudio general de la mano.

Sin entrar en pormenores anatómicos que pueden estudiarse en cualquier buen tratado de anatomía descriptiva, sí debemos hacer constar la relativa autonomía y elasticidad de las estructuras, huesos y músculos de la mano, así como su riqueza de inervación, que le permiten tan gran plasticidad para reflejar fielmente las cualidades del carácter.

Descripción de la mano bajo el punto de vista quirognómico (fig. 20).

En la raíz de cada dedo existe una elevación o eminencia más o

---

[9] Vaschide en su *Ensayo sobre la Psicología de la mano,* ha recopilado una abundante documentación, sobre los vaticinios de los quiromantes, y nos dice, como dato curioso, que, de 500 muertes anunciadas para un corto lapso de tiempo, solamente tres se realizaron.

[10] D'Arpentigny, *La Ciencia de la mano.*

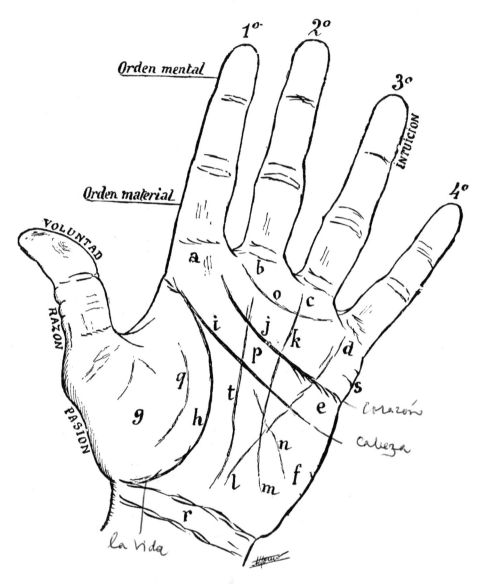

Fig. 20. *La mano quirognómica*: *a*, Monte de Júpiter; *b*, Monte de Saturno; *c*, Monte de Apolo; *d*, Monte de Mercurio; *e*, Monte de Marte; *f*, Eminencia hipotenar; *g*, Eminencia tenar o Monte de Venus; *h*, Línea de la Vida; *i*, Línea de la cabeza; *j*, Línea del corazón; *k*, Línea de la Fortuna o de Apolo; *l*, Línea Hepática o de Mercurio; *m*, Monte de la Luna; *n*, Línea de la Influencia; *o*, Anillo de Venus; *p*, Campo de Marte; *q*, Línea de Marte; *r*, Pulseras de la vida; *s*, Línea del casamiento; *t*, Línea del Destino o de Saturno.

menos destacada, formada por la prominencia del metacarpiano correspondiente y las masas musculares y grasosas que la cubren. La del *dedo pulgar* se conoce en anatomía con el nombre de *eminencia tenar*, y en quirología con la denominación de *Monte de Venus*. La del *índice* es el *Monte de Júpiter;* y las de los dedos *medio, anular y meñique,* son respectivamente los *Montes de Saturno, Apolo y Mercurio.* La región interna o cubital de la palma de la mano, que anatómicamente se llama *región o eminencia hipotenar,* presenta una elevación superior o *Monte de Marte* y otra inferior o *Monte de la Luna.*

Existen en la palma de la mano, tres principales líneas, formadas por el movimiento natural de cerrar y abrir: Una que corresponde al movimiento de oposición del pulgar hacia los demás dedos, o *Línea de la Vida,* que rodea su base o región tenar. Otra transversal inferior que se forma por la flexión de los otros cuatro dedos en un gesto de prehensión, o *línea de la cabeza.* Y una tercera por encima de la anterior, resultante de la flexión de los tres últimos dedos, quedando extendido el índice en un gesto intelectual de indicación o demostración, llamada *Línea del corazón.* La primera dedicada a Venus, la segunda a Marte y la tercera a Júpiter en el tecnicismo quirológico.

Existen otras líneas secundarias, cuales son la *Línea hepática* o mercuriana, que se extiende verticalmente desde el talón de la mano hasta la eminencia del meñique: la *Línea del Destino* o de Saturno que partiendo también desde la parte inferior de la palma, se dirige hacia la raíz del dedo medio; la *Línea de la Fortuna* o de Apolo que naciendo en la línea de la vida o en el monte de la luna, se dirige hacia la raíz del tercer dedo o anular; el *Anillo de Venus* que forma un arco de circunferencia abierto hacia arriba, en la parte superior de la palma, entre el primero y cuarto dedos; las *Pulseras de la Vida* que rodean la muñeca; y finalmente, otra no siempre bien perceptible, que desde la muñeca o el monte de la Luna, se dirige hacia el centro de la palma, o *Línea de la Influencia.* A lo que tenemos que añadir la denominación de *Campo de Marte* con que se conoce la región central de la palma de la mano, comprendida entre la línea de la cabeza y la del corazón.

La mano en general y sus indicaciones. Recientemente se han tomado en consideración las observaciones quiroscópicas como complemento del bertillonaje en algunos gabinetes criminalistas de Europa y América. Conocidos son también los estudios que sobre la mano y su significación hizo el profesor Friedenthal en su cátedra de Antropología práctica de la Universidad de Berlín. Y tampoco está lejano el día en que dijo Alejandro Dumas (hijo), que el estudio de las manos sería en lo porvenir la gramática de la organización humana.

La mano normal, equilibrada o armónica, debe presentar las siguientes proporciones generales. La longitud de la palma, ha de ser la misma que la del dedo medio. La del dedo pulgar igual a la longitud de las dos falanges del índice. El dedo índice deberá llegar hasta el nacimiento de la uña del dedo medio. El dedo anular llegará hasta la mitad de la uña del dedo medio; siendo, por lo tanto, un poco más largo que el índice. El dedo meñique ha de llegar un poco más arriba de la segunda falange del anular.

La palma de la mano corresponde a la vida material, y en ella se reflejan las condiciones básicas de la naturaleza física. Los dedos corresponden a la vida espiritual como instrumentos que son de nuestra mente. Las cualidades que indican los signos de una mano, se deben considerar fortalecidas si existen los mismos signos en la otra; o debilitadas si en la otra aparecen los signos contrarios correspondientes. No es raro que exista una diferencia netamente acusada entre una mano y otra, porque, la mano izquierda suele ser expresión de las fuerzas innatas y del contenido hereditario y constitucional del individuo: es la mano pasiva, conservadora y guardadora de la tradición. En cambio la mano derecha es la mano activa por excelencia, interpreta las fuerzas progresivas o de evolución; representa la libertad de iniciativa con las consecuentes modificaciones para el porvenir. Una lucha muy intensa del individuo entre su naturaleza básica instintiva y sus nuevas aspiraciones o tendencias de orden psíquico o mental, pueden manifestarse en una divergencia de signos en sus manos.

Es curioso observar cómo ya en los cuadrumanos, se establecen diferencias bien acusadas de sus manos, de acuerdo con sus distintos caracteres y tendencias psíquicas. Como muy bien dice Carton: "La mano es larga en las especies apáticas y dulces (makis, etc.) de tamaño medio en los monos inteligentes y activos (macaco, chimpancé, orangután); corta y masiva en los monos feroces (cinocéfalos, gorilas). La falta de voluntad y de razón se denota a nivel del pulgar, que es pequeño y se inserta bajo; y en el índice, que es mucho más corto que el medio y el anular. La indisciplina de su carácter se revela por la longitud del quinto dedo y la separación de las líneas de la cabeza y de la vida, en su origen. No es inútil detenerse en considerar estos signos, porque pueden encontrarse en el hombre, en el cual expresan las mismas tendencias".

Indicaciones generales de la mano.	Larga y estrecha. Debilidad física y aun mental. (Sugestionabilidad).
	Proporcionada. Equilibrio de facultades.
	Corta, cuadrada, masiva. Cólera, violencia, brutalidad.
	Pequeña. Temperamento nervioso y debilidad.
	Grandes, masivas y groseras. Temperamento raquídeo o mezcla de sanguíneo, linfático y abdominal. Brutalidad. Carencia de predominio cerebral.
	Rectangular. Temperamento abdominal.
	Rectangular alargada. Temperamento abdominal-nervioso, o linfático.
	Cuadrada. Temperamento sanguíneo o abdominal-sanguíneo.
	Muy larga. Como la anterior.
	Triangular. Temperamento nervioso.
	Ovalada. Temperamento mixto, no claro.

Significado de los dedos. En una mano normal y equilibrada, es siempre el dedo medio el más largo. El índice y el anular, algo más cortos, sobrepasando en longitud éste al primero. El meñique llega hasta la articulación de la falangina con la falangeta del anular. El dedo pulgar puesto en extensión delante del índice, debe alcanzar hasta la articulación de la falange con la falangina de este último.

En los dedos se concentra la expresión de nuestra vida psíquica e intelectual. Observemos sus actitudes subrayando las palabras de una persona. Fijémonos en su expresión sublime cuando el pianista interpreta una obra maestra. Los dedos se mueven como nuestra alma. Y la ductilidad con que sus actitudes interpretan los matices de nuestro sentir, da la medida de nuestra educación y de nuestra finura cerebral. Y aún más: cada dedo parece poseer la tónica de un estado mental. El dedo índice es el exponente de nuestra individualidad; tiene la prestancia de su gesto persuasivo, demostrativo, y su categoría de afirmación; no conoce la duda, porque interpreta al "yo". El pulgar, es la conciencia y el amor: su expresión es elocuentísima en toda actitud de comprensión, benevolencia y ecuanimidad. El dedo medio, llamado de la Justicia, es efectivamente el nivelador, el eje de los estados opuestos; y su misma posición central le da un valor mediativo, que demuestra bien claramente en su expresiva actitud, cuando la mano se balancea alrededor de su eje en aquellos estados de duda, vacilación o ponderación simplemente. El dedo anular interpreta el deseo; y su retorcimiento o flexión violenta en los estados pasionales o de excitación cerebral, es sintomático. El meñique, en fin, es la ilusión y por ello refleja los estados más opuestos, de acuerdo con la expresión de los demás dedos; sus actitudes carecen de la definida conciencia que anima a los otros.

Así, pues, fe y afirmación, amor y comprensión, duda y ponderación, deseo y pasión, sugestionabilidad e ilusión, son cinco estados fundamentales de nuestra *psiquis* que encarnan en esos admirables intérpretes que son los dedos de nuestras manos. Tan admirables y elocuentes que, los grandes maestros de la pintura han prestado en todos los tiempos cuidadosa atención a la interpretación y expresión de los dedos, como el complemento mejor de la expresión de los semblantes y de la intención del asunto. De ello son una de las más evidentes e interesantes pruebas, los cuadros del Greco, que prestan un curioso caudal de valores expresivos a la consideración del buen observador. También por ello, la posición de los dedos en ciertos momentos del ritual religioso (bendición, adoración, etc.) no es un hecho casual ni caprichoso.

Dedos en general
{
Voluminosos e informes. Carácter burdo y elemental.

Cortos. Impaciencia.

Largos y fuertes. Temperamento sanguíneo y linfático.

Largos y delgados. Carencia de temp. sanguíneo. Debilidad. Sugestibilidad.

Delgados y fuselados. Imaginación. Falta de sentido práctico.

Nudosos en las articulaciones. Temperamento nervioso. Carácter ordenado.

Separados. Carácter enérgico y confianza propia.

Falangetas que en extensión se vuelven hacia atrás: Significan predominio del temperamento linfático y largueza.
}

La extremidad de los dedos, su forma y significación. Existe una evidente graduación de tamaño en la punta de los dedos, que se da casi constantemente según la fórmula siguiente: Las extremidades más anchas suelen ser las de los dedos medio y anular; de tal modo que si éstas son de forma espatulada, las del índice y el meñique son cuadradas, las del índice y meñique son cónicas; y si las del medio y anular son cónicas, las del índice y meñique suelen ser puntiagudas. Siendo la excepción, aunque no rara, que las extremidades de todos los dedos sean del mismo tipo.

Extremidades de los dedos.
{
Espatulada. Temperamento abdominal. Sentido práctico. Constancia. Carácter racional e industrioso.

Cuadrada. Temperamento abdominal. Sentido práctico, exactitud y cálculo. Carácter razonador y ordenado.

Redondeada. Como la cuadrada, con rasgos atenuados.

En dedos finos y mano débil, suele ser expresión de temperamento nervioso.

Cónica. Temperamento nervioso. Intuición, sentimiento, imprevisión, inestabilidad, generosidad, vivacidad, carácter improvisador e imaginativo, propio de artistas o de personas frívolas.
}

Los dedos en particular. Han merecido siempre la atención de los hombres de ciencia y los filósofos, sobre todo el dedo pulgar del que dijo Newton: "En defecto de otras pruebas, el pulgar me convencería de la existencia de Dios". Y al cual también aludió Desbarrolles exclamando: "Aquí está el pulgar, colocado en la vanguardia como un oficial a la cabeza de sus soldados que deben obedecerle". Y del cual cierto es que, sirve de protector a los otros dedos cuando una impresión súbita o una actitud defensiva nos obliga a cerrar la mano, recogiendo los dedos en un puño. Gesto tan significativo de voluntad defensiva como no es menos significativo de anulación de la voluntad, el gesto contrario de flexión del dedo pulgar debajo de los otros, en los epilépticos y los moribundos.

Dedo pulgar
- Corto e insertado bajo. Falta de voluntad, de razón y de dirección
- Largo. Temperamento abdominal. Voluntad enérgica.
- Redondeado. Brutalidad y violencia.
- Fuerte. Temperamento abdominal o sanguíneo. Robustez
- Débil o como dislocado en su base. Temperamento linfático. Carácter débil.
- Base (o eminencia tenar) desarrollada. Temperamento sanguíneo. Sensualidad.
- Falange ungueal
  - Larga. Voluntad fuerte. Autoridad.
  - Corta. Abulia. Subordinación.
  - En forma de bola. Violencia.
  - Dirigida hacia atrás. Devoción.
  - Testarudez.
- Las dos falanges iguales. Equilibrio de la razón y la voluntad.
- Falange corta y delgada. Falta de lógica. Intransigencia.

Dedo índice
- Más largo que el anular. Temperamento abdominal. Ambición; autoridad; ostentación. Egoísmo.
- Igual que el anular. Honradez; laboriosidad; probidez.

Dedo medio
- Más grueso y largo que el índice y el anular. Predominio nervioso.
- Corto (casi igual que el índice y el anular). Carácter pasional difícilmente dominable; duro, combativo y exagerado. Ambición e imaginación.

Dedo anular
- Más largo que el índice. Temperamento abdominal. Carácter exagerado en la práctica. Idealismo.

Dedo meñique
- Largo. Indisciplina de carácter. Independencia.
- Corto. Sugestibilidad.

Las uñas y su significación. En las uñas podemos también apreciar ciertos signos de un valor diagnóstico no despreciable. Sabido es que, cuando presentan *rayas o puntos blancos*, indican perturbaciones de la nutrición o el metabolismo y alteraciones humorales dependientes de ellas. Cuando están *estriadas longitudinalmente*, indican una perturbación trófica crónica y rebelde. Si *las estrías son transversales*, nos hablan de defectos de nutrición pasajeros o carencia de ciertos principios alimenticios, que alteran la normal mineralización y alcalinidad humorales. Las *uñas duras* indican vigor físico y buena salud, intrepidez y arrestos. Las *uñas blandas* o *quebradizas* indican debilidad or-

181

gánica, y, a veces, si son muy blandas, soberbia. Con respecto a su color, veremos en las *uñas blanquecinas*, predominio linfático o debilidad orgánica; las muy *rojizas* indican crueldad o violencia; las *sonrosadas* y brillantes, buen equilibrio orgánico, entusiasmo y clarividencia.

Su forma revela también pormenores interesantes del carácter y de la salud. Las *uñas puntiagudas* revelan sentimiento poético, entusiasmo y a veces afectación. Las *uñas cuadradas* indican orden, sencillez, razón, exactitud, justicia, caridad y sentido del deber. Las *uñas espatuladas* indican carácter independiente, industrioso y activo. Las *uñas largas y finas* en dedos largos y delgados, pertenecen a sujetos débiles, indecisos y tímidos; otras veces denotan el carácter místico y el amor a la belleza y aun en ciertos casos a la voluptuosidad. Si son *ganchudas* nos dicen un carácter sagaz, astuto y aun con tendencia al robo. Las *uñas bien proporcionadas,* sonrosadas y lisas, revelan inteligencia despejada y buen gusto.

También tienen su especial significación las *lúnulas* de color más claro que se ven frecuentemente en la raíz de las uñas. Si son *altas* y existen en los cinco dedos, denotan predominio franco del temperamento sanguíneo y exuberancia vital. Generalmente existen bien destacadas en los dos o tres primeros dedos, disminuyendo o faltando en el cuarto y quinto. La carencia de ellas denota, por regla general, debilidad o agotamiento vital. Son más raras en los temperamentos abdominal y nervioso, aun en perfecta integridad vital del individuo.

En fin, sabido es también que en los enfermos de afecciones graves del aparato respiratorio, *las uñas se abomban* y presentan un tinte amoratado. Todo lo contrario de lo que sucede en la intoxicación alcohólica crónica, en la cual *la uña se hace cóncava.* En los enfermos cancerosos la uña toma frecuentemente *forma de teja* o sea canalada a lo largo y con la cara exterior convexa.

La palma de la mano y su significado. Antes de entrar en el estudio particular de las líneas de la palma de la mano, conviene exponer las más importantes deducciones que se desprenden de la observación de la palma en su conjunto y de las distintas modalidades con que se presentan sus eminencias o montículos.

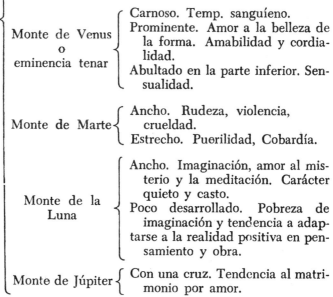

Palma de la mano

Rectangular. Temperamento abdominal.
Cuadrada. Como la anterior.
Ancha. Temperamento sanguíneo.
Larga y ancha. Temp. linfático y carácter apático.
Alargada. Temperamento abdominal-nervioso.
Estrecha. Debilidad vital y carencia de temperamento sanguíneo.
Arrugada o con muchas líneas. Fuerte predominio del temperamento nervioso.
De relieves pronunciados o escavada. Temperamento abdominal y energía.
Plana. Temperamento linfático.
Irregular. Temperamento nervioso y desarmonía de carácter.
Dura. Temperamento abdominal.
Blanda. Temperamento linfático.
Con muchas líneas. Vida mental atormentada.

Monte de Venus o eminencia tenar
Carnoso. Temp. sanguíeno.
Prominente. Amor a la belleza de la forma. Amabilidad y cordialidad.
Abultado en la parte inferior. Sensualidad.

Monte de Marte
Ancho. Rudeza, violencia, crueldad.
Estrecho. Puerilidad, Cobardía.

Monte de la Luna
Ancho. Imaginación, amor al misterio y la meditación. Carácter quieto y casto.
Poco desarrollado. Pobreza de imaginación y tendencia a adaptarse a la realidad positiva en pensamiento y obra.

Monte de Júpiter
Con una cruz. Tendencia al matrimonio por amor.

Los montes o eminencias sin marcas lineales, indican predisposición favorable a la vida tranquila.

Las líneas de la mano y su significación. Es un hecho evidente que la intensidad con que aparecen marcadas las líneas de la palma de la mano, está en razón directa de la intensidad de la vida pasional y sentimental del sujeto; y que, por el contrario, disminuye ostensiblemente con el dominio y acallamiento de sentimientos y pasiones.

Estudiemos ahora cada línea en particular.

La *línea de la vida,* rodea, como dijimos, la base del pulgar o eminencia tenar. Es el exponente de la vitalidad. De su longitud puede deducirse la aptitud para una determinada duración de la vida; aunque conviene no olvidar que en quirología *no debe afirmarse una tendencia como no haya por lo menos tres signos que la confirmen.*

Línea de la vida
: Pálida y ancha. Poca salud y disposición morbosa.
: Marcada, igual y larga. Buena vitalidad. Longevidad.
: Poco visible, pálida, corta. Vitalidad escasa.
: Rota. Vitalidad amenazada.
: Doble. Fuerte vitalidad y predominio del temperamento sanguíneo.
: Irregular o desigualmente marcada. Carácter violento o pasión desenfrenada.
: Cortada por numerosas líneas pequeñas. Enfermedad y desdicha.
: Cuando de ella surgen líneas en dirección ascendente. Aspiraciones elevadas y carácter selecto.
: Cuando tiene su origen en el Monte de Júpiter. Ambisión y probable disfrute de honores y posición social.
: Separada de la línea de la cabeza en su origen. Temperamento abdominal e indisciplina.

La *línea de la cabeza* o de Marte responde a un movimiento enérgico y de iniciativa práctica, de la mano. Nace junto o próxima a la línea de la vida debajo del monte de Júpiter o eminencia del índice, y se extiende generalmente hasta la eminencia hipotenar, atravesando la palma de la mano.

Línea de la cabeza
: Bien desarrollada y fuertemente marcada. Juicio profundo y claridad de entendimiento. (Cuyas cualidades se conceptuarán más o menos destacadas según el mayor o menor desarrollo del monte de Marte.)
: Horizontal y atravesando toda la palma. Temperamento abdominal y carácter decidido. A veces exagerado, sectario, intransigente y rígido.
: Muy extendida y recta. Gran disposición hacia la economía que puede llegar a la avaricia.
: Doble. Carácter impulsivo.
: Muy larga y descendiendo bruscamente hacia el monte de la Luna. Tendencia a satisfacer los caprichos de la imaginación e inclinación a la prodigalidad.
: Bifurcada. Carácter lento, indeciso y perplejo.
: Si desciende hacia la región ínfero-externa de la palma. Predominio de la imaginación o la fantasía.

184

Línea de la cabeza	Arborizada en sus extremos. Carácter bondadoso.
	Pálida y borrosa. Debilidad de intelecto.
	Corta. Irresolución.
	En forma de cadena. Carencia de poder de concentración mental.
	Con puntos rojos. Herida en la cabeza.
	Con nudos redondos. Tendencia a la violencia.
	Cuando se divide en dos ramas, una dirigida directamente hacia abajo y otra hacia el monte de la Luna. Tendencia al engaño, hipocresía y mentira.
	Cuando es muy corta, profundamente marcada y no pasa de la perpendicular resultante de la prolongación del eje del dedo medio. Disposición morbosa y tendencia a una muerte temprana.
	Con una cruz en medio. Injuria fatal y muerte repentina.
	Si termina entre los montes de Apolo y Mercurio. Exito en ciencia o arte.
	Si existe una línea bien marcada que procediendo directamente de ella se dirige hacia el monte de Mercurio. Exito en los negocios.
	Cuando está baja, hasta el punto de formar claramente una cruz con la línea hepática. Tendencia al misterio.
	Si se dirige directamente hacia arriba con dirección a la raíz de uno de los dedos. Marca una influencia desfavorable sobre las cualidades expresadas por el monte o eminencia en cuestión.
	Si termina por una línea corta como una barra. Injuria a la garganta o cabeza.
	Rota en dos partes. Perturbación mental.

La *línea del corazón*, responde a un gesto mental o espiritual, puesto que en su génesis queda extendido el dedo índice en actitud que acompaña a la actividad del pensamiento. Se extiende entre la raíz de los dedos índice o medio, y el borde interno de la mano, entre el monte de Marte y la eminencia hipotenar. He aquí sus distintos significados.[11]

Línea del corazón	Bien dibujada y de apariencia uniforme. Carácter afectivo y cordial, cuya intensidad se marca en la longitud de la línea.
	Muy marcada. Temperamento nervioso.
	Irregular, en forma de cadena, con pequeñas líneas saliendo de ella. Inestabilidad afectiva o emotividad exagerada.

[11] Esta línea se llama también *mensal*, de *mens*, mente o alma.

Línea del corazón.

Horizontal, rígida y atravesando toda la palma. Gran predominio del temperamento nervioso; exaltación de la impresionalibilidad y el sentimiento, con la consecuente tendencia hacia los estados extremos de felicidad y sufrimiento. Ternura.

Si no pasa del segundo dedo. El afecto toma un giro sensual.

Si termina entre el tercero y cuarto dedo. Afectividad de carácter platónico sin tinte pasional.

Si presenta una quebradura o aparece dislocada. Volubilidad o insconstancia afectiva. En los hombres puede significar desprecio hacia las mujeres.

Si está rota hacia el dedo medio. Fatalismo.

Si está rota entre el medio y el anular. Tontería.

Si está rota hacia el anular. Fatuidad.

Si está rota entre el anular y el meñique. Estupidez o puerilidad.

Si está rota en la raíz del meñique. Avaricia e ignorancia.

Arborizada en sus extremos. Bondad.

Si se junta con la línea de la cabeza. Sentimiento dominado por la razón y tendencia egoísta.

Si se une con las líneas de la cabeza y de la vida entre el pulgar y el índice. Desgracia.

Si es de color vivo. Fuerza de atracción sexual.

Su falta, denota antipatía, infidelidad y muerte prematura.

Si se ramifica. Las ramas llevan las características de la línea a la parte de la mano en donde se originan o a donde se dirigen: Es decir, se influyen los caracteres o cualidades de que estos signos son expresión.

Si se bifurca en una rama que asciende hacia el dedo índice. Tendencia a la felicidad.

Si una rama asciende hacia el dedo medio y la otra desciende hacia la línea de la cabeza. Descontento propio y pérdidas materiales.

Si falta una de las tres líneas citadas, ello indica mentalidad elemental o mal equilibrada. Si las líneas de la cabeza y de la vida están separadas en su origen radial, denota predominio abdominal, indisciplina y desorden. Si dichas líneas están soldadas largamente en su origen, indica timidez y renunciamiento. Si las tres líneas, del corazón, de la cabeza y de la vida, se encuentran soldadas en el borde radial, caracterizan el temperamento bilioso, y si esto sucede en ambas manos, nos habla de un carácter duro, imprudente y, por tanto, expuesto a accidentes.

Línea hepática	Cuando está bien trazada y claramente marcada, denota predominio del temp. abdominal, carácter ardiente y activo, excelente condición fisiológica, buena salud, gran memoria y probidad. Si se presenta irregular y tortuosa, indica poca salud, dificultades funcionales del hígado y dudosa integridad.

La *línea del Destino o de Saturno,* se relaciona con el temperamento nervioso.

Línea del Destino	Si nace en el plano de Marte (centro de la palma), indica éxito por el esfuerzo continuado. Si procede de la muñeca y asciende directamente hacia el dedo medio, expresa predisposición a la felicidad. Cuando llega hasta la primera articulación del dedo medio. Destino elevado. Si está rota. Incertidumbre en el éxito. Cuando falta. Vida pasiva e insignificante.

La *línea de la suerte* o de Apolo, se relaciona con los caracteres psicológicos del temperamento abdominal.

Línea de la suerte	Claramente definida, denota amor al arte, a la distinción y a la belleza. Subdividida en varias líneas pequeñas a su terminación, indica un fortalecimiento de las cualidades anteriores. Cuando nace en la línea del corazón y al llegar al monte de Apolo se divide en tres ramas bien definidas, expresa predisposición a la celebridad.

El *anillo de Venus,* cuando está bien marcado denota sensualidad desenfrenada; y siendo doble o triple, carácter licencioso y aun desvergonzado. Sus indicaciones son generalmente desfavorables a la moralidad, excepto en el caso de que, en lugar de formar un arco de círculo, se dirija hacia el borde externo de la palma; en cuyo caso indica la intensa actividad de las cualidades que se reflejan en esta porción (ambición y prurito de ostentación).

Las *líneas curvas* y en especial *rotas,* indican falta de continuidad o esfuerzo intermitente.

Las *ramas* que a veces pueden observarse en las líneas estudiadas expresan exuberancia de las cualidades que a ellas se refieren. Cuando salen de las líneas principales y se dirigen hacia los dedos, indican augurios favorables, y si son descendientes, predisposiciones desfavorables.

Líneas atravesadas o que cruzan, expresan generalmente defectos. Si se observan en el monte de Júpiter, denotan tendencia mística, orgullo o amor propio. En el monte de Saturno indican predisposición a la desgracia. Si en el monte de Apolo, vanidad o tontería. Si en el de Mercurio, tendencia a la rapacidad y la mentira. Y finalmente, si las vemos en el de Marte, nos hablan de probabilidad de muerte repentina.

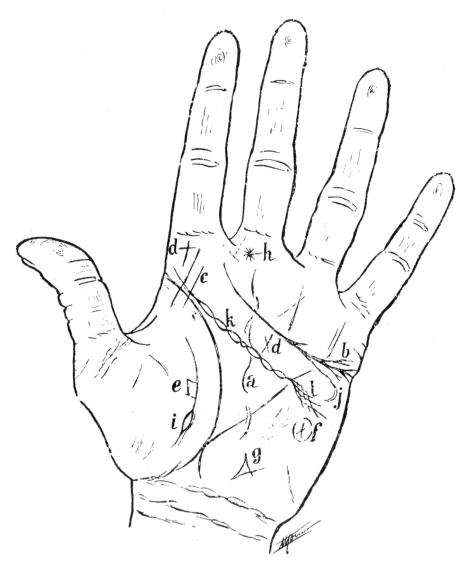

FIG. 21. *Los distintos signos que pueden observarse en la palma de la mano*: Líneas Curvas: *a*, Ramas; *b*, Líneas atravesadas; *c*, Cruces; *d*, Cuadrados; *e*, Círculos con cruces interiores; *f*, Triángulos; *g*, Estrellas; *h*, Islas; *i*, Medias lunas; *j*, Cadenas; *k*, Enrejados; *l*, Obsérvese también el triángulo formado por las líneas de la vida, de la cabeza y la hepática.

Las *cruces* son, por regla general, marcas desfavorables, sobre todo si son irregulares. En el monte de Apolo o del Sol, nos dicen de dificultades o fracasos en las actividades profesionales o los negocios. En el de Mercurio expresan tendencia al robo. En el plano de Marte, disposición combativa.

Los *ángulos* que constituyen el triángulo formado por la intersección de las líneas de la Cabeza, de la Vida y Hepática, son altamente significativos. El *ángulo del vértice*, formado por las líneas de la cabeza y de la vida, si es agudo y bien marcado, indica buena disposición y elevación de carácter; si es obtuso, expresa embotamiento intelectual. El *ángulo de la base*, formado por las líneas hepáticas y de la vida, si es destacado y bien formado, indica buena salud y sensibilidad; si es obtuso, lo contrario. El *ángulo interno*, formado por las líneas hepática y de la cabeza, si está bien formado, casi recto y de buen color, indica buena naturaleza, inteligencia y larga vida; si es muy agudo, disposición maliciosa o morbosa; si es obtuso, pereza o infidelidad. Cuando el citado *triángulo central* es largo, denota una naturaleza generosa, amplitud de pensamiento y nobleza de carácter pero si es pequeño, indica también pequeñez de mente y de espíritu, mezquindad en los conceptos.

En lo que refiere a otros signos o figuras que suelen observarse en la mano, diremos en líneas generales que, los *cuadros, círculos con cruz interior, triángulos y arborizaciones,* son de significado favorable en cuanto a la tendencia, predisposición, trastorno, lesión o cualidad que expresa el sitio en el cual radican. Las *estrellas* indican accidentes o enfermedades agudas. Las *islas*, afecciones graves o heridas. Las *medias lunas*, peligro para la integridad orgánica. Las *cadenas* o *enrejados,* son señales de depauperación, debilidad o agotamiento vital.

Los montes o eminencias de la palma de la mano y su significado. El *monte Júpiter*, situado en la raíz del dedo índice, cuando es ancho o prominente, indica ambición o tendencia a la ostentación. Por esto se le dio el nombre del rey de los dioses paganos.

El *monte de Saturno*, situado en la raíz del dedo medio, está relacionado con el Destino de la persona, por lo que se le dió el nombre de este dios, supuesto ejecutor o ajustador de los designios fatales de los seres humanos. Su desarrollo expresa la confirmación de la realización de las tendencias del carácter indicadas por los demás signos.

El *monte de Apolo* o *del Sol*, está situado en la raíz del dedo anular, y su buen desarrollo corresponde al sentido artístico y gusto por la belleza; y de aquí que fuese dedicado al dios artista y luminoso.

El *monte de Mercurio*, situado en la base del dedo pequeño, está relacionado con el carácter individualista e independiente; o mejor dicho, con la tendencia que en todo carácter hay hacia la autonomía y la libertad de iniciativa. Por esto se le dio el nombre del dios de los pies alados y mensajero del Olimpo.

El *monte de Marte*, fue dedicado al dios de la guerra, porque su desarrollo coincide, como dijimos al hablar de la palma de la mano, con el carácter violento, rudo y cruel.

El *monte de la Luna,* situado por debajo del de Marte, en el borde cubital de la mano, vimos también que se relacionaba con las tendencias del carácter imaginativo, meditativo, quieto, casto y misterioso. Ello sin duda movió a los quirólogos a dedicarlo a la dulce y casta Febea, diosa representativa del planeta Luna, mundo cristalizado, quieto y que refleja la luz que no es suya.

El *monte de Venus* o eminencia tenar de la base del pulgar, lo citamos, con los dos últimos, en sus relaciones físicas y psíquicas con el temperamento sanguíneo (amor a la belleza de la forma, amabilidad,

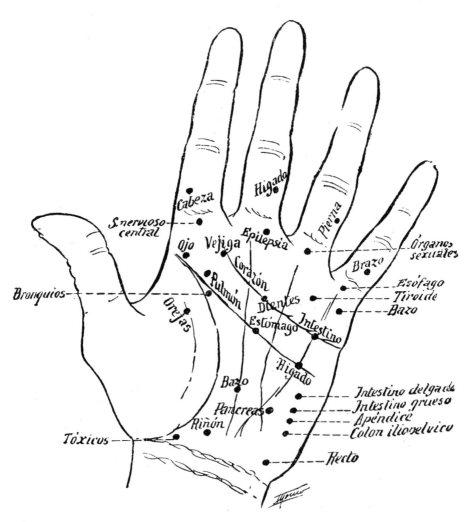

FIG. 22. *Clave quirognómica,* indicando las distintas localizaciones orgánicas en la palma de la mano. (Damos este esquema sin pretensiones de absoluta exactitud, entre otras razones porque, las lesiones de un mismo órgano pueden aparecer representados por señales en distintas zonas de la mano).

sensualidad...), por lo que se explica fuere dedicada a Venus, la diosa del amor y de la hermosura.

Algunos autores pretenden hacer de la palma de la mano un mapa análogo al que hemos descrito como clave del diagnóstico por el iris, asignando a determinado sector de la mano, la representación de un órgano, a modo de zona o área de proyección donde se reflejarían sus alteraciones o enfermedades. Sin negar que esta pueda ser, ya que no tiene nada de inverosímil, creemos que no se ha llegado aún a la localización exacta de todos y cada uno de los órganos, aunque de algunos sí parece estar comprobado que reflejan sus alteraciones siempre en el mismo sitio de la palma de la mano.

La figura 22, a título de indicación, resume las localizaciones más seguras, para que ello pueda servir de base a ulteriores investigaciones.

Así, pues, la quirología científica nos proporciona una serie de datos sobre el temperamento, tendencias, predisposiciones, cualidades del carácter y algunos hechos o estados concretos de la persona, siendo, por consiguiente, de gran valor para el *diagnóstico de enfermo*, que tan especialmente nos interesa.[12]

---

[12] Nos excusamos de tratar aquí de la *grafología* o interpretación de la escritura, ya que su carácter científico y utilidad no pueden ser puestos en duda; y remitimos al estudiante al magistral tratado de Crepieux, *La Escritura y el Carácter*.

Lección XIV

DIAGNOSTICO FUNCIONAL, DINAMICO
O DE LAS REACCIONES

Errores de conducta y motivos externos de enfermedad. Defectos de inervación. Examen de los emunctorios y sus funciones. (Vías digestivas. Aparato urinario; análisis de orina. La piel. Emunctorios secundarios.) Funciones anormales. Análisis de los humores (sangre, líquido céfalo-raquídeo, exudados y trasudados). Interpretación naturista de los datos analíticos. Biorritmo y tono funcional. Psicoanálisis.

A) Errores de conducta y motivos externos de enfermedad

Como ya dijimos, toda causa remota de enfermedad, estriba en la violación de las leyes de la Naturaleza que rigen la vida individual. El hombre se aparta del cumplimiento de la ley, en el comer, en el respirar, el ejercicio, su orientación mental, el cultivo de sus deseos y sentimientos, etc. La civilización le ha separado de su contacto con el medio natural, ha desnaturalizado sus instintos y le ha arrastrado a variaciones inadecuadas de conducta biológica, como la ingestión de alimentos tóxicos y licores, conservas y confituras; la respiración en atmósferas confinadas o en posiciones viciosas; la falta de contacto de la piel con la atmósfera, el agua y el sol; la vida excesivamente sedentaria o harto trabajada; el incremento de bajas pasiones y deseos egoístas; el cultivo de pensamientos negativos, pesimistas o destructivos, la falta de fe en el orden natural, etc., todo esto trae como consecuencia el rebajamiento vital y la alteración química causante de los estados morbosos.

El médico y el enfermo deben prestar atención especial a estos errores de conducta, cuya atenuación constituye la primera regla terapeutica; hasta el punto de que, en muchos casos, la simple corrección de los yerros de comportamiento higiénico, basta para curar a muchos pacientes. Aprender como debe vivirse de acuerdo con las leyes naturales que rigen nuestra vida, es el objeto de nuestra doctrina.

Mas ocurre frecuentemente que, en la génesis del estado de enfermedad interviene alguna modificación del medio externo que actúa como *motivo ocasional,* y al que el vulgo suele achacar el mal (calor, frío, humedad, traumatismos, etc.); cuando en realidad lo que ocurre es que, la modificación o estímulo que viene del exterior, actúa como la chispa que provoca un incendio, poniendo en acción causas mórbidas que yacían latentes en el organismo. Y así como la chispa no puede producir incendio donde no hay material combustible, tampoco una variación atmosférica o térmica puede causar una enfermedad si no existe un organismo deteriorado o intoxicado por hábitos morbígenos anteriores. De aquí el carácter *ocasional* que damos a las variaciones o injurias del medio.

El médico debe valorar el papel que corresponde al agente exterior en la génesis de la enfermedad; teniendo en cuenta las distintas acciones y efectos subsiguientes, que resumimos a continuación, referidos a factores *mecánicos, físicos* y *químicos.*

Los *agentes mecánicos,* vulnerantes o traumáticos, producen como resultado inmediato la distensión, la herida (incisa o punzante), la diéresis o traumatismo propiamente dicho, la conmoción y la compresión. Estos efectos lesivos traen como consecuencia una reacción orgánica que en su aspecto local se manifiesta como dolor, hemorragia y hemostasis, eliminación del agente vulnerante, si hubiese lugar, y cicatrización; y en su aspecto general puede ser un estado de postración, disminución de la temperatura, conmoción o colapso álgido y aun fiebre traumática. Se comprende fácilmente que tales injurias y consecuentes alteraciones, pueden traer como efectos lejanos la aparición de un estado mórbido latente, el acúmulo de toxinas y microbios en un punto dado, atrofias y mortificaciones (necrosis) de órganos y tejidos y aun la formación de un tumor. Y se explica esto, por las modificaciones de circulación e inervación que produce la acción traumática. Una pulmonía por consecuencia de una caída, una congestión como secuela de un fuerte golpe, o un tumor de la mama tras de una contusión en este órgano, son hechos conocidos y comprobados por todo el mundo. Pero que suponen, no lo olvidemos, un terreno orgánico alterado.

Los *agentes físicos* (calor, luz, electricidad, depresiones atmosféricas, humedad) producen efectos variadísimos según el grado en que actúan. Sin llegar a los límites extremos en que el calor o la electricidad producen quemaduras, y el frío produce congelación, las variaciones de la temperatura ambiente, siempre relativas, pueden producir insolación y fiebre de recargo, en caso de aumento, y enfriamiento en caso de disminución. El *enfriamiento* ha sido considerado siempre como un importante motivo de manifestaciones morbosas; y no sin razón, puesto que trae como efectos inmediatos la congestión de los órganos internos, el aumento de tensión de la sangre, el colapso de la piel y sus funciones, hemoglobinuria a veces, y fenómenos reflejos neurálgicos o catarrales. Esto explica su importancia como motivo ocasional de enfermedad y la necesidad de valorar su intervención, para los efectos terapéuticos. La luz puede producir eritemas en caso de insolación, transtornos tróficos y circulatorios del ojo cuando actúa con gran exceso; así como anemia y deficiencias nutritivas cuando falta, como se observa frecuentemente en los obreros de las minas. Las variaciones de presión atmosférica pueden influir por defecto, bien en caso de ascenso, produciéndose el llamado *mal de montaña* (fatiga, aceleración de la respiración y el pulso, amoratamiento, sudor, vértigos, náuseas, vómitos, dolor de cabeza, atontamiento, sueño), bien en caso de depresiones atmosféricas, tan propicias a revelar síntomas en los individuos discrásicos o dishémicos, como los artríticos, reumáticos, diabéticos, hepáticos, nerviosos, etc. Los aumentos de presión, sufridos especialmente por los buzos, no suelen traer consecuencias patogénicas mientras actúan, sino cuando dejan de actuar: Como dice Watelle, "se paga a la salida". Y entonces una serie de síntomas como dolor de cabeza, convulsiones, vértigo, delirio, disminución de pulso, hemorragias, ansiedad respiratoria, y otros, pueden llegar a poner en peligro la vida; y por de contado, a revelar una enfermedad.

Los *agentes químicos*, bien sean tóxicos alimenticios, venenos atmosféricos, venenos profesionales y tóxicos accidentales, merecerán nuestra atención en el lugar correspondiente, pues su importancia y efectos inmediatos están relacionados con los fenómenos fundamentales de la nutrición. Su acción se sale de los límites de los motivos ocasionales, para caer en el de las causas básicas de enfermedad.

B) Defectos de inervación

De las tres funciones básicas de la célula, *nutrición, respiración e inervación*, solamente esta última no es propiamente suya. Efectivamente, la célula tiene autonomía para nutrirse y respirar, funciones que dependen de su actividad en relación con el medio que la circunda, pero no se inerva a sí misma, sino que es inervada por filetes nerviosos procedentes de otras estructuras orgánicas, que le trasmiten de este modo el impulso nervioso o finalista (fuerza intensiva) necesario para la coordinación funcional que requiere la vida de cada elemento en el conjunto orgánico. La inervación es pues, como ya dijimos (pág. 36) una función de coordinación y economía fisiológica, pero, como función rectora, es de categoría tan alta que, de ella depende hasta la vida trófica (nutritiva) de cada célula.

De suerte que todo defecto en la trasmisión de los impulsos nerviosos, se traduce en alteraciones de los cambios químicos celulares y, por consiguiente, es causa de enfermedad. Y existe defecto de inervación cuando se da cualquiera de los tres casos siguientes:

a) Debilidad o agotamiento de los centros nerviosos.

b) Dificultad de transmisión nerviosa por compresiones o acúmulos patológicos en el trayecto de los nervios.

c) Sección o lesiones destructivas de los nervios.

El primer caso que comprende todos los procesos neurasténicos, y el último que origina como efecto final la parálisis correspondiente, suelen ser de claro diagnóstico y requieren tratamientos causales adecuados. El segundo caso merece que nos detengamos un poco, por su importancia diagnóstica a los efectos de una terapéutica bien determinada.

Las dificultades de transmisión nerviosa pueden originarse por depósitos de detritus morbosos en los nervios y por compresiones en su trayecto. Y estas compresiones pueden ser consecuencia de cóntracturas musculares o de dislocaciones de huesos. Lo más frecuente es que los nervios se hallen comprimidos a su salida de los orificios de la columna vertebral, por la dislocación de las vértebras. El diagnóstico y la corrección de estas anomalías ha originado todo un sistema terapéutico basado en manipulaciones y masajes sobre la columna vertebral, llamado *osteopatía, quiropráctica o espondiloterapia*.

La osteopatía investiga primeramente la posición viciosa de las vértebras que origina la presión sobre las raíces de los nervios espinales. Ante determinados trastornos de las funciones de los órganos, que no se corrigen con las maniobras dietéticas ni los estímulos físicos o químicos de una bien fundamentada terapéutica, conviene pensar en la posibilidad de que exista una compresión anómala en el trayecto del nervio espinal al que corresponde la inervación del órgano afectado. Comprobada ésta sólo resta la manipulación correspondiente para reducir la vértebra luxada y restablecer la normalidad de la corriente nerviosa.

Se reconoce también la existencia de ciertos *centros osteopáticos* situados a lo largo de la columna vertebral, que no son sino los lugares de arranque de los nervios viscerales y motores, haciendo presión en los cuales se producen modificaciones en las funciones del órgano a que corresponden. Sabido es que, por ejemplo, una fuerte presión con la rodilla sobre el dorso del paciente, exactamente por debajo de las últimas costillas, es capaz de suprimir un flujo diarreico o hemorrágico. Una presión de tres a cinco minutos sobre el centro vaso-motor situado en la base del cerebro, en la parte superior de la porción espinal cervical, puede disminuir la actividad cardíaca y rebajar la fiebre. Y como estos efectos, podemos obtener otros no menos importantes y variados sin más que conocer por qué lugar de la columna vertebral afloran los nervios que van a parar a cada órgano. Pero sin que olvidemos jamás, que estos efectos, como los obtenidos con las drogas y los agentes físicos, no son buenos ni malos por sí mismos, sino según la finalidad con que se les produce y el valor que pueden tener como elementos de la evolución del proceso morboso. Por muy agradable y espectacular que sea quitar la fiebre a un enfermo oprimiéndole el centro vaso-motor cervical, será un acto erróneo si esta fiebre debía subsistir como elemento de depuración humoral. Es el criterio terapéutico, fundamentado en un clarividente concepto de la enfermedad, y no el medio empleado, lo que tiene verdadero valor sanitario.

El desarrollo de toda la técnica osteopática, exigiría un tratado minucioso y extenso, que no puede ser de este lugar, por haber buenos libros especializados en esta materia, y a los cuales remitimos al estudiante. Tal, por ejemplo el *Manual de Osteopatía práctica*, del doctor L. Moutin, inspirado en las obras del Dr. Andrew Taylor, fundador de la Escuela de Medicina Osteopática y en las del doctor Wilfred L. Riggs, y del cual extractamos la siguiente descripción de los principales centros osteopáticos, que puede ayudar eficazmente a los efectos del diagnóstico.

En la vértebra atlas está el centro de las perturbaciones vasomotoras de los ojos y de las orejas, e influyente en el eczema y otras afecciones de la cara.

En la vértebra axis, juntamente con la tercera cervical, está el centro general de los efectos vaso-motores, por intermedio del ganglio cervical superior; estos puntos constituyen también un centro para los lados de la cabeza, la cara, los ojos, la nariz, la faringe, las amígdalas y el sistema vascular cerebral.

En la tercera, cuarta y quinta vértebras cervicales, donde nacen los nervios frénicos, se encuentra un centro para el diafragma, que influye en la aparición y desaparición del hipo.

La quinta y sexta cervicales forman un centro para la glándula tiroides; el cual tiene también una acción sobre el corazón, por el ganglio cervical medio.

La región cervical tiene por función general: 1º Producir un efecto vaso-constrictor, por medio de ramificaciones del gran simpático, que la penetran por la parte de abajo y que pasan a través de la segunda, tercera, cuarta y quinta vértebras dorsales; o bien producir un efecto vaso-dilatador por los nervios raquídeos cervicales, afectando así todas las partes del cuerpo. 2º Regir los efectos vaso-motores locales, en las partes del cuello, de la cabeza y de la cara correspondientes al mismo lado.

Si se considera la región cervical superior como un centro para los riñones, es por razón de la influencia que ejerce sobre el sistema general vaso-motor del cuerpo entero.

Los centros nerviosos que corresponden a las vértebras dorsales, desde la segunda a la sexta, son vaso-constrictores para los vasos sanguíneos de los pulmones; y los que se encuentran entre la tercera y la séptima, son vaso-motores para el brazo por vía del plexo braquial.

Los centros de la séptima cervical y primera dorsal gobiernan al ganglio cervical inferior, al corazón, la glándula tiroides y al nervio vertebral, plexo basilar, etc.

La segunda, tercera, cuarta y quinta dorsales, excitan por sus centros las fibras del corazón, obrando sobre el anillo de Vieussens.[1] En las tres primeras se hallan los centros excitadores que regulan el ritmo. En la cuarta y quinta los que regulan la fuerza de los latidos.

La cuarta vértebra dorsal, y algunas veces la tercera o la quinta, constituye el centro del lado derecho del estómago. El centro que permite obrar sobre el conjunto de este órgano, se encuentra al nivel de la octava.

La segunda y tercera dorsales constituyen el centro del músculo ciliar, de los bronquios y de los actos del vómito.

Entre la sexta y la décima dorsales se encuentra el origen del gran esplácnico, que lleva al estómago y al intestino delgado los nervios vasomotores y secretores.

---

[1] Relieve muscular en la pared que separa las dos aurículas.

La octava, novena y décima dorsales, a la derecha, son el centro del hígado. Los enfriamientos y el paludismo son influenciables desde este centro.

La novena y décima dorsales, a la izquierda, forman el centro del bazo. Por el cual puede influirse en los efectos de los enfriamientos. En la jurisdicción de este centro, y por intermedio del plexo hipogástrico, está también la matriz.

Las vértebras decimaprimera y decimasegunda dorsales, así como la primera lumbar, rigen el intestino delgado y los riñones. Las dos primeramente citadas constituyen un centro osteopático para los ovarios.

La segunda lumbar es centro que influye en la matriz (parto) y la micción.

La segunda, tercera y cuarta lumbares constituyen un centro de influencia para el instentino y sus funciones, pudiéndose influir desde él sobre la diarrea.

La cuarta y quinta lumbares afectan al plexo hipogástrico que, con los filetes del plexo aórtico forma el plexo pelviano, rigiendo los órganos de la pelvis.

Las ramificaciones anteriores de los nervios sacros son esplácnicas en sus funciones y se distribuyen en el recto, vejiga, esfínter del ano, vagina y útero. Su papel parece ser primeramente motor visceral.

La segunda y tercera vértebras sacras constituyen el centro de la vejiga. La cuarta el de la vagina. La cuarta y quinta el del esfínter del ano.

Tras de este revisión general de los centros osteopáticos a lo largo del raquis, vamos a resumir sus localizaciones, mencionando los principales órganos y describiendo las regiones en las que estos órganos pueden ser afectados por intermedio de los nervios que los gobiernan. De un modo general, la circulación está regida por los grandes centros vaso-motores accesibles en la región cervical superior, pudiendo además ser influenciada desde la región comprendida entre la segunda y la quinta vértebra dorsales (salida de los filetes nerviosos que regulan las funciones cardíacas). Y sobre la cual aún se puede actuar por medio de manipulaciones en la región esplácnica, que gobierna los movimientos vaso-motores de la gran red capilar mesentérica.

En caso de afección en alguno de los miembros u órganos citados, búsquese la lesión espinal correspondiente con ayuda de las instrucciones siguientes:

Ojos: Vértebra atlas, tercera cervical y segunda o tercera dosales.

Orejas: De la segunda a la quinta cervicales.

Cerebro: De la primera cervical a la primera dorsal.

Faringe, laringe y amígdalas: Segunda y tercera cervicales.

Glándula tiroides: Quinta y sexta cervicales (centro general vaso-motor y cardíaco); séptima cervical y primera dorsal; cabeza de la primera costilla y clavícula.

Brazo: Quinta, sexta, séptima y octava cervicales y primera dorsal. Para los efectos vaso-motores también de la tercera a la séptima dorsales.

Pulmones y bronquitis: De la segunda a la octava dorsales.

Corazón: De la segunda a la quinta dorsales, especialmente esta última. El corazón puede aún ser influenciado por vía del ganglio cervical medio o del inferior del sistema simpático y por la primera costilla, correspondiente al anillo de Vieussens.

Estómago: De la tercera a la quinta dorsales, por el lado derecho solamente, y de una manera general, de la tercera a la octava.

Hígado: Novena y décima dorsales (nervios vaso-motores, filetes motores del pneumogástrico).

Duodeno: De la sexta a la décima dorsales (gran esplácnico).

Yeyuno e íleon: Dorsal inferior y lumbares hasta la cuarta (filetes que van al plexo solar).

Colon: de la segunda a la quinta lumbar (filetes del plexo solar).

Recto: De la segunda a la quinta lumbares por el plexo mesentérico inferior (acción de detención); por la tercera y cuarta dorsales así como por las vértebras sacras, a través del plexo hipogástrico (acción motora).

Utero o matriz: De la segunda a la quinta lumbares. Novena y décima dorsales.

Organos genitales en general: De la segunda a la quinta lumbares.

Vejiga: Segunda, tercera y cuarta sacras.

Esfínter del ano. Quinta vértebras sacra.

Todos estos datos pueden ser preciosos para el diagnóstico, ya que una lesión o anomalía en una de las zonas o vértebras citadas, puede predisponer u originar la afección de un cierto órgano, que muchas veces va acompañada de la existencia de un punto sensible o doloroso al nivel de su *centro* correspondiente en la espina dorsal. Esta sensibilidad puede observarse en los puntos siguientes:

1º Extremidad de las apófisis espinosas; indicando ordinariamente un trastorno interior.

2º Encima de las apófisis espinosas y a una distancia lateral de unos dos centímetros y medio del punto de articulación de la costilla con la apófisis transversa de la vértebra, indicando un movimiento lateral y a menudo una excrecencia delante del cuerpo de la vértebra.

3º En el ángulo de la costilla, indicando entonces la rotación ascendente o descendente de la costilla alrededor de un eje que uniese sus dos extremidades.

4º En los músculos de estas regiones, de las costillas o de las mismas vértebras, asociada a uno de los tres síntomas precedentes.

La exploración de la columna vertebral con fines osteopáticos, requiere un perfecto conocimiento de su anatomía y conformación, para poder precisar la localización de cada vértebra, y por consiguiente, de los puntos nerviosos en los que se trata de actuar.

La figura 23 es una síntesis gráfica de los conocimientos anatómicos necesarios para el reconocimiento osteopático. Las apófisis espinosas deben hacer relieve bajo la piel en estado normal. El *atlas* no tiene apófisis espinosa, sino un simple tubérculo, por lo que da la sensación de estar dislocado hacia delante. La segunda vértebra cervical es el punto más saliente de la región cervical, en un raquis bien constituido; su bifurcación extensa y el espesor de sus apófisis transversas, pueden despistar al principiante. Las apófisis espinosas de las vértebras cervicales son bífidas desde la segunda hasta la sexta inclusive. La *vértebra prominente* o séptima cervical, cuya apófisis espinosa sobrepasa la de sus vecinas, toca a la primera dorsal, con la cual puede ser confundida.

La observación de las curvaduras del raquis, cuya forma y límite se aprecian claramente en la figura, es del más alto interés. Un aplanamiento en la parte superior de la columna dorsal, puede indicar un debilitamiento de las funciones del corazón y pulmones y por consiguiente, un rebajamiento vital por defecto de inervación. Si, de la quinta a la décima, se presentan prominencias de las vértebras dorsales, o si las lumbares, dorsales y cervicales están casi en línea recta, puede haber un desorden del estómago o los intestinos. Toda desviación marcada en la curvadura lumbar, puede producir estreñimiento o afecciones del útero, los ovarios, o un trastorno de las funciones de la vejiga. La luxación de las vértebras sacras, sea en la superficie articular del hueso ilíaco, sea en la vértebra lumbar inferior o en el coxis, puede ocasionar trastornos en la región pelviana. Una desviación o una fractura del coxis puede causar estreñimiento o hemorroides.

Determínese el lugar de la segunda vértebra cervical por su prominencia; de la primera dorsal, por la extensión de sus apófisis transversas; de la tercera dorsal por el borde de la espina del omoplato; de la séptima dorsal por el ángulo del omoplato; de la cuarta lumbar, por su situación en una línea que uniese las dos crestas ilíacas.

Se reconocerá la situación de la décimasegunda vértebra dorsal, haciendo inclinar hacia adelante al paciente, con los brazos cruzados; esta actitud pone en evidencia los músculos trapecios, cuyo punto de convergencia de sus bordes externos inferiores, indica el lugar de dicha vértebra. Aun puede confirmarse su identidad por su articulación con la última costilla o por la separación existente entre ella y la primera vértebra lumbar.

A este examen visual debe seguir el reconocimiento manual, cuyos principales objetos son la apreciación de la posición de las apófisis espinosas y de la existencia o no, de puntos dolorosos o sensibles. Para ello se harán tomar al paciente sucesivamente las siguientes posiciones.

1ª De pie y bien derecho, estando el operador detrás de él.

2ª Sentado, inclinado hacia adelante, con las manos en las rodillas.

3ª Acostado en sitio duro, primeramente sobre un lado, luego sobre el otro, y siempre de cara al operador. El paciente debe permanecer relajado y dejar en completa pasividad sus miembros para que el observador realice con ellos los necesarios movimientos exploradores.

4ª Acostado sobre la espalda y perfectamente derecho y recto, con los brazos extendidos a lo largo del cuerpo. El operador de pie delante de la cabeza del paciente, podrá así examinar las vértebras del cuello.

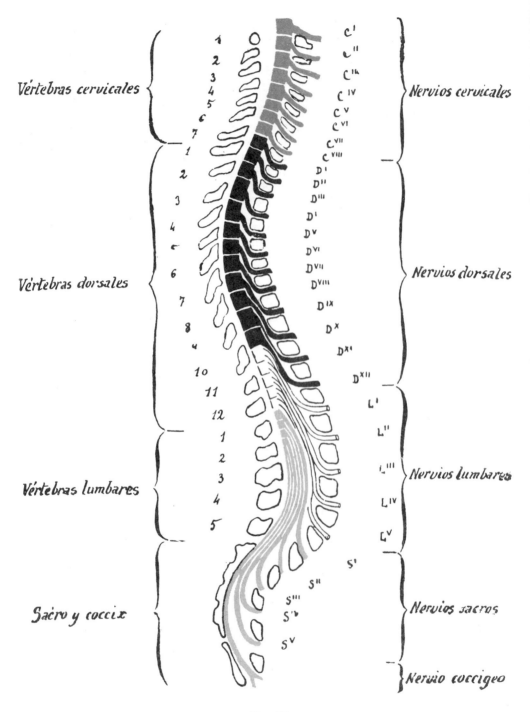

Vértebras cervicales

Vértebras dorsales

Vértebras lumbares

Sacro y coccix

Nervios cervicales

Nervios dorsales

Nervios lumbares

Nervios sacros

Nervio coccígeo

FIG. 23

200

La desviación de las apófisis espinosas hacia delante, hacia atrás o hacia los lados, será un buen signo que nos aclare los trastornos funcionales de un órgano determinado. El atlas, solamente puede ser explorado por sus "masas laterales", que pueden percibirse fácilmente a mitad del trayecto entre la apófisis mastoides y la rama descendente del maxilar inferior. La sensibilidad es ordinariamente, si no siempre, más pronunciada en el lado hacia el cual se ha dislocado la vértebra.

Confirmado el diagnóstico osteopático, procede la manipulación correctora, cuyo asunto no es de este lugar, y cuya técnica requiere estudios y práctica detallados.

C) Examen de los emunctorios y sus funciones

Es de la mayor importancia para juzgar del curso de una enfermedad, tanto como para los efectos del tratamiento, el examinar el estado y funcionamiento de las vías de eliminación, a las cuales está encomendada la misión principalísima de liberar al organismo de toxinas y sustancias mórbidas.

Existen tres *emunctorios principales* o vías de eliminación normales: El *aparato digestivo,* el *riñón* y la *piel.* A estos hay que agregar varios *emunctorios secundarios* o complementarios, como son el *aparato respiratorio,* el *hígado,* las *glándulas salivares,* la *glándula mamaria,* la *glándula lagrimal* y la *matriz.* En casos de enfermedad, pueden aún agregarse a estos, distintos emunctorios anormales o patológicos, como *úlceras, llagas, grietas, abscesos* y la mayor parte de los lugares donde se presente una *hemorragia* no traumática. Claro es que, la existencia de vías de eliminación patológicas, nos revela una incapacidad anterior de las vías de eliminación normales.

El *aparato digestivo,* aparte su normal función de evacuación intestinal, puede reaccionar, en caso de enfermedad, por medio del *vómito* y la *diarrea.* En todos los casos, puede ser interesante la observación o análisis del producto de su eliminación.

Los *vómitos* pueden ser de varias clases y aspectos:

Vómitos alimenticios, constituidos por alimentos más o menos digeridos y jugos digestivos. Si los fragmentos de alimentos albuminoideos (carne, huevos, etc.), aparecen 2 ó 3 horas después de ingeridas, y los de pan y otras féculas (patatas, arroz, etc.) 1 ó 2 horas después, cabe afirmar la existencia de perturbaciones digestivas; y cuando se arrojan en el vómito alimentos ingeridos 6 horas antes, hay que dedu-

Fig. 23. *Esquema de las relaciones de las apófisis espinosas de las vértebras con los segmentos medulares y las raíces raquídeas,* utilísimo para explicarse la localización de los *Centros osteopáticos* cuyas manipulaciones influyen, por intermedio o no del simpático, en los distintos órganos. — La figura 10 complementa el estudio de los mecanismos osteopáticos, cuya explicación se deduce claramente de la progresiva oblicuidad de las raíces de los nervios raquídeos que muestra este esquema. Obsérvese, en efecto, que, la salida de los nervios raquídeos más inferiores, no se corresponde con el segmento medular ni con la vértebra de los cuales emergen las raíces.

cir un grave trastorno de la motricidad; y si se advierten restos de los alimentos ingeridos en días anteriores, se trata de estancamientos gástricos (por dilatación y atonía) de bastante consideración.

Vómitos pituitosos o acuosos, formados por un líquido transparente, semejante al agua, escaso en sustancias sólidas, que suelen ocurrir en ayunas o en ocasión de ciertas enfermedades, como el cólera, en que semejan un cocimiento claro de arroz.

Vómitos mucoides, constituidos por un líquido viscoso que forma hebra al caer de la boca del enfermo, y que si bien en muchos casos están formados por *moco,* otras veces, quizá la mayoría, los forma una materia manítica resultante de la fermentación de féculas y almidones.

Vómitos de sangre, consecuentes a procesos ulcerosos del tubo digestivo, que pueden presentar el color rojo rutilante cuando provienen de hemorragias gástricas abundantes, o el aspecto típico y negruzco del *poso de café* cuando proceden de hemorragias escasas en las cuales la sangre se ha alterado por su estancamiento y digestión.

Vómitos purulentos, no muy frecuentes, provenientes de algún abceso abierto en el tubo digestivo.

Vómitos biliosos, verdosos (porráceos) o amarillentos, según la bilis haya estado más o menos tiempo detenida en el estómago; y a cuyo órgano puede pasar, bien por los propios esfuerzos del vómito o bien para realizar la digestión de gran cantidad de grasa ingerida.

Vómitos fecaloides o estercoráceos, formados por residuos intestinales que han retrocedido hacia el estómago, y que presentan el olor característico de las heces, siendo grave señal de obstrucción intestinal *(cólico miserere).*

El examen de los productos evacuados por el intestino o *materias fecales,* nos da también interesantes datos para el diagnóstico.

Las evacuaciones pueden ser *descoloridas, incoloras* y aun *transparentes* cuando la bilis no llega al intestino; *amarillas* o *verdes* cuando, por el contrario, predominan los pigmentos de la bilis (cuyas coloraciones no deben ser confundidas con el *verde* originado por fermentaciones microbianas *(diarrea verde)* o el producido por la ingestión de calomélanos). Son *rojas* cuando hay hemorragias intestinales recientes, o por el tinte que las proporciona la toma de ruibarbo, campeche, etc. Y aparecen de *color negro* cuando se abusa de una alimentación de sangre, por alteraciones de la bilis, por ingestión de ciertos medicamentos (hierro, bismuto) y por hemorragias escasas, cuya sangre permanece estancada en el intestino, dando a la deposición el aspecto y color del hollín o de la pez líquida.

Las heces fecales pueden presentar variadísimos estados de consistencia, desde la deposición totalmente *líquida* o *diarreica* de las afecciones agudas del intestino (cólico, enteritis, tifoidea, cólera) hasta las *pétreas* o *coprólitos* de los estreñimientos graves, pasando por las *semilíquidas* y *blandas* de las infecciones, intoxicaciones, emociones depresivas, miedo, etc., las más endurecidas, esféricas, del tamaño de nueces o *escíbalos,* o como excrementos de cabra *(caprinos),* o, en fin, como un enorme bolo fecal que solamente puede expulsarse a costa de repetidos y penosos esfuerzos; formas, todas ellas, propias de los distintos grados de estreñimiento.

En las deposiciones puede observarse también la existencia de substancias anormales, como alimentos sin digerir, grasa, trozos de mucosa intestinal, glóbulos sanguíneos, cristales de distintas sales, bacterias, moco, etc., cuya investigación e interpretación requieren técnicas micrográficas, químicas y bacteriológicas minuciosas que no son de este lugar.

Cuando las cámaras presentan claramente observables alimentos sin digerir, se llaman *lientéricas;* si son líquidas, *diarreicas,* y cuando son mucosas, en cantidad escasa, semejando esputos, a veces sanguinolentos, reciben el nombre de *disentéricas.*

El *aparato urinario* es el conducto eliminador del sistema circulatorio, y por tanto el depurador de la sangre. (Véase pág. 44.) De esto puede deducirse la importancia que tiene la exploración de su integridad y el análisis de sus funciones.

Nos interesa, sobre todo, el examen de la orina.

La *orina normal* es diáfana, amarillenta, (ambarina), de olor propio; produce espuma de burbujas grandes cuando se la agita, y se emite en cantidad que oscila, diariamente, entre los 1000 y 1500 centímetros cúbicos. Al enfriarse puede enturbiarse ligeramente por la presencia de mucina o sales uráticas.

La *orina anormal* puede emitirse turbia o enturbiarse poco después de expulsada. Siendo *ácida, el* enturbamiento se debe al exceso de uratos; cosa confirmada por el hecho de volverse a clarificar por el calentamiento. Si es *alcalina,* el enturbamiento se debe a la fermentación amoniacal y consiguiente producción de fosfatos y uratos amónicos, que no se redisuelven por el calor, pero sí por el ácido acético. Cuando sale ya turbia de la vejiga, puede deberse a la presencia de filamentos, copos, arenillas, moco, etc., que solamente pueden distinguirse por el análisis correspondiente.[2]

En las enfermedades febriles o en las crisis eliminatorias del riñón, *la orina se oscurece* y aun toma tintes variados que no pueden ser interpretados por el simple examen visual. La *orina completamente* clara como el agua (orina nerviosa), demuestra ir escasamente cargada de residuos tóxicos.

Análisis de orina

En algunos casos, es de gran importancia diagnóstica conocer la proporción de los elementos normales de la orina o la existencia de substancias anormales, como glucosa, albúmina, acetona, etc. Esto impone la necesidad de un análisis químico o micrográfico de complicada técnica, que puede estudiarse en los tratados especializados.

---

[2] La orina normal es ácida, debido a la presencia de fosfato ácido de sodio, ácidos láctico e hipúrico, uratos ácidos, etcétera.

Lo que aquí nos interesa, por ser de utilidad inmediata para el enfermo y para el clínico práctico, es saber cómo ha de recogerse la orina para el análisis, y la interpretación de éste.

La orina que ha de ser analizada, debe recogerse en recipientes perfectamente limpios y, a ser posible, hervidos: El enfermo debe tirar la orina emitida en el momento de levantarse o despertarse, y recoger después, en un solo recipiente, el producto de las micciones de 24 horas, o sea hasta la misma hora del día siguiente. De la cantidad total recogida que, a ser posible, debe medirse, se separarán 125 centímetros cúbicos para remitirlo al laboratorio en un frasco limpio y bien tapado. En tiempo caluroso, sobre todo si ha de tardar algo en llegar la orina a su destino, conviene agregarla 1 centígramo de cianuro, un cristalito de timol o unos pedacitos de alcanfor; lo cual, así como el régimen medicamentoso a que está sometido el enfermo, conviene advertir para los efectos del análisis.

Si se trata de un análisis bacteriológico, hay que recoger la orina en frascos esterilizados, bien directamente o por sondaje, omitiendo la añadidura de substancias antisépticas.

Interpretación del análisis de la orina. En este aspecto, único verdaderamente importante para la práctica clínica, pecan por omisión o por sobra de tecnicismo, la mayor parte de los tratadistas. La síntesis hecha por nuestro culto amigo y médico fisiatra doctor Roberto Remartínez, es la mejor que conocemos, y a ella nos atenemos en las líneas que subsiguen.

Micción. La *micción* normal es suave, no imperiosa, voluntaria, no dolorosa, continua (no entrecortada) y reducida durante la noche.

Micción imperiosa
- Lesiones de uretra, próstata o vejiga.
- Lesiones de centros nerviosos.
- Estrechez uretral. (En este caso es lenta y sobre todo diurna).
- (La micción imperiosa indica siempre un estado de exaltación sensitiva de la mucosa de la vejiga y uretra con deficiencia (paresia) del esfínter externo o de la uretra membranosa).

Micción retardada

Sin deseo
- Apoplegia.
- Peritonitis.
- Conmoción cerebral.
- Apendicitis.
- Operaciones de la matriz.
- Eretismo sexual.

Con deseo
- Afecciones de próstata y uretra.
- Estrechez uretral.
- Dolor.
- Cálculos.

Micción abdominal
{ Prostatitis.
  Paresia vesical.
  Estrechez uretral.

Micción interrumpida
{ Cálculos.
  Cistitis (período final).

Incontinencia de orina
{
Falsa
{ Por rebosamiento en la hipertrofia de la próstata y paresia vesical.

Verdadera
{ Fístulas en la mujer. (Dolorosa).
  Afecciones vesicales. (Dolorosa).
  Parálisis de esfínteres vesicouretrales.
  Tabes. Mielitis. (Indolora).

Final (o sea al terminar la micción).
{ Lesiones uretrales.
  Inflamaciones.
  Abuso de lavados.
  (Los incontinentes de *uretra anterior* no sienten la orina hasta que los moja. Los de *uretra posterior*, la sienten pasar por la uretra perineal).

De esfuerzo
{ (Más en mujeres, por mengua del tono muscular).

Nocturna
{ (Frecuente en niños, sobre todo si tienen diátesis adenopáticas o escrofulosas. Suele cesar espontáneamente en la pubertad).

Retención de la orina
{ (No hay que confundirla con la *anuria* o falta de secreción de orina). Obsérvase en la hipertrofia de la próstata, estrechez uretral, peritonitis, lesiones traumáticas de la matriz, roturas de la uretra y ciertas afecciones nerviosas.

Polaquiuria. Consiste en la frecuencia exagerada de las micciones. Estas pueden oscilar entre 10 y 50 ó más en las veinticuatro horas; siendo escasa la cantidad de orina emitida en cada vez.

Polaquiurias
{
Renales
{ Poliuria (o mucha orina).
  Orinas excesivamente ácidas, exitantes del esfínter de la vejiga. Reflejo renovesical.
  Tuberculosis del riñón.
  Tumores del riñón.

			Blenorragia.

Polaquiurias
- **Vesicales**
  - Blenorragia.
  - Tuberculosis vesical (crónica y rebelde).
  - Tumores de la vejiga (A veces con emisión de sangre en la orina).
  - (En estas polaquiurias hay capacidad reducida de la vejiga, micción imperiosa y dolor final. Y frecuentemente orina purulenta o hemorrágica).
- **Uretro-prostática**
  - Estrechez uretral. (Micción imperiosa, retardada, diurna).
  - Prostatitis. (Esencialmente nocturna).
- **Nerviosas**
  - Histerismo.
  - Tabes.
  - Siringomielia, etc.
  - (Las orinas son claras).
- **Varias**
  - Por orinas que precipitan *oxalatos*.
  - Gota. (Orinas con exceso de ácido úrico).
  - Afecciones genitales femeninas (metritis, anteflexión de la matrix, etc.).
  - Riñón movible con acodamiento, torsión o compresión del uréter (cede al reposo).

Poliuria. Se llama así a la emisión de excesiva cantidad de orina. La cantidad normal en las 24 horas debe oscilar alrededor de los 24 gramos por kilo de peso, o sea unos 1.500 centímetros cúbicos al día para el adulto sano de corpulencia media. De esta cantidad las tres cuartas partes deben corresponder a las emisiones del día y la otra cuarta parte a las de la noche.

La cantidad de orina está en relación con la presión diferencial de la sangre y generalmente en razón inversa de la densidad, excepto en la diabetes.

Poliurias funcionales
- Por exceso de bebidas acuosas o actividad renal aumentada, sin lesión. (La orina es normal. Cede al régimen seco).
- *P. Cardiovascular.* (Indica *pérdida de la compensación* cardíaca (*poliuria* clinostática). El cardíaco que deja de ser poliúrico nocturno, peligra de asistolia.
- P. Provocadas. Inyecciones venosas, administración de purgantes, diuréticos, digital, etc.
- P. Críticas. En las enfermedades infecciosas (si van acompañadas de un exceso de la eliminación de cloruros, indican crisis o fin favorable. Si la orina disminuye rápidamente [oliguria], es indicio de probable recaída o complicación).

| Poliurias funcionales | { | P. Diabética insípida. (Hay aumento de la sed, y de ciertas sales en la orina (fósforo, calcio, etc.). Pero *no hay glucosa* y cede al régimen seco. |

| Poliurias de orinas claras | { | *Nefritis hipertensivas.* (Clinostática o que aparece en el lecho. Y *sin albúmina*). *Nefritis uremígenas.* (Para compensar la impermeabilidad renal a la urea. Dura hasta el final si el corazón responde). *Amilosis.* Toda poliuria con albuminuria intensa, si el enfermo tiene algún *foco supurado crónico,* es indicio seguro de ella. *Poliuria nerviosa.* Por histerismo, tumores de la base del cráneo, afecciones de la hipófisis, etc. |

| Poliurias de orinas turbias | { | (Si hay pus, hágase la prueba de los tres vasos para determinar su procedencia).[3] *Congestión renal séptica.* (Hay poliuria continua, cilindros escasos, algo de albúmina y exceso de cloruros). Puede presentarse en el curso de infecciones generales o localizadas en el aparato urinario. En casos de *riñón infectado,* pero suficiente, aun hay poliuria turbia, pero cede al régimen seco y no hay retención de cloruros ni de urea, y es turbia si supura alguna de las pirámides. *Destrucción renal séptica.* (Sólo es permeable al agua, y por tanto la orina es muy pobre en urea, cloruros, etc. No cede al régimen seco. Indica *retención de tóxicos* y urea en la sangre. |

| Poliuria azotúrica | { | Enorme cifra de urea y a veces gran fosfaturia. Indica *desmineralización.* |

| Poliuria oxalúrica | { | Está ligada a graves *trastornos del metabolismo.* |

| Poliurias de orinas densas | { | *Excluyen de momento una lesión renal grave,* por cuanto hay buena permeabilidad renal. Suelen indicar procesos de perturbación nutricia. Las *poliurias de orinas hipodensas* (o menos densas) son casi siempre de *causa renal,* y para confirmarlo basta prescribir un régimen seco: si la poliuria cede y aumenta la densidad, se descarta la participación del riñón; y se afirma en el caso contrario. |

[3] Se hace orinar al enfermo en tres vasos de cristal, de tal forma que, la primera orina se recoja en uno, la media en otro y la final en un tercero. Así, por ejemplo, en caso de haber sangre, si ésta aparece solamente en la orina del primer vaso, es que procede de la uretra anterior; si aparece únicamente en el tercer vaso, procede de la vejiga; y si aparece por igual en los tres vasos, la sangre es de procedencia renal. Con el mismo criterio interpretaríamos la existencia de pus o *piuria.*

Poliuria nocturna { Indica siempre *congestión renal* o *insuficiencia del corazón*.

Poliuria entre ingesta { Con oliguria (escasez de orina) después de las comidas *(opsuria)*, es consecuente a la *hipertensión de la vena porta (afecciones hepáticas)*.

Oliguria. Es la disminución en la secreción de la orina, que a veces puede reducirse a algunas gotas durante el día; y que cabe achacar a defecto funcional de un solo riñón o de los dos.

Oliguria de causa no renal { Suele ser una oliguria transitoria de orina densa y sin elementos anormales. Cede a los diuréticos y a la ingestión de líquidos.

Oliguria de causa renal { No cede a la ingestión de bebidas ni diuréticos. La orina presenta elementos anormales.

Oliguria densa { Denota buena permeabilidad renal y es consecuencia de la *falta de agua*.

Oliguria aguanosa { *Esclerosis o atrofia gravísima del riñón.*

Oliguria nocturna { Es normal en la persona sana.
En los enfermos *cardíacos* implica *degeneración del miocardio*.
En los enfermos *nefríticos* supone *retención de tóxicos, congestión masiva del riñón o esclerosis* del mismo.

Oliguria diurna { Revela *insuficiencia del corazón* (de pronóstico menos malo si existe poliuria nocturna), *esclerosis* o *congestión del riñón*.

Oligurias varias { En la *asfixia* es originada por exceso de viscosidad de la sangre.
Por *causas reflejas* (cateterismo, quemaduras, dolores, peritonitis, apendicitis, etc.).
En las *infecciones* las orinas son muy densas, más ácidas de lo normal y con pocos cloruros. *El aumento excesivo de orina y cloruro es indicio seguro de crisis favorable.*
En la *congestión renal*, la oliguria es de orina densa, coloreada, albuminosa, ácida, con glóbulos rojos, células y cilindros. (Casos de intoxicaciones, infecciones, etc.).

Oligurias varias (cont.) {
En las *nefritis hidropígenas* es densa y con escasez de cloruros. Si se aumenta la ingestión de sal, aumenta la oliguria y se presentan edemas (hinchazones). *Si la oliguria se hace hipodensa, hay peligro de uremia.*
En las *nefritis uremígenas la oliguria es gravísima si se presenta de noche.* Y de no haber diarrea compensadora, la muerte es casi segura.
}

Anuria. Es la falta completa de secreción urinaria. Se dan casos de persistir durante varios días sin peligro para la vida.

Anuria excretora { Es propia de las intoxicaciones graves, toxemias, apoplegía renal, etc. Siempre muy grave.

Anuria secretora { Puede ser *refleja* (cateterismos, cálculos renales, neurosis), *anatómica* (esclerosis renal), *cardíaca*, etc.

Color de la orina. — *El color normal de la orina es amarillo dorado más o menos fuerte según su concentración.*

Orinas *pálidas poliúricas.* (Véase poliuria).

Orinas *pálidas oligúricas.* (Véase oliguria).

Orinas *muy pigmentadas. Falta de agua* (diarreas, sudores). *Fiebre, infecciones, edemas* (hinchazones), *intoxicaciones*, exceso de pigmentos (por destrucción de glóbulos o hemolisis en *fermentaciones intestinales o afecciones hepáticas*), etc.

Orinas de *aspecto vináceo. Intoxicación por el plomo y sulfonal.*

Orinas de *color café.* Indican *hematuria con retención de sangre.*

Orinas *pardo-negruzcas. Tumores melánicos.* Ingestión de *Salol, Sen, Ruibarbo, Croton, Fenol*, etc.

Orinas *azules o verdosas. Ictericia.* Ingestión de *naftol, azul de metileno, hidroquinona, resorcina*, etc.

Orinas *rojizas. Pigmentos sanguíneos.* (Su presencia en una orina normal implica a menudo *paludismo.* Ingestión de *santonina, quinina, fucsina*, etc.)

Orinas *amarillas fuertes. Acido pícrico, santonina.*

Orinas *blanco-lechosas.* Raramente se debe este color a *quiluria* o presencia de grasa, peculiar de la *filariosis*, denotando rotura de canalículos linfáticos. (El germen se halla solamente en las orinas nocturnas). Puede ser debido también a *lipuria* por *obstrucción del colédoco (catarros biliares, inflamaciones y tumoraciones hepáticas) o por insuficiencia pancreática*; hallándose también en algunas *fracturas*, en *obstrucciones intestinales*, y en la *intoxicación por el fósforo.*

Hematuria. (Presencia de sangre en la orina). — Hágase la prueba de los tres vasos (véase nota de la pág. 207). La hematuria *inicial* suele provenir de la uretra o próstata; la *final*, de la vejiga, y la *total* del riñón.

a) *La sangre proviene de la uretra o de la próstata.* Puede ser causada por *lesión uretral* (rotura o sondaje mal hecho), *uretritis posterior y cáncer o tuberculosis de la próstata.*

b) *La sangre proviene de la vejiga.* Suele ser causada por *traumatismos de la vejiga, descompresión brusca de la vejiga, cistitis aguda, tuberculosis, tumores o cálculos vesicales.*

c) *La sangre proviene del riñón.* Se debe a alguna de las siguientes afecciones: *Traumatismos, cálculos, tumores o tuberculosis del riñón; nefritis aguda y congestión renal; enfermedades infecciosas hemorragíparas y parásitos.*

Cuando la sangre no ha sido retenida, el color que comunica a la orina es rojo más o menos intenso; pero si hubo retención, la orina se presenta de color acafetado.

Aspecto de la orina. La orina normal debe ser transparente en el momento de la emisión y sin sedimento alguno o, todo lo más, excepcionalmente, algunos copos blancos tenues. Las orinas que presentan espuma persistente en la superficie, suelen contener albúmina.

Las *orinas turbias* pueden serlo por la presencia de *pus, moco, sales precipitadas,* o grasas.

Turbidez por pus (Piuria). (Hágase la prueba de los tres vasos para investigar la procedencia del pus). Cuando éste procede del riñón *(piuria renal)* la orina se pone opaca tras el reposo. Cuando procede de la vejiga *(piuria vesical)* el pus se deposita en el fondo después de reposada la orina, quedando clara en la parte superior (suele haber tenesmo o hematuria terminal). Cuando procede de la uretra *(piuria uretral)* solamente es turbio el primer chorro de orina, si no hay cistitis.

Turbidez por moco (Mucinuria). Supone un *estado catarral* del aparato génito-urinario. (En la orina normal puede haber algo de moco en forma de pequeños copos blanquecinos flotantes en el seno del líquido).

Turbidez por grasas. (Véase, *orinas blanco-lechosas. Quiluria y lipuria).*

Turbidez por sales. Se debe a la presencia de *uratos, fosfatos y sales amónicas.*

Sedimento. La orina normal no debe contener sedimento alguno por regla general.

Sedimentos salinos. Los más corrientes son: en las *orinas ácidas,* el urato ácido de sodio (que constituye el principal componente de las arenillas), el ácido úrico y el oxalato de calcio; y en las *orinas alcalinas,* los fosfatos tricálcicos y amónico-magnésico y el urato amónico.

Sedimentos formes. Pueden ser células epiteliales, glóbulos blancos (leucocitos), glóbulos rojos (eritrocitos o hematíes), cilindros, etc., siendo necesario el examen microscópico para su determinación.

Sedimentos informes. Se pueden hallar, jugo prostático, filamentos prostáticos o *blenorrágicos,* líquido seminal (sobre todo en los *mas-*

turbadores), copos blancos mucosos en los *estados catarrales génito-urinarios,* etc.

La orina y el régimen alimenticio. Sabido es que, la orina de los animales carnívoros es transparente, de color fuerte, de reacción francamente ácida y con buena cantidad de ácido úrico. En cambio, la orina de los herbívoros es turbia, oscura, deja abundante sedimento y presenta una reacción alcalina, conteniendo mucho ácido hipúrico y exigua cantidad de ácido úrico. Este hecho nos indica ya la importancia del régimen y merece que le refiramos a la alimentación humana y sus consecuencias reveladas en la composición de la orina.

Las grasas animales y los alimentos cárneos en general, son de un metabolismo difícil, que exige una buena capacidad de funciones digestivas. Cuando éstas no son suficientes, se producen sustancias tóxicas que alteran la composición de la sangre y, por consiguiente, la vida celular. El abuso del régimen albuminoso (carne, huevos, etc.), acidifica exageradamente los humores; mientras que un régimen totalmente vegetariano puede alcalinizarlos en demasía si no se cuida de ingerir ciertos alimentos vegetales acidificantes. (Véase más adelante: dietética).

Cuando hay exceso de acidez urinaria como consecuencia de la acidez sanguínea, la medicación alcalina no tiene valor curativo. La alcalosis no es el antídoto de la acidosis, y sabido es que, una terapéutica fuertemente alcalinizante no da resultado, ni aun en los mismos diabéticos, como no vaya acompañada de una ingestión suficiente de féculas, almidones o azúcares. Prueba de esto es que, en muchas ocasiones, el organismo reacciona contra el exceso de ácidos, provocando un aumento de amoníaco, que agrava la intoxicación humoral, y que puede ser señal también de trastorno hepático ureogénico.

Afirma el doctor J. Vellvé Cusidó que, "el régimen vegetariano estricto y dilatado disminuye notablemente la acidez urinaria fosfórica, eliminando casi por completo la acidez orgánica. Realiza este régimen la verdadera alcalinoterapia, que en vano pretende instituirse con sales alcalinas, que debieran administrarse a dosis demasiado elevadas o persistentes".

Efectivamente, pensemos que la producción de sustancias ácidas y consiguiente acidemia, es el final de todos los procesos metabólicos. Lo que obliga al organismo a buscar una compensación con la producción de sustancias alcalinas, para mantener el equilibrio ácido-básico. Un régimen vegetariano alcalinizante, sobre reducir al mínimo la producción de ácidos, tiene la ventaja de neutralizar la acidosis que pudiera haber. No hay más sino cuidar de no caer en una exagerada alcalinización, que también pudiera tener sus consecuencias perjudiciales por lo que se verá cuando tratemos de la alimentación humana.

La *piel* es un importantísimo emunctorio al que no suele prestársele la atención debida, y cuyo interés clínico podrá colegirse por la descripción anatómica y funcional que vamos a hacer a continuación.

La piel es el receptor de las *energías externas* que mueven la vida (lección 8). Estos estímulos del medio cósmico son recogidos por los nervios y vasos que abocan a la superficie y transmitidos por ellos a los centros nerviosos, donde se transforman en corrientes neúricas que, en armónica concurrencia con la *energía individual* llevan el impulso vital a los órganos todos.

El ejercitar diariamente las funciones de la piel, es necesario para que ésta cumpla su importantísimo papel, porque ya sabemos que "Todo órgano que no funciona se atrofia" (principio 2º, lección 8), y atrofiada está, efectivamente, como lo prueba su *anemia* o blancura, en una gran mayoría de personas que, con gruesos vestidos y gabanes, la ocultan al vitalizador influjo del sol, el aire, la tierra y el agua.

La piel cuenta una superficie de 15.000 centímetros cuadrados. Tiene orificios (poros) correspondientes a pelos, glándulas sebáceas y sudoríparas (de éstas 2.000.000) que son otras tantas válvulas de seguridad por donde el organismo se descarta de gran parte de sus tóxicos.

Contiene la piel 150 millones de *papilas* o prominencias, de las cuales, unas contienen vasos sanguíneos *(papilas vasculares)* y linfáticos, y las otras contienen terminaciones de los nervios en forma de corpúsculos *(papilas nerviosas).*

La piel se compone de *tres* capas: Capa subdérmica; capa dérmica, o *dermis,* y capa supradérmicas, o *epidermis* (fig. 24).

En la *capa subdérmica* existe mucho *tejido grasiento* (adiposo) y *tejido celular* o *laxo (conjuntivo),* que es el que permite que la piel se mueva sobre la carne y se deslice fácilmente. Contiene también esta capa gran *red de vasos sanguíneos y linfáticos* (red subdérmica) y algunos *glomérulos* de glándulas sudoríparas.

En el *dermis* están los fondos de las *glándulas sebáceas y sudoríparas,* los *bulbos del pelo* (con sus correspondientes glándulas sebáceas que lubrican los cabellos) y los *músculos erectores de los pelos,* los cuales, al contraerse con el frío, elevan ligeramente el pelo, formando un pequeño montículo, que es lo que se conoce con el nombre de *carne de gallina.* Contiene también esta capa todos los vasos sanguíneos que comunican la *red subdérmica* con la red *subpapilar,* esta última también contenida en esta capa debajo de las papilas, y, por último, las *papilas vasculares,* y las *nerviosas,* que contienen las terminaciones de los nervios que se conocen con el nombre de *corpúsculos de Miessner, de Krause* y de *Paccini,* etc., encargados del *tacto,* y gran cantidad de hacecillos de fibras conjuntivas encargados de sostener todos los dichos órganos microscópicos.

En el *epidermis* o capa superficial de la piel se hallan, inmediatamente encima de las papilas, la *capa basilar* o proliferativa, que contiene el pigmento llamado *melanina,* que aumenta con los baños de sol, dando a la piel el color moreno; y encima, las *capas de Malpigio, granulosa, lúcida y córnea.* Esta última es la superficial y se descama diariamente. (Véase fig. 24).

Las funciones de la piel, que tan maravillosa arquitectura tiene, son las siguientes:

1ª *Absorción.* Especialmente absorbe oxígeno, agua y luz.

Conocido es el caso de aquel niño que para representar la "Edad de Oro" en una procesión, le pintaron la piel con purpurina, muriendo a las tres horas en medio de convulsiones; efecto producido por haber suprimido la importantísima respiración de la piel.

Prueba de que absorbe es el hecho de calmarse la sed con sólo tomar un baño.

Respecto a la absorción de la luz hablaremos al tratar de los baños de sol.

La absorción de energías, gases y líquidos por la piel constituye una función nutritiva, que no puede ser sustituida ni por el estómago ni por el pulmón, y prueba de ello son las graves consecuencias que siguen a la interrupción de su función absorbente, como ya hemos visto.

2ª *Función táctil*. La piel es el órgano donde reside el sentido del tacto, representado por los corpúsculos de Krause, Meissner, etc., que están contenidos en las papilas nerviosas. El sentido será tanto más fino cuanto más cultivada esté la piel.

3ª *Función termorreguladora* (Reguladora de la temperatura). La piel, en presencia de *bajas temperaturas*, contrae sus arterias (palidez), evitando la irradiación al aire del calor de la sangre, y produce por reflejo nervioso una corriente visceral que aumenta las oxidaciones (o combustión de los alimentos y toxinas) sobre todo en el hígado, produciendo calor interno. Todavía si el frío es mayor, la corriente nerviosa produce contracciones musculares (tiritones) que originan calor rápidamente.

Cuando el frío que actúa sobre la piel cesa más o menos repentinamente (por ejemplo al salir de un baño) el calor interno acumulado, trata de salir, puesto que ya no hace falta, y entonces la piel dilata sus arterias (con lo cual irradia el calor al exterior) que es lo que constituye la *reacción*.

Contra el *calor*, la piel se defiende (o mejor dicho: defiende al cuerpo) dilatando sus arterias e irradiándole al aire que la rodea, y activando la secreción del sudor, que al evaporarse refresca toda la superficie del cuerpo. También por reflejo nervioso produce aumento del número de respiraciones por medio de las cuales se exhala vapor de agua, que refrigera el organismo.

4ª *Función eliminadora*. La piel elimina *sudor, sebo y sustancias morbosas*.

El *sudor* es producido por las glándulas sudoríparas, y su secreción aumenta con el calor, la circulación de la sangre y algunos agentes químicos (por ejemplo, el ácido carbónico, que siendo abundante en los enfermos próximos a morir, origina los llamados sudores de la agonía). El sudor se segrega por reflejo nervioso, y contiene en su composición entre otras cosas: *sal común, urea, ácido úrico* (este último abunda en el de los artríticos), *ácidos grasos y sustancias morbosas*. El papel del sudor es —como hemos dicho— refrigerar el organismo cuando hace mucho calor, y expulsar sustancias extrañas.

El *sebo* sirve para lubricar la piel y que no se resquebraje o agriete; y se corrompe pronto, por lo cual huelen mal las personas que no se lavan frecuentemente.

La piel elimina *sustancias morbosas* con el sudor y el sebo, pero principalmente lo hace por los grandes pliegues (axila, entrepierna...) donde existen pelos. Estos pelos tienen por objeto evitar la maceración de la piel por el líquido tan tóxico que se segrega por dichos sitios; tan tóxico es, que 15 centímetros cúbicos pueden matar a un perro.

En los *grandes pliegues* de la piel existen glándulas semejantes a las sudoríparas que alcanzan tamaños de 3 a 4 milímetros, y que están en comunicación con ganglios linfáticos por donde la sangre se descarga de materias morbosas. Está comprobado que ese líquido que se segrega por las axilas y entrepierna, no es propiamente sudor, sino una secreción fuertemente tóxica que por esos sitios elimina la sangre.

5ª *Función defensiva.* La piel protege al cuerpo, y tanto más se endurece y engruesa cuanto más estímulos o roces externos actúan sobre ella. Así se forman los *callos o durezas* por el roce de los calzados. Son un proceso de defensa para que no sufran órganos más internos.

Con lo expuesto nos hemos dado cuenta de las principales funciones de la piel. Cabe pensar los enormes perjuicios que trae la falta de ejercicio de estas funciones, y con ella la atrofia con todos sus grandes inconvenientes.

La *piel atrofiada* no absorberá bien el oxígeno, ni el agua, ni la luz, por lo cual el cuerpo estará mal nutrido y anémico; no tendrá el tacto lo suficientemente fino; no reaccionará bien contra el frío y el calor, por lo que el individuo se helará en invierno y se congestionará en verano, obligando a trabajar en exceso al corazón; no eliminará bien el sudor, el sebo y las sustancias morbosas, por cuyo motivo no se podrá defender contra el calor, y el sujeto permanecerá constantemente con la sangre envenenada, obligando a un trabajo suplementario al riñón y el intestino, que se verán obligados a una función vicariante o compensadora. Dice una sentencia médica que "en la piel cabe la sangre de todo el cuerpo", cosa que, aunque no rigurosamente cierta, quiere expresarnos la gran cantidad de sangre que cabe en los vasos sanguíneos dérmicos, capaz de descongestionar las vísceras y facilitar el trabajo del corazón; a condición, claro está, de que la piel esté perfectamente vitalizada y, por tanto, en la plenitud de sus funciones.

Hemos observado repetidas veces que en los puntos donde se aplicaron cantáridas, botones de fuego, parches, etc., y en aquellos otros donde aprietan ligas, cintas, cinturones, etc., la piel no se pigmenta con el sol tan fácilmente como en el resto de su superficie, lo cual prueba la acción atrófica de dichas acciones.

De lo expuesto puede deducirse la necesidad de mantener la piel en perfectas condiciones de funcionalismo, cosa que requiere la aplicación regular y metódica de sus estimulantes naturales, en forma de *baños de agua, de aire y de sol y frotes con arena fina.* Esto constituye una gimnasia de las funciones dérmicas, de cuya técnica y resultados nos ocuparemos en los lugares oportunos.

La piel en la enfermedad. Por la superficie cutánea se realizan esas grandes eliminaciones que, en forma de sudores profusos, tienen lugar tan frecuentemente en la fase crítica de los procesos morbosos.

Por este emunctorio tiene, asimismo, lugar la eliminación de tantas toxinas (principalmente ácidos patológicos), que bajo la forma de *eritemas, eczemas; herpes, forúnculos*, etc., revelan claramente el esfuerzo depurativo que, por su medio, hace el organismo. Lo que ha hecho decir al doctor P. Carton que, *"toda infección cutánea traduce más bien la descarga tóxica del organismo que una infección microbiana*

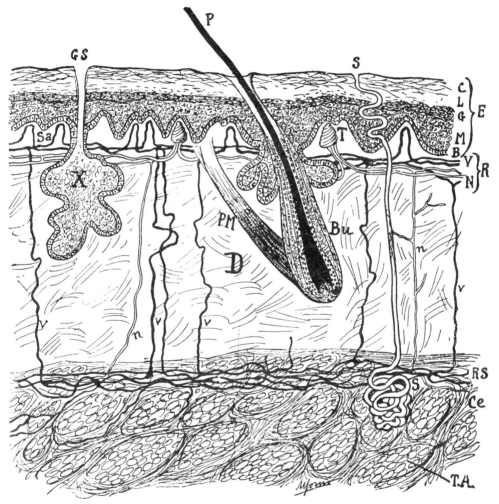

Fig. 24. *Corte anatómico de la piel* (semiesquemático): *E*, Epidermis; *D*, Dermis; *Ce*, Capa subdérmica; *B*, Capa basilar; *M*, Capa de Malpigio; *G*, Capa granulosa; *L*, Capa lúcida; *C*, Capa córnea; *GS*, Orificio (poro) de la glándula sebácea (X); *S*, Glándula sudorípara; *Bu*, Bulbo del pelo; *P.M.*, Músculo erector del pelo (P); *R*, Red sudpapilar, con sus tubos nerviosos (N) y sus vasos sanguíneos (V); *V*, Vasos sanguíneos que comunican la red subpapilar con la red subdérmica; *n*, Nervios ídem; *T*, Papila nerviosa con un corpúsculo del tacto; *Sa*, Papilas vasculares con una vena y una arteria; *RS*, Red subcutánea; *T.A.*, Tejido grasiento entre hacecillos celulares o conjuntivos.

pura y simple". Concepto que ya atisbó Tissot, con vistas al criterio terapéutico, al afirmar: "Las aplicaciones exteriores son casi siempre nocivas; hacen desaparecer el mal sin suprimir la causa que, transportada a los órganos internos, produce las enfermedades más dañinas y rebeldes." Cosa que vimos también confirmada al tratar del diagnóstico iridiano.

De la importancia de la piel como emunctorio, nos da una prueba definitiva el hecho de que, en las grandes quemaduras, que inutilizan extensos sectores de la piel, aparecen estados congestivos y degenerativos en otras glándulas evacuadoras (riñón, hígado, etc.), por consecuencia del brusco acrecentamiento de su función a que les obliga la inutilización de una buena parte del filtro cutáneo.

Emunctorios secundarios. Haremos una somera revisión de la función evacuatriz y compensadora que, en los estados de enfermedad, realizan el aparato respiratorio, el hígado, la matriz, las glándulas salivares y la glándula mamaria.

El *aparato respiratorio*, aparte de su función normal de eliminación de gases tóxicos (anhídrido carbónico, antropotoxina...) puede eliminar a través de su mucosa, en forma de secreciones catarrales, otras muchas sustancias patógenas que constituyen la verdadera causa de tantos corizas, laringitis, catarros tráqueo-bronquiales, bronquitis, pulmonías, etc., que el vulgo suele atribuir al frío o la humedad. Esto, aparte de la eliminación de otros gases anormales, que también se realiza por este emunctorio, como ocurre con el cloroformo, bases volátiles de la putrefacción, etc., que dan al aliento su olor característico.

El *hígado* realiza no menos una función de drenaje tóxico a través de sus conductos biliares, que, en muchas ocasiones, sufren las consecuencias lesivas de su carácter irritante bajo la forma de catarros biliares (ictericia, cólicos biliares); sin contar las eliminaciones de cálculos que pueden originar afecciones más serias y dolorosas. No hay duda tampoco de que, la fatiga del hígado en personas de cierta edad que han abusado de la alimentación, puede acarrear una disminución, no sólo de su capacidad de eliminación y neutralización tóxica, sino de sus demás e importantes funciones (véase página 56), cuyo déficit puede ser confirmado por ciertas experiencias o procederes diagnósticos como, por ejemplo, la llamada prueba de Althausen (basada en la administración de agua, glucosa e insulina), que nos explica el origen de ciertos desequilibrios neurovegetativos y ciertas afecciones alérgicas o por sensibilización tóxica (asma, urticaria, etc.), en una insuficiencia funcional del hígado, principalmente en lo que a su función glucogénica se refiere.

La *matriz* o *útero*, cumple un importante papel eliminador con motivo de su función menstrual. Todas las molestias que, en algunas mujeres, preceden a los días menstruales (cefalalgias, dolores lumbares y del bajo-vientre, trastornos nerviosos y psíquicos) son señal del paso a la sangre de ciertas sustancias tóxicas para ser eliminadas; lo que puede, en algunos casos, rebajar la alcalinidad del plasma sanguíneo, produciendo ciertas infecciones cutáneas, como herpes, erisipela catemenial, etc. Es también evidente que muchos padecimientos observables en las niñas, cesan en cuanto se establece de un modo regular la función menstrual; como, por el contrario, aparecen en las mujeres menopáusicas con motivo de la supresión de esta función, variadas molestias o cuadros morbosos que más bien son debidos a la carencia de dicha función eliminatoria que a la disminución de funcionalismo ovárico. Mas, aparte de esto, la matriz realiza fuera de las épocas menstruales una labor suplementaria de evacuación tóxica, en organismos pletóricos, diatésicos o dishémicos, por medio de flujos blancos, hemorragias no menstruales (metrorragias) o estados catarrales. Lo que debe prevenir al cirujano antes de pensar en quitar por sistema un útero cuya enfermedad no es, muchas veces, sino un simple síntoma de un estado general defectuoso.

Las *glándulas salivares*, son utilizadas también por el organismo para la expulsión de productos tóxicos, como lo prueban las estomatitis mercuriales e iódicas, las decalcificaciones de los dientes por la secreción de saliva ácida, los depósitos calcáreos en los orificios excretores de estas glándulas y la presencia, en fin, de cálculos salivares e inflamaciones parotídeas, siempre indicadoras de la sobrecarga tóxica de los humores, que aprovechan estos emunctorios para su depuración.

La *glándula mamaria* puede ser también aprovechada por el organismo para eliminar toxinas de origen alimenticio o medicamentoso, lo que debe ser tenido en cuenta por las madres lactantes para no intoxicar a sus pequeños, evitándoles de este modo bastantes males, cuyo único origen estriba en una leche mezclada con desechos nocivos. Apliquense este consejo sobre todo las madres fumadoras.

D) Funciones anormales

No debemos olvidar que toda función anormal, *lo es por cantidad, pero no por calidad.* Es decir, que en toda desviación funcional, no debemos ver más que una exaltación o una disminución del libramiento fisiológico.

La interesante para el clínico es saber, por qué y para qué se ha salido una función de su cauce normal. Que una diarrea sea una exaltación de la deposición normal, o una fiebre sea la exaltación de la calorificación fisiológica, o una inflamación sea una exaltación de funciones humorales y celulares, no puede caber duda a nadie. Ya lo expresó Claudio Bernard al decir: "El estado de salud y el estado de enfermedad son regidos por las mismas fuerzas, y no se diferencian más que por las condiciones particulares en las que se manifiesta la ley vital".

El diagnóstico, según nuestro criterio, estriba más bien en indagar la causa que ha motivado la aparición de una función anormal y la finalidad con que el organismo la realiza, que en el hecho mismo de descubrirla. Sólo así podremos obrar con acertado criterio terapéutico.

Sería inútil hacer una catalogación de funciones patológicas, que equivaldría a una lista de síntomas o un índice de patología general;

esto aparte de que existen muchas veces verdaderas dificultades para establecer el límite entre una función fisiológica y su exaltación o depresión patológica, porque los límites de la oscilación normal son muy elásticos y el equilibrio funcional sin pérdida de tono varía mucho en los distintos individuos. Remitimos, pues, al estudiante, a lo que dijimos al tratar de los síntomas y la enfermedad (lección IXª).

E) Análisis de los humores

Su importancia es muy relativa, y de hecho mucho menor que la que se le ha querido asignar como elemento diagnóstico; por las sencillas razones de que, los elementos químicos que son causa básica de enfermedad, se escapan en gran parte a la selección e interpretación analítica; y porque, sea cualquiera la constitución química de un humor, de una sustancia morbosa, o la morfología de un agente microbiano, los mecanismos defensivos orgánicos y las maniobras terapéuticas, son los mismos en esencia, variando solamente de grado y *de acuerdo con la sintomatología.* Nuestro criterio terapéutico, como ya hemos dicho, y más extensamente veremos, es eminentemente clínico.

Como, no obstante, somos partidarios de investigar todo aquello que pueda contribuir al mejor conocimiento de la enfermedad, daremos una sucinta relación de los análisis humorales y su interpretación, referidos a la sangre, al líquido cefalorraquídeo y a los líquidos exudados o trasudados en las serosas.

ANALISIS DE LA SANGRE

Reacción. La sangre normal es ligeramente alcalina. Esta alcalinidad es debida al bicarbonato sódico, al fosfato sódico y al álcali que existe en los glóbulos rojos y proteicos del plasma. La presencia de ácidos no volátiles (sulfúrico, láctico, etc.) en el organismo, se neutraliza con el bicarbonato sódico, siendo después eliminados por la orina; y lo que resta de este bicarbonato una vez saturadas las apetencias químicas de los ácidos, es lo que se conoce con el nombre de *reserva alcalina.* La cual se determina por el método de Van Slyke, saturando el plasma sanguíneo con ácido carbónico y valorando la cantidad de este contenido en el bicarbonato resultante de dicha reacción. La *reserva alcalina* se mide por el número de centímetros cúbicos de anhídrido carbónico desplazados por 100 centímetros cúbicos de plasma, a la temperatura de 0 grado y a la presión normal; y oscila entre 53 y 77 por 100.

La reserva alcalina desciende (acidosis) por la ingestión de ácidos en exceso, y en la *diabetes, atrepsia, nefritis, coma urémico, acidosis postoperatoria,* estados de shock, ayuno, etc. En las *nefritis uremígenas* tiene más importancia para el pronóstico el grado de acidosis que la cantidad de urea de la sangre.

La alcalinidad de la sangre aumenta (alcalosis) en la *tetania infantil idiopática,* la *insuficiencia paratiroidea,* la *epilepsia,* la *hiperventilación pulmonar,* etc.

Nitrógeno. (Urea y nitrógeno residual). De todos los compuestos nitrogenados contenidos en la sangre, ha sido la *urea* el considerado como de máxima importancia; pero a la vista de ciertos procesos de sintomatología francamente urémica que presentaban cifras de urea sanguínea casi normales, ha sido necesario investigar el *nitrógeno residual* (o nitrógeno *no proteico* de los autores alemanes) [4] para hallar la clave de ciertas insuficiencias del riñón.

La sangre normal contiene 0'13 a 0,50 por 1000 de urea y 0'20 a 0'30 por 1000 de nitrógeno residual o no proteico.

Aumento del nitrógeno de la sangre (hipernitrogenada). *El nitrógeno residual* no proteico puede llegar a 0'80 por 1000 en la *nefritis crónica,* y aun alcanzar la enorme cifra de 3'50 por 1000 en las formas muy azotémicas. La *retención de urea* se determina por el cálculo de la llamada *constante de Ambard,* cuya técnica pasamos por alto, y que nos revela exactamente la capacidad de eliminación ureica, siendo, por consiguiente, interesante dato para el pronóstico de las enfermedades del riñón. La existencia de 0'50 por 1000 de urea en la sangre con un régimen pobre en principios albuminoideos, nos inducirá a suponer un cierto grado de retención ureica y a practicar, por tanto, la constante de Ambard.[5]

Widal y Javal establecieron las siguientes cifras con vista al pronóstico:

Grado de retención ureica	Pronóstico
0'60 a 1 gramo por 1000	Favorable
1 a 2 gramos por 1000	Supervivencia no superior a 1 año
2 a 3 gramos por 1000	Supervivencia de algunas semanas o meses
Más de 3 gramos por 1000	Supervivencia de algunos días

Antes de la muerte pueden observarse cifras de 6 a 7 gramos.

La *constante de Ambard es tanto más elevada cuanto más deficiente sea la eliminación ureica,* oscilando su *valor normal entre* 0,063 y 0'070; pudiéndose considerar francamente patológica cuando es superior a 0,095.

[4] Los autores franceses denominan *nitrógeno residual,* al que resulta de restar el nitrógeno ureico del nitrógeno total no proteico, cuyo valor en este caso es de 0'08 a 0'12.

[5] La *constante de Ambard* obedece a la fórmula $\dfrac{Ur}{\dfrac{\sqrt{D \times C}}{5}} = K$ en la que **Ur** representa la urea de la sangre; D, la eliminación ureica en 24 horas; C, la concentración de urea en la orina emitida durante la investigación, y **K**, el valor de la constante.

El propio Ambard estableció la relación entre el valor de la *constante* y la cantidad y calidad del riñón enfermo:

Constante de Ambard	Cantidad de parénquima renal sano	Urea de la sangre	Pérdida de actividad renal
0'07	100 por 100	0'20 a 0'50 por 1000	0 por 100
0'10	49 por 100	0'25 a 0'60 por 1000	51 por 100
0'14	25 por 100	0'30 a 0'70 por 1000	75 por 100
0'70	1'00 por 100	2'30 a 3'70 por 1000	99 por 100

Naturalmente, que debemos abstenernos de practicar la constante de Ambard en enfermos que presenten oliguria o segreguen la orina a su máxima concentración (cardíacos hiposistólicos, ascíticos agudizados, etc.), porque llegaremos a resultados erróneos. Solamente cuando el volumen de orina exceda de los 1000 centímetros cúbicos en las 24 horas, y la cifra de urea en la sangre sea inferior a un gramo, se podrá practicar con garantía la investigción de dicha *constante*.

Se encuentra aumentada la constante de Ambard, y por consiguiente hay retención de urea en la sangre, en las *nefritis crónicas azotémicas*. (En cambio, en las nefritis hidropígenas c hipertensivas, en las nefritis agudas y subagudas pasajeras, no suele haber retención exagerada de nitrógeno). En los procesos quirúrgicos del aparato renal (*tuberculosis, estado canceroso, calculosis*, etc.) si la constante es superior a 0,12, indica probabilidad de que haya lesión en ambos riñones; y si no pasa de 0,11, probablemente no estará lesionado más que uno de ellos. En las *cistitis, prostatitis y estrecheces uretrales*, por lo que se refiere a los resultados operatorios, las constantes inferiores a 0'1 son de buen pronóstico, en tanto que lo son poco favorables las que exceden de 0'2.

En los niños de pecho, cuya cifra de urea en la sangre oscila entre 0,15 y 0'35 por 1000, existe retención ureica en casos de *gastroenteritis, atrepsia, nefritis, bronco-pneumonía* y algunos *trastornos de la nutrición*; cuya retención simula algunas veces procesos meningíticos.

Creatina y creatinina. La sangre normal contiene 0,010 a 0'025 por 1000 de estas sustancias.

Hay aumento o *hipercreatininemia* en las *nefritis crónicas*, en el *coma diabético* y en algunas *retenciones mecánicas* (tumores de la próstata).

Las cifras mayores de 0'050 son de pronóstico grave, como ocurre en ciertos casos de *nefritis aguda con necrosis masiva del riñón*. Cuando en la azotemia aguda coexisten una cifra relativamente elevada de creatina y una cifra relativamente baja de urea, el pronóstico es malo.

Acido úrico. En la sangre normal, existe un 0'045 a 0'050 por 1000 de ácido úrico.

Se presenta *hiperuricemia* o aumento de esta sustancia, en todo caso de *insuficiencia renal*, en la *gota* (donde puede llegar hasta 0'127 por 1000) y en las *nefritis crónicas*.

Glucosa. La sangre normal contiene 0'80 *a* 1'20 *por* 1000 *de glucosa.* Cuando la cifra pasa de 1'80, aparece la glucosa en la orina, produciéndose la glucosuria. Así, pues, el diabético tiene una hiperglucemia superior a 1'80 por 1000.

Existe *aumento de la glucosa sanguínea* (hiperglucemia), en la *diabetes esencial,* en algunos casos de *obesidad,* de *hipertiroidismo* (bocio), *infecciones agudas, insuficiencia renal, parálisis agitante y ciertos transtornos de las glándulas de secreción interna.*

En la diabetes renal no existe hiperglucemia, cuyo hecho la diferencia de la diabetes esencial. Mas, como no obstante, puede darse el caso de haber un estado potencial de diabetes sin glucosuria y con glucemia normal, de aquí la utilidad de determinar la *curva de glucemia provocada.* Esta se halla administrando al sujeto 50 gramos de glucosa pura en 100 centímetros cúbicos de agua, con una cucharada de zumo de limón, y determinando la cantidad de azúcar en la sangre a la media hora, a las dos horas y a las tres horas de haber hecho la ingestión. El resultado se anota en un sistema de abcisas y ordenadas, cuya expresión gráfica constituye la curva de glucemia. La *curva normal* es de pequeña elevación y equivale a un aumento de glucosa oscilante entre 0'14 y 0'34, que alcanza su máximo a la media hora, disminuyendo a la hora o poco más. En la *diabetes,* dicha curva se eleva mucho, llegando al máximo hacia la hora y media, persistiendo bastante tiempo (a veces 5 ó 7 horas), y suponiendo un incremento hasta de gramo y medio. Este proceder permite descubrir los estados diabéticos potenciales, en los que no hay glucosuria, como es sabido. En la diabetes renal la curva glucémica es normal.

Colesterina. En la sangre normal hay 1'50 *a* 1'80 *por* 1000 *de colesterina.*

Existe aumento de esta sustancia en la sangre (*hipercolesterinemia*), en el *embarazo,* sobre todo hacia los últimos meses; en los períodos de descenso y *convalecencia de las infecciones agudas;* en la *ictericia y calculosis hepática* (lo que sirve para establecer el diagnóstico diferencial entre los dolores gástricos y los del cólico hepático en los casos dudosos); en el *xantelasma* (erupción amarilla), *arterioesclerosis, uremia, gota, nefritis crónica, diabetes, cáncer, intoxicación por sublimado y demencia senil.* Su exceso contribuye a los infartos del corazón y del cerebro.

No varía la cifra normal de colesterina, en la *cirrosis y atrofia del hígado,* en la *ictericia hemolítica* (diferencia con la ictericia no hemolítica), ni en las *nefritis agudas.*

Hay disminución de colesterina (*hipocolesterinemia*) en las *infecciones agudas* durante el período de estado, y aun después cuando han de terminar funestamente. En la *menstruación* obsérvase también la hipocolesterinemia, no obstante haber un aumento de colesterina cinco o seis días antes.

Calcio. La sangre normal contiene 0'09 *a* 0'11 *gramos de calcio por litro.*

Existe hipercalcemia (o aumento) en la *diabetes* y la *asfixia.* Hay *hipocalcemia* (o disminución), en el *tétano,* la *espasmofilia,* la *vagatonía,* el *asma,* el *raquitismo, tuberculosis, estados cancerosos* y *ciertas nefritis.*

Bilirrubina. En la sangre normal existen 0'001 *a* 0,003 *gramos* por 1000 de esta sustancia. La cifra de bilirrubina se expresa generalmente en unidades, equivaliendo cada una de éstas a 5 miligramos por 1000.

Cuado su existencia en la sangre pasa de las cuatro unidades, aparece en la orina (coluria), aunque ya con 1'6 unidades pueden apreciarse signos clínicos de ictericia.

Hay exceso de bilirrubina en la sangre (*hiperbilirrubinemia*), en las *inflamaciones* y *cirrosis del hígado;* en ciertas *intoxicaciones* (salvarsán, etc.), que afectan al hígado; en las *infecciones* (fiebre tifoidea, paludismo, septicemias, pulmonía); en las *anemias* (perniciosa y hemolítica), y en algunas *lesiones cardíacas* descompensadas.

Glóbulos rojos y hemoglobina. La cantidad de glóbulos rojos contenidos en la sangre normal, es de cinco millones por milímetro cúbico en el hombre, y cuatro millones y medio en la mujer. (En Madrid, por consecuencia de su altitud, se observa medio millón más de las cifras asignadas, por milímetro cúbico).

El recién nacido cuenta alrededor de seis millones. De los seis a los ocho años se mantiene en cuatro millones. Y en la vejez oscila alrededor de los cuatro millones y medio o poco más.

Aumento de glóbulos rojos. (Hiperglobulia, poliglobulia o policitemia). Se observa un aumento de dos o tres millones, en las ascensiones a alturas considerables, para compensar con aumento de superficie globular el descenso en la tensión del oxígeno. Obsérvase también, por razones análogas en las *intoxicaciones por arsénico* y por *óxido de carbono.* Hay *hiperglobulia relativa* en las grandes eliminaciones hídricas (diarrea, poliurias, sudores copiosos), debida a la mayor concentración del plasma sanguíneo. Existe *hiperglobulia absoluta* en la *cianosis congénita* (enfermedad de Váquez), en la que puede observarse la enorme cifra de catorce millones por mm. cúbico; y en aquellos procesos en los que hay deficiencias de los mecanismos destructores de dichos glóbulos.

Disminución de glóbulos rojos. (Hipoglobulia u oligocitemia). Toda *hemorragia* disminuye el número de glóbulos rojos: Las hemorragias persistentes de la *úlcera de estómago* y las *hemorroides,* pueden originar hipoglobulias hasta de 400.000 glóbulos rojos por mm cúbico. Obsérvanse también en el *paludismo, tuberculosis, reumatismo cardioarticular, anquilostomiasis, Kala-Azar, nefritis crónica; intoxicación por plomo, estados cancerosos,* etc.

La disminución de glóbulos rojos o eritrocitos, constituye la *anemia* en sus variadas formas y orígenes: *Anemias hemorrágicas simples, clorosis, anemia perniciosa criptogenética* o enfermedad de Biermer, *anemia aplástica,* y las *anemias sintomáticas* de las enfermedades citadas, sean de *tipo mieloptisico* (o por deficiencia de los órganos productores de glóbulos rojos); de *tipo aplástico* (o por regresión de la regeneración globular); o de los *variados tipos* que presentan alteraciones, degeneraciones y regeneraciones de estos glóbulos (policromático, normoblástico, megalocitario, hemolítico).[6]

La hemoglobina y el valor globular. En la sangre normal hay un contenido de hemoglobina que oscila entre 12 y 14 gramos por ciento. Esta cifra se expresa en la técnica analítica por el número 100. (Es decir, que si expresamos por 50 el valor de la hemoglobina contenida en una sangre, esto quiere significar que no hay en ella más que 7 gramos de hemoglobina por 100, o sea la mitad).

El número de glóbulos rojos normal (5.000.000) se expresa también por el mismo número 100. Si dividimos la cifra de hemoglobina por la de glóbulos rojos, hallaremos un cociente que se llama *valor globular,* que normalmente es igual a 1.

$$\text{Valor globular} = \frac{100}{100} = 1$$

Si, por ejemplo, la cifra de hemoglobina es 75 (o sea 10,5 gramos por 100), y la de glóbulos rojos 90 (o sea 4.500.000), el valor globular será $\dfrac{75}{90} = 0,83$ o sea que está disminuído.

Un glóbulo rojo contiene 26 millonésimas de gramo de hemoglobina. Mas el valor globular no nos da la cantidad de hemoglobina contenido en el glóbulo, sino una relación que expresa la proporción entre ambos elementos.

Aumenta el valor globular en las *anemias hemolíticas,* hipercromas o de tipo pernicioso, y en *las de origen tóxico. Disminuye el valor globular* en las *anemias concomitantes,* hipocromas o aquílicas, en la *clorosis* y en la *anemia infantil.*

Dentro de los *síndromes anémicos* se encuentran las distintas formas de glóbulos rojos que expresan sus transformaciones degenerativas y regenerativas; cuyo resumen exponemos a continuación:

Normocitos. (Glóbulos rojos de tamaño normal)	
Microcitos. (Pequeños)	Anemias varias
Macrocitos. (Grandes y con poca hemoglobina)	Anemias de tipo hemolítico
Megalocitos. (Grandes y con mucha hemoglobina)	Anemia perniciosa
Poiquilocitos. (De formas variadas)	Anemias perniciosas

[6] Para ampliar estos estudios remitimos al estudiante a la obra *El cuadro hemático y su valor en la clínica,* de Victor Schilling, y a la no menos interesante de Rosenow citada en la lección 4ª.

Glóbulos rojos semilunares	Anemia de los negros y mulatos
Glóbulos rojos ovoides o elípticos .	Raros. (¿No sintomáticos?)
Eritrocitos policromatófilos. (Que toman tanto los tintes ácidos como los básicos)	Anemias varias.
Eritrocitos granulosos. (Con granulaciones basófilas)	Anemias, leucemias, paludismo e intoxicación por plomo.
Eritrocitos o hematíes nucleados. (Con núcleo; llamados también normoblastos y megaloblastos)	Anemias graves; leucemia.

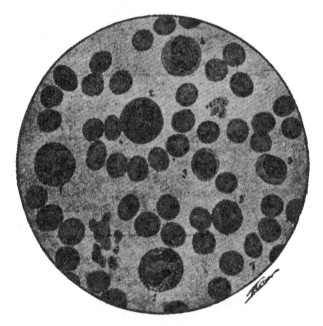

Fig. 25. *Sangre normal*: 1, Leucocitos polinucleares neutrófilos; 2, Leucocitos eosinófilos; 3, Linfocitos; 4, Monocito; 5, Célula cebada; 6, Plaquetas; 7, Glóbulos rojos.

Los leucocitos o glóbulos blancos. En la sangre normal existen 6.000 a 7.500 *leucocitos por milímetro cúbico*; o sea, un glóbulo blanco por cada 700 glóbulos rojos. Aumentan extraordinariamente con la absorción alimenticia, por lo que no debe recogerse la sangre para el análisis en los períodos digestivos, sino, preferentemente, por la mañana en ayunas. En los niños pequeños y mujeres embarazadas, se observa también un aumento de los glóbulos blancos.

Aumento del número de leucocitos (Leucocitosis). Aparte estos aumentos fisiológicos acabados de citar, existe incremento de la cifra de glóbulos blancos en las *infecciones agudas,* (execptuando algunas, como el paludismo, la fiebre tifoidea, la melitococia, el sarampión); en las *supuraciones* (pleuresía, abscesos, peritonitis...); en las *estados cancerosos*, y en las intoxicaciones por *vacunas* y ciertos *medicamentos* (metales coloides, nucleínas, grasas, compuestos iodados, etc.). Pero donde llega al máximo el aumento leucocítico, hasta alcanzar cifras de 50.000 a 500.000, es en los *estados leucémicos*, que suponen una grave alteración de los órganos generadores de glóbulos (o hematopoyé-

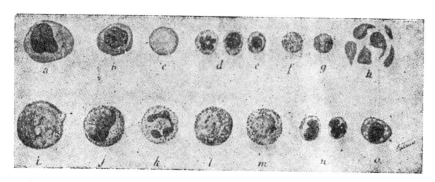

Fig. 26. *Algunos elementos figurados de la sangre, normales y anormales*: A, Glóbulos de la serie roja; B, Glóbulos de la serie blanca; *a*, Megaloblasto (precursor del megalocito); *b*, Megaloblasto policromatófilo; *c*, Megalocito o macrocito; *d*, Nermoblastos (precursores del glóbulo rojo normal); *e*, Normoblastos con granulaciones basófilas; *f*, Eritrocito punteado; *g*, Glóbulo rojo normal, eritrocito o normocito; *h*, Poiquilocitos o glóbulos en raqueta; *i*, Mieloblasto (precursor del mielocito); *j*, Mielocito neutrófilo (precursor del leucocito neutrófilo normal); *k*, Leucocito polinuclear neutrófilo; *l*, Mielocito eosinófilo (precursor del leucocito eosinófilo); *m*, Mielocito basófilo o cebado; *n*, Linfocitos de Rieder (de núcleo lobulado); *o*, Mieloblasto patológico o *forma de irritación* de Türk.

ticos), como son los ganglios linfáticos, la médula ósea y la propia sangre; y por ende, del estado general.

Disminución del número de leucocitos (Leucopenia). Existe, como hemos dicho, en ciertas infecciones (*paludismo, sarampión, fiebre tifoidea, melitococia, fiebre de Malta, rubeola y Kala-Azar*); en la forma grave o aplástica de la *anemia perniciosa*, y como consecuencia de los *tratamientos por radio*.

Conviene advertir que la *leucopenia palúdica*, se convierte en leucocitosis al sobrevenir el acceso febril, descendiendo luego nuevamente.

Formas de leucocitos, sus variaciones y significación. He aquí la clasificación general de los glóbulos blancos en la sangre; (Véase fig. 25).

Según aumente una u otra clase de leucocitos, así habrá uno u otro tipo de *leucocitosis*, que puede caracterizar determinado estado morboso. Veamos su escueta revisión.

Leucocitosis neutrófila. (O aumento de los leucocitos polinucleares neutrófilos). Se observa fisiológicamente durante el parto y después del trabajo muscular e ingestión alimenticia. Patológicamente obsérvase en las *supuraciones, abscesos* o *flemones;* en muchas -*infecciones* (*neumonía, septicemia, meningitis supurada, erisipela, tifus exantemático*...), *apendicitis, estados concerosos ulcerados,* etc.; por consecuencia de la administración por vía parenteral de ciertas sustancias químicas, como el *ácido nucleínico,* la *coloidal* y la *trementina;* en algunos *tumores malignos* y después de *grandes hemorragias* por irritación de la médula ósea.

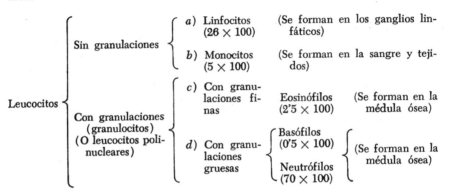

Leucocitosis eosinófila o eosinofilia. (Aumento de los leucocitos polinucleares eosinófilos). Se presenta en las *enfermedades parasitarias* (*triquinosis, quistes hidatídicos, anquilostomiasis,* existencia de *lombrices intestinales, tenias,* etc.); en el *asma bronquial;* en algunas formas patológicas cutáneas (*urticaria, prúrigo, pénfigo, dermitis salvarsánica*); en la *lepra,* y *estados vagotónicos.* De las infecciones, solamente la *escarlatina* presenta eosinofilia, siendo curioso que en los demás estados infecciosos agudos, desaparecen por completo los leucocitos eosinófilos.

Linfocitosis. (Aumento de linfocitos). Puede observarse como hecho típico en la *linfadenosis aleucímica;* encontrándose también en el *bocio exoftálmico, mixedema, trastornos endócrinos, astenia, neurastenia, tuberculosis, anemia perniciosa aplástica,* y en los estados que subsiguen a las infecciones agudas. En la *fiebre tifoidea* es característica le presencia de linfocitosis con disminución total de glóbulos blancos (leucopenia); hecho que también se da en algunos estados no infecciosos como la anemia perniciosa.

Leucocitosis basofílica o de células cebadas. (Aumento de los leucocitos polinucleares basófilos). Existe en las *leucemias mieloides,* junto con un aumento de leucocitos eosinófilos.

Monocitosis. (Aumento de monocitos). Es frecuente en el *paludismo crónico,* la *viruela y leucemias monocíticas.*[7]

[7] No debemos dejar este tema sin decir cuatro palabras sobre el valor del *esquema de Arneth.* Sabido es que los *granulocitos neutrófilos* ostentan núcleos lobulados, que han servido para clasificarlos en granulocitos unilobulados (o del tipo A), bilobulados (o del tipo B), trilobulados (o del tipo C), tetralobulados (o del tipo D), y

Presión normal de la sangre

Edad	Sistólica	Diastólica	
Infancia	75- 90 mm	50	mm
Niñez	90-110 mm	50-60	mm
Pubertad	100-120 mm	60	mm
Edad adulta	125-130 mm	85	mm (alrededor)
Ancianidad	140-150 mm	100	mm (alrededor)

En la mujer es de 5 a 10 mm, menor que en el hombre. En el adulto puede desviarse 15 mm. en más o en menos, sin salirse de la normalidad. La diferencia entre la presión sistólica y la diastólica se llama *tensión del pulso*. *La presión media de la sangre en los troncos arteriales, es de 14 centímetros de mercurio.*

Reacción de Wasserman. Digamos solamente que, esta reacción sanguínea que generalmente se practica con vistas al descubrimiento de los *estados sifilíticos,* resulta positiva no solamente en esta enfermedad, sino en la *escarlatina,* la *neumonía,* el *lupus,* la *rabia,* la *fiebre recurrente,* el *paludismo,* la *lepra,* la *pelagra,* la *enfermedad del sueño,* el *alcoholismo* y algunos casos de *ictericia;* siendo, por otra parte, negativa, en algunos casos de evidente infección sifilítica, incluso en el llamado período secundario, y sin contar las mujeres embarazadas y enfermos reción tratados por las pretendidas medicaciones específicas, que también la dan negativa.

Examen del líquido céfalo-raquídeo

Se realiza generalmente para establecer el diagnóstico de los procesos que afectan a los centros nerviosos cerebro-medulares (*meningitis, parálisis agitante, encefalitis, tumores cerebrales, demencia paralítica, tabes, hipertensión intracraneal, poliomielitis,* etc.).

Por regla general, en los *estados meningíticos* hay un aumento del extracto seco; de la materia mineral; de la albúmina, y de la turbidez.

---

pentalobulados (o del tipo E). Habiendo de cada clase, respectivamente, 5, 35, 41, 17 y 2 por 100. Cuando aumenta el tanto por ciento de los dos primeros tipos a expensas de los restantes, se dice que el esquema de Arneth está *desviado hacia la izquierda;* y cuando el aumento se refiere a los últimos tipos, se dice que está *desviado hacia la derecha.* Como estos hechos se expresan numéricamente refiriéndolos al total de lobulaciones nucleares del esquema, y éstas se elevan en el caso normal a 276, se dice que hay desviación a izquierda cuando la cifra es menor de 276, y que hay desviación a la derecha cuando es mayor de dicho número.

Ahora bien; el aumento de glóbulos de los dos primeros tipos, indica menor capacidad defensiva orgánica, por tratarse de glóbulos más jóvenes. Por consiguiente, *cuanto mayor sea la desviación a la izquierda, peor será nuestro pronóstico.*

El *valor diagnóstico* y *pronóstico* del esquema de Arneth, se limita casi exclusivamente a la *tuberculosis,* en cuyos casos se observa casi siempre la sinistrodesviación; así como una clara dextrodesviación cuando los enfermos mejoran. Pero esto no es absoluto, habiéndose dado casos de tuberculosos curados sin que haya dejado de persistir la desviación a izquierda del esquema de Arneth.

Y una disminución de la cifra de cloruros y de la de glucosa. Hay que hacer excepción de la *meningitis tuberculosa,* en la que hay disminución de la materia mineral, y una disminución de cloruros, mucho más acentuada que en las otras formas.

En los *procesos encefalíticos* existe pequeño aumento de extracto seco; ligero aumento de albúmina; y aumento también de glucosa.

La *hipertensión craneal* (*tumores cerebrales, ataques epilépticos*), se acompaña de un aumento de la glucosa.

En algunas *enfermedades de la infancia* (*atrepsia, bronconeumonia, afecciones gastro-intestinales*), se observa el aumento de urea.

En el *meningismo* (falsa meningitis) *no eriste aumento de albúmina* si el líquido no contiene sangre; lo que sirve para diferenciarle de la verdadera meningitis, *en la que siempre hay aumento* de dicha substancia.

En los *estados inflamatorios crónicos* de las meninges y centros nerviosos, suele haber un aumento de globulinas, sobre todo si son de carácter sifilítico (tabes, parálisis general, etc.).

Las investigaciones citológicas en el líquido céfalo-raquídeo no tienen tanta importancia como el análisis químico. Puede observarse habitualmente una *polinucleosis* en los *procesos agudos* de los centros nerviosos; y una *linfocitosis* en los *procesos crónicos* y *subagudos.* Cuando hay sangre, la fórmula varía, naturalmente.

Examen de exudados y trasudados

Se han propuesto diversas pruebas químicas para la diferenciación entre exudados y trasudados habiéndose dado la preferencia a la *reacción de Rivalta* por medio de la solución débil de *ácido acético cristalizable;* cuya técnica es extremadamente sencilla.

Es positiva la reacción de Rivalta en los exudados pleurales inflamatorios y de tumores pulmonares; en los líquidos peritoneales de procesos tuberculosos y tumorales; así como en los exudados articulares producidos por tumores o inflamaciones.

Es negativa en los líquidos pleurales procedentes de enfermos cardíacos y nefríticos; y en los exudados peritoneales de ascitis cirróticas.

La *existencia de albúmina* en el líquido analizado, proporciona también datos de interés. Cuando la cifra de albúmina es superior a 40 gramos por litro, se trata de *exudado inflamatorio;* y si es inferior a 30 gramos, probablemente se trata de un trasudado debido a alteración mecánica.

Interpretación naturista de los anteriores datos analíticos. El estudio anterior de los análisis humorales nos demuestra que estas investigaciones de laboratorio pueden proporcionarnos elementos de juicio con respecto a los siguientes hechos: *Lesiones orgánicas; perturbación de mecanismos funcionales,* y *ciertas alteraciones químicas humorales.* Esto, evidentemente, nos suministra interesantes datos para precisar detalles del régimen alimenticio y algunas orientaciones terapéuticas en casos dudosos; pero sobre todo nos da valiosos *signos pronósticos* que, aunque en la mayor parte de los casos no deban modificar nuestra conducta terapéutica, pueden ser de indudable importancia para el enfermo y su familia.

El resultado de un análisis hemos de considerarlo como *un síntoma más* del proceso morboso que nos ocupe. En este sentido, nada es desdeñable para reforzar un diagnóstico. Pero no perdamos de vista que, ni por este camino ni por ningún otro, nos interesa la catalogación de enfermedad, sino la *capacidad de reacción viva curativa* del paciente. El practicar la *constante de Ambard*, pongamos por caso, nos puede indicar la cantidad de riñón enfermo, y aun, unida a otros datos, la forma de lesión renal (tuberculosa, cancerosa, etc.); pero nuestro verdadero diagnóstico estriba en conocer los *medios y capacidades* con que cuenta determinado enfermo para corregir su lesión renal y el estado general que le ha producido. Es decir, hacer el *diagnóstico de enfermo,* que es la base de toda bien fundada terapéutica.

Se nos podrá argüir que, ciertas lesiones orgánicas son ya señal de un estado muy deficiente de las capacidades reactivas del sujeto, y que, por consiguiente, conociéndolas, se pueden deducir éstas. Pero ésta es una verdad muy relativa, desde el momento en que, un tanto por ciento bastante considerable de los sujetos afectados por enfermedades tenidas por graves (cáncer, tuberculosis, fiebre tifoidea, viruela, etc.) se curan. La forma morbosa no es pues un dato definitivo ni en el aspecto diagnóstico ni en el pronóstico. De aquí la importancia que tienen los datos proporcionados por los diagnósticos individuales (diagnóstico básico, por el iris, etc.).

Pero aun hay más: Se ha abusado de la significación de los datos aportados por los análisis de laboratorio, a consecuencia de una sugestión muy comprensible. Se ha llegado al límite, en este aspecto, queriendo culpar de la existencia de determinada forma morbosa a un cierto parásito microbiano; cosa errónea según nuestro leal comprender y sentir, como ya veremos en su lugar oportuno. Pero hemos de convenir en que, los datos analíticos químicos y micrográficos, nos dan detalles de mecanismos alterados; responden al criterio *mecanicista* o del *modo* como se realiza el fenómeno morboso, pero no nos esclarecen su teleología (finalidad), ni aun siquiera sus causas fundamentales, que, por su condición, se escapan al reactivo del químico y al ocular del microscopio.

Por esto, el criterio *alopático* se ha preocupado mucho de hacer buenos diagnosticadores nosológicos, y poco de hacer buenos terapeutas. Todo lo contrario que el criterio *naturista,* que busca especialmente una efectividad de fondo en terapéutica. Es cosa que siempre nos ha desilusionado asistir al espectáculo de los múltiples análisis e investigaciones a que se somete a muchos enfermos (análisis de orina, de sangre, de tejidos, radiografías, etc.), para luego ver que la terapéutica se reducía a una modificación funcional de segundo orden, o meramente sintomática, administrando bromuro, iodo, opio, un extracto opoterápico, etc., cosa tan lejana a una verdadera acción curativa o, por mejor decir, *saneadora.* Esto explica el éxito de muchos ignorantes que profesan y practican un sistema terapéutico bien fundamentado, que da resultado por la propia virtud de su buen fundamento.

Los análisis de laboratorio, en fin, son útiles en manos de un médico que no olvide la filosofía de la patología general; pero se convierten en un elemento de desorientación terapéutica, en manos de médicos meramente tecnicistas que, al cabo, no pasan de ser empíricos ilustrados; porque si algo define a la verdadera ciencia, es el discernimiento entre lo fundamental y lo accesorio, o, por mejor decir, entre lo *real* y lo *ilusorio*.

F) Biorritmo y tono funcional

Llámase *tono funcional* a la tensión o intensidad con que se realizan las funciones orgánicas. Cuando el tono baja, dícese que el organismo está *debilitado;* y cuando se recupera, decimos que se ha *tonificado*.

El tono funcional presenta oscilaciones normales, dentro de ciertos límites y con arreglo a un ritmo regular y constante. Este hecho constituye el *biorritmo* o ritmo vital, que se manifiesta con modalidades individuales; y cuya investigación es útil como elemento de diagnóstico, ya que la baja de tono vital puede actuar como predisponente patógena. A lo cual tenemos que agregar su utilidad, aun mayor, para precisar ciertas *determinantes biológicas,* conforme adelantamos en la lección XIII.

Existen tres ritmos vitales que se dan conjuntamente en todos los individuos, y cuyos libramientos se realizan en ciclos de determinado número de días, como se indica a continuación:

Ritmo masculino .... 23 días

Ritmo femenino .... 28 días

Ritmo psíquico o mental .... 33 días [8]

Los dos primeros corresponden a las manifestaciones del *hermafroditismo latente* que originariamente existe en todas las personas de uno y otro sexo; y que, como es sabido, se polariza hacia el sexo correspondiente en los primeros tiempos de la vida intrauterina; dando lugar en el adulto, cuando esta polarización no está bien definida, a los llamados *estados intersexuales*.

Es lógico pensar que, cuando el ciclo de un ritmo vital se encuentra en su mínimo, queda disminuída la eficiencia personal en determinado sentido. Y que cuando coinciden los mínimos de los tres ciclos, la efectividad de las manifestaciones vitales en general, se halla francamente deficiente, dentro de la oscilación normal. En este aspecto de-

---

[8] Los demás ritmos vitales y sus ciclos, fueron expuestos en la lección 12. Como puede comprenderse, el valor de sus períodos no tiene la trascendencia que el de los tres ciclos, porque ora es demasiado grande, como el ciclo de la vida entera, ora demasiado pequeño como sucede con los ciclos digestivo, respiratorio, cardíaco, etc. Lo cual no quiere decir que no deban tenerse en cuenta a los efectos de la efectividad personal. Evidentemente, un viejo no puede rendir lo que un adulto, ni un individuo en plena digestión, lo que después de haber asimilado, etcétera.

bemos considerar al biorritmo como *determinante biológico,* puesto que toda iniciativa tomada o realizada en déficit biorrítmico, puede conducir a un fracaso; mientras que los actos realizados en plenitud de ascenso de los ritmos vitales, serán seguramente de resultados halagüeños.

Se podrían poner muchos ejemplos demostrativos de estas afirmaciones, que el estudiante puede comprobar en las obras citadas en la nota de la pág. 101. El problema inmediato estriba en calcular los ritmos vitales de cada persona y las fechas de su libramiento.

Tengamos en cuenta, previamente, los siguientes datos:

El ritmo masculino abarca, como hemos dicho, un ciclo de 23 días, de los cuales 11 ½ son de ascenso y otros tantos de descenso, dándose su máxima actividad hacia el 6º día de ascenso. El ritmo femenino con sus dos mitades de 14 días, llega a su máxima influencia a los 7 dís del ciclo ascendente (duración de una fase lunar). Y el ciclo psíquico tiene su máxima efectividad en el día 8º de su ascenso.

Para el cálculo de los ritmos vitales de una persona, se necesita saber exactamente la fecha de su nacimiento. Luego cabe tomar uno de dos caminos: Dividir el número de días vividos, por las cifras citadas de los ciclos de cada ritmo; o bien valerse de las tablas biorrítmicas que, a este objeto, hay confeccionadas, con valores correspondientes a días, meses, años, y ciertos *valores restantes* que hay que desquitar de la suma de los anteriores, para que resulten los valores biorrítmicos básicos de determinado individuo, con sus fechas correspondientes, que nos permitirán apreciar los momentos de coincidencia de cada ciclo y deducir sus consecuencias.

La existencia de las mencionadas obras especializadas en esta materia, nos dispensan de la necesidad de incluir en ésta dichas tablas biorrítmicas y su técnica, por otro lado bien sencilla.

G) Psicoanálisis

Desde que este término fue divulgado en las notables y extensas obras del profesor S. Freud, y en las de sus numerosos discípulos, hay pocas personas cultas que no tengan alguna idea de lo que el psicoanálisis supone.

Todo deseo, emoción o pasión, reprimido, pasa al subconsciente y puede convertirse en elemento de perturbación psíquica. La curación estriba en volver a hacer consciente al elemento perturbador. Y esto se logra mediante la técnica psicoanalítica.

Efectivamente, todo deseo o manifestación pasional, es una fuerza que no cabe destruir; y si no encuentra el camino de su normal libramiento o desahogo, toma una directriz patológica. Esto, como puede verse, es una modalidad más elevada de la *ley de conservación y transformación de la energía.* No otra razón nos explica en física que, el movimiento reprimido se transforma en calor o el calor en fuerza expansiva o en energía química.

Dice Freud refiriéndose al origen y curación de los fenómenos histéricos: "La psicoanálisis da fin a los síntomas histéricos, aceptando la hipótesis de que son la sustitución o trascripción de una serie de procesos, inclinaciones o deseos anímicos efectivos, a los que un particular proceso psíquico (la *represión*) ha impedido llegar a su normal exutorio por medio de la actividad anímica consciente. Estos pensamientos retenidos en estado inconsciente, tienden a una exteriorización correspondiente a su valor afectivo, a una derivación, y la encuentran en la histeria por el proceso de la conversión en fenómenos somáticos, esto es, en síntomas histéricos."

Esta *represión* de las fuerzas psíquicas, tiene su origen en una incompatibilidad de ciertos deseos con el Yo del enfermo, en vista de sus aspiraciones éticas o -morales, convertidas de este modo en *fuerzas represoras*. Prueba de ello, como demuestra el mismo Freud, es la *resistencia* del enfermo a dejar devenir conscientes los deseos o pensamientos aparentemente olvidados, pero en realidad solamente sumidos en la subconsciencia.

Pero la represión de instintos o deseos, no es solamente causa de fenómenos histéricos, sino de otras neurosis, obsesiones y aun estados delirantes, que se han atribuido con demasiado exclusivismo, a nuestro juicio, a la represión del instinto sexual. Freud añade: "La neurosis es, por decirlo así, el negativo de la perversión." Aquel a quien sus circunstancias le impiden dar cauce normal a sus instintos, y su ética le impide ser perverso, halla en la perturbación psíquica y sus libramientos patológicos, la compensación energética psico-física correspondiente.

Mas hay un cauce, reservado a los elegidos, por el que la represión instintiva puede dirigirse hacia un fin elevado e irreprochable. "Tal es la *sublimación* del deseo, por la cual la conciencia puede reconocer totalmente justificada su reprobación, sustituyendo el mecanismo —automático, y por lo tanto insuficiente— de la represión, por una condenación ejecutada con ayuda de las más altas funciones espirituales humanas, o sea conseguir su dominio consciente." Este ha sido siempre el camino de los grandes místicos y artistas, en el que, por otra parte, han fracasado todos aquellos que han querido seguirle sin las necesarias condiciones de superación, conforme ya dejamos explicado en la pág. 74.

Con lo expuesto queda definida la importancia del psicoanálisis, no· solamente como medio diagnóstico, sino como medio terapéutico para conseguir el saneamiento psíquico y somático de esa gran falange de enfermos histéricos, neurósicos, paranoicos y ciertos delirantes. En cuanto a su técnica nada tenemos que añadir en estas líneas a la expuesta por la escuela freudiana, a cuyas fuentes de información debe dirigirse al estudiante interesado.

Lección XV

DIAGNOSTICO DE LA FORMA MORBOSA Y LESIONES

Organos electivos y localizaciones patológicas. Examen parasitario.

A) Organos electivos o localizaciones patológicas

La lesión material o anatómica, es la última etapa del proceso morboso, exceptuando aquellos casos de traumatismo o injuria directa física o química (quemadura, heladura, corrosión por substancia cáustica, etc.).

Por todo cuanto venimos diciendo sobre el modo de engendrarse la enfermedad, se comprende que, es mucho más importante el diagnóstico de la *función alterada* que engendra la lesión, que el de ésta misma. La lesión anatómica, como último efecto de las causas morbosas, sólo merece particular atención cuando su carácter destructivo pone en peligro la vida del enfermo (hemorragias por lesiones de vasos, perforaciones viscerales, etc.).

El que una lesión material se localice en determinado órgano, depende en primer término de la *tendencia patológica* individual, ya explicada al tratar del diagnóstico básico, y de la *predisposición heredada*. En segundo término se debe a *deficiencia de la circulación o la inervación*. Es evidente que un órgano mal inervado o cuya depleción o aporte sanguíneos estén dificultados, es órgano falto de tono y de vitalidad; y por consecuencia expuesto a padecer. La garantía máxima de buena función, consiste en la plena transmisión nerviosa de las fuerzas específicas de finalidad y estímulo nutritivo; así como en la fácil llegada de la sangre arterial, portadora de los elementos vivos de función, y completo arrastre de sus residuos por la sangre venosa. En estas condiciones, es difícil la localización de una lesión de caracter destructivo. El gran poder curativo de la hidroterapia, estriba precisamente en que facilita, con estímulos fisiológicos, las tres funciones celulares fundamentales: nutrición, circulación e inervación.

Ramón y Cajal divide las *alteraciones primarias* o *lesiones generales,* en las clases que indica el siguiente cuadro.

Veamos en qué consiste cada una de ellas.

Degeneraciones. Son procesos regresivos que se caracterizan por la presencia en los tejidos, de substancias extrañas o de principios in-

Las *lesiones generales* se distribuyen según el *desorden anatómico dominante* en ..

- Alteraciones de *estructura* (forma, quimismo, etc.)
  - degeneraciones
  - infiltraciones
  - necrosis
- alteraciones de *volumen*
  - hipertrofia
  - atrofia
- alteraciones de *situación*
  - congestión
  - hemorragia
  - hidropesía
  - inflamación
  - trombosis y embolia
- alteraciones de *número*
  - aplasia
  - hiperplasia regenerativa
  - neoplasia o tumores

mediatos normales, pero anormalmente repartidos: que pueden comprometer la vida celular. Hemos hecho mención de ellos como *procesos distróficos,* al hablar de los recargos secos.

Infiltraciones. Pudieran incluirse, en cuanto a su génesis, en el grupo anterior, pero su especial carácter de precipitados salinos, obligan a agruparlas bajo esta otra denominación. Tal ocurre con la *infiltración calcárea,* la *urática,* la *melánica, hemática, biliar,* etc.

Necrosis. Consiste en la muerte de una parte del organismo; llamándose *gangrena* a la mortificación con putrefacción, o sea la *cadaverización* de órganos o tejidos.

Existen distintas formas de necrosis, según las condiciones en que se producen. A saber: *Gangrena húmeda,* propia de las partes accesibles al aire y ricas en sangre y humores; *gangrena seca* que, generalmente afecta a las extremidades y obedece a la falta de riego sanguíneo; *gangrena blanca,* que se observa en tejidos completamente exangües; *necrosis por coagulación,* en la que se observa la precipitación de albúminas normalmente líquidas; *necrosis cualicuativa* o por reblandecimiento, observable en partes donde no puede haber evaporación (cerebro, corazón); *caseosis* o transformación de los tejidos en una *substancia caseosa* por la acción de ciertas toxinas.

Hipertrofia. Es el aumento de volumen de un órgano o tejido, sin modificación de su estructura. En cuanto a sus formas, citaremos el *gigantismo* general o parcial; la *acromegalia* o aumento de las extremidades, y la *elefantiasis,* generalmente observable en las extremidades, en la que existe una hipertrofia de tejidos blandos. En cuanto a sus causas inmediatas, haremos mención de la *hipertrofia por aumento funcional; hipertrofia por presión; hipertrofias compensadoras* (cuyas denominaciones indican su génesis); *hipertrofias por discrasia* (intoxicaciones crónicas por fósforo, arsénico, etc.); *hipertrofia por defecto de presión,* e *hipertrofia por lesión de nervios tróficos.*

Atrofia. Es la disminución de volumen de un órgano o tejido, acompañada o no de un proceso degenerativo. La *atrofia senil* o de la vejez, es totalmente normal. Las condiciones generadoras de los procesos atróficos son las contrarias a las que producen los fenómenos hipertróficos, y, como dice Cajal, todas ellas pueden resumirse en una deficiencia de riego nutritivo. Tales son las siguientes: *Lesiones nerviosas vasomotoras o tróficas; comprensión de vasos sanguíneos; discrasias sanguíneas; exceso de continuidad funcional.*

Puede parecer a primera vista que hay causas idénticas productoras de hipertrofia unas veces y de atrofia otras. Pero téngase en cuenta que, la presión sobre un órgano puede acarrear una hipertrofia compensadora (como ocurre al producirse los *callos*) o una atrofia cuando la presión actúa sobre los vasos sanguíneos que nutren el órgano. Así también, la lesión de nervios tróficos puede originar una hipertrofia por inhibición o una atrofia por deficiencia de acción vaso-motriz. Igualmente, una discrasia sanguínea puede obrar como excitante nutricia o como tóxico atrófico (atrofia del tiroides por el iodo). En cuanto al exceso funcional, atengámonos al ya citado principio fisiológico de que: "Todo órgano que trabaja en exceso se hipertrofia y a la larga degenera."

Congestión (o hiperemia). Consiste en el aumento de la cantidad de sangre que circula por los vasos de un órgano o tejido. Se llama congestión *activa*, si es por el aumento del aflujo de sangre arterial; y congestión *pasiva*, cuando se debe al estancamiento de la sangre venosa o de retorno.

La *congestión activa* puede ocurrir por *parálisis de las fibras tónicas* de las arterias, debida a alteraciones de los nervios que las gobiernan; por *dilatación arterial* debida a excitación de los nervios vasodilatadores; por *paralización directa de las fibras musculares* arteriales (acción del calor, atropina, etc.), y por *disminución del aflujo sanguíneo a los órganos próximos* (hiperemia colateral).

La *congestión pasiva* se debe a *compresión, estrechez o coágulos* en las venas de desagüe; *lesiones cardíacas* con el remanso venoso consiguiente; *vida sedentaria; respiración corta,* y *debilidad cardíaca.*

Isquemia o anemia. Es la falta de sangre en un órgano o tejido. Cuando es absoluta conduce rápidamente a la necrosis. Se produce por *obstáculos de cualquier clase* a la circulación; por *hiperemia de órganos próximos* (anemia colateral); por *excitación nerviosa* vaso-constrictora (acción del frío, tóxicos, etc.).

Hemorragia. Consiste en la salida anormal de la sangre del interior de los vasos. Puede ser producida por *diéresis* o herida; por *diabródosis* o ulceración y consiguiente ruptura vascular, y por *diapédesis,* o sea a través de las paredes del vaso, debida a aumentos de presión, alteración de las paredes vasculares, acciones nerviosas, infartos hemorrágicos por embolia, etc.

La *linforragia* o extravasación de la linfa o quilo, ocurre por obstrucciones del árbol infático. En algunos casos pasa a la orina (quiluria), como ocurre con ocasión de la presencia en los vasos linfáticos de la *filaria de Bankroft,* parásito tropical.

Hidropesía. Es el aumento de la cantidad del suero que normalmente infiltra el tejido conectivo y las cavidades serosas. Se llama *anasarca* cuando es general; *edema* cuando está localizada; *derrame seroso* o hidropesía, cuando se efectúa en la cavidad de una serosa (siendo *hidrocele,* si el derrame afecta a la serosa o túnica vaginal del testículo; *ascitis,* si al peritoneo; *pleuresía* o *hidrotórax,* si a las pleuras; *hidropericardias,* si a la serosa del corazón, etc.). El aumento de volumen que se traduce externamente, se llama vulgarmente *hinchazón.*

La hidropesía se produce por *estancamiento sanguíneo* (insuficiencias cardíacas, presiones, etc.); por *alteraciones sanguíneas* (discrasias, intoxicaciones, etc.); por *lesiones renales* (retención de agua), y por *alteraciones de las paredes de los vasos.*

Inflamación. Es una lesión compleja, consistente en una dilatación vascular acompañada de disminución de resistencia de la pared del vaso, y exudación del plasma sanguíneo y los leucocitos. Clínicamente va acompañada de los cuatro síntomas clásicos de Galeno: *calor, rubor, tumor y dolor.* Puede originarse por *causas traumáticas,* por *acciones térmicas,* por *excitaciones químicas* y por *parásitos.*

La inflamación, como complejo de desórdenes elementales anatómicos y funcionales, es, en mayor o menor grado, la base de todo proceso morboso. La terminación *itis* aplicada al nombre de la enfermedad (apendicitis, salpingitis, bronquitis, adenitis, enteritis, gastritis, etc.), lleva implícito el carácter inflamatorio del fenómeno patológico. Y esta apreciación es muy lógica, porque la inflamación es el *proceso típico defensivo* de un órgano o tejido ante la asechanza de causas patógenas. El órgano afectado se defiende aumentando la circulación *(rubor)* para dar incremento al aporte de energías vitales; aumentando la temperatura local *(calor)* por consecuencia de lo anterior y para la mejor combustión de las substancias morbosas; extravasando suero y leucocitos *(tumor)* como barrera defensiva local; y obligando al reposo funcional necesario al órgano enfermo por medio del *dolor.* Más aún: Todo proceso inflamatorio, por muy localizado que aparente presentarse, es una defensa del estado general, como tantas veces hemos repetido. (fig. 27).

Trombosis y embolia. Se llama *trombosis* a la coagulación de la sangre en el interior de los vasos vivos. Y *embolia* al coágulo, trombo o tapón desprendido y a merced de la corriente sanguínea. Se producen por *alteraciones de las paredes vasculares* y por *estancamiento sanguíneo.* Sus consecuencias suelen ser graves por la obstrucción circulatoria o infarto que pueden acarrear.

Aplasia. Consiste en la cesación o disminución del proceso normal de regeneración fisiológica de las células de un órgano; disminuyendo, por consecuencia, el volumen de éste y su actividad funcional. Puede originarse por defectos de nutrición, circulación e inervación.

Hiperplasia. Es el aumento de proliferación celular, dentro de la finalidad fisiológica del órgano.

Neoplasia o *tumoración,* es el aumento de la función proliferativa celular, con formación de una masa de tejido que presenta tendencia a crecer indefinidamente y no desempeña ninguna actividad fisiológica. Se origina por acciones irritativas tóxicas, estímulos exagerados de todo orden, defectos o alteraciones de inervación y disminución de resistencias. Los tumores se han dividido en *benignos* y *malignos;* reservándose esta última denominación a aquellos que presentan tendencia a invadir y destruir las partes profundas, como los sarcomas, el cáncer, etc.

Todavía está en litigio el mecanismo por el cual se producen los tumores; pero sea cualquiera la solución que el porvenir reserva a los investigadores, la observación clínica nos prueba que estas lesiones,

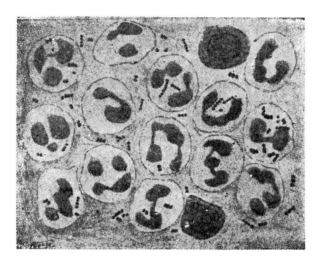

FIG. 27. *Pus de un absceso inflamatorio.* Vénse los leucocitos rodeados de las cadenas del *Streptococo piógeno,* algunas de las cuales hállanse englobadas en su protoplasma.

como las demás alteraciones materiales o anatómicas, tienen su causa remota en los íntimos desórdenes nutricios que acarrean la perturbación del quimismo humoral, los defectos inervatorios y la disminución de vitalidad. Según el tejido de que están formados, los tumores han recibido los nombres de *epitelioma* (o formado de células epiteliales), *cáncer* o *carcinoma* (también de células epiteliales en forma de glándula maciza), *adenoma* (de tejido glandular), *cistoma* (de tejido glandular con cavidades llenas de líquido), *endotelioma* (de células endoteliales aglomeradas y estratificadas), *sarcoma* (de tejido conjuntivo), *fibroma* (de tejido fibroso), *mixoma* (de tejido mucoso), *lipoma* (de tejido adiposo o grasiento), *condroma* (de tejido cartilaginoso), *osteoma* (de tejido óseo), *angioma* (de tejido vascular o vasos sanguíneos), *linfangioma* (de vasos linfáticos), *mioma* (de tejido muscular), *neuroma* (de tejido nervioso), *teratoma* (de órganos dislocados y superfluos, cuyo origen hay que atribuir a desórdenes de la evolución embrionaria), y, en fin, *tumores mixtos* (formados por mezcla de dos o más tejidos).

B) Examen parasitario

Llámanse *parásitos los seres orgánicos que viven en el cuerpo de otros.*
Sabido es que, muchas enfermedades van acompañadas de la presencia de parásitos. Pero, ¿hasta qué punto produce, interviene o colabora
el agente parasitario en el fenómeno morboso? Asunto importantísimo
es éste, que abordaremos al ocuparnos de las enfermedades infecciosas,
puesto que ahora se trata de su reconocimiento y examen con fines diagnósticos. Mas, dejemos consignado que todas las acciones parasitarias
pueden reducirse a acciones *mecánicas, físicas o químicas;* pues aun
en el caso de obrar *por depredación* (o sea sustrayendo materiales nutritivos), como dice Letamendi, esto se resuelve al cabo, en acciones
mecánicas y químicas.

Los parásitos que obran principalmente por acción mecánica o por
depredación, se llaman *infestantes.* Los que obran preferentemente por
medio de substancias químicas, se llaman *infectantes.* Y al decir *que
obran,* no se pierda de vista nuestro criterio de que, *es el organismo por
reacción viva hacia las causas de perturbación, el que determina la
enfermedad.*

Pasemos ahora a la clasificación de los parásitos que pueden encontrarse en el organismo humano.

Todas las bacterias citadas, pueden reducirse a cuatro grupos según su forma:

a) *Cocos;* bacterias de forma esférica u ovalada, que pueden ser:
Estafilococos, cuando se agrupan en racimo; *estreptococos,* si lo hacen
en forma de ristra o cadeneta; *diplococos,* o en grupos de dos: *merismopedia,* o en grupos de cuatro; *sarcinas,* o en grupos de ocho; *zoogleas,*
en acúmulos numerosos; *ascococos,* encapsulados en grupos dentro de
la zoogleas; *clathrocistos,* o en zooglea envuelta por una membrana general, y *leuconostoc,* que son estreptococos encapsulados.

b) *Bacilos;* bacterias de forma alargada como bastoncillos, que pueden aparecer *sueltos, articulados,* en *zooglea* o grupo numeroso, y en
forma de *leptothrix* o filamentos largos.

c) *Espirilos;* bacilos curvados que se presentan en forma de *vírgulas* o comas; como *espirilos* o en forma de hélice, y como *espiroquetos,*
que son espirilos largos de vueltas apretadas.

d) *Bacterias pleomorfas;* que adaptan la forma de *cladothrix,* o
como filamentos ramificados; *crenothrix,* o filamentos implantados por
su cabo delgado en un soporte nutricio, que pueden reproducirse en
forma de cocos, y *beggaitoas,* recios filamentos, implantados también
por su cabo delgado, con protoplasma granuloso que encierra granos
de azufre; siendo las bacterias que más se aproximan a la clase de
las algas.

Reservando el tratar de la acción de los parásitos, especialmente
de los *microbios,* para la quinta parte de este tratado, bastará para los
fines diagnósticos de lesión que el estudiante estudie en el natural las
distintas formas de parásitos y lesiones generales, para lo cual le aconsejamos tome como obra guía el *Manual de Anatomía Patológica General,* de D. Santiago Ramón y Cajal.

Reino	Tipos y clases	Especies	Formas morbosas en las que se hallan
Animales	*Protozoarios*	Amibas	Disentería, vaginitis y sarro dentario
		Plasmodios	Paludismo o malaria. (Sangre)
		Coccidios	Colecistitis. (Vías biliares)
		Balbianias	Miositis. (Músculos)
		Tripanosomas	Enfermedad del sueño. (Sangre)
		Espiroquetos	Fiebre recurrente. (Sangre)
		Treponemas	Sífilis
		Tricomonas	(Vías digestivas)
		Lamblias	Enteritis
		Balancidios	Enteritis
	Vermes o gusanos	Distoma hepático	Inflamaciones hepáticas
		Distoma hematobia	Inflamaciones hemorrágicas del intestino y aparato urinario. (Hematuria de Egipto)
		Tenias	(Tubo intestinal)
		Botriocéfalos	(Vías digestivas)
		Ascaris. (Lombrices)	(Helmintiasis). Tubo digestivo
		Oxiuros. (Lombrices)	(Helmintiasis). Tubo digestivo
		Estróngilo gigante	Inflamaciones en el aparato urinario
		Anquilostomos	Anemia de los mineros, o clorosis de Egipto (hemorragias). (Intestino)
		Tricocéfalos	Helmintiasis. (Intestino)
		Triquinas	Triquinosis. (Intestino, vasos, músculos)
		Filaria de Medina	Abscesos subcutáneos
		Filarias de la sangre	Elefantiasis, hematurias, hidropesía. (Vías linfáticas y sangre)
		Anguílulas	Diarrea de Cochinchina
	Arácnidos	Arador de la Sarna	Sarna. (Piel)
		Acaro de los folículos	Comezones, acné. (Folículos sebáceos)
	Insectos	Linguátulas	Inflamaciones nasales
		Piojos	Erupción y picor pedicular
		Ladillas	Erupción y picor pedicular
		Moscas (larvas)	Inflamaciones en la piel (forúnculos), nariz, oídos, boca y cartílagos
		Pulgas	Picaduras. (Piel)
		Niguas	Abscesos y úlceras. (Países cálidos)

Reino	Tipos y clases	Especies	Formas morbosas en las que se hallan
Vegetales	Hongos	Leptómito vaginal	Inflamación vaginal
		Mucoríneos	(Lengua —de color negro—, paladar y tímpano)
		Blastomicetos (levaduras) ...	Inflamaciones, septicemias
		Hongo del muguet	Muguet (boca), micosis y septicemias
		Tricofiton tonsurante	Tiña tonsurante, herpes circinado, mentagra (barba)
		Micrósporo de Auduín	Tiña de Gruby
		Acorion	Tiña vulgar o favosa
		Aspergíleos	Otitis, bronquitis, dermatosis
		Actinomices	Actinomicosis. (Abscesos tuberculoides)
		Discomices	Micetoma o Pie de Madura. (Inflamaciones de las extremidades). Eritrasma
		Malassezia	Pitiriasis versicolor
		Esporotricos	Esporotricosis. (Lesiones tuberculoides de huesos, articulaciones y piel)
	Bacterias	Estafilococo piógeno	Supuraciones, forúnculos
		Estreptococo piógeno	Supuraciones profundas; septicemias, erisipela
		Diplococo de Fränkel	Pulmonías, otitis, meningitis.
		Gonococo de Neisser	Blenorragia o gonorrea
		Micrococo tetrágeno	Abscesos dentarios, forúnculos, anginas, pleuresías
		Micrococo de Weichselbaum .	Meningitis cerebroespinal
		Micrococo melitense	Fiebre de Malta
		Micrococo de Bordet	Tos ferina
		Sarcina del estómago	Gastritis
		Bacilo anthracis	Carbunclo. (Pústula maligna)
		Vibrión o bacilo séptico ...	Edema maligno: gangrena gaseosa
		Bacilo diftérico	Difteria
		Bacilo de Koch	Tuberculosis
		Bacilo de Hansen	Lepra
		Bacilo del muermo	Muermo
		Bacilo de Nicolaier	Tétanos
		Bacilo de Eberth	Fiebre tifoidea
		Colibacilo	Inflamaciones varias
		Bacilo de Chantemesse	Disenteria epidémica
		Bacilo botulino	Gastroenteritis
		Bacilo de Nocard	Psitacosis
		Bacilo de Lesage	Diarrea verde infantil
		Bacilo piociánico	Disenterias, inflamaciones, septicemias
		Pneumobacilo de Friedlaender	Bronconeumonias, inflamaciones varias
		Bacilo de Pfeiffer	Gripe
		Bacilo de Yersin	Peste bubónica
		Bacilo vírgula o vibrión colérico	Cólera morboasiático
		Espirillo de Finckler	Cólera nostras

[1] Algunos autores, como Cajal, creen que las bacterias o *algas bacteriáceas*, deben incluirse en la clase de los hongos (esquizomicetos), por carecer de clorofila y alimentarse de sustancias orgánicas complejas.

Lección XVI

EL PRONOSTICO

La palabra *pronóstico* deriva del griego *pro-gnosis,* que quiere decir prenoción o idea anticipada. Es el juicio por el que afirmamos el curso futuro y resultado de una enfermedad.

Jaumes decía que el pronóstico "es un diagnóstico de lo porvenir, basado en un diagnóstico de lo presente".

El pronóstico puede ser *leve,* si la enfermedad no ha de tener consecuencias; *grave,* si se temen consecuencias de importancia o es probable la muerte; *mortal de necesidad,* cuando la muerte es inevitable y fatal. Distínguese también el pronóstico *explícito* o claro, y el *pronóstico reservado* o dudoso.

Para establecer un pronóstico debe basarse el médico en los mismos datos que para el diagnóstico; es decir, en las *causas* de la enfermedad, condiciones del *enfermo,* condiciones del *medio* ambiente, *recursos terapéuticos* de que se dispone, y sobre todo, valor de los *síntomas.* En muchos de los procedimientos de diagnóstico, nos hemos encontrado automáticamente con datos valiosísimos para el pronóstico, que hemos de puntualizar.

Es muy difícil sistematizar los procedimientos del pronóstico al modo como hemos hecho para el diagnóstico. En primer lugar, por la heterogeneidad de los signos en que ha de fundarse, y en segundo lugar porque el resultado de una enfermedad es producto de muchos factores que concurren a su curso y fin. Hipócrates, en una de sus mejores obras, *Pronósticos,* ha dejado establecidas de manera irrebatible, las predicciones posibles que pueden fundamentarse en una concienzuda observación de signos y síntomas. En ellos vamos a basar la siguiente exposición. Por otra parte, agregaremos todas aquellas deducciones pronósticas que han sido apuntadas en los distintos exámenes diagnósticos. Para facilitar el estudio y comparación de todo ello, expondremos ordenadamente los órganos, funciones y signos a que hayamos de referirnos; luego la perturbación o síntoma correspondiente, y a continuación su valor pronóstico.

Importancia pronóstica del tratamiento. Ya hemos tenido ocasión de apuntar que, un tratamiento de acuerdo con las tendencias curativas de la naturaleza individual y que, por tanto, no aborte ni contraríe los fenómenos eliminatorios y defensivos del organismo, puede decidir

Organos, funciones y signos	Variaciones, perturbaciones o síntomas	Pronóstico
Semblante	En las enfermedades agudas especialmente, se ha de reparar en la cara del enfermo. Si es semejante a la de los sanos y particularmente a la que tenía el enfermo cuando estaba bueno	Favorable
	Si fuese muy distinta de su natural	Mal signo
	Estando la nariz afilada, los ojos hundidos, las sienes cóncavas, las orejas frías y contraídas, los pulpejos de ellas vueltos al revés, el cutis de la frente duro, tirante y árido, el color del rostro pálido, inclinándose a verde o negro, amoratado o como de plomo (*facies hipocrática*)	Muerte próxima
	Si la cara presentase los anteriores signos al principio de la enfermedad, pudiera deberse a grandes desvelos, diarreas copiosas o grande hambre. Entonces suele componerse en el espacio de un día y una noche	Menos malo
Ojos	Cuando no pueden sufrir la luz, o caen lágrimas de ellos sin querer, o se mueven violentamente hacia algún lado, o el uno se ha hecho menor que el otro, o si las venillas se han hecho amoratadas o negras, o si hay secreciones junto a la pupila, o se mueven con inestabilidad, o están muy abultados o muy caídos	Peligro muerte
	Si durante el sueño no se juntasen los párpados y se viese el blanco de los ojos, no habiendo antecedido diarrea, ingestión medicamentosa o la costumbre de dormir de este modo	Muy malo
	Si los párpados se presentan contraídos, amoratados o pálidos	Muy malo
	Signos y puntos negruzcos en el iris	Malo
	Iris de color sucio, con fibras separadas, torcidas y aun rotas, y signos oscuros o negros	Poco favorable
	Indiferencia de la pupila a la luz, pero reacción a la acomodación	Poco favorable
	Abolición total de la reacción pupilar a la luz	Malo para la vista
Labios	Cuando están relajados y caídos como por sí mismos, fríos y blancos	Indicio mortal
Dientes	Dientes y encías secos y plomizos	Indicio mortal
	Si en las enfermedades febriles rechinan los dientes, sin costumbre de hacerlo desde la niñez, es señal de grande delirio	Mortal
Manos	Si en las enfermedades agudas, pulmonías, excitación nerviosa o dolores de cabeza, se llevan los enfermos las manos a la cara en ademán de cojer moscas que no hay, o como quien lle-	

Organos, funciones y signos	Variaciones, perturbaciones o síntomas	Pronóstico
	va aristas, o quita pelillos de la ropa, o pajuelas de la pared	Indicio claro de muerte
	Si la *línea de la vida* (quirología) es marcada, igual y larga	Muy bueno
	Si la misma es poco visible, pálida y corta	Poco favorable
	Si la misma está rota	Tendencia morbosa
	Si la *línea de la cabeza* es corta, muy marcada y no pasa de la prolongación del eje del dedo medio	Poco favorable
	Si la misma presenta una cruz en medio	Peligroso
	Si la misma termina por una línea corta como una barra	Peligroso
	Si la misma está rota en dos partes	Poco favorable
	Cuando la *línea hepática* está clara y bien trazada	Muy bueno
	Cuando la misma es irregular y tortuosa	Poco favorable
	Líneas que cruzan el *Monte de Marte*	Peligroso
	Si el ángulo formado por las líneas hepática y de la cabeza está bien formado y es casi recto y de buen color	Muy bueno
	Los cuadrados, círculos con cruz interior, triángulos y arborizaciones en la palma de la mano	Favorable
Uñas	Secas y mate	Desfavorable Peligro de muerte
	Las uñas duras, tanto más si son sonrosadas y brillantes	Bueno
	Cuando las mismas son blandas, quebradizas y blanquecinas	Menos bueno
	Si las *lúnulas* faltan	Menos favorable
	Uñas abombadas y amoratadas o en forma de teja	Malo
Vejiga	Cuando la vejiga de la orina está dura y dolorida, sobre todo si hay fiebre	Muy malo
Hipocondrios ..	Cuando se hallan inflamados, doloridos o tirantes, o el derecho diferente del izquierdo, conviene mirarlos con recelo	Dudoso
	Si en ellos se percibiesen pulsaciones o latidos, es señal de grande agitación o de delirio	Poco favorable
Organos básicos	Lesiones destructivas de los *órganos básicos*, según dijimos	Muy malo
Sangre	El grado de retención ureica en la sangre, permite establecer un pronóstico de supervivencia, que hemos expuesto en la lección anterior	Malo
	Constante de Ambard elevada	
	Si dicha *constante* es superior a 0'12, existe probabilidad de lesión en ambos riñones	Malo
	Refiriéndonos a los *resultados operatorios* de cistitis, prostatis y estrecheces uretales, las *constantes* inferiores a 0'1 son de pronóstico	Bueno

Organos, funciones y signos	Variaciones, perturbaciones o síntomas	Pronóstico
	En tanto que, las que exceden de 0'2 son	Desfavorables
	Si existe creatina en la sangre en cantidad mayor a 0'050	Grave
	Si en los casos de retención ureica aguda coexiste una elevada cifra de creatina con una relativamente baja de urea	Malo
	Si existen en la sangre macrocitos, megalocitos y poiquilocitos (véase)	Desfavorable
	Si existen glóbulos blancos en cantidad superior a 50.000 por mm cúbico	Malo
	Si hay leucopenia intensa (véase)	
Líquido cefalorraquídeo ...	Si en los estados meníngicos no presenta aumento de albúmina	Bueno
	Si en dichos estados presenta aumento de albúmina	Grave
Posición	Cuando el enfermo está echado sobre uno de los lados, con las manos, las piernas y el cuello un poco encogidos, y tendido todo el cuerpo de manera que esté flexible, de un modo parecido a los que gozan de salud	Bueno
	Si el enfermo está boca arriba, con las manos al cuello o extendidas a lo largo	Menos bueno
	Cuando se escurre en la cama de la cabeza hacia los pies sin especial voluntad de hacerlo	Peligroso
	Si saca los pies fuera de la cama sin que a ello le obligue el calor, y tuviese las manos, el cuello y las piernas esparramados con desigualdad y descubiertas	Malo
	El dormir el enfermo con la boca siempre abierta	Malo
	Si duerme boca arriba con las piernas muy encogidas o esparramadas	Malo
	El echarse boca abajo el paciente, si no acostumbra a dormir así estando sano, es señal de delirio o dolor en el vientre	Reservado
	Si en las enfermedades agudas quiere el enfermo estar sentado en lo más fuerte de su dolencia	Malo
	Mas si esto ocurre en las pulmonías	Muy malo
Movimientos ..	Si el enfermo se vuelve con facilidad en la cama y está ligero para levantarse	Bueno
	Si el cuerpo estuviese pesado, y las manos y pies tardos	Desfavorable
	Si la pesadez del cuerpo va acompañada de uñas y dedos amoratados	Muerte cercana
Color	Si los dedos y los pies se ponen amoratados del todo	Malo
	Si se ponen negros	Menos malo
	Si juntamente con estos signos se observan en el enfermo algunas de las señas significativas de salud, y lleva la enfermedad con tolerancia, es de es-	

Organos, funciones y signos	Variaciones, perturbaciones o síntomas	Pronóstico
	perar que termine en absceso y se caigan las partes que se pusieron negras	Menos malo
Convulsiones ..	En los niños, teniendo fiebre alta, si el vientre no purga y están desvelados, tienen espasmos y lloran, demudándoseles el color, hacia el pálido, verdoso, amoratado o encendido, les vienen las convulsiones con mucha facilidad	Menos malo
	Si en pasando de los siete años presentasen convulsiones con algún otro signo de excitación frenética	Muy malo
Respiración	Si hay tranquila y profunda respiración durante las enfermedades agudas	Bueno
	La respiración acelerada es señal de dolor o inflamación visceral	Menos bueno
	La respiración profunda y que tarda en hacerse es señal de delirio	Dudoso
	Si es fría, al salir el aire por las narices y la boca	Indicio claro de muerte
Estornudos	Si anteceden o coinciden con enfermedad pulmonar	Malo
	En otras enfermedades graves	Favorable
Esputos	Si en las enfermedades pulmonares se arroja presto y con facilidad	Favorable
	Si la parte amarillenta está íntimamente mezclada con el resto del esputo	Menos malo
	Si cuesta mucho arrancarle y no estuviese bien mezclado	Desfavorable
	Si el esputo es amarillo sin mezcla alguna	Malo
	Si es blanco, pegajoso y redondo	Muy malo
	Si el esputo en las pulmonías fuese amarillo y aun mezclado con un poco de sangre, y se arroja en los comienzos	Favorable
	Pero si saliese así después del séptimo día	Dudoso
	Cuando el esputar alivia el dolor	Favorable
	Pero si no le alivia	Malo
	Si los esputos son negros	Malo
	Si en las supuraciones salen mezclados con bilis	Muy malo
Garganta	Si habiendo fiebre se presentan llagas en la garganta, es indicio de enfermedad trabajosa. Pero si a esto se juntase alguna otra señal reconocida como mala	Peligro
	Cuando la garganta se cierra por inflamación, sin descubrirse lesiones en ella o el cuello, y todo esto va acompañado de dolor y falta de respiración, de modo que el enfermo no puede alentar sino estando sentado y con la cabeza levantada	Peligrosísimo
	Si la garganta, además de los anteriores síntomas, se presenta muy encarnada, la enfermedad durará más	Peligro

Organos, funciones y signos	Variaciones, perturbaciones o síntomas	Pronóstico
	Si está inflamado el cuello además de estarlo la garganta, durará más aún, pero mayormente se libran aquellos en quienes la inflamación se desahoga por una erupción del pecho o cerviz	Menos malo
	Y si en los días críticos no se desvaneciese la erisipela, ni saliese tumor a las partes exteriores, ni el enfermo arrojase esputos purulentos, y sin embargo de todo esto pareciese pasarlo con suavidad y sin dolor	Dudoso. (Signo de muerte o de cambio)
	Si en tales casos, sale el humor al exterior en una u otra forma, de tal modo y cantidad que descongestione las partes internas	Favorable
Vómitos	Cuando se arrojan conjuntamente pituita (linfa o quilo) y cólera (bilis), en gran cantidad y muy espesos	Favorable
	Pero si se echan puros o sin mezcla	Desfavorable
	Si lo que se vomita es de color de puerro o amoratado o negro	Malo
	Si lo que arroja presenta la mezcla de todos estos colores	Indicio de Muerte
	Si el vómito es de color morado y huele intensamente mal	Muerte cercana
	En general, siempre que en el vómito se arrojan humores corrompidos y mal olientes	Malo
	Si en el vómito se arrojan alimentos ingeridos en días anteriores	Grave
	Si el vómito es de sangre roja y abundante	Peligro
	Mas si sale de color negruzco como poso de café	Menos malo
Evacuación ...	Si el excremento sale trabado y blando, y se echa al tiempo en que solía hacerlo el enfermo cuando estaba sano, y corresponde en cantidad a lo que se ha tomado	Bueno
	Mas si lo que arroja por el vientre fuese líquido, muy aguanoso, blanco o pálido, verdoso o muy rojo o espumoso, o pegajoso y de superficie lisa	Grave
	Si son los excrementos negros, morados, verdes como el cardenillo, o huelen mucho o parecen carne gorda	Malo
	Si son varios los humores que se arrojan y variada su consistencia y tiempo de salida	Muy malo
Flato	Si se despide sin ruido	Bueno
	Si sale con ruido (por fermentaciones, estados congestivos, etcétera)	Menos bueno
	Si al expulsar el flato se quitan los dolores o tumoraciones que hubiese en los hipocondrios	Favorable
Orina	Cuando la orina presenta poso en el fondo y éste es blanco y liso, y se	

246

Organos, funciones y signos	Variaciones, perturbaciones o síntomas	Pronóstico
	mantiene igual durante toda la enfermedad hasta que haga crisis, da muestras de ser la dolencia segura y breve	Bueno
	Mas si unas veces saliese clara y otras con el poso blanco y liso, es señal de que la enfermedad será más larga y no tan segura	Dudoso
	Si la orina fuese algo sonrosada y el poso un poco rojizo y liso, es señal de que la dolencia será aún más larga que la antecedente, pero más segura	Favorable
	Si el poso de la orina semeja harina gruesa o poco molida	Desfavorable
	Si el poso fuese delgado y blanco, o semeja escamas o se parece al salvado	Muy desfavorable
	Si la orina presenta nubecillas blancas	Favorable
	Mas si las nubecillas son negras	Desfavorable
	Mientras la orina fuese del color de la llama y delgada, significa que la enfermedad está cruda [1]	Dudoso
	Si la enfermedad fuese larga y la orina permaneciese roja y tenue, hay peligro de que no pueda el enfermo subsistir hasta que la orina tenga cocción	Peligroso
	Las orinas aguanosas, negras, gruesas y las que echan mal olor son peores	Malo
	Si las orinas se mantienen delgadas y crudas por mucho tiempo, pero los demás signos de la enfermedad son favorables, debe esperarse que salgan abscesos en las partes inferiores	Favorable
	Si en la superficie de la orina flota grasa, semejando la tela de las arañas	Desfavorable
	Si el color, posos y nubecillas de las orinas dependen de enfermedades de la vejiga y no del estado general [2]	Menos malo
	Las orinas abundantes y turbias, pobres en cloruros, urea, etc., que no ceden a un régimen seco, indican retención de tóxicos y urea en la sangre por destrucción renal	Malo
	Orinas abundantes y con oxalatos	Malo
	Poca orina y aguanosa	Muy grave
	Poca orina (oliguria) nocturna	Malo
	Oliguria diurna en enfermos del corazón	Malo
	Mas si existe poliuria nocturna	Menos malo
	Si en las infecciones se presenta un aumento excesivo de orina y cloruros es	

[1] Hipócrates llama humores *crudos* a aquellos que no han sufrido las fermentaciones, combustiones, desintegraciones y, en una palabra, la simplificación química, que es garantía de fácil eliminación, y, por tanto, de depuración orgánica. Y humores *cocidos* en el caso contrario.

[2] Obsérvese como las afirmaciones pronósticas hipocráticas, coinciden con las deducciones hechas a base de los modernos procedimientos analíticos de la orina, de los cuales nos hemos ocupado anteriormente.

Organos, funcio- nes y signos	Variaciones, perturbaciones o síntomas	Pronóstico
	indicio de crisis curativa	Bueno
	Si en las nefritis con hinchazones, la orina es escasa y presenta poca densidad	Peligroso
	Si en las nefritis con retención de urea en la sangre, se presenta oliguria (escasez) de noche, es señal gravísima, y de no haber diarrea compensadora	Signo de muerte
	En los enfermos diabéticos, cuando existe amoníaco en la orina por encima de dos o tres gramos por litro	Grave
	Si en los enfermos del hígado existe aminoaciduria	Grave
	Si en un enfermo nefrítico con retención de urea, se presenta escasez de orina	Grave
	Cuando existe fosfaturia con glucosuria	Grave
	En tuberculosos renales, si hay fosfaturia con albuminuria	Grave
	Este mismo síntoma en enfermos no tuberculosos y siendo transitorio	Leve
	Las albuminurias en los enfermos cardíacos cuando coinciden con escasez de orina y ésta es poco densa	Graves
	Si la albuminuria del embarazo es intensa y se acompaña de retención de urea	Peligrosa
	Si hay albuminuria masiva oligúrica	Grave
	Cuando en los diabéticos la albuminuria sustituye a la glucosuria	Malo
	Diabético que enflaquece, presenta acetónicos en la orina y aumento de la cifra de amoníaco	Peligroso
	Orina con compuestos acetónicos	Grave
	Orina que presenta conjuntamente albúminas, azúcar y acetona	Gravísimo
Tumoraciones ..	Si existe tumor duro y doloroso en los dos hipocondrios	Muy grave
	Si el tumor de los hipocondrios apareciese a los principios de la enfermedad	Muerte pronta
	Mas si perseverase la calentura y pasase del 20º día sin deshacerse el tumor, es señal de que vendrá la supuración	Menos malo
	Si en estos casos se presenta hemorragia nasal en el primer período de la enfermedad (Esto suele ocurrir en los jóvenes que no han excedido los 35 años, porque en los de más edad se debe esperar la supuración)	Menos malo
	Siendo blandas las tumoraciones, cediendo fácilmente al tacto y sin dolor, son señal de que la enfermedad será larga, pero de menos peligro	Favorable

Organos, funciones y signos	Variaciones, perturbaciones o síntomas	Pronóstico
	Si al cabo de sesenta días de fiebre no se hubiesen resuelto las tumoraciones de los hipocondrios o del vientre, probablemente vendrán a supuración	Dudoso
	Cuando la tumoración forma prominencia, supura con facilidad y el pus es escaso	Favorable
	Pero si el tumor es ancho, no forma prominencia y el pus es muy abundante	Malo
	Los tumores purulentos reducidos, no dolorosos, que se rompen dentro, estando natural el aspecto externo de la región no son tan graves	Menos malo
	Si el pus es blanco, igual, liso y poco oliente	Favorable
	En las circunstancias contrarias	Malo
Hidropesías	Cualesquiera hidropesías que vengan de enfermedades agudas son malas, bien provengan de los vacíos, de la región lumbar o del hígado, porque además de quitar la calentura traen dolores y también la muerte	Peligroso
Abscesos	Las expulsiones de pus, se hacen las más veces en veinte días, algunas en treinta, otras en cuarenta y otras, finalmente, llegan a los sesenta	
	El absceso comienza a formarse cuando el enfermo siente escalofríos y le sube la calentura, y afirma que en la parte ofendida ya no siente dolor sino un peso que le agrava	
	Cuando el pus es blanco, liso y de un solo color, y sale sin dolor y sin tos muy fuerte, y el enfermo queda sin fiebre el mismo día que se abre, y tiene ganas de comer, poca sed y el vientre arroja excrementos atados y en poca cantidad	Favorable
	Si no cesa la fiebre al abrirse, o vuelve al poco tiempo, y el enfermo tiene sed, desgana de comer, diarrea y el pus sale mezclado entre verde, amarillento, amoratado, o con pituita o espuma	Grave
	Si a los enfermos que padecen enfermedades de los pulmones les salen abscesos que supuran cerca de los oídos y en las partes inferiores del cuerpo, desaguando allí	Favorable
	En los enfermos con pulmonía grave, todos los abscesos que salen en las piernas son útiles; más si salen cuando el esputo ha hecho mudanza y de amarillo se ha puesto oscuro y se echa fuera fácilmente	Favorable
	Pero si en estos enfermos el esputo no saliese bien, ni en la orina hubiese	

Organos, funciones y signos	Variaciones, perturbaciones o síntomas	Pronóstico
	poso laudable, hay peligro de que la articulación se descomponga de modò que induzca a cojera o tendrá mucho que padecer	Desfavorable
	Y si estos abscesos se ocultan de repente y retroceden hacia el interior, sin haber esputos y sin haber cesado la fiebre	Peligroso
	Cuando en los empiemáticos se abren, saliendo materia pura, blanca y sin mal olor	Favorable
	Pero si el pus sale ensangrentado y a manera de cieno	Muy grave
	En las calenturas que se alargan mucho, estando los enfermos con señales saludables y sin tener dolor alguno que nazca de inflamación, o de otra cualquiera causa manifiesta, se forman abscesos con tumor y dolor en las articulaciones, especialmente de las piernas. El invierno es el tiempo en que más se hacen los abscesos, tardan más en quitarse y retroceden menos	
Sudores	Si en las enfermedades agudas aparecen sudores en los días críticos, cesando la fiebre	Bueno
	Si son generales y hacen que el enfermo lleve con menos trabajo la dolencia	Favorable
	Si los sudores son fríos o aparecen en la cabeza, cara o cuello durante la fiebre aguda	Muy grave
Temperatura y fiebre	Si todo el cuerpo está caliente e igualmente blando	Bueno
	Si la cabeza, las manos y los pies se pusiesen fríos, estando el vientre y los lados calientes	Desfavorable
	Las calenturas de buena índole y que van acompañadas de señales segurísimas, terminan en cuatro días y aun antes; pero las que son malignas y van con signos muy malos, quitan la vida en el espacio de cuatro días y aun antes. Esto en cuanto al primer ímpetu de las fiebres	
	Mas si el segundo ímpetu se alarga hasta el séptimo día, el tercero hasta el undécimo, el cuarto hasta el catorce, el quinto hasta el diez y siete, el sexto hasta el veinte; y de este modo, por adiciones hechas de cuatro en cuatro llegan a terminar el día vigésimo. Aunque estas numeraciones no piden hacerse en días enteros con toda exactitud	
	Después de este término, el primer período es de treinta y cuatro días, el segundo de cuarenta y el tercero se	

Organos, funciones y signos	Variaciones, perturbaciones o síntomas	Pronóstico
	concluye a los sesenta	
	Si los enfermos febriles tienen la respiración buena, no padecen dolor ninguno, duermen de noche y los demás signos son seguros	Bueno
	Mas si respiran con dificultad, tienen delirio, desvelo y demás señales malas	Malo
	Los enfermos a quienes les falta la fiebre, sin anteceder las competentes señas de terminación, o en los días que no sean críticos, es de temer vuelvan a recaer en la enfermedad	Desfavorable
Sueño	Si el enfermo duerme según la costumbre que tenía estando sano, durante la noche	Bueno
	Mas si no ocurre así	Desfavorable
	Si duerme desde el amanecer hasta la tercera parte del día	Favorable
	Cuando no puede dormir ni de día ni de noche, es señal de grande trabajo en el cuerpo o en la mente	Desfavorable
Dolores	Cualesquiera dolores que haya en el pecho y pulmones, si no se mitigan o con el esputo, o con descargas de vientre, o con las sangrías o con la dieta o con la medicación, se debe saber que van a supuración	Desfavorable
Dolor de cabeza	El haber dolores de cabeza fuertes y continuos con fiebre, si coincide con alguna otra señal maligna	Malo
	Si el dolor de cabeza pasa de los veinte días, durante la calentura, y sin haber otros signos malos, da a entender que vendrá hemorragia nasal o alguna supuración; sobre todo si el dolor estuviese junto a las sienes y la frente. Siendo más fácil que la hemorragia se de en los menores de 35 años, y la supuración en los más viejos	
	En los enfermos febriles, un dolor de cabeza, con cierto nublamiento de la vista y desasosiego en la boca del estómago, puede ser precedente de vómito	
Dolor de oídos	El dolor fuerte de oídos con calentura alta y continua trae peligro de delirio o muerte, si va acompañado de algún signo malo	Peligroso
	Cuando el dolor de oídos se presenta en los jóvenes con estos caracteres, pero sobreviniese supuración blanca en los oídos y algún otro signo bueno	Favorable
Crisis	(Véase lo dicho algunas líneas más arriba a propósito de la fiebre)	
Tendencias finales	(Véase lo dicho)	

Organos, funciones y signos	Variaciones, perturbaciones o síntomas	Pronóstico
Signos generales favorables ...	Si el enfermo agudo lleva la enfermedad sin grande decaimiento, tiene la respiración buena, no acusa dolor, arroja los esputos fácilmente, presenta todo el cuerpo igualmente cálido y suave, no tiene sed y elimina bien por el intestino, la orina y la piel	Bueno
Signos generales desfavorables ..	Si el enfermo agudo lleva la enfermedad con poca tolerancia, tiene la respiración grande y frecuente, presenta siempre dolor, arroja el esputo con trabajo, tiene mucha sed, calor desigual, frente, pies y manos fríos, estando muy caliente el vientre y los lados, le falta el sueño, y la orina, las deposiciones y los sudores se efectúan según las señales malas que hemos visto	Malo

en sentido favorable un proceso morboso que, de otro modo, pudiera convertirse en crisis destructiva, o por lo menos transformarse en enfermedad crónica. De aquí que, un tanto por ciento bastante elevado de los enfermos tenidos por incurables dentro de un criterio terapéutico supresivo, se curen bien y sanen definitivamente con medios naturales manejados con criterio naturista.

Y es más; se da el caso de que algunos enfermos crónicos que practican infructuosamente un régimen de vida, perfectamente adecuado y saneador, durante bastante tiempo (a veces hasta 28 meses), obtienen al cabo de este tiempo una salud y vigor sorprendente, sin cambiar para nada de método, de régimen, ni de alimentación. Se ha realizado en ellos la labor depurativa y reconstructora que les ha conducido a un nuevo estado de armonía. Pero esto requiere saber esperar; y así, al enfermo que sabe esperar, puede a veces augurársele otro pronóstico.

¿Cómo podrá reconocerse si un estado morboso tiene tendencia constructiva o destructiva? Es importante reconocer la tendencia final de una enfermedad, porque esto es, en definitiva, el hecho capital del pronóstico. Si un proceso morboso ha de sanar o ha de matar, esto es lo que al fin interesa al médico, al enfermo y a la familia. Para ello no basta con apoyarse en un solo dato o signo. Es necesario que todos los signos apreciables se decidan en un sentido, de una manera clara. Y pueden deducirse los elementos de juicio, de todo cuanto llevamos dicho.

Así, cuando concurran un *mal estado general*, con *alteraciones funcionales o signos de los que hemos considerado como malos, afección intensa de los órganos básicos, manchas negras en el iris sobre las áreas de estos órganos o sobre otros de importancia vital, mala deducción astrológica, y coincidencia depresiva de los ciclos biorrítmicos,* habrá que pensar de manera pesimista en cuanto al resultado de la enfermedad. Y de modo contrario cuando concurren los signos opuestos.

CUARTA PARTE

LA TERAPEUTICA NATURISTA

Lección XVII

¿LUCHA CONTRA LA ENFERMEDAD?

Leemos constantemente en diarios, revistas y publicaciones médicas: "lucha contra el cáncer"; "lucha contra la diabetes"; "lucha contra la tuberculosis"; "lucha contra el cólera"... Y estas frases hechas son totalmente extrañas a la realidad.

No se puede luchar contra una "entidad" morbosa que no existe como tal. Sería la lucha contra un fantasma. La enfermedad no es una "cosa" ni un "ser", sino un acto. Es, concretamente, un mecanismo de reacción o adaptación que trata de compensar la acción de una causa de perturbación.

Es precisamente contra esta causa por lo que el organismo despliega sus defensas (síntomas), y es éste el que lucha contra la causa del mal. Nosotros no podemos (ni debemos) luchar contra la lucha. Suprimir ésta, sería contrariar la reacción saneadora. Por esto decía el doctor Ruiz Ibarra que "la enfermedad no se cura combatiendo el mal, sino creando salud". Frase ésta que encierra un concepto digno de ser meditado.

Lo que produce y mantiene la salud es lo que cura la enfermedad o, mejor dicho, lo que sana al enfermo. Por esto, la higiene es terapéutica. No hay más que quitar los obstáculos que se oponen a la acción correctora de la naturaleza individual, para que la curación se efectúe. Este criterio puede fallar cuando la vitalidad del enfermo está agotada o es ya muy escasa.

Para curar a un enfermo no hay pues que luchar contra nada, sino facilitar sus reacciones orgánicas defensivas. En todo caso, podría argumentarse que hay que luchar contra la causa que produce la enfermedad; pero esto tampoco es lucha, sino una inteligente administración de circunstancias psico-biológicas que elimine la que produce el mal.

Pero, aun hay más: Ninguna enfermedad se produce por una sola causa. Es una concurrencia de factores patogénicos lo que hace que tal individuo se ponga enfermo. En toda enfermedad puede haber factores genéticos (herencia); defectos del metabolismo (alimentación); tensiones y preocupaciones de orden social, profesional y familiar; acciones nocivas inmediatas del medio o de las circunstancias (contaminaciones, accidentes, enfriamientos...); a veces, microbios, parásitos o agentes infectantes; acciones de las drogas, medicamentos u otras sustancias tóxicas; y, en fin, causas de "orden espiritual" o del Destino de la persona, que pueden ser fundamentales y aun englobar en su esfera de influencia a todas las demás.

Nos parece harta ingenuidad científica andar buscando una sola causa para cada forma morbosa y, después, considerar a ésta como una "entidad" capaz de ser combatida. De aquí que la medicina moderna se ande por las ramas, en lucha contra fantasmas de la imaginación, queriendo hacer de cada médico un Quijote científico que toma por brazos de gigantes las aspas de los molinos de viento o, en nuestro caso, un virus o un microbio por un fabuloso e incógnito enemigo.

Pero, aun suponiendo que el hombre de ciencia llegara a conseguir la prevención de todas las enfermedades, el hombre no podría quitarse de encima —como decía el profesor Laín Entralgo en una conferencia, hace no mucho— la enfermabilidad, es decir, la condición de poder enfermar. Recordaba a este respecto la frase de Nietzsche: "La humanidad va a llegar al estado de gran salud." Pero agregaba, en aparente contradicción, que "en el mundo futuro seguirá habiendo enfermedades, pese al optimismo filisteo de los hombres de ciencia".

Efectivamente, puede que no haya cáncer, ni diabetes, ni bronquitis..., pero habrá otras formas morbosas, hoy desconocidas, que le sirvan al hombre de reto, de prueba o de castigo para la realización de su libertad personal y de su continuidad histórica. El dolor es el estímulo del progreso y "hay que saberle incorporar —terminaba Laín— de manera perceptiva, a la propia existencia".

Este enfoque del problema, que la religión resume haciendo de este mundo terrenal un valle de lágrimas, nos trae a la memoria la frase de Roso de Luna, que decía: "Pecado, enfermedad y delito tienen un parentesco oculto." Efectivamente; estas tres anomalías psico-somáticas, suponen una violación del orden natural y siempre dejan tras de sí el rastro del dolor. Se peca o se delinque contra las leyes de la naturaleza; y esto se paga con la pérdida de la salud y de la felicidad.

De aquí, que la filosofía y la práctica de la doctrina naturista sea el camino más corto y seguro para evitar el reto de la enfermedad y el castigo del pecado.

El naturista, que no mata para comer, que no fuma, que no bebe alcoholes ni nervinos, que no toma drogas ni excitantes, que procura vivir o acercarse a los elementos de la Naturaleza en su mayor pureza, que se disciplina dentro de una vida de sencillez y vive ausente, en lo posible, de deseos inútiles, indudablemente ha eludido la mayor parte de las causas de enfermedad, dando a su vida la máxima longitud y el mayor bienestar compatible con su constitución (herencia) y su Destino.

BASES DE LA TERAPEUTICA NATURISTA

Medios terapéuticos: Los agentes naturales. Calidad e intensidad de los excitantes. Criterio terapéutico. Determinantes terapéuticas o cómo debe fundamentarse la prescripción.

La terapéutica naturista es el arte de estimular el libramiento de las fuerzas vitales y de encauzar las reacciones saneadoras del organismo, de un modo fisiológico y con fines curativos.

De aquí que se la denomine también *fisiatría*, como derivación del término griego *physis*, que quiere decir *naturaleza.* Y al decir naturaleza, lleva implícito el reconocimiento de la *vis medicatrix* o fuerza medicatriz, a la que tantas veces hemos aludido. Por esto la terapéutica naturista se fundamenta en aquel principio que formuló Hipócrates, a saber: *No es el médico ni sus medicinas los que curan las enfermedades, sino la naturaleza reaccionando contra la causa morbosa; si bien el médico puede ayudar a aquélla a reprimir la fuerza de los males que la oprimen.*

La terapéutica natural, por tanto, debe *respetar, ayudar, encauzar* y a veces *provocar* el esfuerzo del organismo. Respetarle, en las enfermedades agudas de curso franco; ayudarle, en las enfermedades agudas de insuficiente reacción; encauzarle, en todas, y provocarle, en las enfermedades crónicas, que no tienden a la curación, basándose ésta en la *agudización* (crisis) realizada a estímulos de una bien orientada maniobra terapéutica. Pues como dice Bouchard: "Hace falta estar bien convencido de esta verdad: que no se es un verdadero médico, un médico verdaderamente digno de este nombre, más que cuando se pueden curar las enfermedades crónicas o por lo menos, algunas enfermedades crónicas".

Bases de la terapéutica naturista

Recordando cuanto hemos dicho a propósito de la génesis de los fenómenos morbosos, hemos de reconocer que, la base de todo buen tratamiento estriba en normalizar, en sentido fisiológico, la relación entre el organismo enfermo y el medio exterior. Es decir, curar a base de higiene. Porque, lo que es capaz de mantener la vida sana, es también capaz de corregir la vida en estado de enfermedad. No hay más que un solo problema, que se puede definir así: Adecuación de valores o *armonía energética.*

El arte terapéutico está, pues, en la *medida de los estímulos que requiere el organismo en determinado momento, cumpliendo al mismo tiempo una indicación causal y de orden general.* Porque, efectivamente, siendo la enfermedad un proceso que tiene su origen en la alteración de la constitución humoral, y su causa en los hábitos antifisiológicos, de poco puede servir, en sentido saneador, limitarse a una modificación sintomática o a corregir una lesión material. Así, pues, la terapéutica naturista ha de basarse en los hechos siguientes:

a) Reglamentación fisiológica, oportuna e individualizada, de los estímulos cósmicos y alimenticios.

b) Eliminación de las materias morbosas o tóxicas.

c) Corrección de los íntimos procesos nutritivos o metabólicos.

Estas bases son la consecuencia lógica de la *unidad morbosa* en la que apoyamos nuestro concepto médico. En realidad, no existe más que un solo tratamiento con modalidades distintas, adaptadas a los individuos y a las enfermedades. Mas, para nosotros, existe un orden de importancia en cuanto a la instauración de las maniobras terapéuticas, nacido de la distinta categoría de los factores causales. Y así, al admitir la alteración humoral como causa inmediata de los estados patológicos, y dependiendo la composición de los humores de los aportes nutritivos, es claro que la *dieta o régimen alimenticio* es el problema capital de la terapéutica. A éste le sigue en importancia el problema de las *eliminaciones tóxicas,* sin las cuales sería infructuosa la dieta mejor entendida, aun contando con su eficacia para no aumentar la intoxicación orgánica. Y en tercer lugar, hemos de *regular la actividad orgánica* en sentido de reposo o de ejercicio, según las particulares condiciones del enfermo y de la dolencia. En fin, a todo esto debe agregarse, para realizar una labor médica perfecta, la *supresión de toda medicación química tóxica o abortadora, la orientación psíquica* del enfermo y aun de la familia, y el *estímulo fisiológico* de los resortes vitales por los agentes naturales inteligentemente dosificados.[1]

a) *Reglamentación fisiológica, oportuna e individualizada, de los estímulos cósmicos y alimenticios*

Decía Hipócrates: "Que tu alimento sea tu medicina, y tu medicina sea tu alimento"; con lo cual quería dar a entender la primordial importancia que el tubo digestivo tiene como vía de aportación de energías. Y añadía, al hablar del régimen en las enfermedades agudas: "Mantengo, pues, que el estudio del régimen es uno de los objetos de la medicina más dignos de tenerse en cuenta. Contribuirá mucho, efectivamente, a proporcionar los medios de restablecer la salud y a la conservación de la gente sana y mejorará su constitución".

Cuando lleguemos al estudio de la alimentación y la dietética, po-

---

[1] La importancia de apreciar así la *categoría* de las prescripciones terapéuticas, queda demostrada por la observación clínica. Efectivamente, los tratamientos incompletos o sectarios de tantos *sistemas* empíricos, si bien pueden de momento conseguir una mejoría, carecen de eficacia para modificar fundamentalmente las condiciones anormales del organismo. Ya dijimos que, en medicina, no hay ninguna panacea. La verdadera terapéutica ha de estar fundada en una acción sintética con arreglo a las leyes de la vida, y actuar según los ritmos vitales de la naturaleza y del individuo. Solamente así cabe esperar las curaciones definitivas que en vano pretenderíamos limitándonos a unas aplicaciones hidroterápicas, unas maniobras dietéticas o unos movimientos de gimnasia, si, por otro lado, olvidamos la reglamentación de los demás factores que concurren a las manifestaciones orgánicas. Y esto en orden de categoría en cuanto a su acción de fondo. De este modo quedaría anulado el antagonismo de tantas especializaciones terapéuticas que, hasta pueden ser perjudiciales en cierto número de casos.

dremos apreciar en todo su valor la importancia de cuidar meticulosamente el régimen alimenticio que, no solamente es causa de los más variados estímulos, sino elemento de acciones químicas complejísimas, de las cuales depende la arquitectura molecular de las células y plasmas, así como los más íntimos y definitivos mecanismos de defensa y restitución orgánica en casos de enfermedad.

Mas, el buen terapeuta, ha de cuidar, asimismo, la reglamentación de los demás estímulos del medio exterior que contribuyen al libramiento de las funciones vitales, porque de ellos depende la reacción viva contra las causas perturbadoras. La buena aireación, luminosidad adecuada, temperatura oportuna y ambiente tranquilo, contribuirán de manera decisiva en bien del enfermo.

Y todo esto, adaptado al sujeto, o, por mejor decir, individualizado, según leyes específicas y características personales; y, por supuesto, de acuerdo con los momentos cíclicos de la Naturaleza, que, como ya vimos, condicionan en acusados ritmos y modalidades, las manifestaciones todas de los organismos.

En materia terapéutica es cuando menos conviene perder de vista las leyes generales de la Naturaleza estudiadas en nuestra primera lección. Dijimos al hablar de la ley de Adaptación que esta ley se halla condicionada por la de los contrarios y la de los ciclos, porque todos los seres vivos evolucionan por la acción alterna de agentes contrarios (trabajo y reposo; frío y calor; sueño y vigilia, etc.) cíclicamente. Así, pues, *adaptación, ciclos y alternativa de estímulos,* informan tres grandes principios de la terapéutica naturista.

1º *Los estímulos, correcciones y maniobras terapéuticas, deben adaptarse a las condiciones del enfermo, según su raza, sexo, constitución, temperamento, profesión, etc., teniendo en cuenta que la naturaleza no da saltos.* Y cuando las circunstancias de la enfermedad obligan a establecer prescripciones bruscas o que se apartan mucho de las necesidades normales o habituales, será para volver a reanudar el ritmo acostumbrado en cuanto se llegue al límite de tolerancia. Por faltar a este principio, sufren serios percances de inadaptación muchos de los que pretenden cambiar de manera demasiado radical las condiciones de su vida o persistir en hábitos harto diferentes de los observados siempre por ellos.

La clínica nos ha enseñado lo beneficioso que es para el organismo cualquier cambio en sentido de austeridad y depuración (dietas de frutas, aplicaciones de baños derivativos, sudaciones, etc.); pero cuán beneficioso resulta también el retorno a las antiguas condiciones, sin caer en los errores que motivaron el cambio. Y sobre ello, nada tenemos que agregar a lo dicho en la lección II, sobre la adaptación en patología.

2º *Las aplicaciones terapéuticas han de estar de acuerdo con los ciclos de la Naturaleza.* Pues, como se comprenderá, no es lo mismo desde el punto de vista de las reacciones orgánicas, actuar de día que de noche, en verano que en invierno, en clima frío y de altura que en clima templado y de llanura, etc. No sólo varían las condiciones de los excitantes terapéuticos, sino las capacidades reactivas de los organismos, que también marchan al tenor de los libramientos generales cósmicos. Una aplicación de hidroterapia fría, tiene muy distintas posibilidades en verano cuando el organismo y la naturaleza toda están sobrados de calor y actividad, que durante la estación invernal en que, como dijimos, predominan las fuerzas concentrativas. Los alimentos no sólo son de distinta clase en cada época anual, sino que aun los de la misma clase, varían en concentración, acidez, mineralización y valor estimulante, en cada época y en cada país. Podrían ponerse infinitos ejemplos que, nos harían ver la necesidad de estudiar cuidadosamente la complejísima gama de acciones y reacciones a que dan lugar los ritmos vitales; sobre cuyo asunto hemos de insistir sobre lo ya expuesto en la lección VIII.

3º *La terapéutica naturista, a imitación de la Naturaleza, debe obrar alternativamente con estímulos de acción contraria.* Así es como evoluciona, se adapta y selecciona todo organismo vivo. Así también han de manejarse los resortes vitales durante ese proceso de evolución, de adaptación y de selección, que es la enfermedad. Ayuno y alimentación; frío y calor; reposo y movimiento, aislamiento y trato social, etc., van provocando excitaciones variadas alrededor del punto de equilibrio fisiológico, hasta que consiguen restablecer el tono de los órganos, y con él la armonía que subsigue al saneamiento. El curarse no es, por tanto, una cuestión de mera eliminación tóxica, sino de conseguir la acción concertada entre los excitantes (medios terapéuticos) y las potencias de reacción viva (verdadero factor curativo) del sujeto enfermo. Recuérdese lo dicho en la lección VI, a propósito de los polos vitales.

b) *Eliminación de las materias morbosas o tóxicas*

El organismo enfermo, pugna, ante todo, por eliminar las sustancias extrañas, los detritus y residuos tóxicos que impurifican sus tejidos y humores, bien derivándolos hacia los emunctorios normales, bien buscando, cuando aquéllos no bastan, vías de eliminación patológicas y compensadoras. El médico, ante estos esfuerzos del organismo, tiene una ocasión oportuna de obrar ayudando a la naturaleza, procurando facilitar esta exomeración tóxica con estímulos derivativos, ponderados y precoces, hacia el intestino, los riñones y la piel, cuando no a otros emunctorios, fisiológicos o accidentales, que espontáneamente utilice el organismo enfermo. Pero cuidando siempre, según el preclaro consejo de Hipócrates, de *"remover los humores cocidos, pero no los crudos".* (Véase nota 1, de la pág. 136.)

La aceleración de las eliminaciones, ha de ser pues, oportuna y juiciosa. Otra cosa sería perjudicial. Las toxinas se eliminan solamente a la velocidad que la naturaleza individual determina según sus energías. El vehemente deseo de muchos fanáticos kuhnistas, de expulsar rápidamente las sustancias morbosas, los ha llevado al abuso de la hidroterapia (sobre todo de baños derivativos) y del crudivorismo prematuro, conduciéndolos a un estado de desnutrición, desgaste orgánico y extenuación nerviosa (por excesivas reacciones) que les ha acarreado lo muerte. He aquí la gravedad de producir efectos depurativos superiores a la energética fisiológica del enfermo.

Evidentemente, una_ derivación oportuna, puede evitar al organismo esfuerzos febriles y mecánicos agotadores. El médico puede activar la evacuación por vía intestinal por medio de estímulos laxantes, suaves y espaciados; facilitar la eliminación cutánea por medio de envolturas transpiradoras, compresas y baños de vapor, fricciones y bebidas sudoríficas; ayudar a la función del riñón con bebidas diuréticas y estímulos cutáneos. Pero en todo caso debe observar cuál de las vías de eliminación (sea normal o anormal) utiliza el organismo espontáneamente para su depuración, pues esto es señal de que existe cierta conveniencia o facilidad para el acarreo tóxico, y el médico debe respetarlo y encauzarlo. Cuando un absceso o colección purulenta, está a flor de piel buscando la salida por una úlcera o abertura anormal, lo sensato es facilitar dicha salida, no cayendo en la maniobra inoportuna de sajarlo antes de su total *cocción* (cosa que dificulta la depuración), ni en la menos oportuna aun de tratar de derivarlo hacia vías distantes que ya no tendrán eficacia; sino reblandeciendo la piel y madurando el foco con aplicaciones de calor húmedo; es decir, produciendo una fiebre artificial y local. Este ejemplo da idea de cómo ha de secundarse la reacción orgánica.

Muchos médicos y empíricos de raigambre naturista, sobre todo en pasados tiempos, han fundado su sistema terapéutico en la eliminación a todo trance de las "sustancias morbosas", sin reparar gran cosa en los medios. Y así la famosa purga de Le Roy, la sangría sistemática de Broussais, los baños genitales de Kuhne, los sedales, vejigatorios, cáusticos, ventosas, etc., y últimamente los abscesos de fijación de Fochier, vinieron a llenar las exigencias de la exoneración tóxica, no siempre de manera útil e innocua. Por regla general, el médico debe utilizar para la aceleración de las eliminaciones tóxicas, las vías naturales por orden de importancia fisiológica (intestino, piel, riñón), o por orden de importancia clínica, teniendo en cuenta las preferencias y facilidades del organismo en un momento dado. Y sobre todo, ser oportuno, o lo que es lo mismo, saber aprovechar el momento en que una maniobra evacuatriz pueda ser útil y no perjudicial. "Lo primero no perjudicar", que dijo Hipócrates, en quien siempre encontramos prudentes consejos en este, como en todos los puntos; y con algunas frases del cual, terminaremos este apartado:

"Lo que conviene evacuar debe ser dirigido por lugar conveniente". (Secc. I, aforismo 20). "Es menester purgar y remover los humores cuando estén cocidos, mas no en estado de crudeza, ni al principio de las enfermedades; a menos que haya urgencia, lo cual ocurre rara vez". (Secc. I, aforismo 22). "En las enfermedades agudas y, sobre todo al iniciarse, rara vez están indicados los purgantes y, cuando lo están, es con la mayor circunspección y medida". (Secc. I, aforismo 24). "En las enfermedades muy agudas si hay turgencia de materias, habrá que purgar en el mismo día. Dilatarlo sería peligroso". (Secc. IV, aforismo 10). "Cada vez que la enfermedad pasa por una fase de violencia, el enfermo y el médico deben mantenerse tranquilos por temor a hacer las cosas al revés". "Se debe dejar correr lo que va por sí mismo, usar de diligencia en lo que demanda celeridad, purgar lo que necesita ser purgado". "Hay que cuidar las enfermedades desde sus principios y tratar primero de parar la fluxión cuando hay catarro. Siendo éste abundante, debe desviarse; cuando es mediocre, oponerle un buen régimen". (Fragmentos de sus obras sobre las enfermedades y el régimen).

Y es recordando este último consejo del maestro Hipócrates, por lo que tantas veces hemos dicho a los enfermos que, vale más un día de ayuno que un purgante. Pues la falta de alimentación torna en movimiento de desamilación (y por tanto de eliminación), el natural proceso de absorción y asimilación; como lo prueba la suciedad de vías digestivas y la cargazón de orina consecuente al ayuno.

c) *Corección de los íntimos procesos nutritivos y metabólicos*

La absorción de los jugos nutritivos, la combustión de los principios que aportan su fijación por las células, su aprovechamiento y eliminación residual, pueden regularizarse y perfeccionarse por la actividad (ejercicio, masaje, estímulos hidroterápicos, helioterápicos y climatológicos) y el reposo, sabiamente combinados. Las enfermedades febriles y las grandes inflamaciones agudas, requieren el reposo general o local; pero la actividad motriz es útil y aun necesaria, dentro de la medida conveniente, para asegurar los procesos metabólicos, y de este modo evitar una nueva formación de sustancias tóxicas que se convierta otra vez en causa de enfermedad. No es aquí el lugar de ponderar las excelencias del ejercicio físico como factor de salud y como recurso terapéutico en los enfermos crónicos, cosa que haremos en su lugar correspondiente, pero dejemos bien sentado que, sin una bien dispuesta alternancia del ejercicio y el reposo, no hay higiene ni terapéutica posible.

Medios terapéuticos: Los agentes naturales. Toda función orgánica, tiene su *excitante fisiológico* externo, en una o varias de las energías correspondientes a los tres medios: *astronómico, cósmico* y *biológico*. No vamos a insistir sobre este punto, ya tratado repetidamente. Pero afirmemos que, nosotros nos valemos de los agentes naturales como medios curativos, por la sencilla razón de ser fisiológicos.

Con estímulos naturales se pueden obtener todos los efectos que se obtienen con las drogas de la farmacopea, sumando la ventaja de no producir efectos tóxicos ni deprimentes. Idea compartida por el doctor Cortezo en una memoria leída en la Academia de Medicina de Madrid.

Mas conviene aclarar que, entendemos por *agentes naturales*, aquellos que concurren necesaria y permanentemente al libramiento de las energías orgánicas, sin modificación de artificio. Y fundamentalmente a los cuatro elementos de la Naturaleza: *Agua, aire, sol* y *tierra*, de los cuales deriva esa síntesis energética constituida por el *alimento*, que tiene un poco de los cuatro.

Bajo este punto de vista, *la salud no es más que la reacción normal o armónica, a los excitantes naturales, cuando actúan en la cantidad y modo que la Naturaleza marcó para cada especie. Y la enfermedad* no es otra cosa *que la reacción anormal o inarmónica a esos mismos excitantes u otros, cuando actúan en cantidad y modo distintos de los asignados por ley ancestral natural.*

Dijimos que la acción de los *excitantes artificiales* (drogas, alimentos antifisiológicos, nervinos, alcoholes...) se caracterizaba por la producción de un estado de depresión que subsigue a la etapa excitante; mas añadiremos que estas reacciones anormales no tienen otra finalidad útil que la neutralización y expulsión del propio tóxico excitante.

Los *excitantes naturales,* por su acción dulce, su ritmo fisiológico y su concentración adecuada, son los únicos que, en puridad de concepto, deben aplicarse al organismo enfermo.

Podemos clasificarlos en *físicos, dietéticos y psíquicos.* Y los físicos en *térmicos, mecánicos, luminosos y eléctricos.*

Excitantes naturales térmicos. Obran por su temperatura, como su nombre indica. Se usan habitualmente, el *agua* en sus diversos estados, el *aire* y el *sol.* Son *positivos* (+) cuando su temperatura es superior a la del cuerpo, y *negativos* (—) cuando es inferior. Pueden usarse también como conductores, los *metales, arena, estufas,* etc.

Excitantes naturales mecánicos. Son los *movimientos activos* (ejercicio físico, gimnasia...) y los *movimientos pasivos* (masajes, etc.).

Excitantes naturales luminosos. Son los *baños de sol y de luz.* Sus efectos se deben en parte a la temperatura.

Excitantes naturales eléctricos. Aparte las cargas eléctricas de la tierra y de la atmósfera, la electricidad puede aplicarse al organismo por procedimientos distintos, de escaso uso en terapéutica naturista, si exceptuamos las *corrientes de alta frecuencia,* que por su acción suave y fisiológica merecen cierta predilección.

Excitantes naturales dietéticos. Son los *alimentos naturales* más o menos modificados en cantidad. Integran el aspecto *químico* de nuestra terapéutica.

Excitantes naturales psíquicos. Son todas aquellas fuerzas *anímicas, mentales y espirituales* que, el médico, las personas que rodean al enfermo y el enfermo mismo, pueden poner en acción para el favorable resultado de la enfermedad. Tales son la *sugestión,* la *influencia persuasiva,* el *optimismo,* la *fe,* etc.

Calidad e intensidad de los excitantes. La anterior exposición nos ha hecho ver que algunos de los agentes naturales actúan por estímulos distintos. Así, el sol, obra como excitante luminoso, calorífico y, hasta cierto punto, químico. El agua obra como excitante calorífico y muchas veces mecánico (percusión del agua en las duchas, baños de mar y de río, etc.). Los alimentos obran como excitantes químicos, físicos y mecánicos; etc.

Pero aparte esta diversidad de acciones que dimanan de la naturaleza o *calidad* de cada excitante, tenemos que considerar la *cantidad* de excitación. Entendiendo que *"Toda modificación de los factores externos que obran sobre un organismo, puede ser considerada como un excitante"* (Max Verworn). Siendo la excitación el resultado de la acción del excitante sobre la materia viva, según la capacidad reactiva de ésta (*excitabilidad o irritabilidad*). Se comprende la cantidad de recursos que tenemos en nuestras manos, solamente al poder modificar la cantidad de excitación, sea cualquiera el agente natural que nos sirva de medio.

La oscilación en la cantidad de excitación, puede variar dentro de límites bastante amplios sin que el organismo padezca. Pero, sin embargo, existe un *máximo* y un *mínimo*, fuera de los cuales la vida padece o cesa. Y entre ambos extremos hay un grado *óptimo* para cada proceso vital. De esto deducimos que, *la cantidad de excitación será tanto mayor cuanto más se aleje del grado óptimo; y que será nula en este grado*. Así, la excitación y la parálisis no son más que cuestiones de grado: El frío estimula, pero en grado extremo paraliza la vida; lo mismo diremos del calor que, en cantidad moderada vivifica y en gran escala mata, etc.

Mas conviene tener en cuenta a los efectos terapéuticos que, *las excitaciones prolongadas y moderadas, producen un acostumbramiento orgánico*, una adaptación, que acaba por hacer nula la acción del excitante; hecho bien observado en clínica, y que obliga a variaciones de estímulo.

Sentadas estas bases que nos capacitan para el uso del agente terapéutico, pasemos al criterio con que hemos de emplearlo; pues no hay que olvidar que, el agente no es más que el medio, y el *cómo y para qué se emplea*, es lo que define la terapéutica.

Criterio terapéutico. Con mucha razón dice Bouchard que, no hay un solo método terapéutico, sino varios, que distingue con las denominaciones de patogénico, naturista, sintomático, fisiológico, empírico y estadístico. Y agrega su discípulo el doctor F. Sandoz [2] que hay que descartar los cuatro últimos, conservando los dos primeros que son los únicos que tienen valor científico.

Efectivamente, el *método empírico* y el *estadístico* carecen de fundamento, limitándose a una catalogación de la observación de efectos. Sin desdeñar la utilidad de algunas "indicaciones empíricas", hay que convenir en que deben relegarse como recursos de excepción.

El *método sintomático* y el *fisiológico*, son puramente mecanicistas; no preocupándose de la causa ni de la génesis de las enfermedades. Se dirigen a modificar los síntomas por lo que tienen de molestos o anormales. Busca producir en el organismo efectos contrarios a las naturales reacciones patológicas, sin reparar en si éstas son o no útiles. Estos métodos son los de los grandes efectismos médicos, pero, como agrega Bouchard, su valor se limita al de una serie de experiencias fisiológicas en las que el enfermo paga los gastos. Este es el método de la quinina que rebaja la fiebre, y la insulina que suprime el azúcar de la orina, o el del bismuto que suprime una diarrea. Métodos carentes de toda base filosófica, llamados a desaparecer como tales métodos, aunque de ellos puedan quedar algunos de sus medios.

2 *Introduction a la Thérapeutique Naturiste par les agents psysiques et diététiques*, 1907.

El *método* de terapéutica patogénica, se dirige a suprimir la causa del mal, y basa su acción en la antigua sentencia de *sublata causa, tollitur effectus* (suprimida la causa, desaparece el efecto). Esta orientación es bien lógica, pero ha errado en cuanto a la apreciación de las verdaderas causas de las enfermedades, y, por consiguiente, también en cuanto a los procedimientos a seguir. Las intoxicaciones, el parasitismo, los virus infecciosos, las diátesis... las faltas de higiene, en fin, son los agentes causales que trata de combatir el método patogénico. Y si no le falta razón en cuanto a la supresión de algunos de ellos, falla por su base cuando pretende combatir directamente al agente causal en el seno mismo del organismo, con detrimento de éste las más de las veces (caso de las medicaciones llamadas específicas contra los microbios). Y es que se olvida que, la enfermedad la *determina* el organismo; y que muchas pretendidas causas patógenas, no son más que en virtud de un déficit o deterioro orgánico que es la verdadera causa, como ya hemos tenido ocasión de indicar. No cabe negar, sin embargo, que el método patogénico, por lo que tiene de causal, ha obrado sabiamente en cuanto a la corrección de los errores de conducta que suelen ser la causa permanente del desfallecimiento vital y de la intoxicación humoral.

Y en cuanto al *método naturista,* que constituye el objeto y fin de estas lecciones, se basa en el reconocimiento de la enfermedad, no como cosa mala, sino como acto de *reacción natural,* evolutivo y depurativo, el cual trata de favorecer facilitando sus mecanismos defensivos. Y considerando como objetivo básico de su actuación causal, la modificación de la aptitud mórbida del sujeto viviente, por una corrección de los aportes y de los hábitos de vida antifisiológica. Este es el verdadero camino de la inmunidad global, que es consecuencia de la integridad vital. Pues como dice el citado profesor Bouchard: "Si la fascinación que ejercen tantos descubrimientos brillantes, oscureció por un tiempo esta noción de la participación activa del organismo en la producción y la curación de las enfermedades infecciosas, esta idea, que es la idea tradicional, recuperará su imperio el día que no haya lucha por asegurar a las causas inanimadas su legítimo lugar."

En resumen: *Si la enfermedad es un proceso orgánico que depende de sus íntimas condiciones, no es atacando a un agente que viene del exterior como resolveremos el problema, sino favoreciendo dicho proceso en lo que tiene de finalidad útil.* Es menester pensar muy detenidamente el alcance filosófico de esta afirmación y del criterio naturista que de ella deriva.

Consecuente con este principio, la terapéutica naturista obra sabiendo muy bien que, no es el médico el que cura, sino que es el enfermo el que se cura a sí mismo. Más bien diríamos que, es su organismo el que cura al propio enfermo, sosteniendo una lucha cuya táctica y estrategia sólo conoce la naturaleza. Y en la cual al médico sólo le toca quitar obstáculos y mantener las fuerzas vitales.

El método terapéutico naturista, como muy bien dice Sandoz, conoce la evolución natural de las enfermedades curables, y en este conocimiento apoya sus inspiraciones. Además considera que, el enfermo no es un recipiente pasivo dentro del cual se pueden introducir sustancias que aniquilen las causas de los males, sino que es un ser activo y autónomo, provisto de una sensibilidad, una inteligencia y una voluntad, que son factores decisivos en la determinación de sus reacciones. Sabe también que, el proceso morboso tiene una evolución natural que conduce generalmente a la curación y a un estado de salud más perfecto que antes. Es decir, que la enfermedad es en sí misma, una terapéutica; por lo que decía nuestro maestro el doctor Enrique Jaramillo, que, un proceso agudo es el acto de *desenfermar*, Lo que hasta cierto punto corrobora y confirma la idea de Bouchard, de que, "la enfermedad aguda se cura tan por sí misma, que esta curación jamás es la obra del médico".

Sandoz admite *tres grados* en la terapéutica naturista: *Expectante, estimulante y provocante;* que se corresponden exactamente con los tres estados de enfermedad: aguda, subaguda y crónica. Y los cuales, como se ve, están en relación con la intensidad de la reacción orgánica. Mas, en todos los casos, el terapeuta naturista se limita a imitar a la naturaleza curatriz y a proporcionarle los medios para que se realice la curación. Y ésta se hace a expensas del enfermo. Siempre hemos estimado craso error la pretensión de resolver los problemas a la naturaleza; en primer lugar, porque se desconoce como están planteados allá en la intimidad de sus proteísmos biológicos; y en segundo lugar, porque, aunque se conociese, la complejidad de los mecanismos orgánicos es de tal naturaleza que el médico, si no quiere perjudicar obrando a palos de ciego, debe circunscribirse a aportar los medios con los que el organismo fabrique sus propios remedios; haciendo buena una vez más, la sabia máxima de "El médico cura y la naturaleza sana".

Podrá objetársenos que, los progresos de la química y la terapéutica biológicas pueden permitirnos la pretensión de resolver muchos problemas al organismo enfermo. Pero a esto responderemos que, por mucho que sea el progreso alcanzado en orden a la modificación de mecanismos orgánicos, mientras se empleen con criterio supresivo (fisiológico o patogénico) y no con criterio finalista, subsistirá el error terapéutico; y al final de todas las especulaciones y todas las investigaciones, nos encontraremos en una sola verdad: Sólo la naturaleza sabe lo que tiene que hacer y para qué debe hacerlo.

Pudiera pensarse que, consecuente con esta manera de ver, la terapéutica naturista no deberá tomar otra actitud más que la expectante. Pero esto supondría una ligereza de juicio, toda vez que el médico puede actuar eficazmente *quitando obsáculos* que se opongan al esfuerzo curativo, *proporcionando elementos* para que éste se realice, y aun *encauzando el esfuerzo reactivo* para que el organismo derive hacia zonas de menos peligro para la vida, ciertos procesos de defensa local (tal, por ejemplo, en el caso de la meningitis o de la difteria...).

Aun se nos pudiera apurar estrechando el cerco de las argumentaciones, diciéndonos: "Si la naturaleza sabe lo que tiene que hacer y para qué debe hacerlo, es muy respetable un proceso de inflamación de las meninges o de lesión cavitaria de un pulmón". Mas a esto habremos de responder que, cuando la naturaleza de un enfermo busca un camino que pone en peligro la vida de éste, es porque no ha encontrado medio de realizar por camino inocuo, la solución de su conflicto patológico. Y esto no es culpa de la naturaleza sino del enfermo que, con su conducta antibiológica, ha agotado las posibilidades de muchísimos mecanismos defensivos totalmente exentos de peligro, y que en el orden de finalidad defensiva, están mucho antes que una reacción inflamatoria de la meninges o del tejido pulmonar. Y aquí es donde el médico puede intentar un nuevo cauce o una atenuación, sin traicionar el criterio naturista de no abortar el esfuerzo general de defensa orgánica.

Hay que convencerse de que, cuando concurren determinados factores patógenos, es includible la enfermedad e inútil oponerse a ella. Otra cosa sería pretender marchar contra la corriente de las leyes de la vida. "Medicus interpres naturae et minister".

Determinantes terapéuticas o cómo debe fundamentarse la prescripción. La clínica será siempre para el verdadero médico la suprema fuente de sus decisiones terapéuticas. Los que para diagnosticar y curar a un enfermo desprecian el admirable aparato de la inteligencia perita y disciplinada en la observación, y echan mano exclusivamente de análisis químicos de humores, observaciones radiográficas y cifras tomadas con instrumentos mecánicos, no pueden ser buenos terapeutas. La vida no es análisis sino síntesis. Un resultado analítico es generalmente un detalle nimio y variable, al lado del estudio de la correlación fisiopatológica en la unidad del organismo del enfermo. En medicina naturista, pocas veces nos sirve para fundamentar la terapéutica.

Coincidimos con los homeópatas en que, el mejor elemento de juicio, es el *conjunto dinámico de los síntomas.* Esta idea y la observación sagaz de los efectos de nuestros medios terapéuticos, nos lleva a sentar la siguiente regla de medicina naturista:

Cuando la aplicación de un medio terapéutico natural, hace cambiar los síntomas del paciente, y el estado general mejora paulatinamente, no debe cambiarse dicho medio hasta agotar sus posibilidades. (Precisamente porque la síntesis vital se realza, a despecho o más bien a favor de los síntomas que aún quedan). *Si el estado general no mejora, aunque los síntomas cambien o desaparezcan, debe estudiarse otro medio, después de dejar descansar al paciente, a ser posible.*

Es un hecho evidente que todo síntoma (que es reacción defensiva o equilibrada) suprimido sin conseguir la mejora del estado general, es un peligroso enemigo emboscado en el interior. Los tratamientos supresivos de enfermedades agudas por medio de drogas o sueros, son buen ejemplo de esto, dejando al paciente en un estado de enfermedad latente. En estos enfermos, la educación naturista adecuada, hace reaparecer los síntomas abortados (crisis curativa) y obra en el mismo sentido defensivo que éstos, haciéndoles desaparecer a la postre por un determinismo fisiológico que pudiéramos llamar *homotáctico.*

Cuando la aplicación terapéutica no es adecuada, sucede que el estado general no mejora y aparecen síntomas que no son reproducción de otros antiguos, sino provocados propiamente por la aplicación inoportuna. Entonces hay que suprimirla porque no obra en el sentido de los mecanismos de defensa orgánica ante la acción lesiva inicial de las causas morbosas.

Estos conceptos son de la más pura raigambre hipocrática, y cualquier médico de cualquier escuela hará mal, a nuestro juicio, en apartarse de ellos.

Cuando ha mejorado positivamente el estado general de un enfermo (aun cuando queden síntomas), y el medio prescripto ya no consigue más progreso en la salud, es decir, cuando la marcha se estaciona, *es necesario una supresión temporal de los medios terapéuticos* (descanso en el tratamiento), *manteniendo solamente la acción normal de los medios higiénicos y fisiológicos.*[3] Entonces el organismo al cabo de cierto tiempo, o hace desaparecer todos sus síntomas, o vuelve a presentar los síntomas originales, o presenta síntomas nuevos. En el primer caso, no hay sino mantenerlo dentro de su régimen higiénico. En caso de repetición —generalmente atenuada— de los primitivos síntomas (lo que es buena señal), hay que recurrir, por regla general, al primitivo medio terapéutico. En el caso de que aparezcan síntomas nuevos, hay que estudiar si dichas reacciones son producidas por una terapéutica inoportuna o por transformación de síntomas cuyo tratamiento no estaba basado en una determinación puramente naturista (síntomas contrariados o abortados).

Por esto decía con razón el doctor Ruiz Ibarra que, Higiene y Medicina son una misma cosa; ambas tienen el mismo fin último y los mismos procedimientos fundamentales. La higiene oficial no conoce ni emplea más que medios *combatidores de enfermedad* (sueros, vacunas, desinfectantes...), por entender que el hombre vive en un medio hostil, contrario a su naturaleza; en vez de lo que, en nuestro concepto, debiera hacer tanto la higiene como la medicina, *crear salud,* si les guiara la idea nuestra de que el hombre no vive en un medio hostil, sino que es él quien se hace hostil contra el medio por huir de los elementos que dieron modalidad a su vida, restándole poder para desarrollar sus aptitudes adaptativas. Por otro lado, repugna a la razón que, siendo los fenómenos morbosos efectos de leyes naturales, no tengan más finalidad que molestarnos y entorpecer nuestra vida. Pero como en los estados patológicos no existen funciones nuevas, sino que son las mismas fisiológicas alteradas, *no hay nada que combatir*, sino *crear salud* estimulando de tal modo las funciones desviadas, que, una vez cumplida su función defensiva vuelvan a su cauce normal.

La terapéutica, dijo Landouzy, *debe ser clínica en sus informaciones, patogénica en sus indicaciones, fisiológica en sus medios y oportunista en sus decisiones.* Esto encaja bastante bien en el criterio naturista. No olvidemos, como dice el doctor P. Blum, que la célula viviente lu-

---

[3] En medicina naturista son *medios terapéuticos*, por ejemplo, el baño genital, el baño de asiento, los chorros o duchas locales, el masaje, la electricidad, etc.; y *medios higiénicos*, la alimentación natural normal, los lavados generales, la respiración correcta, el baño atmosférico a placer, etcétera.

chó cotra las innumerables causas morbíficas que a cada instante amenazaban su existencia; y que, lentamente se adaptó a esta lucha incesante, desarrollando sus medios de resistencia y fabricando las sustancias necesarias para conseguir el triunfo. Y en el reconocimiento de este hecho tenemos que basar nuestro respeto a las determinaciones de la *vis medicatrix naturae.*

Por eso debe ser la clínica la verdadera informadora de la terapéutica, hay que sistematizar la observación del enfermo, como ya hemos expuesto al fundamentar los procedimientos de diagnóstico, y con arreglo a un orden anatómico, fisiológico y analítico, como ya estudiaremos en la parte séptima.

La medicina no es una ciencia exacta

Poco más o menos, esto fue lo que dijo el doctor José Luis Jordana al publicar un pequeño artículo, en una revista médica, hace pocas semanas. (1972).

Afirmaba dicho colega que "la medicina extrahospitalaria supone la inexactitud en el ejercicio del arte de curar". O lo que es igual: que solamente con la labor conjunta y tecnificada del equipo de médicos de un hospital puede pretenderse la exactitud posible en el diagnóstico y el tratamiento de un enfermo.

Pero agrega más adelante: "El enfermo casi siempre sale curado o aliviado; mas puede morir (esto nos ocurre a cualquiera), pero, si el paciente fallece, la autopsia comprueba la corrección del diagnóstico, y, a veces, ¿por qué no?, el error que, de producirse, enriquece todavía más su caudal de conocimientos."

Total. La exactitud científica del equipo tecnificado hospitalario puede fallar; y esto es muy humano. Y si esto ocurre con la "relevante organización del hospital moderno" no es extraño que el doctor Jordana nos diga también que el médico particular (o extrahospitalario) maneja mal los antibióticos (como se afirmó en un simposio de hace unas semanas) por falta de investigación del "antibiograma"; y aún pueden comprobarse perjuicios en el empleo de las vitaminas farmacéuticas; y —agrego yo— nada digamos de los perjuicios, a veces catastróficos, de las drogas supresivas y tóxicas.

Pero aún hay más. Dentro de la fabulosa organización de la técnica médica hospitalaria, el arte de curar tiende a irse por las ramas, despersonalizando al médico y al enfermo, disgregando a éste por medio de operaciones analíticas, exámenes y reconocimientos ("chequeos"), en cuyo conjunto se olvida que el enfermo es una persona con cuerpo y alma, incluido en una vida familiar, social y profesional.

La pretensión de suponer a la medicina hospitalaria moderna como la cumbre histórica del arte de curar es tanto como afirmar que los médicos de hace uno, dos o tres siglos... no sabían curar enfermos. ¡Qué hubieran dicho a esto Avicena (año 980), Maimónides (1135), Gariopontus (1200), Arnaldo de Vilanova (1300), Sydenham (1624), Boerhaave (1668), Hufeland (1760), Bouchard (1837), Letamendi (1828), etc. ...Estos y otros muchísimos médicos (y a su cabeza, Hipócrates) curaban y sanaban a los enfermos, sin olvidar que el número de glóbulos rojos, o la curva de glucemia, o la calidad de las proteínas del plasma, o los pigmentos de las heces o de la orina (y así todo con un concepto más abstracto, individual y sintético del enfermo), dependen del estado de ánimo, del metabolismo y del género de vida del paciente; es decir, practicaban una medicina psico-somática y humanitaria, que es a lo que, a través del nebuloso barullo del tecnicismo moderno, enfocan los médicos más clarividentes de nuestra época.

Nosotros, los médicos naturistas (léase hipocráticos), que sabemos que "no es el médico el que sana al enfermo, sino su naturaleza", que sabemos también que el paciente es "de una sola pieza" en cuerpo y alma, y que el éxito de la curación depende de la adecuada relación entre el médico y el enfermo, empezamos por esquivar todo tratamiento con drogas, basar la corrección química en el mejor metabolismo conseguido por una alimentación más perfecta, antitóxica y completa, y establecer, en lo posible, una comprensión, confianza y simpatía con el enfermo, que satisfaga la base humana ineludible sobre la cual debe asentarse todo acto curativo.

Con estas líneas quiero decir que la medicina particular e íntima no es, ni con mucho, inferior a la medicina de equipos técnicos hospitalario. Esta última se basa en datos cuantitativos (generalmente secundarios), engarzados a modo de ecuaciones con muchas incógnitas desconocidas por la biología contemporánea. La vida no es solamente físico-química, sino que tiene como centro una "substancia espiritual", sin cuya consideración no tiene solución adecuada ningún problema humano. La medicina materialista de nuestro tiempo no representa más que un progreso aparente. Bien está la ciencia positiva de aplicaciones materiales y artificiosas, como es construir un puente, ir a la Luna en un cohete, desintegrar el átomo, etc., pero esto no nos autoriza a manipular el organismo de un enfermo como si fuera un muñeco de resortes y no una personalidad en la que se manifiesta un alma espiritual.

Lección XVIII

LA INDIVIDUALIZACION TERAPEUTICA

Reconocimiento del grado de adaptabilidad, excitabilidad y reacción. Subleyes de adaptación. Dificultades de adaptación.

Dentro de lo que aconsejan los principios generales terapéuticos que hemos expuesto, se impone, como ya apuntamos anteriormente, la individualización de los recursos curativos, según las características de raza, sexo, edad, tipo, temperamento, constitución, profesión, indiosincrasia, enfermedad y hábitos; que son las que determinan la *capacidad* y *modalidades* de reacción. Una conocida sentencia médica dice: "*Todas las enfermedades son curables, pero no lo son todos los enfermos*"; expresando perfectamente el carácter individual del resultado terapéutico, independientemente de la forma morbosa que adopte la afección.

Evidentemente, no podemos proporcionar a un individuo de tipo psíquico la misma cantidad y frecuencia de ciertos elementos (movimiento, alimentos, sol, agua...) que a uno de tipo de nutrición; ni a un individuo de temperamento linfático lo que a otro de temperamento abdominal o sanguíneo. Esto es muy importante y ya lo expresó Hipócrates diciendo: "Mantengo que, para escribir bien sobre el régimen del hombre, hace falta anticipadamente, estar bien impuesto de su naturaleza, conocer lo que el hombre es en su origen y distinguir verdaderamente qué partes predominan en él, porque, el que ignora la constitución primordial del hombre y tiene que dirigir su cuerpo, no podría si no, de ninguna manera hacer prescripciones útiles... Hace falta enseguida conocer las propiedades de los alimentos y de las bebidas que usamos, las virtudes naturales de cada uno de ellos y las que adquieren por las preparaciones o las alteraciones que la industria humana les imprime... No es suficiente para sentirse bien, tomar alimentos si al mismo tiempo el cuerpo no trabaja... Y hace falta saber proporcionar la cantidad de alimentos a la fuerza del trabajo ejecutado y también a la naturaleza de los hombres, a sus diferentes edades, a las diversas estaciones del año, a los cambios de los vientos, a la situación del país donde vive, a la constitución del año... En fin, hace falta individualizar en cada caso, según la naturaleza del sujeto, la justa medida en la cantidad y la calidad de los alimentos, a fin de que no tenga exceso en la dosis ni error en la especie. En la armonía de todo se fundamenta la perfecta salud".

Reconocimiento del grado de adaptabilidad, excitabilidad y reacción

Se deduce de la marcha del diagnóstico, puesto que en él se basa; y constituye el inmediato precedente de la prescripción terapéutica.

En primer lugar, hemos de indagar los *hábitos y costumbres de vida* del enfermo (ejercicio, alimentación, medicaciones, etc.) para juzgar de sus *errores de conducta,* si los hubiere, de su grado de resistencia y posibilidades de curación.

A continuación sacaremos las consecuencias oportunas del *estado de sus órganos, enfermedades anteriores y predisposiciones,* deducidas de los diferentes exámenes diagnósticos (básico, iridiológico, auscultación, etc.); fijándonos muy especialmente en si existe algún estado de *enfermedad latente,* y en cómo funcionan las *vías de eliminación,* muy particularmente el intestino.

Después nos fijaremos en el *momento de los ciclos de la Naturaleza* (año, estación, día), tanto por lo que supone en cuanto a las distintas variaciones de irritabilidad que imprimen al organismo del paciente. De ellos hemos tratado ya, y aquí sólo tenemos que agregar que, las capacidades reactivas del organismo disminuyen en las horas de la noche, haciéndose mínimas en la madrugada; lo que hay que tener en cuenta para la graduación de los estímulos terapéuticos, momentos u horas de descanso, y espaciamiento de las aplicaciones, con objeto de no producir excitaciones que puedan provocar colapso de las funciones orgánicas por exigir reacciones superiores a la capacidad de libramiento vital del organismo. Cuidado especialmente interesante en los enfermos graves, que por un lado, reclaman acción y por otro, precaución.

La *adaptación del tratamiento* al enfermo, hay que fundamentarla en sus *aptitudes orgánicas y psíquicas,* que dependen de su constitución y demás caracteres personales. Pasemos a estudiarlas:

A) *Aptitudes constitucionales.* Dimanan de los tipos, temperamentos y calidad de los órganos. Pero hemos de advertir que, una rigurosa sistematización terapéutica de acuerdo con el tipo y temperamento, es prácticamente imposible, por darse casi siempre una mezcla de ellos que complica extraordinariamente el problema. Por esta razón, ha habido necesidad de hacer una síntesis práctica de *tipos clínicos,* cual ha hecho la escuela italiana de Viola y Pende, la escuela francesa de Sigaud y la alemana de Krétschmer, y como hemos hecho nosotros en 1926 en nuestro *Manual del Enfermo,* donde dábamos la siguiente clasificación clínica de los enfermos:

Delgados o *taquitróficos* ......
{ Pálidos y apáticos.
Vivos y de buen color.
Nerviosos o irritables.

Obesos o *braditróficos* ....
{ Congestivos. (Colorados).
Cianóticos. (Amoratados).
Pálidos, fofos y apáticos.

De nutrición media o *eutróficos*
{ Fuertes y musculosos.
Débiles.
Vivos y de buen color.

que, como puede verse, corresponden a los *longilíneos, brevilíneos* y *normotipos* de la sistematización biotípica italiana.

En esta clasificación caben todos los tipos individuales (psíquico, de movimiento, de nutrición y armónico) y todos los temperamentos (cerebral o nervioso, sanguíneo, raquídeo, linfático y bilioso), teniendo la ventaja de que se pueden apreciar al primer golpe de vista por detalles externos y bien definidos, las condiciones del enfermo. Los vivos y de buen color son los *sanguíneos*; los pálidos apáticos y fofos son los *linfáticos;* los fuertes y musculosos son los *raquídeos y biliosos;* los *nerviosos* están designados con la propia palabra. Además, se tienen en cuenta ciertos estados de congestión (amoratados, colorados) propios de los individuos pletóricos, y otros estados de anemia (pálidos permanentes) y debilidad, necesarios de valorar en la aplicación terapéutica.

Con estas nociones y métodos, tenemos ya mucho adelantado para la instauración terapéutica, sin más que recordar las características reactivas que ya expusimos al tratar de los tipos y temperamentos, y cuya aplicación nos ha de ilustrar en las normas que exponemos a continuación.

Dice con mucha razón Paul Carton que, "las cuatro tendencias fundamentales de los temperamentos (sanguínea, linfática, biliosa y nerviosa) corresponden al desarrollo de cuatro instintos primordiales (respirar, comer, moverse y pensar), que obligan a buscar ciertos estimulantes vitales (aire, alimento, ejercicio y estímulos psíquicos) de preferencia a otros, según los predominios individuales". Sobre ello ya hemos tratado en la lección 4ª, y no hay para qué insistir.

Los individuos *sanguíneos* (*vivos* y de *buen color*, de nuestra clasificación clínica) suelen comer y beber mucho, buscando de preferencia alimentos y bebidas excitantes (carnes fuertes, bebidas fermentadas, condimentos sabrosos), por lo que suelen ser pletóricos y artríticos (tanto más si son braditróficos), y expuestos por consiguiente a las afecciones cardíacas, hemorragias, apoplejía, fiebres eruptivas, forúnculos, várices, eczemas, obesidad, etc. Son *facilmente adaptables* y, como dice Letamendi, contra todo triunfan y prevalecen. En general, hay que reducirles los alimentos de origen animal (sobre todo carnes grasas, quesos fermentados y huevos) y aun suprimírselos radicalmente; así como las féculas y azúcares muy concentrados (leguminosas secas, confituras, pan integral), buscando por otro lado su acostumbramiento a un régimen fisiológico, del que formen buena parte los alimentos crudos (frutas, verduras y ensaladas), hortalizas y féculas menos concentradas (cereales y sobre todo patatas). Se benefician grandemente del ejercicio físico, del aire libre, y de la hidroterapia descongestiva (baños de asiento fríos, paseos hidroterápicos, duchas, etc.). Toleran mal los baños de sol que, generalmente, no necesitan.

Los *linfáticos* (*pálidos, fofos* y *apáticos*, generalmente *braditróficos,* de nuestra clasificación), tienen tendencia a consumir alimentos pesados y acuosos (sopas, purés, grasas, leche, alcoholes, salsas) o estimulantes (carnes fuertes, condimentos, picantes, etc.) y están predispuestos a las afecciones del sistema linfático y derivadas, como adenitis, anginas, afecciones leucémicas, fiebre tifoidea, enteritis muco-membranosa, estados catarrales, anemia, etc. Son también *fácilmente adaptables* a las maniobras alimenticias; no tanto a los estímulos del sol, el aire y el ejercicio, y toleran y hasta apetecen bastante bien la hidroterapia, dentro de límites que no obliguen a reacciones demasiado fuertes o bruscas.

Los *biliosos* (*musculosos, irritables,* generalmente *eutróficos o taquitróficos,* de nuestra clasificación), buscan los alimentos fuertes, ricos y excitantes (carnes, grasas, confituras, café, tabaco, mariscos), por causa de los cuales suelen padecer reumatismo, gota, hemorroides, congestiones del hígado, vómitos biliosos, fiebres, etc. *Se adaptan con facilidad* a casi todas las maniobras terapéuticas y se benefician considerablemente del ejercicio físico.

Los *nerviosos* (designados por este nombre en nuestra clasificación), suelen comer poco, apeteciendo la variación y la frecuencia en las comidas, así como el consumo de manjares excitantes (café, té, licores, carnes, mariscos, tabaco). En una palabra, son caprichosos y versátiles, no sólo en cuestión alimenticia, sino también en el aspecto psíquico y mental. Buscan la diversidad de estímulos en todos los órdenes. Esto, dentro de la sobreactividad a que obliga la vida civilizada, los predispone a toda suerte de afecciones nerviosas, como la neurastenia, histerismo, perturbaciones mentales, neuralgias, meningitis, estados espasmódicos y dispépticos, etc. Son *difícilmente adaptables* a todos los cambios y maniobras curativas, exigiendo estímulos suaves, cortos y contrarios, como ya dijimos.

Los *raquídeos* (*fuertes y musculosos* de nuestra clasificación), son grandes comedores, pero carecen de delicadeza en cuanto a la elección de los manjares. Por otra parte, se nutren bien con una ración monótona con tal que sea abundante, prefiriendo las féculas. *Se adaptan muy fácilmente* aun a los mayores rigores terapéuticos. Estas características les imprimen tendencia a los padecimientos digestivos y los estados artríticos.

Respecto a los tipos individuales (*psíquico, de movimiento y de nutrición*) también implícitos en nuestra clasificación, diremos que en cuanto a la conducta terapéutica, el *tipo psíquico* puede equipararse al temperamento nervioso; el *tipo de movimiento* al temperamento bilioso, y el *tipo de nutrición* al temperamento linfático. Naturalmente que, el primero tiene sus estímulos preferidos en la vida psíquica e intelectual; el segundo en el ejercicio y vida al aire libre, y el tercero en la alimentación. Esto constituye la clave de su terapéutica, por cuanto en la modificación ·de los estímulos de su preferencia encontraremos la máxima eficacia de acción. Lo cual no quiere decir que dichos estímulos deban ser exclusivos, sino que los demás (que llamaremos estímulos secundarios) deben subordinarse a los primeros. Efectivamente, en el tipo psíquico (salvo errores garrafales de conducta), obtendremos más eficaz acción curativa con la sugestión y la reflexión que con maniobras alimenticias; y aun para éstas hay que contar siempre con la aceptación inteligente del sujeto. En el tipo de movimiento conseguiremos los mejores efectos con la aereoterapia y las maniobras combinadas de reposo y actividad: es el caso de los tuberculosos (casi todos de tipo de movimiento) cuya curación se basa en la climatología y el reposo, ayudados de una alimentación propia del carácter taquitrófico de la mayoría de estos enfermos y de su actividad muscular y respiratoria. En el tipo de nutrición serán decisivas las maniobras alimenticias ayudadas del ejercicio.

Se ha defendido por algunos autores la necesidad de proporcionar a cada tipo o temperamento aquellos estímulos que no le apetecen ni corresponden a su tendencia, con objeto de ir equilibrando los caracteres constitucionales: es decir, obligar al ejercicio a los linfáticos gruesos; al reposo y la actividad intelectual a los individuos del tipo motor; al movimiento y la simplicidad alimenticia a los nerviosos, etc. Y de este modo llegar al *temperamentum temperatum* (o equilibrio temperamental) de los antiguos. Y efectivamente, las diversas líneas de conducta terapéutica a que nos obligan las diferencias individuales, deben abocar al objetivo común de lograr una adaptación a lo que es normal y óptimo para la vida y finalidad del ser humano. Hay que ir, por cualquier camino, a la alimentación sencilla y fisiológica, la vida natural, el pensamiento sano y constructivo y la voluntad encaminada hacia el bien. Porque esto es lo que justifica el esfuerzo de vivir. Y para ello no hemos de echar en olvido las nociones de polaridad de las reacciones orgánicas, expuestas en la lección VI.

Por esto, la directiva general de la regeneración naturista, en cuanto a los temperamentos se refiere, debe encaminarse a *sanguinizar* los temperamentos que no lo son; es decir, irles dando las características del temperamento sanguíneo, que es el *vital* por excelencia. Y para ello no hay otro medio que la práctica de *baños de sol,* que enriquecen la sangre y fomentan el libramiento de las fuerzas expansivas; y la ingestión de *verduras verdes* que, abundando en clorófila, proporcionan al organismo los núcleos pirrólicos necesarios para la formación de la hemoglobina de la sangre.

En cuanto a los individuos *taquitróficos* de nuestra clasificación, su facilidad de combustiones orgánicas, les proporciona una *capacidad de adaptación bastante extensa,* permitiéndoles maniobras alimenticias y terapéuticas muy amplias, si exceptuamos a los nerviosos y sujetos muy intoxicados. En cambio, los *braditróficos,* por su lentiud de combustiones, presentan *menor grado de tolerancia,* y se *adaptan bien* a regímenes más rigurosos y restringidos. Los enfermos de nutrición media (*eutróficos*), por su equilibrio en este aspecto, deben ser tratados según sus otras características.

Finalmente, los *débiles, pálidos, apáticos, fofos,* de nuestra clasificación clínica) son *difícilmente adaptables* por su exigüidad reactiva, debiendo ser reglamentados de un modo lento, cuidadoso y bien ritmado, dentro del cual las *aplicaciones de calor moderadas* (baños de sol cortos y suaves, baños calientes, de luz, de vapor, etc.) cumplirán un importante papel de preservación y vitalización.

Meditando lo que antecede, se comprenderá las dificultades que presenta la confección de la prescripción terapéutica, puesto que, en la práctica, la mezcla de tipos, temperamentos y demás grados fisiológicos, complica de modo extraordinario el problema clínico.

Los *tipos mixtos* más corrientes en nuestras razas son los siguientes: el *nervioso-linfático,* frecuente en las mujeres, *difícil de conducir,* por su pasividad, carácter rutinario y ser reacio a toda clase de cambios. El *nervioso-bilioso,* siempre *muy inadaptable* por su independencia, impresionabilidad y fuerza de voluntad. El *bilioso-linfático,* también de *adaptación difícil,* por su modo de ser rutinario y conservador, juntamente con un carácter tenaz y rebelde. El *bilioso-sanguíneo,* de *fácil adaptación* por su condición activa, enérgica y de fácil reacción. El *sanguíneo-nervioso,* que por su carácter rebelde, activo, independiente y apasionado, resulta *difícilmente adaptable,* y aun en el caso de entusiasmarse en determinado sentido, carece de la constancia para continuar.

Claro es que el cambio que va imprimiendo a la naturaleza del individuo la evolución regenerativa naturista, va abriendo el camino de nuevas posibilidades de adaptación para llegar a conseguir el ideal fisiológico a que antes nos hemos referido. No es que pensemos que la vida natural puede forjar un tipo único de humanidad, pero sí puede realizar un equilibrio de tendencias temperamentales más de acuerdo con la adopción de hábitos de austeridad, sencillez e idealismo propios de la perfección espiritual y corporal a que debe aspirar todo hombre para realizar la máxima clásica de *alma sana en cuerpo sano.*

B) *Aptitudes digestivas.* La indagación de los hábitos alimenticios y la observación del temperamento, nos pondrán en seguida en la pista de las capacidades digestivas de un paciente. Bajo este punto de vista podemos clasificar a los individuos en: *comedores* (los que comen inmoderadamente y con refinamiento gastronómico); *comilones* (los que comen mucho sin hacer grandes distinciones, pero recreándose en el placer de la mesa); *glotones* (los que comen gran cantidad, engulléndola sin masticar apenas); *golosos* (aquellos a quienes gusta comer cosas ligeras, variadas y sabrosas, sin excederse en la cantidad total), habiendo finalmente un tipo *gastronómico* (de *gasteer,* estómago; y *nomos,* regla) que, para nosotros, como indica su nombre, es el que persigue la verdadera regla alimenticia, es decir, come sin excesos ni caprichos, pero con gusto y solamente para satisfacer su apetencia.

Estas distinciones nos dan la medida de la *cantidad de agresión* que reciben las vías digestivas de los distintos sujetos, y su capacidad de elaboración alimenticia. Los *grandes comedores,* de cualquier especie que sean, someten a su organismo a un trabajo forzado; tanto más el tipo *glotón,* que empieza por no masticar bien. Esto fatiga sus vísceras e intoxica fuertemente su organismo, conduciéndole a los distintos estados de intoxicación digestiva, artritismo, plétora, obesidad, diabetes, etc., que son su obligada consecuencia. Mas, por otra parte, su excelente apetito se aviene fácilmente a la sustitución de los alimentos nocivos, concentrados y tóxicos, por otros depurativos y menos concentrados que, aun tomados de momento en gran cantidad, les reportan un considerable beneficio (verduras, frutas, ensaladas, hortalizas). De aquí que sean *fáciles de conducir y adaptar* a las maniobras dietéticas.

En cambio, los *golosos* o *pequeños comedores,* que generalmente son los individuos de tipo psíquico o de temperamento nervioso, por su poco apetito y su necesidad de comidas variadas, concentradas y sabrosas, son de *difícil adaptación* a los cambios de régimen en sentido de mayor sencillez y naturalidad. Esto obliga a adoptar una sistematización terapéutica paciente, bien ritmada, con alternativas frecuentes y variados estímulos, que poco a poco vaya venciendo su susceptibilidad y falta de constancia.

El tipo de *apetito medio o gastronómico*, se caracteriza por la constancia y regularidad en sus hábitos alimenticios; *se adapta con facilidad* a las comidas menos excitantes e hipotóxicas de un régimen curativo, y, lógicamente, alcanza la salud con menos incidentes que los otros tipos.

Muy comedores suelen ser los sanguíneos y linfáticos; poco comedores, los nerviosos; y más equilibrados en este aspecto, los biliosos y raquídeos: A estos últimos, les basta con tres comidas suficientemente espaciadas; a los nerviosos les suelen ser necesarias cuatro, y los sanguíneos y linfáticos, sobre todo si son de carácter braditrófico, pueden tener bastante con dos comidas, y en casos (sanguíneos-braditróficos-pletóricos), con una. Regla que, con menos detalle, ya expuso Hipócrates en su aforismo Nº 17, sección 1ª.[1]

C) *Las aptitudes psíquicas o el carácter.* Poco tenemos que añadir a lo expuesto anteriormente a propósito de las tendencias finales. El enfermo optimista, lleno de fe, con buena actitud mental y voluntad de sanar, es fácil de conducir y entra pronto en el camino que ha de llevarle a la salud; por lo menos, reúne el máximo de probabilidades dentro de sus condiciones orgánicas. En cambio, el individuo pesimis-

---

[1] Es importante, para juzgar de la capacidad y grado de adaptabilidad de un enfermo, examinarle la región abdominal.

El individuo normal presenta el vientre con paredes fuertes, bien musculado, ni muy hundido ni muy prominente, y que apenas se deprime cuando adopta la posición de decúbito supino (tumbado boca arriba). A la percusión dará una sonoridad francamente timpánica en el estómago, algo menor en el colon ascendente y menor aún, o casi submate, en el intestino delgado y colon descendente. Tiene buena capacidad digestiva y *se adapta bien* a las maniobras y cambios de régimen.

Hay otros individuos (generalmente braditróficos) que presentan un vientre voluminoso, recargado, caído, muy timpanizado (otras veces con sonoridad mate) con manifiesto chapoteo del estómago y ciego, que es señal de descenso y dilatación de vísceras. Los cuales son de *más difícil adaptación* a las maniobras terapéuticas y reclaman prudencia en los cambios, sujeción del bajo-vientre y reposo tras las comidas, hasta modificar su estado.

Existe, finalmente, otro tipo abdominal, caracterizado por presentar el vientre deprimido, con una pared débil y seca, piel fina · y apergaminada, escasez reactiva a la palpación, sonoridad aumentada o irregular, y sensación penosa al soltar el vientre tras de comprimirlo (prueba de Glenard positiva); el cual es *muy difícilmente adaptable*, y requiere también sujeción abdominal, mucho reposo y exquisitos cuidados en las maniobras del régimen alimenticio y de toda la terapéutica en general, porque se da casi exclusivamente en sujetos de poca vitalidad y escaso poder reactivo, generalmente taquitróficos. Ya lo advirtió la sagaz observación de Hipócrates cuando dijo: "Es en todas las enfermedades buena señal que las regiones umbilical e hipogástrica conserven su robustez; y, por el contrario, muy mala que estas partes aparezcan flacas y extenuadas..." (Aforismo 35, sec. II).

ta, falto de fe, abrumado por pensamientos deprimentes o negativos y carente de voluntad, es difícil de guiar, y hay que sostener con él, frecuentemente, verdaderas batallas de argumentación y persuasión para encarrilarle por buen camino.

El médico debe ser un experimentado psicólogo, para poder juzgar por signos externos las condiciones del carácter de su cliente (rasgos fisonómicos, temperamento, grafismos), que tanto han de influir en el resultado final que se busca. Y no olvidemos que, es esencial para el éxito terapéutico la relación de *simpatía* entre el médico y el enfermo. Un médico tiene poco que hacer con un enfermo a quien le es antipático; cosa que generalmente se paga con la misma moneda.

Subleyes de adaptación

En la lección I, hemos tenido ocasión de indicar que la ley de adaptación está condicionada por la *subley de reciprocidad causal*, la de los *contrarios* u opuestos-complementarios y la de los *ciclos*. Esto es de inmediata aplicación a la terapéutica naturista que, al fin, cumple la misión de ayudar a la evolución de los organismos, sea perfeccionando su salud y capacidades vitales, sea contribuyendo a la finalidad depurativa de la enfermedad.

Más aún, hemos de añadir, conforme a lo expuesto en la lección VI (Reacciones generales orgánicas), y en la lección XII (La adaptación en patología), que *la adaptación es lenta y ritmada*. Así, pues, en el problema terapéutico, hemos de considerar los siguientes factores:

a) *Graduación.*
b) *Ritmo.*
c) *Polaridad.*
d) *Ciclo.*

A) *Graduación.* Quiere decir que, *debemos avanzar lenta y gradualmente en las aplicaciones terapéuticas*, siguiendo el ejemplo que nos muestra la Naturaleza, expresado en la conocida máxima de Leibnitz: *natura non fecit saltus.*

De aquí que los mecanismos vitales requieran un ritmo tranquilo que no se puede desoir en la práctica. Por esto observamos trastornos de aclimatación en los que cambian bruscamente de residencia; desequilibrios orgánicos, en los que suprimen de golpe hábitos nocivos (alcohol, morfina, tabaco, alimentos muy excitantes, etc.), y aun en los que adoptan de la noche a la mañana costumbres o procederes muy contrarios a su habitual modo de vivir, como ocurre a muchos individuos que, llevados de su entusiasmo por las propagandas naturistas, y mal dirigidos, abusan de baños sin haberse bañado nunca, y de regímenes extremos habiendo sido grandes comilones de manjares fuertes; todo lo cual les causa variadas y a veces importantes alteraciones que ellos toman por "crisis curativas", cuando en realidad son trastornos de inadaptación.

Ya tendremos ocasión de ver, cuando tratemos de los baños de sol, como exigen una técnica de cuidadosa graduación, para evitar las quemaduras de la piel y la insolación. Técnica que hacemos extensiva a la práctica del ejercicio físico, hidroterapia, etc.

Evidentemente, hay casos en los que, por necesidades ineludibles del estado morboso, se imponen maniobras terapéuticas bruscas, supresiones radicales de alimentos y aplicaciones intensas y desacostumbradas; pero esto se hace a condición de retornar al hábito cuando se llega al límite de tolerancia. Sin perjuicio de volver a insistir, si fuese necesario, cuando pasen los síntomas de protesta orgánica.

Hipócrates recalca frecuentemente en sus obras estas precauciones de adaptación. Dice: "Mejor soportan los débiles y los ancianos los trabajos a que se hallan acostumbrados que los jóvenes y robustos que no están habituados a ellos" (*Aforismo 49*, sec. II). "Los hábitos inveterados, aun cuando sean perjudiciales, ocasionan menos daño que las cosas no acostumbradas. Conviene, pues, habituarse paulatinamente a lo insólito" (*Aforismo 50*, sec. II). "Muy peligroso es evacuar, llenar, calentar, enfriar o promover cualquier otro cambio violento en el cuerpo. Todo exceso es a la Naturaleza contrario. Lo que se va haciendo poco a poco no presenta peligro, bien pasando de un hábito a otro o de cualquier otra manera" (*Aforismo 51*, sec. II). "Se ve que un mal régimen, seguido habitualmente, tanto en el comer como en el beber, sienta mejor que si se cambia súbitamente por otro más sano; porque, lo mismo en las personas que hacen dos comidas como en las que no hacen más que una, los cambios bruscos son perjudiciales y ocasionan enfermedades." Y a este tenor podríamos citar numerosas frases más, del padre de la Medicina. Que han sido ratificadas posteriormente por los principales autores de la tradición naturista.

B) *Ritmo.* Quiere decir orden en el movimiento (véase, ley del movimiento, lección I); y en sentido terapéutico, *evolución por oscilación, que se realiza gracias a la aplicación de estímulos contrarios*; como reflejo siempre de la acción de las dos fuerzas primordiales y antagónicas de la gravitación universal: centrífuga y centrípeta.

En la Naturaleza se observa el cumplimiento de esta ley de un modo universal. La vida en su totalidad está sometida a la acción de excitaciones de signo contrario; mejor dicho, a períodos alternados de excitaciones opuestas. Así, actúan alternativamente la luz del día y la oscuridad de la noche; el calor del verano y el frío del invierno; la actividad de la vigilia y el estío, con el reposo del sueño y la estación fría; el impulso del sístole cardíaco y el descanso del diástole; el estímulo de la inspiración y la calma de la espiración; la expansión de la vida y el recogimiento de la muerte, etc.

De acuerdo con esta ley, tenemos que obrar en la aplicación terapéutica, como así ocurre cuando recomendamos la alternativa de aplicaciones hidroterápicas calientes y frías, con objeto de restablecer equilibrios vitales o provocar nuevos estímulos. Así también cuando alternamos las·dietas diluidas y lixiviantes con otras estimulantes y más concentradas; o cuando prescribimos el baño de sol seguido de aplicación de agua fría; o bien el ejercicio gimnástico completado por el descanso en relajación, etc.

Letamendi aconsejaba el cultivo rotativo del cerebro, o sea la actividad alternativa de las distintas facultades de la mente, para mantener un equilibrio intelectual; cosa que también se basa en el reconocimiento de la ley del ritmo. Y es que, la persistencia en una modalidad única de excitación, sobre anular la reacción correspondiente, agotaría la vida.

C) *Polaridad.* Quiere decir, en el aspecto terapéutico, *sustitución de estímulos nocivos o antifisiológicos por otros nuevos más naturales y fisiológicos;* de acuerdo con la noción de equilibrio entre las fuerzas conservadoras o reactivas y las progresivas o de adaptación.

No es necesario insistir en el concepto, pero sí diremos cuatro palabras sobre su aplicación. En efecto, por imperativo sanitario nos vemos obligados a suprimir a los enfermos los alimentos tóxicos y excitantes, como son la carne, el vino, las confituras, las conservas, el tabaco, etc.; lo cual (aparte la graduación con que haya que hacerlo) nos obliga a proporcionarles otros estímulos (aplicaciones hidroterápicas, baños de sol, ejercicios respiratorios y musculares, contactos con la tierra...) que vengan a llenar el vacío ocasionado por la supresión de los primeros; con·objeto de evitar el colapso vital. Esto es especialmente interesante en materia de nutrición y exige mucho tacto y exacto conocimiento de los valores estimulantes de los alimentos. Por ejemplo: La supresión de carnes, mariscos, alcoholes, azúcar artificial, etc., requiere muchas veces su sustitución por otros alimentos que, dentro de una acción más fisiológica, posean un valor químico y excitativo de cierta analogía con el de los alimentos suprimidos. Por esto son útiles en el régimen de transición el pan integral, leche fermentada, quesos, setas, limón, café, infusiones aromáticas y otros. Sobre todo lo cual tendremos ocasión de insistir en sus partes respectivas.

D) *Ciclo.* Quiere decir cómo debemos *acordar el momento terapéutico con cada fase del ciclo de la enfermedad.*

Hipócrates nos da en este punto preciosas indicaciones que iremos exponiendo oportunamente. Por ejemplo, nos dice en su *Aforismo 24* (sec. I): "En las enfermedades agudas y, sobre todo al iniciarse, rara vez están indicados los purgantes y, cuando lo están, es con la mayor circunspección y medida." Y también: "Durante la crisis, no debe provocarse movimiento alguno ni con purgas ni otros medicamentos irritantes, sino que se debe dejar obrar a la naturaleza" (*Aforismo 20*, sec. I). Recordemos también su consejo de "no remover los humores crudos". Todo lo cual nos hace pensar en el sentido de oportunidad con que debemos actuar:

Suponiendo la enfermedad un esfuerzo de renovación humoral, tenemos que considerar las diversas etapas o períodos de su ciclo, de la manera siguiente:

Etapas	Significado
Período de latencia	Intoxicación humoral progresiva
Período de invasión	Removimiento de humores patológicos
Período de estado	Transformación catabólica (desintegración o *cocción*) de los humores
Período terminal	Eliminación tóxica (*crisis*)

Lo que justifica la precisión de los consejos hipocráticos. Y además nos ratifica el carácter depurativo del fenómeno morboso.

Así pues, en realidad, la eliminación de sustancias extrañas se realiza al final de la enfermedad, pues la cargazón tóxica de las orinas, sudores y deposiciones, durante el período de estado, más supone (sin que esto sea absoluto) una consecuencia de los esfuerzos febriles o defensivos del organismo en sus propios tejidos, que la eliminación de la materia patógena.

En las enfermedades crónicas, la depuración humoral se realiza por medio de la "crisis curativa", provocada o no por el tratamiento. Esta produce cierto *adelgazamiento* y *depresión* mientras dura el *período de eliminación*, que cesan cuando se entra en el *período de regeneración*, que equivale a la *convalecencia* de las enfermedades agudas. Y entonces desaparece toda molestia y se recupera peso, a veces en cantidad superior al que se tenía antes, por la mayor perfección de los procesos nutritivos.[2]

En el fondo de todo esto late la necesidad de *renovación*: El ansia de todo lo creado por ascender y progresar. En una palabra, el imperativo de la evolución.

Mas, para renovar, no basta con atender a las exigencias del cuerpo físico, sino de una manera primordial a las manifestaciones de la mente y a los sutiles mensajes del espíritu. *Cada ciclo de renovación física tiene por objeto preparar un grado de progreso a las potencias y facultades del alma*. Puede asegurarse que, desoyendo esta finalidad se desperdician los esfuerzos, las fatigas y los dolores de la vida material. Pensamientos malos y bajas pasiones necesitan ser eliminados tan imperativamente como las toxinas de alimentación defectuosa. Pero es evidente, como tantas veces hemos observado, que la naturalización

[2] También, y de acuerdo con la *ley de analogía*, cada ciclo histórico se termina por una *crisis de limpieza social*, llámese guerra o revolución, según dije, que supone una reacción del organismo colectivo para desembarazarse de la sensualidad, las costumbres disolutas, la frivolidad, el lujo, la injusticia, etc.; que remueve toda la podredumbre moral durante un período calamitoso y chabacano, para tras de ello realizarse un impulso que renueve la vitalidad y las virtudes de la raza.

De igual manera, las epidemias, que son también *crisis de limpieza colectiva*, arrastran a los seres débiles y enfermos, porque la Naturaleza no quiere organismos miserables aunque sean portadores de una buena inteligencia. Y como las ideas y los espíritus no mueren, se cumple implacablemente la *ley de selección* solamente con los cuerpos. Que así las ideas y voliciones siempre tendrán organismos poderosos donde manifestarse.

y purificación de la vida, abren a la mente horizontes de nuevos idealismos y posibilidades de más altos estados de conciencia. Esta, y no otra es la razón del *ascetismo* como preliminar de toda disciplina del espíritu. Es más: el anhelo vehemente de progreso espiritual, cuando va impelido por el estímulo de una voluntad poderosa, salta frecuentemente, y con éxito, por sobre las exigencias de las leyes físicas de adaptabilidad. Y así se explica que el que ha logrado sanear su mente pueda, con una impunidad a que no llegan los demás, transgredir ciertos preceptos de la higiene física sin el perjuicio grande que traería para los que no son psíquicamente elevados. Y es porque, el organismo se constituye y moldea bajo el influjo del pensamiento y demás fuerzas hiperfísicas que a éste están subordinadas, como ya sabemos.

De esto se deduce que, no sólo es misión médica *curar*, sino que debe *evitar* mediante una bien entendida higiene de acatamiento a la ley natural, que nos libre de todas las enfermedades, y debe *regenerar* —papel el más alto de todos— iniciando en la vida natural a los enfermos. Naturismo que no es el del animal silvestre que medra en perfecta concordancia con el medio en plena selva, sino que es salud, sabiduría y santidad, que diría el doctor Aguado Marinoni. Naturismo que, cumplido en el organismo social, al igual que en el organismo humano, llevaría la paz y el amor a los hombres, puesto que es armonía: que igual considera a todos los hombres sin distinción de clase, pues entiende que tanto los altos como los bajos menesteres son necesarios para la obra del progreso humano; porque sin el sencillo aldeano que recolecta las mieses, tampoco podría vivir el hombre sabio que nos da las normas de la vida, ni el artista que nos transporta a mundos superiores.

Dificultades de adaptación

Generalmente son ocasionadas por los cambios bruscos de régimen; y hallan su corrección en una atenuación del rigor en los nuevos hábitos de vida o una suspensión de ciertas prescripciones. De aquí que siempre hayamos aconsejado huir de extremismos que pueden ser peligrosos. Pero en la mayoría de los casos, los transtornos de adaptación no suelen tener la menor importancia.

Hemos podido presenciar alguna vez el caso de una familia poseída de verdadero fanatismo vegetariano, que se alimentaba exclusivamente de frutas crudas, y salían sus miembros al campo, permaneciendo a veces dos horas seguidas dentro de un río, cosa que repetían tres o cuatro veces al día; total: ¡ocho horas de agua! A esto lo llamaban naturismo. Afortunadamente, esta familia dejó de pertenecer a la ideología naturista al poco tiempo, en vista del fracaso que para ellos supuso haber enfermado de paludismo uno de sus individuos; lo cual ratificó una vez más su fanatismo y su falta de comprensión de las leyes de la Naturaleza.

Hay otros enfermos que, con el deseo vehemente de expulsar *cuanto antes* las sustancias morbosas de su cuerpo, y no teniendo en la cabeza mayor concepto de enfermedad que el que sugiere el célebre rudimentario símil de la botella en fermentación de Kuhne, se dan excesivo número de baños derivativos, por creer que cuanto más se dan tanto antes y mejor purificarán su organismo. Contra estos hechos exagerados, debemos llamar la atención los médicos.

Pensemos que bajo la acción de un baño, el organismo reacciona poniendo en juego una serie de resortes vitales (nerviosos, caloríficos, circulatorios...) al estímulo de la energía individual por el agua, y que, por consiguiente, el efecto del baño depende de la *capacidad de reacción* del individuo. Si la reacción del cuerpo ha sido capaz de vencer a la acción del agua, el baño será beneficioso, pero si el cuerpo sale vencido por el baño porque reaccionó mal, dicho baño será pernicioso y habremos conseguido un efecto contrario o distinto al que deseábamos obtener. Por otro lado, el exceso de reacciones diarias al agua fría o caliente, crea un estado de extenuación nerviosa y circulatoria, y de desasimilación, que puede conducir a graves estados de desfallecimiento vital. Las prácticas hidroterápicas están determinadas por los tres factores de *duración, temperatura* y *frecuencia,* que sólo pueden prefijarse después de un competente estudio del enfermo. Ningún baño saca substancias extrañas; solamente consigue *estimular* las fuerzas orgánicas, para que éstas, según sus condiciones, las eliminen.

Otro extremismo peligroso es el del crudivorismo prematuro. Aunque idealmente la alimentación natural del hombre sea la de frutos crudos, el hombre, carnívoro y bebedor por una adaptación de siglos, no puede hacerse crudívoro rápidamente sin peligro de caer en graves estados de extenuación. Las células del organismo no se adaptan rápidamente a un cambio tan radical en sus materiales de construcción. Necesitan un cierto tiempo para poder aprovechar los nuevos elementos, o, por lo menos, para asimilarlos sin la colaboración de los que hasta entonces acostumbraba a comer. No cabe duda de que la célula que excitada por el café absorbía y transformaba el quilo de la digestión, quizá no pueda asimilarlo si le falta dicho excitante. De la misma manera que la célula nerviosa se niega a funcionar en ciertos casos, si le falta el latigazo del tabaco o del alcohol.

Cuando el cambio de régimen se hace bruscamente, acaece muy a menudo una extraordinaria desintegración de albúmina de los tejidos que, sobre producir un estado de intoxicación por el nitrógeno que se separa de ellos (histolisis), conduce a desnutriciones grandes y peligrosas, puesto que, como sabemos, el nitrógeno es fijador de los demás materiales del cuerpo. Por la misma razón en los enfermos agudos puede aumentar la fiebre cuando se sobrepasa el tiempo de dieta líquida, con el consiguiente incremento de la histolisis. Ya se previno contra ello Hipócrates al decir: "En las enfermedades agudas que presentan síntomas muy alarmantes, conviene prescribir desde luego la más severa dieta. Mas, cuando la dolencia no presenta este carácter, se puede permitir algún alimento, aumentándose paulatinamente conforme la enfermedad se hace menos intensa. Con objeto de que el enfermo pueda conservar sus fuerzas hasta el completo desenvolvimiento de su mal y pueda así dominarle." (*Aforismos* 7, 8, 9 y 10, secc. I.)

Se observa también que, en enfermos agudos que tenían hábitos alcohólicos, se presentan ciertos síntomas peligrosos (excitación, delirio) producidos por la eliminación del alcohol o por ciertas susceptibilidades celulares determinadas por éste, y que solamente pueden ser dominados por una nueva ingestión de alcohol.

Hagamos ahora una revisión de los trastornos más frecuentes de la adaptación terapéutica.

Los *edemas* (hinchazones por extravasación acuosa), que hemos tenido ocasión de observar con extraordinaria frecuencia en los años de 1938 y 39, durante la guerra civil de España, como consecuencia de la adaptación al régimen casi exclusivo de leguminosas secas y pan a que nos obligaron las circunstancias. Bien sea por removimiento de toxinas determinado por la abstención de carnes, pescados, confituras y otros alimentos tóxicos habituales; bien por carencia de sales minerales o bien por insuficiencia de ciertos emunctorios. Edemas que se suelen corregir con baños de vapor, ejercicio, maniobras laxantes e ingestión de alimentos crudos.

Los *sabañones* que, también constituyeron un padecimiento casi general durante dicha guerra, por las mismas razones de carencia de nitrógeno de origen animal (huevos, leche, carne...), por insuficiencia de la alimentación cruda, cuanto por exceso de las propias leguminosas. Y que son muy frecuentes en los primeros años de adopción del régimen vegetariano.

El *descenso de la temperatura y de la frecuencia del pulso,* como consecuencia de la atenuación de los valores excitativos de los alimentos, y de la propia desintoxicación orgánica. Fenómeno temporal que da en cierto modo la medida de la vitalidad general, ya que esto no suele ocurrir al que conserva un organismo fuerte.

La *urticaria,* que se debe a insuficiencias de albúminas, deficiencias de transformación de ácidos (cual ocurre con la ingestión de fresa, sobre todo si se le agrega azúcar o se la mezcla con carnes y pescados en la misma comida), o bien a fenómenos alérgicos o de *anafilaxia* por sensibilización a ciertos alimentos albuminoideos.

Las *palpitaciones* y *ahogos,* por removimientos tóxicos, supresión brusca de excitantes, etcétera.

La *debilidad,* depresión o astenia, resultante de la supresión de excitantes artificiales; del exceso de reacciones al agua o al sol (como ocurre a muchos de los que abusan de baños alternativos y continuados de sol y de agua durante la temporada estival); de la desmineralización ya dicha, por rigor prematuro de la depuración alimenticia; de la llegada de los primeros calores primaverales (que acarrean una relajación de los tejidos después de la contracción tónica del frío invernal); de la falta de ejercicio o de hidroterapia, etcétera.

El *insomnio,* que puede ser ocasionado tanto por las restricciones alimenticias como por exceso de cantidad, así como por exceso o defecto de ejercicio físico, aparte de otras causas que no dependen de la adaptación terapéutica.

La *pereza digestiva*, que suele ocurrir como consecuencia de las mismas supresiones bruscas de los excitantes acostumbrados.

El *aumento de fermentaciones gastrointestinales*, que también puede provenir de una falta de excitantes, así como de un exceso de féculas y verduras (error en que caen frecuentemente los vegetarianos principiantes); pues conviene advertir que, el exceso de celulosa puede, lo mismo que su defecto, originar una alteración del tono del tubo digestivo y con ello un estancamiento de las materias alimenticias, que así fermentan fácilmente. A ello contribuye en gran manera la falta de masticación que obliga al estómago e intestino a elaboraciones que debían haberse hecho en la boca. Generalmente se corrigen con el retorno a la ingestión periódica de algún alimento albuminoso o un excitante sustitutivo (café, infusiones...); la disminución de féculas; la buena masticación, y la dextrinización de los almidones (pan tostado, patatas fritas en aceite fuerte, galletas, etc.). A veces se hace necesaria la supresión absoluta del pan, completándose el tratamiento con la cura de ciruelas secas cocidas (véase dietética), o la toma de leche fermentada (a título de agente antipútrido); la gimnasia de músculos abdominales y la adopción temporal de una faja que sujete el bajovientre.

El *estreñimiento*, causado por ausencia de excitantes acostumbrados (atonía); por exceso de verduras y pan integral (espasmo), o por fenómenos neurovegetativos anexos a un cambio demasiado radical. Y que conviene corregir solamente con maniobras dietéticas y no con laxantes, con objeto de no caer en un estado más intenso y rebelde de atonía intestinal.[3]

La *diarrea*, que unas veces hay que considerar como fenómeno de limpieza, y otras como consecuencia de un estado irritativo del intestino. Corrigiéndose en el primer caso con el ayuno o la dieta de agua, y en el segundo caso con la ingestión exclusiva de alimentos poco concentrados y calmantes (leche, puré de patata, arroz y horchatas).

La *sed*, debida a insuficiencia intestinal o a la puesta en circulación de toxinas evacuables.

La *pérdida* o *cambio de apetito*, por falta de estímulo de calidad o exceso en la cantidad de los alimentos. También puede ser producido por estreñimiento; y su tratamiento se deduce en cada caso de la causa que lo origina.

El *hambre* global o referida a ciertos alimentos. Síntoma muy frecuente en las transiciones de un régimen concentrado, excitante y cárneo a otro vegetariano e hipoconcentrado. El enfermo no se halla satisfecho nunca por mucho que coma, y en ocasiones experimenta una apetencia irresistible por determinados manjares. Así, hay hambre de huevo, de queso, de pan, de carne; como existe apetencia de tabaco o de alhohol. Y conviene a veces no desoir estas llamadas del instinto y la sensibilidad, porque responden a una necesidad electiva de ciertos estímulos a los que el organismo estaba adaptado, aunque fuese indebidamente. Y en

---

[3] No extrañe que el pan integral, tan recomendado para combatir el estreñimiento, pueda a veces producirlo por la acción excitativa espasmódica del salvado (celulosa), cuando está molido demasiado grueso.

estos casos, el permitir a los enfermos la ingestión moderada del alimento apetecido, será una medida útil, que hasta evitirá desfallecimientos funcionales.

El *adelgazamiento*, que dimana de la limpieza orgánica (caso de los obesos o personas muy recargadas de grasas)', o de un proceso de desasimilación por histólisis, consecutivo, como hemos dicho, a la supresión brusca de alimentos fijadores (pág. 283). Esto es de mayor importancia en los sujetos débiles o de temperamento nervioso, y reclama la reanudación de ciertos alimentos estimulantes a los que estaban acostumbrados, y la adopción de medidas conducentes a evitar todo motivo de desgaste orgánico; para lo cual se les recomendará el reposo tras de las comidas, la vida tranquila, la moderación en el trabajo intelectual, el descanso sexual y los ejercicios suaves.

Lección XIX

LA PRESCRIPCION CURATIVA O INDICACION TERAPEUTICA

Indicaciones generales del estado agudo. Indicaciones generales del estado crónico. Los sistemas de curación naturista (de Priessnitz, de Kneipp, de Rikli, de Schroth, de Kuhne, de Lindlahr, y el greco-latino o hipocrático).

Llámase *indicación terapéutica* (del latín, *indicare*; y del griego, *eudeixis*) *el juicio por el cual se determina el tratamiento de un enfermo.* Y con*traindicación* es una indicación que se opone a otra. La terapéutica es pues, la ciencia de establecer las indicaciones o prescripciones.

De acuerdo con los distintos criterios terapéuticos, se han dividido las indicaciones en *causales, patogénicas, sintomáticas, paliativas y vitales;* debiendo añadirse a éstas, la *profiláctica* o higiénica que tiende a evitar el desarrollo de la enfermedad. Ya hemos tratado de ello en el lugar correspondiente y tócanos ahora limitarnos a la *indicación naturista.*

Al llegar a este punto es cuando tenemos que olvidar totalmente toda nomenclatura de *forma morbosa* o de *entidad nosológica,* para enfocar nuestro juicio en el *individuo enfermo.* Los nombres de las ·enfermedades se han establecido del modo más caprichoso y anárquico que pudiera imaginarse, y en general la *nosotaxia* (clasificación), como la *nomenclatura* (denominación), no nos dan la menor idea de la esencia de los procesos morbosos y aun, a veces, ni siquiera de su mecanismo. El nombre de las enfermedades se ha deducido en unos casos de su forma exterior (*cáncer* (de cangrejo), *tifus* (de estupor), *corea* (de danzar), *flegmasia* (de quemar), *tisis* (de consunción), *hidrofobia* (de horror al agua); en otros casos, del color (*púrpura, escarlatina, roseola, eritema, cianosis* ...); en otros, de su localización (*hipocondria, pleuresía, pulmonía, histerismo* (de hister, *matriz*); en otros, de su curso, período o modalidad (*fiebre recurrente, terciana, cuartana, intermitente* ...); en otros, del país donde se supone tuvo origen (*diarrea de Cochinchina, fiebre de Malta, hematuria de Egipto* ...); en otros, el nombre del médico que la ha descripto (*enfermedad de Parkinson, mal de Brigth, enfermedad de Addison, parálisis de Duchenne* ...); en otros, de su causa (*fiebre palúdica, saturnismo, anquilostomiasis* ...); en otros ya con cierto criterio mecanicista, se deduce del nombre del órgano más particularmente afectado, agregándole un subfijo o terminación, como *itis* (inflamación), *oma* (tumoración), *ectasia* (dilatación), *rrea* (flujo que corre), *algia* (dolor), *rragia* (hemorragia), *oides* (forma), *odinia* (dolor), *cele* (tumor), etc.; y así se dice: *pleurodinia, hidrocele,* etcétera.

Autores ha habido, como Piorry, que han intentado establecer una nomenclatura de las enfermedades que expresase a la vez su génesis y su mecanismo; pero no han tenido éxito por falta de verdadera base y por suponer una nueva complicación en el ya complicado léxico de la medicina. Puede deducirse de la pretensión del citado autor al denominar a la fiebre palúdica con el enrevesado nombre de *ioelosplenomacrisias* (literalmente, engrosamiento del bazo por el veneno de los pantanos), etcétera.

La nomenclatura propuesta por Severon en los medios naturistas, ya citada, tiene al menos la virtud de su criterio finalista (único útil a los fines terapéuticos), pero no logrará sustituir los nombres habituales de las formas morbosas que, como dice Corral, tienen la avasalladora autoridad que da el uso secular en materias de lenguaje. Por otra parte, no hay inconveniente alguno en seguir llamando a las enfermedades por sus nombres corrientes, que por expresar simplemente la *forma,* nada predisponen en favor de su génesis ni, por consiguiente, de sus indicaciones terapéuticas. Mucho peor es adoptar nombres con pretensiones patogénicas, como, por ejemplo, *gonorrea, actinomicosis,* etc., que presuponen la acción causal de un determinado parásito, e inclinan el ánimo a seguir una terapéutica no individual, sino nosológica o específica.

Así pues, dejemos a un lado toda sugestión que proceda del hecho de haber podido catalogar la enfermedad (léase, diagnóstico de forma), y pongámonos de lleno, para la indicación terapéutica, *del lado del enfermo.*

Indicaciones generales del estado agudo

El estado agudo se caracteriza por la exaltación funcional. El enfermo presenta fiebre, aceleración del pulso, pérdida de apetito, sed, postración y abatimiento...

Ante este cuadro de franca reacción, debemos obrar con la máxima tranquilidad. Precipitarse en el tratamiento supondría muchas veces perjudicar al enfermo. Una actitud expectante será lo más sensato, no habiendo desfallecimientos funcionales. Y entonces nos limitaremos a quitar los obstáculos que pudieran oponerse a la eficacia de la reacción orgánica, y a proporcionar los medios para que ésta cumpla sus fines. De acuerdo con esto, no tenemos más que ocuparnos de tres indicaciones:

1ª Alimentación.
2ª Eliminaciones.
3ª Estímulos complementarios.

Es decir: lo que entra en el organismo (ingesta), lo que de él sale (excreta), lo que sobre él actúa (medio externo).

1ª *Alimentación del enfermo febril.* En los primeros momentos debe ser *líquida, depurativa, no concentrada y exenta de principios nitrogenados*; con objeto de diluir los venenos orgánicos y ayudar a su eliminación. Esto corresponde muy bien a los síntomas digestivos que presenta el paciente (sed, pérdida de apetito y sequedad de boca). Además está probado que, de todos los alimentos, son los *hidratos de carbono,* los que mejor digieren los enfermos febriles, proporcionándoles las energías más fácilmente liberables. No hay pues duda posible de que los *zumos de frutas* frescas y jugosas en primer lugar, *el agua pura no hervida,* los *cocimientos de cereales* y los *caldos claros de hortalizas,* son los alimentos propios del enfermo agudo, por cumplir las anteriores condiciones.

Los *zumos de fruta* (naranja, limón, uvas, sandía, granada, etc.), contienen azúcares muy fácilmente asimilables, ácidos que diluyen las secreciones y una riqueza considerable de sales vitalizadas que facilitan los cambios orgánicos y mantienen la resistencia orgánica. Al principio habrá que darlos mezclados con agua para hacerlos más lixiviantes y digestibles.

Añadamos que, la *miel,* que es azúcar de flores, por su valor nutritivo y su acción antifermentescible, ocupa, cuando se da diluida en agua (hidromiel), una categoría terapéutica tan alta como los zumos de frutas, en el tratamiento de los procesos agudos.

Los *cocimientos de cereales,* sobre todo el de *cebada,* tan preconizado por Hipócrates, son también utilísimos por sus propiedades mineralizantes, secretorias y calmantes. Hipócrates distinguía la *tisana entera* o no tamizada (pero sí colada para que no contenga los granos), del *jugo de tisana* (o sea el cocimiento tamizado a través de una tela o manga para separarle el mucílago. Y daba los siguientes consejos para su uso: "Debe prepararse con la mejor cebada posible y muy bien cocida; suspender su toma, así como las otras bebidas, cuando los pies estén fríos; pero cuando el calor haya descendido a los pies, entonces es el momento de dar el cocimiento"; "esta recomendación tiene mayor importancia cuando la enfermedad presenta fiebre muy alta y peligrosa". "El enfermo no debe bañarse cuando acaba de tomar la tisana u otra bebida; ni tampoco debe tomar éstas cuando acaba de salir del baño." *La tisana* entera no debe darse en el período de estado de la enfermedad, si al enfermo se le ha mantenido hasta entonces con *jugo de tisana.* Y puede ser perniciosa después de dos o tres días de abstinencia absoluta de la misma. "Si el enfermo se encuentra débil como consecuencia del dolor o de la acuidad de la enfermedad, es un gran mal obligarle a tomar bebidas o alimentos en cantidad, en el pensamiento de que dicha debilidad proviene de la vacuidad de los vasos; y es peligroso no reconocer que el enfermo está débil por inanición y puede agravarse su estado por la restricción de la dieta."

Los *caldos claros de hortalizas* (patatas, zanahorias, puerros, etc.) que no deben ser confundidos con los de verduras, tienen también excelentes propiedades diluyentes, eliminadoras y mineralizantes.

El *agua pura y cruda,* debe darse a discreción del enfermo, todo lo a menudo que le apetezca, sin otro cuidado que no ingerir gran cantidad de una sola vez. Muchas veces, la intolerancia para las demás bebidas, obliga a mantener durante cierto tiempo una *dieta hídrica*, o de agua sola, altamente beneficiosa para el organismo. Y en ocasiones es imperativa la dieta exclusiva de agua para resolver favorablemente ciertos estados de enteritis que, de otro modo pudieran peligrar. Y aparte estos casos, serían muy frecuentes las ocasiones en que el médico prescribiría la dieta hídrica, si no fuera por el prejuicio de las familias y su miedo a la *debilidad*. Tissot decía: "He curado muchos disentéricos dándoles por todo remedio, una taza de agua tibia cada cuarto de hora, y valdría más atenerse a este remedio, que sólo utilidad puede reportar, que emplear otros cuyos efectos se ignoran y que a menudo pueden ser nocivos" (*Aviso al pueblo sobre su salud*).

Debemos decir algunas palabras a propósito de la *leche*, de la que, como alimento líquido, tanto se ha usado y abusado en los enfermos agudos. La leche, por ser sustancia grasa, es de difícil digestión para estos enfermos y, en general, debe ser proscripta. Pura y líquida, ensucia el estómago, empasta la lengua y produce estreñimiento. Su uso debe limitarse a los niños (y no siempre) y a ciertos casos de hiperestenia gastrointestinal (excitación, vómitos, diarrea, intolerancia de otros alimentos) en los adultos. Cuando haya necesidad de administrársela a éstos, deberá ser diluida (con malta u otro cocimiento cereal), o mejor *fermentada*.

Una vez que el régimen líquido ha conseguido la defervescencia de la enfermedad y el aplacamiento de sus reacciones febriles y nerviosas, hay que pasar a una *dieta fluida y más rica*, sin abandonar la ingestión de frutas jugosas. El momento del cambio suele ser aquel en que el enfermo presenta síntomas de intolerancia a la continuación de la dieta líquida (decaimiento, ojeras, pulso pequeño). Entonces se aumenta su alimentación con *harinas de cereales* (tapioca, sémola, trigo, avena, maíz, fideos...) cocidas en caldos de hortalizas y aun en leche aguada (que así suele ser bien digerida). A esto añadiremos la prescripción de un precioso alimento, que reúne grandes propiedades nutritivas y mineralizadoras: nos referimos a la *horchata de almendras* que no hay inconveniente en administrar desde el principio de la enfermedad. Este alimento tiene el poder nutritivo de la leche y carece de sus inconvenientes.[1]

En fin, así que el régimen fluido ha dejado de producir mejoría, la fiebre se estaciona o desciende, el enfermo se pone pálido y demacrado, y, sobre todo, si tiene hambre, hay que aumentarle la alimentación con sustancias que contengan *nitrógeno* (albuminoides). Uno de los más útiles, por contener también gran cantidad de féculas, es la *patata*,[2] que debe ser tomada en puré; al cual se puede agregar *leche* o *yema de huevo*. Se irá completando la maniobra alimenticia con *crema, arroz con leche, chocolate al agua, compota de frutas poco azucarada...* hasta re-

[1] Para la confección de todos estos alimentos consúltese la parte de dietética.
[2] La patata es uno de los pocos alimentos vegetales cuyas albúminas contienen íntegramente todos los aminoácidos necesarios para formar la albúmina humana. Esto dará idea de su valor trofológico, por si no bastasen sus demás excelentes propiedades.

integrarse poco a poco a la alimentación normal. No olvidando que ésta es la ocasión de iniciar o restaurar el gradual e importantísimo acostumbramiento a las verduras verdes (*lechuga, espinacas, acelgas*, etcétera).

Como se ve, la indicación alimenticia de las enfermedades agudas, en sus líneas generales, estriba en una maniobra dietética de *desnitrogenación y renitrogenación* del organismo. Se impone la supresión de los alimentos nitrogenados o albuminoides (carnes, pescados, huevos, queso, leche, leguminosas) en las primeras fases de la enfermedad, porque la fiebre somete al cuerpo a una sobreactividad destructiva (histólisis) de dichos compuestos; la cual no debemos contrariar en modo alguno. La necesidad de respetar este proceso de desintegración y eliminación azoada estriba en la propiedad que estas sustancias tienen de ayudar al aprovechamiento y fijación de otros principios, tanto alimenticios como tóxicos. De modo que, la restricción albuminosa equivale a una eficacísima ayuda para la degradación de los acúmulos tóxicos y su eliminación consiguiente.

Mas es importante restablecer a tiempo la ingestión de proteicos, para evitar los peligros de la inanición y aun el ascenso brusco de la fiebre. No es raro que la continuación exagerada del régimen líquido haya producido en ciertos casos, accidentes caquécticos y formación de escaras (Vaquez). Muchas complicaciones, recaídas y convalescencias penosas se deben también a la persistencia indebida de una dieta poco nutritiva.

La reintegración a una alimentación más rica, no deja de presentar dificultades en muchos casos. Y entonces será sensato apelar al *régimen instintivo*; es decir, dar al enfermo aquello que, por adaptaciones anteriores, apetezca más. Así lo proclamó Hipócrates, diciendo que, en semejantes casos "deben darse a los enfermos los alimentos y bebidas que deseen, a menos que aumenten el mal manifiestamente"; porque "un alimento y una bebida menos saludables, pero agradables al enfermo, deben ser preferidas a un alimento y una bebida más saludables pero menos agradables". Hay que saber atender, en una palabra, a la razón de esas *hambres* electivas de que ya hemos hablado, pensando, con Sydenham que "el razonamiento nos equivoca más a menudo que los sentidos".

2ª *Eliminaciones.* Siendo la finalidad de la enfermedad aguda limpiar el organismo de venenos y detritus morbosos, es lógico ocuparse muy especialmente del estado y funcionamiento de las vías de eliminación. Pero no somos partidarios de obligar sistemáticamente a un emunctorio a que funcione diariamente por medio de excitaciones terapéuticas, cuando no lo hace espontáneamente. En muchas ocasiones, la paralización funcional de un emunctorio, es consecuencia de su fatiga; y entonces debe respetarse prudentemente su descanso para no fatigarle más con estímulos intempestivos. Además, tengamos en cuenta que las eliminaciones importantes de las enfermedades agudas, se llevan a cabo hacia el final del proceso, después que el organismo ha conseguido, por su labor febril, la desintegración (cocción) de los humores patológicos. Y entonces suele ser el propio organismo el que los elimine espontáneamente sin ayudas de ninguna clase. Por esto decía Hipócrates: "En las enfermedades agudas, y sobre todo, al iniciarse, rara vez están indicados los purgantes y, cuando lo están, es con la mayor circunspección y medida." (Aforismo 24, secc. I.) "Durante la crisis, no debe provocarse movimiento alguno ni con purgas ni con otros medicamentos irritantes, sino que se debe dejar obrar a la Naturaleza." (Af. 20, sec. I.)

Pensemos también que, unas vías de eliminación son sustituidas por otras y que, en casi todos los casos, la piel (que no suele ser órgano fatigado), puede realizar importantes eliminaciones mediante el estímulo de aplicaciones hidroterápicas, que además reportan la ventaja de derivar el calor febril y regularizar la circulación nerviosa y sanguínea.

Esto no obstante, conviene cuidar la evacuación intestinal y la excreción renal, cuya eficacia evitará al organismo esfuerzos y persistencias febriles a que, de otro modo, se vería obligado. Una buena evacuación tóxica puede rebajar ciertas fiebres rápidamente y evitar desfallecimientos nerviosos y viscerales. De aquí que convenga valorar muy bien la excitación y la calma de los emunctorios. En algunas enfermedades caracterizadas por la intensa inflamación intestinal (como por ejemplo, la fiebre tifoidea), sería un disparate distraer el obligado reposo de este órgano con maniobras evacuantes, que, en ciertos momentos, hasta pudieran provocar una hemorragia o perforación del intestino.

Fuera de los casos apuntados y dada la importancia evacuatriz del intestino, conviene ayudar su función depurativa con *laxantes suaves* (aceites, aguas purgantes, tisanas...) y *lavados intestinales* con agua fría no hervida; pero no con purgantes.

La eliminación renal se ayudará con *tisanas diuréticas* (bayas de enebro, grama, pelo de maíz, cebada, etc.). Y la de la piel, con sudaciones provocadas por *envolturas secas* o *húmedas, lociones, baños de vapor* u otros medios que variarán en cada caso. Finalmente, conviene recordar que la buena eliminación de las mucosas (nariz, bronquios, matriz...) tiene tanta importancia para el buen funcionamiento de los órganos glandulares (especialmente los de secreción interna), que conviene facilitarla con *vaporizaciones, lavados templados* y las ya citadas aplicaciones cutáneas.

3ª *Estímulos complementarios.* En las enfermedades agudas es indispensable la respiración de *aire puro y fresco* que, sobre facilitar las combustiones orgánicas, reforzadas por la fiebre, realiza un admirable efecto calmante sobre la circulación, la respiración y el sistema nervioso. Muchos enfermos angustiados y sobreexcitados por la reacción febril, hallan la calma simplemente con el hecho de abrirles la ventana.

Cuando la fiebre es alta (por encima de 38'5), la excitación grande y las evacuaciones tóxicas deficientes, conviene actuar sostenidamente con aplicaciones hidroterápicas sobre la piel; bien las *envolturas frías de tronco o generales*; bien las *compresas frías al vientre*, los *baños de asiento fríos*, las *lociones frías generales*, las *envolturas secas*, etc., cuya técnica expondremos en su lugar correspondiente. En las enfermedades leves, de escasa reacción febril, suele bastar con las maniobras dietéticas, el reposo y la respiración de aire puro.

Pasados los momentos de la gran reacción orgánica, que reclama el reposo total del enfermo, puede ser útil someterle a cierta actividad muscular como ayuda de sus eliminaciones tóxicas y de su nutrición. Cosa que se logra con *masaje, movimientos pasivos* y aun el *levantamiento precoz* como aconsejan Tissot y Carton; pero lo que no se debe practicar hasta haber permitido al paciente la ingestión de alimentos sólidos.

Excusado es decir que, toda la terapéutica del estado agudo ha de basarse en las expuestas leyes de adaptación. Y que, por consecuencia, deben alternarse los estímulos contrarios de ayuno y alimentación, frío y calor, reposo y actividad, siempre que la intolerancia del enfermo obligue a cambiar la polaridad de la excitación.

Indicaciones generales del estado crónico [3]

El estado crónico se caracteriza por la depresión funcional. Su sintomatología no es tan uniforme como la del estado agudo, y por consiguiente hay que extremar su individualización terapéutica.

Ya dijimos que una enfermedad crónica supone una adaptación a condiciones patológicas por escasez reactiva (véase). Y que la manera de curarla consiste en *agudizarla*, puesto que, generalmente, no evoluciona de un modo espontáneo hacia la curación. Esta agudización constituye la *crisis curativa* o "acción sustitutiva". Los síntomas de la enfermedad crónica se exageran, reaparecen otros antiguos y aun aparecen otros nuevos (erupciones, granos, forúnculos, diarreas, vómitos, hemorroides, eliminaciones urinarias, dolores de cabeza, vértigos, etc.), acompañados o no de reacción febril. En una palabra: Se acelera la nutrición.

Esto no quiere decir que haya de presentarse de una manera fatal semejante cuadro de agudización sintomática para curar a todos los enfermos crónicos. Es más: en muchos de ellos y tanto mejor si se actúa con un poco de habilidad, puede lograrse la curación sin fenómenos aparatosos, aunque en el fondo se realice el inevitable proceso de aceleración nutritiva. Basta en estos casos un cierto incremento de función de los emunctorios para que el saneamiento se verifique.

La "crisis curativa" se define químicamente, al igual que la enfermedad aguda, por una exaltación de la histólisis; es decir, una desintegración de las albúminas fijas. Hecho que puede pasar inadvertido al exterior y cuyo reconocimiento sólo podrá lograrse, en muchas ocasio-

---

[3] Conviene repetir la necesidad de tener presente los datos que nos proporciona la marcha del diagnóstico, porque de ellos depende directamente la indicación terapéutica. La graduación de los distintos estímulos que supone la aplicación de los agentes naturales, ha de corresponder necesariamente a la categoría de las faltas de higiene cometidas por el enfermo, a la intensidad de sus recargos morbosos, a la capacidad de su reacción, a su cuadro sintomático o forma morbosa, y, en fin, a sus características personales de tipo, temperamento, etc.; sin olvidar todo aquello a que obliguen las circunstancias exteriores del clima, estación anual, y demás influencias cósmicas.

nes, por análisis humorales y de la secreción urinaria. Esta eliminación de nitrógeno se acompaña de un *adelgazamiento pasajero*, volviendo después el enfermo a su *peso normal* (pero no a su *peso habitual* si se trata de un obeso), a condición de cumplir las prescripciones de una vida fisiológica. Sobre cuyo punto ya hemos tenido oportunidad de ocuparnos (pág. 283). También hemos puntualizado la diferencia que existe entre la crisis curativa y la enfermedad aguda, así como el modo de reconocer una y otra, lo que nos dispensa de insistir aquí sobre ella.

Indudablemente, la reglamentación terapéutica del estado crónico ha de enfocarse con vistas a una modificación del estado general, puesto que, como ya hemos explicado, las lesiones locales son el último efecto de las alteraciones humorales, y lo que interesa es conseguir el tono y fisiologismo de las funciones perturbadas y aumentar la inmunidad global. Apliquemos pues, los principios de la terapéutica naturista.

> *Reglamentación de los aportes y estímulos.*
> *Eliminación tóxica.*
> *Corrección del metabolismo.*

Para no caer en repeticiones enojosas e inútiles, recomendamos al estudiante que repase las bases expuestas en la lección 17, pág. 257, y los detalles de individualización y adaptación terapéutica que forman el contenido de toda la lección 18. Con esto tenemos datos muy suficientes para fundamentar el tratamiento de los enfermos crónicos. No nos falta más que sistematizarlo, para lo cual concretamos sus líneas generales en el siguiente resumen; sin perjuicio de que a continuación nos ocupemos someramente de los más importantes *sistemas* de curación naturista, a los cuales se debe, en los tiempos modernos, el resurgimiento del espíritu hipocrático.

Reglamentación de los aportes y estímulos

{

Disminución de los errores de conducta más nocivos: como el abuso del tabaco y el alcohol; la falta de ejercicio y aireación, el defecto de limpieza de la piel; y, sobre todo, el uso de alimentos muy tóxicos y excitantes (carnes grasas y rojas, como las de cerdo, vaca, caballo, aves, caza, etc.; los pescados azules, aceitosos, salados o en conserva; los mariscos y crustáceos; los quesos fuertes; las confituras y pastelerías; el vinagre y ácidos fuertes; y el exceso de sal). Esto irá acompañado de una iniciación en la ingestión de alimentos crudos, si el enfermo no estaba acostumbrado.

De momento, permitirle el uso del café o el té, si a ello estaba habituado.

Supresión progresiva y ritmada de los demás alimentos tóxicos, excitantes o irritantes. (Café, té, chocolate, carnes y pescados blancos; leguminosas secas —judías, garbanzos, lentejas, habas, guisantes, soja, cacahuetes—; manteca, frituras y condimentos fuertes o picantes, etcétera.)

Esta supresión ha de hacerse con mayor o menor rapidez y número de alternativas, de acuerdo con las citadas leyes de adaptación; hasta lograr la fórmula

	higiénica individual, en la que muchas veces no habrá inconveniente en admitir algunos de los alimentos suprimidos durante la curación, como quesos, mantequilla, chocolate, leguminosas, frituras... si no hubiese contraindicación formal para ello.
	Al mismo tiempo se irá aumentando la ración de alimentos crudos y verduras.[4]
	Persistencia en la fórmula de higiene individual. Puesto que ella supone la síntesis de las necesidades y estímulos del sujeto, para mantener la salud conquistada. Y desviarse de ella equivale a perder la salud nuevamente y reproducir antiguos dolores.

Eliminación tóxica

Alimentación depurativa. (Frutas crudas, ensaladas crudas, verduras verdes y patatas, que, como alimentos electropositivos en su mayoría, facilitan las eliminaciones.)

Regularización intestinal que, en lo posible, debe ser lograda por el efecto de los alimentos laxantes (frutas, verduras, cereales completos, ciruelas secas, cocidas, etcétera).

Cultivo de la piel por el agua, el sol y los frotes con arena, con objeto de lograr la plenitud de sus funciones de eliminación, y facilitar las del riñón.

Estímulos circulatorios por el agua, el sol y el ejercicio para facilitar la excreción renal, por tantos motivos relacionada con la de la piel.

Perfeccionamiento del metabolismo

Masticación perfecta para la mejor elaboración digestiva y evitar fatigas viscerales e intoxicaciones.

Ejercicio y reposo oportunamente alternados.

Aireación, hidroterapia y helioterapia, o sea, estímulos de los elementos naturales como fuentes únicas de vitalización.

Abstención de drogas, sueros, vacunas y extractos opoterápicos; o sea de todas las medicaciones tóxicas, supresivas y peligrosas. (Véase más adelante.) [5]

Algunas aclaraciones al anterior resumen. De todas las prohibiciones que hay que ordenar a los enfermos crónicos para evitar la continuación de la intoxicación humoral, son, sin duda, las de *fumar* y *comer carnes,* aquellas que más trabajo les cuesta cumplir. El paladar se resiste

[4] Conviene no olvidar la importancia del *régimen instintivo* en las maniobras alimenticias; y asimismo tener presente que, *hay síntomas que pueden ser producidos por causas contrarias y suprimirse, por tanto, con medios contrarios.* Como el ya citado estreñimiento por falta de estímulo mecánico o por exceso de éste. Lo cual es muy de tener en cuenta en toda clase de maniobras terapéuticas.

[5] Sin dejarnos arrastrar por fanatismos de ninguna especie, admitimos el tratamiento sintomático por medio de ciertas drogas, cuando un síntoma pone en peligro la vida del enfermo. Y a condición de no poder obtener resultados favorables con el empleo de los medios naturales. Pero hay que reconocer que esto solamente ocurre en casos muy excepcionales. Y no ocurriría nunca si se consiguiese una mayor naturalización de la vida colectiva e individual.

muchas veces a la supresión; otras, surge la protesta vegetativa de la adaptación. Mas, aunque esto obligue en ciertos casos a extremar la lentitud y las maniobras ritmadas del cambio, es de toda necesidad llegar a la supresión de lo que perjudica. Muchos enfermos del estómago, intestino y bronquios que siguen el mejor régimen que para estas manifestaciones pudiera prescribirse, no se curan por seguir fumando. Otros enfermos artríticos, reumáticos, etc., no se curan por seguir comiendo carnes, etc. Hay que ser completo en la supresión de aportes tóxicos. Pero además, como es sabido, unos excitantes provocan la apetencia de otros: El estómago del fumador, excitado por la nicotina, reclama alcohol; el del bebedor de vino, requiere carne; el del carnívoro, reclama alcohol y tabaco. Así se forma un verdadero círculo vicioso que esclaviza a los sentidos y al instinto. Hay que convencer a los enfermos de la imperiosa necesidad de evitar esto.

En cuanto a la *evacuación tóxica*, debemos atender primordialmente a la que se realiza por vía intestinal, porque su normalización es tan necesaria para la cura, como la supresión de ingestiones nocivas. En gran número de casos hay que realizar una completa *reeducación del intestino* por medio del consumo cotidiano de alimentos crudos; ayudada o no por ejercicios de vientre, masaje, enemas y aun el empleo de algún laxante mecánico. Pero aparte estos y otros estímulos para normalizar la eliminación por el intestino, la piel y el riñón, debemos prestar la atención debida al importante problema de *la derivación*: Derivar es encaminar hacia el exterior las toxinas que han de ser eliminadas. Para algunos autores, como Klein de Jena, es el arma más eficaz de la terapéutica naturista; y agrega en su obra "Zum Naturheilverfahren" que "la alimentación natural no puede servir por sí sola como garantía de éxito terapéutico". Esta derivación se consigue principalmente con el empleo de la hidroterapia, por medio de compresas, envolturas y baños derivativos. Claro es que, la derivación la realiza el organismo según sus conveniencias fisiológicas, bajo el estímulo de estos medios; bien por el intestino, el riñón, las mucosas, o bien por la piel, que dicho profesor estima como "el más importante de los caminos".

En fin, el tratamiento del enfermo crónico debe reafirmarse, inculcando al paciente el convencimiento y la fe en su nueva conducta. No basta, como ya dijimos (pág. 281), atender a las exigencias del cuerpo. Es necesario fundamentar las prácticas de la vida física en una buena orientación mental. Sin esto no puede haber garantía de continuidad ni arraigo de costumbres. El hábito de bien obrar tiene que llevar, para ser fecundo y duradero, el sello de la comprensión y de la voluntad bien encaminada. Por esto decía Rosseau que, "la higiene es más bien una virtud que una ciencia".

Los sistemas de curación naturista [6]

Entre las más importantes *sistematizaciones* terapéuticas dentro del *método naturista*, debemos citar:

a) El sistema de Priessnitz;
b) El sistema de Kneipp;
c) La cura atmosférica de Rikli;
d) La dieta seca de Schroth;
e) El sistema de Kuhne;
f) El sistema de Lindlahr;
g) El sistema tradicional grecolatino o hipocrático.[6]

A) *El sistema de Priessnitz.* Se basa en la provocación de "crisis" de agudización por medio de aplicaciones hidroterápicas y una dieta predominantemente vegetal, en la que se asignaba un importante papel a la leche, sobre todo fermentada.

Priessnitz prescribía a los enfermos diferentes aplicaciones hidroterápicas durante el día, alternando las calientes con las frías; es decir, ateniéndose a la ley de *bipolaridad* ya mentada. Así, por ejemplo, les hacía sudar por la mañana temprano, gracias a la acción de una envoltura seca, tras de la cual tomaban un baño frío total o de medio cuerpo. Al mediodía tomaban una ducha, un baño de asiento u otra aplicación, que reaccionaban mediante ejercicio o calentamiento. Por la tarde se repetía el baño parcial o la ducha, etc. Tampoco se omitían las aplicaciones locales (compresas, envolturas) cuando eran necesarias. El aire libre completaba la terapéutica.

Las duchas no fueron prescriptas por Priessnitz en los primeros tiempos. Cuando fueron adoptadas se recomendaban en períodos ya avanzados de la curación, y por la tarde, tras de otras aplicaciones. Medida prudente en vista de su acción brusca y su reacción intensa.

El baño parcial o de medio cuerpo se hace con agua caliente y cubriendo al enfermo con mantas, exceptuando la cabeza. De este modo permanece media, una o dos horas. No era raro el caso en que Priessnitz le mandaba prolongar hasta 5 ó 6 horas seguidas. Se acompaña con frotaciones o abluciones de la misma agua del baño o de agua fría. Una vez terminado, el enfermo deberá secarse perfectamente y andar un poco al aire fresco. Este baño se precede muchas veces de una envoltura general fría transpiradora, y sirve de reacción a ésta: De este modo se aplica perfectamente a los enfermos febriles, sobre todo cuando la

---

[6] Como se verá, los sistemas naturistas que más han contribuido al desarrollo de estas ideas antes de 1910, en que empezaron a ser recogidas por los médicos naturistas, son obra de empíricos austríacos y alemanes. Priessnitz era un campesino; Kneipp era sacerdote; Kuhne, ebanista; Schroth y Rikli también eran profanos en medicina. Sus respectivos sistemas, de evidente utilidad en muchos casos, pecan de parcialidad terapéutica, y, en general, son más aplicables a personas de cierta robustez, como las de las razas germánicas entre las cuales se desarrollaron y triunfaron.

envoltura ha producido un descenso considerable de la temperatura. Pero también puede aplicarse a los enfermos crónicos.

En cuanto al régimen alimenticio, Priessnitz consideraba dañinos los alimentos ácidos, las especias, el alcohol, el chocolate, los pescados salados, el queso y ciertas féculas. También recomendaba a los enfermos delicados del estómago, la moderación o abstención en el consumo de carnes y el tomar las comidas frías. Pero hay que reconocer que en Graefemberg (colonia anexa al pueblecito de Freiwaldau, en Silesia), donde Priessnitz vivía e instaló su sanatorio, no se tenía un cabal concepto de la dieta curativa, puesto que se daban a los enfermos incluso carnes grasas y pastelería. Esto no disminuye en nada el valor de su genio hidroterápico. (Léase el librito *Hydropathia o cura por medio del agua fría* según la práctica de Vicente Priessnitz, por Claridge, que dará una buena idea de la vida, régimen y ambiente de Graefemberg en aquella época (1847), y los interesantes artículos por el doctor Honorio Gimeno en los últimos años en la revista "Bionomia" de Madrid.

El sistema *hydropáthico o hydrosudopáthico* de Priessnitz, fue recogido en Alemania por Schindler, Weis, Pringler y otros; y en Francia por Baldou, Lubansky, Vidart y Divonne. Pero los médicos que más influyeron en los destinos de la hidroterapia fueron L. Fleury en Francia y Winternitz de Viena, en Alemania. Hay que reconocer que estos últimos estudiaron las aplicaciones hidroterápicas con un carácter más científico y fisiológico; pero las aplicaron sin método ni sistematización, que es precisamente el aspecto útil y genial del sistema de Priessnitz.

B) *El sistema de Kneipp.* Se basa también en la acción de aplicaciones hidroterápicas parciales y cortas. Al principio fue practicado por Kneipp con criterio de *bi-polaridad* (calor-frío) como hacía Priessnitz. Pero luego se limitó casi exclusivamente al empleo del agua fría "por ser el remedio más activo y el que pronta y seguramente conduce a la curación". Kneipp estimaba que la hidroterapia fría podía ser empleada hasta por las personas débiles, a condición de aplicarla con prudencia y "no destruir en ellas el calor natural con aplicaciones muy violentas".

La verdadera sistematización de su cura de agua, consiste en la parcialidad de sus aplicaciones (chorros, baños, de asiento, semibaños, etv.). Esto tiene la gran ventaja de impresionar más intensamente a la parte interesada y no sustraer tanto calor al organismo. Permitiendo, por otro lado, actuar sobre todo el cuerpo con prácticas varias. Así, por ejemplo, Kneipp recomendaba a un enfermo por la mañana, chorros a la parte superior del cuerpo; y por la tarde a la parte inferior; o bien dividía la curación diaria en varias aplicaciones a distintas partes del cuerpo. De este modo, como una aplicación parcial tiene una acción derivativa muy enérgica, se lograba, por el empleo de acciones opuestas, un estímulo de la circulación general superior al conseguido con una aplicación total.

Así puso la hidroterapia fría a la altura de la capacidad reactiva de las personas débiles. Una de sus más famosas prácticas era el *paseo con los pies desnudos sobre el agua fría*, del cual, así como de sus otras prácticas, tendremos ocasión de tratar en nuestra parte hidroterápica.

El sistema de Kneipp comprendía otros pormenores que revelan la gran intuición científica de su fundador. He aquí sus más importantes detalles:

Antes de las aplicaciones frías se debe hacer ejercicio e incluso llegar a transpirar, porque de este modo la reacción será completa y rendirá los efectos más saludables.

Conviene vestirse sin secarse, porque la reacción de calor es más regular y uniforme; y la humedad de la piel actúa como un pequeño baño de vapor, manteniendo abiertos los poros y facilitando la exhalación cutánea. Ayudando a esto con un poco de ejercicio hasta estar completamente seco.

Los baños cuanto más cortos y más fríos, son mejores. Pero conviene entrar lentamente en el agua para no provocar una impresión demasiado violenta. Consejo que se verá sabiamente aplicado en la cuidadosa graduación con que Kneipp daba sus chorros o afusiones.

La hidroterapia kneippiana era completada con la acción de gran número de plantas medicinales y de una dietética predominantemente vegetariana pero muy imperfecta. Kneipp mismo empieza declarando que no está conforme con los vegetarianos; pero prohibe terminantemente el alcohol, el té, el café y los excesos de carnes y excitantes. Recomienda también encarecidamente la leche fermentada.

De la técnica de sus numerosísimas prácticas y del éxito de las mismas en Wörishofen (aldea de la alta Baviera donde Kneipp vivía y ejercía su sacerdocio rural), darán idea sus obras *Mi testamento, Codicilo a mi testamento,* y *Método de hidroterapia o mi cura de agua.*

C) *La cura atmosférica de Rikli.* Consiste en "bañarse en la atmósfera en lugar de bañarse en el agua", como dice el propio Rikli. Y se basa en la aplicación de baños de aire, de luz y de sol, completada a veces por un semibaño de agua tibia.

Su sistematización se funda también en la ley de *bipolaridad,* y se realiza por medio del empleo sucesivo de dos aplicaciones, repetidas diariamente: El baño atmosférico o baño de aire y de luz, refrigerante; y el baño de sol calentador. Escribía Rikli: "Como nuestro organismo no puede subsistir más que a una temperatura media próxima a los 37 grados, tiende constantemente a mantenerse a esta temperatura; por consiguiente cuando se le somete al contacto de una temperatura ambiente fría, es decir, cuando se le sustrae calor, se esfuerza rápidamente por reemplazar el calor perdido: se llega pues, por este procedimiento, a activar la termogénesis. Pero hay un límite individual para esta acción termogenética que se exige de él: exagérese la sustracción de calor por medio de aplicaciones muy frías, repetidas a menudo o de larga duración, y resultará un estado de contracción exagerada (rigidez, embotamiento) de nuestros tejidos; primeramente del tejido nervioso, después de los vasos sanguíneos, de los músculos... etc. La elasticidad que corresponde a los movimientos de expansión de los tejidos, se encuentra disminuida y se produce el efecto contrario al que se quería buscar: una disminución de la producción de calor en lugar de un aumento. Recíprocamente, un proceso análogo pero de sentido contrario, se manifiesta cuando se emplean aplicaciones calientes muy numerosas y muy prolongadas, tales como baños calientes, baños de aire caliente, de vapor, de sol, envolturas sudoríficas: los tejidos entonces se relajan y reblandecen, y su capacidad de contractilidad queda disminuida; la termogénesis se hace más lenta y aparece el escalofrío. Si las excitaciones térmicas bipolares positivas y negativas (calientes y frías) se exageran, resulta una hiperexcitabilidad, una irritación del sistema nervioso o, por el contrario, una relajación."

La técnica del *baño atmosférico* consiste en exponerse primeramente a la acción refrigerante del aire, con el cuerpo totalmente desnudo, en sitio sombrío, y manteniendo los pies descalzos sobre el suelo. Inmediatamente después se toma la aplicación térmica que puede ser un baño de sudación o el ejercicio físico suficiente. Otras veces se comienza por la aplicación calentadora (baño de sol de sudación), que va seguida de un semibaño tibio con fricciones a una temperatura de 27 a 35 grados; tras del cual recibe el enfermo una loción de agua fría en las piernas, se seca, da un paseo de 15 minutos con los pies desnudos, y reposa tendido finalmente.

Esto requiere ciertas variaciones individuales de las que ya hablaremos en la parte correspondiente. Decía Rikli: "La marcha con los pies desnudos, es en efecto, un momento capital del baño de luz y de aire; hace falta también tener la cabeza descubierta. No es sin razón por lo que la planta del pie es tan rica en terminaciones nerviosas; la excitación, por los agentes térmicos, de la red nerviosa de la planta del pie, provoca una reacción de todo el organismo... Esto no es solamente el mejor remedio contra el frío crónico de los pies, sino también un estimulante poderoso de las funciones de los órganos abdominales, de la médula espinal; y constituye también un poderoso derivativo de los órganos superiores (pecho, cabeza, cuello); particularmente recomendable para los dolores de cabeza..."

En enfermos sensibles o fácilmente irritables del sistema nervioso, Rikli empleaba la *cura exclusiva de luz y de aire*, por medio de un baño atmosférico cuya temperatura no bajase de 15 grados, seguido de un baño de sol natural o sea sin sudación. De este modo se obtenía la acción de los dos polos térmicos simultáneamente.

Rikli, que fundó en Veldes su establecimiento para la curación por medio del citado sistema, tomaba él mismo diariamente su baño de aire y sol incluso "cuando soplaba el viento glacial del Bora en el Karstberg" (cerca de Trieste). A ello atribuía su robusta salud y el haber vivido 82 años. Publicó un folleto: "La cura atmosférica", y posteriormente otro mayor titulado "Grundlehren der Naturheilkunde" (Fundamentos de terapéutica natural).

D) *La dieta seca de Schroth.* Se basa en la abstención de alimentos albuminoides y en la supresión periódica de bebidas. Sus efectos dependen, en último término, de la extraordinaria eliminación de albúmica de los tejidos (*histólisis*), y del aumento de la orina como, en general, de todas las secreciones. Estas acciones se completan con la aplicación de envolturas frías transpiradoras.

He aquí cómo se aplican estos agentes:

Envolturas húmedas. Se suelen usar la *envoltura de tronco*, la *envoltura mojada transpiradora*, la *compresa en cintura* y otras. En esta cura, el enfermo debe permanecer varias horas en la envoltura, transpirando por lo menos dos horas. La regla general es que el paciente permanezca así ocho a diez horas (durante toda la noche).

Dieta. Su primer factor es la *abstención de bebidas*, que puede durar de medio día a seis días.

El segundo factor es el *empleo periódico* de una bebida estimulante de la circulación, que según Schroth debe ser el vino.

El tercer factor es la *restricción alimenticia*, que va, naturalmente, aparejada a la abstención de bebidas.[7]

Durante esta cura no debe hacerse uso de alimentos *grasos* y *albuminoideos.* Solamente los *hidrocarbonados* pueden ser tomados a discreción, según la sed y el gusto de cada cual. Los más indicados son los *panes de cereales* (trigo, cebada, avena, mijo, arroz...) y *purés espesos* de estos mismos granos.

Por último, el enfermo debe tener *buen aire*, todas las horas del día y la noche.

Sistematización de la cura de Schroth. Cura preparatoria. En ella se usa como aplicación hidroterápica, la *envoltura de tronco*, o la *compresa en cintura*, que se ponen al acostarse, dos horas después —por lo menos— de la última comida, y se dejan durante la noche.

Respecto a la alimentación, el enfermo tomará por la mañana *pan seco o bizcocho*; al mediodía, un espeso *puré de cereales* (*cebada, avena, arroz...*), alguna *legumbre* y alguna *fruta harinosa* sin cáscara (*manzana, plátano, coco...* bien madura) o bien *patata cocida, batata, boniato*, etc.; y por la tarde, *pan seco o bizcochos...* En ninguna comida debe tomar líquidos.

Como bebida tomará los primeros cuatro o cinco días de *cocimiento de cebada* o *avena* con un poco de *limón.* Más tarde, de cuarto a medio litro de vino, primero aguado y después puro. El enfermo puede ingerir bebidas hacia las cuatro o cinco de la tarde; pero *jamás en las comidas.*

La cura preparatoria dura, en general, una semana; pero puede durar veintiuno a treinta y cinco días.

Durante la cura preparatoria se suele manifestar un estado febril, con sequedad, sed, mal gusto y estreñimiento o diarrea (fiebre gástrica), que nos indica que se debe pasar a la *cura propiamente dicha.*

Cura propiamente dicha. En ella, la *envoltura mojada* —que se coloca a la misma hora que en la cura preparatoria—, será *general*, y se tendrá puesta ocho a doce horas.

Se recomienda en este período no lavarse los dientes más que con agua tibia, porque el agua fría provoca violenta irritación.

La *dieta* se reducirá en esta etapa a tres o seis *panes secos* (de 80 gramos) y algún espeso *caldo* o *puré de cereales.* El enfermo debe

---

[7] El agua fría durante la cura de Schroth, puede ser muy peligrosa y causa a veces de accidentes mortales.

pasar de uno a seis días sin tomar ninguna bebida (días secos) según la indicación.

Después de haber pasado los "días secos", vienen los "días de bebida" en los que el enfermo tomará al mediodía *pan* y *sopa* o *puré* espeso de *cereales*; y hacia las cinco de la tarde, beberá de medio a un litro de vino puro, templado, que en los demás días se dará paulatinamente más frío. Debe beberse despacio a pequeños sorbos. El período de la *cura propiamente dicha*, dura de veintiuno a cuarenta y nueve días, al cabo de los cuales y sin modificar en lo más mínimo la alimentación, el paciente aumenta algo el peso que ha perdido durante la cura, su lengua se limpia, se le abre el apetito, y, en una palabra, mejora su estado notablemente. Llegado este momento el enfermo debe hacer una "pausa", que es un período de cinco a diez días, en que sigue el mismo régimen que en la cura preparatoria. Después puede comenzar otro período de *cura propiamente dicha*, o pasa al período llamado *cura ulterior*.

La *cura ulterior*, consiste en pasar poco a poco al modo de vida normal. Una vez en este período, el enfermo debe sentirse como regenerado, y todas sus funciones deben efectuarse perfectamente.

La cura de Schroth, se modificará por el médico, con arreglo a las condiciones de *constitución, tipo, temperamento, estado*, etc., del enfermo.[8]

E) *El sistema de Kuhne*. Está basado en la intensa derivación tóxica y la práctica de un régimen de alimentación vegetariana depurativa.

La máxima preocupación del sistema de Kuhne, consiste en hacer eliminar al paciente las "sustancias morbosas" que le intoxican y enferman. Esto se consigue por medio de los baños de vapor, de sol, de agua fría, etc., entre los cuales descuella, por la invocación que supuso entonces y por sus acciones especiales, el *baño genital*, impropiamente llamado por el autor baño de asiento con fricción. En su momento hablaremos de él, bastando que aquí señalemos su poderosa acción refleja y derivativa.

La alimentación, más rigurosa que la de otros sistemas, es lácteo-vegetariana, con notable restricción de alimentos proteicos; pero, como la de los otros empíricos, carece de sistematización científica, y de verdadero conocimiento en el alcance terapéutico de la dieta.

El sistema de Kuhne, del cual se ha usado y abusado por enfermos del mundo entero, fue practicado por su fundador en su sanatorio de Leipzig, donde escribió sus obras *La nueva ciencia de curar, El diagnóstico por la expresión del rostro*, y otras de menor importancia, que, aun suponiendo en su autor una intuición maravillosa y poderosas dotes de observador, pecan de unilateralidad en los principios. La terapéutica kuhniana constituye un arma de dos filos, por sus acciones intensas, si no es manejada por persona competente.

---

[8] Para más detalles sobre la cura de Schroth, véase la *Introducción a la Therapeutique Naturiste* de F. Sandoz, que ha estudiado el asunto magistralmente.

F) *El sistema de Lindlahr.* Le citamos como ejemplo del naturismo angloamericano y por constituir lo más serio, científico y completo que se ha practicado y escrito fuera de Europa. El doctor Lindlahr que se hizo médico después de haberse curado a sí mismo por procedimientos naturista, ha dejado escritas varias obras (*Filosofía de la terapéutica natural, Práctica de la terapéutica natural, El libro de la cocina vegetariana, Iridiagnosis* y otras) que constituyen una verdadera enciclopedia del método de curación naturista y una palmaria demostración de las ventajas del vegetarismo.

Lindlahr establece los siguientes objetivos para conseguir la curación de las *enfermedades crónicas*: 1º Economizar la vitalidad. 2º Favorecer la asimilación. 3º Promover la eliminación de materias mórbidas. 4º Corregir las lesiones mecánicas. 5º Ajustar y armonizar las condiciones mentales y emocionales.

Y para ello se vale de las siguientes indicaciones:

1ª *Nutrición correcta* por medio de una *estricta dieta vegetariana.*
2ª *Eliminaciones tóxicas* por medio de *hidroterapia fría, masaje, baños de aire y de luz, y ejercicio físico.*
3ª *Orientación mental y emocional constructiva, por medio de pensamientos positivos y sugestión normal.*

Tratando de las *crisis curativas* o agudizaciones del estado crónico promovidas por la terapéutica naturista, afirma: "La naturaleza nunca intenta una crisis curativa hasta que el sistema ha sido preparado para ello; hasta que el organismo está lo suficientemente purificado y fortalecido para conducir la reacción aguda a una terminación favorable." "Cuando se asiste bien por medio de correctos y naturales procedimientos de vida y curación, la crisis curativa no es peligrosa ni fatal para la vida. El peligro único estriba en la supresión de las reacciones agudas por medio de drogas, bisturí, hielo u otras prácticas. *Si las reacciones agudas se suprimen, la crisis saludable y constructiva, puede tornarse en una crisis o enfermedad destructiva.*"

Su sistema hidroterápico se vale casi exclusivamente del agua fría. Pues aun en los casos en que conviene provocar una transpiración, prefiere lograr el efecto termógeno por medio de envolturas frías transpiradoras que por aplicaciones directas de calor. Recurriendo cuando el organismo lo permite, a la sudación por medio del ejercicio, que para Lindlahr es la mejor. Y agrega que él no apela a los fomentos o compresas calientes más que cuando la temperatura del paciente está por bajo de lo normal o su vitalidad tan rebajada que no permite la reacción al frío.

El tratamiento de las *enfermedades agudas* lo fundamenta en las prescripciones siguientes:

1ª Aire fresco y puro.
2ª Dieta líquida, de agua mezclada, a ser posible, con zumos de frutas ácidas; observando gran cuidado cuando haya de reanudarse la alimentación sólida.

3ª Aplicaciones hidroterápicas frías (envolturas, lociones, compresas...) en no excesiva cantidad, con objeto de no suprimir la inflamación y la reacción febril. Nada de hielo ni aplicaciones de agua caliente.

4ª Tisanas de ciertas plantas y medicamentos homeopáticos, si fueran necesarios.

5ª Tratamientos manipulativos (neuroterapia, osteopatía, masaje, magnetismo...) cuando están indicados.

6ª Actitud mental positiva basada en la serenidad y presencia de ánimo de las personas que rodean al enfermo.

La obra de Lindlahr merece ser leída y meditada por todo el que desapasionadamente busque la verdad en medicina. Su sanatorio de Chicago la confirmaba.

G) *El sistema tradicional grecolatino o hipocrático.* Ha sido el cultivado por casi todos los médicos naturistas europeos no germánicos (con excepciones), y un gran número de empíricos de la Europa meridional. Habiendo sido su más destacado representante el doctor Paul Carton, de Francia. Citaremos entre sus antiguos cultivadores a Hipócrates, el padre de la medicina; Pitágoras, Séneca, Paracelso (el Hipócrates latino), Sydenham (el Hipócrates inglés), Huxan, Boerhaave, Tissot, Mackenzie, Barker, Buchan, Planchon, Toussaint-Guidant, Auver, Beau, Pidoux, Hoffmann, Hufeland, Cheyne, Miguel González y en nuestros tiempos Jaramillo, Ruiz Ibarra, Conde, Gimeno, Laguna, Remartínez, etcétera.

Gran parte de nuestras enseñanzas están inspiradas en las más puras fuentes hipocráticas, como habrá podido ver el que esto estudie; y, por consiguiente, nada tenemos que agregar en cuanto a su sistematización, cuyo principal carácter estriba en la individualización terapéutica.

Las enfermedades de nuestra cultura

(Hemorragias y trombosis cerebrales y cardíacas)

Se ha dicho, con razón, que las hemorragias cerebrales y las trombosis coronarias son formas patológicas propias de nuestra civilización, y que ambos accidentes tienen por causa fundamental la arterioesclerosis y el aumento de la tensión sanguínea. Todo esto parece cierto en líneas generales.

Lo importante, para evitar esto, es la indagación previa de las causas que producen el endurecimiento y la fragilidad de las arterias ("arterioesclerosis") y el aumento de la presión de la sangre "hipertensión").

La circulación sanguínea del cerebro es de gran complicación anatómica y gran delicadeza funcional; y sus mecanismos de regulación dan un ancho margen a la defensa contra los mencionados accidentes. Esta regulación se efectúa por la acción de las tensiones parciales de oxígeno y bióxido de carbono en la sangre, por las variaciones de la tensión arterial, por la viscosidad de la sangre, por la elasticidad de los vasos y por los minerales del suero sanguíneo.

La rotura de una arteria (produciendo hemorragias o hematomas) o la obstrucción por un coágulo de sangre (trombosis), produce una anemia (o isquemia) de cierto sector cerebral (infarto) que mortifica el tejido nervioso de esa zona. (Lo mismo ocurre en el corazón.)

El cerebro necesita 750 centímetros cúbicos de oxígeno por minuto. Una isquemia del tejido cerebral mantenida entre cinco y diez minutos conduce a la necrosis, gangrena y destrucción de sus elementos. La hemorragia y la trombosis suelen manifestarse bruscamente por el ictus con pérdida de la conciencia.

Según el doctor Vázquez, la hemorragia cerebral no tiene tratamiento medicamentoso; y según el doctor Sanjuanbenito, los fármacos vasodilatadores y los antisertonínicos son inoperantes o perjudiciales. (Ideas expuestas en el último simposio sobre la "circulación cerebral" 1970).

Muchas veces, las zonas de anemia cerebral son producidas por alteraciones de las arterias extracerebrales, principalmente de la aorta, las carótidas y las vertebrales . Por otra parte, la acidificación de la sangre (régimen excesivamente cárneo) y la alcalosis (régimen exclusivamente vegetariano) pueden influir en la aparición de edemas y sinapsis que facilitan la producción de lesiones cerebrales. Añadamos que la intoxicación por monóxido de carbono (contaminación atmosférica por el escape de los automóviles) produce lesiones bilaterales simétricas del "globo pálido" (zona basal cerebral) donde existe gran cantidad de hierro estructural.

De todo esto, expuesto a grandes rasgos, deducimos un comportamiento higiénico, que viene a ser un tratamiento preventivo de tales accidentes.

1º Hay que evitar tensiones psicológicas (agresividad, competencia, impaciencia, prisa...) que aumentan, temporal o definitivamente, la tensión de la sangre.

2º Conviene conseguir permanentemente la respiración de aire puro, desplazándose de las ciudades (núcleos de pretensiones y de atmósfera viciada), todo lo que nos sea posible; o buscando las "zonas verdes", cuando no se pueda hacer otra cosa.

3º Es preciso mantener una correcta circulación cerebral, mediante un ejercicio físico general, complementado por ejercicios de rotación de cabeza (o cuello) que evitarán enlentecimientos de la circulación sanguínea que puede provocar trombosis e isquemias del tejido nervioso.

4º Ultimo e importante. Debe cuidarse el régimen alimenticio para conseguir un metabolismo lo más perfecto posible y evitar la arterioesclerosis. Nada puede superar a un régimen lacteo-vegetariano individualizado, con el cual hemos conseguido mantener en la vejez la misma tensión arterial que a los treinta años.

Se ha puesto en juego y discusión la acción de los alimentos que por su abundancia en colesterol pueden producir arterioesclerosis, citándose entre ellos las grasas animales, los aceites y los huevos. (Aparte del alcohol y el tabaco.) Pero, aunque las grasas animales y los huevos, con exceso, puedan producir un acúmulo de colesterol, hoy se sabe que el exceso de féculas y almidones (arroz, maíz, pan, leguminosas secas —garbanzos, judías...—, etc.), produce más todavía. Y en cuanto a los aceites (incluyendo al de oliva, que es el más concentrado y completo), está demostrado —como se lee en los autores e investigadores actuales—" que aquellas personas que ingieren grasas conteniendo ácidos grasos de bajo índice de saturación, tienen niveles más bajos de colesterol en la sangre. "El aceite de oliva contiene 14 por 100 de ácidos grasos saturados y 86 por 100 de ácidos grasos no saturados (éstos, que contienen menos hidrógeno)." De aquí el éxito histórico e higiénico del aceite de oliva, base de la alimentación de nuestros pueblos mediterráneos. (España, Grecia, Italia, Siria...) desde los tiempos de la gloriosa cultura helénica, que consagró el olivo a Atenea, diosa de la sabiduría.

Máximas de medicina naturista

(Publicadas por "Acción Naturista" en su número 99, de marzo de 1927).

Ten presente que eres tú mismo quien ha de curarte, por lo que debes escuchar, entender y practicar los consejos naturistas.

Aprende a administrar la energía de tu organismo, y ten presente a todas horas, que es un error grave el creer que aumentando la ingestión de alimentos en calidad o cantidad se aumenta la energía.

El alimento humano no sólo se compone de elementos sólidos y líquidos, sino también de gases que entran y salen por los pulmones, y también de éteres sutilísimos que entran y salen por la piel. Por esto debemos bañar nuestro cuerpo, no solamente en el agua sino también en el aire y en la luz del sol.

No confundas la verdadera curación con la supresión de síntomas, sino que debes pensar que hay que llegar a la desaparición de las verdaderas causas de éstos.

No hay que confundir la verdadera salud, que es el equilibrio perfecto de las funciones físicas, intelectuales y morales, con el estado físico sin dolores ni fiebres.

No desprecies el dolor que es un aviso de la Naturaleza y quizá un medio de curarte; escúchale y busca sus causas en vez de tratar de insensibilizarte para no percibirle.

Aprende a obedecer las leyes naturales y convierte tu casa en un templo naturista y verás renacer la dicha, el bienestar y la opulencia.

Si mientras cumples las prácticas naturistas, sobre todo al principio, te sobrevienen reacciones, fiebres, erupciones, inflamaciones u otros síntomas, no los interpretes como empeoramiento, sino como crisis curativas, esfuerzos naturales para curarte, y, por lo tanto, no desmayes y persevera en tu esfuerzo.

Lección XX

MEDICACIONES PELIGROSAS [1]

Los perjuicios de las drogas. Las inyecciones.

Los perjuicios de las drogas

Las *drogas* o *medicamentos químicos*, paralizan o suprimen en la mayoría de los casos las funciones útiles y defensivas que constituyen los *síntomas*. Otras veces excitan ciertas funciones orgánicas, con la consiguiente *depresión*, que, al tenor de la ley de Féré, *dura más que la excitación* (*purgantes* que producen estreñimiento, *digital* que produce desfallecimientos cardíacos, *estricnina* que produce parálisis, etcétera).

¿Por qué hemos de ir sistemáticamente contra los síntomas que presenta el enfermo, que son siempre funciones compensadoras de estados orgánicos anormales? ¿Por qué hemos de suprimirle la fiebre con una droga, si este aumento de calor tiene por objeto aumentar las oxidaciones y los procesos digestivos y circulatorios intracelulares, para quemar y eliminar sustancias patológicas? ¿Por qué hemos de dar excitantes digestivos al que está *inapetente* como defensa para evitar una sobrecarga tóxica? ¿Por qué hemos de cortar o suprimir a ciegas la expulsión exarada de ciertos humores (diarreas, hemorragias, secreciones catarrales...) por la cual el organismo se descarga de sus toxinas?

Los errores de la terapéutica por *drogas* parten del concepto equivocado que se tiene de la enfermedad, pues al considerar a ésta como una *cosa mala*, claro es que se impone el tratamiento supresivo, que es el efecto de la toma o aplicación de productos farmacéuticos. La cosa variaría enteramente, si se considerase la enfermedad, como nosotros hacemos, como un *proceso defensivo y útil*.

Tanto menos hemos de recurrir a las *drogas* para el tratamiento de las enfermedades, cuanto que *todos los efectos que con ellas obtenemos, se pueden obtener con la acción de los agentes naturales inteligentemente aplicados*, como ya afirmó el doctor Cortezo. Esto, sin pensar que la

---

[1] Las ideas vertidas en esta lección y las dos que siguen, fueron expuestas anteriormente en las ediciones de nuestra obra *Cómo cura la Medicina Natural* y completadas después en nuestro librito *El peligro de los sueros, vacunas y drogas*, publicado por la Pequeña Enciclopedia Práctica de Madrid.

ingestión de drogas, como sucede con las inoculaciones de vacunas y las inyecciones de sueros, aumenta la alteración química de los humores, causa fundamental de todos los males, y ocasiona frecuentemente, como hemos de ver, perjuicios, generalmente más graves que la enfermedad que se trata de evitar con ellas.

La *acción excitante anormal* de todo medicamento, va seguida por ley fisiológica, como hemos dicho, de una *reacción contraria y más duradera*. Así, tras de los efectos de una purga, viene un estreñimiento más pertinaz; tras la acción de un astringente, viene una diarrea; tras la de un calmante nervioso, viene una excitación mayor (bromuros); tras la de un excitante nervioso (estricnina), sigue una mayor depresión, etc., consiguiendo, en suma, un efecto contrario al que queremos obtener, y agravando casi siempre el síntoma, que en sus límites naturales suele ser inofensivo.

La sucesiva supresión de síntomas por medio de drogas, no consigue otra cosa, sino hacer que se manifieste en sitio distinto la causa del mal: es decir, cambiarle de forma. Pues la Naturaleza, al verse contrariada en su función defensiva, toma otro camino, terminando —si se persiste en el error— por convertir sus esfuerzos agudos (crisis, enfermedades febriles) en males crónicos. ¿No han observado los médicos todos los días, casos de enfermos a quienes al suprimirles un eczema se les producía un catarro, y otros a quienes por suprimirles un dolor de estómago, les dolía el nervio ciático, o alguno a quien por habérsele cerrado inoportunamente un abceso frío de una rodilla, se hizo tuberculoso del peritoneo o los pulmones? Todo médico buen observador, ha comprobado, sin duda, estas cosas.

He aquí un ejemplo: un niño tuvo como primera enfermedad, una crisis eruptiva de la piel, que fue abortada con *azufre y magnesio*. Como consecuencia de esta supresión, se le concentraron los humores patológicos en diversos sitios [2] y en la propia piel (apareció en el iris el anillo dérmico y manchas psóricas). Consecuencia de esto: catarros, amigdalitis y adenoides. Nuevo tratamiento supresivo con *antisépticos* y cortando las amígdalas. Consecuencia: manifestación de los humores patológicos en los ganglios del cuello (escrófulas), que a su vez fueron tratados con *iodo y arsénico*. Nuevas consecuencias de este afán supresivo: Palidez, anemia, disminución de la capacidad para el estudio, debilidad. Esta nueva manifestación del mal, se quiso combatir con una sobrealimentación de huevos, carne y leche, agregada de *arsénico, estricnina y hierro*. La naturaleza, se vio nuevamente obligada a cambiar de rumbo, manifestando el mal bajo la forma de catarros pulmonares y diarreas, que a su vez fueron *suprimidos* con *opiáceos*. Ultima consecuencia: Degeneración caseosa del pulmón: tuberculosis. Si el enfermo hubiese continuado de este modo hubiera terminado probablemente con la tuberculina y seguramente la muerte. Felizmente el paciente curó su *tuberculosis* y su *cuerpo todo*, por medio de la terapéutica naturista.

Las *drogas*, casi todas tóxicas aun a dosis medicinales, no sólo

2 Algo de esto, pero mal interpretado, quiere indicar el concepto de la metastasis.

tienen los anteriores inconvenientes apuntados, sino que suelen depositarse en órganos importantes, produciendo nuevas enfermedades (qui-
nismo, iodismo, hidrargirismo, etc.), siendo sus más graves efectos en
el sistema nervioso.

Ante el problema de la supresión del dolor, se ve que ni el público
ni los médicos han abordado el problema a fondo, y olvidan que: *Dolores
suprimidos, son dolores diferidos.* Es comodísimo tomar un "sello" de
cualquier calmante y quitarse un dolor de cabeza en pleno salón de baile
o en el concierto o en visita, en lugar de bañarse, acostarse y ayunar. El
calmar el dolor por medio de un comprimido, permite continuar la vida
de disparates que ha ocasionado dicho dolor. Hay quien emplea esos
medios diariamente con grave quebranto de la resistencia o integridad
de órganos importantes, cuyo desfallecimiento será más adelante causa de
otros sufrimientos.

Si los pacientes y los médicos se convenciesen de que toda *supresión* de un síntoma sin atender a la causa que lo produce, es solamente
una *dilación* en la manifestación morbosa, no se emplearían drogas tóxicas
o supresivas en el tratamiento de las enfermedades. Por el empleo ciego
de los medicamentos supresivos, la humanidad se ha buscado el 80 por
100 de su degeneración mental. El número de locos, que era en París de
27.467 en el año 1876, aumentó a 101.741 en 1913.

Las inyecciones

Pero el perjuicio medicamentoso puede ser mayor cuando el medicamento
se administra en forma de *inyecciones.* Porque, todo tóxico, cuando pasa
por la revisión de los jugos digestivos y glándulas antitóxicas, se atenúa
y da tiempo al organismo a defenderse en lo posible contra él; pero la
administración de un veneno por medio de una inyección, que lo deposita
directamente en la sangre o los tejidos, es un atentado fisiológico sin
posible justificación, ni siquiera la de la rapidez.[3]

Dice Abderhalden:[4] "La célula trabaja *gradualmente*... Si la liberación regular del contenido energético de la alimentación es de la mayor
importancia para la conservación en buen estado de todos los procesos
de recambio finamente graduables y de las funciones de las células aisladas, puede por otra parte producir, cuando aparecen sustancias extrañas
en la sangre, muchos productos intermedios que llevan por consecuencia
graves trastornos. Ya en este lugar, ya en el otro, una célula se vería
sensiblemente perjudicada... así se ofrecerían una serie de posibilidades
que podrían acabar con la fina regulación del recambio celular y también del recambio general."

[3] Mucho más rápida es siempre la acción de la hidroterapia oportunamente
aplicada. Sin que dejemos de reconocer que ciertos fármacos producen el efecto
buscado mucho más eficazmente administrados en inyecciones.

[4] "Fermentos defensivos del Organismo Animal." (Casa Editorial "Estudio",
pág. 30.)

El organismo evita todas estas posibilidades no dejando pasar a la circulación más que materiales propios del cuerpo y también propios al plasma.

He aquí el posible peligro que suponen las inyecciones.

"Imagínese la perturbación que se produciría en una fábrica —sigue diciendo Abderhalden— si de un momento se diese a las máquinas material completamente distinto. Pronto fallarían y se detendrían. El trabajador que con su técnica especial y su máquina está destinado a efectuar tan sólo una fase determinada de un producto de construcción complicada, quedaría sin saber cómo componérselas si le diésemos de pronto una tarea completamente nueva. Debería procurarse otros artefactos y empezar un nuevo aprendizaje. Si las tareas a él confiadas creciesen sin medida, es decir, si se le asignasen nuevas tareas continuamente, no podríamos contar con un trabajador beneficioso. Exactamente las mismas condiciones encontramos en el *estado* celular que representa nuestro organismo. Las células son equiparables a las máquinas y a los trabajadores que prosiguen un fin común de grupos en una sociedad gigantesca. Las células del intestino y glándulas anexas y especialmente las células hepáticas, velan en cierto modo para procurar el acarreo del material en bruto. Este es elaborado del modo debido y modificado de tal modo que queda a flor de boca para todas las células. Luego este material corre de mano en mano (de célula en célula)."

Es decir, que al poner una inyección, se viola esta ley orgánica por la cual —y para evitar graves conflictos químicos en el plasma— el organismo no permite el acceso a la sangre más que de productos lo suficientemente elaborados para que no causen *sorpresa química* a las células, y puedan ser aprovechados por ellas sin gran esfuerzo.

Una inyección, aparte su resultado químico especial, supone un latigazo brusco a las células, que pone en conmoción todas las defensas de éstas, para librarse del inesperado ataque, tanto más cruel cuanto más disimilar es la sustancia inyectada con referencia a las componentes del organismo. Antitoxinas y fermentos defensivos, son puestos en circulación inmediatamente para contestar a la ofensa. Esto supone una reacción *no específica* (entiéndase bien) capaz de ser producida por cualquier sustancia *extraña*, y la cual es la clave de la acción de cualquier suero o medicación química de las llamadas específicas.

Toda medicación química, cuando además de ser tóxica, se administra en forma de inyecciones, resulta doblemente tóxica por la ausencia de la revisión defensiva de los jugos digestivos. Este hecho tan sencillo y de tan elemental sentido común es desoído generalmente resultando como consecuencia, tantas alteraciones del quimismo sanguíneo, verdaderos cataclismos humorales que muchas veces son imposibles de corregir completamente.

Así, la medicina con sus drogas, como con sus sueros y vacunas, es una de las causas más importantes de la patología humana (yatrogenia).

Medicaciones específicas y antisépticas. Como consecuencia de la acción letal de ciertos productos químicos sobre los cultivos microbianos, se pensó en la posibilidad de esterilizar al microbio dentro del organismo, mediante la administración o inyección de dichos productos. Así nació el concepto de medicación específica, de la cual se prometieron mucho los médicos y experimentadores. Pero se pensó poco en que las células de los tejidos orgánicos habrían de sufrir tanto o más que los propios parásitos, pues al fin y al cabo, como elementos vivos y delicados que son, no podrían resistir la acción violenta y altamente tóxica de sustancias como el cacodilato, arseno-benzol, iodo, creosota, plata y oro coloidales, etc. Efectivamente, los hechos han venido a dar la razón a los que pensábamos de manera tan lógica.

La acción tan ostensible de estos venenos tan bruscos y violentos, es la alteración o destrucción de las células de los tejidos nobles del estómago, pulmón, riñón, vasos sanguíneos, etc., que equivocadamente se atribuyen a las toxinas microbianas. Pero, por otro lado, la verdadera acción de estos medicamentos no consiste en una destrucción directa del microbio dentro del cuerpo, sino en un violento estímulo de las energías individuales que actúan defendiéndose de la agresión tóxica, y de paso, naturalmente, obran sobre el microbio y toda otra causa patógena. Hemos de convencernos una vez más de que, introducidos los microbios dentro de nuestro organismo, nada podemos contra ellos directamente, y que todo acto encaminado a su destrucción ha de realizarse por intermedio de las fuerzas defensivas orgánicas. Es decir, que, las pretendidas medicaciones específicas, esterilizantes o antisépticas, *no obran por acción sino por reacción.*

Así se explican las consecuencias desastrosas de tales agresiones (convulsiones, delirio, fenómenos meningo-encefalíticos, disnea, trastornos retinianos, alteraciones circulatorias, albuminuria, hemorragias difusas viscerales, etc.), que muchas veces terminan con la muerte misma. Todos los medicamentos mal llamados específicos obran por la sobreexcitación orgánica que producen, la cual actúa tratando de eliminar la droga tóxica y las sustancias morbosas que constituyen el principal motivo de la virulencia microbiana. No pasó inadvertida a la sagaz observación de Hipócrates la acción indirecta de los medicamentos. Por esto decía: "Hay también medicamentos que son un mal por sí mismos; pero cuando se toman encima de otro mal, lo corrigen después de haber llegado al vientre; y cuando son más fuertes que la causa del primer mal, lo curan arrojándolo fuera, aunque ellos sean un mal en sí mismos."

También decía Pidoux: "Se cree siempre que los agentes terapéuticos tienen la propiedad de destruir específicamente y directamente a los agentes morbíficos o sus productos. Hace falta decir todo lo contrario. Los medicamentos propiamente dichos son agentes patogenéticos que sustituyen una excitación por otra."

"Es la naturaleza quien opera las curaciones —decía Hufeland—; el arte no hace sino venir en su ayuda y no cura más que por intermedio de ella... La misma curación de las enfermedades por medio de lo que se denomina específicos, es obra de la naturaleza, porque el medicamento actúa únicamente dando el impulso; y, la reacción, la modificación saludable que subsigue, no es posible más que por la intervención de fuerzas que se despliegan en el interior... En los propios envenamientos sifilíticos más inveterados, ¿qué podría el mercurio sin la cooperación de esta fuerza medicatriz interior, que por sí sola determina la eliminación de la toxina mórbida y del veneno medicamentoso?"

No creemos tener que insistir sobre los efectos destructivos de tales medicaciones, pero agregaremos unas elocuentes líneas del prof. Gaucher (*Presse Medicale*, Nº 40, 1912) sobre las fatales consecuencias del empleo del arseno-benzol en las infecciones sifilíticas: "Yo os disuado de todas las teorías que han sido imaginadas para explicar la muerte por el 606. *La causa de la muerte es simplemente la intoxicación arsenical.* Todas las neurorrecidivas son el resultado de dicha intoxicación; no son producidas por la sífilis, sino por el medicamento... *El arsenobenzol ha causado más muertes que hubiera podido producir las sífilis abandonada a sí misma*"... "¿Cuántos muertos harán falta —agrega—, cuántos atáxicos se necitarán para demostrar a los más incrédulos la nocividad del 606?" (*Anales des Maladies Vénériennes*", T. XI., Nº 2, 1916).

En cuanto a los *antisépticos* de uso externo (iodo, sublimado, nitrato de plata, cloro, iodoformo, sulfato de cobre, permanganato potásico, cloruro de zinc, ácido fénico, alcohol, etc.), aplicados en pincelaciones, instalaciones, lavados y otras formas, para el tratamiento de heridas, supuraciones, dermatosis, etc., nada nuevo tenemos que añadir. Su acción nociva para los microorganismos, se hace extensiva a la vida celular cuyas defensas abate; produciendo un efecto supresivo que da la sensación aparente de una curación. Es el caso del eczema suprimido con una pomada de zinc, o de la blenorragia cortada por medio del permanganato, o el de una herida cuya supuración desaparece por el uso del preparado mercurial, argéntico, etc.[5]

Por otro lado, todas aquellas afecciones para las cuales se usan los antisépticos externos, deben ser tratados atendiendo a sus causas de orden general; y por lo que a las heridas se refiere, afirmamos por propia experiencia, el maravilloso resultado de las aplicaciones hidroterápicas locales, que mantienen en condiciones de óptima vitalidad los tejidos afectados, y de una dieta totalmente antitóxica (frutas, ensaladas crudas, pocas féculas) manejada como se ha dicho para los enfermos agudos, que contribuye decisivamente a la depuración humoral, al incremento de las defensas celulares y a la desaparición de supuraciones y eliminaciones patológicas, preparando una excelente cicatrización.

Ni aun en las heridas con trayectos fistulosos, admitimos la cura con introducción de gasas mojadas de sustancias antisépticas. Siempre actuamos con la acción externa de la hidroterapia y la interna de la dieta sin haber tenido que arrepentirnos nunca.

Peligros de los antibióticos. Los modernos preparados antimicrobianos conocidos con ese nombre terrible de *antibióticos* (¡"Contra la

---

[5] Admitimos la antisepsia externa como profiláctica en las intervenciones quirúrgicas, porque en estos casos, en que el organismo se encuentra en momentos de depresión vital por la anestesia, miedo, mutilación operatoria y la enfermedad misma, toda precaución contra la infección es poca.

vida"!) que pretendieron presentársenos como la maravilla terapéutica del siglo, van también siguiendo el mismo camino que las demás "modas" terapéuticas calificadas asimismo de "maravillas" en su momento, como fueron los preparados mercuriales, los arseniales, los sulfamídicos y otros.

Hoy día se ha comprobado de un modo indudable que la acción bacteriostática de los antibióticos produce "daño hemático", es decir, leucopenias y anemias hemolíticas reversibles que curan suprimiendo el antibiótico y dando vitamina B. Pero, como dice el Prof. J. M. Díaz, "a veces con terapéutica antibiótica poco intensa y prolongada, aparecen cuadros hematológicos *irreversibles* (anemia aplástica, agranulositosis, leucemias agudas, etc.) que son mortales de necesidad, bien por anulación de la flora simbiótica esencial o por modificación del terreno normal del desarrollo de la misma". Por cuya razón se ha tomado como sistema administrar vitamina del complejo B con el antibiótico, que muchas veces, no tiene éxito.

El profesor Bañuelos de Valladolid, comentando el empleo de la "cloromicetina" (o el "cloranfenicol") en la fiebre tifoidea, dice: "deben ser otros factores los que determinan la inmunidad actual mediante la cloromicetina". Y termina: "el proceso de inmunidad total para la fiebre tifoidea solo se logra dejando correr el cuadro patológico las tres o cuatro semanas de marcha habitual y corriente como era lo que siempre se hacía en otros tiempos en que no podíamos cortar la marcha de la enfermedad".

Multiud de trabajos de nuestro tiempo han demostrado los perjuicios de los antibióticos en otros aspectos, como por ejemplo, la producción de inflamaciones, muchas veces mortales, del corazón, hígado y riñón (Waugh); periartritis nudosa mortal (Schval, Wesley y Spink); micosis bucal, vaginal y bronco-pulmonar (Sainz de Aja); trombosis mortales por aumento de la coagulabilidad de la sangre (Frada, Fleming, Moldavsky, Hasselbrock y Cateno, en "Science", 1945, 102, 38); eritema pruriginoso en las personas que manejan la droga (Cucchiani y Erdstein en comunicación a la Soc. Argentina de Tisiología en 10 de junio de 1948; Rauchwerger, Erskine y Nallas en J. A. M. A. de 28 de febrero de 1948; Strauss y Waring en la Revista de la Asoc. Médica Latinoamericana de enero-feb. de 1948, etc.).

El empleo irreflexivo, caprichoso e inoportuno (ya previsto y advertido por el propio Flemming, descubridor de la "penicilina"), así como el antifilosófico prejuicio de "cortar" el curso natural de las enfermedades, por medio de los antibióticos, como por medio de otras drogas, están haciendo tanto daño, para la verdadera sanidad, como el que ocasionan las propiedades intrínsecas de estos preparados.°

---

* Véase la obra *Nocividad de los antibióticos*, del doctor Juan Planelles, miembro del "Consejo Científico del Ministerio de Sanidad" y de la "Academia de Ciencias Médicas", ambos de la Unión Soviética.

La evolución patológica de la vida humana ante la higiene naturista

El tratamiento que se da al organismo enfermo desde la infancia, puede cambiar totalmente el resultado final de la vida personal.

Hay que convencerse de que no podemos, alegremente, "combatir" una enfermedad sin mirar seriamente hacia el porvenir del enfermo.

Existen enfermedades propias de la infancia, como el sarampión, la difteria, el raquitismo, etc. Otras, propias de la edad madura, como las perturbaciones gastro-hepático-intestinales, las infecciones sexuales, el infarto del miocardio, el cáncer, etc. Y otras, en fin, propias de la vejez, como la arterioesclerosis, la prostatitis, la diabetes, la osteoporosis, el enfisema, etc. Sin que esto quiera decir que muchas de ellas dejen de ser padecidas en cualquiera de las edades, como una gastritis, una diabetes, una erisipela, etc.

Refirámonos a la infancia, partiendo de la base de que la ausencia de lactancia materna, y su sustitución por el biberón, resta al niño el veinte por ciento de su vitalidad; excepto en el caso de que la madre fume mientras da el pecho a su hijo, lo cual resta a éste el cincuenta por ciento de su energía vital, y a veces toda, causándole la muerte.

Generalmente, las enfermedades agudas (febriles) de la infancia se tratan actualmente con antibióticos, pero, lamentablemente, éstos se usan en muchas ocasiones con indiscriminación, lo cual es sumamente peligroso, no solamente porque varían los mecanismos de metabolización de los antibióticos en la primera infancia, sino porque, como ha dicho el profesor Laguna Serrano, en la Facultad de Medicina de Madrid, "un abuso de los antibióticos en los niños puede causar fenómenos secundarios irreparables"; pero añadió que "no se crea que solamente se abusa de los antibióticos; también sucede algo similar con las vitaminas; por ejemplo, la vitamina D, utilizada inmoderadamente, puede provocar cuadros clínicos graves".

Actualmente, en 1972, se ha reunido en la Casa de la Cultura, de Benidorm, un Simposio de eminentes médicos, que han estudiado el tema de la alergia a los medicamentos, cuyas conclusiones deben ponernos en guardia contra la terapéutica medicamentosa hecha sin previa investigación de la sensibilización del enfermo o de la existencia de reacciones adversas. Y esto no solamente en los niños, sino también en los adultos.

El doctor López Hueso expuso casos de alergia a la vitamina B, como urticarias, dolores articulares y colapsos, descritos antes también por Schiff y Laws, añadiendo que, en 1946, los doctores Reingold y Webb comunicaron el primer caso de muerte provocado por la inyección intravenosa de tiamina (Vitamina B_1) con cuadro de colapso agudo. Esto, en general, va precedido de urticaria, tos laríngea, lagrimeo, asma, fiebre, etc.

En fin, el doctor Calvo Fernández afirmó que los fármacos potencialmente peligrosos son los antibióticos, sulfamidas y drogas del grupo de la "para", los cuales "deben ser sistemáticamente evitados, a menos que su indicación terapéutica sea rigurosa y estricta, y no exista posibilidad de sustitución".

Ejemplos como éstos explican las precauciones que trata de adoptar la terapéutica farmacológica para que la acción del médico no se convierta en causa de enfermedad. Se han citado reacciones alérgicas, más o menos graves, producidas por los anestésicos y calmantes, la insulina, las globulinas, los psicofármacos, los barbitúricos, el iodo, ciertas pomadas y hasta los puentes y dentaduras postizas cuando contienen ciertas sustancias y colorantes que actúan como alérgenos.

Entre las enfermedades de la edad madura el infarto del miocardio —por insuficiencia o trombosis coronaria— ha sido llamada "la enfermedad del siglo". Persona tan eminente en este tema como el doctor Sodi Pallarés, catedrático de clínica cardiovascular de la Universidad de Méjico, nos dice que "el tipo más propenso al infarto del miocardio es el hombre que, llegado a la cincuentena, continúa trabajando de una forma intensa física y mentalmente". Pero agrega que hay importantes factores coadyuvantes, como "el exceso de sal, grasas y platos fuertes en las comidas, la falta de ingestión de frutas, el exceso de bebidas, el tabaco, y la vida sedentaria". Por otra parte, muéstrase optimista el doctor Sodi ante el proceso de insuficiencia coronaria (al principio, de origen metabólico, pero no lesional), diciendo que, "todo puede corregirse en pocos días con una ordenación de vida, costumbres y alimentación, suprimiendo las medicaciones, que, en más del noventa y cinco por ciento de los casos son inútiles".

Está hoy día probado (según investigaciones realizadas en la Universidad norteamericana de Houston) que la tan preconizada dieta baja en colesterol, ni hace desaparecer el dolor anginoso del corazón, ni baja la presión arterial, ni mejora la insuficiencia cardíaca, y es dudoso que prevenga la enfermedad coronaria. Invocó finalmente el doctor Sodi la ley natural de Hipócrates en su aforismo: "Lo primero, no perjudicar", y alabó los éxitos de la dieta hiposódica (carente o baja de sal) "que hace desaparecer el dolor anginoso y mejora la presión arterial en el noventa por ciento de los pacientes".

Puede calcular el lector de estas líneas el problema diario que se le presenta en su consulta al médico naturista para suprimir al enfermo su complicada y profusa medicación farmacológica y, en ciertos casos, el tenaz acostumbramiento a ciertas drogas.

Y, en cuanto a la arterioesclerosis de la vejez, hay también que eliminar prejuicios; vejez y arterioesclerosis son procesos distintos. Hay una arterioesclerosis que provoca un envejecimiento precoz y patológico, cuya causa es principalmente metabólica (alimentación impropia, tabaco, alcohol, tensiones psico-físicas...), pero existe un envejecimiento normal que suele desarrollarse en tres etapas: una primera etapa sin síntomas ni signos, que no implica deterioro intelectual; una segunda etapa que da paso a deficiencias de los sentidos, de los músculos, de las actividades glandulares, de los huesos y articulaciones, y, en fin, una tercera etapa de involución senil, con déficit neurológico, visceral y psicológico, en que interviene la disminución de riego sanguíneo por arterioesclerosis, que conduce paulatina e insensiblemente a la eutanasia o muerte natural.

El buen naturista sabe estirar la cinta elástica de su vida sin más que cumplir esa otra máxima hipocrática de "dejar obrar a la naturaleza"; pero, para ello, ha de saber y poder encajar la naturaleza pequeña e individual en la gran Naturaleza cósmica.

Lección XXI

EL PELIGRO DE LOS SUEROS Y VACUNAS

Mecanismo de los sueros y vacunas

El médico que trata a un enfermo poniéndole una inyección de suero antidiftérico, como el que lo hace aplicándole una envoltura fría, no hacen en el fondo, y pese a sus diferencias de criterio, sino *estimular mecanismos de defensa natural*. Aunque con consecuencias bien distintas que más adelante veremos.

Esta capacidad defensiva del organismo, innata y ancestral no específica, porque sabe defenderlo contra todo, es lo que se llama *Inmunidad Natural*.

La capacidad defensiva adquirida por inoculaciones de vacunas o sueros, con pretensiones específicas (que en realidad no lo son siempre) reducida a los límites de la enfermedad correspondiente, es lo que se llama *Inmunidad Artificial*.

Si nosotros introducimos un virus atenuado cualquiera en la sangre de un individuo, ésta reacciona con la producción de fermentos y anticuerpos que tienden a neutralizar o destruir dicho virus, y que son armas con las que el organismo podrá luchar contra la forma morbosa causada por el virus en cuestión. Esto se llama *vacunación* (preventiva).[1]

Si introducimos un virus en la sangre de un animal y luego extraemos el suero de su sangre cargado de defensas contra ese virus, y se la inyectamos al ser humano para darle defensas químicas prestadas que le garanticen contra la acción morbosa del virus de que se trate, habremos realizado *sueroterapia* (preventiva o curativa).

Si una vacuna previene contra una forma morbosa (cosa dudosa, como iremos viendo) es lógico vacunarnos contra cada una de las infecciones conocidas; y dudo que haya algún médico que crea en esta posibilidad sin que lleve como consecuencia la alteración grave de la salud o muerte del paciente, o que crea haber hecho en el individuo una verdadera labor de *saneamiento*. ¿Podremos llamar individuo sano al que tenga introducidos en su organismo todos los virus preventivos?

Si la sueroterapia consiste en apropiarse defensas producidas por

---

[1] Impropiamente y por extensión, porque la palabra vacunación se refiere solamente al virus antivarioloso procedente del ganado vacuno.

el suero de los animales, confesemos que esta actuación por la que hacemos pagar a otros seres los errores de nuestra conducta biológica, pretende violar las leyes naturales de la vida sana y luego eludir la sanción correspondiente (que naturalmente llega a la postre a pesar de todas las cegueras humanas).

Toda enfermedad es el resultado de un error de conducta. Toda violación de la ley natural, hay que saldarla. Cometer el mal y eludir su sanción, podrá ser muy cómodo y satisfacer el deseo inmediato de médicos y pacientes, pero es cosa que no cabe dentro del orden natural. Sería deliciosamente pueril agotar las energías vitales con el vicio (bebida, lujuria, pereza, etc.) y encontrarse al día siguiente hecho un Hércules por haber tomado unas cucharadas de un tónico hecho a base de fósforo o arsénico, estricnina o calcio. Algo de esto es lo que pretenden hoy día los enfermos. Por ello asistimos al espectáculo diario de ver como se trata con alcalinos a los enfermos del estómago sin preocuparse gran cosa de limitarles los placeres de la mesa causantes de su gastritis, o de ver a pacientes tratados por jugos glandulares (opoterapia) también sustraídos a los animales, con la pretensión de curarles cualquier trastorno nutricio, sin preocuparse de regularizar la nutrición y las corrientes nerviosas y circulatorias grandulares propias, que a la postre son las únicas que pueden resolver seriamente el problema, etc.

Mientras médicos y pacientes no se convenzan de que la salud del cuerpo es correlativa con la del alma, y que *pecado, enfermedad* y *delito,* tienen un parentesco oculto, no se adelantará gran cosa en el sendero de la verdadera y Gran Medicina.

Hay que convencerse de que todo atentado contra una ley natural ha de pagarse inexorablemente, porque la ley de Evolución y la de Causación, así lo exigen; y que el único camino legítimo es la rectificación del error, volviendo a ajustarse la conducta al orden de la Naturaleza.

Resultados inmediatos y aparentes de las inmunidades artificiales. El empleo de vacunas y sueros, ha producido, evidentemente (aunque no con el vigor que se esperaba), una disminución o supresión de ciertas enfermedades agudas (fiebre tifoidea, viruela, difteria, etc.). Si no fuera más que por estos resultados aparentes, cabría cantar victoria, pero, ¿hemos aumentado con ello la sanidad de las razas?

En este punto es donde conviene discurrir con rigurosa lógica no olvidando los conceptos primordiales de la vida y de la enfermedad. Si la enfermedad es un proceso defensivo y depurativo (y cuando es aguda esto es evidentísimo) al suprimirla o disminuirla por medio de la inyección o inoculación de sueros y vacunas, habremos impedido al organismo su defensa y su depuración. Creemos que esto es discurrir con lógica y sin prejuicios.

Y el haber impedido el estallido de una forma morbosa defensiva, sin haber quitado (sino aumentado) las causas fundamentales del mal, es tanto como haber empeorado la situación del organismo enfermo, preparándole para lo futuro una crisis más grave o convirtiendo la forma morbosa en una afección crónica destructiva o más difícilmente curable. En efecto, esto es lo que se observa actualmente en los pueblos civilizados, por el sistemático empleo de los tratamientos supresivos.

Las inmunidades artificiales sólo producen un resultado ilusorio, retardando la obra de selección natural. La salud no es un problema de profilaxis antimicrobiana, sino de rectificación de hábitos de vida antibiológicos. La clínica y la terapéutica nunca podrán ser una consecuencia de la bacteriología, como se pretende hoy día, despreciando la importancia fundamental del deterioro e intoxicación del organismo que es lo que merece toda la atención.

La disminución de enfermedades agudas, por el empleo de las inmunidades artificiales es, pues, una ilusión sanitaria, una especie de prestidigitación por la que se enmascara un estado morboso que había de desahogarse, y se aumentan de hecho sus causas fundamentales, que más tarde habrán de ventilarse en otra forma morbosa, aunque no sea la correspondiente a la vacuna o al suero con que la hemos evitado.

Las inmunidades producidas por sueros y vacunas, aumentan las enfermedades crónicas.

Tal es el efecto lejano de las inmunidades artificiales, tras la ilusión primordial de haber evitado una infección aguda.

El número de enfermos crónicos ha aumentado en proporción a la supresión de enfermedades agudas. Paul Carton nos expuso unas expresivas estadísticas que demuestran claramente este hecho, y parte de las cuales exponemos a continuación:

He aquí las cifras de mortalidad en París indicadoras de la disminución de enfermedades agudas.

AÑO	Fiebre tifoidea	Difteria	Viruela	Diarrea infantil
1876	2032	1572	373	4772
1913	281	186	1	1290

Y he aquí en cambio las que indican los acrecentamientos de males crónicos y taras mentales y morales.[2]

AÑO	Tuberculosis	Cáncer	Diabetes	Locuras	Divorcios
1876	8279	1022	37	27.467	4 000
1913	9208	3212	454	101.741	17.680

[2] No hay que decir que estas cifras no están en proporción con el aumento de población en la ciudad de París.

Esto, sin contar la banalidad de todas las afecciones del tubo digestivo, de las cuales apenas hay sujeto civilizado que se encuentre indemne.

He aquí los mismos hechos referidos a países distintos:

	AÑO	Inglaterra	Noruega	Bélgica	Italia
Fiebre tifoidea	1870	374	411	781	790 (1886)
	1910	53	56	104	284
Difteria	1861	536	726 (1880)	1191	740 (1886)
	1910	122	211	142	168

Pero véase en cambio el aumento del cáncer y de las perturbaciones mentales:

	AÑO	Inglaterra	Noruega	Bélgica
Cáncer	1861	368	311 (1870)	114 (1880)
	1910	967	945	1064
Población de manicomios	1878	69.885	935 (1873)	7886
	1912	138.400	3767 (1914)	19.000 (1911)

De la meditación de estos hechos resulta una consecuencia biológica de la máxima importancia: que no dejando la medicina a la Naturaleza cumplir su obra de selección y evolución por medio de las enfermedades agudas, busca la solución por medio de enfermedades crónicas, contra las cuales tenemos evidentemente menos recursos.

Pero es que, además, las vacunas y sueros tienen peligros tóxicos, de los que hemos de hablar, que aumentan las probabilidades y tendencias hacia los males crónicos. Laskownicki ha comprobado que, después de la vacunación antiparatífica, la cantidad de *colesterina* de la sangre experimenta un incremento proporcional al poder aglutinante del suero. ¡Quizá por esto las vacunas aumentan la predisposición al cáncer en los sujetos *hipercolesterinémicos*, ya que es cosa sabida que el cáncer, como en ciertas modalidades artríticas, hay un aumento fundamental de dicha sustancia, como base química de su aparición.

Las inmunidades artificiales, no han hecho sino cambiar la forma de los males, como justa y fatal compensación de la supresión de los esfuerzos orgánicos. Y ha sido en desventaja de la humanidad, porque así como el enfermo agudo está desplazado de la vida activa (relación, reproducción), el enfermo crónico, en cambio, actúa y se reproduce, dando lugar a frutos deficientes tanto en lo mental como en lo físico, con lo cual contribuye en gran escala a la degeneración de las razas.

Y es que, por la falta de claridad de la medicina, se ha creado un conflicto, entre la *selección natural*, que tiende a eliminar a los individuos deficientes o tarados, y la *selección médica*, que tiende a conservarlos, cuya solución en el *orden natural*, es el estallido de epidemias que van barriendo la escoria humana, y en el orden *científico y humanitario*, la vida y la curación según una *higiene y medicina naturistas*, que limpian el organismo y realzan la inmunidad natural, evitando la revancha fatal de la Naturaleza, porque al desintoxicar los humores, disminuyen las *causas fundamentales* de los males, al aumentar la vitalidad ponen a los organismos en un cauce favorable a la ley de *selección natural*, y al permitir al individuo una mayor eficacia y normalidad en los actos de su vida y una prolongación de ésta, satisfacen las exigencias humanitarias de la medicina.

Peligros de los sueros. Al alcance de todo el mundo está el observar, cómo un niño que gozaba de alegría y buen color, pierde todo o gran parte de esa expresión de contento y buena circulación, después de la inoculación del suero antidiftérico. Esto cuando no le ocurren de momento fenómenos más graves.

Los peligros físicos de los sueros, son clásicos y casi proverbiales: en unos casos, aparición de erupciones (*roseola, púrpura, eritemas, urticaria...*), en los cuales el buen enjuiciador no ha de ver sino la reacción defensiva de limpieza de la naturaleza; en otros casos, *edemas y albuminaria* por colapso del riñón ante el atentado tóxico; en otros, fenómenos de *anafilaxia* (convulsiones, mareos, meningitis, diarrea, trastornos vasculares y congestivos) y aun parálisis postsueroterápicas, como ya demostraron los doctores Crouzon y Christophe, de París[3] que citan casos propios y de otros autores, algunos terminados por la muerte. Nosotros también podemos citar algún ejemplo de persona de nuestra clientela, muerta a las pocas horas de la inyección de suero antidiftérico, que la pusieron en un dispensario de Madrid, por una supuesta difteria que nadie llegó a diagnosticar como tal; y que puede considerarse como una víctima más, no de la enfermedad, sino de la medicina.[4]

Dice *Le Monde Medical* (número especial de 1926): "Admítese generalmente que la enfermedad sérica no se presenta sino después de la inyección subcutánea o intravenosa; a pesar de ello, Ch. Garin, P. Imbert y J. Rousset, han observado accidentes graves después de la administración *per os* de suero de caballo (Lyon Medical, 30 de mayo de 1926)."

"Varios casos de parálisis, de neuritis y también de amiotrofia consecutivos a inyecciones de suero, han sido descritos por Andrés Léri y

[3] *Le Monde Médical* del 1º octubre, 1931, Nª 835.

[4] Hecho tanto más lamentable cuanto que en las anginas diftéricas verdaderamente graves, "la seroterapia es a menudo impotente" como ya afirmaron Cruchet y Cautorné en la Sociedad Méd. et Chir. de Bordeaux en Junio de 1927; y en las que no son graves, sobra todo tratamiento seroterápico. Todos estos hechos deben prevenirnos contra la muy lamentable consecuencia de que en gran número de casos "sean los remedios peores que las enfermedades".

Andrés Escalier (Soc. med. des hôp. de París, 29 de julio de 1926) por O. Crouzon y P. Delafontaine (Soc. de Chirurgie, 16 de junio de 1926), por Thevenard (Soc. med. des hôp. de París, 2 de julio de 1926). Lerond (Soc. med. des hôp. de París, 16 de diciembre de 1926) ha descrito también un caso de parálisis ascendente, después de la inyección de suero antitetánico."

Estos accidentes parecen ser debidos a la englobulina y la sero-albúmina, principalmente, por lo que se ha tratado de fabricar sueros que contengan casi toda la antitoxina y casi nada de las albúminas citadas, sin haber llegado a un resultado definitivo favorable.

"Favreau, protesta contra el empleo abusivo de sueros y vacunas, recordando los accidentes que determinan a veces. (Soc. de Med. et Chirurg. de Bordeaux, 7 de mayo de 1926)."

Los peligros psíquicos de los sueros, estriban en las impregnaciones del carácter del animal al cual pertenecen. Este hecho, en el que ni siquiera se digna parar mientes la ciencia positivista, es de extraordinaria importancia en ciertos momentos. En alguna de nuestras obras hemos citado ya el ejemplo de un enfermo que murió en estado de conciencia animal, por la inyección de un suero de cabra. Creemos que un caso así, es un verdadero cataclismo para el proceso espiritual que sigue a la muerte. Y sin que lleguemos a estos casos extremos, es indudable que las influencias psíquicas animales, actuando sobre la "psiquis" humana más o menos intensamente, según la receptibilidad del sujeto, y activando los bajos instintos, son obstáculos que la seroterapia va poniendo a la evolución normal y ascendente del alma.[5] Es dolorosísimo ver los errores enormes en que va incurriendo una falsa orientación científica, que es fruto exclusivo de la cabeza pero, no del corazón, y por consiguiente carente de filosofía.

Los peligros espirituales de la sueroterapia, estriban en el hecho trascendente de transferir las culpas de nuestros errores biológicos a animales que han vivido según su ley, y a los cuales cargamos, de momento, el peso de nuestro destino, que a la postre, como es lógico y justo, repercute en nosotros con la suma del sufrimiento potencial que aparentemente nos hemos evitado, pero que es ineludible al tenor de la Ley natural de la Justificación.

El peligro de las vacunas. Muchos han sido ya los médicos que han expuesto los peligros múltiples de las vacunaciones, y raro es el día en que no se ve en alguna de las muchas revistas médicas que se publican, algún caso patológico consecuente al empleo de vacunas.

Nuestra opinión es inexorable con estas prácticas de tan marcado empirismo. No nos cabe en la cabeza que se haga esto en nombre de la ciencia, y que además se le ponga el apellido de "sanitario".

Vayan algunos hechos y testimonios que dan fuerza a nuestra afirmación.

---

[5] Buen cuidado de evitar estas influencias, así como las de extractos de glándulas (moderna opoterapia) y aun las de las drogas, ponen las personas que sinceramente siguen un sendero religioso de buena ley.

Copiamos de la revista española "Federación Sanitaria", hablando de una visita del Inspector de Sanidad en la provincia de Sevilla y en la que fue informado por médicos de diversos pueblos de aquella comarca.

"...manifestaron los médicos que se estaban dando algunos casos de viruela. Para evitar su difusión habían procedido a practicar la vacunación de todo el vecindario; pero los estragos producidos por las vacunas empleadas, eran tales, que el vecindario se resistía a la vacunación, contra la que se había producido una gran protesta, diciendo los vecinos que era un crimen lo realizado con ellos, pues efectivamente, por *causas ignoradas,* a un número considerable de vacunados se les presentaban en los puntos de inoculación, necrosis profundas con pérdida de sustancia que dejaban cicatrices deformes y otras veces violentas inflamaciones extendidas a todo el miembro superior. Algunos de los vacunados estuvieron en tratamiento varios meses por este motivo, no sabiendo a qué atribuir tales fenómenos, pues las vacunas procedían de los laboratorios más acreditados, como son el *Alfonso XIII* y el *Thirf*".

"El señor Barrión afirma que, los mismos fenómenos se han observado en Utrera, con el empleado de la vacuna del Alfonso XIII."

"Por su parte, el señor Centeno recuerda que, en Sevilla, cuando la pasada epidemia de viruela, ocurrió otro tanto con la vacuna del *Laboratorio Municipal.* Las lesiones observadas eran tan enormes, que el distinguido médico doctor López Luque, publicó en los diarios de la capital un artículo formulando la más enérgica protesta contra la técnica empleada, falta de asepsia, a que atribuía aquellos efectos..."

Pasemos de estos hechos, de los más leves por cierto, a otros más significativos.

La pubicación de la "Liga Nacional Antivacunista" Argentina, (Nº 1) hizo algunos comentarios sobre los informes del Andrews Committee y del Rollester Committee, de 1923 y 1926, en Inglaterra, en los que se citaban hechos tan elocuentes como los siguientes:

Los médicos ingleses Hubert M. Turnbull del London Hospital y Mc. Intosh del Middlesex Hospital observaron numerosos casos de muertes a consecuencia de *encéfalo-mielitis* y otras enfermedades del sistema nervioso central, manifestadas después de la vacunación (publicados en el "British Journal of Experimental Pathology"). El Andrews Committee relató 62 casos (36 fatales) de encefalitis consecuente a la vacuna, observados en 40 mujeres y 22 varones, después del empleo de la linfa oficial. El Rollester Committee, señaló 30 casos con 16 defunciones.

La Liga de las Naciones en su informe del 27 de Agosto de 1928, mencionó 139 casos de encefalitis, con 41 defunciones, ocurridos en Holanda. A consecuencia de estos casos, el gobierno holandés, suspendió la vacunación en 1928 y 1929. En la primera mitad del año 1928, las vacunaciones fueron una tercera parte menos que en 1927, y también disminuyeron en una tercera parte los casos de encefalitis.

El doctor D. T. Blifford Albut en su "System of Medicine" da una relación de 26 procesos que pueden ser observados como consecuencia corriente de la vacunación. James Mc. Intosh, dijo en 1926 que la vacuna equivalía a la inyección de *múltiples* gérmenes infecciones, y Walter Carr en octubre de 1928 en el discurso anual de la Academia de Medicina de Londres, hizo un estudio documentado de la vacunación, exponiendo sus peligros.

En los diez y siete años anteriores a 1928, el término medio anual de defunciones por viruela en Inglaterra, fue de 16 casos. También en dicha nación, en los seis años anteriores a 1927, la mitad de los niños fueron vacunados, habiéndose registrado por el "Committee" numerosos casos de encefalitis postvacinal, de los cuales 42, en menores de 15 años fueron mortales. En el mismo período de seis años sólo murieron 45 niños a consecuencia de la viruela.

En "Vacunation Inquirer", se nos dio la recopilación de los datos informados por el Comité de Sanidad de la Liga de las Naciones en su 12ª sesión: y se nos presenta así el número de defunciones por viruela, por cada millón de habitantes entre los años 1919 y 1927 en los siguientes países:

	1919-1927
Inglaterra y Gales	0,46
Suiza	0,50
Alemania	2,1
Bélgica	2,1
Austria	2,4
Francia	2,9
Polonia	10,3
Checoeslovaquia	23,4
Rumania	47,4
España	65,7
Italia	101,1
Portugal	386

Sin grandes apasionamientos, podemos deducir que la vacunación no sirve para lo que se pretende, pues en Inglaterra donde actualmente existe la "cláusula de conciencia" para no vacunarse, y que de hecho es el país donde menos se usa de esta peligrosa práctica, es donde menos mueren por viruela. Como sucede en Suiza, país de los menos vacunados. Pero véase Italia, donde la vacunación es reforzada severamente, España, donde se ha llegado a vacunar por la fuerza, y no digamos Portugal, cuyas cifras hablan por sí solas, y no como modelo de no vacunación.

Conocidos de todos son los recientes casos de mortalidad infantil acaecidos en Lübeck por el empleo de la vacuna C. G.

Dice así uno de los comunicados:

Los niños de Lübeck. Otros dos niños fallecidos.

Lübeck 4. — Han fallecido otros dos niños de los que enfermaron a consecuencia de haber sido vacunados contra la tuberculosis. Esto eleva a 28 el número de niños muertos por dicha causa. Quedan todavía 101 pequeños enfermos, de los cuales 20 están en gravísimo estado.

El ministro del Interior del Reich y del Servicio de Salud Pública ha delegado a Lübeck, para hacer una investigación, al profesor Schutzman, del Hospital de la Caridad de Berlín.

Se desprende de la investigación llevada a cabo por el ilustre sabio, que los niños han fallecido a consecuencia de una tuberculosis humana y no animal, cuyos bacilos proceden de las culturas del doctor Calmette; los doctores están cada día más dispuestos a considerar que la confusión o error en el método de la preparación de las culturas se ha producido en Lübeck, y están casi de acuerdo para considerar que la cultura enviada por el Instituto Pasteur de París no es en ningún caso, responsable de estos casos de muerte."

(De "La Libertad" del 5 de junio de 1930.)

Esto nos hace lamentarnos nuevamente, con el corazón oprimido y pánico en el alma, como lo hicimos cuando el suceso análogo que ocurrió en Granada no ha mucho tiempo, de que la medicina sea una causa —hoy más importante de lo que se cree— de muerte y desastre.

También son recientes las denuncias de casos de muerte por encefalitis consecuentes a la vacunación, que fueron hechas por los doctores Chancellor y Beddon Bayby al ministro inglés señor Greenwood, y que fueron publicadas en los diarios de todo el mundo.

El médico don Joaquín Bagueira Leal, ex médico mayor del ejército brasileño, cita conclusiones del doctor B. Clarke con las siguientes palabras: "Como el cáncer era prácticamente desconocido (se refiere a los Estados Unidos de América) antes de la vacunación por el *cowpox*, es más que tiempo de procurar esclarecer la posible conexión que podría existir entre estas dos molestias. Yo pienso que el cáncer es una enfermedad de la vida celular, una perturbación de su equilibrio, manifestándose por su crecimiento rápido y consecuente formación de un tumor. He estudiado doscientos casos de cáncer, por lo menos, y nunca vi uno solo en una persona que no hubiera sido vacunada. Esto, por sí solo, puede no significar nada, pero pido a los médicos que prosigan sus investigaciones en este sentido para ver lo que resulta."

El doctor W. R. Hadwel de Inglaterra, dice que en la epidemia de viruela de Gloucester en 1896, hubo 200.000 casos de viruela de los cuales 400 fueron mortales, y las dos terceras partes de las víctimas estaban vacunadas.

Otro médico, el doctor Juan Lazarte, de la Argentina, nos dice la siguiente: "La vacuna puede producir enfermedades mortales. Es cierto que éstas son limitadas en número, pero no es menos cierto que muchos niños mueren de vacuna. La viruela ataca excepcionalmente a los vacunados y a los revacunados. Sin embargo es posible que mueran de viruela más vacunados y revacunados que personas que no han sufrido vacunación."

"Nadie ha demostrado que los niños vacunados no enfermen de otra cosa. La vacuna puede disminuir las defensas orgánicas, y se daría el caso de que la vacuna protegería hasta cierto grado contra la viruela, y en cambio abonaría el campo —debilitando el organismo— para otras enfermedades."

"La ciencia no garantiza la ausencia de gérmenes patógenos en la linfa . . ."

"Con la vacuna ha pasado un caso estupendo; nació en una época de tinieblas, y desde entonces hasta aquí, fue el emblema de la ciencia oficial. Hubo en el mundo una especie de confabulación; y ningún médico se atrevió a contradecirla."

"Sin embargo, la viruela no es una enfermedad tan peligrosa. Tratando a los enfermos sencillamente y aplicando ciertos cuidados higiénicos, la viruela es una enfermedad menos mortal que otras muchas. Muchísimas de las enfermedades llamadas infecciosas, dan más mortalidad y morbilidad que la viruela y han podido ser disminuidas merced a la higiene y al mejoramiento de las condiciones de vida de las clases pobres: (bubónica, malaria, cólera, tifoidea)."

"Me parece que mejorando las condiciones de higiene y de alimentación en que se encuentran las clases desheredadas, se combatiría con eficacia la propagación de la viruela. Es rarísima tal enfermedad entre las clases pudientes. Conozco numerosas familias cuyos miembros no han sido vacunados y, sin embargo, ni un sólo caso de viruela se ha registrado en ellas. En cambio, en el campo, donde el criollaje vive amontonado en ranchos, alcoholizado, los casos de vacunación son terribles. Enferman unos de erisipela, escarlatina; y otros de fiebres altísimas, perturbaciones del estado general, etcétera."

"La verdad es que hay vacunados que mueren de viruela, aunque, como decía, siempre produjo pocas defunciones. De los muchos casos que he asistido, no he registrado ninguno mortal. Pero sé, por otros colegas, que produce tantas defunciones como cualquiera de las enfermedades que no tienen vacuna."

"Con vacuna y todo, en el mundo todavía se producen epidemias de viruelas. No creo que éstas sean debidas a la vacunación. Pero pienso, sí, que la disminución de su flagelo, sea debida a las relativas mejoras de las condiciones de vida de los hombres.

Los triunfos de la vacuna no son tantos. Las exageraciones que la ciencia oficial y libresca ha volcado en ella, pueden destruirse fácilmente. Aun dentro de la medicina alopática se conocen las formas especiales y las complicaciones de la vacuna. Eripiselas, fiebres altas, fístulas, escarlatina, eczemas, infecciones de la piel, son las más frecuentes consecuencias de la vacuna; las que se exteriorizan inmediatamente."

"He visto en la revista inglesa 'The Lancet', anotados tres casos de meningitis provocados y causados por la vacunación, relatados por los sabios franceses. Todos los años aparecen artículos en las revistas científicas donde se relatan nuevas enfermedades producidas, despertadas o paralelas a la vacunación." [6]

"De todas formas, se impone una revisión de la vacuna y sus resultados. Una enormidad es la vacunación obligatoria. Es algo peor que el servicio militar obligatorio. Que se vacune todo el mundo y con ese criterio del empleado vacunador, que tiene un sentido burocrático, legal y bárbaro, es una cosa del centro de África. La vacuna como ley es un doble peligro. Que vacunen a sus niños los padres que así piensen. Pero que la ley los compulse, es denigrante. Para mí la vacuna nació en una época de ignorancia y se aplicó en otra época de ignorancia."

_____

[6] Es certísimo esto, como lo prueban los testimonios que venimos citando, sacados la mayor parte, de revistas.

Ocurre algunas veces que una vacuna preventiva, produce la propia enfermedad que se trata de evitar. Es curioso a este respecto, aunque el caso no se refiere a la especie humana, el testimonio de la Real Sociedad Central de Fomento de las Razas Caninas en España, que en carta dirigida al Secretario de la "Federación Ibérica de Sociedades Protectoras de Animales y Plantas, Sección de Madrid, cuando el que esto escribe era presidente fundador de dicha entidad, nos dice lo siguiente:

"En contestación a su consulta de fecha de ayer, interesando la opinión y criterio de esta Real Sociedad Central con respecto a la eficacia y conveniencia del empleo de sueros llamados antirrábicos, tengo el honor de manifestarle que esta colectividad es completamente contraria al empleo del procedimiento, habiéndose comprobado en muchísimos casos que, no solamente no es eficaz, sino que resulta hasta peligroso, habiendo resultado en varias ocasiones que, perros inoculados por el sistema, no solamente no quedaron inmunes, sino que han adquirido la terrible enfermedad. En su consecuencia esta Sociedad considera que no debe en manera alguna modificarse la legislación vigente sobre la materia, sino por el contrario, mantenerla con todo rigor."

Esta opinión está reforzada con la siguiente noticia que extractamos del diario "El Sol", remitida desde Plasencia:

"Comunican del pueblo de Cabezavellosa que la vecina Carmen Carretero Peña, de 36 años, que hace algunos días fue mordida por un perro, ha sufrido un ataque de hidrofobia y se halla en gravísimo estado.

La desgraciada mujer fue sometida en el hospital al tratamiento antirrábico desde el mismo día en que fue mordida por el perro. Con este motivo, la opinión se encuentra muy alarmada respecto a la eficacia del tratamiento, pues no se explica que habiendo sido tratada la enferma con toda rapidez, haya sobrevenido el ataque." [7]

Interpretando muy bien la falsedad fundamental de estos procedimientos de inmunización, dice el doctor Bruckner:

"¿Acaso no es locura, si a pesar de todas las experiencias, siempre se sigue creyendo que debe *sembrarse* la enfermedad para *cosechar* la salud?"

El doctor Lesser, dice: "Los vacunistas nunca me contarán entre los suyos, mientras no me prueben por qué un cuerpo *infectado* con el humor, con *veneno varioloso*, debe ser más *resistente* a una enfermedad epidémica que un cuerpo *intacto*, es decir, *sano*."

El doctor Watt, en 1813, dijo: "La criatura de pecho *salvada* por medio de la vacunación, queda con vida para morir después de sarampión o escarlatina, o para contribuir a llenar las listas de las víctimas juveniles de la tuberculosis." [8]

Otros médicos, como Bilchmayer, Fisher, Schreber, etc., han comprobado por estadísticas y observaciones, que *la vacuna no preserva de*

---

[7] Véase más adelante: La rabia.

[8] A consecuencia de la inoculación del virus, suelen presentarse erupciones generalizadas (roseola, púrpura hemorrágica a veces mortal...), y otras veces, erisipela, úlceras, y en algunos casos septicemias mortales (Collet).

la viruela; y el doctor Bertillón asegura también que la vacuna favorece la aparición del *cáncer.*

Nosotros mismos, tuvimos que protestar en los diarios de Bilbao, en el año 1921, ante un caso evidentísimo de muerte de un niño sano por la vacuna.[9]

Copiamos de "Le Monde Médical" (número especial de 1927).

"La *vacunoterapia* continúa siendo más demostrativa en sus efectos que otros procedimientos nuevos y mal conocidos aún. Pero el número de vacunas que han ido surgiendo, y de las que muchas son poco eficaces, por no decir perjudiciales, reclama sin duda alguna, un control; control que es reclamado por Petit y Goldenberg.

De nuevo se ha hablado de la vacuna no solamente por haberse presentado algunos casos recientes de viruela si no también de *encefalitis vacunal."* "Una *infección* ocular por proyección de vacuna fue tratada en un médico por Delord y Vilard, siendo los accidentes muy graves y reclamando la enucleación" (o sea sacar el ojo). Acad. de Médecine, 17 mayo 1927.

"Pero los accidentes nerviosos son los más notables e importantes: una *mielitis* de comienzo brusco, 10 días después de la vacunación, en una mujer de 33 años, sin antecedentes patológicos (paraplegia espasmódica que tardó 4 meses en curar (Vedel, Puech y Lapeyre. Soc. des Sc. médic, de Montpellier, julio 1927); *encefalitis post-vacunal* con paresia espasmódica del miembro superior derecho (al mismo tiempo evolución de una eripisela). Este caso de Comby es el noveno caso observado en Francia" (Bull. Soc. Médic. des Hôp. de París, 19 de mayo 1927, página 671).

El profesor Teissier en el Bull. Médical, 22-25 junio 1927, pág. 753, ha recordado que las vacunaciones no deben ser practicadas en malas condiciones, que las enfermedades o infecciones de la piel constituyen factores agravantes de la vacuna, y que ésta refuerza la escarlatina e impide el buen brote del sarampión. Por lo que se ve bien claro que la vacuna aumenta las causas básicas del mal —como sucede manifiestamente en la escarlatina— o impide la franca depuración— como en el caso del sarampión y de la misma viruela.

La Soc. des Sc. Médic. de Montpellier en abril de 1927, vio que, "durante una reciente epidemia de viruela, fallecieron dos enfermos a pesar de haber sido vacunados con anterioridad. Uno de ellos, de 62 años, presentaba aún dos pústulas vacunales cuando empezó la viruela. El otro, niño de 2 años y medio, había sido vacunado dos veces sin resultado positivo".

Mencionaremos una publicación de Wilson y Ford (Bull. of the Johns Hopkins Hospital, t. XV, número 6, junio 1927) sobre las compli-

---

[9] Se trataba de una criatura sana de corta edad, que fue vacunada, a título preventivo, contra la viruela, y que murió en tres días a raíz de la vacunación. Esto motivó nuestra enérgica protesta, en los diarios. Pero hubo un Inspector de Sanidad que ejercía entonces en Bilbao, que arremetió contra nuestros argumentos para defender la vacunación, lo que dio origen a una sostenida polémica en la prensa bilbaína, que por fin fue cortada por influencias varias, al ver que no convenía que nosotros siguiéramos exponiendo nuestras razones.

caciones nerviosas de la viruela, de la vacuna y de la varicela. Creen estos autores que se trata de complicaciones específicas de los virus varioloso, vacunal y variceloso.

"Una *intensa reacción, meníngea* y un *zona femorocutáneo*, han sido observados por Frommel, después de la vacunación jenneriana. Cita este autor una notable bibliografía a propósito de la neurovacuna y de los accidentes de la vacuna, en Schweizer Mendiz. Wochensch, número 35, 4 setiembre 1926."

"Pero lo que ha sido más estudiado es la *encefalitis postvacunal*. Netter explana los problemas suscitados por esta complicación, que se presenta del octavo al duodécimo día". "Levaditi y Nicolau admiten la hipótesis de una encefalitis debida al virus de Von Economo, pero que se presenta con motivo de la vacunación en individuos portadores de gérmenes o afectos de una forma latente de esta infección. (Soc. de Biol., 16, enero 1926.)"

"Manies ha visto una viruela atenuada en un vacunado, y cree que la viruela atenuada y el alastrim son debidos al virus varioloso (Presse Médic. número 2, 1926)."

La vacuna obligatoria. Con los fundamentos tan poco sólidos que vamos viendo en el curso de estas líneas, muchos países imponen como una obligación ciudadana que los individuos se introduzcan periódicamente en la sangre, pus de las terneras u otro virus microbiano cualquiera (v. g. tifoideo), inhabilitándoles, si así no lo hacen, para muchos de sus derechos ciudadanos (ingreso en centros de enseñanza, en el ejército, en cargos públicos) y aun imponiéndoselo sin atenuaciones cuando se trata del servicio militar obligatorio.

En la conciencia de todos está, que si tal se hiciese con cada uno de los virus preventivos de las enfermedades infecciosas catalogadas, sobrevendría un cataclismo inenarrable en la salud de la humanidad. El prejuicio ha quedado pues limitado a la vacuna contra la viruela y en menos casos a la tifoidea. ¿Por qué? ¿Es más terrible morirse de viruela que de tuberculosis? ¿Es más grave la viruela que la fiebre de Malta? ¿Por qué no se impone por el Estado con el mismo sentido que sean evitadas las causas de tuberculosis (alcoholismo, vida en casas oscuras y húmedas, alimentación desvitalizada, uso del tabaco, etcétera)?

El argumento que empleamos los antivacunistas es irrebatible: Si realmente la vacuna evita la viruela, vacúnese el que tenga miedo; y de este modo ¿qué temor puede quedarle de ser contagiado aunque padezcamos la viruela los no vacunados?

El gobierno inglés decretó que no fuese obligatoria la vacuna creando la "*cláusula de conciencia*" (por la cual queda exento de esta obligación el ciudadano que·no crea prudente vacunarse) en vista de las palabras de Russell Wallace, el sabio compañero de Darwin, quien dijo: "La vacuna como medio para terminar con la viruela es un absurdo incalificable y su obligatoriedad un crimen."

Es la higiene y no la vacuna, la que ha de terminar con la viruela, como la higiene ha sido, y no las vacunas, la que ha aminorado la fiebre amarilla, la peste bubónica, el cólera morbo y otros graves males infecciosos.

Creo que ha llegado el momento de que las personas no partidarias de la vacunación, se unan para pedir a los gobiernos de sus países, que como existe en Holanda, en Suiza y en Inglaterra, sea decretada la *cláusula de conciencia* en lo que atañe a esta práctica. Estimamos tan injusto el imponer la vacunación, como lo sería el prohibir que se vacunase el que quisiera. Y estamos convencidos, por otro lado, que las verdaderas causas de impurificación sanguínea, que provocan el estallido de epidemias de viruelas y otros males infecciosos (como abuso de alimentos cárneos, confituras, alcoholes, atmósferas viciadas, trabajo excesivo, viviendas oscuras y húmedas, etc.) no serán nunca prohibidas por los gobiernos.

Así lo van comprendiendo algunos pueblos, que van rectificando su conducta en cuanto a la imposición de inmunidades artificiales.

El 13 de enero de 1926, el Ayuntamiento de Chicago, sancionó un decreto, una de cuyas cláusulas dice:

"La Junta de Sanidad, no dictará disposiciones u órdenes que obliguen a persona alguna a someterse a la vacunación, o inyección de algún virus o medicación, contra su voluntad o sin su consentimiento, o sin el consentimiento del padre o tutor, en el caso de un menor o persona inhabilitada, y nada de este decreto, ni de otros previos, en vigor en esta ciudad, debe ser empleado para autorizar o dar poder a persona u oficial alguno para vacunar, inyectar o medicar sin el previo consentimiento de la persona que reciba dicho acto; ni debe interpretarse que autoriza ni faculta a dicha Junta de Sanidad a adoptar ningun regla ni dictar disposición alguna que obligue o imponga ninguna de tales vacunas, inyecciones ni medicaciones."

Del ilustre escritor americano Constancio C. Vigil, copiamos los siguientes párrafos de su adhesión a la campaña del Comité Antivacunista de Montevideo (fechado en Buenos Aires en noviembre de 1923):

"La vacunación obligatoria desposee al hombre de la propiedad de su propio cuerpo; le niega el derecho de seguir sus instintos y sus ideas para mantenerse sano; le fuerza a aceptar y practicar un acto que su conciencia repudia.

Dicen los médicos que ellos están seguros de que la vacuna es buena. También los frailes de la Inquisición estaban convencidos de que era bueno que todos fueran católicos.

Aunque existen muchos médicos contrarios a la vacunación, y aunque la deficiente preparación del virus y el procedimiento de inoculación propagan frecuentemente graves enfermedades infecciosas, nosotros no debemos entrar a discutir el problema científico. Debemos defendernos simplemente como *hombres*, desde el punto de vista del *derecho humano*, apoyándonos en las ordinarias reglas del *sentido común*.

Nosotros nos consideramos con derecho a tener opinión sobre lo que conviene a nuestro cuerpo. No nos parecen tan decisivos como para imponerse sin excepción a todas las conciencias, los resultados de la ciencia médica oficial, pero no los discutimos. Y mientras haya un hombre cuya razón no acepte como beneficiosa la vacuna de Jenner, *no hay poder* en el mundo que se la pueda inocular a viva fuerza en su sangre.

Estamos dispuestos a defender ese derecho en todos los terrenos. Hay algo más importante que la salud y la enfermedad. Algo más grande que la vida. Esto es lo que vamos a salvar a toda costa. ¡Demasiado cara se nos quiere cobrar la vida en sociedad! Pero no pagaremos tan alto precio. Tenemos que distinguirnos en esto de la vacuna, de los carneros y de las vacas. El vacunador oficial no entrará lanceta en mano a vacunar a nuestro pueblo como si se tratara de *ganado.*"

Estas sentidas protestas de dignidad biológica humana, y todos cuantos aportamos en contra del empleo de sueros o vacunas, llevarán al ánimo del estudiante, sin duda alguna, una visión y un sentido sereno e imparcial del asunto, que un día se traducirá en beneficio colectivo.

Conclusiones y normas de conducta. Se impone el cultivo de la *inmunidad natural,* como única garantía de salud.

Muy bien dice P. Carton: "La profilaxia establecida sobre la conservación de las actividades celulares normales, realizada por medio de la vida normal y fisiológica, es pues, la única racional, porque garantiza contra todas las enfermedades naturales, y porque respeta y deja inviolados los medios humorales.

"Todo ser humano posee, en efecto, una fuerza oculta de preservación y conservación, que los antiguos llamaban naturaleza conservadora, reparadora y medicatriz, y que los modernos caracterizan en parte con el nombre de inmunidad natural. Esta fuerza, no espera mucho para manifestarse si se vive de una manera malsana o inmoral, constituyendo la enfermedad. La vida sana y recta, la cultiva maravillosamente. Y entonces como decía Hipócrates: 'ella es suficiente a todo y por todo' y nos garantiza de toda asechanza infecciosa, mejor que todos los remedios venidos del exterior. Tanto es verdad que todas las fuerzas defensivas están solamente en nosotros, y que no tenemos más que saber conservarlas y aprender a darles eficacia.

La realidad y valor de esta inmunidad natural que existe en estado oculto en todo ser humano, está probada por este hecho, ratificado por todos los autores, de la rareza de los ataques infecciosos agudos en la primera edad. En los primeros tiempos de la existencia, la acción nociva de las defectuosidades higiénicas y alimenticias de la vida civilizada, no puede todavía ejercerse plenamente, ni aniquilar las inmunidades naturales a tal punto, como más tarde lo hará, cuando los vicios alimenticios vayan acrecentándose. La roseola, tos ferina, escarlatina, viruela, tuberculosis... son excepcionales en los niños muy pequeñitos. Así, por ejemplo, de 1300 casos de roseola observados por Variot, siete solamente fueron en niños menores de un año.

Esta inmunidad natural de los recién nacidos, está todavía atestiguada por la dificultad de inocular la vacuna a los niños en los ocho días que siguen al nacimiento (Bousquet, Tinier Boinad). Pasados los diez días, la inmunidad se debilita y el porcentaje de aquéllos en los que no prende, desciende del 50 al 10 por 100. La atenuación tan precoz de la inmunidad natural que se observa hasta en los niños que más higiénicamente viven y nutridos en el pecho de su madre, es debida a las faltas cometidas por la madre; es decir, que es imputable al régimen de alimentación y género de vida muy defectuosos, que ocasiona la presencia de venenos circulantes susceptibles de pasar a la leche y hacerla tóxica. Por el contrario, en las familias donde nosotros hemos introducido las prácticas naturistas, siendo las madres lógicamente alimentadas (régimen no tóxico, ni sobrealimentación), haciendo ejercicio regular y con el uso continuo de los medios complementarios de la terapéutica naturista preventiva, *hemos podido observar una persistencia sorprendente de la inmunidad natural de los lactantes, que permanecerán rebeldes a las sucesivas inoculaciones de las vacunas.* Esta prolongación habitual y sorprendente de la inmunidad natural de los recién nacidos en los meses siguientes, no puede ser atribuida más que a la toma de leche materna verdaderamente fisiológica exenta de venenos alimenticios (carnes, alcohol, etc.), o autógenos (sedentariedad) que hacen imperfecta la lactancia materna si las mujeres se alimentan y viven de una manera malsana.

Por otra parte, si en el curso de su existencia, el hombre tuviera el suficiente buen sentido para volver a las condiciones de vida conforme a su fisiología y más en armonía con las Leyes de la Naturaleza, mantendría la inmunidad natural de su infancia y poseería entonces sus medios normales de perfeccionamiento y de preservación y sería verdaderamente invulnerable. Se evitaría, pues, la dolorosa necesidad de correctivos mórbidos que hasta aquí le vienen manteniendo a pesar suyo en la vía del progreso.

En una palabra: *En lugar de trabajar por la degeneración humana usando inmunidades artificiales que son taras morbosas, lo que ha de hacerse para asegurar el progreso humano, es conservar y cultivar las inmunidades naturales que son cualidades innatas.* La mejor evolución no podría cumplirse más que por un retorno a la naturaleza y por una sumisión voluntaria a las leyes que rigen la vida humana."

Claro es que nosotros preconizamos la supresión de sueros y vacunas en terapéutica y en higiene, orientando, por otro lado, a la humanidad, hacia los senderos de la vida natural, fortaleciendo sus inmunidades naturales. Somos partidarios de la *asepsia,* en el verdadero sentido de la palabra: es decir, de la supresión de toda *suciedad interna* y externa. Y no de esa higiene contradictoria que trata de resguardarse de las infecciones por medio de aislamientos, esterilizaciones y desinfecciones, y luego en cambio, introduce en la sangre de los individuos sustancias *sépticas* capaces de originarle graves perturbaciones, sin reparar en la observación vulgar de que no es tan peligrosa la suciedad exterior, como aquella que dimana de la alteración química de los humores.

Es ilógico y nocivo, por consiguiente, imponer a todas las personas sanas los procedimientos de prevención antisépticos, sean externos o sean inoculaciones internas, lo mismo que si se tratase de individuos afectos de gran desfallecimiento de las defensas naturales (guerras, depresiones morales, cirugía, hospitales en malas condiciones). Entre cuidar de que no se infecten estos individuos que se hallan en déficit de las defensas e inmunidades naturales, a pretender que todos, aun los que viven con una perfección higiénica irreprochable o por lo menos aceptable, observen medidas tan nefastas como la esterilización de los man-jares y bebidas, e inoculaciones obligadas de sueros o vacunas, hay un mundo.

Precisamente nosotros, los naturistas, nunca ponemos tanto cuidado en la alimentación cruda como cuando nos hallamos en caso de epidemias y debemos mantener la integridad de las células y sus defensas, por medio de la normal mineralización de los humores y el aporte de pro-ductos vivos (vitaminas, fermentos, sales vitalizadas) al organismo.

En estos casos en que recomiendan la esterilización alimenticia, las teorías microbiológicas están en completo desacuerdo con las leyes fun-damentales de la vida humana, que exigen que para la completa eficacia de nuestras defensas personales no nos privemos del poder altamente vitalizante de los alimentos crudos.

Si tanto se ha generalizado el uso de sueros y vacunas, ha sido además de por los sugestivos espejismos de las teorías pasteurianas, por el *miedo* a la enfermedad aguda, en el curso de la cual es cuando ocurren la mayoría de las muertes. Pero es porque la medicina no se ha encar-gado de convencer a las gentes de que, como dice el doctor Ibarra: "No es la enfermedad la que mata, sino el desgaste vital anterior a ella" en virtud de una vida contra la naturaleza.

Tratamiento curativo de la vacuna. Se lava perfectamente el sitio de la inoculación con agua y jabón; luego se le aplica jugo de limón puro durante 5 minutos, y después se pone en contacto directo con la piel inoculada, un emplasto de greda o arcilla limpia amasada con agua fría. Se cubre con una tela húmeda, y encima con lana seca y se deja un par de días, renovándola cada 4 ó 6 horas.

QUINTA PARTE

LAS ENFERMEDADES INFECCIOSAS DESDE EL PUNTO DE VISTA DE NUESTRO CRITERIO

Lección XXII

LOS MICROBIOS Y SU ACCION EN EL ORGANISMO

La vida bacteriana en general. El organismo en la infección. Terapéutica de los estados infecciosos. (Sífilis, Blenorragia, Rabia, Tuberculosis, Paludismo, Fiebre de Malta, Difteria, Viruela, Tos Ferina, Meningitis cerebroespinal, Fiebre tifoidea, Reumatismo cardiovascular.)

Los microbios y su acción en el organismo

Es en este punto en el que muchos han abrigado más dudas en cuanto a la eficacia y recursos de la medicina naturista. Las preguntas con las que todos los adversarios tratan de poner límite a nuestras pretensiones, son invariablemente: ¿Cómo curaría usted la difteria? ¿Qué haría usted ante un enfermo de rabia? ¿Cómo va usted a sanar a un palúdico sin quinina? ¿Y la sífilis?...

Hay que abordar pues el tema con absoluta claridad.

Para ello comencemos por insistir en nuestro conocido punto de vista: *No existen enfermedades específicas.* Si la enfermedad, como admiten todas las escuelas médicas, es *un acto* realizado por el organismo para eliminar una causa de perturbación, claro está que toda forma morbosa depende de las condiciones del organismo que la realiza. Lo único verdaderamente específico es la forma de reacción de cada sujeto.

El microbio no es causa, por sí mismo, de la enfermedad, puesto que existen individuos que, sometidos a influencias microbianas, no enferman. También es verdad que hay enfermos *portadores de gémenes* y no existe en ellos manifestación morbosa. ¿Habrá necesidad de insistir mucho para convencerse de que, en toda enfermedad, lo verdaderamente causal es la perturbación primordial del terreno orgánico?

Ferrán dice: "Todas las bacterias patógenas tienen en la Naturaleza un representante saprófito (no dañino) del cual proceden. Si no fuera así, las enfermedades que producen vendrían a ser el estigma original de las especies que las padecen." Es decir, que la virulencia innegable de ciertos microbios depende de su adaptación a organismos deteriorados. Pero este deterioro (especialmente la desmineralización de humores y tejidos), es la causa básica de toda infección; porque da elementos de medro al microorganismo. En efecto, como afirma Turró: "La materia orgánica es un excelente medio de cultivo para toda clase de gérmenes, sean inofensivos, sean patógenos; pero esa misma materia elevada al potencial energético de la materia viva, se opone a su implantación y a su vegetación". Por esto, cuando la materia viva pierde parte de su potencial energético por el acúmulo de detritus en sus tejidos, por defectos de inervación o por desgastes de vitalidad, los microbios se hacen dueños del terreno enfermo, aprovechando ese *tanto de muerte* con que Letamendi caracteriza a la enfermedad.

La labor microbiana no es por sí sola de determinación morbosa, sino de colaboración patológica. La acción determinante patógena del microbio en los casos extremos (epidemias intensas y extensas) es consecuencia de una exaltación de virulencia por su paso por terrenos averiados y desvitalizados. Su misión es siempre desintegrar químicamente los materiales extraños o tóxicos para hacerlos más fácilmente eliminables. Son en cierto modo, colaboradores del esfuerzo reactivo del organismo hacia la curación. El microbio cumple en el organismo enfermo la tarea de *digerir* sustancias químicas extrañas al plasma, que las células y humores son incapaces de transformar, por abundancia o por calidad. La destrucción del microbio por el organismo es otro problema de *digestión* del parásito por la célula o fermentos defensivos. De la abundancia de toxinas que nutren al microbio depende la intensidad de la lucha celular contra él y la victoria final. La fiebre es solamente una función complementaria (oxidante y digestiva) de la nutrición acelerada. La infección es, pues, una resultante de conflictos nutritivos.

De todo esto se deduce que, *la clase o forma del microbio que aparece en cada enfermedad infecciosa, depende de la calidad del terreno químico anormal que le sirve de medro.* Trataremos de demostrar lo que antecede.

La vida bacteriana en general

Dijimos que las *bacterias*, según Cajal, deben considerarse como hongos *schizomicetos*, unicelulares, que constituyen la forma más elemental del reino vegetal; verdaderos protófitos que sirven de eslabón de enlace entre los hongos y las algas más sencillas. Y expusimos su clasificación en *cocos, bacilos, espirilos* y *bacterias pleomorfas* (pág. 238).

Las bacterias constituyen especies botánicas bien determinadas; pero existen muchas dudas en cuanto a su número y forma. Los biólogos se debaten entre dos extremos: unos, como Zopf y Büchner, creen que todas las bacterias son formas distintas de una o pocas especies. Otros, como declara Löwenstein, han llegado a admitir más de dos mil razas de bacilos tuberculosos procedentes solamente de mamíferos. Nosotros nos situamos en un término medio, inclinándonos más bien hacia la primera opinión; porque, indudablemente, la forma microbiana puede alterarse con suma facilidad. En efecto: "La relación entre la superficie de absorción y el volumen de la célula (en este caso, microbio) cambia de acuerdo con el aumento de tamaño y la escasez de alimento, pues el volumen crece en proporción mayor que la superficie; y considerando que la esfera es de todos los sólidos el que tiene menor superficie en relación con el volumen y, por tanto, la única manera de garantizar la nutrición de ese volumen" (Carracido). Esta es la razón de los cambios de forma de los microbios, unas veces redondos (cocos), otras veces alargados (bacilos), cuando no presentan esas formas de transición tan variadas como en el caso del bacilo colérico. En el fondo, un problema de nutrición, como ya hemos apuntado. Sin que esto quiera decir que no deban admitirse ciertas especies bien definidas que, cultivadas en estado de pureza, conservan su forma indefinidamente.

Los hongos bacterianos se nutren de materias orgánicas, principalmente nitrogenadas e hidrocarbonadas, a las cuales atacan por medio de fermentos digestivos y diastasas; peptonizando a los proteicos y restando el carbono a los carbohidratos. Su respiración se realiza tomando el oxígeno directamente del aire (microbios *aerobios*); o bien reduciendo ciertos compuestos orgánicos por medio de ese proceso que llamamos *fermentación* (microbios anaerobios).

Los cambios nutritivos de las bacterias, producen en el terreno sobre el cual vegetan, una serie de transformaciones que se traducen en el acúmulo de ciertos productos tóxicos, entre los que se citan como importantes, las *ptomainas, toxinas, proteínas y toxialbúminas*. Esto explica la acción tóxica e inflamatoria de las bacterias *per se*, a la cual responde el organismo afectado con producción, a su vez, de otros *fermentos defensivos*, y la *exaltación de la fagocitosis* de los glóbulos blancos. Este proceso de acciones y reacciones mutuas entre el organismo y el microbio, lleva en el fondo de su mecanismo, una finalidad útil para el primero: ayudar la eliminación tóxica. Y la fiebre, la inflamación, el aumento de secreciones glandulares, etc., no es propiamente un conjunto de reacciones contra el microbio, sino la manifestación de los mecanismos generales de defensa orgánica, de que ya hemos hablado.

Claro es que, admitida tal alteración del terreno orgánico (materia fermentescible) y aparecido el microbio capaz de atacarlo (fermento), el resultado subsiguiente depende de la clase del microorganismo. Pero éste necesita terreno apto. Un ejemplo aclarará la cuestión: Sin un líquido azucarado que sirva de terreno, no lograríamos determinar una fermentación alcohólica. Sin el *saccharomyces* o fermento alcohólico que la realiza, tampoco. Con los dos factores y determinadas condiciones de temperatura, concentración y aireación, sí. ¿Pretenderíamos obtener la fermentación alcohólica poniendo el *saccharomyces* sobre una lechada de cal, por ejemplo? En vano . ¿Pretenderíamos obtenerla poniendo sobre el mosto de las uvas, una colonia de bacilos de Koch? Inútilmente. Es decir, que para que se realice la fermentación alcohólica, hace falta la acción conjunta y mutuamente reactiva, del terreno químico y del microorganismo. Ninguno de ellos por sí sólo puede originar el fenómeno. No podemos, pues, decir, en pura verdad, que el *saccharomyces* es la causa del alcohol.

Tampoco podemos decir que el *bacilo vírgula* es la causa del cólera, por muy exaltado que se encuentre. Hace falta que el terreno sea apto a la acción de este bacilo, para que surja (y permítaseme el símil) la *fermentación colérica*. Y como el bacilo no es virulento originalmente, necesita un proceso de exaltación en terrenos propicios (patológicos o muertos). Y entonces, con la colaboración de determinadas condiciones de humedad, temperatura, concentración y aireación (climatología y factores nutricios), puede surgir el cólera como tal forma morbosa.[1]

El organismo en la infección

Para que un organismo sea *infectado*, es necesaria la concurrencia de tres condiciones: Que el *microbio halle una puerta de entrada*, bien por lesiones grandes o pequeñas de la piel y mucosas, o bien a través de glándulas y epitelios. Que *llegue a un tejido o humor alterado, intoxicado o falto de tono vital*. Finalmente, que *haya una disminución de resistencias orgánicas generales*, bien por fatiga, mala nutrición, traumatismos, etc. Dados estos factores, el organismo enferma; es decir, reacciona por medio de actos febriles, inflamatorios y de eliminación, previa una etapa de latencia y otra de incubación, de que ya hemos tratado. Resultado de estos mecanismos orgánicos reactivos y defensivos, puede ser una lesión, que haremos mal en atribuir al microbio, puesto que el organismo la determina, aunque en ella se encuentre el microbio infectante. No es el bacilo de Koch el que fabrica las capas conectivas concéntricas del tubérculo, sino el organismo del enfermo. No es el espiroqueto pálido el que fabrica los nudillos del goma sifilítico, sino el propio cuerpo afectado. Tampoco se puede afirmar que el organismo responde siempre a la presencia del bacilo de Koch y del espiroqueto pálido con la formación respectiva del tubérculo o del goma. Hay muchos enfermos portadores de dichos parásitos, que carecen de lesiones. Por otro lado, como veremos, existen lesiones tuberculosas y sifilíticas en las que no se encuentran los microbios respectivos. Todos estos hechos nos van difuminando el pretendido concepto de *especificidad*, que, si existe, en cuanto a la acción química del microbio sobre determinada sustancia, no existe en cuanto a la enfermedad en sí, que es la obra defensiva del organismo. Y el organismo se defiende de una manera u otra, con lesiones ostensibles o no, con fiebre o sin ella; según sus capacidades y demás condiciones, dando como resultado una forma morbosa u otra, pero no fatalmente determinada forma correspondiente a determinado microbio. Así se explica que, por ejemplo, el *bacilo piociánico* se encuentre en disenterías, septicemias y otras inflamaciones; que el *pneumo bacilo de Friedlaender* se halle en las bronconeumonias y otras varias inflamaciones; que el *micrococo tetrágeno* se encuentre en abscesos dentarios, anginas, forúnculos y pleuresías; que el *estreptococo* pueda verse lo mismo en una erisipela, que en un flemón, una angina, una septicemia o una escarlatina; que el

---

[1] Las inyecciones experimentales de microbios que se hacen a los animales de laboratorio (casi siempre sanos y armónicos) suponen un problema completamente distinto de la intromisión *natural* de los microbios en el cuerpo: Distinta la vía, distinta la cantidad: distinta la superficie de introducción en relación con la cantidad introducida: distinto el número de defensas orgánicas por unidad de superficie, etc. Además, un animal de laboratorio reacciona de distinta manera que un ser humano. De modo que, en resumen, estas experiencias no pueden aclarar definitivamente el problema de las infecciones.

estafilococo, provoque la formación de un forúnculo o de una osteomie-litis; que el *pneumococo* pueda hallarse en una vesícula herpética, en una pulmonía o en una meningitis; o que el bacilo de Koch pueda ser con-causa de una granulia que evoluciona en un mes, lo mismo que de una tuberculosis fibrosa que dura veinte años o de un tumor blanco que tarda en curar quince meses, etcétera.

Pero por si esto no bastase para dudar de la pretendida especifici-dad de ciertas enfermedades, tenemos también el ejemplo inverso; a saber: Que se ha demostrado la posibilidad de que un suero específico (por ejemplo el antidiftérico), pueda curar lo mismo la enfermedad de cuyo supuesto germen procede (difteria en este caso), como otras que nada tienen que ver con él (v. gr.: una pneumonía). Y asimismo se in-yectan modernamente los gérmenes palúdicos para la curación o alivio de la parálisis general progresiva, etc. Y es que, lo que realmente realiza la acción curativa, es el brusco estímulo de las energías del paciente por la agresión sérica o la inoculación artificial microbiana. Estímulo que, por otra parte, puede conseguirse innocuamente por la acción de los agentes naturales, encauzando la reacción o provocando la agudiza-ción, como hemos dicho.

Además, el carácter *saprófito* o innocuo original de todos los mi-crobios, como dice Ferrán, nos permite rechazar su papel de causa específica. Nuestros organismos llevan constantemente millones y mi-llones de microorganismos de todas clases, que no entran en acción patógena mientras se conserva la plenitud de nuestras defensas vitales y la alcalinidad de nuestros humores. El bacilo de Löffler, el pneumo-coco, el estreptococo, etc., van habitualmente en nuestras fosas nasales y cavidad bucal, sin que por ello nos hagamos diftéricos, pulmoníacos ni erisipelatosos. Como apunta atinadamente Carton: "Se pueden aislar en el estómago 70 especies de microbios diferentes. Gilbert y Dominici han encontrado 50.000 gérmenes por milímetro cúbico en el estómago, 100.000 en el intestino delgado y 25 a 30.000 en el intestino grueso. Estos gér-menes se hacen mucho más numerosos cuando el tubo digestivo está lleno de alimentos antifisiológicos en los cuales encuentran un medio de cultura favorable; así, los mismos autores han contado la cifra de micro-bios contenidos en las materias fecales de un sujeto carnívoro, viéndola descender de 67.000 por mm cúbico a 2250, después de cinco días de régimen lácteo. Cuando la alimentación se hace según el modo vege-tariano, estos microbios son preciosos colaboradores de los actos digesti-vos, pero, por el contrario, en presencia de alimentos antifisiológicos, sobre todo de la carne, engendran ptomaínas, ácidos, cuerpos aromáticos fuertemente tóxicos, que provocan una parálisis de las reacciones protec-toras y, por consecuencia, la transformación de los gérmenes saprófitos en patógenos." También veremos oportunamente que, ciertos alimentos cárneos, contienen más microbios de la putrefacción que los excrementos de algunos animales herbívoros.

Tampoco son raros los casos de personas que, habiendo tomado todas las precauciones de rigor contra la fiebre tifoidea (ingestión exclu-siva de agua hervida y alimentos cocidos o esterilizados; vacuna antitífica incluso) han enfermado de fiebre tifoidea aun en localidades donde no había casos recientes. (Efectivamente, esta idea sostenida por Carton, la hemos visto confirmada en Madrid, durante la guerra civil de 1936-1939, en cuya ciudad, según declaración pública hecha en el Ateneo ante una gran asamblea de médicos, por el entonces subsecretario de Sanidad, todos los casos que se dieron de fiebre tifoidea, lo fueron en personas vacunadas en dichos años contra la mencionada enfermedad. Y conviene advertir que la alimentación seguida por la generalidad de las gentes en aquella época, bajo el apremio de las circunstancias anormales, estaba desprovista habitualmente de carnes y pescados, limitada a un régimen escaso, de leguminosas, arroz, pan y pocas frutas, y contando con las aguas finas, claras y puras del Lozoya, cuya carencia de gérmenes de Eberth es proverbial).

Tampoco la noción del *contagio* puede ser admitida como se hace corrientemente. No cabe contagio por transmisión de gérmenes si la persona que convive con el enfermo carece de terreno abonado para la manifestación de su virulencia. El contagio sólo cabe admitirle entre personas que, por seguir las mismas normas de vida antifisiológica, presentan características semejantes de intoxicación humoral y desfallecimiento vital. Y entonces más debemos atribuir la enfermedad a concomitancia de causas patógenas que a verdadero contagio. Prueba de ello es que, muchas personas que cuidan a enfermos infecciosos en íntima convivencia, no contraen la enfermedad. Lo importante, por consiguiente, es mantener la integridad defensiva.[2]

Recordemos el problema que nos proponía meditar el doctor Ruiz Ibarra: Los anticuerpos específicos, los complementos, alexinas, etc., que según nos dicen, determinan la inmunidad y son efecto de reacciones orgánicas contra microbios y toxinas, ¿de dónde proceden? ¿Con qué sustancias químicas del organismo se producen? ¿Con los componentes *normales* de las células y humores, o con los extraños a su composición? La contestación no es dudosa: Los elementos que se oponen a la vida del microbio, se forman de los componentes *normales* de la sangre y tejidos. De esto se deduce que la condición básica de la inmunidad estriba en mantener al organismo puro y bien constituido.

Para la mejor solución de una infección, no hemos, pues, de introducir en nuestro cuerpo materiales extraños (sueros, drogas, vacunas) que agraven la ya comprometida capacidad transformadora de la célula orgánica, sino procurar a ésta la máxima facilidad y tregua en tan vital actividad, cosa que solamente puede lograrse mediante estímulos fisiológicos de las tres funciones básicas del organismo: *respiración* (que

---

[2] El concepto del contagio se ha deducido del hecho de poder ser inoculado un microbio, produciendo determinado cuadro patológico; pero, como muy atinadamente hace observar el doctor Aguado Escribano, "en el contagio hay un organismo que se defiende de la intromisión microbiana", y en la inoculación experimental no puede haber esta defensa. Y en ello está el nudo de la cuestión". Es decir, que, en el contagio hay que admitir la alteración orgánica y la disminución de capacidad defensiva, mientras que en la inoculación no.

El doctor Augusto Lumiére demostró con razones irrebatibles que la tuberculosis no es contagiosa. *Le Monde Médical*, N° 895, del 15 de octubre de 1935, de la edición española.

equivale a oxidación), *circulación* (que equivale a arrastre de detritus y aporte de materiales vitalizados), e *inervación* (que equivale a estímulo vital según finalidad específica e individual).

Terapéutica de los estados infecciosos

Con lo expuesto, tenemos ya las bases para determinar claramente nuestra conducta clínica naturista. El enfermo infeccioso es un individuo con un *terreno orgánico averiado* (básicamente desmineralizado), en el que se da un *estado más o menos agudo de eliminación tóxica*, con la *colaboración de un fermento o parásito accidental, infectante.*

El problema terapéutico queda planteado con toda claridad. Hay que *facilitar la eliminación morbosa, vigorizar las defensas orgánicas y debilitar la virulencia microbiana* si estuviese exaltada.

Estos tres problemas son uno sólo, desde el momento en que al facilitar la eliminación tóxica, quitamos medios de vida al microbio y dejamos libre el juego de la inmunidad natural.

No hay en terapéutica armas más poderosas para la desintoxicación de un organismo infectado, que la *dieta líquida* lixiviante y la *hidroterapia fría*, oportunamente aplicada.

Estado sifilítico

Aunque se ha querido caracterizar por la reacción serológica, es lo cierto, según Payevile y Cavré, que enfermos tratados en el período preserósico, con suficiencia y regularidad terapéutica, presentaron después la reacción de Wassermann positiva; y en los tratados en período postserológico, tan sólo 37 enfermos, entre 136, presentaron estabilidad en la negatividad de la reacción. Además sabemos que ésta no es específica, sino que se trata, como dice Renault, de un simple fenómeno fisicoquímico como ya dijimos.[3]

Estos hechos nos prueban, una vez más, que ni en diagnósticos ni en

[3] Declara el doctor Alex Renault en *Le Monde Médical:*
"Hace tan sólo algunos años, a raíz del famoso descubrimiento del profesor Ehrlich, después de haber seguido su tratamiento con el arsenobenzol nos considerábamos como acorazados contra nuevas agresiones de la sífilis. La reacción de Bordet-Wassermann había desaparecido en la sangre y en el líquido cefalorraquídeo, el treponema se había eclipsado. Nos apoyábamos en algunos casos de reinfecciones que parecían innegables. Hoy todas aquellas hermosas esperanzas se han desvanecido y derrumbado cual un castillo de naipes.

¿Por qué razones hoy el asunto está de nuevo sobre el tapete y por qué los sifilógrafos no se atreven *ya a hablar de curación indudable?* Sencillamente porque:

1º Sabemos que la reacción de *Wassermann no es específica.* Trátase simplemente de un fenómeno físico-químico.

En dos memorias sucesivas publicadas en los *Anales de Dermatología* de 1914 y 1920, el profesor Nicolás y el doctor Caté, de Lyon, han demostrado que la reacción de Wassermann era positiva en 39 % de individuos no sifilíticos. Los restantes casos obedecen a afecciones muy diversas que no necesito enumerar aquí.

El 4 de abril de 1924, un joven médico de los hospitales, el doctor Mauricio Renaud, afirmaba en la *Société Médicale des Hôpitaux de Paris,* que la famosa tratamiento existe especificidad indiscutible; se nos escapa el microbio en algunas sífilis, en otras se nos escapa la reacción del suero, en otras la eficacia del tratamiento. ¡¿No es todo esto edificar sobre el aire y sugestionarse con el nombre terrible de "sífilis"?!

En ésta, como en todas las formas patológicas, lo interesante es la apreciación clínica, o sea la valoración del cuadro de síntomas, que siempre será la base cierta para formar un juicio e instaurar un tratamiento.

Como resumen de nuestra práctica profesional naturista, podemos decir que, en ningún enfermo sifilítico tratado desde el comienzo por medios naturales —sin la menor dosis de drogas antisifilíticas—, ha pasado la enfermedad de presentar el *chancro*, o algunas *placas* en boca y paladar y alguna vez *erupción* en la piel. Es interesante fijar este resultado.[4]

En los enfermos tratados precisamente con mercurio, bismuto, arsénico o iodo, la cosa varía totalmenute. En estos enfermos hay que temer más a la medicación que a la sífilis. Es la medicación la que a la larga puede ocasionar fenómenos destructivos del sistema nervioso, que en la mayor parte de los casos se atribuyen a consecuencias del período llamado *terciario*, de la enfermedad.

Nosotros creemos, con Lindlahr, Diefendorf y Hermann (amén de otros muchos conocidos médicos fisiatras, naturistas y homeópatas), que las parálisis llamadas sifilíticas terciarias, *no son un simple proceso sifilítico*, sino una complicación o resultado de la acción fuertemente tóxica y destructiva del *mercurio* y el *arsénico*, síntomas que son producidos en la intoxicación por estos productos (obreros de las minas de mercurio y de las fábricas de espejos), *aunque no hayan padecido sífilis*; conforme ya hemos explicado en la lección XX, pág. 307. Y sobre todo lo cual, por tanto, no hay que insistir.

Estado blenorrágico

El caso clínico de los enfermos blenorrágicos es de más fácil solución. Impregnada la mucosa uretral o vaginal por el virus gonocócico, viene la eliminación franca del líquido purulento. El tratamiento supremo alo-

---

reacción no constituía un indicio de sífilis más que en el 50 % de los casos.

Finalmente, hace poco, en el Congreso de Dermatología y sifilografía de Bruselas celebrado en 1926, el doctor Gougerot, cuya autoridad es de todos reconocida, demostró cuan paradójica era la reacción de Wassermann.

2º Conocida es la aparición muy tardía de accidentes específicos aun cuando las medicaciones más eficaces actualmente conocidas hayan sido escrupulosamente seguidas, y que el enfermo, creyéndose curado, según los *tests* considerados como indiscutibles, se ha casado y ha engendrado seres específicamente impecables. Ahora bien: ¿quién ignora que los períodos de latencia en la sífilis pueden tener una duración sumamente larga? Colard, en 1897, citó ya un caso de 67 años. Posteriormente se han referido plazos más largos aún.

3º Finalmente, el valor de las pretendidas reinfecciones es hoy muy discutido... y hasta se dan casos, raros pero innegables, de curación espontánea."

4 La reacción de Wassermann ha variado con esa inestabilidad de que ya hemos hablado.

pático por medio de inyecciones de permanganato, nitrato de plata, antibióticos, etc., corta la eliminación al cabo de algún tiempo, quedando la posibilidad, que hemos comprobado en muchos casos, de que se reproduzca la enfermedad al cabo de meses o años, sin nuevas causas que la justifiquen (prueba de que estaba *curada* pero no *sanada*), o de que sea contagiada a otra persona aun en ausencia de síntomas clínicos.

El tratamiento naturista, en el que tan gran papel hacen los baños de asiento calientes y las compresas frías al órgano afecto, logra el total saneamiento (por depuración completa), pudiendo afirmarse que una vez que el enfermo está exento de síntomas clínicos, la enfermedad ha quedado completamente sanada. El tratamiento puede ser más largo que el alopático, pero es eficaz.

Como consecuencia de nuestra experiencia podemos afirmar —y esto es de capital importancia práctica— que, un enfermo *curado* por procedimiento supresivo, puede contagiar a otra persona, aunque clínicamente y por análisis de laboratorio, no presente síntomas o causas de blenorragia; y que, el enfermo *sanado* por el método natural o depurativo, carece de virulencia potencial para contagiar a la persona con quien tenga trato sexual.

La rabia (o estado rabiógeno o rábico)

El problema de esta terrible enfermedad, es de los peor planteados por la medicina moderna. Muchas esperanzas se abrigaron con el descubrimiento del *suero antirrábico*, pero desgraciadamente, estas esperanzas han resultado fallidas. Hace no mucho, el inspector provincial de Sanidad de Guadalajara, señor Suárez de Puga, escribía en el semanario "Flores y Abejas" (del 29 de julio de 1934), a propósito del caso de un niño muerto de rabia en el hospital provincial de dicha capital, las siguientes líneas:

"El haberse desarrollado la enfermedad a pesar del tratamiento específico empleado, no ha sido por no estar en buenas condiciones el producto, ya que es de sobra conocido que, a pesar del rigorismo científico que se tenga, existe un tanto por ciento de tratados en los que es ineficaz el tratamiento, sea el que fuere el método empleado, como podría convencerse si se molestara en revisar las estadísticas de los Institutos Antirrábicos más diversos, cuyos datos pongo a su disposición.

Y por último, si como desea en el comentario [5] aclarar lo ocurrido, es decir, la ineficacia del tratamiento, para evitar su repetición, mucho celebraría que lo lograse, pues con ello haría un beneficio a la humanidad y a la ciencia, ya que habría logrado evitar el tanto por ciento de casos en los que se presenta la enfermedad a pesar de un buen tratamiento empleado." [6]

[5] Se dirige en carta abierta al director del semanario referido.

[6] De las personas mordidas por animales rabiosos sólo enferman un 15 por 100, y de éste 15 por 100, sólo mueren el 35 por 100. Y de los tratados por el suero, muere el 0,86 por 100.

Tenemos a la vista, mientras escribimos estas líneas, varias noticias que confirman la ineficacia en muchos casos del tratamiento antirrábico. Una, publicada en "La Voz" referente al vecino de Carmona, Eduardo González, mordido por un perro rabioso; sometido al tratamiento antirrábico en un Instituto de Sevilla hasta darle por curado, y muerto de rabia al poco tiempo; otro de un niño de 10 años, de Marchamalo (Guadalajara) a quien se aplicó oportunamente el suero antirrábico y murió al mes, víctima de un ataque de hidrofobia; otro, publicado en el "Diario de Córdoba", del 12 de julio de 1933, referente a la niña Carmen Luque Moyano, muerta de rabia *"a pesar de haber sido sometida, sin pérdida de tiempo, al tratamiento antirrábico y de haberla aplicado treinta y siete inyecciones"*. Otro niño, Bernardo Jiménez Aguilar, de Valencia, mordido por un perro rabioso, sometido al tratamiento y muerto a los dos meses con síntomas de hidrofobia; otro que me han contado personalmente del vecino Angel Mendoza Botija, de Alcázar de San Juan, muerto de rabia a los 6 meses de mordido por un perro y después de 30 días de tratamiento antirrábico en Ciudad Real y en la Clínica Provincial del Pasaje, de Alcázar, empezado a los tres días de la mordedura.

Con estos casos, entre tantos como podrían glosarse, tenemos más que suficiente para inquietarnos por el problema de esta peligrosa infección. Y es que el problema, como dijimos, está, a nuestro juicio, mal planteado. He aquí como, invocando nuestro criterio naturista, debemos plantearnos la cuestión: El virus rábico, como todos los demás, sólo es activo en organismos que presenten terreno deteriorado o intoxicado. Item más, este virus como tantos venenos de origen animal, se exalta evidentemente por el calor y la sequedad.[7] *Calor, sequedad* e *intoxicación orgánica* son pues los tres elementos contra los cuales hay que luchar inmediatamente que se sospecha un caso de hidrofobia. ¿Se ha ocupado algún médico de probar lo que vale el tratamiento de baños fríos prolongados (preconizados con exageración evidente en la fiebre tifoidea, pero que aquí hallan su indicación adecuada), ante el estallido o la sospecha de la rabia? ¿Se han ocupado de probar la dieta lixiviante de agua fría con zumo de frutas? ¿Y la acción desintoxicante, sedante y saturadora de humedad, de los baños de vapor seguidos de baño de tronco o de ducha fría? ¿Y los prodigios del ayuno? Pruébese esto y háblese después.[8]

Nuestro amigo el profesor doctor Ramón Suárez, de La Habana, nos ha contado los siguientes casos de su práctica:

En el pueblo de *Guanabacoa* (Cuba), un perro rabioso, cuyo mal fue comprobado por las instituciones sanitarias, mordió a un hombre

[7] Sabido es en efecto, que los casos de hidrofobia apenas se dan más que en verano; que los venenos de las víboras, alacranes, etc., son mucho más activos a las horas de calor que en la madrugada. Lo que prueba el valor etiológico o causal de este termotropismo químico en la génesis de estas intoxicaciones.

[8] Hay que agregar que, el doctor Ortega en una sesión de la Sociedad de Higiene, de Madrid, defendió el *zumo de limón* como antirrábico, capaz de actuar radicalmente sobre el virus en la herida, a lo que añadió el doctor Franco la necesidad de inocular el virus antirrábico añadido de zumo de limón.

de 50 años, a otro de 56 y a un niño de 11 años, hijo de uno de ellos. Todos fueron tratados desde el primer momento con la serie completa de inyecciones antirrábicas. Uno de los hombres y el niño murieron de la enfermedad. El otro a los 33 días de la mordedura y con síntomas de rabia (agresividad, excitación nerviosa, ojos hinchados, inyectados y salientes) fue tratado con tres baños de vapor seguidos de baños de tronco fríos. Desde el primer baño desaparecieron los síntomas y quedó totalmente curado.

Otro caso: En *Morón* (Cuba) fueron mordidos por un perro comprobado rabioso, tres niños menores de 7 años, hijos del dueño de la "Ferretería de los dos Leones". Sin tratamiento antirrábico, fueron curados en 15 días con los baños de vapor y de tronco. Hasta hoy.

Un tercer caso fue en *Cascajal* (Cuba), en donde un muchacho fue mordido por un perro rabioso, y sin tratamiento antirrábico serológico fue sanado solamente *con dos baños de vapor*. Se evitó la rabia por tan simple modo.

Nosotros, pues, creemos muy superior el tratamiento natural de la rabia al tratamiento por medio del suero; y aun vamos más allá, pues creemos que muchos individuos que han muerto de rabia no hubiesen sucumbido a dicha infección si no hubiese sido por la inyección del suero correspondiente. Corrobora en cierto modo este aserto la declaración hecha por la Sociedad Central de Fomento de las Razas Caninas en España, en la que dicha entidad se muestra contraria a la inoculación del suero antirrábico preventivo, "por haberse comprobado en muchísimos casos que, no solamente no es eficaz, sino que resulta hasta peligroso, habiendo resultado en varias ocasiones que, perros inoculados por el sistema, no solamente no quedaron inmunes, sino que han adquirido la terrible enfermedad".

Creemos que lo dicho es suficiente para un replanteamiento del interesante problema, que con tanta sencillez ha resuelto la práctica Inglaterra, sin más que hacer rigurosamente obligatorio el bozal para los perros.

La Tuberculosis

De esta enfermedad tan estudiada y combatida, poco deberíamos decir. No hay médico que deje de estar conforme en que la buena y sana alimentación y la higiene general de aire puro, sol, limpieza, reposo, tranquilidad y economía sexual, son las bases de su tratamiento. Es pues fundamental la aproximación a la Naturaleza.

Pero si a pesar de todas las armas que se han esgrimido en la lucha contra esta enfermedad, se está aún lejos de haber triunfado, es porque en ningún caso se ha hecho tan evidente la lucha contra un *fantasma*, Mientras se luche contra un bacilo, se seguirá asistiendo al terrible espectáculo de la procesión interminable de los tuberculosos como índice de los errores humanos. Sólo en Madrid hay 25.000 niños tuberculosos, según nos dijo el Dr. Diez Fernández, director del dispensario antituberculoso del distrito de la Universidad. Por esta cifra se puede calcular el contingente total. Y esto referido a Madrid, entonces ciudad sana, limpia, seca, soleada, con clima casi de altura a cerca de 700 m. sobre el nivel del mar, con buenas aguas, y sin fábricas apenas. De la que actualmente no puede decirse lo mismo aparte las condiciones geográficas.

Sabemos que en el ambiente actual, cuesta trabajo admitir que la tuberculosis no está causada por el bacilo de Koch. Pero casi nos da la razón el hecho afirmado por Löwenstein de haberse descrito más de dos *mil* razas de bacilos tuberculosos procedentes sólo de mamíferos. Con un poco más de entusiasmo en los investigadores y mayor perfección en los medios de observación podrían llegar à convencerse de que cada individuo tuberculoso presenta su bacilo especial. ¡Como que éste es el resultado del terreno averiado sobre el cual ha de desarrollar su trabajo químico! Y en cuestión química, sobre todo en la especie humana, cada individuo es un ente distinto de los demás. La especificidad o hay que tomarla en sentido individualista o no existe.

El problema pues, ante el punto de vista naturista, está, como siempre, en las condiciones del sujeto. Hay que vigorizar a los seres humanos con medios de vida puros y plenos: aire puro, luz, vivienda amplia, limpia y seca, alimentación completa, descanso suficiente. La tuberculosis es la enfermedad, no del bacilo de Koch (colaborador, pero no culpable, de su existencia) sino de la oscuridad, de las atmósferas impuras, del exceso de trabajo y la falta de alimentación completa, de la depresión moral. La tuberculosis es la enfermedad del desgaste orgánico.

En materia alimenticia se han cometido con los enfermos tuberculosos los mayores dislates, Se ha preconizado casi sistemáticamente la *superalimentación*. En los tuberculosos superalimentados se llegaba a conseguir un notable aumento de peso y disminución o desaparición de los síntomas clínicos, que ponían en muy buen lugar al médico o al sanatorio. Se les convertía por este procedimiento en pletóricos artríticos, o *hipercolesterínicos* e *hiperacidósicos,* lo que un día les llevaba a una catátrofe, no solamente por la consiguiente fatiga visceral, sino porque la acidificación de la sangre y subsiguiente desmineralización puede llevar —como demostró el doctor P, Carton— a despertar las causas dormidas de la tuberculosis. En su obra *La tuberculosis por artritismo* nos relata dicho ilustre naturista los excelentes resultados obtenidos en los tuberculosos con un régimen exclusivamente vegetariano. Cosa confirmada por nuestra práctica, en la que hemos presenciado casos de tuberculosos que se han hecho vegetarianos o, por lo menos, comen con sobriedad, y que si en algunos casos no curan, viven años en un equilibrio orgánico que jamás puede conseguir la sobrealimentación.

El doctor Lemoine, en el Nº 1 de la "Revista Moderna de Medicina y Cirugía" ha dicho: "Yo considero que la alimentación que mejor conviene a las funciones del hígado es la que consiste en sopas de legumbres verdes, pastas alimenticias y frutas. Esa pues tendrá que ser la alimentación fundamental del tuberculoso..." y añade: "La carne no actúa en la alimentación, sino porque permite a las materias nutritivas, proporcionadas por las legumbres, que tengan su mayor efecto.[9] En sí misma la carne no posee sino ligeras cualidades nutritivas, y después de todo ha de considerarse como un estimulante." Este estímulo lo buscamos nosotros en otras albúminas menos tóxicas y en otros agentes terapéuticos e higiénicos.

Toda esta orientación viene a corroborarla el médico alemán Sauerbruch que sintetizó la dieta antituberculosa en los siguientes consejos:

I. Supresión de la sobrealimentación.
II. Riqueza de albúmina.
III. Verduras crudas, frutas frescas, leche y vitaminas.
IV. Supresión completa de la sal.
V. Ingestión de Sales de Calcio.

Es evidente que el exceso de carnivorismo y sobre todo el dogma funesto de la superalimentación, disminuyen el poder proteopéxico del hígado, por fatiga. Además, las albúminas producen en el organismo bases urínicas mucho más tóxicas que la urea, por lo que es preferible echar mano de las albúminas vegetales en todos los enfermos y particularmente en los tuberculosos.

Sauerbruch recomienda también a los tuberculosos limitar las albúminas e ingerir gran cantidad de minerales.[10]

[9] Efectivamente, la albúmina contribuye a la mejor asimilación de los demás principios alimenticios, y la encontramos óptima en los huevos, leche, leguminosas y frutos oleaginosos.

[10] No está demás que hagamos hincapié en algunos otros detalles de la clínica y la terapéutica de la tuberculosis, desde el punto de vista de una crítica genuinamente naturista.

En primer lugar diremos que, nunca en forma morbosa alguna fue tan perjudicial como en ésta, el apartamiento del examen exclusivamente clínico del enfermo. Se ha creído contar con un poderoso medio auxiliar de diagnóstico en la radiografía. Nosotros nos hemos convencido de que la radiografía en este aspecto como en el examen del estómago, es de una muy escasa utilidad y a veces un medio de desorientarse. Ejemplo: tenemos actualmente un cliente tuberculoso de buen aspecto y en satisfactorio estado general. Hízose una radiografía, antes de que nosotros le tratásemos; en la cual, dos competentes médicos de Madrid, uno, ve una caverna, y otro no la ve, nosotros, ateniéndonos exclusivamente a la clínica y dentro de ella al examen del iris, le dijimos que no creíamos en tal caverna. La radiografía en los tuberculosos, nunca puede dar un dato más de los que acusa, al auscultar un oído experto; y en cambio, puede confundir. El examen clínico general y la auscultación serán siempre —como dice el doctor Carton— las bases más sólidas del diagnóstico.

La administración de medicamentos estimulantes, antisépticos y tuberculinas (vacunas y sueros antituberculosos), no pocas veces tiene la culpa de las hemoptisis (consecuencia también muchas veces de la superalimentación) y aun de la muerte prematura. Se trata al tuberculoso como si fuera un individuo rico de energías, siendo así que el enfermo tuberculoso es un empobrecido vital, que más necesita del ahorro energético de un tratamiento suave que de los despilfarros vitales que llevan consigo la administración de cacodilato, creosota, tiocol, aceite de hígado de bacalao, iodo, y hoy día la estreptomicina, cloranfenicol, las hidrázidas, las vitaminas B y otros muchísimos fármacos.

Y en cuanto a la tuberculina, debemos culparla en gran número de casos de variar las lesiones tuberculosas y agotar las fuerzas del enfermo: Como dice Jousset, "el tratamiento de la tuberculosis por las tuberculinas, es condenable en principio, como es condenable por la experiencia. Es a la vez, ilógico, ineficaz y peligroso. El número de tísicos acabados por tuberculina, es hoy día considerable, y no hablamos

Hay que convencerse de que lo que verdaderamente mantiene un buen y perenne estado de inmunidad natural y de resistencia contra las enfermedades llamadas infecciosas, es la *mineralización vitalizada* de los tejidos orgánicos, cosa que es función combinada de la ingestión de *alimentos vegetales crudos* (y mejor los más coloreados), de la *absorción de luz solar*, de la *respiración de aire puro*, y de una suficiente cantidad de *movimiento*.

Ahora bien; en el individuo tuberculoso, más necesitado que ninguno de la remineralización orgánica, es en el que se presenta más difícil esta remineralización. En primer lugar, porque en muchos casos la lesión de los órganos del movimiento (pulmones), exige el reposo; también porque la soleación de la piel exige en gran número de casos mucha prudencia para evitar la hemoptisis (o hemorragias), y finalmente porque, necesitando muchos individuos la ingestión de cierta cantidad de albúminas como estímulo celular para la fijación de las sales minerales, no se puede permitir un exceso, que conducirá, por otro lado a la fatiga del hígado, lo que sería funesto para el enfermo. De este modo, con un régimen de mineralización prudente y bien reglada, el tratamiento del tuberculoso sólo ha podido desohogarse en una fórmula precisa, evidente, innocua, fundamental, y aceptable hasta el abuso (si en ello pudiera haberle): *Respiración continua de aire puro*. Mejor de altura por más fuertemente oxigenado y vitalizado.[11]

más que de los resultados conocidos, legalmente publicados". No hablemos de los sueros antituberculosos, de cuyos perjuicios ya hemos dado noticia en la lección 21.

La recalcificación orgánica, deseable como proceso curativo en el individuo tuberculoso, se ha orientado también equivocadamente, administrando, sea o no en inyecciones, una cantidad de preparados químicos de laboratorio, no asimilables, que, producen congestiones, estreñimiento y dificultades en las eliminaciones. La remineralización cálcica del tuberculoso hay que buscarla en el alimento, en el calcio orgánico en combinación vital.

En cuanto al *pneumotórax artificial* (o sea la insuflación de aire en la cavidad pleural para comprimir el pulmón) es una arma de dos filos que no podemos rechazar en absoluto en ciertos casos extremos de hemoptisis repetidas que pongan en peligro la vida por sí mismas, pero tampoco podemos recomendar con demasiada confianza, sobre todo en enfermos cardíacos, nerviosos o de lesiones pulmonares bilaterales. Esto aparte de que puede originar accidentes cerebrales, visuales y circulatorios y aun la aparición o recrudecimiento de lesiones en el otro pulmón. Aunque de momento mejora los síntomas, le creemos, a la larga, de poca eficacia. Igual opinamos de la *frenicotomía*.

Queremos, por último, señalar el inconveniente que puede tener el conseguir un excesivo aumento de peso, por acúmulos grasientos en el tuberculoso. Pues, aunque un aumento de peso conseguido espontáneamente por una alimentación sana y vitalizada y la desintoxicación consiguiente, es siempre deseable y de buen augurio, el cebamiento o sobrecarga grasosa del enfermo por sobrealimentación y aun reposo mal entendido (que tampoco debe ser siempre sistemático), puede ser —y lo es siempre— nocivo y causar crisis febriles, hemoptisis, fatiga viscerales y una acidificación humoral que puede ser fatal como ya dijimos. Hay que convencerse de que el organismo del tuberculoso sólo puede marchar bien a base de *una muy bien medida economía y ponderación*.

[11] El doctor Ruiz Ibarra nos dice con mucha razón: "Algunos creen aún que es metiendo alimentos fuertes en el estómago como hay que defender un cuerpo contra la tuberculosis, como si los alimentos se utilizaran por el organismo tal como se introducen y no hubiera más que introducirlos. Hay que pensar si a fuerza de

(Para ampliar el conocimiento sobre la dieta del tuberculoso, véase la lección 30ª, sobre *dietética aplicada*).

Ocupémonos ahora de las *infecciones agudas.*

El Paludismo y la Fiebre de Malta

No tienen nada que ver entre sí ambas formas de infección. Pero hago sus respectivas reseñas juntas por el parentesco de su clínica y el mayor aún de su terapéutica naturista.

El *Paludismo* nunca puede ser un problema para nosotros. Esta forma morbosa, cuyo germen colaborador es no una bacteria sino un *protozoario*, se sana con muy relativa facilidad sin necesidad del consabido y pretendido tratamiento específico de la quinina.

He tenido ocasión de probar su eficacia en mí mismo y en dos personas de mi familia, amén de bastantes enfermos. El resultado invariable, es la desaparición del acceso palúdico en un término de días que en ningún caso pasó de 28 (contando en total el ciclo completo de días de fiebre y sin fiebre) y que en general suele ser de 7 a 14 días. Sirve de base a nuestro tratamiento (aun cuando esto no es absoluto, puesto que cada enfermo es un caso distinto), el baño de vapor general seguido de ducha fría algo larga, media o una hora antes del momento en que suele empezar el escolafrío precursor de la fiebre. Y la dieta correspondiente que es muy variable de unos a otros enfermos y de unos días (febriles) a otros (no febriles). De este modo no deja reliquias en hígado ni bazo.

La no necesidad de la quinina es para nosotros evidente, creyendo además, que este medicamento, que obra por disminución de las oxidaciones (metabolismo), es menos eficaz que nuestro tratamiento hidroterápico y dietético, aparte sus peligros tóxicos;[12] sin olvidar que el cambio de aires es muchas veces decisivo para su curación. Merece la pena que los médicos ensayen la eficacia de nuestros medios, en esta forma morbosa.

La *fiebre de Malta,* con su determinante (micrococcus melitensis) no es menos fácil de curar que la palúdica. Uno de los casos que otras veces hemos citado, es el del enfermo F. P. de L. de veinte años, habitante en Madrid, a quien médicos y amigos le auguraban fiebre *para rato,*

---

alimentar enfermos que no tengan capacidad para transformar el alimento, resultan autointoxicados, y predispuestos, por tanto, a padecer tuberculosis." (*Acción Naturista*, N° 148 de 1931.)

[12] En nuestra propia familia tenemos también el caso de una persona que combatiendo el paludismo con la quinina inútilmente durante 2 años, curó bebiendo infusión de hojas de eucalipto. Pero lo interesante es que quedó con un padecimiento del hígado que le duró 30 años. Al cabo de los cuales y por medio de un tratamiento depurativo, eliminó la quinina, que fue encontrada en la orina, desapareciendo entonces los trastornos hepáticos. Prueba evidente de que eran producidos por la droga, depositada en dicho órgano.

En el paludismo curado por medios naturales no suelen quedar las secuelas que se observan en hígado y bazo cuando se trata al enfermo por otros procedimientos.

y cuyo diagnóstico fue confirmado con todas las reglas de la ortodoxia médica, por el certificado Nº 20.602 del laboratorio de la farmacia del doctor Mouriz, que dió un serodiagnóstico positivo. Tratado por nosotros con dieta de fruta fresca y horchata, lociones frías y sábanas secas, baños de asiento fríos cortos y envolturas húmedas, curó de su enfermedad en siete días.

Otro caso fue el de una muchachita de Albacete que, también con *fiebre de Malta*, certificada en laboratorio, y de bastantes días, curó en poco menos de una decena por medios análogos.

Últimamente vimos tres enfermos de la misma enfermedad, uno de ellos era un niño que venía padeciendo la fiebre cerca de 17 meses, con graves reacciones de bazo e hígado, cuyas últimas noticias fueron que iba mejorando lentamente. Perdimos la pista de este enfermo. Otro caso fue el de D. J. F. P. de Nerja (Málaga) que padeciendo *fiebre de Malta* durante 15 meses, curó en *once días,* con una dieta vegetariana adaptada, unos baños de asiento fríos y unas lociones generales. El tercer caso se refiere a la hija de un antiguo cliente de Vélez - Málaga (Don J. F. J.) que habiendo padecido unas fiebres de Malta, diagnosticadas en laboratorio, y que pusieron en peligro su vida durante algunos meses, curó exclusivamente con la práctica de nuestro método dietético e hidroterápico.

He aquí finalmente un remedio eficaz contra la fiebre de Malta. Tómense 8 huesos de datil. Se tuestan sin carbonizarlos. Se pulverizan y dividen en 3 ó 4 sellos, que se administran al enfermo con intervalo de 15 ó 30 minutos. Inmediatamente, infusión caliente de Malva con alcohol (cognac, etc.). Se repite 3 ó 4 días seguidos. Es un buen tratamiento complementario.

La Difteria

Como es sabido, esta forma morbosa está caracterizada por la aparición de falsas membranas en la faringe, cuyo peligro estriba en la posibilidad de ahogar al enfermo. De aquí el terror que produce simplemente pronunciar el nombre de la enfermedad. Están conformes los médicos en que existe además una intoxicación general del organismo, que *no depende* de la infección por el bacilo de Löffler, que se encuentra en las pseudo-membranas faríngeas.

Y sabido es también que en muchos casos, la difteria mata al enfermo no por asfixia, sino por lesiones graves de otros órganos y parálisis del corazón; esto sin contar las complicaciones bronconeumónicas, hemorrágicas, etc.

Por otra parte, el tratamiento de esta enfermedad por medio del llamado *suero antidiftérico,* dista mucho de tener la eficacia que se cree, y expone, en cambio, a peligros graves, a veces mortales. El suero antidiftérico es de acción francamente dudosa después del tercer día de la enfermedad; lo que obliga, a los que confían a él la curación de un enfermo, a inyectarle precozmente, es decir, antes de que haya podido diagnosticarse la enfermedad. Este tratamiento por simple sospecha es un palo de ciego que ha costado la vida a muchos enfermitos.[13] Además, como muy bien dice el clásico profesor Collet: "la acción del suero sobre las falsas membranas está lejos de ser inmediata; se las ve a veces extenderse o formarse en otra parte en las primeras veinticuatro horas que siguen a la inyección del suero; así pues, apenas se puede contar con él para prevenir a disipar un acceso de sofocación inminente". Contemos además con los peligros propios de toda medicación serológica (y que ya hemos expuesto en la citada lección), y quedaremos una vez más defraudados —como nos ha pasado con la rabia— del tratamiento medicamentoso, tan inestable y lleno de peligros.

Atisbemos ahora el horizonte naturista. Y empecemos por afirmar que, una persona que se alimente según las normas del vegetarismo y viva con esa higiene general de aire puro, ejercicio suficiente, hidroterapia apropiada y soleación adecuada, no puede padecer la difteria. Y aun en el caso desgraciado de un contagio, por contacto demasiado directo con algún enfermo, no llegará a ser grave y curará fácilmente.

Pero además, hay que convencerse de que el empleo de aplicaciones hidroterápicas frías oportunas (en general las envolturas frías) son de una eficacia magnífica como preventivo y como curativo de las membranas asfixiantes y de los tóxicos generales. A cuyo efecto contribuye no poco el aire puro y fresco en la habitación del enfermo. Puede decirse que toda aplicación de efecto derivativo —es decir que derive hacia otros sitios la eliminación que en forma de falsas membranas se realiza por la garganta— es útil en esta forma morbosa. Los baños de vapor por la boca, las compresas al cuello, contribuirán localmente a los buenos efectos de las aplicaciones generales. Nuestro compañero el doctor Aguado Escribano nos ratificaba un día los buenos resultados de la terapéutica naturista en el tratamiento de la difteria, de cuya enfermedad ha tenido ocasión de tratar repetidos casos, entre ellos el suyo propio.

Y llevamos nuestra convicción de los perjuicios del tratamiento por el suero a tal extremo, que, en último caso y ante una gravedad extrema con peligro de asfixia, preferimos la intubación laríngea y la misma traqueotomía a la inyección funesta de un producto que puede ocasionar alteraciones sanguíneas irreparables. No obstante es bueno advertir que, la hidroterapia y la dieta de zumos de frutas en agua, resuelve satisfactoriamente el conflicto en la mayoría de los casos de difteria. El doctor Carton en su "Terapéutica infantil en ejemplos" nos cita algunos casos de niños diftéricos tratados por procedimientos naturistas.

El doctor Lindlahr en su "Filosofía de la terapéutica Natural", dedica sabrosos párrafos a demostrar los efectos destructivos y aun mortales del suero antidiftérico, y a hacer ver cómo la difteria tratada por procedimientos naturales no va seguida de parálisis ni otras enfermedades destructivas. También son curiosos, interesantísimos y elocuentes los pá-

---

[13] Un niño, hijo de un antiguo cliente nuestro, que ofuscado y asustado ante una sospecha de difteria, llevó a la criatura a que le inyectasen el suero (olvidando sus convicciones naturistas), murió a los dos días, de resultas de la inyección, sin que la difteria hubiese aparecido por ninguna parte.

rrafos que transcribe del doctor Tennyson en la pág. 173, demostrando la aparición de la difteria, de la tuberculosis y el cáncer como consecuencia de la vacunación contra la viruela. Y asimismo los casos de perfecta curación de la difteria por procedimientos naturales, y por tanto sin suero.[14]

La Viruela

El juicio, resultado y tratamiento que bajo nuestro punto de vista hemos de definir en lo que respecta a la viruela, coincide con el que hacemos respecto de todos los exantemas agudos: *Escarlatina, Sarampión, Viruela, Eritema infeccioso, Eripisela, Tifus.*

Sea una u otra forma de *infección exantemática, como su propio apelativo indica,* todo se reduce en el *fondo* a un proceso de eliminación tóxica principalmente manifiesta en la piel, con o sin microbio colaborador conocido.

Bien se trate de una eliminación francamente pustulosa como en la viruela, bien por medio del exantema del sarampión, bien la inflamación de la piel marcadamente ostensible de la eripisela, el tratamiento fundamental ha de consistir en ayudar ese esfuerzo de eliminación por la misma piel, para lo cual no hallamos cosa mejor (aparte la dieta oportuna de líquidos) que la aplicación de envolturas y compresas frías. De este modo, el mal —según la frase vulgar, pero gráfica—

[14] He aquí en resumen la cita del doctor Tennyson:

"El hecho ocurrió en el Norte de California a 15 millas de la ciudad más próxima en una heredad de 10.000 acres y sin vecinos inmediatos. Habitaban allí el agricultor con su mujer y siete hijos; y el capataz, de raza negra, con su mujer y cinco niños.

El autor seleccionó y vacunó a los siguientes (en junio de 1889):

A la mujer del agricultor, de 43 años; A su hija de 6 años; A un hijo de 8 años; A otro hijo de 25 años; Al capataz negro, de 46 años; A su hijo de 12 años.

El resto de las personas de ambas familias no fue vacunado. En 1º de agosto de 1890, el agricultor, su mujer y cinco hijos, así como el capataz, sus mujeres y los cinco hijos, fueron a un rancho de la montaña, a 40 millas, en medio de un pinar virgen, con excelentes aguas. No había difteria en la ciudad ni en sus vecindades. El 24 de agosto enfermaron todos los niños con síntomas en la garganta y llagas gangrenosas. El diagnóstico fue difteria. También enfermó la mujer del agricultor. Los que de ellos no habían sido vacunados, curaron rápidamente. De los vacunados, la hija del agricultor, de 7 años, murió; el hijo de nueve años tardó 1 año en restablecerse; la esposa tuvo parálisis y otras secuelas durante 1 año; el hijo del capataz, de 13 años, no volvió a su cabal salud.

En 1893 el hijo del agricultor, de 29 años, murió en Los Angeles de tuberculosis intestinal; en 1900, murió el capataz de cáncer de laringe; en 1902 el hijo de éste, de 25 años, murió tuberculoso; en 1909, la mujer del agricultor, muere de cáncer; en 1911, su hijo, de 30 años, muere de meningitis tuberculosa.

El campesino murió viejo. El resto de los individuos viven en perfecta salud. En las familias no había antecedentes de tuberculosis.

Habían muerto todos los vacunados en 1889.

Esta tragedia, si se observa bien, es la de muchas familias de las que nos rodean.

no se retira al interior. La depuración es franca y completa en virtud de la reacción circulatoria y la consiguiente *llamada al exterior* que hace la hidroterapia. Así se evitan en general las secuelas o complicaciones que estas enfermedades suelen dejar, como las supuraciones de oídos u ojos de los sarampionosos mal curados, las nefritis de los escarlatinosos, etcétera.

No es necesario insistir en esto, que es el a. b. c. de la medicina naturista. Si todos los médicos adoptasen nuestros procedimientos curativos en las enfermedades eruptivas, quedarían maravillados de sus resultados y habrían dejado de ser temibles para ellos, enfermedades como la viruela, la escarlatina, el sarampión, que en la mayoría de los casos son procesos que se corrigen con relativa sencillez y ni siquiera ponen en peligro la vida del enfermo. Lo realmente peligroso es emplear tratamintos supresivos por medio de drogas, que impidan la perfecta evacuación del mal.

Podríamos insistir aquí, sobre los peligros de la vacunación, si no lo hubiésemos expuesto ya en la lección XXI. Pero nos vamos a limitar a hacer el resumen de pretéritos razonamientos sobre tan anticientífico proceder.

La vacuna supone el mayor oscurecimiento del buen sentido que se ha registrado en la historia de la Medicina. Solamente por este oscurecimiento, fruto de prejuicios científicos, se puede llegar a la conclusión de que introduciendo en la sangre materia purulenta de una enfermedad de un animal, se realiza un hecho sanitario. ¿Puede esto llamarse saneamiento? Meditémoslo serenamente.

Quizá con ello hemos evitado la forma viruela, pero sin duda con ello hemos incubado o favorecido otras formas a veecs peores, llámense cáncer, tuberculosis, difteria, etc. La viruela bien tratada por medios naturales es menos terrible que el cáncer, la tuberculosis o la difteria. El que no crea que la supresión de unas formas morbosas puede originar otras, generalmente más graves, no nos podrá ntender. Hipócrates ya sostenía esta verdad como dijimos.

La vacuna favorece el cáncer, la tuberculosis y la gangrena (Clarke, Lindlahr, Barrión), ocasiona encefalitis y mielitis (Hébert y Turnbull, Chancellor y Beddon Bayby), y engendra estados de escrófula (A. Tienes). Esto, cuando, como dice el doctor Lazarte de la Argentina, no mata por sí misma. Aparte de que hay muchos enfermos vacunados, que mueren de viruela.

En la revista inglesa "The Lancet" ya vimos que se citaban casos de meningitis producidos por la vacuna. Y los doctores Vedel, Puech, Lapeyre y Comby, citan casos también de mielitis y encefalitis postvacinal, confirmados por otros estudios de Frommel, Netter y Nicolau.[15]

Esta ligera reseña, cuyas fuentes de información constan en la

---

[15] Es elocuentísimo el hecho de que en Inglaterra muriesen de viruela solamente 88 niños menores de 5 años en los 24 años que terminaron en diciembre de 1928, y en cambiò hayan muerto por la vacuna 232 niños en el mismo lapso de tiempo (De la *The Vaccination Inquirer and Health Review*).

citada lección, nos prevendrán para no hacer la menor concesión a la práctica de la vacunación.[16]

Tos ferina

Es una traqueobronquitis con tos convulsiva que se presenta especialmente en los niños. Generalmente no es grave, pero en niños débiles o raquíticos y sobre todo complicada con el sarampión, es de mucho peligro.

Con el tratamiento naturista hecho a tiempo es raro que la tos llegue a ser sofocante; y cuando ha llegado a serlo por no haberse tratado oportunamente, la prescripción de una terapéutica naturista suele modificar los accesos y evitar el ahogo y congestión propios de esta tos.

Nosotros venimos tratando a los enfermitos de tos ferina, con los baños fríos de inmersión y el aire puro, mejor de campo o sierra. En los más débiles, el esponjazo frío y aun los baños calientes en los que carecen de capacidades reactivas, dan un excelente resultado.

Nada más hemos de decir a propósito de esta infección. Con tan sencillo tratamiento hemos tratado a satisfacción a todos nuestros enfermos durante 40 años.

Grippe

Se ha hecho tan banal esta forma morbosa en estos últimos años que no hay nadie que no haya experimentado sus efectos. El dolor de la frente, dolores en los miembros, laxitud (trancazo), escalofríos y fiebre, determinan generalmente el diagnóstico aun por los mismos pacientes.

Ha dicho algún maestro de la medicina que la grippe se cura sudando. Efectivamente, bien por sudación directa conseguida con baños de vapor o calientes en caso de poca o ninguna fiebre;[17] o bien por sudación a la reacción conseguida con envolturas frías transpiradoras en los casos de más fiebre, esto y la dieta apropiada es esencial en el tratamiento de esta forma morbosa.

En cuanto a la dieta creemos que no se debe ser muy riguroso, y permitimos, por regla general, aun a los enfermos febriles, que coman

[16] Se explica hasta cierto punto, la búsqueda sistemática de un preventivo contra la viruela, no sólo por el peligro que pueda entrañar la enfermedad, sino por las señales antiestéticas que puede dejar en la cara. Con respecto a este punto, téngase en cuenta lo siguiente: La viruela sale con más fuerza en la cara que en el resto del cuerpo, porque la piel de la cara, por ir expuesta al aire y a la luz, está más vitalizada y tiene más poder reactivo y por tanto defensivo y eliminador. Si el individuo cultivase la piel del cuerpo como la de la cara, el poder reactivo de toda la piel sería superior y por consecuencia saldrían más viruelas en el cuerpo y menos en el rostro. El proceso eliminatorio se repartiría más por igual. Esto aparte de que, tratando la viruela por procedimientos naturales, y aplicando compresas frías a la cara, quedan reducidas a casi nada (y de hecho muchas veces, a nada) las señales que deja habitualmente y que desfiguran hasta las facciones más perfectas.

[17] Pues se dan muchísimos casos de síntomas gripales o gripe larvada, sin fiebre.

frutas jugosas del país. Vemos cierta ventaja para la curación, en no emplear ayuno completo. La observación clínica lo demuestra.

Meningitis cerebro-espinal

Desgraciadamente, esta enfermedad es siempre grave, por cuanto la inflamación de las membranas meníngeas de los centros nerviosos, supone una falta de defensas previas en todo el organismo, que acusa un gran quebranto de la vitalidad.

La mortalidad por meningitis es por término medio de 50 por 100, cifra elevadísima si se la compara con la de otras infecciones. Y en los que se salvan, quedan, en la mayor parte de los casos, lamentables *secuelas*, entre las que no son las más raras, la sordomudez, la ceguera o por lo menos disminución visual, etcétera.

La aplicación de frío (no hielo) en la cabeza y columna vertebral; los baños calientes; los lavados intestinales y la dieta apropiada según el enfermo, constituyen las líneas generales del tratamiento. Debe emplearse una medicación antimicrobiana de excepción.

En esta enfermedad no puede nadie prometerse grandes éxitos.

Fiebre tifoidea

Muchas personas confunden la *fiebre tifoidea* o *tifus abdominal* con el *tifus exantemático*. Y son dos formas de cuadro muy diferente y mecanismo orgánico distinto. Se parecen en el síntoma *estupor* (cuyo nombre deriva de la palabra griega *tiphos*) que es el que da nombre a ambas reacciones morbosas. En la fiebre tifoidea predominan las lesiones de intestino y en el tifus exantemático las del pulmón.

La fiebre tifoidea va precedida de un estado pretifóidico, de intoxicación general, de signos externos muy característicos sobre todo en lo que se refiere al aspecto del rostro. Su causa inmediata es el exceso de alimentos animales y confituras, o aguas impuras.

La fiebre es alta, las hemorragias frecuentes (sobre todo por la nariz), el vientre está abombado, doloroso y descarga, en general, en forma de diarrea. Su mayor peligro estriba en la perforación y hemorragia intestinal. También en la inflamación del corazón.

La dieta líquida de jugos de frutas en agua, se impone, tanto por la necesidad del ayuno, como por el poder antiséptico de los ácidos de las frutas frescas. La leche y aun mejor la horchata de almendras, puede ser necesaria en ciertas categorías de enfermos, aunque al principio de la enfermedad deba prescindirse de ella. El intestino necesita de reposo absoluto, como todo órgano en tal estado de inflamación: Esto implica la necesidad de evitar las irrigaciones y lavados intestinales, que, sobre todo al final de la enfermedad, pudieran provocar la hemorragia intestinal. Una purga inoportuna puede ser un atentado contra la vida del enfermo.

El tratamiento fundamental hidroterápico, consiste, por regla general, en las compresas frías al vientre, continuamente renovadas según la intensidad de la fiebre. Algunas envolturas frías generales, fricciones y otras compresas, ayudarán al buen resultado final.

Creemos preferible el uso de compresas y envolturas frías, al de los baños generales fríos que recomienda la escuela clásica. No obstante, desde que se usan los baños fríos, la mortalidad ha descendido desde un 19 por 100 a un 2 y medio por 100 (Griesinger); lo que viene a dar la razón a la hidroterapia.

En 40 años de tratar tifoideos con nuestra terapéutica, no hemos tenido un sólo caso de perforación y hemorragia intestinal; y hemos lamentado un sólo caso de muerte (por endocarditis) en una niña.

Reumatismo cardioarticular (o articular agudo) [18]

Es suficientemente conocida esta forma de reumatismo que se manifiesta por una reacción febril, acompañada de inflamación de varias articulaciones y generalmente del corazón. Dura bastantes días y deja habitualmente una lesión del corazón o *endocarditis crónica*, que la mayor parte de las veces se traduce en una insuficiencia valvular. Una *anemia* pronunciada suele ser su consecuencia.

El *reumatismo articular agudo*, que generalmente se repite varias veces en la vida del paciente, como *brotes agudos* de un estado reumático crónico, puede afectar también otros órganos, como la *pleura*, las *arterias*, la *piel*, el *pulmón*, el *sistema nervioso* y las *amígdalas*.

La desaparición de los brotes agudos deja muchas veces un estado de reumatismo crónico, con lesión cardíaca y padecimientos articulares, mucho menos probables tratando la enfermedad por medios naturales y no por el clásico tratamiento supresivo del salicilato.

Siendo una modalidad caracterizada por la fiebre alta, se impone ante todo, el tratamiento general de las enfermedades agudas. Dieta líquida de jugos de frutas, horchatas y caldos vegetales; envolturas frías del tronco, baños calientes y compresas calientes al corazón, constituyen los medios adecuados. Estas compresas al corazón, en tandas de cuatro calientes y cuatro frías, cuya importancia hemos recalcado en nuestra citada obra, evitan en muchos casos la lesión cardíaca, la curan en otros y la mejoran siempre. (Y esto referido a cualquier lesión cardíaca de cualquier origen y en cualquier proceso febril.[19])

El tratamiento corriente del reumatismo agudo por el salicilato, y la más moderna práctica de extirpar las amígdalas, no pueden ser aceptados por nosotros. El primero, por intoxicar profundamente el organismo, dificultando el libre juego de las reacciones defensivas orgánicas, y la segunda, por no ser eficaz y sí ser causa, muchas veces, "del brote reumático más grave de todos". (Marañón.)

En las articulaciones afectadas y dolorosas, nosotros aplicamos envolturas o compresas frías, cubiertas de lana seca, dejándolas puestas una hora aproximadamente y repitiéndolas las veces que sean necesarias.

---

[18] Véase apéndice tercero, "El Reumatismo", en nuestro *Manual de Curación Naturista*.

[19] En el hijo de un amigo nuestro, que padecía una ligera insuficiencia valvular, bastó una fiebre catarral de 24 horas y una aplicación de dos tandas de compresas, para que quedara totalmente corregida la lesión.

SEXTA PARTE

LA ALIMENTACION HUMANA. FUNDAMENTOS BIOQUIMICOS DE LA NUTRICION. QUIMICA VEGETAL. DIETETICA Y FITOTERAPIA

Lección XXIII

CONSTITUCION DE LA MATERIA VIVA. PRINCIPIOS INMEDIATOS. QUIMICA VEGETAL

Constitución de la materia viva

Ha de entenderse pur *materia viva, aquella mezcla química capaz de generar procesos automáticos de conservación, crecimiento y reproducción.*

Anatómicamente ya sabemos que los actos vitales están vinculados a la actividad de la *célula,* como elemento de toda organización. Desde el punto de vista fisicoquímico, la materia componente de las células y humores, está constituida según expresan los conceptos contenidos en los cuatro siguientes principios:

1º *La materia viva en su aspecto "químico" elemental, está básicamente formada por "proteidos" o albuminoides complejísimos, cuyos grupos prostéticos,* según Kossel, son "los instrumentos más importantes de los fenómenos vitales".

2º *La materia viva en su aspecto "físico" elemental, es una disolución de dichos proteidos, en un líquido formado por variadísimas sales disueltas en agua.*[1]

3º *El agua es el único medio donde pueden desarrollarse los proteismos de la vida,* por ser el líquido de más elevada constante dieléctrica, y presentar, por tanto, especial idoneidad para la disociaci6n electrolítica (o de las sales en sus elementos moleculares) necesaria para las fases alternativas del proceso metabólico o nutritivo.

---

[1] Llámase "disolución coloide" o *estado coloidal* a un sistema disperso heterogeneo, formado por la suspensión de partículas ultramicroscópicas —llamadas *micelas*— en un líquido intermicelar.

El coloide constituye *sistema bifásico* (o de dos elementos), también llamado *dispersoide,* en el que hay que considerar el *medio* o líquido *de dispersión,* y la sustancia en él suspendido o *fase dispersada.* El tamaño de las micelas oscila entre una diezmilésima y una millonésima de milímetro.

Difiérenciase pues de las *disoluciones cristaloides,* en que éstas son sistemas homogéneos formados por disociación (verdadera disolución) de un cuerpo químico en sus *moléculas e iones,* en el seno de un líquido.

La finísima división que suponen las *micelas* del estado coloidal, las da la propiedad de atraer y fijar las sales contenidas en el líquido de suspensión. A cuyo fenómeno se le conoce con el nombre de *adsorción.*

4º *Los elementos químicos más aptos para formar la materia viva son aquellos que por la pequeñez de sus pesos atómicos poseen mayor calor específico* y favorecen los cambios materiales, formando compuestos solubles.

Ahora bien, la división extraordinaria que supone la constitución micelar de los coloides orgánicos, les da un enorme *predominio de la superficie sobre la masa,* en lo cual estriba el secreto de la química de la vida.[2] La Naturaleza ha resuelto el problema material de la acción de los *éteres de tensión* o fuerzas, con esta preponderancia de la energía de superficie o, *presión de radiación.* Forma *tensiva* que se mantiene como tal por la acción continua de las fuerzas *intensivas* o nerviosas, y que se actualiza por medio de las fuerzas *protensivas* o circulatorias (oxidaciones), en el equilibrio de las cuales se basa la manifestación de las *extensivas* o nutricias (véase 1ª parte). Tres medios existen, según Ostwald, para acelerar el curso de los procesos químicos: aumentar la concentración de las disoluciones, elevar la temperatura de las sustancias reaccionantes o hacer intervenir a los *catalizadores* (o sustancias que obran por *presencia,* sin combinarse). No pudiéndose realizar por los dos primeros en los organismos vivos, lo hacen por el tercer medio, "dando así a la bioquímica el carácter de química catalítica"; siendo la micela —como dice Carracido— solamente por el predominio de la energía de superficie, un elemento físico vigorosamente individualizado y un transformador químico exquisitamente sensibilizado para facilitar los cambios materiales del proceso fisiológico, y en esta empresa su acción va mucho más allá de lo hasta aquí expresado.

Mas, a la energía de superficie se asocia la *carga eléctrica* originada por el frotamiento de las micelas con el líquido que las rodea; (véase parte primera) y de aquí que a su citado poder de *adsorción* se una un poder de *selección* según cargas eléctricas (como demostró Hardy), que dan a la membrana celular, según frase de Carracido, *como un consciente espíritu de selección* que explica las afinidades nutritivas por las cuales de plasmas complejísimos, como son el de la linfa y el de la sangre, extrae cada órgano, cada tejido y cada célula, lo que mejor necesita para subsistir.

Y de todos los cuerpos retenidos por *adsorción* en el seno de la disolución viva coloidal, es el *agua* el más importante por su necesaria presencia para asegurar la estabilidad del dispersoide, en una proporción mínima que puede llegar a la cifra enorme del 90 por 100 en los albuminoides. Existe pues una verdadera *hidrofilia micelar,* que es la que da una gran idoneidad para los actos metabólicos al estado coloide.

Todo esto nos explica el mecanismo misterioso de la a*similación electiva,* y aun las diferencias fisiológicas y morfológicas de los organismos. Porque considerando que cada tejido orgánico y cada ser vivo tiene su constitución micelar específica, es claro que, los fenómenos de *adsorción* generadores de sus diferencias biológicas dependen de la acción cuantitativa y cualitativa de sus miceles, ya que "los cambios

---

[2] Secreto aprovechado por la terapéutica homeopática y la de los metales coloidales, que al cabo obran por acción de superficie.

nutritivos propiamente dichos, de igual manera que las concomitantes reacciones químicas, se producen en el interior de las células y en el *seno de los coloides*" (Pöschl).

Así pues, y resumiendo, diremos: La constitución coloide hidroproteica de la materia viva, la capacita para atraer, seleccionar y fijar las sustancias nutritivas.

Principios inmediatos

Entrando ahora en el estudio de las sustancias nutritivas, tócanos en primer lugar ocuparnos de su constitución química.

Llámanse *principios inmediatos* aquellas sustancias inorganizadas —cristalizables o amorfas— que se encuentran en los intersticios de los elementos propiamente histológicos.

Dichos principios inmediatos, que se hallan tanto en los tejidos del reino vegetal como en los del animal, constituyen la base de la alimentación general en la Naturaleza. Unos seres se alimentan de productos vegetales; otros de restos de animales; los hay que se nutren con sustancias procedentes de ambos reinos. El hombre consume alimentos de ambas procedencias sin que esto nos autorice a considerarle como omnívoro, según hemos de ver. Esto aparte de que sea cual fuere su alimentación definitiva, todos los animales mamíferos se nutren en su primera edad, de la leche de la madre.

Con objeto de que el estudiante pueda formarse una cabal idea, de los principios químicos propiamente nutritivos, haremos una exposición sucinta, ateniéndonos a un orden de química orgánica.

Hidratos de carbono. Son principios ternarios oxihidrocarbonados, en los que el oxígeno y el hidrógeno guardan las mismas proporciones que en el agua (con lo cual no queremos decir que todo cuerpo de fórmula XH_2O, sea hidrato de carbono; por ejemplo el ácido láctico, $C_3H_6O_3$, que no lo es). Son de gran importancia en la nutrición por su abundancia en los vegetales. Se forman en las plantas, como ya expusimos, gracias a la función de la clorofila (véase). Ésta al ser activada por el sol, descompone el anhídrido carbónico del aire, en carbono y oxígeno; el primero de los cuales se combina con el agua del suelo, formando el primer carbohidrato o aldehído metílico (CH_2O), quedando libre el oxígeno. Por polimerización o agregaciones moleculares, se forman los demás hidratos de carbono (v. gr.: seis veces CH_2O, es igual a $C_6H_{12}O_6$ o sea glucosa). Los carbohidratos son cuerpos de función anldehídica y alcohólica a la vez; teniendo los *monosacáridos* una función aldehídica y las restantes alcohólicas; las *fructosas*, una función cetónica y cinco alcohólicas; y siendo los *polisacáridos*, productos de condensación o unión de los dos grupos anteriores.

A los hidratos de carbono se los denomina añadiéndoles la terminación *osa* (monosa, diosa, triosa, glucosa, etc.). Nosotros estudiaremos en los vegetales los siguientes grupos:

a) Monosacáridos o glucosas.

b) Bisacáridos.
c) Trisacáridos.
d) Cetoexosas o fructosas.
e) Polisacáridos.

a) *Monosacáridos.* Llamados también *glucosas,* son aldehídos de alcoholes exatómicos. La *glucosa* es el aldehído de la sorbita; la *manosa* de la manita; la *galactosa* de la dulcita; y la *levulosa* es una cetosa de ļa manita. Todos ellos pueden sufrir la fermentación alcohólica.

Glucosa. (Azúcar de uvas o de diabéticos.) Se encuentra en los frutos ácidos, como las *uvas* y *cerezas.* Puede sufrir cuatro distintas fermentaciones: La fermentación alcohólica, por las levaduras (*sacharomices cerevisiae* y *elipsoideus*); la fermentación láctica por el *bacterium lactis;* la glucónica por el *micrococus oblongus,* y la butírica por el *bacillus amylobacter* y *butyricus.*

Galactosa. Es producto de hidratación de la lactosa. (Véase ésta.)

Manosa. Se obtiene por hidrólisis del marfil vegetal del *Phitelephas microcarpa.*

b) *Bisacáridos.* Pueden considerarse como glucosas condensadas. Estudiaremos los tres más importantes.

Sacarosa. Es el azúcar ordinario y se halla en los zumos de los frutos y otras partes del *erable,* la *palmera,* el *sorgo azucarado,* el *maíz,* el *mijo,* la *remolacha,* el *melón, zanahoria, plátano, caña de azúcar* (en ésta en proporción del 20 por 100), etcétera.

Lactosa o *azúcar de leche.* Es un intermedio entre las glucosas y las sacarosas. Se halla en el zumo del *achras sapota.* Es diurético.

Micosa. (Azúcar de hongos). Se encuentra en algunas setas u hongos (*claviceps purpúrea, fungus sambuci, agaricus muscar*i, etcétera).

c) *Trisacáridos:*

Rafinosa (o melitosa). Se halla en el *eucalipto* (maná de Australia); en las semillas del *algodonero;* y en las mieles de la *remolacha.* Por la acción de los ácidos diluidos se desdobla en levulosa y melibiosa, y después en glucosa y galactosa.

Melecitosa. Se encuentra en el maná de Brianzón (*pinus laris*) y en el de Turkestán (*alhagi maurorum*). Se desdobla por hidratación en glucosa y turanosa, y ésta en dos moléculas de glucosa.

d) *Cetoexosas* o *fructosas:*

Levulosa, fructosa l, o *azúcar de frutos.* Se halla en los frutos ácidos y azucarados, asociada a la sacarosa y la glucosa; por ejemplo, en las *uvas, grosellas, fresas,* etc. Por la acción de los ácidos se desdobla en glucosa d, y fructosa l, o sea *azúcar invertido.*

Sorbosal. Se produce por la oxidación de la sorbita (exalcohol) por la bacteria de la sorbosa. Se encuentra en los frutos del *sorbus aucuparia.*

e) *Polisacáridos.* Productos de condensación de pentosas, aldoexosas y cetoexosas). Estos compuestos llamados también pentosanas y exosanas, tienen gran importancia alimenticia por hallarse incluidos en este grupo el *almidón* o fécula y las *dextrinas*. Estudiaremos las siguientes:

Arabano o *metarabano*. Se halla en la goma arábiga (*acacia arábiga*) en forma de alcoholatos; en la goma tragacanto (*astrágalus*) y en las gomas de algunas *rosáceas*, de la *higuera*, del *naranjo* y del *granado*, etcétera.

Xilano o *goma de madera*. Por hidratación produce la xilosa.

Gomas y mucílagos. Son jugos mucilaginosos constituidos por mezclas de polisacáridos derivados de pentosas y exosas. Se cree que la goma es producida por la acción de la celulosa, de un fermento que abunda en ciertos hongos, como el *pleospora gummípara* que origina la goma arábiga; si bien no sea éste el único mecanismo de su producción. Citaremos como más importante entre las gomas solubles, la goma arábiga, las del Senegal, el Cabo, Australia y Soakin, de las *acacias*. Como gomas medio solubles, la kutera de la *acacia leucoplea* y las nuestras de los *cerezos, ciruelos* y *albaricoqueros*; y como ejemplo de gomas insolubles, la tragacanto del *astrágalus*. Los mucílagos son parecidos a las gomas: Conocidos son el de la *zaragatona*, el *agar-agar* de un alga de la India, muy empleado contra el estreñimiento; y algunos otros que se hallan en las *malváceas* y *borragíneas*, como también en las simientes de *lino, membrillo*, etcétera.

Dextrinas. Son productos del desdoblamiento de las féculas por los ácidos, los fermentos, el calor, etc. Se hallan en los vegetales asociadas a las féculas. Existen dos variedades: la eritrodextrina, que da color rojo con el iodo y se hidrata fácilmente, produciendo glucosa, y la acrodextrina que, ni se colorea con el iodo ni se hidrata con facilidad. La digestión bucal de las féculas o almidones, por medio de la saliva, produce entre otras cosas, dextrina y maltosa.

Almidones o féculas. Constituyen la base de la alimentación hidrocarbonada, siendo, con los azúcares, el elemento nutricio fundamental para el trabajo muscular. La mayor parte del contenido del *arroz*, las *leguminosas, patatas, pan* y demás *cereales*, es almidón o fécula. Durante su formación en las plantas, se encuentran en las partes verdes, pasando después a depositarse en las raíces y semillas. Son insolubles en el agua. El iodo da con el almidón un intenso color azul que desaparece con el calor. En presencia del agua se convierte en dextrina y glucosa a los 160 grados. Además de las citadas, son bien conocidas la *tapioca* de los rizomas de *marantha manihot*, las inulinas de las *palmeras, sagús* y *compuestas*; la liquenina de ciertos *líquenes* y *hongos*, etcétera.

El almidón se presenta depositado en forma de gránulos con cubierta de celulosa y contenido llamado granulosa. Visto al microscopio, aparece cada grano constituido por capas concéntricas alrededor de un punto o híleo, que puede ser excéntrico, como ocurre en la fécula de patata. El nombre de almidón se aplica más bien al contenido en las semillas, y el de fécula se reserva para el de las raíces.

Las inulinas, a que antes nos hemos referido, se encuentran asociadas a la pseudoinulina e inulenina, en las raíces de la *énula, dalia, cól-*

chico, pelitre y otras plantas. Con el iodo dan color amarillo y por hidratación dan fructosa d y algo de glucosa.

Celulosas. Forman las paredes de las células vegetales. Son los anhídridos de las exosas en su grado máximo de condensación. Ejemplo de celulosa casi pura la tenemos en el *algodón* (Gossipium) formando los pelos unicelulares del fruto. Se encuentran también en las cortezas y maderas de los árboles, mezcladas con resinas, materias colorantes, tanino, etcétera.

Según su grado de hidratación, distinguimos la paracelulosa y la metacelulosa o fungina. Según el órgano que cubre, recibe el nombre de vasculosa (vasos), epidermosa (epidermis), paracelulosa (médula), lignina o leñosa (madera), etc. La celulosa es insoluble en el alcohol, ácidos y álcalis diluidos; siendo soluble en los ácidos concentrados. Algunas celulosas son atacadas por el *bacillus amylobacter* que las transforma en ácido butírico, anhídrido carbónico e hidrógeno; exceptuándose la cutina (capa externa de las células de la epidermis) y la suberina o *corcho.* Son muy usadas en medicina en forma de algodón hidrófilo.

Ácidos orgánicos. Son compuestos ternarios oxihidrocarbonados que al reaccionar con las bases o hidróxidos y con los alcoholes, forman respectivamente sales y ésteres, con eliminación simultánea de agua. Se encuentran profusamente en el reino vegetal, unas veces libres, otros disueltos y otras combinados. Los más abundantes en las plantas son los ácidos grasos, los biácidos y los ácidos de función mixta (o con grupos carboxílicos y otros eténicos, etínicos, alcohólicos, aldehídicos, cetónicos, etcétera).

Entre los *ácidos grasos* merecen citarse el ácido fórmico de las *ortigas, pinos y abetos*; el acético de muchos frutos, semillas y zumos; el valeriánico de la *valeriana* y los *mundillos*; el palmítico del aceite de *palma*; el esteárico de la grasa de *coca de Levante*; el oleico que se encuentra en los aceites y *grasas vegetales* (de función mixta, ácida y etilénica); el propiónico o metilacético de ciertos *frutos;* el metilpropanoico de la raíz de *árnica* y la esencia de *manzanilla romana*; el metiletilacético de las raíces de *angélica y valeriana*; el caproico o exílico del aceite de *coco*, el decanoico del mismo aceite (que es el primer ácido normal sólido a la temperatura ordinaria); el dodecílico del aceite de *laurel*; el mirístico de la *nuez moscada*; el aráquico del aceite de *cacahuetes;* el bicosanoico del aceite de *behem* (semillas del *moringa oleífera*); y el gingkico, en fin, del fruto del *gingko*.

Entre los *biácidos* citaremos el ácido oxálico que se halla libre en algunos *hongos* (*boletus*) y en los pelos de los *garbanzos verdes*; y en forma de sales en las *aceeras, salsolas, remolachas, ruibarbo, lirio de Florencia, genciana*, etc. El ácido malónico de la raíz de la *remolacha*, y el ácido succínico que se encuentra en el ámbar amarillo, lignito, *uvas verdes, lechugas, ajenjos*, etcétera.

Entre los *ácidos de función mixta* se destacan el metilpropenoico de la esencia de *manzanilla romana*; el crotónico del vinagre de madera; el oleico ya citado entre los grasos; el fumárico de la *fumaria, liquen de Islandia, agárico*, etc.; el aconítico del *acónito*, ciertos *equisetum, caña de azúcar, remolacha*, etc.; el láctico del apio y ciertos extractos vegetales; el málico de las *manzanas*; el tartárico de los frutos verdes (*uvas*, etc.); el cítriço, propio del *limón*, la *naranja, cidra, lima* y demás plantas de esta familia, que hállase también en las hojas del *tabaco, acónito, cerezo* y en las raíces de *rubia*. El citado ácido tartárico se presenta en forma de tartrato monopotásico en las *uvas*; como tartrato cálcico en las raíces de muchas plantas y como bitartrato cálcico en los frutos del *rhus tiphinum*.

Grasas naturales. Llámanse grasas a los ésteres glicéricos de los ácidos grasos; principalmente de los ácidos *oleico, esteárico* y *palmítico*. (Resultan de la sustitución de los tres átomos de hidrógeno de las respectivas moléculas oxhidrílicas de la *glicerina*, por moléculas de radicales ácidos). Las grasas resultantes se llaman respectivamente *trioleina, triestearina* y *tripalmitina*; la primera líquida y las otras dos sólidas. La mayor parte de las grasas están formadas por mezcla de las tres.

Las grasas naturales son insolubles en el agua, pero son solubles en la bencina, éter, etc. Podemos clasificarlas en *aceites, mantecas* y *sebos*.

Los *aceites* son grasas líquidas o pastosas, incoloras y viscosas. Se extraen de las semillas y frutos por compresión; disuelven las resinas y producen jabón con los álcalis. Son combustibles. Existen *aceites secantes*, impropios para la alimentación, como los de linaza (*lino*), *nuez, clavelina, cáñamo* y *ricino*; y otros no *secantes* que constituyen magnífico alimento, como los de *oliva, almendras, cacahuetes, sésamo, colza, fabuco, avellana, algodón, palma, coco, laurel*, etc. Su estado líquido se debe al predominio de la oleína sobre la margarina.

Las *mantecas* son grasas sólidas, blandas, entre 20 y 36 grados. Como más importante entre las mantecas vegetales, citaremos las de *cacao* y de *nuez moscada*. Las mantecas de origen animal son bien conocidas de todo el mundo. Los sebos no se emplean como alimento.

Proteínas o albuminoides. Los albuminoides son compuestos carboxihidronitrogenados, generalmente sulfurados, que forman la sustancia fundamental de la materia viva. Por esto fueron llamados *proteicos* o *proteínas*. Su denominación de *albuminoides* se debe a su semejanza con la albúmina o clara de huevo. La constitución de su enorme y complejísima molécula, puede referirse a la siguiente composición media: 52 por 100 de carbono; 7 de hidrógeno, 17 de nitrógeno, 23 de oxígeno y 1 de azufre. Mas, el eminente químico Emilio Fischer, después de profundísimos estudios, vino a afirmar que *las moléculas de los albuminoides están integradas por grupos aminoácidos* (glicocola, alanina, valina, leucina, isoleucina, ácido aspártico, ácido glutámico, arginina, cistina y cisteína (núcleo sulfurado), glucosamina (núcleo carbohidratado), fenilalalina, tirosina, prolina, oxiprolina, triptófano, histidina . . .).

Las proteínas son muy alterables, forman generalmente soluciones coloides y son incristalizables, excepto la albúmina y la hemoglobina. A más de los elementos esenciales citados, pueden contener fósforo, hierro y *grupos prostéticos* (nucleínas, pigmentos, hidratos de carbono) formados a base de sodio, potasio, calcio, magnesio, cloro, ácido fosfórico, etc.

Su formación en el reino vegetal, fue explicada en la parte I. Por su digestión se transforman sucesivamente en proteosas, peptonas polipéptidos y aminoácidos. Con estos últimos, que vienen a ser como los ladrillos del edificio molecular, compone cada organismo su propia albúmina.

Las *albúminas vegetales* son poco conocidas químicamente, pero según afirma Carracido, son más ricas en nitrógeno que las albúminas animales. Las más importantes son el *gluten* de las semillas de los *cereales*, la *legumina* de las *leguminosas*, proteína fosforada que viene a ser la caseína de los vegetales; la *microproteína* de algunos *hongos bacterianos;* las albúminas contenidas en muchas *semillas* y cotiledones; y las proteínas de la *patata y cereales* que como ya dijimos, son las únicas albúminas vegetales que tienen todos los aminoácidos necesarios para constituir la albúmina del organismo humano. Existen también en elevada proporción en otros muchos alimentos del reino vegetal, como las nueces, avellanas, almendras, castañas, remolachas, col, etcétera.

Fermentos. Son compuestos de naturaleza química aun mal definida, que probablemente derivan de las proteínas. Su acción es unas veces analítica y otras veces sintética; y desde este punto de vista pueden clasificarse en fermentos *hidrolíticos* o hidrasas, *oxidantes* u oxidasas, *reductores,* reductasas o anhidrasas, y *catalíticos* o catalasas. La terminación en *asa,* se emplea para designar todos los fermentos de un modo genérico y por esto son también conocidos bajo la denominación de *diástasas, encimas* o *cimasas.*

En el reino vegetal hallamos entre otros, la *invertasa* de la *levadura,* que desdobla la sacarosa, dando en último término glucosa; la *diástasas* de la *cebada germinada;* la *emulsina* de las *almendras;* la *cimasa pepsínica* del *cárica papaia;* la *lacasa* contenida en el látex del *árbol de la laca* (*rhus succedánea,* de la familia de las anarcadiáceas); la *saponasa* y los fermentos microbianos, como la *alcoholasa* del *sacharomices cerevisiae* (levadura de cerveza), la *lactasa* del bacilo *láctico,* la *butilasa* del bacilo *butírico,* y la *celulosina* o bacterioamilasa del *bacilus amylobacter,* que destruye la celulosa, etcétera.

Sales minerales

Son de extraordinaria importancia para la nutrición, por lo que merecen ser tratadas especialmente. Sin perjuicio de que nos ocupemos particularmente de cada especie química en la lección siguiente, expondremos aquí las características generales que tan gran valor les dan como principio alimenticio.

Ya dijimos el papel interesantísimo que cumplen las disoluciones salinas en el líquido intermicelar de los coloides orgánicos. Pero además intervienen como mantenedoras del equilibrio osmótico y ácido básico de los humores, de la normal excitabilidad nerviosa, muscular y endocrina, y, en fin, como reguladoras de las reacciones fermentativas y como elementos fundamentales de la constitución de los huesos.

Pero para que las sales puedan ser asimilables y cumplan, por tanto, las acciones dichas, necesitan hallarse en *combinación orgánica vitali-*

zada. Las sales administradas en combinaciones farmacéuticas o de laboratorio, son tóxicas e inasimilables. La razón de esto es sencilla: *La asimilación es el acto de transformarse la materia de los alimentos en materia viva del propio organismo que los ingiere*. Para que un cuerpo químico sea asimilable es necesario que se encuentre *vitalizado*, es decir, que no se disuelva o *ionice* [3] al desintegrarse la materia albumonoide en la cual está contenido. "Si al *hierro* no le separan de la *hemoglobina* algunos de sus reactivos, al *calcio* no le separan de la *caseína* el oxalato amónico; de lo cual se infiere que dichos metales no se ionizan, y que, por tanto, están unidos a la molécula del líquido orgánico como el cloro en la molécula del ácido clórico" (Carracido). He aquí algunos hechos que abonan las anteriores razones que nos da la química biológica.

Afirma Bunge que, "*es posible vivir sólo con leche, pero no con un líquido confeccionado con las materias químicas que la constituyen*", pues según sus experimentos, mueren rápidamente los animales alimentados con dicha mezcla. Y es que en el líquido artificial no están los elementos minerales en la unión íntima en que están en la leche elaborada por el animal; como en los fosfatos elaborados por el farmacéutico, no está el *fósforo* en la unión íntima en que se halla en la *nuez* o la *cebada*. Unión vital bien demostrable también en los nitratos de algunas plantas, como lo prueba el que aun después de prolongada maceración, toman color azul con el sulfato de difenilamina (reactivo de los nitratos).

Foster fracasó también en su empeño de obtener alimentos constituidos exclusivamente por principios orgánicos no vitalizados.

El propio Bunge, antes citado, comprobó que toda sal de *hierro* de ácido orgánico es descompuesta por el *ácido clorhídrico* del jugo gástrico, y el *cloruro* que se forma, transformado primero en *carbonato* y después en *sulfuro*, se elimina con las heces, sin que el organismo utilice el radical metálico (hierro), para el acrecentamiento de su hemoglobina, de lo cual deduce Bunge que, "nuestra alimentación debe contener combinaciones de hierro diferentes de las citadas, *inatacables por los jugos digestivos*".

Liebig fracasó completamente cuando dio sales potásicas a los convalecientes de enfermedades febriles, pues observó "que las *sales potásicas* eran eliminadas en absoluto, fuese cualquiera la combinación artificialmente preparada en que se administrasen".

Afirma Carracido que "la combinación que las plantas realizan de las sales minerales del suelo, con las albúminas vegetales, son la única forma en que el organismo animal asimila dichas sales".

Todas estas expresiones vienen en apoyo de un argumento filosófico, convincente por sí mismo: Habiendo pasado la materia en su evolución

---

[3] Se entiende por *ionización* el hecho de descomponerse las moléculas salinas, al disolverse, en sus dos elementos constitutivos o *iones*, provistos de cargas eléctricas iguales y de signo contrario; a saber: El ion electropositivo, *catión* o radical metálico, y el ión electronegativo, *anión* o residuo ácidohalogénico. Estos iones se mueven en todas direcciones en el seno del líquido disolvente, recomponiéndose y descomponiéndose incesantemente las moléculas salinas. Así, por ejemplo el *nitrato potásico* al disolverse, se desintegra en su catión *potasio* (K) y su anión *nítrico* (NO_3).

por los tres grados de complicación que suponen los reinos *mineral, vegetal y animal,* y siendo este último el de mayor complejidad quimicobiológica, como resultado de dicha evolución a través de cientos de siglos, es natural que las células del animal no puedan asimilar las moléculas relativament^ groseras del reino mineral, sin que se compliquen o eleven de categoría en las células del reino vegetal. La Naturaleza no da saltos.

El profesor Carracido, a quien hay que recurrir incesantemente como suprema autoridad en materia quimicobiológica, en un folleto, admirable como todas sus obras, abogada por "la complejidad farmacológica en la prescripción médica", ya que, según él, la manera de que el *cuerpo activo* fuese lo mejor soportado y aprovechado por el organismo, era su unión a otros cuerpos que modificasen las propiedades del primero en sentido favorable a las necesidades orgánicas, cosa que solamente se podía conseguir con indicaciones complicadas y racionales que hiciesen buena la constitución clásica de las recetas con su *cuerpo activo* o base, *ayudante, intermedio, excipiente* y *correctivo.* Este ideal imposible de realizar por medios artificiales, es un hecho en los diversos órganos de las plantas, en los que el *cuerpo básico* va admirablemente combinado y acompañado de otros por virtud del misterioso impulso de la vida.

Las *sales minerales* se hallan en todos los alimentos del reino vegetal, en los derivados del reino animal y en las aguas. Pero los mejores elementos de mineralización orgánica los encontramos en las *aguas gordas, frutas dulces, verduras verdes, hortalizas de color* (zanahorias, remolachas, pimientos...), cutículas de los *cereales, pan integral,*[4] *yemas de huevo y leche,* como más al detalle estudiaremos en lecciones sucesivas.

He aquí ahora la proporción salina de los alimentos más corrientes, referida a su predominio ácido y alcalino, en las siguientes tablas confeccionadas por Rudolf Franck, que serán de gran utilidad al estudiante para juzgar del valor acidificante o alcalinizante de un régimen alimenticio.

PROPORCION DE LAS SUSTANCIAS MINERALES EN LOS ALIMENTOS

Alimentos con exceso de ácidos **por orden de mayor a menor y en proporción porcentual**

	Ácidos por 100
1. Palmina	96'1
2. Huevo de gallina sin cáscara	72'7
3. Arroz sin mondar	72'6
4. Arroz mondado	72'5
5. Pan blanco	72'0
6. Carne de vaca	70'8
7. Arándanos rojos	70'3
8. Requesón	70'1
9. Pescadilla	68'8

4 El salvado contiene 12 veces más fósforo, 23 veces más magnesio, 9 veces más potasio y 4 veces más calcio que la harina fina o en flor.

10.	Pan bizcochado	67'1
11.	Coles de Bruselas	66'8
12.	Lentejas	61'8
13.	Cacahuetes	61'3
14.	Avena prensada	58'8
15.	Harina integral de trigo	58'3
16.	Margarina	57'4
17.	Tocino	56'9
18.	Mantequilla	56'1
19.	Judías blancas	54'8
20.	Queso	54'4
21.	Pan integral	53'9
22.	Guisantes	52'3
23.	Avellanas	52'2
24.	Cacao puro en polvo	51'8

Alimentos con exceso de bases por orden de mayor a menor y en proporción porcentual

		Alcalinos por 100
1.	Azúcar de caña sin refinar	80'6
2.	Limón	79'5
3.	Remolacha	78'4
4.	Ciruelas	76'3
5.	Tomates	75'0
6.	Lechuga	74'8
7.	Higos secos	74'5
8.	Rábanos picantes	73'9
9.	Grosellas rojas	72'7
10.	Zanahorias	71'1
11.	Escaramujos secos	68'5
12.	Pepinos	64'5
13.	Cebolletas	64'2
14.	Sangre de vaca	63'3
15.	Patatas	62'8
16.	Manzanas	62'6
17.	Judías verdes	62'0
18.	Cebollas	59'1
19.	Col	58'4
20.	Fresas	57'7
21.	Repollo blanco	56'3
22.	Berros	55'7
23.	Espinacas	54'4
24.	Leche de vaca	53'4

Vitaminas

Son fermentos o biocatalizadores de constitución química hoy bien definida, muy sensibles a la acción de los alcalinos. Al lado de las vitaminas, por lo que a su papel fisiológico se refiere, cítanse las *esterinas* o *vitasterinas*, sustancias no azoadas, que resisten bien el calor, pero son muy sensibles a la acción del oxígeno. La falta de ambas origina graves enfermedades llamadas *por carencia* (beri-beri, pelagra, retraso del crecimiento, conjuntivitis serósica, escorbuto, raquitismo, anemia, etc.). Se encuentran muy difundidas en el reino vegetal, sobre todo en los granos y semillas, frutas, hojas y tallos tiernos, como también en los productos derivados de animales vivos (huevos, leche, queso, miel) y algunos otros. La cocción de los alimentos destruye una gran parte de sus vitaminas cuando no todas.

He aquí la definición química de las principales vitaminas y a continuación una tabla que expresa el contenido proporcional de cada una de ellas en los alimentos habituales:

La *Vitamina A* es el *axeroftol* o sea media molécula de *carotina* con una molécula de agua.

La *Vitamina B* es un complejo de varios factores: *La tiamina* o *Vitamina B₁*, antineurítica; la *riboflavina* o *Vitamina B₂* antipelagrosa; la *nicotinamida* (también antipelagrosa), el *ácido fólico* o coenzima F antianémico, y el *ácido pantoténico* o coenzima A antidermítico(los tres últimos componentes también del factor B₂). La *piridoxina* o Vitamina B₆, decarboxilante y antidermítica; y la Vitamina B₁₂ o *cobalamina*, factor antipernicioso (anemia).

La *Vitamina C* o *ácido ascórbico*, antihemorrágica.

La *Vitamina D* o *calciferól*, antirraquítica (esterina).

La *Vitamina E* o *tocoferól*, antiestéril.

La *Vitamina H* o *biotina*, importante en el metabolismo intermediario.[5]

La *Vitamina K* o *filoquinona*, antihemorrágica o antihemofílica.

La *Vitamina P* o *rutina*, de la permeabilidad.[6]

En la lección siguiente daremos cuenta más detallada de sus acciones y de los alimentos donde se hallan.

---

[5] Su carencia puede producir dermatitis y caída del cabello, como cuando se come exceso de huevos crudos cuya clara contiene una sustancia (*avidina*) que la fija e inutiliza.

[6] *Rutósido* constituido por *hesperidina* y *criodictina*, protector capilar y hemostático.

Alimentos	Vitaminas: [7]					
	A	B	C	D	E	P
Ensalada cruda (lechuga)	+	+	++		++	+
Espinacas	++	++	++			.+
Judías verdes	+	++	++			+
Guisantes frescos	+	++	++		+	
Col	++	++	+++			+
Alcachofas	++	++				
Coliflor	+	+	++			
Tomate	++	++	+++			+
Cebolla		++	++			
Naranja - Limón	++	++	+++			
Uvas		+	++			
Vino		+	+			
Vinagre		+				
Manzana - Pera		++	+			
Plátano	+	+	+			
Almendras - Nueces	+	+			++	
Azúcar						
Levadura de cerveza		+++				+++
Pan blanco	+	+				+
Pan integral	+	++			+	+
Pastas alimenticias		+				
Arroz blanco						
Trigo germinado	+	+++	++		+++	++
Leguminosas	++	++			++	++
Patata	+	++	+			+
Nabo	+	++	++			+
Zanahoria	++	++	++			++
Yema de huevo	+++	+++	++	++		+++
Clara de huevo						
Leche fresca	++	++	++	++	+	+++
Manteca fresca	+++			++	++	
Queso	++	+		+	+	
Leche condensada	++	++		++	+	+++
Margarina	+					
Aceite de oliva y de cacahuete	+			++	++	
Hígado	++	++	+		+++	++
Carne grasa	++	++	+		++	++
Carne magra	+	+	+		+	++
Jugo de carne cruda		+	+			++
Sesos	+	++				+
Sardinas	++	+		++		+
Castañas		++				
Champignon	++	++				
Remolacha	++	++	++			
Espárragos		++	++			
Maíz germinado	++	++			++	
Aceite de nueces					++	

[7] Las casillas vacías indican ausencia de vitamina.

Lección XXIV

VALOR NUTRITIVO Y FISIOLOGICO
DE LOS PRINCIPIOS INMEDIATOS, SALES Y VITAMINAS

Para calcular el valor nutritivo fisiológico de los alimentos, hay que estimar como útil solamente un determinado tanto por ciento de los principios inmediatos contenidos en ellos; y esto, con variaciones individuales. Puede aceptarse como término medio de utilización, el 85 por 100 para las proteínas; el 92 % para las grasas, y el 95 % para los hidratos de carbono. Así, una alimentación que contiene 50 gramos de proteínas, 100 de grasa y 200 de hidrocarbonados, tiene en realidad el siguiente valor nutritivo: 42,5 de proteínas, 92 de grasa y 190 gramos de hidratos de carbono.

La alimentación más conveniente para un individuo sano que pese 70 kilogramos debe contener, según Ragnar Berg, proteínas, grasas e hidrocarbonados en proporción de 1,1 y 12, respectivamente, sobre poco más o menos.

Proteínas o albuminoides

Son principios de *construcción* y *fijación* que poseen además una *acción dinámica específica* capaz de intensificar el metabolismo en una proporción de un 30 a 40 por ciento. Es decir, las proteínas sirven de material histoplástico como hemos visto al tratar de la constitución de la materia viva, y ayudan a la asimilación de los demás principios alimenticios, obrando como estimulante celular. Mas, como el organismo no está capacitado para retenerlas sin asimilarlas, cuando se ingieren en exceso se ve obligado a transformarlas en azúcar y grasa para retenerlas en esta forma, o quemarlas para su eliminación. De aquí que no convenga consumir sustancias albuminoideas en cantidad mayor de 50 gramos diarios para el hombre adulto y bien constituido.

Las *proteínas completas o de pleno valor biológico*, entre las que contamos la leche, el queso, los huevos, patatas, cereales y carnes, contiene todos los aminoácidos ya estudiados (20 conocidos en la actualidad). Las proteínas de nuestras legumbres y tubérculos, con excepción de la patata, son incompletas; es decir, carecen de uno u otro aminoácido importante (triftófano, cistina, lisina...). Podemos comer tantas proteínas de hortalizas y leguminosas como queramos, sin que ello impida que al cabo de cierto tiempo notemos su falta a no ser que las combinemos adecuadamente.

Debemos, pues, afirmar que, *para una correcta nutrición hacen falta pocas proteínas, pero esas pocas han de ser completas.*

En un régimen preponderante de frutas y verduras o legumbres, *es casi nula la acción dinámica específica*, y de aquí las dificultades de adaptación que acarrea una transición brusca de un régimen muy abundante en alimentos cárneos a otro rigurosamente vegetariano, a las cuales nos referimos en la lección XVIII.

Por otro lado, hay que evitar el consumo excesivo de carnes, huevos y leguminosas secas, porque acidifican los humores en exceso. El tan ponderado caldo de carne que tanto se da a los enfermos con el equivocado objeto de vigorizarlos, solamente contiene como sustancia nutritiva las escasas gotas de grasa que flotan en su superficie. El resto es una solución de sustancias extractivas, sales y residuos (purinas) que recargan el metabolismo, irritan a las células y por ello daña directamente al enfermo.

He aquí la proporción de proteínas por kilogramo que contienen los siguientes alimentos, según Richet:

Lentejas	265	Maíz	79	Patatas	13
Habas	244	Nueces	91	Cerezas	8
Almendras	240	Alforfón	69	Uvas	7
Guisantes	238	Arroz	51	Ciruelas	7
Habichuelas	225	Setas	47	Fresas	5
Avena	144	Castañas	45	Coliflor	6
Trigo	135	Remolacha	29	Manzanas	4
Cebada	129	Col	20	Melocotón	3
Centeno	107	Nabos	15	Peras	2,5

Alimentos ricos en proteínas o de tipo albuminoideo. Huevos, leche, setas, lentejas secas, guisantes secos, judías secas, habas secas, soja, garbanzos secos, nueces, almendras, avellanas, cacahuetes y piñones (aparte los alimentos de origen animal).

Hidratos de carbono (féculas, almidones y azúcares)

Son alimentos de *función* (*calor y trabajo*), especialmente aprovechables por el músculo en forma de glucosa. Constituyen el verdadero combustible del organismo.

Todos los hidratos de carbono necesarios para nuestra alimentación se encuentran en el reino vegetal, a excepción de la lactosa. Son retenidos por el organismo en el hígado bajo la forma de *glucógeno* y en la piel y vísceras bajo la forma de *grasa*. Las secreciones internas de las cápsulas suprarrenales, tiroides, hipófisis e hígado, estimulan la transformación del glucógeno hepático en glucosa; la del páncreas la inhibe. El curso normal de estos procesos exige la presencia de vitaminas, especialmente la intervención de la vitamina B.

El organismo necesita los hidratos de carbono en proporción mayor que los restantes principios alimenticios. De aquí la necesidad fisiológica de un régimen predominantemente vegetariano. Las ventajas de esta alimentación consisten en su proporción de vitaminas y bases, el ahorro de proteínas, la alcalinización de la orina que facilita la eliminación del ácido úrico, la influencia estimulante sobre el peristaltismo intestinal y la preservación de los órganos de eliminación. Por estas mismas razones, el régimen rico en hidratos de carbono (cereales, legumbres, frutas y hortalizas) constituye, una vez pasada la etapa líquida, la mejor forma de alimentación para los febricitantes. En niños se ha comprobado, incluso en casos de fiebre alta durante varios días, que la adición de azúcar de caña a la leche o la administracción abundante de agua azucarada (o hidromiel); juntamente con la alimentación oportuna, no sólo alcanzaba a prevenir las pérdidas nitrogenadas que siempre se producen en la fiebre, sino incluso conseguía una mayor asimilación del nitrógeno. Los resultados son aun más decisivos si se sustituye el azúcar de caña por glucosa, o mejor aun por miel que tiene la ventaja de asimilarse totalmente sin dejar residuos en el intestino. Sabemos que la célula hepática abundantemente provista de glucógeno, resiste mejor a los agentes nocivos, muy especialmente en las enfermedades infecciosas, que la célula pobre en glucógeno. Este concepto ha sido utilizado por la medicina en el tratamiento de la atrofia subaguda del hígado y en las afecciones difusas de este mismo órgano, administrando glucosa juntamente con extracto de páncreas (insulina), que favorece la síntesis del glucógeno en el hígado. Pero nosotros debemos advertir que estas maniobras, de criterio estrechamente mecanicista, si bien nos ilustran en cuanto al metabolismo de los hidratos de carbono, pueden ser contraproducentes cuando se realizan sistemáticamente. En la fiebre hay que saber respetar dentro de ciertos límites la pérdida de nitrógeno (o desasimilación), que es garantía de las eliminaciones tóxicas, como ya dijimos; y en afecciones hepáticas hay también que saber respetar el reposo fisiológico de las células fatigadas. El criterio de finalidad que caracteriza a la terapéutica naturista, no debe ser olvidado nunca.

El pan, cereales, leguminosas, harinas en general y pastas, contienen una gran proporción de hidratos de carbono, pero también un exceso de ácidos, proteínas, escasa cantidad de calcio, sodio, hierro, y vitaminas A y B. Por esto es preciso añadir frutas y hortalizas, especialmente durante el crecimiento. A una alimentación exclusiva de hidrocarbonados se debe la *distrofia farinácea* de los lactantes y otras enfermedades de la infancia y aun de los adultos; que se evitan completando el valor alimenticio con leche cruda y frutas. (Constituye una excepción la *avena* [prensada o en copos], abundante en hidratos de carbono, proteínas, grasas, calcio, hierro y fósforo.)

Alimentos ricos en hidratos de carbono o de tipo farináceo, amiloideo o azucarado. Pan, bizcochos, trigo, avena, cebada, maíz, arroz, tapioca, patatas, lentejas, guisantes, judías, habas, garbanzos, nabos, cebollas, zanahorias, remolachas, chirivías, rábanos, alcachofas, dátiles, higos, plátanos, pasas, miel, castañas, batatas, uvas, manzanas, peras, nísperos paraguayos, ciruelas, albaricoques, melocotones, orejones, etcétera.

Grasas

Son alimentos de *función*, especialmente de *calorificación*. De todos los principios inmediatos, son estos los que mayor cantidad de calor proporcionan al organismo como consecuencia de su combustión.

Pero además, las grasas, después de las comidas, entran en la sangre en cantidades muy crecidas, sin la previa retención a que son sometidos los demás alimentos (Carracido). Esta diferencia se debe a que "las grasas, en armonía con su insolubilidad, no modifican la presión osmótica del líquido sanguíneo, siendo indiferente la cantidad en que puedan existir en él dentro de límites muy distantes, porque en ningún caso determinan el desequilibrio osmótico que producirían las substancias solubles".

Las grasas son emulsionadas y saponificadas por la bilis, y desdobladas en glicerina y ácidos grasos por la lipasa pancreática, pasando a través del epitelio intestinal (mediante fosforilización) al sistema de vasos linfáticos y de este a la sangre venosa para su distribución y depósito. De modo que la grasa en un 30 % puede pasar a la sangre sin ser transformada y el resto se desdobla como queda dicho.

El grado de digestibilidad de las grasas depende de su punto de fusión, siendo tanto más indigestas cuanto más alto sea aquél. Por esto el aceite es la más digestible de todas las subtancias de este tipo.

En el cuadro que sigue se expresa la proporción de grasa por kilogramo de peso, en ciertos alimentos, según Moleschott:

Patatas	1,5	Maíz	48	Cebada	27
Dátiles	2	Avena	55	Habichuelas	19,5
Nabos	2,5	Alforfón	55	Guisantes	19,5
Setas	2,5	Higos	9	Lentejas	24
Arroz	8	Habas	15	Colza	350
Castañas	8,5	Trigo	18,5	Almendras	540
				Nueces	600

Alimentos ricos en grasa o de tipo graso

Aceite, mantequilla, nueces, almendras, cacahuetes, piñones, aceitunas, avellanas, leche, coco.

Sales minerales

Son, como ya dijimos, alimentos de *regulación* y *equilibrio* biológico, fundamentales para la nutrición celular y la constitución del esqueleto. El organismo necesita diversidad de compuestos salinos, pero mul especialmente sales de *calcio, sodio, potasio, magnesio, fósforo y hierro*.

Estas sales tienen importancia variable, según los tejidos y líquidos orgánicos. Así, por ejemplo, en el tejido óseo domina el calcio y en segundo lugar el magnesio; en la sustancia gris del sistema nervioso domina el magnesio y el calcio como subdominante; en la sustancia blanca nerviosa es el potasio dominante y a continuación el sodio; en el tejido muscular también el potasio, siendo subdominante el magnesio; en los glóbulos rojos de la sangre el dominante es el hierro y el subdominante el potasio. Los tejidos en general están bañados por humores que predominan en sodio y tienen por subdominante el potasio. El dominante ácido de todos los tejidos es el ácido fosfórico.

Según ya vimos también una de las consecuencias más frecuentes de la alimentación mal concebida, es la *desmineralización* de los humores, bien sea por defecto en la ingestión de sales, bien sea por arrastre de éstas, como factor alcalino de neutralización en virtud de la acidificación humoral nacida de la ingestión *excesiva* de substancias acidificantes directas (como todos los alimentos ácidos en exceso) o indirectas (como las carnes y demás alimentos proteínicos).[1]

Los estudios modernos del metabolismo o elaboración de los elementos minerales en el organismo han dado la clave de múltiples y profundas alteraciones de la salud, evitables por completo con una dieta apropiada. La mejor asimilación de las sales contenidas en estos alimentos necesita de una cierta proporción de albúmina (lentejas, garbanzos, judías, queso, clara de huevo...) no excesiva, en sujetos desnutridos, tanto por lo que contribuye a la fijación mineral, ´como a la buena transformación de los ácidos. La absorción de radiaciones solares por la piel (*baños de sol*) y la consiguiente pigmentación de ésta, contribuye preponderantemente a la buena asimilación mineral. Siempre se ha afirmado (sobre todo por Rollier) la inmunidad a las infecciones del sujeto muy pigmentado, lo que en gran parte hemos de atribuir a la mejor asimilación de los elementos salinos. Hecho muy en concordancia con la mayor cantidad de sustancias minerales y vitamínicas acumuladas en la piel de las frutas y cascarillas de los cereales expuestos directamente a la luz del sol. Las vitaminas, en fin, contribuyen a la perfección de la asimilación de sales, sobre todo la vitamina D a la fijación de calcio.[2]

La importancia de la buena mineralización orgánica para mantener el estado de perfecta salud, se deduce de la afirmación de von Moraezensky (investigador que analizó la composición de todos los órganos internos en salud y enfermedades), quien dijo que en los órganos de todas las personas enfermas se halla un esencial aumento de su contenido de agua y una variación en su composición mineral, especialmente empobrecimiento de *calcio*.

En los tiempos actuales, en que hay contadas personas que no tengan que rectificar algo en su estado de salud, se comprende que la *desmineralización es un hecho casi general,* pues, como afirma el doctor

---

[1] El abuso de alimentos animales y su consecuente combustión incompleta (el ciclo de combustión completa termina en urea soluble y eliminable), produce un exceso de ácido (úrico, láctico...) para cuya neutralización ceden los tejidos y alimentos sus sales alcalinas que transforman los *uratos ácidos insolubles* en *Uratos alcalinos solubles.* Igual mecanismo se opera cuando se trata de alimentos ácidos, en sujetos de poca capacidad transformadora de ellos.

[2] La fijación de este importante elemento está en relación con la secreción interna del ovario (Mirvich y Bosman) e influye notablemente cuando se ingiere en forma de cloruro y lactato de calcio en la disminución del azúcar de la sangre en los diabéticos. (Labbé, Nepveux y Rohacek.)

Rosell, de Barcelona, la alimentación, tal como actualmente se concibe y practica, "no basta a satisfacer las necesidades del cuerpo humano, por lo que hace a las sustancias minerales". La importancia del hierro, el calcio, el fósforo, el sodio, etc., en el organismo, puede colegirse por el hecho de que no es posible la formación de cualquier tejido sin la colaboración de los elementos minerales, siendo el sistema nervioso el que más se resiste de la falta de sales con síntomas de apatía, debilidad muscular, irritabilidad, paresia de extremidades y temblores... Los tres componentes minerales esenciales del suero sanguíneo, son: *cloruro potásico*, el *cloruro sódico* y el *cloruro cálcico*, en la proporción de *dos* partes del potásico y *dos* del cálcico por *cien* partes del sódico, proporción que siempre supone un óptimo, aun en el reino vegetal, para las manifestaciones de la vida, y que es la proporción que de dichas sales contiene el agua del mar.[3]

Esta proporción salina mantiene la normalidad físico-química (turgencia y composición) de los coloides celulares, y su alteración produce desequilibrios que comprometen la salud y la vida (degeneraciones parenquimatosas de vasos sanguíneos y fibras del corazón, como observó Rossle), según se comprueba también después de las inyecciones del llamado "suero fisiológico" (0,92 % de cloruro de sodio), con los síntomas conocidos por "fiebre salina", "glicosuria salina", y descenso del cociente respiratorio. Tiegerstedt afirma que "el cuerpo humano antes admite la privación absoluta de los alimentos, que una alimentación desprovista de sales".[4]

La gran importancia de la *alimentación vegetariana*, estriba en su proporción de *sales minerales*. La vida es imposible sin ellas; y su ración adecuada tiene efectos decisivos en diversas enfermedades. Ya en 1903 inició H. Straus el *régimen declorurado* en las enfermedades del riñón; y posteriormente Gerson estableció también su cura dietética declorurada en la tuberculosis, que, aunque muy discutible, es de eficacia cierta en el *lupus*.

El metabolismo mineral, por otra parte, está sometido a la influencia del sistema nervioso central, glándulas de secreción interna y vitaminas (por ejemplo, son necesarias las vitaminas A, B y D para mantener positivo el metabolismo cálcico); todo lo cual es muy de tener en cuenta para la dietética terapéutica. Además en la alimentación de los enfermos hay que conceder siempre importancia a las propiedades *acidificantes* o *alcalinizantes* de los alimentos, que es función de su contenido en sales minerales. El sentido del gusto no sirve para decidir si un determinado alimento es ácido o básico. Ciertos alimentos de gusto ácido como los zumos de ciertas frutas y verduras (limón, naranja, acederas, cerezas, etc.) y el mismo vinagre, se comportan en el organismo como alcalinos, porque los ácidos orgánicos quedan transformados por combustión, en agua y anhídrido carbónico.

---

[3] El lector no verá en esto una simple coincidencia. Por muy poco espíritu filosófico que se tenga, no dejará de impresionarse la mente de toda persona culta ante esta universalidad de acción de las leyes de la naturaleza.

[4] Véase el trabajo de Muñoz Ruiz: *La alimentación y su influencia en la degeneración de la raza latina*, Madrid, 1927.

Una alimentación acidósica o alcalósica, según el análisis de sus cenizas, no desvía forzosamente el metabolismo en sentido ácido o alcalino. Es decir, el resultado biológico no siempre corresponde a la composición química de las cenizas. Las sales neutras, como por ejemplo el *cloruro sódico*, cuando se emplean a grandes dosis, pueden tener efectos acidósicos, o, como el *cloruro potásico*, efectos generalmente alcalósicos. También la supresión brusca y rigurosa de la sal común tiene efectos acidósicos. Pero la orientación del metabolismo hacia el lado ácido o básico, depende también de los factores antes citados (vitaminas, hormonas, impulsos nerviosos...) Al referirnos a una alimentación de efectos acidósicos o alcalósicos, nos basamos en su influencia sobre la *reacción urinaria*.

Cuando se consume una alimentación con excedente ácido o básico, se produce una reacción de ciertos mecanismos reguladores de gran precisión (secreción de jugo gástrico, adaptación de los órganos de eliminación y excitación del centro respiratorio) que tienen a su cargo la conservación de la reacción ligeramente alcalina de la sangre. Así v. g.: si aumentan en la sangre las valencias ácidas (ácido carbónico, ácido láctico, etc.) aumenta la respiración. Esta función interviene de una manera esencial en el mantenimiento del equilibrio ácido-básico de todo el organismo. En fin, basta saber que, con la alimentación ácida o alcalina puede lograrse una modificación del metabolismo, sin que por ello pueda precisarse ni utilizarse terapéuticamente atendiendo a su eficacia local.

En resumen: Cuando se alimenta un individuo con productos alcalinos o ácidos, pasan éstos del intestino a la sangre, donde quedan neutralizados por las correspondientes substancias reguladoras y eliminados por el riñón y la respiración. Pero al entrar en los procesos metabólicos las valencias ácidas o básicas, tiene que producirse un desplazamiento de los iones, como corresponde a la finalidad de las sales "topes" o reguladoras (transmineralización) sin que, por ello, sufra trastornos duraderos el equilibrio ácido-básicc. Por consiguiente la alimentación es incapaz de provocar modificaciones duraderas de la reacción en el metabolismo intermediario, pero sí modifica ostensiblemente la reacción urinaria y la ventilación pulmonar.

He aquí los trastornos más frecuentes producidos por la rotura del equilibrio ácido-básico o concomitentes con ella. (Según Franck.)

Tetania	Alcalosis	Se impone la supresión de frutas, patatas y hortalizas.
Epilepsia	Id.	Id.
Asma	Id.	Id.
Jaqueca	Id.	Id.
Eczema	Id.	Id.
		Se impone la supresión de carnes, pescados, huevos, quesos, arroz y leguminosas secas.
Diabetes	Acidosis	
Nefritis	Id.	Id.
Hipertiroidismo	Id.	Id.
Lesiones cardíacas valvulares	Id.	Id.

Pasemos ahora al estudio de las sales en particular.

Las *sales de calcio* son de una importancia capital. Sin este elemento, las células mueren infaliblemente (Loew), el corazón deja de latir (Ringer) y se pierde la regularidad y sinergia de las secreciones internas (Kraus, Zondek y Reiter).[5] Una alimentación insuficiente en sales cálcicas (pobre en verduras, cereales completos, leche y frutas crudas), obliga al organismo a aprovecharse del calcio de los huesos, dientes y aun del cerebro (Aron y Baner), con todos los peligros de la desmineralización cálcica. Desmineralización a la que contribuye, como ya dijimos, la disminución de alcalinidad de la sangre (acidosis), que en vano trataríamos de aumentar con la ingestión de bebidas y aguas alcalinas si faltan, por otro lado, alimentos ricos en sales de cal. Todo esto es más digno de tenerse en cuenta en las embarazadas, en las que el consumo de calcio es mucho mayor; pudiendo ocasionarse ataques de eclampsia por descenso de alcalinidad de la sangre. La garantía de la retención del calcio en el organismo es, pues, el suficiente grado de alcalinización del suero sanguíneo. Por esto, la estancia prolongada en la cama, origina una pérdida de calcio, ya que la mayor lentitud de oxidaciones acumula exceso de anhídrido carbónico que arrastra, para ser neutralizado, las sales de cal de los tejidos. Se ha probado también que la inmunidad natural y la acción bactericida del suero sanguíneo, disminuyen con la baja del calcio, por lo que la falta de este elemento predispone a infecciones (Foedor). (Su cantidad normal en la sangre es de 9 a 10 milígramos por 100).

Mediten todos estos hechos las personas comedoras de carne.

Aun en los procesos digestivos, según observaciones de Heidenhaim y Hofer, se ha comprobado que sin la presencia de suficiente cantidad de calcio se dificulta o imposibilita la secreción de jugo gástrico y fermentos digestivos. Y en lo que se refiere a las funciones del sistema nervioso, el calcio reduce su excitabilidad, de modo que la escasez de este elemento, origina, por el contrario, una predisposición o sensibilidad a las excitaciones, que puede llegar a traducirse hasta en convulsiones epileptiformes (Sabatini y Regoli), lo que concuerda con la observación de Quest, referente a la escasez de calcio en los niños fallecidos de tetania.

Aparte la pérdida de calcio, que puede producirse por la acidificación del suero sanguíneo en vista de una alimentación predominantemente cárnea y albuminosa, conviene saber que la alimentación excesivamente cargada de sales de magnesio (guisantes, judías, patatas, pan, carne) puede restar gran cantidad de sales cálcicas, como neutralizantes de los efectos que acarrea la excesiva cantidad de sales magnésicas.

El calcio actúa como simpático-tónico, lo mismo que la adrenalina como vimos; el potasio como vago-tónico, igual que la insulina. Nos encontramos pues ante el siguiente antagonismo: adrenalina-calcio de una parte e insulina-potasio de otra. De ello se deduce la estrecha relación

---

[5] Las sales de calcio disueltas en las aguas, hasta dan mayor solubilidad a la urea y al ácido úrico (incluso cálculos y arenillas), facilitando su eliminación.

funcional entre las hormonas, los electrólitos y el sistema nervioso vegetativo. Sin tener por qué insistir en la importante colaboración de las vitaminas.[6]

En fin, como dice el profesor Berthold, "la falta de calcio puede dar ocasión a consecuencias mucho peores que la falta de sustancias albuminoides. Un enfermo puede quedarse en los huesos, en estado esquelético; pero mientras se le conserve la firmeza del esqueleto, le queda también la posibilidad de volver a restablecerse con relativa rapidez; en cambio..., ¡ay de él, si ha quedado resentida la solidez de sus huesos por excesiva pérdida de calcio!".

Ni aun en los casos de *arterioesclerosis* (calcificación de las paredes arteriales) se peca por mucho en la ingestión de calcio, porque dicho proceso es solamente una defensa contra el exceso de presión de la sangre, que obliga al organismo a un refuerzo de las paredes de los vasos, calcificándolas si es necesario con el calcio de los huesos.[7] En los organismos sanos —en los que no hay exceso de presión sanguínea— nunca se observa la arterioesclerosis aun con alimentación excesiva en sales de cal, que hasta tiene la ventaja de favorecer el descenso de la presión sanguínea. "Los órganos sanos no se calcifican nunca", dice Rosell, y lo demuestra con ejemplos.[8]

Los alimentos más ricos en *sales de calcio* son las *coles de Bruselas* (8,85 por 1000), las *espinacas* (2,94 por 1.000), *lechuga* y demás *verduras verdes de hoja*, la *leche* (1,70 por 1.000), el *queso*, la *mantequilla*, las *frutas frescas* y las *zanahorias* (1,67 por 1.000); y para que una alimentación llegue a la cantidad suficiente de calcio que requiere el organismo, hay que ingerir en ella alguno de los citados alimentos, cuya elección depende de las condiciones del sujeto. En los niños de pecho, que después del destete suelen ser alimentados con harinas, pobres en sales de cal, se impone completar su ración diaria con frutas y aun leche, ya que les sean perjudiciales a esas edades las verduras, queso, mantequilla, coles, etc.

Sería interminable hacer reseña de los beneficios del calcio en enfermedades tan diversas como inflamaciones de todas clases, excitabilidad nerviosa, artritismo, gota, debilidad del corazón, hiperhidrosis (sudores excesivos), eczemas, estados catarrales, edemas, hipertensión, micciones nocturnas, menorragias, jaquecas, urticaria, herpes, picores, nefritis, pirosis, vómitos, etc., etc.[9] Y no debemos terminar sin consig-

---

[6] Para favorecer la fijación del calcio se emplea este asociado a la vitamina D, capaz de originar extensas recalcificaciones.

[7] Dicho exceso de presión se debe a la comida cárnea, el alcohol y el tabaco, principalmente, y menos frecuentemente al exceso de trabajo y falta de sueño.

[8] "Los actuales conocimientos del metabolismo mineral", de donde tomamos los anteriores datos.

Añadamos por nuestra parte que la cocción con sal de cocina desplaza el calcio de los alimentos.

[9] Acciones debidas todas a sus propiedades hemostáticas, antiflogísticas y antiexudativas.

nar que en la sangre de las personas afectas de cáncer, se observa una falta de calcio (y un aumento de potasio).[10]

El *sodio*, tiene también una extraordinaria importancia en el mantenimiento del equilibrio nutritivo orgánico, siendo su forma de ingestión predominante la de *cloruro sódico*, bien contenida en los alimentos vegetales que ingerimos (que contienen un 0,02 a 0,20 por 100 de dicha sal), bien en forma de *sal común* o *sal de cocina*, procedente de salinas o depósitos naturales, que va unida además a un 2 por 100 de otras sales, como sulfatos, sales cálcicas, etc.

La *sal común* casi químicamente pura que añadimos como condimento a los alimentos, provoca forzosamente una desmineralización por exclusivismo químico: el sodio desplaza al potasio y al calcio. Mas, por el contrario, en los alimentos orgánicos, el sodio va asociado con el potasio, calcio y magnesio, de forma que no se altera el equilibrio entre los cationes. Por consiguiente, el sodio es innocuo para el organismo mientras se conserva la correlación fisiológica entre las sales.

La cantidad de *sal común* que debe ingerirse diariamente, oscila alrededor de los 10 gramos. Con esta cantidad hay suficiente para todas las necesidades orgánicas, lo que quiere decir que deben evitarse los reprobables excesos a que se entregan la mayoría de las personas. Efectivamente el exceso de sal, según demostró Pfeiffer, produce una reducción en el metabolismo de la albúmina, siempre que el organismo cuente con suficiente cantidad de agua para disolver y eliminar la sal (de aquí que la sed consecutiva a la ingestión exagerada de sal de cocina, sea una defensa para ahorrar albúmina). Restringiendo a 3 gramos diarios la ración de sal común, jamás se presenta hipocloremia (disminución de cloro en la sangre) ni se rebaja la acidez gástrica (o clorhídrica). El organismo se acomoda a esta dosis reduciendo la eliminación urinaria de cloruro sódico. Por el contrario, la alimentación excesivamente pobre en sales de sodio, aumenta en general el desgaste de albúminas y produce enflaquecimiento. (Pero entiéndase bien, que nos referimos a las sales de sodio en combinación biológica y no a la sal común aislada).[11]

En fin, aparte de los casos de algunos enfermos renales artríticos y tuberculosos, que necesitan una reducción o supresión temporal de

[10] Como inciso, diremos que el *problema del cáncer* es, como todos los de enfermedad, un problema de nutrición, cuyo desprecio hará fracasar a todos los institutos y ligas contra el cáncer. La célula cancerosa se comporta "como una célula asfixiada en crecimiento", es decir, que en ella se efectúa una fermentación láctica, por la cual la glucosa de la sangre se transforma, por cada molécula, en dos de ácido dextroláctico (aparte cierta cantidad de anhídrido carbónico), quizá para suministrar energía en defecto del aprovechamiento del oxígeno y sustituir a la respiración. Lo que muy bien pudiera tener origen en el acúmulo de anhídrido carbónico en los tejidos (que como dijimos, arrastra, para ser neutralizado, cantidades considerables de sales de calcio), por la vida seuentaria y la diátesis artrítica que dificulta la circulación y respiración celular, ya que la célula asfixiada, como la cancerosa, sigue fermentando aunque se la vuelva a oxigenar.

[11] Deben ser rechazadas por inasimilables y antifisiológicas, las sales (a veces fosfatadas) industriales y farmacéuticas, que se hallan a la venta, así como también las demasiado refinadas, debiendo tomarse solamente la sal gruesa y grisácea del origen ya citado.

sal de cocina,[12] este producto, como alimento estimulante y equilibrador (cuyo metabolismo o transformación aumenta con el aumento de función de la glándula tiroides), debe ingerirse en las proporciones dichas, por las personas normales, aumentando algo la cantidad en las que tienen que realizar grandes esfuerzos, no siendo legítimo el abuso ni tampoco la supresión total que pretenden algunos vegetarianos, desoyendo la ley que hace apetecer el cloruro de sodio a la mayor parte de los seres vivos.[13]

Las sales de *potasio* y *magnesio* tienen también interesantes influencias en los cambios nutritivos, hallándose en cantidades suficientes en la alimentación vegetariana normal, especialmente en las patatas.

El *potasio* favorece la formación del glucógeno y su aprovechamiento por el músculo. Es el dominante mineral de los jugos de gran número de vegetales, como también de los propios músculos de los animales. Tiene, como el calcio, una acción deshidratante, antagónica con la del sodio;[14] parece ser estimulante del sistema nervioso (en cuya acción se muestra antagónica con el magnesio que le paraliza, según demuestran los trabajos de Meltzer y Auer); y algunos autores (Garrod y Urbeanu) estiman que la falta de potasio puede originar ciertas enfermedades, como el escorbuto y la pelagra, que ·ahora se atribuyen a la carencia de algunas vitaminas.

Las sales de *magnesio*, predominan sobre las de calcio en el protoplasma muscular; siendo curioso su notable aumento en las hembras durante el embarazo, y en los machos durante la época del celo; lo que ha motivado que se le denomine "mineral de la generación". C. Fernández Ruiz, comprobó el aumento de potasio en la mujer gestante, por encima de su nivel normal fisiológico.

En cambio la leche de mujer es muy pobre en sales magnésicas, de las cuales contiene 65 milígramos por litro, junto a 5 decígramos de sales de cal; con lo que, no obstante, queda cubierta la necesidad de prin-

---

[12] La supresión de sal por completo, es en ciertos casos un recurso terapéutico de primer orden. Como dice Carbonell "Natura", año X, Marzo y Abril de 1913), en no pocos casos de enfermedades consuntivas ha sido el único medio eficaz para detener la desnutrición del organismo, y cita el caso de una enfermita, diagnosticada de tuberculosis, que por la supresión de sal aumentó seis kilogramos en un mes, desapareciendo su fiebre. También nosotros conocemos algún caso de tuberculoso curado, que estuvo a régimen declorurado.

[13] La sal sobrante es almacenada por el organismo en depósitos de reserva, en la piel y tejido celular subcutáneo.

[14] "El organismo retiene el agua principalmente en la piel (tejido conjuntivo), donde también se acumula, como vimos, el cloruro sódico, que ayuda considerablemente a la retención. El factor activo es en este caso el ión sódico y no el cloro. Sabemos que, en los niños pequeños, una alimentación demasiado exclusiva de hidratos de carbono, origina retención de agua en el organismo, con lo que disminuye la resistencia general del mismo y aumenta la tendencia a la tuberculosis. En los diabéticos se observan los *edemas de avena*. Los caquécticos, en general, tienen predisposición a la retención acuosa (tuberculosos graves, cancerosos, etc.). De este modo llegamos a los *edemas de hambre*, observados durante la guerra mundial de 1914. La constitución de los tejidos queda perturbada por la alimentación deficiente, principalmente la escasez de proteínas." (Frank.)

cipios básicos de los huesos del lactante que requieren exacta y respectivamente una proporción de 1:8'5.

El *fósforo* es de imprescindible necesidad en la nutrición, por ser elemento fundamental en la construcción de los elementos más nobles de la célula (núcleos), del sistema nervioso y de los huesos. Se ingiere en forma de fosfatos, proporcionados por variados alimentos vegetales: cebada (que contiene 17 por 1000), espinacas (con un 16,5 por 1000), guisantes (9 por 1000), trigo (9,4 por 1000),[15] avena (8,9 por 1000), patatas (6,4 por 1000), arroz (2,1 a 17,9 por 1000), nueces, avellanas, etc., y algunos alimentos de origen animal: yema de huevo (19 por 1000), leche de vaca (18,6 por 1000), mantequilla (8 por 1000), queso, yema de huevo (2 por 1000).[16] El organismo forma compuestos orgánicos de fósforo con las albúminas alimenticias no fosforadas y las sales fosfóricas, pero aprovecha mejor el fósforo que se ingiere en combinaciones orgánicas o fosfátidos, lipoides naturalmente fosforados o lecitinas de granos y semillas (cereales, leguminosas), yemas de huevo, etcétera.

El fósforo contribuye a la mejor fijación del calcio de los huesos, y de aquí la necesidad de su ingestión alimenticia en casos de raquitismo, fracturas, y otras enfermedades de localizaciones óseas.[17] El organismo sano necesita ingerir 2,2 gramos diarios de fósforo. Pero es un error tratar de sustituir el aporte alimenticio de este cuerpo, por medicaciones fosforadas, sobre todo a base de fosfato de cal, porque como dice von Noorden, se reúnen en él dos elementos recíprocamente antagonistas, y además es muy dudoso que el fosfato cálcico llegue a ser absorbido en proporción apreciable, porque el fósforo y el calcio se fijan mutuamente en el intestino y los jugos de este órgano son impotentes para disociar su combinación, que en gran parte se elimina directamente en las heces. Mejor resultado se obtiene con los fosfatos de sodio y de potasio, siendo óptimo con las lecitinas, caseína, legumina, núcleo-proteidos y demás combinaciones orgánicas fosforadas de los alimentos.[18]

Modernamente se ha descubierto la gran importancia que tiene el fósforo en el trabajo muscular. Durante éste, sobre todo si es de cierta intensidad, aumenta notablemente la eliminación de fósforo por la orina. Parece ser que el ácido fosfórico contribuye a la desintegración de los hidratos de carbono que aprovecha el músculo en su contracción. Esto se realiza mediante la formación de un compuesto, integrado por una *exosa* y *ácido fosfórico*, que fue denominado *lactacidógeno* por

[15] El grano entero de trigo (o sea la harina integral), contiene 0,69 por 100 de fosfato, mientras que la harina blanca sólo contiene 0,21 por 100.

[16] La carne de ternera contiene elevada cantidad de fósforo (18,3 por 1000) como la leche de vaca, pero tiene otros inconvenientes ya reconocidos.

[17] "Muchos autores dudan de la utilidad de los compuestos inorgánicos de fósforo (glicerofosfatos) por vía digestiva (Rosell). Nosotros no creemos en su eficacia por lo expuesto al hablar de la asimilación de las sales."

[18] Es un hecho probado que la ingestión de preparados artificiales de fósforo disminuye la concentración cálcica. (György y Freudenberg.)

Embden, o *éster de Cori*, que, al descomponerse, da origen a los ácidos fosfórico y láctico. La verdad de este aserto está probada por el hecho de que la ingestión de productos fosforados da mayor capacidad al rendimiento muscular, disminuye la predisposición a la fatiga, y frena la secreción de sudor y la sed. (Experimentos de E. S. Schmitz).

En fin, el fósforo facilita también el trabajo cerebral y tiene positiva influencia sobre la función sexual (de aquí la reputación que tienen la *yema de huevo* y el *queso* como afrodisíacos); siendo también indispensable para la reposición de los convalecientes.

El *hierro* tiene excepcional importancia por formar parte de la hemoglobina de la sangre, que se destruye constantemente. Se ha calculado en 0,06 gramos la cantidad diaria de hierro que necesita el organismo, y que es proporcionada por alimentos tan variados como todos los vegetales de *color verde* (o abundantes en clorofila), ya sean *espinacas* (que es el alimento que más contiene), *lechuga, acelgas, pepinos, judías verdes*, etc.; así como las *zanahorias, tomates, lombardas, yemas de huevo e hígado*. Su cantidad es pequeña en las *frutas* y mínima en la *harina, leche, arroz* y *pan blanco*. Se deposita en el bazo y sobre todo en el hígado. Dice Rosell: "Podemos afirmar con seguridad que el hierro crea sangre o sea hemoglobina." Conviene que mediten esto los que dudaron de la eficacia del régimen vegetariano aplicado al tratamiento de la anemia y la tuberculosis. Tanto más después de la afirmación de Zalewski; que el músculo limpio de sangre (es decir, tal como se ingiere la carne), no contiene ni hemoglobina, ni siquiera hierro.

Este importante mineral es eliminado por la bilis hacia el intestino, siendo reabsorbido en gran parte y utilizado de nuevo en el metabolismo, por lo que sus pérdidas son bastante reducidas. Aumentan durante la fiebre alta, el embarazo, las hemorragias y en ciertas enfermedades.

La leche materna es muy pobre en hierro, por lo que el lactante debe nacer con depósitos férricos para que no sufra trastorno la producción de hemoglobina; y así ir tomando de ellos hasta que pueda ingerir otros alimentos. La excesiva prolongación del régimen lácteo exclusivo puede conducir a la anemia. El papel del hierro en la formación de la hemoglobina es completado por el *cobre*, que actúa de catalizador. Este último abunda en las *zanahorias*.

El *iodo* existe en pequeña proporción solamente en la tiroidina.

Sinergia de las acciones minerales en el metabolismo

De todo cuanto acabamos de exponer, se deduce una acción perfectamente coordinada de los distintos elementos salinos en el organismo, especialmente referida a los cationes *calcio, sodio y potasio*, fundamentales en la constitución de los humores y tejidos. Podemos sintetizar en las conclusiones expuestas en el siguiente esquema:

Calcio ......:.	Fundamental en los huesos. Acción deshidratante. Disminuye en los estados caquécticos y acidósicos. Reduce la excitabilidad neuro-muscular.[19] Desplazable por un exceso de magnesio. Acción simpático-tónica.
Sodio	Fundamental en los humores. Acción hidratante. Su aumento reduce el metabolismo de las albúminas. Su disminución aumenta el metabolismo albuminoso. Desplaza al potasio. Concomitante con los estados caquécticos.
Potasio	Fundamental en los músculos. Acción deshidratante. Estimulante del sistema nervioso central. Acción vagotónica. Desplazable por el sodio.
Magnesio	Dominante en la sustancia gris del sistema nervioso. Aumenta con las funciones generativas. Paralizante del sistema nervioso central. Su exceso desplaza al calcio.

Esta visión de conjunto nos enseña que los *estados caquécticos* o de intensa desnutrición tienen una relación íntima con el metabolismo mineral. Por de pronto se observa en ellos la disminución evidente del calcio.[20] No olvidemos que los tres más importantes factores de la fijación del calcio en el organismo son la *hormona paratiroidea*, la *luz solar* (rayos ultravioletas) y la *vitamina D*. Estos tres factores influyen en la reserva alcalina, rebajan la acidosis y polarizan en sentido electropositivo como ya vimos. En cambio obsérvase coincidiendo con la caquexia, la tendencia hidratante del sodio o retención acuosa

[19] Efectivamente, la falta de calcio puede originar estados convulsivos, como se observa en la *tetania paratireopriva* por extirpación de las glandulillas paratiroides, cuya secreción tiene tan marcada influencia en la fijación de este elemento. Conviene también no olvidar que, el calcio, se encuentra en el organismo bajo tres formas: *calcio difusible e ionizable* (activo); *calcio coloide* unido a las albúminas; y *calcio difusible no ionizable*. Este último apenas aprovechable como elemento biogenético (Brull), lo que viene una vez más a demostrarnos la casi completa inutilidad de los preparados farmacéuticos (no ionizables) de este, como de los otros metales.

[20] De aquí el tratamiento recalcificante de los tuberculosos, cuyos mejores éxitos, dentro de la medicación artificial, parecen ser los obtenidos por el doctor Torrás con el *óxido de calcio*.

en los tejidos (edemas), que a su vez es concomitante con la escasez de proteínas (edemas de hambre ya citados) y con la disminución del metabolismo de éstas provocada por el propio catión sódico. Si además pensamos que el metabolismo del sodio aumenta con el exceso de secreción tiroidea, nos explicaremos perfectamente la aparición de edemas cuando existe una disminución secretoria de esta glándula. Estos hechos nos trazan una clara conducta terapéutica en materia de dietética cuando nos hallamos ante un estado de franca desnutrición, y que puede resumirse en las siguientes indicaciones: alimentación rica en productos crudos o vitaminizados y con suficiente proporción de albúminas; helioterapia; estímulos fisiológicos (no opoterápicos) de las glándulas de secreción interna; y disminución de la sal de cocina. Con estas prescripciones generales, sin olvidar la base necesaria de desintoxicación orgánica, hemos curado nosotros con éxito, toda clase de estados de tendencia caquéctica (raquitismo, tuberculosis, distrofias, etc.), en los que no estaba agotada la vitalidad del sujeto.

La alimentación vegetariana se nos muestra una vez más como régimen equilibrado, completo y fisiológico tanto por lo que se refiere a su normal aporte de minerales y vitaminas, cuanto por su poder alcalinizante y depurativo. Viene esto a ser confirmado por los experimentos de la doctora Concepción Seseña, que en su excelente memoria sobre "Adenoidismo y Calcemia" nos afirma haber obtenido valores calcémicos más altos asociando este metal a una alimentación fuertemente vitaminizada de legumbres, verduras, frutas, leche cruda y huevos, que cuando lo administró asociado al aceite de hígado de bacalao, a pesar de la abundancia de éste en vitaminas. Y es que pese a todas las tentativas de laboratorio, el organismo tiene sus secretos biológicos para la síntesis de la materia viva, viéndose que no acepta más que la colaboración del alimento en su forma natural.

Aun podemos deducir una enseñanza del citado esquema, en cuanto a la sinergia de las influencias minerales en el sistema nervioso, que podemos plantear de esta manera:

Excitabilidad del sistema nervioso central	Aumentada por el {	Potasio.
	Disminuida por el {	Calcio. Magnesio.
Estímulo del sistema nervioso simpático. (Acción simpático-tónica)	por el .... {	Calcio.
Estímulo del sistema nervioso parasimpático. (Acción vago-tónica)	por el .... {	Potasio.

Recordando las modificaciones fisiológicas correspondientes a cada uno de los síndromes simpático-tónico y vago-tónico (parte I) se echa de ver inmediatamente que, si el calcio disminuye ciertas secreciones y aumenta la tensión sanguínea, es por vía nerviosa simpática. Si a esto se agrega su carácter alcalinizante, tenemos que considerarlo como el mineral tensivo por excelencia.

El potasio en cambio, obra relajando por vía vago-simpática (aumento de secreciones, descenso de tensión, aumento de acidez gástrica, etc.), y necesita no ser prodigado a los enfermos debilitados caquécticos y asténicos, sobre todo si son de temperamento linfático. Es mineral de función *extensiva*.[21]

En cuanto a la excitabilidad del sistema nervioso central, vemos que el calcio se comporta también en este aspecto como tónico, puesto que calma; y el potasio, por el contrario, sensibiliza. Es decir que, se ve claramente como en el organismo necesita haber un equilibrio salino que no puede irse de ciertos límites sin comprometer la salud. La nutrición perfecta requiere no solamente la adecuada proporción ácido-básica (referible a los aniones), sino la aun más importante de los cationes o radicales metálicos. Si para mantener la primera existen los mecanismos reguladores que dejamos descriptos (pág. 380), para mantener la segunda válese el organismo de las acciones antagónicas y desplazamientos mutuos de los metales, combinados con modificaciones neurosecretoras y endocrinas que realizan el prodigioso equilibrio de la complicadísima bioquímica de los seres vivos. En una palabra; sales minerales, secreciones internas, acciones nerviosas y fenómenos osmóticos, se relacionan, compensan y regulan por medio de mecanismos extraordinariamente sensibles, a los fines de mantener la persistencia de la forma y la normalidad fisiológica a pesar del constante cambio de materiales y de la variabilidad de los estímulos. Pero juzguemos de la importancia capital que en el conjunto orgánico tienen las sales minerales, encargadas de sostener las cualidades óptimas que para los proteismos de la vida celular presenta el plasma vital. Cualidades que, como ya señalamos, son las mismas del agua del mar, matriz originaria de toda vida. Véase su sorprendente analogía:

Cuerpos químicos	*Agua de mar*	*Plasma vital*
Cloro y sodio	84 por 100	90 por 100
Potasio, calcio, magnesio y azufre (juntos)	14 por 100	8 por 100
Fósforo, carbono, silicio, fluor, hierro y amonio (juntos)	2 por 100	2 por 100
Bromo, cobre, litio, iodo, cobalto, etc. (hasta 17 elementos) (juntos)	½ miligr. por 100	½ miligr. por 100

[21] Casi es superfluo decir que, el sodio se comporta como mineral de función *protensiva*, perfectamente manifiesta en su propiedad de facilitar la extravasación plasmática, originando los supradichos edemas.

Así, los elementos químicos vendrían a ser los medios de acción o manifestación de los tres ya estudiados sistemas de fuerzas vitales. (Véanse.) Consideremos, en síntesis, que las mutuas relaciones fisiológicas entre las sales, el sistema nervioso, las glándulas de secreción interna y las funciones digestivas, son el más poderoso argumento en favor de nuestro principio unitario o de la *conspiratio una* hipocrática.

Quinton en su obra *El agua de mar, medio orgánico,* demuestra la constancia del medio marino original, como medio vital de las células a través de la serie animada: y se pregunta: ¿No será, porque la vida animal empezó produciéndose en el mar, bajo la forma de células aisladas, y que desde aquel momento en los organismos más o menos complejos engendrados ulteriormente, ha tendido a mantener como terreno de cultivo de los elementos anatómicos, el medio mineral primitivo, el medio marino?

Efectivamente, la persistencia de composición química de los plasmas orgánicos, como continuación individualizada del medio marino, es un poderoso argumento para afirmar el origen de la vida en el seno de los mares; pero es que, además, ninguna composición salina presenta condiciones tan señaladas para la evolución de la materia viva, como la citada. Hay pues una razón de orden químico que por sí sola basta.

Los estudios sobre el valor biológico de los elementos minerales son fecundísimos en consecuencias prácticas de orden dietético, que complican la ya de por sí complicada ciencia de la nutrición, y cuya aplicación iremos viendo en el curso de estas lecciones. Dentro de lo que exige el equilibrio fisiológico, hay individuos que reclaman calcio, otros potasio, otros sodio, etc., como hay otros que deben evitar el exceso de alguno de estos elementos químicos.

Alimentos ricos en sales minerales o de tipo mineralizador

En general todas las frutas, verduras y hortalizas, preferentemente las de color y, sobre todo, en crudo.[22] Cereales completos, leche y yema de huevo.

Vitaminas

Su papel fisiológico es tan importante como el de los minerales y su acción está íntimamente ligada a la de estos y la función de las glándulas endocrinas, contribuyendo eficazmente a la sinergia de las fuerzas vitales. (Véase pág. 371.)

Divídense las vitaminas en *liposolubles* o solubles en las grasas (vitaminas A y D), e *hidrosolubles* o solubles en el agua (vitaminas B, C y E).

La *vitamina A* o *antixeroftálmica,* llamada también vitamina del *crecimiento,* abunda en las *verduras verdes* (espinacas, lechugas, judías, guisantes, alcachofas, etc.), en algunas *frutas* (naranja, limón, plátano, nueces, almendras, etc.), en el *trigo germinado, pan integral, tomates, zanahorias, queso, leche, setas, remolacha, maíz germinado* y sobre todo, en la *manteca fresca* y la *yema de huevo;* existiendo en escasa proporción en la *patata, nabo, aceite de oliva, margarina, pan blanco, carne y grasa.*

---

[22] Los vegetales cuyas hojas crecen cerca del suelo (col, escarola, berros, melón, etc.), por su riqueza en *sales positivas* son insustituibles para contrarrestar los *ácidos negativos* producidos por los *hidrocarbonados, proteínas y grasas.*

Su falta origina retraso en el crecimiento, xerosis conjuntiva, disminución de la vista, empobrecimiento de la sangre y predisposición a la tuberculosis. Ésta y la vitamina *D*, o sean las liposolubles, son necesarias para el desarrollo del feto en la matriz. La vitamina *A* puede depositarse en el hígado.

La *vitamina B* o *antineurítica*, es una albúmina procedente de las flavinas. Tiene una modalidad B_2 llamada de utilización nutritiva y otra B_3 de utilización celular, cuyas diferencias son vagas e hipotéticas. Agreguemos el importantísimo factor B_{12} cuya falta origina anemia perniciosa. Su carencia origina el beri-beri, leucopenia, anemia y predisposición diabética; pudiendo motivar la debilidad congénita cuando falta en la alimentación de la mujer embarazada. Se encuentra abundantemente en la cubierta de los granos de todos los *cereales,* en las *leguminosas,* en la mayoría de las *verduras y hortalizas*; en casi todas las *frutas,* en el *pan integral, leche, queso, setas y espárragos*; pero sobre todo en la *yema de huevo, trigo germinado y levadura de cerveza.* En menor proporción se encuentra también en el *vino, vinagre, pan blanco, pastas alimenticias, carne cruda y sardinas.*[23] (Véase pág. 373.)

La *vitamina C* o *antiescorbútica*, es el ácido ascórbico que se halla en gran cantidad en la *cereza,* la *acerola,* la *guayaba,* la *col,* el *tomate,* la *naranja* y el *limón*; bastante abundante en las *moras, espinacas y lechuga*; y en menor, pero muy estimable proporción, en la mayoría de las *verduras y hortalizas, uvas, plátanos, patata, huevos, leche e hígado*; escaseando en el *vino, manzanas, peras, ciruelas, perejil, pepinos, calabazas y espárragos cocidos, carne y grasa.* La carencia de esta vitamina, produce el escorbuto y vacía las suprarrenales de colesterina.[24] (En Madrid se ha empleado con gran éxito y ha pasado a ser fundamental en el tratamiento del *tifus exantemático,* durante la última epidemia en el invierno de 1941. Con esto, la mortalidad no ha pasado del 4 por 100).

La *vitamina D* o *antirraquítica*, cuya falta ocasiona el raquitismo, se encuentra en los aceites de *lino, coco y oliva*; en la *leche, manteca, queso, sardinas y yema de huevo.* Abunda en el *aceite de hígado de bacalao.* Parece tener la fórmula $C_{28} H_{43} OH$, como isómero de la ergosterina. No tenemos por qué insistir en el importante papel que desempeña esta vitamina en la fijación del calcio, sobre todo cuando se la asocia a un tratamiento helioterápico. Los rayos solares parece ser que transforman el *esterol* correspondiente o *provitamina D*, en auténtica vitamina. Otros autores opinan que la luz del sol actuando sobre la piel, produce en el organismo la vitamina D; y que al actuar sobre los alimentos, convertirían la protovitamina, preexistente en éstos, en *ergosterina,* transformándose ésta a su vez en vitamina D, al influjo de las radiaciones luminosas. Abona esta creencia el hecho de que los alimentos irradiados adquieren propiedades antirraquíticas. Sea de ello lo que fuere, el caso es que, la vitamina en cuestión, el calcio y la luz del sol

[23] Como se ve, es la más abundante de todas las vitaminas, que se forma también en el intestino.
[24] Un enfermo tuberculoso que no tome alimentos continentes de vitamina C, está amenazado de carencia colesterínica, que es lo más grave que podría sucederle.

(rayos ultravioleta especialmente), actúan en colaboración a los efectos de la fijación de dicho metal.[25]

La *vitamina E* o de la *procreación*, encuéntrase en las *verduras verdes, cereales, leguminosas, leche, manteca, queso, carne cruda, hígado, nueces y pan integral;* siendo abundantísima en la *lechuga y trigo germinado.* Su carencia conduce a la esterilidad, dificultad en la asimilación del hierro y consiguiente predisposición a la anemia. De aquí se deduce su utilidad y aun su necesidad en las mujeres embarazadas y lactantes. (Su fórmula bruta es $C_{36}H_{64}O_2$).

Parece comprobada la existencia de una sexta *vitamina* designada con la letra *P,* cuya ausencia originaría la pelagra, y que se halla en las *verduras verdes, hortalizas, tomates, frutas* en general, *cereales, leche, huevos, carne, sardinas* y sobre todo en el *trigo germinado* y la *levadura de cerveza.*

Así como la ingestión de vitaminas en una alimentación vegetariana normal, es siempre una imprescindible necesidad biológica y fuente de salud, la administración excesiva de vitaminas en pretendidas formas terapéuticas o de manera artificial, puede llegar a ocasionar alteraciones importantes, como ha observado Agdhur por excesos de aceite de hígado de bacalao (abundante en vitaminas A y D),[26] y previenen Kreitman y Moll, a propósito del uso de la esterina irradiada (hipercalcemia y sus consecuencias).

Casi toda la importancia que tiene el alimento crudo en la dietética curativa, se debe a su abundancia en vitaminas. El doctor M. Bircher-Benner de Zurich, famoso por su sistema curativo de alimentación crudívora, dice que, la ingestión de vegetales crudos produce en las enfermedades del sistema endocrino resultados tan excelentes, que sobrepasan en muchos casos a los obtenidos con la opoterapia y hasta con los injertos; debiendo ser atribuidos a la acción especial de las vitaminas en ellos contenidas. Sabido es también el efecto preventivo de la eclampsia que tienen los alimentos crudos durante el embarazo. Y el no menos evidente de sus vitaminas en las enfermedades gastrointestinales, hasta el punto de que, por ejemplo, la úlcera de estómago se cura difícilmente, como afirma Franck, en ausencia de la vitamina C.

Son notables no menos, los resultados expuestos por Elósegui y

[25] Parece ser que en algunos casos la luz solar sustituye completamente la acción de las vitaminas. Por ejemplo, según las observaciones de Mellanby ("The Times' Trade and Engineering Supplement", 18 de abril de 1925), la acción decalcificante en los animales jóvenes, de las harinas cereales en flor, que se combate con la ingestión de alimentos ricos en vitaminas A, puede también neutralizarse con la luz del Sol. Nuestras observaciones de tratamientos naturistas permiten deducir que los baños de Sol refuerzan la acción antirraquítica de la vitamina D y de la ergosterina del aceite y de la leche, casi inactiva sin el factor luz que creemos más eficaz y biológico aplicándole en forma helioterápica o de baños de Sol, que irradiando los alimentos con lámpara de cuarzo, procedimiento que sólo consigue obtener un producto antirraquítico, si es verdad, pero de efectos tóxicos y funestos resultados, según han demostrado Mad. Randoin y A. Fleich.

[26] Una de sus observaciones fue la de un niño de cuatro meses, a quien daban dos cucharadas diarias de aceite de hígado de bacalao y que murió con *alteraciones cardíacas.* Lo que concuerda con la observación de Hoejer, que vio atrofia y necrosis del miocardio en ratas alimentadas con dicho aceite.

Llopis sobre el efecto de las vitaminas en los *procesos hemofílicos.* Es cosa sabida que la carencia de estos elementos produce, entre otros, y muy destacadamente, síntomas hemorrágicos (escorbuto, púrpura...) generalmente acompañados de disminución de la cifra sanguínea del calcio (metal de propiedades coagulantes de la sangre). Estos hechos indujeron a los citados autores al empleo de las vitaminas en enfermos de hemofilia, habiendo llegado a la conclusión de que, aun abandonando toda medicación (calcio, suero, etc.) los enfermos mejoran de manera evidente sin otro tratamiento que la administración exclusiva de vitaminas.[27]

La *"distrofia adipogenética"* de Bloch, es francamente un cuadro morboso producido por la carencia de la vitamina A. Se observa especialmente en los niños, y se caracteriza por desnutrición general grave, detención del crecimiento y los tres típicos signos oculares: inflamación serosa de la conjuntiva (xeroftalmia), ulceración de la córnea ʿ(queratomalacia) y ceguera nocturna (hemeralopia). El trastorno nutritivo general guardia cierta analogía con el descripto por Czerny a propósito de la distrofia por harinas, cuya causa inmediata es una alimentación pobre en grasa (leche, aceite, mantequilla...) y vitaminas liposolubles (A y D). La vitamina A es un alcohol de fórmula $C_{20} H_{29} OH$, procedente de la *carotina* o *provitamina A* (principio colorante de la *zanahoria* —como su nombre indica—, de los pimientos rojos, etc.) que sería transformada por el sol, y dentro del organismo por el hígado, en vitamina A. Este órgano realiza así una función vitaminopéxica mediante la acción de un fermento llamado *carotinasa*. Tood esto quiere decir que, el aprovechamiento de la vitamina A necesita del concurso de alimentos grasos que la disuelvan y de la acción de la luz solar. El mejor preventivo de la citada distrofia infantil, sería la práctica de la helioterapia (baños de sol) por la madre lactante, pues está probado que la leche de la mujer que expone su piel a la acción de los rayos solares, es cinco veces más rica en vitaminas que la de aquella que no lo hace. A base, naturalmente de ingerir alimentos crudos que contengan dicha vitamina o carotina (plátanos, naranjas, peras, ciruelas, albaricoques, melocotones, piña, espárragos, guisantes verdes, alcachofas, habas verdes, calabaza, zanahoria, espinacas, lechuga, tomates, yema de huevo, queso, mantequilla, etcétera).

Gasparjan y Owtschinnikow en *Zeitschrift fur urologische chirurgie* de octubre de 1930, refieren haber encontrado cálculos urinarios de fosfatos y oxalatos, así como acúmulos en otros órganos de cristales de fosfato amónico-magnésico, de fosfato amorfo y de carbonato cálcico en animales muertos por supresión experimental de vitaminas; de lo cual deducen que, una alimentación pobre en vitaminas puede conducir a la formación de cálculos urinarios.

Sería interminable la exposición de hechos y argumentos que demostrasen la importancia de las vitaminas en la alimentación. Interesa

---

[27] A ello puede contribuir, indudablemente, la existencia de la vitamina K, recientemente descubierta, llamada también "de la coagulación de la sangre". (Snell, Ostenberg.)

pues conservarlas íntegramente en nuestros manjares. La esterilización, la adición de productos químicos para conservar las materias alimenticias, la molienda en cilindros, la cocción de cereales, frutas y verduras, destruyen completamente o en gran parte estos interesantes elementos. La vitamina A puede resistir por un poco de tiempo la temperatura de 100 grados (ebullición); la vitamina B también, pero se destruye a los 120; la vitamina C es la más frágil de todas, destruyéndose fácilmente por el calor y la oxidación. La cantidad mínima por medio de la cual actúan las vitaminas, nos prueba que obran *por presencia* o sea a título de catalizadores. Es decir una especie de acción biotrópica que despierta las propiedades nutritivas de los alimentos, como dice Carbonell. Por esta razón y por hallarse contenidas en ellos las ha designado este último profesor con el nombre de "bromatormonas" u hormonas de los alimentos, relacionando de este modo su función biológica con la de las secreciones internas. Indudablemente, como quiere Salas, ("Helios", enero de 1939) "el efecto fisiológico de las distintas secreciones internas se asemeja al producido por las vitaminas, y ambos pueden sustituirse o reforzarse con la acción del sol". La carencia de vitaminas hemos visto que produce una alteración en el funcionamiento de las referidas glándulas; y estos hechos demostrativos de la íntima relación existente entre estos tres factores, nos inducen a admitir que las vitaminas y las hormonas endocrinas son, como dice el autor últimamente citado, "modalidades orgánicas de la energía solar, puesta a disposición de los centros nerviosos para realizar y regular todas las funciones orgánicas; lo que nos lleva a simplificar el concepto que tenemos de estas sustancias, de acuerdo con la unidad energética del organismo y con la íntima relación que existe entre el hombre y el Universo, pudiendo considerarse el primero como una continuación del segundo, lo que ha venido a constituir un axioma para los biólogos contemporáneos".

Existen otros principios químicos de importantes acciones en los procesos nutritivos, que se relacionan con los anteriormente estudiados, y de los cuales vamos a citar para terminar este asunto, los siguientes:

Lecitina y colesterina

La *lecitina* es una grasa fosforada (un éter glicérico del ácido fosfórico y de ácidos grasos en combinación con la colina) existente de una manera constante en todos los órganos embrionarios (*huevos y semillas*) y en el hígado. La *colesterina* (etimológicamente "sustancia sólida de la bilis") es una grasa cíclica de alcohol monovalente. Hállase abundantemente repartida en todos los organismos animales y vegetales, mas como no puede sintetizarse por el organismo (puesto que éste, según Abderhalden, es incapaz de formar compuestos cíclicos), estamos supeditados a la contenida en nuestros alimentos (*huevos, leche, sesos, mantequilla, queso, carnes y mariscos*; y fitosterinas de *semillas y brotes*). Unida a la colesterina va siempre cierta cantidad de ergosterina, que se activa por los rayos ultravioletas y tiene la gran influencia ya citada, sobre el metabolismo cálcico. La colesterina es un poderoso agente antitóxico y

394

especialmente capaz para oponerse a la destrucción de los glóbulos rojos; por lo que se ha conceptuado como un verdadero inmunizante, cuya virtud se debe al enlace etilénico de su molécula (Carracido).

La lecitina y la colesterina poseen acciones reguladoras sobre el sistema nervioso vegetativo, pero antagónicas, la lecitina obra en el mismo sentido que el vago; y la colesterina en el mismo que el simpático. Si resumimos las acciones químicas que afectan a dicho sistema neuroglandular, nos encontramos con el siguiente resultado:

Sustancias que obran como vago-tónicas	Sustancias que obran como simpático-tónicas
Potasio	Calcio
Lecitina	Colesterina
Insulina	Adrenalina
Colina	

el cual nos señala nuevas normas con que afinar el sentido de nuestras prescripciones dietéticas.

Los *pigmentos de los vegetales* son estimulantes generales, y van generalmente asociados a las vitaminas, pues, como éstas son producto de la luz del sol actuando sobre la materia viva. De entre ellos destaca la *clorofila* o pigmento verde que, como la hemoglobina de la sangre, se basa en el núcleo pirrólico; con la diferencia de que en la primera ocupa el *magnesio* el lugar que ocupa el *hierro* en la segunda.

También se han encontrado en las *legumbres, frutas y raíces*, abundantes *fermentos* que resisten temperaturas hasta de 140 grados, y *secretinas* que contribuyen a los distintos estímulos necesarios al cabal cumplimiento de los procesos digestivos y de asimilación.

Las antivitaminas

Llámanse antivitaminas, aquellos fermentos que existen en ciertas plantas, alimentos o fármacos, capaces de impedir la acción beneficiosa y específica de las vitaminas que hemos estudiado.

Las *antivitaminas* halladas hasta ahora e investigadas con más o menos detalle son:

El *ácido glucoascórbico* contenido en los pepinos, calabaza, col y calabacín, llamado *antivitamina C* por oponerse a la acción de ésta.

La *anticianina* (que contiene 3-acetilpiridina), contraria a la vitamina B, niacina o nicotinamida, que puede ingirse por un exceso de maíz.

La *antipiridoxina* (o "Anti-B_6"), que se encuentra en el lino y carece de interés en la dieta.

La *Antivitamina K*, o *Dicumerol*, principio activo de los fármacos anticoagulantes, que se encuentra en el "Trébol dulce", produciendo hemorragias a los animales que le comen.

La *Antibiotina* (o *"Antivit. H."*) que puede hallarse en la "Clara de Huevo" que no se utilice inmediatamente, por lo que puede ser un peligro en la confección de productos de pastelería y confitería.

Últimamente los doctores Michael y Briggs de la Universidad de Zambia han comprobado que las píldoras anticonceptivas puede ocasionar una deficiencia de *Vitamina C*.

Anafilaxia alimenticia

Entiéndese por *anafilaxia* (o falta de protección) una hipersensibilidad orgánica ante la presencia en los plasmas de sustancias extrañas o hete-rólogas. Cuando una molécula albuminoidea pasa al plasma sanguíneo sin haber sufrido la transformación digestiva que la habría de convertir de heteróloga en homóloga (desintegración en sus aminoácidos y recons-titución de la albúmina específica) el organismo reacciona con variados síntomas (fenómenos nerviosos y circulatorios, mareos, pérdida de cono-cimiento, palidez, frialdad de la piel, lentitud del corazón, vómitos, dia-rreas, asma, etc.) que constituyen la "crisis hemoclásica"; debida en muchos casos a deficiencia del poder proteopéxico (o fijador de albú-minas) del hígado, que, como glándula antitóxica tiene la misión de detener los materiales protéicos incompletamente digeridos. Unas veces la albúmina de la leche, otras la del huevo, en otros casos el pescado o la carne, pueden producir los referidos síntomas, según susceptibilidades y capacidades de los distintos organismos.

Lección XXV

NUTRICION NORMAL (Eutrofia)

Metabolismo. Carnivorismo. Vegetarismo. Frugivorismo. El vegetarismo defendido por la ciencia, la religión y sus figuras cumbres. El vegetarismo como régimen de resistencia y longevidad. Calidad del agua de bebida. Diversos factores de nutrición. Desnaturalización de los medios biológicos de nutrición.

La nutrición es la primera de las funciones que aparecen en la escala de los seres vivos y la única en los animales y plantas rudimentarios, ya que la reproducción o *nutrición de la especie* es, como vimos, consecuencia inmediata de la primera. Consiste en tomar materiales y energías del medio exterior, transformarlas, asimilarlos, convirtiéndolos en sustancia viva propia y eliminar los residuos no aprovechables.

Sin una nutrición perfecta no puede haber salud.[1] Una alimentación cuya abundancia en toxinas sea superior a las capacidades neutralizadoras de los fermentos y secreciones glandulares antitóxicos, o cuya copiosidad sea superior a las capacidades transformadoras y eliminadoras del organismo, no puede dar lugar nunca a una nutrición perfecta y, por consiguiente, será causa de enfermedad.

Todos los problemas patológicos son en el fondo, como tantas veces hemos dicho, problemas de nutrición alterada por causas físicas o psíquicas.

Proporción entre lo ingerido y lo excretado. Metabolismo

Es del más elemental sentido comprender que, la cantidad de alimentos ingeridos debe estar en proporción adecuada con el desgaste o combustión que realiza el organismo. Hipócrates dijo: "Hay que descubrir si los alimentos son más fuertes que los ejercicios que se hacen o los ejercicios más fuertes que los alimentos, o bien, si hay una justa proporción entre los unos y los otros. Es la preponderancia de una cosa u otra

---

[1] El doctor Mouriquand de Lyón, dijo "parece que la inmunidad contra las múltiples enfermedades infecciosas, tiene por substratum esencial el equilibrio nutritivo, que depende ante todo del equilibrio alimenticio"

la que conduce a la enfermedad. El justo equilibrio constituye la salud." Si un individuo come más que transforma, se recargará de grasas y detritus; si transforma más que come se desnutrirá, y si come en proporción a sus capacidades de transformación o metabólicas, se mantendrá en estado de buen equilibrio nutricio.

Dijimos anteriormente que *metabolismo* equivale a transformación. Es, en efecto, el conjunto de operaciones químicas que realiza el organismo para descomponer las sustancias absorbidas, asimilarlas, sacar de ellas sus energías y destruir y eliminar sus residuos. Se apellida *metabolimo basal* el valor de las oxidaciones de un organismo en completo reposo y en ayunas, por lo menos de doce horas. Es decir que, el metabolismo basal es *la cantidad de calorías producidas por hora y metro cuadrado de superficie corporal, puesto el individuo en condiciones de mínima producción de calórico.* Para conseguirlo es necesario evitar la exposición al frío, la digestión y el ejercicio, que son los tres factores que elevan la cifra del metabolismo en estado de salud. Por esto, para determinar el metabolismo basal se coloca al sujeto cómodamente reposado, al menos durante una hora, en habitación caldeada a unos 20 grados y manteniéndole sin comer de doce a catorce horas. Así preparado, se calcula la cantidad de oxígeno que consume en determinado tiempo, por medio de un aparato especial (sea de circuito cerrado o abierto), luego se determina el área de la superficie corporal, dato que, conociendo previamente la talla y peso, se deduce de la fórmula de Du Bois, y a continuación, mediante tablas confeccionadas a este objeto, se averigua el número de calorías producidas por hora y metro cuadrado. Finalmente, se compara esta cifra con la que corresponde a un individuo del mismo sexo y de la misma edad que el de nuestra experiencia, y expresaremos su metabolismo indicando el tanto por ciento de aumento o disminución con referencia al modelo. Así, al decir que un paciente tiene un metabolismo basal de + 30, queremos decir que es el 30 por 100 superior al del individuo tipo de su misma edad y sexo.

La siguiente tabla muestra las cifras del metabolismo basal en las distintas edades de la vida.

Calorías por hora y metro cuadrado de superficie del cuerpo

Edad	Varones	Hembras
6-8	58	58
8-10	54	54
10-12	52	50
12-14	50	46
14-16	46	43
16-18	43	40
18-20	41	38
20-30	39,5	37,5
30-40	39,5	36,5
40-50	38,5	36
50-60	37,5	35
60-70	36,5	34
70-80	35,5	33

El metabolismo basal del hombre adulto es de 36 calorías, poco más o menos, por hora y metro de superficie corporal. Siendo en la mujer un 10 por 100 menor, supuesta en igualdad de condiciones en cuanto a talla, peso y edad.

El metabolismo basal nos orienta en cuanto al grado de actividad de las combustiones orgánicas. Está aumentado en el *hipertiroidismo* (aumento funcional del tiroides), a veces sobrepasando el 100 por 100; en la *hipertensión arterial*; en algunos sujetos que ingieren *albúminas en exceso*; en las *leucemias, anemia perniciosa, e infecciones*. El exceso de adrenalina en la sangre, produce también aumento en la cifra metabólica. Se encuentra disminuido en el *hipotiroidismo* (mixedema, eretinismo); en la *obesidad* de origen endocrino y, en general, en todo proceso de *retardo nutritivo*.

He aquí otra tabla que nos da Franck para el cálculo del metabolismo basal *total*.

Varones de					Mujeres de				
10 años	31	calorías	por	kilogramo	10 años	28	calorías	por	kilogramo
20 „	27	„	„	„	20 „	27	„	„	„
30 „	26	„	„	„	30 „	25	„	„	„
50 „	23	„	„	„	50 „	23	„	„	„
70 „	20	„	„	„	70 „	20	„	„	„

Multiplíquese el número de calorías por el número de kilogramos del peso individual.

Bajo este punto de vista hemos pues de considerar los tres tipos de nutrición ya descriptos (1ª Parte):

1º *Braditróficos* o de nutrición retardada, por disminución de las oxidaciones. (Tendencia artrítica y en general gruesos.)

2º *Taquitróficos* o de nutrición acelerada, por aumento de las oxidaciones (individuos magros), que llamaremos *distróficos* cuando están desnutridos por deficiencias de absorción o asimilación.

3º *Eutróficos* o de nutrición equilibrada.

Otros factores externos contribuyen a intensificar o disminuir la tendencia de cada tipo. Así, la vida sedentaria aumenta la braditrofia tanto como el ejercicio la disminuye. El ejercicio en cambio, aumenta la taquitrofia y disminuye el retardo nutritivo. La hidroterapia fría aumenta las combustiones orgánicas de igual modo que la helioterapia y el masaje, etcétera.

De todo esto se infiere que en cada tipo nutritivo debe haber predominio de los alimentos que neutralicen la tendencia de su desviación nutricia y una disminución de aquellos otros que le den incremento. Tal es la causa de aconsejar a las personas gruesas la parquedad en el consumo de féculas y grasas, y la abundancia en el de frutas frescas y verduras, como lo contrario a las personas taquitróficas, según hemos expuesto en nuestra obrita *Manual de curación Naturista*.

Vemos, pues, que la capacidad de transformación de los alimentos por el organismo en la vida diaria (o *metabolismo energético*), que es la suma de *metabolismo basal* (o en reposo y ayunas) y del *variable* (o funcional), depende de muy diversos factores, unos internos, como la capacidad combustiva específica (representada por el metabolismo basal) y la actividad de ciertas glándulas endocrinas, principalmente la tiroides; y otros externos, como el trabajo muscular, la calidad y cantidad de los alimentos,[2] la temperatura ambiente, etc.[3] El *ejercicio muscular* es el recurso supremo para activar fisiológicamente la combustión orgánica y, por consiguiente, no tiene sustitución posible, oportunamente alternado con el descanso, para conseguir una nutrición perfecta. El régimen alimenticio más sabiamente prescripto es imperfecto sin la cantidad necesaria de actividad muscular (lo mismo en gruesos que en delgados). El problema clínico de los enfermos desnutridos es, pues, cuestión combinada de alimento y ejercicio después de diagnosticar claramente si son *taquitróficos* o *distróficos*, pues tan disparate sería cargar de alimentos animales el estómago de un taquitrófico como privar de albuminoides o de ejercicio a un distrófico (se trate o no de enfermo tuberculoso). Combinando con clarividencia la alimentación y la actividad, se ve adelgazar al obeso y engordar al desnutrido (aparte los casos patológicos en que hay que poner en juego otros factores). Chassagne ha demostrado con miles de observaciones que la tuberculosis es rara en las personas activas y amantes del ejercicio físico, y frecuente, en cambio, en los perezosos y sedentarios.

Alimentación completa y papel de cada sustancia. Para que la alimentación humana sea completa, han de entrar en ella *sustancias proteicas* (albúminas, núcleo-proteidos), *sustancias grasas* (grasas, lecitina, colesterina), *carbohidratos* (féculas, azúcares, almidones), *sales* (de calcio, sodio, fósforo, carbono, etc.), *vitaminas, diástasas, fermentos* y *agua.* La necesidad de algunas de ellas es *relativa*, porque el organismo puede transformar unas en otras (albúminas, carbohidratos y grasas),[4] y la de otras, *absoluta* (agua, vitaminas, diástasas, sales).

Ya nos hemos ocupado de la acción fisiológica de todos estos principios, y nada tenemos que añadir en este lugar.

---

[2] Los albuminoides aumentan alrededor de un 30 por 100 el metabolismo basal. Las féculas y azúcares en un 7 por 100 y las grasas en un 3 por 100. Es decir, todo lo contrario a lo que sería de esperar dado el número de calorías que emite cada sustancia, que es de 9,3 calorías por gramo de grasa, 4,1 por gramo de fécula y 4 por gramo de albúmina (puesto que esta no se quema por completo en el cuerpo), lo cual nos demuestra que nada tiene que ver el poder calorífico de un alimento, con las calorías que de él saca el organismo, aparte diferencias específicas.

[3] El ejercicio puede aumentar el valor del *metabolismo basal* o *fundamental* hasta un 200 por 100, de cuyo aumento un 70 por 100 se libra en forma de calor y un 30 por 100 en forma de trabajo mecánico. Un jugador de *foot-ball* aumenta el número de calorías de 2500 a 6500, y algunos corredores pedestres a 11 ó 12.000.

[4] El organismo forma *grasas* a expensas de los *carbohidratos* (hidratos de carbono) cuando los toma en abundancia (tres moléculas de *glucosa*) (azúcar de fécula) forman una molécula de ácido esteárico (origen de la *triestearina*, grasa sebácea). De algunos aminoácidos componentes de las albúminas, como la glicocola, alanina, ácido glutamínico, después de su desaminación, se puede formar azúcar en gran cantidad. Tampoco juzgan imposible los químicos que se formen grasas a expensas de los albuminoides. Hoy día el estudio del ciclo del metabolismo intermediario ha aclarado estas transformaciones.

Desde el punto de vista químico, la alimentación exclusiva de sustancias animales es incompleta. La alimentación exclusiva de sustancias vegetales es completa. En la primera faltan sales [5] y es excesiva en albuminoides y, por consiguiente, fuertemente tóxica.

Mas, para que la alimentación sea íntegra y fisiológica, es necesario que contenga una cierta cantidad de *celulosa*, sustancia contenida en las hojas, tallos, raíces y cutículas de los frutos y granos, cuya misión —aparte un 20 por ciento que es digerida en el intestino— [6] consiste en estimular la función motriz de las paredes del tubo digestivo, y constituye gran parte del residuo intestinal. La carne, leche, huevos, queso, manteca y grasas, no contienen dicha sustancia, por lo que contribuyen al estreñimiento.

Solamente así, basando nuestra nutrición en una alimentación completa, pueden quedar satisfechas las necesidades restauradoras y funcionales del organismo, ya que sus tejidos se componen de un 70 por 100 de agua, un 10 por 100 de albúminas, 11 por 100 de sustancias grasas y un 3 por 100 aproximadamente de elementos minerales, a más de su riqueza variable en materiales de función o hidrocarbonados y vitaminas.[7]

La ración diaria de un hombre de 70 kilogramos y de vida sedentaria, debe ser de 42 gramos de proteínas, 42 de grasas y 420 de hidratos de carbono (Hindhede). En individuos taquitróficos y de vida activa, puede llegar, como quieren otros autores, a 80 gramos de proteínas y 83 de grasas por 268 de hidratos de carbono . Pero tal cantidad de materias proteicas y grasas la creemos excesiva en la generalidad de los casos, debiendo reducirse la cifra de albuminoides a unos 50 ó 60 gramos y la de grasas a unos 40 ó 50 gramos, por día y en sujetos robustos.

En los trabajadores intelectuales, conviene elegir una alimentación más concentrada, con pocos residuos, para no recargar los órganos digestivos. En los enfermos hay que tener en cuenta el grado de digestibilidad de cada alimento. La tolerancia de éstos depende de cómo se realicen todas y cada una de esas etapas de digestión, fluidificación, absorción, asimilación y excreción, que hay que tener muy en cuenta para juzgar de la bondad de cada alimento en cada persona. Así, pues, es muy difícil establecer normas generales, porque en ningún asunto como en el de la dieta alimenticia es tan necesaria la justa individualización. Siempre será una verdad que no hay que echar en olvido, aquello de "no nutre lo que se come sino lo que se digiere". Las sustancias nutritivas no tienen más valor alimenticio que el que de ellas puede sacar el individuo que las come. Y esto varía hasta lo infinito.

---

[5] Se exceptúa la leche, que es alimento completo en ciertas edades. Para que la alimentación cárnea fuese completa, necesitaríase consumir la carne con sangre y huesos como hacen los animales carnívoros.

[6] Por la acción fermentativa del bacilo "amilobacter" se desdobla en glucosa y dextrina.

[7] En nuestra diaria alimentación deben entrar aproximadamente 20 por 100 de albuminoides, 10 por 100 de grasas y 70 por 100 de hidratos de carbono.

Calidad del alimento humano. Carnivorismo. Vegetalismo. Frugivorismo

El hombre está constituido para alimentarse de sustancias vegetales y se perjudica grandemente con la ingestión de restos cadavéricos de animales. He aquí nuestra tesis. No hemos encontrado ninguna razón científica que la contradiga, y carece de legitimidad el tan socorrido argumento de que el hombre es omnívoro. Veamos.

Si la carne fuese alimento natural del hombre, la Naturaleza, como ha hecho con los demás animales carniceros, le hubiese dotado ancestralmente de garras, colmillos ganchosos, vista y olfato agudísimos, rápida carrera y torvos instintos. Nada de esto ha ocurrido: El hombre está provisto de manos con débiles uñas propias para coger pacíficamente los frutos que los árboles y la tierra le ofrecen, igual que los animales de tipo frugívoro (monos); carece de facultades para cazar sin armas y de sentidos lo suficientemente afinados para seguir la pista de la presa. Es más, los animales herbívoros no huyen ante su presencia, demostrando con este instinto de confianza que aquél no tiene las características propias de los animales carniceros, ante los cuales sí huyen o se inquietan.

El ser humano al inventar el cuchillo o el arma se hizo el más temible de los animales que comen carne, puesto que sus víctimas se acercan a él confiando en sus pacíficas inclinaciones. Pero, el natural progreso que lleva consigo el cultivo de la inteligencia y los sentimientos, priva a muchas personas de la insensibilidad necesaria para sacrificar el animal que han de comerse, viéndose obligadas a delegar en un semejante el desagradable momento de matar. Esto, mirado con criterio de estricta justicia, es francamente inmoral. No podemos reconocer el derecho de que se delegue en segunda persona tan cruel acción, cuyo hábito degrada los sentimientos y estanca la evolución del espíritu, mientras la primera sacia su apetito con la carne de la víctima, sin descender de su plano intelectual o del disfrute de los goces espirituales. El matarife es la primera víctima del carnivorismo; pero es además la víctima más desdichada porque lo es por embotamiento de su conciencia.

El animal herido por el cuchillo del sacrificador ofende nuestro oído con sus gritos desgarradores; el espectáculo de su cuerpo sangrante y sus entrañas al descubierto ofenden nuestra vista; su cuerpo después de muerto tras intenso sufrimiento, ofende nuestro olfato;[8] si tratásemos de comer su carne cruda, ofendería todavía nuestro gusto. ¿Osaremos aun defender como alimento propio de nuestra naturaleza aquel que a todos nuestros sentidos ofende y repugna? Pero el hombre, sea por perversión de instintos, sea por imperio de las circunstancias en determinada etapa de su evolución, comió la carne, no sin antes modificar sus cualidades organolépticas por medio del fuego, los condimentos y la sal. Hay que lograr que la carne *no sepa a carne* para poderla comer. ¡Cuán distinto el caso de la ingestión de una fruta que agrada nuestro olfato, recrea nuestra vista y satisface nuestro gusto sin modificación de ninguna especie!

[8] Está probado que el sufrimiento produce en la carne gran cantidad de toxinas.

Una vez el alimento en nuestro poder, juzguemos desapasionadamente su calidad sin inmiscuirnos por esta vez en consideraciones químicas ni físicas. Ingerir un trozo de carne supone dar al organismo un producto en el cual predominan las *fuerzas destructivas* de la naturaleza, puesto que, como resto cadavérico no le queda otra misión que desintegrarse por la putrefacción. En cambio, ingerir una fruta es regalar a nuestro cuerpo con elementos nutritivos donde se acumulan las *fuerzas constructivas*. De una semilla o fruta por admirable plan constructivo surge una planta. Argumento que hacemos extensivo a los huevos, que al fin son *semillas* animales. Además las carnes, como consecuencia del trabajo muscular del animal de que proceden, contienen gran cantidad de desechos o productos de desasimilación (urea, ácido láctico, etc.) que someten a un trabajo suplementario de eliminación al organismo que las come; pues se ve obligado a excretar no solamente los desechos de su propio trabajo muscular, sino los del trabajo del animal que se ha comido.

En la boca, el alimento cárneo se encuentra con una dentadura impropia para su masticación, falta de las piezas desgarrantes que observamos en los animales carniceros. Por otro lado, la mandíbula inferior del hombre está dotada de *movimientos laterales* característicos de los animales que se alimentan de sustancias vegetales, y de los que carece la mandíbula de los carnívoros. A esto hay que agregar que, las glándulas salivares humanas encuentran injustificado su gran volumen e importante función con el alimento cárneo sobre el cual no tienen acción ninguna. En cambio, como sabemos, las abundantes féculas del alimento vegetal, son digeridas y transformadas profundamente por la *ptialina* salivar en dextrina y maltosa. Considerando finalmente que los dientes y molares están perfectamente dispuestos para la trituración de frutos y granos, echaremos de ver cómo la alimentación vegetaliana es la que armoniza con todas las funciones bucales. Compárense los distintos tipos de dentaduras que se muestran en la figura 28 y se llegará a la evidencia de que la del hombre es de tipo frugívoro.

Llegada la carne al estómago se encuentra con un órgano de *túnicas musculares débiles y jugo digestivo poco ácido* totalmente impropio para su digestión. Mas, la obligada reacción a la excitación anormal del alimento (generalmente ayudada por los condimentos) provoca la secreción de un jugo fuertemente ácido como el de los animales carniceros, y surge así la *hiperclorhidria* que no es sino una función de adaptación al excitante anormal. Hiperclorhidria que persiste más o menos manifiesta mientras se insiste en semejante alimentación. Después de peptonizada la carne por el jugo gástrico, ha de verificarse su paso al intestino duodeno a través del píloro; mas como éste sólo permite el paso a productos débilmente ácidos, al encontrarse en presencia de una intensa acidez gástrica, reacciona con fuertes contracciones (Pawlow) obligando a las túnicas musculares del estómago a reiterados esfuerzos, en parte inútiles, que al cabo del tiempo se traducen en una dilatación del órgano. Este estado de dilatación o *gastrectasia*, trae como consecuencia el estancamiento de los alimentos, fermentaciones anormales y alteraciones de la mucosa gástrica que pueden llegar a producir la ulceración. A esta lesión contribuyen eficazmente la nicotina del tabaco (disuelta en la saliva), el alcohol, los condimentos excitantes y en general todos los alimentos antifisiológicos.

En los animales carnívoros, el estómago se halla provisto de fuerte musculatura como corresponde a su jugo muy ácido y al hecho de que llegan a él los alimentos casi sin masticar; pues dichos animales solamente

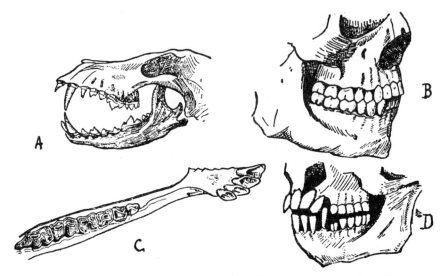

Fig. 28. A, Dentadura de lobo; B, Dentadura humana; C, Dentadura de carnero (trozo de una mandíbula); D, Dentadura de mono (frugívoro).

rasgan y engullen, en vista de que la saliva no interviene en la digestión de las carnes.

En los seres humanos que se alimentan de tal modo, aun se puede observar otra función defensiva de adaptación anormal, consecuente a la presencia en el estómago de ácidos patológicos y cuando se ha ingerido gran cantidad de grasa. Tal es el paso de la bilis y jugos intestinales al estómago para que se verifique en éste la digestión que no puede verificarse en el intestino por las condiciones particulares del alimento (Boldyreff). La digestión estomacal de las carnes deja ya libres algunos productos tóxicos de los cuales hemos hecho mención (tirosina, bases hexónicas, etc.) que también se producen con menos abundancia en la digestión de los huevos, queso, leguminosas, etc. En cambio las frutas, verduras y cereales dan una digestión limpia y perfecta.

Llegado el quimo gástrico, hiperácido y cargado de peptonas, al intestino, comienza la digestión en éste con jugos alcalinos (a excepción de la bilis que es neutra o ligeramente ácida) produciéndose gran cantidad de toxinas (tirosina, indol, escatol, etc.) cuando, como vamos diciendo, hay un exceso de alimentación proteica. El intestino del hombre, que es unas diez veces más largo que el tronco, es de longitud intermedia entre el de los animales carnívoros (cuatro veces más largo que el tronco) y el de los herbívoros (12 a 28 veces más largo que el tronco), y precisamente comparable en proporciones al de los monos frugívoros (7 a 10 veces más largo que su tronco). La considerable longitud del intestino humano y la debilidad de sus paredes nos quieren decir que necesita de excitaciones· *prolongadas* y *débiles* y que su contenido se ha de absorber *lentamente*. Esto requiere la presencia de dos clases de sustancias: unas *absorbibles alimenticias*; otras *estimulantes* que por su tenue roce contra sus paredes, mantengan el suave y continuo movimiento que su función expulsora exige. Las carnes, los huevos, el pan blanco, el arroz, los pasteles, etc., carecen de estos elementos estimulantes y por eso son causa, entre otras, del *estreñimiento*. Los vegetales no desnaturalizados son, en cambio, por su riqueza en *celulosa*, magníficos y armónicos estimulantes de la función intestinal. En esto estriba una de las ventajas reconocidas al pan integral, arroz sin cepillar, harinas completas, etc., y en general a todos los alimentos vegetales en su estado natural, cuyas paredes celulares están formadas por dicha celulosa, sustancia fundamental del *salvado* o moyuelo.

Refiriéndonos ahora al intestino grueso tendremos quizá las pruebas más evidentes del carácter vegetalívoro del hombre. Efectivamente, la gran capacidad de este tramo intestinal nos indica que ha de alojar gran cantidad de residuo que, ocasionando su distensión determine un estímulo motor (iniciado principalmente en las papilas de Hörner del intestino recto) suficiente a provocar su evacuación. No hay que insistir en el papel primordial que para ello desempeña la celulosa indigestible.

Pero tenemos aun importantísimas razones en favor de nuestra tesis. Para que el intestino grueso funcione normalmente necesita de la *acidez* de su contenido.[9] La digestión de carnes (pescados, aves y mariscos inclusive) dejan como consecuencia de las fermentaciones microbianas que se realizan en este tramo intestinal, residuos de predominio alcalino (*amoníaco* y *bases diversas*).[10] Los vegetales dejan, como producto de otras variadas fermentaciones microbianas, residuos de reacción ácida predominante (*ácido carbónico, acético, láctico, butírico*, etc.) con lo que de nuevo se nos muestran como más propios y fisiológicos para nuestra alimentación.

Una vez completada la digestión, los productos resultantes son absorbidos por el intestino, pasando, antes de abocar a la sangre, por la jurisdicción revisora del hígado, que tiene la misión de retener y neutralizar las toxinas digestivas. Pero en la alimentación cárnea es tan excesiva la cantidad de éstas, que el hígado se fatiga y resulta insuficiente en su labor antitóxica. Mas —según opinión de los quimicobiológicos— es en el propio hígado donde se produce el *ácido úrico* con los residuos de la digestión de los ácidos nucleínicos que tanto abundan en los alimentos proteicos de origen animal. El resultado final es que, la

---

[9] Schüpbach ha demostrado que, la bilis, que es algo ácida, paraliza los movimientos del intestino delgado y estimula los del grueso.
No se deje de prestar atención al hecho de que el contenido del intestino delgado es *alcalino* y el del intestino grueso *ácido*.
[10] La *lecitina* de las *grasas* se desdobla produciendo ácido fosfoglicérico y colina, y esta última produce también, entre otras cosas, *amoníaco*.

sangre del carnívoro se impurifica y acidifica, siendo esto causa de la *acidosis* y el *artritismo* cuyas consecuencias hemos reseñado repetidamente. La sangre acidificada *excita el corazón, las arterias y las venas* (Serrallach) y el *sistema nervioso*; produce *arterioesclerosis* (endurecimiento de las arterias) y fatiga las vías de eliminación, principalmente los riñones; acarreando como última consecuencia la retención de urea en la sangre, o *uremia* (véase) en la que el riñón se ve imposibilitado de expulsar los residuos de la elaboración de los albuminoides.[11]

En la alimentación vegetariana no existen estos peligros. Bajo todos los puntos de vista se nos muestra muy superior a la alimentación cárnea. Innumerables argumentos de orden químico nos lo confirman.[12]

Mueren al año alrededor de cuatrocientos millones de animales (según el doctor Charles E. Lévy) para satisfacer la pretendida necesidad de carne como alimento de los hombres. Asusta pensar que esta terrible mortandad es totalmente inútil para los efectos de mantener bien nutrida a la masa humana. Se ha comprobado sobradamente que la necesidad de albúmina (componente casi exclusivo de la carne, aparte algunos escasos compuestos de fósforo y magnesio) queda suficientemente cubierta con la contenida en los vegetales (23 por 100 en las leguminosas; 15 por 100 en los frutos oleaginosos; 7 a 12 por 100 en los feculentos) y si se quiere aun más, en los derivados de animales vivos (queso, con un 30 por 100; leche, con un 3,50 por 100; y huevos con un 15 por 100). Y toda esta albúmina, sin los venenos fuertemente activos de la carne muerta (purinas, ptomaínas, cadaverina...) y los producidos durante el trabajo del animal, cuanto por los sufrimientos de la matanza. Y en lo que respecta a la asimilación de la albúmina vegetal y la de los huevos, leche y queso, nadie puede negarla desde el momento en que hay personas y aun pueblos enteros vegetarianos, individuos que viven meses con leche solamente y, por otro lado, no existe ninguna razón científica que abogue por la dificultad de su asimilación, ya que en todos los casos ha de descomponerse en sus aminoácidos, con los que el organismo fabricará su propia albúmina. Y aun refiriéndonos a un régimen estrictamente *vegetaliano*, sabemos que con el conjunto de las albúminas que nos puede proporcionar, sintetiza perfectamente nuestro organismo su albúmina específica. Y aun más: la *patata*, como dijimos *contiene una proteína completa que basta por sí sola.*

La carne contiene alrededor de cinco millones de bacterias de la putrefacción,[13] por gramo, y, como muy atinadamente comenta el doctor Hernán Alpuche, de México, el agua que contuviera la milésima parte

---

[11] En los animales carniceros, la acidez de la sangre está normalmente neutralizada por el *amoníaco*, que en el hombre no existe en estado normal.

[12] "Pezard ha demostrado que dando mucha carne a los pollos se atrofian sus testículos y adquieren la morfología del capón, argumento, por cierto, que todavía no han explotado en su favor los vegetarianos. Los médicos sabemos que la alimentación excesiva en los niños, antes de la pubertad, debilita y retrasa el desarrollo sexual. Y son de observación vulgar los casos de esterilidad e impotencia en gordos y gordas, que se curan sin más que un régimen de adelgazamiento. Los franceses dicen por esto sabiamente que, el mejor gallo no es el más gordo." (Marañón.)

[13] Según Welch, bacilus coli y bacilus proteus.

de esa cantidad, sería rechazada por impotable. En cambio, la carne se come algunas veces cruda o semicruda (jamón, filetes, embutidos, tocino), sin pensar que gran parte de su producto digestivo, ha de pudrirse en el intestino. Respecto a que las carnes blancas y pescados blancos sean menos nocivos, es una pura ilusión, como ya explicó Von Noorden. Nosotros creemos que *los pescados son siempre más tóxicos que las carnes* de mamíferos herbívoros y, en gran parte, causa primordial de la lepra y muchas enfermedades de la piel.[14] *Las carnes menos malas son las de animales jóvenes herbívoros de vida terrestre, como la ternera y el cordero*, porque son carnes constituidas con alimento puro y no trabajadas.

Los caldos de carne, considerados en otros tiempos tan nutritivos, están formados por un conjunto de residuos tóxicos, de muy escaso valor alimenticio, por ser desechos del trabajo muscular, y cuya composición química tiene una gran semejanza biológica con la de la orina.

"Que la carne aumenta enormemente la putrefacción intestinal —dice el doctor John Harvey Kellog—[15] es un hecho que no admite discusión. Esto marca la diferencia entre la excreta del perro o del león y la del buey y del caballo. Todos los animales carnívoros sufren de autointoxicación. El eminente veterinario del Jardín Zoológico de Filadelfia, afirma que todos los perros de más de tres años tienen las arterias endurecidas. En cambio los caballos, prácticamente, nunca presentan cambios arteriales por muy viejos que sean. El doctor Carlos Mayo, dejó sentado que tres perros de cada cuatro entre los mayores de doce años, tienen cáncer."

"El examen bacteriológico hecho en el laboratorio del *Battle Creeck Sanitarium* de carne fresca de siete clases diferentes, ha dado el siguiente número de bacterias por *onza*, o sea por *cada veintiocho gramos*:

	Bacterias por onza		
Beef-steak	37.500.000	a	45.000.000
Filete de cerdo	5.100.000	a	87.000.000
Hígado de vaca	3.000.000	a	945.000.000
Carne de vaca en conserva	300.000	a	910.000.000
Filete de Hamburgo	5.100.000	a	2.250.000.000
Hígado de cerdo	3.000.000	a	2.862.000.000

"Las anteriores cifras coinciden con las encontradas por Tissier, Distaso, Weinzirl, Farger, Walpole y otras autoridades bacteriológicas."

He aquí ahora las bacterias que contienen los excrementos frescos de algunos animales:

---

[14] En los puertos de mar, donde el pescado, por su baratura, constituye el alimento habitual del pobre, es donde más se observa la lepra. La Biblia se ocupa de la curación de la lepra en el Levítico, capítulo 14, frecuente en aquellos tiempos en que por la prohibición religiosa de la carne se abusaba del pescado.

[15] *Vegetarian News* de Londres.

	Bacterias por onza
Ternera	450.000.000
Caballo	750.000.000
Cabra	2.070.000.000
Vaca	2.400.000.000
Jugo de ostras	102.000.000

"Las bacterias de las carnes son de idéntica clase que las de la basura y mucho más numerosas en ciertas carnes que en ciertos excrementos frescos. Todas las carnes llegan a infectarse con los mismos gérmenes de la putrefacción excrementicia en el proceso de la matanza; y su número crece tanto más cuanto más tiempo resta la carne almacenada. Ordinariamente, el cocinado no destruye todos los gérmenes de la carne.

La importancia de suprimir la putrefacción intestinal se hace más y más evidente según las investigaciones médicas; y los descubrimientos van aportando continuamente nuevos hechos, que demuestran la íntima relación entre los venenos intestinales y muchas enfermedades crónicas (incluyendo las enfermedades de la vesícula biliar, el aumento de presión de la sangre, enfermedades cardíacas, de las cuales mueren trescientos mil americanos anualmente), nefritis, demencia y vejez prematura. Por esta razón, muchos médicos dicen diariamente a sus pacientes: 'Coma menos carne' o 'Suprima el *beefsteak*' y 'Cambie su flora intestinal para limpiar su lengua saburrosa y eliminar el veneno que da fetidez a su aliento'."

Termina dicho autor haciendo un elogio de las frutas oleaginosas, cuya proteína es muy superior en calidad (por ser menos putrescible) y en cantidad, a la de las carnes; dándonos la siguiente tabla de los valores alimenticios proporcionales entre unas y otras:

"Una libra (453 gramos) de *nueces*, equivale en valor alimenticio a cada una de las cantidades de los alimentos que siguen:

	Libras
Lomo de buey, magro	4
Chuleta de buey, magra	6,50
Cuello de buey, magro	9,50
Ternera	5,50
Pierna de cordero, magra	4,20
Jamón magro	3
Gallina	4
Pollo	10
Ostras	13,50
Langosta	22
Trucha	4,80
Huevos	5
Leche	9,50

Todo lo anteriormente dicho, basta para convencer de la inutilidad y el peligro de comer carnes. Y tanto más hemos de considerarlas como alimentos superfluos, cuanto que, como ya demostró el doctor M. Hindhede, de Copenhague, *veintitrés gramos de proteínas digestibles son com-*

pletamente sufiicentes para un hombre adulto fuerte.[16] Y esta cantidad de proteína o albúmina la obtuvo en sus experiencias · con un régimen de patata, margarina y cebolla, unas veces, y, otras veces, con patata o pan, frutas y otros almidones y azúcares, manteniéndose bien el equilibrio nutritivo,[17] y hciendo la interesante observación de que *la orina de los comedores de patata tiene un gran poder disolvente del ácido úrico,* por lo que las patatas y simplemente su agua de cocción —según sus posteriores experiencias— son utilísimas para la curación de modalidades artríticas y reumáticas. El propio doctor Hindhede refiere cómo vivió un mes con sólo patatas, mantequilla, fresas y un poco de leche, y exclama: "Fue tan intensa la sensación de bienestar que yo sentía durante el tiempo de tal dietética, que dudé ya de mis creencias en los antiguos dogmas dietéticos. La acumulación de productos proteínicos viejos es probablemente la fuente de muchas enfermedades crónicas."

Continuando sus experiencias ha llegado Hindhede a otra conclusión sumamente interesante para nosotros: *Las grasas no son necesarias. Los vegetales verdes pueden reemplazar a la grasa (manteca).* Conclusión que luego ha comprobado el profesor Mendel, de New Haven, que publicó una Memoria demostrando que *la espinaca puede sustituir a la manteca.*

Debemos alegrarnos de que vaya infiltrándose poco a poco en el espíritu de las personas cultas la necesidad imperiosa de disminuir, cuando no suprimir los alimentos animales. Decía Pitágoras: "Propón leyes a un pueblo que adora a los animales, con preferencia a un pueblo que se los come." En Madrid se consumieron, en el año 1923-24, 30.684.140 kilogramos de carne. En 1924-25 descendió la cifra de su consumo a 26.612.910, y en 1925-26 a 24.850.828. Es decir que en tres años se produjo un descenso de consumo de cerca de 6.000.000 de kilos, o sean más de 15.000 kilos diarios.[18]

Síntesis de las ventajas de la alimentación vegetariana

La alimentación exclusiva de productos vegetales tiene las siguientes ventajas fundamentales:

1ª *Es completa,* puesto que en ella abundan las *albúminas* hasta en proporción de un 25 por 100 en las leguminosas, los *hidratos de carbono* (*féculas* o *almidones* y *azúcares*), que llegan a alcanzar proporciones tan considerables como las de 78 por 100 en el arroz, 69 por 100 en el trigo, 50 por 100 en las lentejas, 61 por 100 en las pasas, etc.; las *grasas,* de las cuales hay un 60 por 100 en las nueces, 61 por 100 en las avellanas, 99 por 100 en el aceite de olivas, etc.; las *sales minerales,* en las cuales abundan las verduras (por ejemplo, la espinaca, con variadas sales

[16] Publicado en la revista *The Practitioner,* de Inglaterra, en marzo de 1926.
[17] El profesor M. E. Jaffa, de la Universidad de California, ha observado también perfecta normalidad nutritiva en individuos vegetarianos (frutarianos y chinos) con sólo 26 gramos de albúmina vegetal diarios. (Véase Nº 25, año 1921, de *Acción Naturista.*)
[18] Tomado del diario *La Voz* en setiembre de 1926.

de sodio, potasio, calcio, hierro y fósforo), y las frutas (v. gr.: las uvas, con sus sulfatos, fosfatos, silicatos, malatos, citratos y racematos, y las naranjas, con abundantes sales de potasio, sodio y calcio, etc.); las *vitaminas*, que se encuentran en los granos, frutas, verduras y hortalizas, y el *agua*, que constituye la mayor parte de las frutas frescas y verduras.

2ª *No produce putrefaciones en el intestino*, con lo que evita esa importantísima causa de infecciones y toxemia. Al observador menos sensible no puede por menos de llamar la atención el notable contraste entre la deposición oscura, pegajosa y mal oliente de la persona carnívora y la deposición más rubia, suelta y menos oliente del vegetaliano (observación que debe extenderse a los animales carniceros y a los vegetalívoros).

3ª *Es alimentación de fuerza y resistencia*, por su abundancia en hidratos de carbono (combustible muscular), en contraposición con la alimentación predominante cárnea, que es alimentación de *violencia* por ser excitante (hecho confirmado por la observación de los animales carniceros, bruscos y violentos, que contrastan con los que se alimentan de vegetales y que el hombre emplea en trabajos de fuerza y resistencia).

4ª *Deja descanso suficiente a las vísceras*, puesto que no las somete al exagerado trabajo de neutralización tóxica (insuficiente la mayor parte de las veces), a que las obliga la ingestión de productos animales; y

5ª *Evita el sacrificio doloroso de animales.*

Es un hecho significativo y constituye un colosal experimento el que juntamente con la disminución del consumo de carne y el racionamiento a que obligó a los países beligerantes la gran guerra de 1914, disminuye también notablemente la mortalidad por enfermedades y la morbilidad misma (diabetes, nefritis, gota, obesidad...).[19] La mayor parte de los pueblos orientales (chinos, siameses, coreanos, japoneses...) y, por tanto, las tres cuartas partes de la Humanidad, apenas comen carne, y nada puede pedírseles en cuanto a sus condiciones de trabajo físico y resistencia nerviosa. En España mismo, hace cincuenta años, los campesinos eran muy parcos en el consumo de carnes, de las que sólo hacían exceso en las fiestas populares y onomásticas. Los grandes platos regionales que han mantenido durante siglos el vigor y la resistencia de la raza (hoy agotada por los vicios y excesos alimenticios), están hechos a base de vegetales (cocido castellano, a base de garbanzos; paella valenciana, a base de arroz; gazpacho andaluz, a base de pan y tomate; pote gallego; fabada asturiana; porrusalda vasca; gofio canario; migas; picadillos; mojillo; cachorreñas; gachas; sopaipas; sopa de ajo, etcétera).

La alimentación vegetaliana es finalmente, la base física del pensamiento puro, del dominio pasional y de la caridad de espíritu.

Hemos insistido varias veces sobre este punto en el curso de estas lecciones. Digamos para terminar que, la alimentación de vegetales, por

[19] Véase conferencia de John Harwey Kellog en 1928, y *Las leyes de la Vida Sana*, de P. **Carton.**

410

no ser excitante (lo mismo en el sentido químico como en el nervioso y psíquico) constituye el primer paso de la reforma moral y del dominio de sí mismo. Es sin duda la alimentación *humana* por excelencia.

Frugivorismo

Hemos visto que la constitución anatómica y fisiológica del hombre es la correspondiente a un ser de tipo frugívoro. En rigor, *la alimentación ideal del hombre perfecto es la de frutos crudos.* El hombre sólo debería comer aquello que contenga *gérmenes de vida* como corresponde a su naturaleza superior.

Pero, aparte de ser los frutos aquellos alimentos que, bajo el punto de vista fisiológico, armonizan con su organismo de una manera perfecta, son también los que, extremando las propias exigencias, permiten realizar un ideal constructivo y de inofensividad, ya que para procurárnoslos no necesitamos privar de la vida a ningún ser animal ni vegetal. El árbol o la planta nos brinda sus frutos, verdaderos acumuladores de la energía solar, sin que para ello tengamos que segar su vida que también nos da sombra, frescura y deleite. Es la alimentación que no exige destruir. Hasta la misma semilla es arrojada íntegra a la tierra o eliminada en las deposiciones con el más eficaz de los abonos.

Mas, el hombre no sólo debe comer frutos, sino que los debe comer *crudos* para aprovechar íntegramente su valor nutritivo y sus factores de vitalización que, como hemos de ver, sufren importante merma bajo la acción del fuego. El alimento crudo tiene también la ventaja de evitar la superalimentación, porque obliga a una detenida masticación y naturaliza el instinto de interpretación de las sensaciones gustativas. En realidad, *los excesos alimenticios se deben a la cocina, la insuficiente masticación, la falsa interpretación de sensaciones y el uso de excitantes.*

La *sobriedad* es una de las condiciones esenciales de la buena salud. Comer sobriamente es la manera de conservar el organismo fuerte y resistente. Un exceso de comida que sobrepase las capacidades de asimilación, no consigue sino recargar el organismo de productos tóxicos o superfluos que obligarán a esfuerzos de eliminación sin aprovechar al proceso nutritivo, y más bien dificultándole. Recordemos la sabia frase cervantina puesta en labios de Don Quijote cuando aconsejaba a Sancho para el gobierno de la ínsula: "Come poco y cena más poco, que la salud de todo el cuerpo se fragua en la oficina del estómago." La comida excesiva que, aunque increíble parezca, llegó a convertirse en sistema terapéutico con los enfermos tuberculosos, es el más importante factor de intoxicación y acidificación orgánica. Todos los que han llegado a centenarios han sido sobrios, como veremos en la última parte de estas lecciones. Por extensión, deducimos esta otra importantísima regla higiénica: "No se debe comer sin tener hambre", porque el organismo no podrá elaborarlo bien, y la comida inoportuna dará lugar al envenenamiento de los humores.

La alimentación de frutas, por las condiciones fisiológicas de su ingestión, va unida a una sobriedad natural que no exige esfuerzos de contención. Además es completa porque contiene *albúminas* suficientes (nueces, almendras, etc.), *hidrocarbonados* (féculas y azúcares) en gran cantidad (plátanos, uvas, manzanas, peras, almendras, etc.), *grasas* en abundancia (nueces, aceitunas, almendras, cocos, etc.), siendo, como sabemos la fuente más importante de provisión de *vitaminas y sales minerales vitalizadas*. Una alimentación de frutas y pan integral, es perfecta bajo el punto de vista químico y fisiológico para un hombre armónico y que haga vida natural.

Pero, desdichadamente, las condiciones habituales de la agitada vida de la civilización, con sus constantes preocupaciones y excitaciones, hacen difícil la alimentación exclusivamente frugívora. Sobre todo para las razas más sensibilizadas por sus muchos siglos de vida intelectual (como la nuestra *latina*) y para los individuos de tipo psíquico o temperamento nervioso, la alimentación de frutas adolece de falta de estímulo. Y se impone buscar éste en una comida más variada, rápida y fácilmente ingestible, incluso, algunas veces, concentrada con objeto de hallar en poco volumen las condiciones de *nutrición, mineralización y estímulo* en forma apropiada a las necesidades de personas débiles, sensibles, nerviosas, poco comedoras, que de ningún modo tolerarían los aportes nutritivos más diluidos en general y más rudos de la alimentación de frutos crudos. Esta es la causa del fracaso de muchos pretendientes al frugivorismo, que se han visto sorprendidos por un estado de desnutrición, debido no sólo a deficiencias de valores estimulantes, sino a la falta de cierta cantidad y calidad de las albúminas fijadoras que constituían parte de su alimentación habitual. De todos modos, la alimentación frugívora es bien tolerada por muchos individuos robustos, y debiera ser practicada oportunamente por todos, a título de régimen depurativo, en ciertas épocas del año (primavera u otoño).

El vegetarismo defendido por la ciencia, la religión y sus figuras cumbres

No creemos necesario extendernos en más argumentaciones, porque con lo expuesto tenemos datos muy suficientes para juzgar de la calidad de los distintos regímenes de alimentación. Solamente nos falta apoyar con la fuerza de los hechos y de autorizadas opiniones, la verdad de nuestros asertos, cosa que no ha de sernos difícil en sucesivas explicaciones.

Como habrá podido ver el que esto estudiare, nuestras razones en favor de una alimentación vegetariana, van avaladas con citas de médicos eminentes contemporáneos. Los naturalistas, por su parte, de acuerdo con fisiólogos de primera línea, convienen en el carácter evidentemente frugívoro y vegetaliano del hombre: De Buffon en su *Historia Natural*; Linneo en *Amoenitates academicoe*; Cuvier en sus *Lecciones de anatomía comparada*; Milne-Edwards en las *Lecciones sobre la fisiología y la anatomía comparada*; Cheine en su *Ensayo sobre la salud*; Richet en el prólogo de *Placeres crueles*; de Tolstoi, etc.; defienden la misma tesis que nosotros con la fuerza de su autoridad científica. Ante estas opiniones de nada sirve repetir sistemáticamente que el hombre es un animal omnívoro: afirmación que es más bien fruto del paladar que de la razón y la experiencia científicas. Como afirma el doctor Carton, "la carne es un veneno lento pero seguro; y una de las mayores causas de las enfermedades y de las degeneraciones humanas".

No menos de acuerdo se han mostrado siempre las religiones en rechazar el uso de la carne y de los excitantes como contrarios al dominio de sí mismo y a la elevación del espíritu. El Concilio de Trento en su 25ª sesión, decretó el ayuno, proclamándolo como el más poderoso agente para combatir las pasiones carnales. Según el decreto del Concilio, el verdadero ayuno consiste en no comer carne ni en absoluto nada que la contenga, no debiendo alimentarse el que ayuna, sino puramente de vegetales, o sean legumbres, raíces, granos, frutas, pan sin levadura, y, en algunos casos, pescado con escamas.

Los monjes de la iglesia griega ayunan los lunes, miércoles y sábados, no tomando en estos días más que hortalizas, verduras y frutas, estándoles prohibido hasta tomar pescado. Mahoma en el Alkoran dice al creyente: "¡Oh hombres! nutríos de todos los frutos de la tierra saludables y permitidos. No sigáis las seducciones de Satán que es vuestro enemigo." "¡Oh creyentes!, nutríos de los manjares deliciosos que os hemos dado para alimentaros y dad las gracias al Señor si sois sus adoradores!" "Dios os veda comer animales muertos, sangre, carne de puerco y todo animal sobre el cual se haya invocado un nombre que no sea el suyo." (Capítulo II, versículos 163, 167 y 168.) "Os ha prohibido los animales muertos y aquellos que han sido inmolados ante los ídolos, la sangre y la carne de puerco; pero aquel que por necesidad perentoria falte a esta ley, sin deseo de pecar, sabrá cuán grande es la misericordia de Dios." (Capítulo XVI, vers. 116). "Oh creyentes!, el vino, los juegos de azar, las estatuas y las suertes de las flechas son una abominación inventada por Satanás. Absteneos de ellos si teméis convertiros en perversos." "El demonio se servirá del vino y del juego para enraizar en vuestros corazones el fuego de las disensiones y haceros olvidar el recuerdo de Dios y la práctica de la plegaria..." (Capítulo V, vers. 92 y 93. "Es Dios quien ha creado las legumbres y los árboles que crecen en vuestros jardines. Él quien ha hecho fructificar a los olivos y a los naranjos y el creador del gran número de frutos cuya forma y cuyo gusto varían hasta lo infinito. Usad de cuanto Él os ha concedido y pagad el diezmo en los días de la recolección. Evitad la prodigalidad. Él no ama a los pródigos." (Capítulo VI, vers. 142.)

Moisés en el Levítico escribió: "Y Jehová habló a Aarón diciendo: "Tú y tus hijos contigo no beberéis vino ni sidra cuando hubiéreis de entrar en el tabernáculo del Testimonio, porque no muráis: estatuto perpetuo será para vuestras generaciones". (Cap. 10, vers. 8 y 9.) "Y cualquier varón de la casa de Israel o de los extranjeros que peregrinan entre ellos que comiere alguna sangre, yo pondré mi rostro contra la persona que comiere sangre y le cortaré de entre su pueblo." (Cap. 17, vers. 10.) El capítulo 11 de dicho libro, está destinado en su totalidad a especificar qué clases de carnes se deben prohibir y cuáles se pueden tolerar; y en verdad que ningún hombre de ciencia contemporáneo hubiese podido aconsejar con más fino sentido de la fisiología y de la higiene.

Sabido es que Pitágoras prohibía a los que ingresaban en su orden, comer carne, pescado, habas y el uso de toda bebida fermentada. Y en sus "versos dorados" insiste: "Abstente de las carnes que hemos prohibido en las purificaciones." Algunas de sus sentencias ratifican nuestra doctrina: "Se sobrio; en un cuerpo muy grueso enflaquece el alma." "Deja al pueblo del Nilo el agua fermentada de los granos; el agua de la fuente es la bebida de los sabios."

En el Antiguo Testamento del "Evangelio Cristiano", se leen frases como las siguientes: "¿De qué me sirve a mí dice el Señor, la muchedumbre de vuestras víctimas? Ya me tienen fastidiado. Yo no gusto de los holocaustos de los carneros, ni de la gordura de los robustos bueyes, ni de la sangre de los becerros y corderos; y así cuando levantaréis las manos hacia mí, yo apartaré mi vista de vosotros; y cuantas más oraciones me hiciéreis, tanto menos os escucharé, porque vuestras manos están llenas de sangre." (Profecía de Isaías, Cap. I, vers. 11 y 15.) "Aquel que inmola un buey, es como el que degüella a un hombre." (Isaías, Cap. 66, vers. 3.) "¡Ah, Señor Dios! ¡Ah! Mira que mi alma no está contaminada y desde mi infancia hasta ahora no he comido cosa mortífera ni jamás ha entrado a mi boca especie alguna de carne inmunda." (Profecías de Ezequiel, Cap. IV, vers. 14.) "Guárdate de ser glotón en los convites, ni te avances a todos los platos, porque ocasiona enfermedades el mucho comer y la glotonería viene a parar en malos humores. De un hartazgo han muerto muchos; mas el hombre sabio alargará la vida." (Eclesiástico. Cap. XXXVII, vers. 32 y 34.) "Por ley perpetua en todas nuestras generaciones y en todas nuestras moradas, no comeréis jamás ni sangre ni grasa." (Levítico, cap. III, vers. 17.)

En el Génesis leemos: "Y dijo Dios: He aquí que os he dado toda hierba que da simiente, que está sobre la haz de toda la tierra, y todo árbol en que hay fruto de árbol que da simiente, ha de seros para comer." (Cap. I, vers. 29.) "Todo lo que se mueve y vive os será para mantenimiento;[20] así como las legumbres y hierbas os lo he dado todo. Empero carne con su vida, *que es* su sangre, no comeréis." (Cap. 9, vers. 3 y 4.)

El antiquísimo Código de Manú (del siglo XII antes de la era cristiana), nos dice en su libro sexto, hablando de los deberes purificadores de los devotos: "Que coma las hierbas que se crían en la tierra o en el agua, flores, raíces y frutos producidos por árboles puros y los aceites que se forman en los frutos. Que eviten el tomar miel y carne, hongos terrestres, bustrina, sigruka y los frutos del sleshmataka." (Vers. 13 y 14.) "Que tomando poco alimento, retirándose a apartados lugares, contenga sus órganos arrastrados naturalmente por la inclinación a la sensualidad" (vers. 59). Y agrega en el libro undécimo (vers. 94 y 95): "Deben reconocerse tres clases *principales* de licores embriagadores: el que se saca de los residuos del azúcar, el que se extrae del arroz molido, el que se obtiene *de las flores* del madhuka; pasa con uno lo que con todos; los Bracmanes no deben beberlos. Las *otras* bebidas embria-

---

[20] Mantenerse no es solamente comer y nutrirse, sino también hacer uso de todo aquello que cultiva y preserva la vida; es decir, vestirse, guarecerse, defenderse, curarse, etcétera.

414

gadoras *que están en número de nueve,* la carne de los animales *prohibidos;* los *tres* licores espirituosos más arriba mencionados, el que llaman asava *que se hace con drogas embriagadoras,* componen el alimento de los Yakahas (gnomos), de los Rakshasas (gigantes) y de los Pisachas (vampiros); no debe jamás probarlos el Bracmán que come la mantequilla clarificada ofrendada a los dioses."

El buddhismo es quizá la filosofía religiosa en que más fundamental se ha hecho el vegetarismo, no solamente como medio de purificación sino como inmediata consecuencia de su precepto de *no destruir la vida.* Para el devoto buddhista tiene más importancia el aspecto moral del vegetarismo que su aspecto higiénico. Por esto el Buddha, en sus reglas para el orden, decía a los novicios: "No destruyáis la vida. No toméis lo que no os den. No mintáis. Evitad la embriaguez. No cometáis adulterio... No comáis durante la noche. No durmáis en lechos blandos, sino en jergones tendidos en el suelo"; en cuyas máximas se encuentran mezclados los consejos de higiene (que es virtud corporal) con los de moral (que es higiene del espíritu). Gautama el Buddha, desacostumbrado a comer carne, enfermó gravemente cuando Chunda el herrero le convidó a comer pasteles de arroz y carne de cerdo seco que, por delicadeza, no quiso despreciar. A sus discípulos reunidos les dijo un día: "Comed para satisfacer vuestra hambre y bebed para calmar vuestra sed. Satisfaced las necesidades de vuestra vida, como la abeja que liba las flores sin destruirlas ni quitarles su perfume."

En fin: hombres eminentes de todos los tiempos y de las más variadas tendencias ideológicas, filósofos, santos, escritores, médicos, estadistas, etc., han profesado y defendido el régimen alimenticio que preconizamos. Citaremos entre otros muchos a Séneca, Pitágoras, Jenofonte, Cuvier, Darwin, Haeckel, Newton, Milton, Bossuet, Fenelón, Pascal, Rousseau, Linneo, Franklin, Wágner, Reclús, Edison, San Clemente de Alejandría, San Basilio, San Gregorio, San Agustín, Goethe, etc., por no hacer esta lista interminable. En los tiempos modernos merecen destacarse las figuras vegetarianas de Bernard Shaw, el gran dramaturgo inglés; Ramón y Cajal, el sabio histólogo español; cuyas dotes de energía, resistencia y capacidad para el trabajo nadie puede poner en duda.[21]

Cerraremos este asunto con la magnífica exhortación de Pitágoras trasmitida por Ovidio: "Cesad ¡oh mortales! de mancillar vuestos cuerpos con alimentos sacrílegos. ¿Acaso no tenéis las doradas mieses? ¿Por ventura no son infinitos los árboles cuyas ramas se doblan al peso de su regalado fruto? ¿Las cepas cargadas de uva no son vuestras? ¿No lo son igualmente mil y mil plantas exquisitas que con el fuego se ablandan y pueden servir de sabroso manjar? Pródiga la tierra de sus tesoros y agradables alimentos, os brinda un sustento que no cuenta muertes ni sangre. Sólo de animales es propio alimentarse de carne y aun no todos la usan. El caballo, el buey, el carnero, pacen las hierbas de los

---

[21] Tenemos ante nosotros un semanario madrileño donde, a raíz de la muerte de Ramón y Cajal, se publicaron unas declaraciones de su secretaria, en las cuales relataba el régimen de comidas que hacía el maestro, estrictamente dentro de las normas vegetarianas que venimos preconizando; estas declaraciones fueron comentadas oportunamente por nosotros en la revista *Helios* de Valencia.

prados; únicamente los de índole fiera y silvestre, los tigres, los fieros leones, los lobos y los osos, gustan de sangrientos manjares. ¡Oh dioses! ¿Puede darse mayor delito que introducir entrañas en las propias entrañas, alimentar con avidez el cuerpo con otros cuerpos y conservar la vida dando muerte a un ser que como nosotros vive? Pues que ¡en medio de tantos bienes como nacen de la tierra, que es la mejor de las madres, os complacéis ¡oh hombres! en imitar a los bárbaros cíclopes triturando con vuestros dientes miembros despedazados! ¿Por qué ha de ser la matanza el único medio de satisfacer vuestra insaciable gula?"

El vegetarismo como régimen de resistencia y longevidad [22]

Fue el atleta griego Ico de Tarento quien advirtió las grandes ventajas de un régimen exento de carnes y excitantes para conseguir la máxima eficacia en el ejercicio muscular. Desde aquellos tiempos de la antigua Grecia hasta los tiempos actuales, nadie ha puesto en duda tal aseveración. Lagrange en su "Fisiología de los ejercicios del cuerpo" nos da amplios argumentos para demostrarlo. Pero bastaría uno solo que tiene caracteres de evidencia después de lo que llevamos estudiado. A saber: Una alimentación excitante, tóxica y abundante en albúminas (cárnea) dificulta el trabajo del músculo, porque le fatiga y recarga de productos tóxicos y de desintegración proteica. Una alimentación vegetariana y abundante por tanto en hidratos de carbono, proporciona por medio de éstos el adecuado combustible muscular y evita el recargo de las toxinas ácidas que, como veremos en su lugar oportuno, dificultan progresivamente la contracción de las fibras musculares.

Actualmente viene dándose ya la importancia debida a una adecuada alimentación en los deportes y pruebas físicas, retrotrayéndose a la comida sencilla y sana que tradicionalmente y por instinto venían haciendo los campesinos dedicados a la agricultura, la cual ha sido siempre fuente de su vigor y resistencia. Y aun en muchos casos se extrema el rigor, cuando el organismo tiene que rendir un esfuerzo extraordinario o cuando debe ponerse a prueba su resistencia. Leemos en un diario de Madrid que, cuando los capitanes Jiménez e Iglesias, intentaron batir el "récord" de distancia en aeroplanos sobre el "Jesús del Gran Poder" llevaban los siguientes alimentos: dos cestas con plátanos, dátiles e higos secos, varios frascos de Ceregumil, algunos termos con leche, otros con yemas de huevos, y muchas botellas de agua mineral. Una alimentación alcalinizante, antitóxica, ricamente mineralizada y vitaminizada o sea de óptimas condiciones para luchar contra el cansancio, el frío y la fatiga, manteniendo a la vez despejado el cerebro. Régimen, como se ve, en cuya confección no intervinieron los consabidos prejuicios de que el café, el licor

[22] La palabra *vegetarismo* en realidad no se refiere a alimentación de vegetales. Proviene del latín *vegetus*, que quiere decir *vigoroso*. Es decir, alimentación que mantiene el vigor, cosa que, como vemos, sólo se logra con aquella en la que predominan vegetales; sin que dicho término prejuzgue la total ausencia en ella de otros alimentos no vegetales (leche, huevos, etc.). Otra cosa sería decir *vegetalismo* o alimentación exclusiva de productos del reino vegetal.

espirituoso y la buena chuleta son los alimentos que *dan* energías. Hoy se sabe muy bien que estas substancias son precisamente las que despilfarran las energías y aceleran la fatiga.[23]

Claro es que, el régimen vegetariano, al evitar la intoxicación y la fatiga de los órganos, dilata la vida. Buena prueba de ello son las órdenes religiosas que tienen por precepto perpetuo la abstinencia de carnes (trapenses, cartujos, ermitaños...). Según nos decía Ontañón en la revista *Estampa* relatando su visita a un convento de cartujos, éstos "se abstienen de carne en absoluto hasta en casos de enfermedad. Y durante algunas fiestas de la Iglesia están prohibidos también los huevos, la leche, el queso y la manteca. No hacemos más que una comida diaria durante ocho meses del año —me comunica un hermano—. Los otros cuatro, sólo una cena frugal: huevos y unas hojitas de lechuga... Por cierto que el Papa Urbano V, asombrado de la severidad de nuestra orden, quiso revocarnos la perpetua abstinencia, y entonces se le presentó una comisión de cartujos en la que el más joven pasaba de los ochenta y cinco años... Habló éste en nombre de todos y tan sano optimismo debió ver en él el Pontífice que desistió de su idea."

Pueblos enteros de estirpe aria y de religión budista en el oriente asiático, viven sin comer carnes, siendo probablemente los que presentan ejemplos más numerosos de longevidad. Al final de estas lecciones, tentremos ocasión de precisar los diversos factores que intervienen en la determinación de una larga vida; y lo ilustraremos con la cita de casos personales.

Calidad del agua de bebida

Partamos de la afirmación de que el agua pura, clara y de buen sabor, es el único líquido que en pureza fisiológica debe ingerir el hombre.

Admitida la existencia de esas primordiales cualidades órganolépticas, que el instinto aprecia inmediatamente, *el agua será tanto mejor cuanto más mineralizada esté.* Por esto, el rechazar sistemáticamente el consumo de aguas gordas, duras, calizas y salobres, carece de fundamento, privándose de un positivo beneficio para su salud.

Está probado que los habitantes de regiones que poseen aguas gordas o salinas, tienen mejor esqueleto, mucho mejor dentadura y un grado superior de mineralización e inmunidad que los habitantes de tierras de aguas finas,[24] dentro de su grado relativo de potabilidad.

El agua de manantial o pozo suele por esto, ser mejor para la bebida que el agua de río o aljibe. No olvidemos que el agua gorda es uno de los mejores elementos de mineralización orgánica. Las aguas demasiado finas o pobremente mineralizadas, como pasa con las del Lozoya

[23] Antes de corregir estas páginas, estando en Estados Unidos, asistimos al triunfo de Calvin Hansen y de Huber Morgan, ambos vegetarianos, que hicieron en 1º y 2º lugar la esforzadísima carrera de Pikes Peak en 14 de agosto 1960. (*Rocky Mountains News*, 15 agosto 1960.)

[24] Véase "Los actuales conocimientos del metabolismo mineral", por el doctor José María Rosell, de Barcelona (segunda parte).

y el Manzanares en Madrid, tienen también el inconveniente de arrastrar las sales de los alimentos durante la cocción, por lo cual es de recomendar no sean tiradas, sino aprovechadas para las sopas o salsas, salvo contraindicación especial.[25]

Diversos factores de nutrición

La nutrición no es solamente la resultante de la acción de los materiales alimenticios en función con las energías orgánicas que los transforman. En dicha función intervienen, además, otros factores que contribuyen al aprovechamiento alimenticio y, por tanto, a la asimilación y expulsión de residuos final. Estos factores, sin los cuales no puede haber nutrición perfecta, son el *ejercicio físico,* el *aire puro,* el *frío* y el *calor* (atmosféricos o por medio de aplicación hidroterápicas) y la *luz.*

El *ejercicio físico,* es el *más importante* colaborador de la combustión de los alimentos en el organismo y facilita la expulsión de los residuos por aumento circulatorio y contracciones musculares.

El *aire puro* facilita el oxígeno necesario para que esa combustión se lleve a cabo, y sin este comburente, en la cantidad suficiente, poco sirve el ejercicio y el buen alimento.

El *frío* y el *calor atmosféricos* activan las oxidaciones o combustiones orgánicas; el primero, por reflejos nerviosos glandulares y contracciones musculares, y el segundo, por aumento de la actividad química y circulatoria. Cuando el *frío* se aplica por medio del agua (baños, duchas, fricciones), estimula las oxidaciones por corrientes reflejas en las glándulas (principalmente el hígado) y alcaliniza los humores. Si se aplica agua *caliente,* aumentan las combustiones por acción directa y actividad circulatoria y disminuye la alcalinidad de los humores. Efectos muy dignos de ser tenidos en cuenta en los tiempos actuales, en los que se peca de *acidosis* de los humores ·por el abuso de alimentos albuminoides.

La *luz* es otro factor de primera línea en la nutrición perfecta, porque aumenta la asimilación de todos los alimentos y muy especialmente de las sales minerales. Los vestidos delgados y de colores claros y los baños de sol, permiten la acción de este importantísimo elemento.

Dentro de los mecanismos reguladores endógenos de la nutrición, debemos citar la función tan señalada y decisiva de las glándulas de secreción interna, cuyo estudio hicimos en la lección 7ª.

Terminaremos esta exposición con el conocido refrán popular, que es sabido consejo trofológico, y reza: *"La comida reposada y la cena paseada".* Porque efectivamente, el reposo (sentado o echado) tras de la comida del mediodía (siempre la más copiosa), garantiza la buena digestión en momentos en que la acción de las energías individuales

---

[25] En Madrid había también magníficas aguas gordas, como las llamadas de los "viajes antiguos", las de Pontejos, Fuente de la Salud en el Parque del Oeste, Caño Gordo en la Moncloa, Fuente del Berro, etc., algunas de las cuales han desaparecido ya hacia los años 60.

y los estímulos del medio exterior, son máximos; y, en cambio, el paseo tras de la cena (siempre más sencilla), en que tanto la energía interna como las externas en descenso, facilita el proceso digestivo por estímulo mecánico.

Desnaturalización de los medios biológicos de nutrición

Desgraciadamente, en la vida de las grandes poblaciones es difícil conseguir una nutrición correcta, por muy buena voluntad y sabias prácticas que uno ponga de su parte. Las frutas que comemos, las cogieron verdes del árbol, para poderlas transportar, y han madurado en la canasta o en el refrigerador, con mengua de sus azúcares y su vitalidad; el trigo de nuestro pan, lo muelen en cilindros, en lugar de piedras, con lo que destruyen elementos alimenticios vitales del grano; el agua que bebemos y la de nuestro baño, ha recorrido kilómetros a cubierto del aire y del sol, sirviéndonosla finalmente por cañerías de plomo y añadida de cloro, con grave quebranto de sus propiedades vivificantes; el sol que tomamos, nos da, a través de una capa de polvo, humo y gases, que le quitan parte de su eficacia actínica; el aire que respiramos, está lleno de impurezas y menguado de oxígeno, con lo que nos quita los colores que nos dio el campo; y la tierra que pisamos, no es tal tierra, sino baldosas cocidas, cemento, asfalto, alquitrán, piedras sobre firme artificial, etc., todo lo cual no son sino adulteraciones de la tierra original, con disminución de sus propiedades electromagnéticas...

Es decir, en las grandes ciudades, los medios de vida se nos dan desnaturalizados y, por consiguiente, se impone la necesidad ineludible de marchar al campo lo más frecuentemente posible a buscar el *medio vital* en su estado original y sin adulteraciones. La civilización, dijimos, es antibiológica.[26] No es extraño, pues, que hasta el más riguroso higienista enferme alguna vez si vive en el medio artificial y por demás agotador (ruidos de motores, máquinas eléctricas, aparatos de telefonía, altavoces, gramófonos, pianolas...) de una gran urbe.[27]

A pesar de esas deficiencias, la *higiene naturista* en las poblaciones tiene tres grandes ventajas de orden físico (máximamente acentuadas en la vida de campo). Primeramente, consigue un indefinido progreso en la salud y resistencia, porque logra que cada enfermedad o crisis realice una depuración orgánica, con lo que va retrasando el momento de la muerte y las probabilidades de que ésta sea repentina o inesperada. Segundo, que consigue un progreso notable en la salud y constitución de los hijos (por lo que es magno procedimiento eugenésico). Y, en último lugar, porque evita, en general, la agonía de la muerte, sien-

[26] En sentido físico, pues en el aspecto mental y moral es superior, por lo que hay que hacer compatibles sus ventajas (sacrificando un tanto el cuerpo), con lo que la higiene reclama para el organismo, y cuya fórmula puede ser la *Ciudad-Jardín.*

[27] Actualmente (años 70) la contaminación de los elementos de la Naturaleza ha pasado a ser un agudo y grave problema mundial.

do ésta tranquila. Es decir, la higiene naturista es *eubiótica, eugenésica y eutanásica.*

Naturalicemos la vida, que esto no puede ser sospechoso a nadie. Vivamos puros y optimistas, aderecemos la vida de sencillez que es la cuna donde nace la virtud, despreciemos las pompas, vanidades y apariencias, que sólo logran la monstruosidad de la forma a expensas de la eficiencia del fondo; cantemos un himno a la Vida en todos los actos de nuestra cotidiana tarea: convirtamos con la magia de nuestro corazón, en ternura y emociones espirituales las penas y sufrimientos inherentes a esta existencia terrenal..., y cuando los aldabonazos del Destino nos llamen en la hora postrera, dejemos que nuestra alma se difunda entre los elementos, y pase, serena y luminosa, a su verdadero reino de paz, para continuar la trayectoria inmortal de su vida íntima de manifestaciones sin fin.

Lección XXVI

NUTRICION ANORMAL (Distrofia)

La gula. El estreñimiento. Alimentación incompleta o desproporcionada. Defectos cuantitativos y consecuencias de una mala alimentación

La gula

Es la perversión exaltada de la apetencia nutricia digestiva, y una de las causas más importantes de nutrición anormal. Brillat Savarin, el célebre autor de la *Fisiología del gusto* —hombre por cierto, muy sobrio—, la definía como una "preferencia apasionada, razonada y habitual a los objetos agradables al gusto".

Esta gran pasión, considerada por la Religión como *pecado capital,* presenta modalidades múltiples que han permitido clasificar a los individuos que la padecen en diversas categorías, para cuya determinación es abundantísimo el léxico de las *lenguas neolatinas.* Así, según Descuret, hay *catadores* (gourmets) muy sensibles a la calidad de los alimentos; *gastrónomos,* verdaderos estetas del gusto; *comedores* (gourmands), que comen grandes cantidades; *golosos* (friands), comedores de cosas ligeras y a quienes gusta comer de todo; *comilones* (goinfres), que se atracan de toda clase de manjares; *tragones* (goulus), que tragan sin masticar y meten los bocados en la boca sin tragar lo anterior; *glotones* (gloutons), que comen vorazmente y haciendo ruido; *antropófagos* o comedores de carne humana; *omófagos,* que consumen carne cruda; *polífagos,* que se comen todo, aunque no sea alimento. Esto sin contar las perversiones del apetito digestivo que se estudian en la patología con el nombre de *malacia* (o apetito de alimentos excitantes y de gusto fuerte), *pica* (o apetito de cosas no alimenticias y hasta repugnantes, como tierra, excrementos, tela, etc), *bulimia* o *gazuza* (apetito exagerado cuando no hay necesidad de alimento, por ejemplo, al terminar de comer, y que es síntoma de histerismo y enfermedades nerviosas y mentales), *cinorexia* o *licorexia* (o hambre canina, seguida a veces de vómitos violentos), y

---

[1] Descuret, en su *Medicina de las Pasiones,* cita el caso extraordinario y asombroso del granadero francés Tarare, que era *antropófago, omófago y polífago,* a quien se le ha visto comer un cuarto de buey en veinticuatro horas, y en pocos

otras, menos importantes.[1] Los excesos alimenticios, si no a lo Tarare, caso excepcional, sí a lo Heliogábalo, no son raros en la Historia, y, en general, todo los pueblos civilizados comen mucho y mal. Para ellos fueron dictados aquellos proverbios de "La mesa ha muerto más gente que la guerra" y "De opíparas cenas están las sepulturas llenas".

La gula es pasión habitual en los ricos, los médicos, los literatos, y los religiosos en general. Esto último se explica como compensación de la restricción pasional a que los obliga su orden y disciplina. También predisponen a su aparición los temperamentos abdominal y sanguíneo, y algunas enfermedades, como la diabetes, neurosis y la existencia de lombrices en el intestino.

La pasión de comer conduce a todas las enfermedades de las vías digestivas (gastritis, colitis, hiperclorhidria, fiebre tifoidea...) de la nutrición (artritismo, obesidad, diabetes...) y, finalmente, a los graves procesos destructivos, consecuentes a una profunda intoxicación humoral (cáncer, escrófula, tuberculosis...).

Para curar la gula es necesario corregir la dilatación de estómago, no beber más que agua (y sin exceso), hacer ejercicio al aire libre y comidas sencillas, no olvidando el tratamiento mental y religioso por la meditación, el sacrificio y el dominio, haciendo buena la higiene como virtud, además de ser ciencia de la salud.

Deficiencias de los órganos digestivos y vías de eliminación

Toda insuficiencia de función de cualquier órgano digestivo (estómago, intestino, hígado, páncreas, etc.), se traduce en una mala elaboración del alimento o una mala expulsión de su residuo y, por consiguiente, en nutrición imperfecta. Los excesos de la mesa acaban al cabo de los años por deprimir el funcionamiento digestivo, tras de las épocas largas de fatiga visceral. El problema de dejar descansar a cada órgano según sus necesidades, se realiza por la alimentación vegetariana, adaptada a las condiciones del individuo; pero es difícil resolverlo sin el consejo de la persona técnica y experimentada.[2]

El mal funcionamiento de las grandes vías de eliminación (intestino, riñón, piel y pulmones) repercute de un modo decisivo y pronto en el proceso nutritivo, por retención de venenos. Los *pulmones* (que eliminan gases tóxicos y vapor de agua), no pueden cumplir bien su misión en atmósferas impuras o confinadas. La *piel*, por su atrofia,

---

instantes la comida preparada para quince jornaleros, así como también guijarros, tapones, serpientes, cataplasmas (en un hospital), sangre humana, despojos de los cadáveres humanos de la sala de disección y hasta un gato con la piel, la cual arrojó media hora después como hacen las aves de rapiña. También se llegó a sospechar que se comiera a un niño que desapareció. Murió Tarare a los veintiséis años de una infección diarreica y purulenta del intestino.

[2] Hay detalles que escapan a la intuición del profano. Por ejemplo, la necesidad de evitar las frutas ácidas y poco maduras cuando se observa orina escasa o con sedimentos blanquecinos en forma de copos, ardor al orinar, etcétera.

consecuente al exceso de vestidos y falta de limpieza y de estímulos vitales (aire, sol), realiza torpemente su importantísima función eliminadora. El *riñón*, obligado excesivamente por los residuos tóxicos de la alimentación cárnea, que el hígado no ha bastado a neutralizar ni la piel a eliminar, acaba desfalleciendo, y, por tanto, perjudicando al proceso total de la nutrición, incapaz de llevarse a cabo normalmente en un medio tóxico. El intestino grueso, por errores de la alimentación, se niega a cumplir su capital función eliminadora, paralizándose. Pero la importancia de este hecho requiere por sí solo artículo aparte.

El estreñimiento

Definición y génesis. El estreñimiento es la insuficiencia o dificultad de la evacuación del intestino.

En aquellos remotos tiempos en que los hombres se buscaban el sustento espontáneo a costa de un esfuerzo físico y en que las exigencias y convencionalismos de la civilización (vestido, sedentarismo, reglamentación, formas sociales) aun no habían apresado la salvaje libertad de los individuos, es de suponer que, el estreñimiento no había hecho su aparición entre los humanos. La fuerte musculatura del vientre, mantenida por el ejercicio natural, el abundante residuo intestinal consecuente a una alimentación rica en substancias vegetales, la satisfacción de la necesidad en el momento mismo de su presentación, el comer tranquilamente, la prodigalidad del alimento crudo, la ausencia de bebidas calentes, de tabaco, el sueño reposado, la posición natural en cuclillas durante la evacuación, la correcta respiración al aire libre... mantenían la integridad de las funciones del intestino.

En aquellos tiempos de animalidad, el ser humano, inocente e instintivo, sabía mantener el perfecto fisiologismo de su cuerpo, como observamos en los animales, por la perfecta concordancia con el medio que le rodeaba. Pero poco a poco, el incremento del conocimiento y la civilización fueron durmiendo los instintos y sustituyéndolos por una inteligencia aun muy lejana de la sabiduría, y con ellos fueron perdiendo los estímulos naturales de tan interesante función. La sedentariedad de su vida, debilitó las paredes del vientre y privó de su masaje natural al intestino, la comida abundante en carnes, huevos, leche, pan blanco y deficiente en vegetales, el alimento cocinado, las bebidas calientes (té, café, etc.), el sueño intranquilo, la comida precipitada, la evacuación sentado, la respiración insuficiente, la falta de atención a la necesidad de evacuar, por inoportunidades sociales... todo esto y algo más, fue trastornando los mecanismos nerviosos, musculares y estáticos de la función evacuatriz, dislocando a veces el intestino y trayendo como consecuencia ineludible la pereza o dificultad de dicha función y por ende la intoxicación del organismo por absorción de toxinas intestinales.

Cómo es y cómo funciona el intestino. El intestino es un largo tubo de 9 metros, continuación del estómago, del cual le separa un anillo muscular de interesantes funciones (el píloro), y que termina en el ano por otro anillo muscular (esfínter anal), que regula su evacuación.

El intestino se divide en dos porciones: la llamada *intestino delgado*, de unos 7 ½ metros y de un calibre de unos 25 milímetros; y el *intestino grueso*, de 1 ½ metros de longitud, por unos 30 a 70 milímetros de diámetro. Ambas porciones están separadas por la *válvula ileocecal*, que impide el retroceso de su contenido del grueso al delgado y que está formada por una especie de proyección del intestino delgado en el tramo *ciego* del grueso.

El *grueso*, que es el que más nos interesa desde el punto de vista de la perturbación de la evacuación intestinal, se compone de la porción cecal o *ciego*, el *colon ascendente,* que se acoda debajo del hígado continuándose con el *colon transverso*, que, a su vez se acoda debajo del bazo, para continuarse con el *colon descendente.* Al final de este trozo toma la forma de una S (*ese ilíaca del colon*), que se continúa con el *intestino recto*, cuya abertura es el *ano.*

Todas las porciones del intestino, están formadas, aparte de otras estructuras, por fibras musculares longitudinales y circulares, que producen los movimientos peristálticos y hacen avanzar las materias fecales a todo lo largo del tubo intestinal.

Una vez suficientemente preparados los residuos alimenticios en el intestino delgado, van pasando, poco a poco al *ciego* a través de la válvula ileocecal, próximamente a las cuatro horas de vaciarse el estómago. En el ciego sufren repetidos movimientos de vaivén para que tengan lugar la absorción del exceso de agua que llevan los residuos digestivos, siendo la válvula ileocecal la que impide que dichos residuos retrocedan al intestino delgado.

Del colon pasan los residuos alimenticios a la ese ilíaca o colon ilio-pélvico, que estando vacío se acoda y dobla sobre el recto (codo pelvi-rectal), formando una verdadera válvula, pero que al llenarse se endereza, desapareciendo el acodamiento y dejando el libre paso de las materias fecales al recto. En éste, los residuos estimulan por compresión las papilas de Hörner (suerte de botones, donde terminan los nervios de los centros medulares de la defecación), verificándose el vaciamiento del recto y con él la evacuación intestinal de los restos de la alimentación y secreciones digestivas (bilis, jugos intestinales, moco, toxinas varias...). Los alimentos han tardado diez y ocho horas, desde que entraron por la boca, en recorrer todo el tubo digestivo.

Evacuación. La evacuación requiere siete actos, tres voluntarios y cuatro reflejos.

Los voluntarios son:

1º Inspiración honda, con descenso del diafragma y compresión de intestino (la glotis cerrada, para que no se escape el aire del pecho, es la válvula de esta prensa pneumática).

2º Constricción de la pared abdominal (que oprime las vísceras, repartiendo por igual la presión gracias al aire contenido en el intestino).

3º Presión de los muslos sobre el abdomen (que requiere la posición normal en cuclillas).

Estos actos, oprimen las materias fecales contra las papilas nerviosas del recto y originan los siguientes movimientos reflejos:

4º Contracción refleja (nerviosa) de los músculos abdominales, que se suma a la voluntaria, aumentando la eficacia de la prensa abdominal.

5º Movimientos peristálticos del colon.

6º Relajación del ano.

7º Elevación del ano, por la contracción de sus músculos elevadores.

Se comprende fácilmente que la perturbación de cualquiera de estos actos, ha de acarrear la dificultad o insuficiencia de la evacuación, o sea el estreñimiento.

Clases de estreñimiento. Hay tres:

1º Por retención;

2º Por acumulación;

3º Latente.

En el estreñimiento por retención se tarda más de veinticuatro horas en evacuar el intestino.

En el estreñimiento por acumulación, el colon iliopélvico se vacía mal en el recto, desecándose en éste los residuos y realizándose mal el estímulo motor.

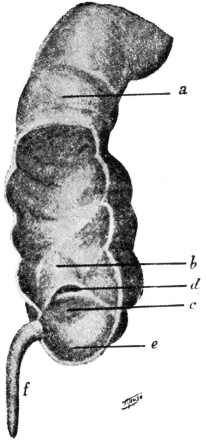

Fig. 29. *Intestino ciego abierto para ver los detalles de su interior. a,* Comienzo del colon ascendente; *b,* Labio superior de la válvula íleocecal; *c,* Su labio interior; *d,* Abertura del intestino delgado; *e,* Fondo de saco del ciego; *f,* Apéndice.

En el estreñimiento latente, éste no existe, al parecer, puesto que el vientre evacúa diariamente; pero el color casi negro do las heces (señal de su avanzada putrefacción), demuestra la lentitud en el paso de los residuos por el intestino, bien por insuficiencias motoras o bien por insuficiencia ilio-cecal.

Causas del estreñimiento. Son las siguientes:

Pérdida de la sensación de la necesidad de evacuar por no atenderla a su debido tiempo. (Estreñimiento por retención).

Falta de residuo alimenticio por el defecto de alimentos vegetales

425

(que, como se sabe, abundan en *celulosa,* que es el estimulante normal del intestino) y el exceso de alimentos animales, que, a más de carecer de dicha sustancia, producen en el intestino grueso substancias alcalinas, paralizantes de sus movimientos.

Falta del estímulo natural de los azúcares y ácidos de las frutas.

El no tener una hora fija diariamente para la evacuación, lo que altera el ritmo normal del intestino, que, en puridad de función, debe evacuar su contenido una vez por cada comida. (Por lo menos, una vez al día).

El comer de prisa, con el consiguiente aumento de putrefacciones cólicas por el excesivo grosor de los residuos e insuficiente elaboración.

El uso de alimentos y bebidas calientes o demasiado frías.

La alimentación exclusivamente cocinada, que hace digestible la celulosa y, por tanto, insuficiente su función residual estimulante.

El comer solamente alimentos blandos y poco variados, o muy concentrados.

El uso de leche, que alcaliniza las heces, paralizando el intestino; y del pan blanco, carente de residuo celulósico, como el arroz blanco, pasteles, queso, manteca, etc.

El uso de las carnes, aves y pescados en la alimentación, que, a más de carecer de residuo estimulante, alcaliniza la última porción intestinal, paralizándola (pues ya se sabe que los ácidos, al contrario, son los naturales estimulantes del colon).

La irregularidad en las horas de comer.

El uso de café, té y tabaco, alcohol y ciertas drogas, que todos paralizan el intestino (los dos primeros por contener cafeína (paralizante nervioso por reacción) y tanino (astringente).

El mal sueño.

La respiración incorrecta, que quita eficacia a la presión del diafragma sobre el intestino y a la presión de la pared del vientre.

La defecación apresurada.

La posición sentado, que impide la normal compresión de la masa intestinal por los muslos. La posición normal de evacuar es en cuclillas.

El uso de purgantes, que paraliza el intestino por la reacción fisiológica a la acción excitante primordial, siguiendo la tan conocida ley.

La falta de ejercicio físico, sobre todo la marcha, que realiza un eficaz y natural masaje del intestino.

Las inflamaciones, estados catarrales y descensos del tubo digestivo.[3]

Efectos o consecuencias del estreñimiento. Son los siguientes,. que generalmente se convierten en una nueva causa del estreñimnto.

---

[3] Existe también un estreñimiento compensador en individuos de absorción difícil, como defensa para garantizar la nutrición y el cual debe estimarse en este justo valor.

El aumento de putrefacciones intestinales y absorción de substancias tóxicas, que alteran la normalidad química de la sangre (toxemia) y humores (autointoxicación intestinal). Las bacterias de la putrefacción, que abundan tanto en las personas carnívoras y estriñidas, son las causantes de gran parte de los tóxicos que se absorben en el intestino del estriñido, aparte de la bilis y otras secreciones y excreciones glandulares y humorales que a él van a parar. El desarrollo de estas bacterias se contrarresta con la alimentación vegetariana, que favorece el medro de las bacterias opuestas (productoras de ácido láctico, butírico, acético..., que estimulan los movimientos del intestino grueso), y con la ingestión de leche agria o fermentada, a la cual se atribuye la longevidad de los habitantes de Bulgaria y el Cáucaso.

La congestión de los órganos digestivos (y consecuentes catarros, hemorroides, etc.) y pelvianos (genitales, urinarios...).

La insuficiencia de la válvula ilio-cecal, por las distensiones sufridas bajo la acción de los gases de las putrefacciones, y el retroceso de los residuos de putrefacción al instetino delgado, donde se absorberán rápidamente los venenos que debían ser eliminados. Es la más grave consecuencia del estreñimiento por retención o acumulación, y causa del estreñimiento latente.

Tratamiento del estreñimiento. Ya sabemos que el primer requisito para curar toda enfermedad es *suprimir* las *causas* (véanse éstas) luego hacer *eliminar* al organismo las *toxinas* y residuos patológicos, producidos por el mal y sus causas; después *tonificar* y *vitalizar* los órganos enfermos y el organismo en general. Este criterio que tenemos presente en todo momento en la práctica diaria de nuestra clínica, apliquémoslo al estreñimiento:

a) *Supresión de causas en general*

Sin más que hacer una revisión de las ya citadas, podemos dar para la corrección del estreñimiento, los siguientes consejos:

Evacuar en cuanto se sienta la necesidad de ello.

Usar de una alimentación abundante en vegetales y, especialmente, frutas.[4]

Procurar la evacuación a horas fijadas, dos o tres veces al día, mejor después de las comidas.

Comer despacio. No tomar alimentos demasiados fríos ni demasiado calientes.

Tomar un 50 por 100 de alimento crudo en cada comida.

Suprimir carnes, aves, pescados, leche, pan blanco, arroz blanco, queso, pasteles, manteca y, en general, todo alimento sin residuo o excesivamente albuminoso. Comer pocas leguminosas (habas, judías blancas, lentejas, garbanzos, soja, guisantes), y tomar pan integral y

---

[4] La comida abundante en frutas suele, sobre todo al principio, provocar diarreas o deposiciones sueltas a las personas carnívoras o que tienen el intestino muy intoxicado, como reacción de limpieza. Se suele culpar a las frutas de estos trastornos, siendo así que la verdadera causa está en los residuos tóxicos de alimentos antinaturales, que son arrastrados. Al que no come alimentos animales, nunca le producen trastornos las frutas.

arroz sin cepillar en lugar de estos dos alimentos en su forma blanca corriente.

Comer siempre a las mismas horas. (La reglamentación y orden en la vida es de tal importancia para la salud que se puede decir que es la clave de la longevidad si va acompañada de sobriedad en todo).

Suprimir tabaco, té, café, alcohol y drogas (especialmente purgantes).

Procurar un buen sueño.

Respirar correctamente (véase más adelante).

Usar vestidos y prendas que no opriman.

Defecar tranquilamente y en cuclillas.

Hacer suficiente ejercicio (por lo menos andar).

Corregir las ptosis o descensos de los órganos digestivos, así como sus dificultades circulatorias, estados catarrales, etc., cosas que, en su mayor parte, se corrigen con los anteriores consejos.

Supresión de causas según la clase de estreñimiento

Cuando el estreñimiento es por *retención*, lo fundamental es acostumbrarse a atender el aviso de la naturaleza y hacer la deposición a la misma hora siempre. Al intestino se le educa como se quiere, y, a este respecto, hemos recomendado un ejercicio mental de indudable eficacia.[5]

Cuando el estreñimiento es por *acumulación* hay que tonificar los intestinos (véase más adelante).

Cuando es latente, lo fundamental es impedir todo lo posible las putrefacciones intestinales por medio de una alimentación vegetariana antitóxica, a veces completamente cruda, y tonificar los órganos digestivos (véase más adelante).

b) *Eliminación de toxinas*

Se consigue por medio de las siguientes aplicaciones, locales y generales:

Baño de asiento con fricción. Se sienta uno en un barreño o bañera de asiento, con agua fría, de modo que ésta llegue, por lo menos, hasta el ombligo. Con un trapo áspero (tela de saco o arpillera) se fricciona el vientre suavemente, dentro del agua durante el tiempo de duración del baño, que debe oscilar entre 1 y 15 minutos (corto para las personas delgadas y nerviosas y más largo para las gruesas, congestivas y linfáticas). Es importantísimo.

---

[5] Es el siguiente: De pie o sentado y con los ojos cerrados, y a cualquier hora del día, se golpea suavemente y varias veces (5 ó 6) todo el trayecto del intestino sobre la piel del vientre y al mismo tiempo se piensa que a una determinada hora del día (que debe ser la misma todos) se contraerá el intestino y evacuará su contenido. La verdadera actitud mental durante este ejercicio, debe ser *de mandato* al intestino para que se mueva todos los días a la misma hora. (El cuerpo, como hemos dicho, es esclavo de la mente y ésta debe mandar.) Al llegar la hora en que se ha convenido hacer de vientre diariamente, se debe repetir el ejercicio, y después ir al retrete *aunque no se tengan deseos de evacuar*, pero sin hacer grandes esfuerzos físicos. Este es el modo mental de contribuir a la educación y normalidad de tan importantísima función como es la defecación.

Baño general frío. Debe ser corto —de unos 4 a 30 segundos— y se practica en las bañeras generales de todos conocidas.

Fricción general fría. Se hace frotando fuertemente la piel, con un trapo áspero, mojado en abundante agua fría, y secando luego con una toalla fuerte y bien seca, con energía.

Baños de sol y de vapor. A su debido tiempo y según la estación y las condiciones del sujeto, son utilísimos para desintoxicar la piel intoxicada del estreñido (piel terrosa y poco sanguinizada) y, en general, todo el organismo.

Paseo descalzo frío. (Véase adelante).

c) *Tonificación y vitalización de los órganos digestivos*

La tonificación y vitalización de cualquier órgano se logra por el uso adaptado del *excitante natural* correspondiente, que produce estímulos circulatorios, nerviosos y químicos (nutricios). Y sabido es que todo órgano bien inervado, por donde circula bien la sangre y donde se realiza una perfecta nutrición celular, es órgano sano, pues no otras son las condiciones íntimas de la salud.

Producen estímulos normales circulatorios y motores de los órganos digestivos, los baños de asientos fríos ya citados, los paseos descalzo por suelos mojados, el beber agua fría, el ejercicio físico, el uso de alimentos vegetales.

Producen estímulos nerviosos, las anteriores aplicaciones hidroterápicas y las compresas frías al vientre.

Producen estímulos químicos normales y, por tanto, vitalizantes, los alimentos crudos.

Paseo descalzo. Consiste en andar con los pies desnudos por un suelo mojado frío, de baldosa o piedra o mejor tierra o hierba, durante 15 a 30 minutos.

Beber agua fría. Es útil en general para los estreñidos, beber en ayunas un vaso de agua fría, dando después algunos saltos o una carrera suave con el agua en el estómago.

Ejercicio físico. Gimnasia. El andar simplemente constituye ya un eficaz masaje intestinal, del que no se debe prescindir ni aun no padeciendo estreñimiento, para evitarlo.

Son utilísimos colaboradores de la curación del estreñimiento, los siguientes ejercicios suecos, que, a más de estimular la motilidad y circulación del intestino, lo van colocando en su sitio cuando se halla caído (ptosis), evitando así las estancaciones y congestiones subsiguientes.

Ejercicio I. Colóquese el sujeto tumbado boca arriba, en el suelo, sobre una alfombra o estera, con los pies sujetos debajo de un mueble pesado o por otra persona; y con las manos en las caderas (llénese de aire el pulmón).

Se levanta el tronco hasta quedar sentado e inclinado hacia delante, y entonces se echa el aire del pulmón (expiración).

Se echa lentamente hacia atrás el tronco, al mismo tiempo que se llenan de aire los pulmones (inspiración) y se procura que no toque al suelo más que a la cabeza (que debe ir algo echada hacia atrás) y no los hombros ni el dorso.

Se hace diez veces, procurando que el tronco vaya bien erguido en todo momento, y que la cabeza se eche hacia atrás cuando ya esté cerca del suelo para que no impida la abertura de la glotis y la entrada de aire al pulmón.

Ejercicio II. Se levantan los brazos, sin doblarlos, lateralmente hasta que estén completamente verticales a los lados de la cabeza, al mismo tiempo que se aspira el aire por la nariz y se eleva el cuerpo sobre las puntas de los pies, echando un poco la cabeza atrás. Se permanece en esta postura, conteniendo la respiración de 2 a 6 segundos. Se bajan los brazos a la primitiva posición, echando al mismo tiempo el aire y sentando los pies.

Ejercicio III. Se coloca el sujeto de pie, con las piernas algo abiertas (unos 50 centímetros de pie a pie), las manos cogidas, los brazos completamente estirados y verticales y la cabeza hacia atrás.

Se imprime al tronco un movimiento de rotación hacia la derecha, de modo que tome las posiciones de inclinación derecha, atrás, izquierda y adelante y se continúa la rotación hasta hacerla cinco veces. Luego se repite lo mismo, con rotación hacia la izquierda, otras cinco veces.

Se aspira el aire cuando el cuerpo se pone hacia atrás y se expira cuando se echa hacia adelante.

Se debe cuidar mucho que los brazos permanezcan verticales a los lados de la cara, y el cuerpo bien erguido durante todo el ejercicio.

Ejercicio IV. Colóquese con los pies juntos, las puntas algo separadas, el pecho saliente, la cabeza erguida y la columna vertebral bien rígida. Llénese el pecho de aire, respirando lentamente por la nariz (procurando llenar primero la parte baja de los pulmones y luego la parte alta).

Reténgase el aire 5 segundos.

Póngase los labios en actitud de silbar, pero sin hinchar las mejillas y exhálase con vigor considerable un poco de aire a través de los labios. Reténgase un momento aún el aire almacenado y luego se exhala, soplando hasta que se vacíe el pecho. Hágase siete veces.

Todo el secreto y la eficacia de los anteriores ejercicios, estriba en ejecutarlos con el tronco derecho y erguido como una columna (aunque haya que doblarle por la cintura).

Compresa fría. Consiste en un pedazo de tela de hilo o de algodón, no porosa (tela de sábana, no toalla), doblada dos o tres veces, mojada en agua fría, algo escurrida, puesta sobre el estómago y vientre y cubierta con una faja seca de lana o franela, que sujete y ajuste, sin oprimir mucho, prendida con dos o tres imperdibles.

Lo mejor es ponerla, al acostarse, dos horas, al menos, después de la cena y dormir con ella. Si es por el día, puede dejarse cuatro horas.

Alimentación

Después de todo lo dicho se comprende fácilmente cómo el alimento de las personas estreñidas ha de ser *estimulante* (laxante) y no *tóxico*. Condiciones que sólo cumplen los alimentos vegetales, por ser ricos en las substancias excitantes naturales del aparato digestivo: la *celulosa* y los ácidos y azúcares y por ser los que más difíciles y tardíamente entran en putrefacción, aparte de no dar lugar a productos tóxicos dimanantes de su constitución química.

Los alimentos muy albuminosos, y principalmente los de origen animal (carnes de todas clases, huevos, leche, queso...) son los más propicios a la putrefacción intestinal y producen tóxicos alcalinos paralizantes del intestino grueso, como ya hemos dicho al hablar de las putrefacciones intestinales. Las leguminosas secas (judías, garbanzos, lentejas, habas, soja, guisantes...), son también perjudiciales para el estreñido, por su abundancia en proteínas.

Son, pues, los alimentos mejores para la persona estreñida, las frutas, verduras, hortalizas y cereales completos, en el orden citado.

En los casos graves de estreñimiento, es necesario a menudo, no sólo suprimir todo alimento animal y derivados, leguminosas, etc., sino aun los vegetales cocinados, dejando al enfermo a dieta de alimentos vegetales crudos (ensaladas, frutas), que no sólo son atóxicos, sino antitóxicos. Esta dieta debe estar adaptada a las condiciones del paciente y su duración depende de muchas circunstancias que no pueden ser precisadas en un libro. (Véanse más adelante en la "Dietética aplicada", los regímenes alimenticios adecuados a cada forma de estreñimiento).

El salvado y las ciruelas. Con el fin de aumentar el volumen del residuo digestivo, cuando esto sea necesario, podemos recurrir a estos dos alimentos.

El *salvado* es el elemento que más cantidad de celulosa tiene (además de sales y proteínas, etc.), y puede darse mezclado con caldos de verduras y legumbres, sopas, malta, etc. Es de gran poder estimulante del intestino y su uso no es desagradable.

Las *ciruelas* son también admirables estimulantes del intestino y deben emplearse en cantidad de quince a veinte ciruelas —frescas o secas— desazucaradas, antes de cada comida (no del desayuno). Para desazucarar las ciruelas se les hace una incisión y se ponen en agua fría venticuatro horas. Luego se cuecen en una cacerola con mucha agua, durante tres horas, cambiando el agua cada veinte o treinta minutos. Cuando las ciruelas estén insípidas y no den color al agua, puede darse por terminada la operación. Se toman algo templadas o frías. Antes de adoptar esta práctica conviene probar a tomar en el desayuno siete ciruelas cocidas durante media hora, previa incisión, que muchas veces dan el resultado apetecido.

La leche agria. La leche agria y sus derivados (kefir y yoghourt) son útiles para disminuir las putrefacciones intestinales durante la cura del estreñimiento.

Lección XXVII

COCINA Y PREPARACION DE ALIMENTOS

Lumbre, cacharros y utensilios. Asados, cocidos y fritos. Salsas. Preceptos higiénicos culinarios. Estimulantes alimenticios. Cantidad, orden y variedad de los alimentos en la comida diaria. Desarmonías alimenticias. Alimentación regional. Cocina e higiene. Normas sintéticas de alimentación.

Lumbre, cacharros y utensilios

La lumbre para guisar debe ser dulce y lo más exenta posible de gases tóxicos. La mejor es sin duda la brasa de leña. El carbón es pasable. La peor de todas es el gas o el alcohol. En esto, como en casi todos los asuntos alimenticios, debemos retrotraernos a las antiguas costumbres pueblerinas.

Los cacharros preferibles para el guiso son los pucheros y cazuelas de barro. Los recipientes de hierro, cobre, aluminio o estaño, siempre alteran algo la composición química del alimento al ser atacados por éste. De no tener a mano cacharros de barro, preferiremos los de hierro esmaltado, mal llamados de porcelana.

Los cubiertos más higiénicos son, sin duda, los de madera bien limpios y los de plata. Los de metal blanco y hierro son rechazables. Especialmente los cuchillos de hoja de hierro, deben ser proscritos para cortar las frutas y hortalizas, cuyos ácidos siempre atacan al hierro, formando sales. Para cortar o aplastar frutas, deben emplearse cuchillos de hoja de plata o tenedores de plata, madera o metal inoxidable.

Asados, cocidos y fritos. Salsas

El *asado* de los alimentos, o sea su ablandamiento progresivo por la acción exclusiva del calor, es el mejor modo de preparación culinaria.[1] El asado, realmente, viene a ser una *cocción en su propio jugo*. Dextriniza las féculas y separa las moléculas del alimento. Siempre será preferible una patata o una castaña asada, a unas cocidas. La

---

[1] Sin olvidarse que *en principio*, el modo más perfecto de ingerirlos, es crudos, como hacen todos los demás seres de la creación.

llamada *cocción* del pan es una operación intermedia entre el asado y el cocido, por cuanto el agua va íntimamente mezclada con la masa. La única condición del asado es que no carbonice el alimento.

El *cocimiento* de los alimentos, cuando se hace a fuego lento y sin exceso de agua, es también buen modo de preparación culinaria. Se limita a una separación molecular que apenas altera la composición química de los manjares, aunque sí estropea, como toda acción del calor, muchas vitaminas y fermentos propios. Hay que evitar los excesos de cocción tanto como las faltas. El cocimiento tumultuoso a fuego vivo, estropea mucho los alimentos. La olla a presión es aceptable y aun más si los alimentos se cuecen al vapor.

Las *aguas de cocción*, por regla general, no deben ser cambiadas ni tiradas, sino aprovechadas para hacer sopas o cocer otros manjares. Sólo en casos excepcionales de alimentos de sabor muy pronunciado, o concentrados por la sequía del tiempo, pueden desecharse las primeras aguas de cocción.

La *fritura* de los alimentos es el peor procedimiento de preparación culinaria. Es un verdadero achicharramiento de los manjares, con la agravante de que el aceite introducido en su masa, dificulta la acción de los jugos digestivos, y cuyo perjuicio llega a su colmo cuando el alimento se oscurece o acaramela por el exceso de fritura.[2]

Las *salsas* que provienen simplemente de la extracción de jugos alimenticios por las aguas de cocción, no abusando de ellas, son buenas, debiendo únicamente no pecarse por exceso de líquido.

Las salsas confeccionadas con harinas blancas o tostadas, son siempre francamente nocivas, causantes de profundos desarreglos digestivos.

De las salsas adicionales ajenas al guiso, no se puede formar juicio de conjunto, por haberlas muy diferentes. La *salsa a la vinagreta* es buena si se hace la leve sustitución del vinagre por el limón. La *salsa de tomate*, suele tener el pecado de haber estropeado *éste* con una prolongada fritura. La *salsa mayonesa* tiene todos los honores de los verdaderos higienistas y merece párrafo aparte.

Esta salsa, que algunos suponen "bayonesa", por creerla de Bayona (Francia), y otros "mahonesa", por juzgarla originaria de Mahón (Baleares), y aun de *Mayence* (Alemania), es un admirable alimento. Se componen de tres alimentos *crudos: yema de huevo, aceite y limón* (nosotros rechazamos las hechas con vinagre), conteniendo, por tanto, vitaminas *A, B, C* y *D.* y haciéndose más digestible cada uno de los alimentos componentes, por su mutua asociación. Su uso requiere no llegar al abuso por ser alimento fuerte.

---

[2] Por todo esto y otras razones ya expuestas en el curso de esta obra, creemos que lo último que, en buen sentido biológico, puede una persona meterse en el cuerpo es unas *gallinejas*, unos *churros, buñuelos* o cualquier otro producto de harina frita, etcétera.

Atenuaremos un poco el juicio en favor de las *patatas fritas*, cuando éstas están cortadas en rodajas muy finas (a la inglesa) y no han llegado a tostarse. Evidentemente, hay personas que digieren mejor las patatas fritas que las cocidas, aunque aquéllas sean peor material nutritivo.

El defecto capital de la cocina estriba en que priva de vitalidad a los alimentos que la contienen. Una fruta o semilla cruda lleva una suerte de fuerzas constructivas capaces de generar una planta; y que no por ser imponderables dejan de intervenir en los íntimos procesos de nutrición y asimilación. Una semilla o fruta cocida, asada o frita es incapaz de germinar por haber sido privada de su vida potencial y de su caudal electromagnético (trabajos de A. E. Balmes). El fuego, además, altera la composición química de muchos alimentos, dificultando la asimilación de sus principios y destruyendo gran parte de sus vitaminas. Las mismas carnes, se desnaturalizan por la cocina y se hacen menos tolerables que si se tomasen crudas y palpitantes como hacen los animales carniceros.[3]

Mas como no es posible adaptarse bruscamente a una alimentación cruda, que, por otra parte, tampoco tolerarían muchos estómagos debilitados ni muchos temperamentos nerviosos y sensibles, hay que someterse a los dictados de una *cocina naturalizada,* que, cuando sabe conservar el valor *nutritivo, excitante y mineralizador* de las substancias alimenticias, no pasa de ser un delito *atenuado* contra la Naturaleza.

He aquí los principales preceptos, que subsanan otros tantos errores habituales, dignos de ser tenidos en cuenta para la preparación culinaria de nuestros alimentos.

1º *Las legumbres, verduras y hortalizas, deben ser comidas completas, evitando en lo posible la forma de puré.* De este modo su masticación y más perfecta insalivación las hacen más fácilmente elaborables, además de conservar sus cualidades estimulantes del intestino.

2º *Las verduras, legumbres, etc., deben ser cocidas a fuego lento y con poca agua que se absorbe por el alimento o se emplea en hacer*

---

[3] El comer las carnes crudas o semicrudas expone, por otro lado, a otros peligros, desde el momento en que se permite la venta condicional de animales enfermos. Dice el artículo 149 del "Reglamento de Policía Sanitaria de los animales domésticos":

"Artículo 149. Se permitirá la venta libre de la carne procedente de bovinos tuberculosos:

1º Cuando las lesiones se hallen circunscritas a un solo órgano de la cavidad torácica o abdominal y no exista indicio alguno de infección ganglionar.

2º Cuando los tubérculos, aunque manifiestos en órganos de la cavidad torácica o abdominal (pulmón, hígado, etc.), estén evidentemente calcificados y no se aprecie ninguna otra lesión asociada ni en las serosas ni en los ganglios.

En ambas circunstancias, las vísceras afectadas serán inutilizadas en su totalidad."

Calcúlese que, para nosotros, que no admitimos que pueda un órgano estar enfermo sin que lo estén también los demás, el hecho de que un animal tenga tuberculosis del hígado supone que *todo* él está tuberculoso, y por tanto, aunque nos comamos solamente sus patas, comeremos carne enferma.

Las carnes recién muertas y crudas tienen las ventajas de conservar reacción alcalina, de no haberse coagulado la miosina y de tener glucógeno en apreciable cantidad.

salsa o sopas.[4] De este modo no se arrastran las sales nutritivas cuyo alto valor histoplástico ya hemos estudiado.

Para ello, se pone una cantidad de agua que llene aproximadamente la mitad del espacio que ocupa el alimento, de modo que al terminar la cocción, el agua haya sido absorbida por éste. Deben emplearse cacerolas o pucheros que cierren lo más perfectamente posible, con objeto de que no se escapen los aromas que forman parte del valor estimulante del alimento.

La cocción violenta o tumultuosa, separa las sales de su natural combinación protoplásmica, haciéndolas más difícilmente asimilables y dándonoslas en un estado de saturación poco conveniente. La cocción insuficiente facilita la fermentación de los alimentos en el tubo digestivo.[5]

3º *No abusar de la sal común.*

4º *Prescindir de especias y condimentos excitantes.* Dejando en cambio a los alimentos sus esencias y productos aromáticos, como hemos dicho, lo que se consigue mejor con la olla a presión.

5º *Prescindir en lo posible de frituras.*

6º *No emplear más grasa que el aceite vegetal.* (Véase pág. 367.)

7º *Usar pan moreno, mejor del día anterior.* Que no produce fermentaciones, da importantes sales al organismo y estimula la evacuación intestinal.

8º *Cocer las patatas con su piel.* Para que no pierdan sus mejores cualidades alimenticias.

Estimulantes alimenticios

Aparte los condimentos ya citados y la buena preparación, sabrosa y en su punto, del alimento, es indudable que el comer en una mesa limpia y bien puesta, acompañado de personas de la familia o amigos cordiales, el buen humor, el aire libre, los viajes y excursiones, la temperatura agradable, el ánimo sereno y la conciencia tranquila, son estimulantes de primera categoría para que se cumplan normalmente los profundos mecanismos de la nutrición.

---

[4] La adición de bicarbonato sódico al agua de cocción destruye las vitaminas. La adición de vinagre hace menos digestibles las proteínas.

[5] Es regla importantísima no tomar los alimentos calientes, porque relajan las paredes del tubo digestivo y dificultan sus movimientos.

Conviene también advertir que, puesto que de los alimentos cocinados se suele comer más cantidad que si estuvieran crudos, si conservamos todas sus sales estamos expuestos a una superalimentación mineral, con los perjuicios consiguientes (síntomas artríticos, hepáticos, irritación digestiva, etc.), de los cuales, como siempre, nos librará la sobriedad.

Cantidad, orden y variedad de los alimentos en la comida diaria

La cantidad de cada alimento y la total del día, deben ser única y exclusivamente dictadas por el apetito. Querer fijar con pesos y medidas lo que debe comer un sujeto al cabo de la jornada, es tan anticientífico como peligroso. El *instinto* naturalizado, en esto como en todo, es el mejor guía. El individuo que ha prescindido de toda clase de excitantes y alimentos antifisiológicos, a poco que se observe y atienda, sabe perfectamente escuchar la sana voz del instinto, y por consiguiente, lo que debe comer y cuánto. Ya dijimos que al levantarse de la mesa no se debe sentir ocupación ni pesadez de estómago. La buena reglamentación de la comida, y el no comer entre hora, dejando un mínimo de cinco horas entre comida y comida (y más durante las horas del sueño nocturno) garantizarán la medida fisiológica de la digestión alimenticia.

El *orden* en que deben ser ingeridos los alimentos no puede dejarse al capricho, en recta bromatología. Los alimentos se colocan por capas en el estómago, y es por tanto lógico, comer primero los que pasan antes al intestino por necesitar poca digestión estomacal (frutas, verduras y hortalizas), después los que necesitan mayor tiempo de permanencia en el estómago (féculas) y, por último los más albuminosos, que necesitan una lenta digestión estomacal (huevos, queso, leche, leguminosas, frutas oleaginosas, etc.).[6] La fruta fresca debe tomarse al principio, en la comida donde no se tome ensalada (sobre todo, tratándose de melón o sandía, que hacen pesada la digestión si se toman al final)[7] y sustituirse por fruta oleaginosa en la comida donde la ensalada ya ha provisto de suficiente cantidad de alimento crudo, jugoso y vitaminizado.

La *variedad* de los alimentos en el orden diario, depende de las condiciones del sujeto, pero no habiendo indicaciones especiales por causa de enfermedad, debe ajustarse al siguiente criterio:

En la alimentación diaria deben entrar alimentos *mineralizadores y vitalizadores* (frutas, hortalizas y verduras crudas); alimentos de *combustión y trabajo* (cereales, patatas, garbanzos...; féculas en general, frutas, dulces, aceite...), y alimentos de *reparación o construcción* (fruta oleaginosa, pan integral, queso, huevos...). Y deben ser distribuidos, poco más o menos, con variantes según los diversos tipos, del modo siguiente:

Desayuno: Frutas frescas con o sin pan. O malta con leche (endulzarlo con miel).[8]

Comida: Ensalada. Hortalizas o leguminosas. Fruta oleaginosa. Queso. Pan integral.

6 Dice un refrán popular español: "Encima de la leche nada eches", aludiendo a esta necesaria postergación de los alimentos que más necesitan de la digestión gástrica.

7 Las frutas se digieren en la boca y en el duodeno, mas no en el estómago.

8 Las personas de digestión lenta deben prescindir del desayuno, o tomar sólo zumo de frutas en agua, para llegar a la comida con el estómago y primera porción del intestino, vacíos.

Cena: Fruta fresca. Verdura cocida. Cereal o patata. Huevo (puede ser en tortilla).[9]

Como se ve, preferimos que *en cada comida no haya más que un alimento fuerte de cada clase* (un feculento y un albuminoso) para evitar la superalimentación, ya que el poder mineralizador y vitamínico está repartido en casi todos.

Es un error preparar una comida en que haya, v. gr.: un plato de garbanzos, otro de patata y otro de arroz, o bien un potaje de habichuelas, patatas y garbanzos, porque se expone uno a la superalimentación feculenta, ya que las féculas de diversos sabores se ingieren en la misma comida con relativa facilidad, sin contar con el pan que suele acompañar a todas. Tan erróneo como esto, sería tomar en la misma comida: leche, queso y huevos exponiéndonos a la superalimentación proteínica.

Por regla general la comida más fuerte, debe ser la del *mediodía,* en que hay mayor capacidad digestiva; pero en *tiempo caluroso* o en países tropicales, debe hacerse al mediodía una comida fresca y jugosa (ensaladas, gazpachos, frutas),[10] como ya el cuerpo lo pide en fuerte llamada instintiva, dejando para el atardecer la comida más nutritiva. Cosa muy de acuerdo con la observación vulgar, de que a la hora de calor suele haber poco apetito.

Es también regla útil suspender por espacio de treinta o sesenta días durante la primavera, todo alimento seco (arroz y demás cereales, leguminosas secas, frutas secas y oleaginosas) como también los muy proteínicos y grasientos (huevos, queso, leche) alimentándose exclusivamente de hortalizas frescas (entre ellas patatas), verduras, frutas y pan. Un sujeto normal, no necesita más de tres o cuatro huevos por semana, y en cuanto al queso, ya lo dice el refrán: "Queso a diario y una libra para todo el año", enseñándonos que no se debe abusar de él.

Comida en viaje y excursión. Es curioso que Mahoma, aconsejase a los árabes ayunar después de los viajes, un número de días igual. Durante los viajes que exigen inmovilidad (tren, automóvil, aeroplano...), es regla sabia ayunar (excepto el que conduce, que debe comer sin exceso), aprovechando así muy útilmente la ocasión de quietud que se presenta. El que estime esto demasiado ascético, puede llevar fruta y pan, que le ahorrará complicaciones, pues en viaje quieto lo que menos falta hace es comer. A los más comedores, una tortilla de patatas con verdura, y una ración de frutas y pan, les resolverá la cuestión de un modo fácil y sintético.[11]

En viaje o excursión que exijan movimiento (caballo, remo, alpinismo, marcha...) el secreto estriba en llevar la mayor cantidad de ali-

[9] Cada persona debe preferir siempre las frutas y demás productos vegetales de la región donde vive, por ser los mejor adaptados al momento fisiológico.

[10] Sabido es que los campesinos andaluces comen el gazpacho al mediodía en tiempo de verano, reservando "la puchera" para la tarde, después de terminar el trabajo.

[11] No se arguya que en la vida de restaurant es difícil seguir el régimen vegetariano, porque, patatas, legumbres, alguna fruta, verduras o ensalada, un huevo y pan lo hay en todas partes, y esto constituye ya una comida suficiente.

mentos de trabajo en el menor peso y volumen posible (tanto más cuanto que muchas veces hay que llevarlo a la espalda), lo cual se resuelve con tortillas de patatas mezcladas con verdura, frutas secas (higos, pasas, dátiles...) que se pueden remojar al comerlas, frutas oleaginosas, queso y pan integral y algún cogollo de lechuga y un tarrito con miel.[12] La fruta fresca es poco práctica para estos casos, porque pesa y abulta mucho, debido a su gran cantidad de agua, y se conserva mal.

Con los alimentos acabados de citar, que constituyen un menú completo, se pueden hacer las excursiones más fuertes, con gran ventaja sobre los que llevan el equipaje lleno de latas de conserva, frascos de licor, terrones de azúcar, y otros alimentos excitantes, nocivos y desvitalizados, por el estilo.

Desarmonías alimenticias

Aunque se ha pretendido por algunos autores la existencia de *incompatibilidad química* entre algunos alimentos, cuya mezcla en el estómago originaría una mala digestión, la realidad es que el problema de la buena digestión es más cuestión de cantidad que de calidad, y que, por consiguiente, la *sobriedad* o sea el no abusar de ningún alimento, es la condición primordial de la nutrición normal.

Indudablemente, el instinto rechaza la mezcla de ciertos alimentos (por ejemplo, manteca y miel o limón con queso); pero esta repugnancia del gusto se refiere a la ingestión y masticación conjunta, más que a la ingestión de dichos inarmónicos alimentos en tiempos distintos de una misma comida. Nada de violento hay en tomar limón al principio de la comida y queso al final; pues, como ya dijimos, la comida se coloca por capas en el estómago, pasando cada alimento al intestino en su momento oportuno, gracias a la *inteligente* selección química del píloro. Y, por otro lado, como ya expusimos también, algunos estómagos funcionan mejor con una alimentación compleja y variada. De modo que el secreto de la digestión perfecta estriba en la *cantidad* de cada alimento y en el *orden* de su ingestión. Teniendo en cuenta esto y la adaptación individual, el asunto de las incompatibilidades alimenticias queda reducido a una cuestión personal relativa, que cada sujeto debe resolver particularísimamente después de un poco de observación, a base de los consejos de un técnico, logrando de este modo la *fórmula alimenticia* apetecida.

Y no hemos de insistir sobre el estudio, a veces complicado, que médico y enfermo tienen que hacer en algunos casos para lograr un régimen adecuado, dada la enorme variedad de estados morbosos, temperamentos, tipos, géneros de vida, que obligan a revisiones minuciosas de la calidad, cantidad y orden de los alimentos para atender a las condiciones del aparato digestivo, de las necesidades químicas del organismo y de la capacidad transformadora. Se puede, pues, como hasta ahora hemos hecho, dar *reglas específicas* de alimentación humana, pero no consejos generales.

[12] El autor de este libro ha llevado así en algunas ocasiones en un morral a la espalda, comida para siete días.

438

Dice Paul Carton que las desarmonías mayores son las producidas por los alimentos rebeldes a la asociación recíproca (que no satisface al gusto ni al instinto), como por ejemplo: manteca con miel.

Los alimentos fisiológicos (frutas, verduras, cereales, feculentos, hortalizas, pan), pueden combinarse en general sin que produzcan desarmonías. Algunos nerviosos y tipos irritables necesitan de la separación de lo crudo y lo cocido (que en medio de todo es la separación de lo natural y lo menos natural). Y en esto se puede sintetizar todo el problema de las desarmonías o incompatibilidades alimenticias: *Separar lo fisiológico de lo antifisiológico.*

No olvidemos que, aquellas combinaciones que por instinto satisfacen con vehemencia a nuestro paladar, tienen casi todo adelantado para ser bien digeridas y asimiladas (Hipócrates). El hombre puede comer los productos del suelo de su región, en combinaciones bastante amplias, que el instinto naturalizado de la gente campesina ha consagrado como admirables en multitud de platos regionales, durante decenas de siglos, siendo esto y el haber conseguido dar vida sana y longeva, la garantía de su adaptación. La mezcla de patatas y garbanzos, es armónica con el estómago castellano; la de tomates con frutas dulces es buena mezcla en el estómago andaluz; la de arroz con otros farináceos y rematada con naranjas, armoniza en el estómago valenciano. No son estas mezclas, tenidas por algunos como incompatibles, las que han degenerado a las razas, sino los vicios y la podredumbre moral.

Por lo que a este punto se refiere, es de recomendar no comer alimentos muy fríos juntamente con otros muy calientes; no tomar manjares muy acuosos con otros muy secos; no mezclar, en general, demasiadas cosas en la misma comida; comer lo crudo antes que lo cocinado, y tomar alimentos más frescos y jugosos en primavera y verano, y más secos en otoño e invierno.

Pero entiéndase bien que, en materia de alimentación sería unilateral limitarse al aspecto de la mezcla de los alimentos entre sí, olvidando el organismo que ha de digerirlos. Es la mutua reacción de unos y otros los que da la resultante digestiva y nutricia. Y aun más: La psiquis influye decisivamente en todos los procesos de la nutrición. Hay quien realiza verdaderos disparates bromatológicos desde un punto de vista químico y aun físico, pero sin consecuencias nocivas, por creer que hace las cosas bien. En cambio, hay quien come correctísimamente y le daña, por hacerlo con duda o con miedo. Esto nos enseña que una vez alcanzada por la reflexión y el estudio la fórmula alimenticia individual, hay que comer con despreocupación, sin pensar en lo que puede ocurrir dentro del estómago, cosa que solamente incumbe a las fuerzas de la vida vegetativa.

Así, pues, el problema de las incompatibilidades alimenticias no estriba en saber cuáles alimentos deben ir mezclados o separados de otros, sino en las relaciones que éstos han de guardar con el organismo que deben nutrir. Hora es ya de que el problema de la alimentación deje de ser tratado con criterios analíticos, para abordarlo con un criterio global. sintético, que sepa interpretar la complejísima *alquimia* de la vida, por la que una sustancia nutritiva cualquiera es convertida en materia viva después de una minuciosa disgregación, quizá hasta en sus iones moleculares. Hubo primeramente una *teoría química* de la alimentación, puramente materialista, que se limitaba a estudiar, en lo posible, las transformaciones de los alimentos por los jugos digestivos y sus valores químicos. A ésta se agregó una *teoría calorimétrica* en la que el alimento adquirió un valor de combustible aportador de energías. Posteriormente vino a reconocerse que, el alimento es además un factor de excitación o estímulo, aparte sus otros valores; y surgió la *teoría de la excitación*. Ultimamente surgió la *teoría vitamínica*, cuyas bases ya hemos estudiado. Ninguna de ellas, aislada, puede explicarnos el proceso nutritivo, tanto menos cuanto que todas han hecho caso omiso del organismo. El valor químico del alimento se ha juzgado por análisis de laboratorio, pero no por el análisis que de él hace el cuerpo que le consume; su valor en calorías se ha querido deducir de las que da en la retorta del químico, sin parar mientes en que cada individuo saca diferente número de calorías de un mismo alimento. Exactamente igual diremos de su valor excitante, que depende en gran parte de la susceptibilidad fisiológica del organismo. Y de su aporte vitamínico nada definitivo puede determinarse, en vista de que, el propio organismo fabrica también vitaminas con ciertos principios (esterinas, provitaminas...) contenidos en el material nutritivo. En este asunto, como en todos, es inútil querer buscar una solución fuera de la ley de las *armonías energéticas*.

Alimentación regional

Tanta importancia como el medio geográfico y los cruzamientos étnicos, tiene para la diferenciación de las razas, el modo de alimentarse. Éste crea un carácter y el carácter modela un tipo. Con gran razón afirmaba Eça de Queiroz: "...El sabor de una fruta nos da idea más completa del pueblo que la prefiere, que la forma de una lanza o de un jarro. El hombre pone tanto de su carácter y de su individualidad en las invenciones de la cocina como en las del arte. El Paternón, la Venus de Milo y las Anacreónticas, dan menos idea de la dulzura, de la gracia, de la delicadeza, de la ligereza de los atenienses, que aquellas sobremesas tan predilectas que consistían en manzanas cocidas deshechas en miel, después de aliñadas con hojas de rosas." Existe, pues, una *fisiología regional* inmediatamente dependiente de los alimentos que produce el suelo; como hay también una *patología regional* resultante de una mala concepción o de una desviación de las necesidades e instintos alimenticios. No poco contribuye a esta última el carácter de cosmopolitismo o universalidad con que, en los tiempos modernos, vienen resolviéndose los problemas de nutrición, cosa que pervierte las apetencias de tipo regional y perturba las adaptaciones raciales y geográficas.

A la alimentación local de una región cualquiera, se suman los distintos factores del medio ambiente, como son el clima, la soleación, la humedad atmosférica, el régimen de lluvias, la composición química del suelo, el grado de mineralización de las aguas, etc., que todos ellos son importantísimos elementos que contribuyen a la síntesis nutritiva, como ya sabemos. Se comprende fácilmente que, salirse del molde que en cada caso supone el conjunto de estos factores, no puede hacerse sin menoscabo del organismo. Decía con mucha razón el exquisito humorista Julio Camba, que: "Se está constituyendo algo así como una sociedad de Naciones de la Cocina, una Internacional culinaria sin norma, olor, color ni sabor. Tenemos bajo el septentrión chirimoyas maduras en caja y dejamos el caviar para los trópicos. Comemos uvas en julio, despreciando las frutas del tiempo, y nos reservamos los espárragos para la Nochebuena. Y así se explica el que en Inglaterra, por ejemplo, sólo el majestuoso buey Durham y los privilegiados que se lo comen conservan todavía un aire de raza, mientras las clases medias, condenadas de por vida al *roast beef* australiano o argentino, han perdido ya todo su carácter."

A esta perversión de los hábitos alimenticios tradicionales de cada región han contribuido no poco las aseveraciones parcialistas de la ciencia, deducidas de experimentaciones de laboratorio, a cuyas conclusiones se les ha querido dar un carácter de universalidad totalmente falso. Aquí encajan maravillosamente aquellas palabras de Marañón: "Se impone valorar exactamente el origen de nuestros conocimientos y reaccionar contra el fetichismo cientificista que nos hace acatar con los ojos cerrados una indicación emanada quizá de una serie de experiencias planteadas con criterio artificioso; y cerrar, en cambio, esos mismos ojos ante las sugestiones de la experiencia empírica y de los modos de reaccionar individuales, no por desconocidos menos respetables."

Lección XXVIII

DIETETICA

(Generalidades.) Fundamentos de dietética. ¿Alimentación sencilla o compleja? Consejos dietéticos generales. Dietas varias, curas alimenticias y sus medios. El ayuno. Curas de hambre y curas de sed.

Dieta es la sistematización de la alimentación; no la abstención del alimento. Esto último es *ayuno*.

Fundamentos de dietética

1º *La dietética es ciencia y arte de seleccionar los alimentos* que necesita cada persona en cada momento.

2º *Ninguna persona debe alimentarse de la misma manera que las demás, ni del mismo modo en todas las épocas del año o de la vida.* Porque las condiciones complejas de edad, salud o enfermedad, constitución, temperamento, género de vida, clima y estación, modifican las apetencias biológicas y con ellas la fórmula alimenticia. Por esto, es vana pretensión la de los que quieren dar reglas generales invariables de alimentación. Dentro de lo que es *alimentación biológica o específica* del hombre, las variaciones son innumerables.

3º *La dietética de los estados de enfermedad es más compleja aun,* y entra dentro de uno de los siguientes casos:[1]

I. Enfermedades agudas (o con exaltación de funciones), en que, por regla general, la alimentación ha de limitarse a aire y agua.

II. Enfermos crónicos, fuertemente intoxicados, en los que el ayuno total o parcial, dietas líquidas o dietas secas deben resolver el problema.

III. Enfermos intoxicados por defectuoso metabolismo (transformación) de ciertos principios, en los cuales hay que buscar el equilibrio orgánico por la supresión o disminución de dichos principios, por medio de dietas de frutas, de verduras, sin féculas o albúminas, etcétera.

---

[1] Véase ponencia del doctor Ruiz Ibarra en el VI Congreso Internacional Vegetariano, celebrado en Londres.

IV. Enfermedades por carencia de ciertos principios (vitaminas, sales, etc.), en los que hay que sumar al alimento diario, el principio que falte.

¿Alimentación sencilla o compleja?

Se presenta frecuentemente al clínico el caso de un enfermo que digiere mal una comida simple, y en cambio, hace una buena digestión cuando come muchos manjares mezclados. Esto, al parecer, va en contra del general criterio en medicina natural, de que la alimentación humana debe ser sencilla.

Escribimos esto en el momento en que acaba de marcharse de nuestro consultorio un paciente que digiere mal la fruta sola, y en cambio, si toma leche templada o chocolate, la digiere bien. Otro digiere mal la fruta con pan integral, y, en cambio, en la comida, donde además de fruta con pan integral, come garbanzos, ensalada y verduras con patatas, hace una perfecta digestión. Esto parece desconcertante a primera vista; pero no lo es si tenemos en cuenta el medio civilizado en que hoy vive el hombre y las condiciones actuales de la raza.

Es indudable que las condiciones psicológicas se manifiestan en el organismo en análogas modalidades. El cerebro del hombre civilizado, fruto de una vida compleja en sentimientos, emociones, pensamientos e ideas, está acostumbrado a trabajar y reaccionar bajo la acción de estímulos complejísimos, que llegan a modelar un sistema nervioso fino, exquisito en reacciones, sensible a todos los matices y de percepciones delicadas: es el fruto evolutivo de la civilización; este es el sistema nervioso del intelectual, manifiesto en tipos psíquicos y temperamentos nerviosos y sensitivos. Es natural que el estómago de estas personas no digiera como el del gorila. Y como, en último término, es el sistema nervioso el que rige las funciones digestivas y la secreción de jugos, se comprende que haya individuos cuyos plexos nerviosos motrices y secretorios digestivos, sólo funcionen bien cuando una gama variada, compleja y estimulante, de sabores y excitaciones diversas ponen en juego los delicados mecanismos de la digestión. Ya hemos visto que algunos autores, como el doctor Carton, previenen contra las dificultades de la dietética en los nerviosos, que necesitan una alimentación más sabrosa, variada y concentrada que los demás.

Las personas robustas, principalmente de tipo de nutrición y de temperamento raquídeo, la mayoría de los tipos de movimiento no nerviosos, etc., sobre todo los propensos al artritismo, necesitan y toleran bien una alimentación sencilla y poco condimentada (verduras cocidas, ensaladas, frutas acuosas, hortalizas), ya que por un lado su sistema nervioso no necesita estímulos complejos, y por otro lado, los alimentos acuosos y poco variados en la misma comida, evitan la superalimentación, el artritismo y las dilataciones digestivas y acúmulos de grasa.

Comprenderemos estos casos de mala digestión de comidas sencillas si tenemos en cuenta que el acto digestivo es función combinada del individuo (que puede ser nervioso, linfático, sanguíneo, raquídeo, etc.), y del alimento, cuyas funciones fundamentales ya conocemos. La *función excitante* depende de su sabor, su concentración y su complejidad química. La *función mineralizadora* depende de su riqueza en sales. La *función nutricia* depende de su riqueza en principios inmediatos: hidrocarbonados, proteínas, grasas...

La función excitante o estimulante es de una gran importancia en las personas de sistema nervioso delicado y sensible. Suelen comer poco, pero esta pequeña cantidad debe ser sabrosa, aromática, con cierto grado de concentración y, en general, muy variada. Sin salirse de la normal alimentación vegetariana, pueden emplearse una serie de condimentos eficaces (cebolla, zanahoria, ajo, laurel, pimentón dulce, sal, azafrán, etc.) y, sobre todo, puede evitarse que los alimentos pierdan su *aroma natural*, por su cocción en ollas bien cerradas y la práctica de no tirar las aguas de cocción. La concentración se logra empleando poca cantidad de agua (o nada en algunas verduras), y la complejidad química la logran muchos estómagos con la mezcla de alimentos variados en la misma comida (cosa de la que ya habló el ilustre químico-biólogo doctor Carracido), y que, en ciertas personas, lejos de lo que se cree, en lugar de dificultar la digestión, la favorece.

Y como *no nutre lo que se come, sino lo que se digiere*, he aquí que lo importante es lograr una buena digestión, pues una digestión imperfecta de alimentos sanos, puede crear más toxinas que una digestión perfecta de alimentos menos sanos. Claro que el ideal es ir logrando que el individuo digiera bien, lo que para la constitución química de la sangre es mejor, y ésta es la lenta labor de naturalización de los individuos y de las razas.

Consejos dietéticos generales

Se debe beber poca agua o ninguna en las comidas.[2]

Se deben masticar e insalivar bien los alimentos.

Debe uno comer con el ánimo tranquilo.

No se debe comer sin hambre.

No deben tomarse alimentos demasiados calientes, ni demasiado fríos (helados).

No debe abusarse de salsas, sobre todo de las confeccionadas con harina.

No debe echarse azúcar en las frutas, leche o requesón.[3]

Prefiéranse los alimentos de color a los blancos (nabo, coliflor, pan blanco, arroz, etc.)[4]

Entre los alimentos eliminadores y mineralizadores (verduras y

---

[2] Porque diluye los jugos digestivos.

[3] Porque llega a producir fermentación alcohólica y ácidos nocivos. Aparte de sus inconvenientes como alimento desvitalizado.

[4] Por ser los primeros más ricos en minerales.

frutas), deben preferir las verduras las personas que tienen tendencia a perder peso, y las frutas aquellas que tienen propensión a engordar.

Las dietas curativas deben ser a base de frutas y verduras, por ser alimentos de eliminación y mineralización.

La medida de suficiencia del alimento ingerido la da el hecho de que la persona puede resistir perfectamente sin nueva comida seis u ocho horas (o catorce o dieciséis, incluidas las del sueño) sin sentir hambre extremada. En este caso el alimento es perfectamente adecuado en cantidad y estímulo. El que siente hambre a las tres o cuatro horas de haber comido, es porque no ha comido bien o porque está habituado a excesos de excitación alimenticia. El que adopta el régimen vegetariano, comprueba al poco tiempo que puede pasarse sin comer muchas más horas que cuando comía carne o tomaba vino, café, etc. El que toma alimentos excitantes, tiene hambre y sed frecuentes, debido a la propia excitación.

Esas sensaciones dependen también de la calidad del alimento. Como muy bien dice el Prof. Carbonell: "Una alimentación escasa y variada, sería mucho menos peligrosa que una alimentación menos escasa, pero demasiado monótona, por la sencilla razón de que no hay ningún alimento que contenga en las proporciones convenientes todos los materiales necesarios para la nutrición y sólo variando mucho los alimentos y dejando que el organismo tome lo que le convenga y deje lo demás, es como se adquiere una firme garantía de que las exigencias de la nutrición general serán cubiertas. La monodieta sólo es tolerable y no siempre, con la leche; en cambio, es absolutamente intolerable con los alimentos vegetales. Cuanto mayor diversidad de vegetales se consuma en el curso del día, tantas mayores probabilidades hay de que queden cubiertas las necesidades de la nutrición".

Dietas varias

Habiendo sido expuestas las reglas generales de adaptación a los diversos tipos, del régimen normal vegetariano o *dieta antitóxica* (lección XVIII), pasemos ahora a las distintas dietas o regímenes curativos.

Para ello atengámonos a la clasificación que propuso el doctor Ruiz Ibarra con arreglo a la *toxicidad*. Según él, "en toda clase de alimentación, hay un producto a transformar y un residuo a eliminar; por imperfección de la transformación o por deficiencias de la eliminación del residuo, puede dar la resultante tóxica. Siendo este detalle, además, el más importante de todos desde el punto de vista práctico y utilitario para los enfermos, nuestra opinión es clasificar los regímenes según esta escala:

1º Regímenes antitóxicos.

2º Regímenes atóxicos.

3º Regímenes hipotóxicos.

4º Regímenes tóxicos.

5º Regímenes hipertóxicos".

"Llamamos *régimen antitóxico,* aquel adecuado para que los enfermos en diferente grados de intoxicación estén en las mejores condiciones para la eliminación de sus toxinas.

Llamamos *atóxico* al régimen que conviene a enfermos no profundamente intoxicados, pero con dificultades de eliminación de residuos de substancias de metabolismo medio.

Régimen hipotóxico es, a nuestro entender, aquel que compuesto de los diferentes principios inmediatos que entran en la composición de un régimen medio normal, sus residuos son de fácil eliminación para un hombre de tipo medio sano.

Regímenes tóxicos son los recargados de substancias con principios de difícil transformación y de residuos de difícil eliminación, en personas de tipo medio sano, e imposible en enfermos intoxicados.

Hipertóxicos son los regímenes recargados de substancias de imposible eliminación total de sus residuos, a la larga, y que tarde o temprano alteran la salud. de quien los usa.

Téngase presente que, a la vez que el régimen, hay que tener en cuenta siempre las condiciones de quien ha de tomarlo, pues sólo así se comprenderá que un régimen hipotóxico para uno resulta hipertóxico para otro, y hasta un régimen atóxico y a veces hasta uno de los distintos antitóxicos, puede resultar tóxico para determinado individuo en determinadas condiciones, y viceversa."

Materiales de los distintos regímenes para el adulto

Regímenes antitóxicos ......

1º Ayuno absoluto (agua destilada).

2º Zumos de frutas dulces o ácidas (según casos) en agua de escasa o nula mineralización.

3º Horchatas de frutas oleaginosas.

4º Frutas frescas, jugosas, dulces o ácidas.

Regímenes atóxicos ....

Ensaladas crudas de hojas, tallos, raíces y bulbos.

Frutas desecadas puestas en agua el tiempo necesario.

Caldos de verdura, especialmente de bulbos.

Verduras hervidas.

Frutas oleaginosas en pequeña cantidad.

Regímenes hipotóxicos ....

Verduras rehogadas o fritas.

Feculentos (patatas, arroz, etc.).

Cereales y sus harinas derivadas.

Nata de leche.

Requesón.

Regímenes tóxicos ....
{ Leguminosas secas (garbanzos, judías, lentejas, habas, etc.).
Huevos.
Leche, quesos.

Regímenes hipertóxicos ......
{ Carnes y pescados de todas clases.
Café, té, chocolate, vino, líquidos alcohólicos.

"Utilizar uno u otro de los regímenes; seleccionar y combinar las substancias de uno u otro según las circunstancias y condiciones de la vida de cada cual, es hacer dietética acertada."

Dieta hídrica. Consiste en tomar agua sola o añadida de zumos de frutas frescas. Indispensable en general en las enfermedades agudas, puede usarse también en ciertas enfermedades crónicas, para lo cual hay que atenerse a las reglas del ayuno. (Véase la lección siguiente).

Regímenes crudos

Dieta frutariana. Consiste en comer solamente frutas. Cuando se usa en terapéutica como régimen de desintoxicación, se entiende que ha de ser, en general, de frutas frescas y no oleaginosas. Deben tomarse en las 24 horas dos y medio a tres kilogramos de frutas frescas, procurando ingerir de una sola clase en cada comida. A veces el régimen de una sola fruta (uvas, manzanas...) tiene preciosas indicaciones.

Un régimen crudo suave es a menudo eficaz en las enfermedades gástricas e intestinales, sobre todo en casos de hiperclorhidria.

Cura de manzanas. Se emplea en los catarros intestinales agudos o subagudos con diarrea persistente, o en las diarreas de verano.

Se toman cinco comidas de unos 200 gramos de manzana bien maduras y aun ralladas. Durante dos días se tomará esto exclusivamente, sin ningún otro alimento o bebida. Casi sin excepción se presentan deposiciones sólidas al segundo día. A partir del tercer día se instituye un régimen preservador y se pasa en los días siguientes a la alimentación normal. También merece ensayarse esta cura en la disentería y en la fiebre tifoidea. A quien vacile en emplear este tratamiento original le recomendamos que se persuada de su eficacia, ensayándolo una vez. En lugar de manzanas pueden emplearse plátanos o grosellas. (Franck.)

Cura de uvas o ampeloterapia. (Véase lección XXXI: "UVAS").

Cura de col ácida. Se utiliza en el estreñimiento rebelde y la atonía intestinal. Se come la col cruda antes de las tres comidas. Los efectos suelen manifeestarse ya al tercer día.

Los zumos de fruta y sus indicaciones curativas. Ya hemos citado su indicación precisa, mezclados con agua, en la primera etapa de las enfermedades agudas, como bebidas lixiviantes y desintoxicantes. Mas los zumos de frutas frescas cumplen también interesantísimo papel en muchos estados crónicos, como disolventes y depurativos. El *zumo de limón,* el de *naranja* y el de *mandarina,* son utilísimos en los estados artríticos y reumáticos, como también en ciertas enfermedades por carencia vitamínica (escorbuto, etc.). Los *zumos de manzanas y peras* están especialmente indicados en los estados catarrales e infecciosos del intestino por su poder antiséptico, corrector y fluidificador. El *zumo de cerezas* disminuye extraordinariamente el ácido úrico de la orina a veces hasta su total desaparición, aumentando en cambio la cantidad de ácido hipúrico (derivado benzoílico de la glicocola); de aquí su utilidad clínica en la diátesis úrica y la uricemia, principalmente en las manifestaciones gotosas, nefríticas y de insuficiencia renal. El *zumo de fresas* tiene especial utilidad en la colelitiasis (cálculos del hígado) y toxemia de origen intestinal. El *zumo de moras* es particularmente eficaz en las diátesis hemorrágicas (escorbuto, púrpura, hemofilia, etc.). El *zumo de granada,* es también eficaz en la diátesis úrica y estados artríticos. Los *zumos de melón y sandía* son desintoxicantes y diuréticos. Otros zumos de frutas frescas y jugosas (ciruelas, grosellas, albaricoques, etcétera) pueden ser empleados como bebidas depurativas tanto en los casos de enfermedad aguda como en los de enfermedad crónica.

La *horchata de almendras,* como extracto de materiales nutritivos de un fruto, merece nuestra atención en este lugar por sus excelentes propiedades alimenticias y correctivas. Está compuesta fundamentalmente por el aceite de almendras emulsionado, una buena proporción de albúminas e hidratos de carbono, algunos minerales y el agua. Su poder energético-nutritivo es poco menos que el de la leche. Un vaso de leche de vaca que contenga 250 gramos, lleva potencialmente 208 calorías. Un vaso de hortacha de almendras confeccionada con 30 semillas, 2 cucharaditas de azúcar morena de caña y 200 gramos de agua, tiene el mismo valor calorimétrico que el anterior. Claro es que la horchata de almendras no es un alimento completo como la leche, pero es excelente alimento graso, hipoazoado, aclorurado, antitóxico, diurético y de escasos residuos fermentescibles; que, como dice el doctor Sandoval, está indicadísimo en las enfermedades infecciosas agudas, en las que nosotros venimos empleándolo desde hace 24 años. Pero además es insustituible en las enfermedades del estómago (gastritis agudas y crónicas), sea cual fuere su tipo secretorio. Boas recomienda la leche de almendras en los casos de úlcera gastro-duodenal, por reunir las siguientes cualidades: No irrita la mucosa; permanece un mínimo de tiempo dentro del estómago; excita lo menos posible la secreción gástrica, y evita la digestión clorhidro-pépsica de las paredes del estómago por el poder inhibidor de su abundante grasa (Senator). Su indicación es evidente en los casos de intolerancia láctea, pero aun fuera de estos casos, su ingestión alternada con la leche suele neutralizar la tendencia al estreñimiento producida por ésta. Nosotros la hemos empleado también en las enteritis agudas y crónicas, las afecciones hepáticas y las nefritis. En realidad, es uno de los más preciosos recursos de la dieta líquida, porque a su facilidad de digestión une su alto valor nutritivo.

Dieta de leche. Se usa en ciertas enfermedades digestivas, temporalmente, con frutas o sus zumos. El régimen de leche sola es un error fisiológico, si se exceptúa la época de la lactancia. La leche es hipoexcitante, es decir, paraliza las secreciones y movimientos digestivos, produciendo estreñimiento. Puede ser útil a pequeñas y repetidas dosis en enfermos espasmódicos, irritables digestivos, nerviosos o en las grandes inflamaciones de los órganos de la digestión en enfermos que lleven bastante tiempo de ayuno o necesiten de un régimen líquido o semilíquido algo albuminoso (ulcerosos digestivos...). No debe pasarse de dos o tres litros al día en los casos favorables, tomados en pequeñas cantidades, aproximadamente cada dos horas, ingiriendo cada vaso en pequeños y distanciados sorbos. La leche debe tomarse cruda, para no destruir sus diástasas, vitaminas y fermentos, o agregada de cierta cantidad de zumo de frutas dulces o cocimiento de cereales (cebada, malta, avena...) que la hacen más pasadera. También pueden sustituirse algunas tomas de leche por los citados zumos de frutas o la horchata de almendras. Nosotros la hemos recomendado en algunos casos mezclada con esta última, siendo de gran resultado en las inflamaciones ulcerosas de estómago e intestino y como alimento de transición, tras la primera etapa líquida, en ciertas enfermedades agudas e infecciosas.

Ehretismo o dieta antimucógena. Se llama así por haber sido preconizada por el profesor A. Ehret, el cual demostró que el moco es el medio donde se desarrollan y medran los microbios patógenos, siendo producido por la ingestión de ciertos alimentos. Esta afirmación está basada en su conocido experimento:

Se hizo Ehret una herida en el antebrazo, que cicatrizó sin supurar, espontánea y fácilmente, bajo la influencia de un régimen de fruta sola. Después se causó otra herida semejante para probar la influencia de una alimentación vegetariana en la que entraban huevos y leche; y la herida curó por la propia fuerza medicatriz del organismo, pero supuró algo y tardó más en cicatrizar. Posteriormente hízose una tercera herida estando sometido a un régimen mixto en el que entraban carnes y bebidas alcohólicas: Esta vez la herida supuró abundantemente y no cicatrizó sino después de dos días de ayuno absoluto.

Todos los alimentos, exceptuando las frutas y las verduras, engendran mucosidades en mayor o menor cantidad; haciéndolo en grado sumo los alimentos de origen animal, sobre todo las carnes. Ehret empleaba el *ayuno* para la eliminación del moco, alternándolo con *dietas de transición.* Estas se basan en la ingestión de verduras y frutas, añadidas algunas veces de ciertos alimentos acostumbrados, en pequeña proporción, cuando se presentan síntomas de intolerancia. Las féculas (cereales, pan, patatas, leguminosas...) y albúminas (carnes, pescados, huevos, leche, queso...) producen gran secreción de moco, cuyo exceso, naturalmente, perjudica en gran manera a los enfermos de tendencias catarrales (asmáticos, bronquíticos, entéricos...) que deben guardar la mayor parquedad compatible con su tipo, temperamento y ocupación, en el consumo de estos alimentos.

El propio Arnoldo Ehret curó su nefritis crónica con la dieta antimucógena de frutas y verduras alternada con oportunos ayunos. "Mantengo y afirmo —decía— que si un hombre vive de acuerdo con las rectas leyes de una dietética anti-mucosa, experimentará absoluta salud, belleza y fortaleza, sin dolores ni molestias, de una manera semejante a como se nos dice en la Biblia. Hoy no tenemos más milagros por que no tenemos más santos; es decir, santificados y ayudados por el ascetismo y el ayuno. Los santos despedían cierto resplandor, o expresado en modernos términos técnicos, radiaban. Deseo hacer constar que yo mismo he llegado a despedir visibles efluvios eléctricos bajo la influencia externa o interna de las energías solares (baños de sol, frutos sazonados por el sol...)."

Sigue diciendo el citado profesor: "¿Cree alguien que esa cantidad de moco o flemas escupidos por los tuberculosos durante años y años, provienen del pulmón? Precisamente porque estos enfermos están alimentados forzosamente de substancias mocoproductoras (purés, leche, carnes, etc.) el moco no puede cesar hasta que los pulmones decaen y el bacilo hace su aparición, declarando incurable la enfermedad". "El misterio del bacilo se explica fácilmente de este modo: La gradual obstrucción de los vasos sanguíneos conduce a la descomposición y fermentación de estos productos mucosos y residuos alimenticios, los cuales, depositándose parcialmente en diversos sitios del organismo, degeneran en abcesos de pus, cáncer, tuberculosis, sífilis, lupus, etc... Ahora bien; todo el mundo sabe que, la carne, el queso y toda materia orgánica en descomposición, produce bacilos. Por esta razón estos gérmenes aparecen y son distinguibles solamente en el estado avanzado de la enfermedad, cuando, por consiguiente, no son la causa, sino el producto de la enfermedad, y ésta avanza solamente en razón de la descomposición. En el caso de los pulmones, el mal se precipita por ellos, pues las secreciones de los bacilos, sus toxinas, producen envenenamientos. Pero únicamente el moco produce terreno apto y hace posible su actividad."

Ehret llega, desde su punto de vista, a la misma conclusión general de la bacteriología naturista: Es el terreno alterado el que permite la vida del microbio. Y el moco (que químicamente es un glucoproteído ácido), es la más obtensible de las substancias patológicas, que, aun existiendo normalmente como lubrificante de las mucosas, y en ciertas secreciones, puede, por exceso, convertirse en causa de enfermedad, obstruyendo los conductos orgánicos y dificultando la función de las vísceras. El moco excesivo o patológico, es siempre resultante de una elaboración imperfecta de productos alimenticios proteicos e hidrocarbonados, a cuya producción contribuye la acidificación humoral. El mantenimiento de la alcalinidad humoral favorece la disolución y eliminación del moco. Nuevo argumento en favor de la alimentación vegetaliana.

El ayuno. Curas de hambre y de sed

El organismo al que no se le da alimento, consume sus propios tejidos (autofagia), acabando por quemar y eliminar toda substancia o tejido morboso y, en general, todo aquello que no es *esencial* al mantenimiento de su vida.

En estado de salud, la restricción alimenticia como práctica higiénica y purificadora, se debe realizar de preferencia en la estación fría, porque la remisión, en esta época, de las funciones orgánicas y de las manifestaciones de la Naturaleza, invitan al reposo de las funciones digestivas; así lo hacen, efectivamente, los animales. Dice Alborná: "En verano no es época de ayuno; 1º, porque el organismo está en la máxima actividad interna y externa; 2º, porque, en consecuencia, tiene el máximo desgaste; 3º, porque la digestión, desde su principio hasta su fin, es más perfecta por la mayor actividad orgánica, por la mayor potencia de los jugos digestivos, y porque el calor ambiente facilita las reacciones químicas fisiológicas; 4º, porque la misma Naturaleza ofrece la máxima cantidad y variedad de frutos, invitando bondadosamente a que el hombre los coja y los coma.

En cambio en el invierno sucede todo lo contrario: 1º, porque el organismo disminuye su viveza y actividad; 2º, porque este ha de tener por lógico efecto el mínimo desgaste; 3º, porque la frialdad de la atmósfera dificulta los cambios químicos, por lo cual las digestiones son más trabajosas; 4º, porque escasean más las frutas, verduras y legumbres tiernas; 5º, porque la tristeza y decaimiento de la estación invitan a la quietud y al reposo, al estudio y la frugalidad; 6º, porque la natural potencia asimilativa está perezosa y muy disminuída." Y es natural que esto sea así; porque si la vida es producto de la energía individual y las energías externas, claro es que, al disminuir la actividad de éstas, disminuirá el producto y, por tanto, la *función vida* —en su numérico valor de libramiento o actividad —disminuirá.

Por entender esto al revés y alimentarse con exceso en invierno, aparecen crisis purificadoras en la primavera (como expresa el conocido refrán: "La primavera la sangre altera"). La Religión aconseja el ayuno preferentemente en época de primavera, porque la tendencia purificadora del organismo en este tiempo debe ser facilitada con la restricción de alimentos.

El *ayuno* es práctica utilísima para la curación de gran número de enfermedades y para prevenir la alteración humoral fundamental. Hay formas morbosas que no pueden curarse más que por este medio, que exige el consejo y vigilancia del técnico.

El ayuno es obligado cuando falta por completo el apetito, señal de que el organismo no está en condiciones de elaborar el alimento. Es más sabio en estas circunstancias, dejar de comer, que comer a la fuerza por miedo a una hipotética debilidad, que, como ya dijimos, es más veces intoxicación que extenuación. El que ayuna, debe sólo cuidar de la mineralización de su organismo, mediante la ingestión de líquidos mineralizantes (jugos de frutas en agua, aguas minerales, gordas o alcalinas).

El ayuno prolongado produce *acidosis*, o sea la acumulación de cuerpos acetónicos (acetona, ácido diacético y ácido oxibutírico) en el organismo, que son eliminados por los riñones y los pulmones. Pero este fenómeno es menos marcado y más tardío en el ayuno obligado, en que no hay sensación de hambre, que en el ayuno forzado, en que hay hambre por estar el organismo sano.

La *acidosis* no quiere decir que la reacción de la sangre sea ácida (cosa que motivaría la coagulación de las albúminas celulares y con ella la muerte). Se trata, pues, en realidad, de una disminución de la alcalinidad, cuyo peligro es el empobrecimiento alcalino excesivo (eliminación de cal y magnesio, etc.), por neutralización de dichos cuerpos acéticos. El organismo se defiende también contra la *acidosis* por medio del amoníaco, del cual dispone, restándole a la formación de la urea.

Hoy dos frenos contra la *acidosis*: la ingestión de sales alcalinas (las frutas dulces y aguas minerales tienen muchas) y de hidratos de carbono (féculas, almidones, azúcares naturales). Por esto, cuando se trata de enfermedades crónicas de curación lenta, en personas sin recargos (taquitróficos) ni lesiones de carácter destructivo, preferimos la cura Schroth al ayuno absoluto. La cura Schroth (pág. 300) tiene casi las mismas ventajas eliminatorias que el ayuno, y, en cambio, mineraliza parcialmente los tejidos y se opone a la *acidosis*. Además, después del ayuno absoluto, las células orgánicas retienen con avidez la albúmina alimenticia, mientras que después de la dieta seca la retienen con mucha moderación, lo que es garantía de buena restitución de la función celular.

La *acidosis,* como ya dijimos, también se observa en los que abusan de carne y grasa en la glucosuria del embarazo. Es curioso cómo el exceso alimenticio y la inanición conducen al mismo resultado con ser medios opuestos.

El mecanismo del ayuno terapéutico, aparte el consumo y combustión de grasas, azúcares y substancias extrañas que efectúa, se cumple en gran número de casos, originando crisis. La alimentación suprime de hecho en las grandes enfermedades crónicas, la aptitud de reacción morbosa, o sea la capacidad defensiva del organismo. Lo cual se explica por la distracción de las energías vitales en la complicada elaboración alimenticia. Es un hecho biológico indudable que las células de los órganos enfermos están en un estado de actividad mucho mayor que los órganos sanos. Por ejemplo, las células de un estómago que restaura una úlcera, están realizando un trabajo mucho mayor que cuando digieren, o las de un pulmón que cicatriza una lesión tuberculosa trabajan más que cuando respiran. Como en el organismo no hay más que una sola fuerza vital, tanto para realizar los fenómenos normales como los patológicos, se explica por qué el ayuno, al no desviar energías hacia procesos de transformación alimenticia, las reserva para la reconstrucción y defensa de los órganos enfermos.

Reglas para la técnica de ayuno terapéutico. He aquí los consejos expuestos por el doctor Ruiz Ibarra para la práctica del ayuno, y que hacemos nuestros.

1º No temáis en lo más mínimo el agotamiento del enfermo. El hombre puede vivir mucho más días de lo que se cree sin tomar alimento. Hay casos en la práctica en que un individuo ha ayunado más de sesenta días. Cuarenta días de ayuno es corriente en donde se practica bien.

2º Se prepara al enfermo para el ayuno por una limpieza del aparato digestivo, por medio de una dieta cruda vegetal y un enema diario durante los tres días que preceden al ayuno.

3º Hay que procurar un movimiento intestinal expulsivo diario, una deposición al menos, durante los siete primeros días de ayuno. Algunos enfermos se ven acometidos de diarrea a los tres días del ayuno. No hay que suprimir el ayuno por eso ni tomar ninguna precaución, pues ello no significa más que una buena eliminación.

4º Dad una moderada cantidad de agua a los enfermos que tengan sed, y si orinan poco o no se mueve nada el intestino, ni en el agua del enema se elimina nada, hay que darles un poco de zumo de fruta (mejor de ciruela o higo), bien sea el de uvas, naranja, granada o limón.

5º El ayuno no exime del ejercicio. Debe hacerse el que cada uno pueda al aire libre y al sol, protegiendo la cabeza contra los rayos del sol. Haced respirar a los enfermos profundamente estos días de ayuno.

6º A estos enfermos hacedlos estar en cama doce o más horas del día.

7º Alejad a estos enfermos de la cocina y evitadles la presencia de alimentos.

8º Si estos enfermos presentan dolor de cabeza, ponedles un enema.

9º Tened mucho cuidado al romper el ayuno, pues en muchos casos es muy peligrosa la introducción de alimento, que fácilmente se hace excesiva, sin darse cuenta, después de un ayuno prolongado.

10º Generalmente el ayuno se establece día por día; no hay regla general para esto del tiempo que debe durar un ayuno. La observación diaria de como lo tolera cada enfermo es la única clave para el tiempo que debe durar. Si sobreviene una extrema debilidad, que no se vence después de un buen reposo en cama, o si el pulso es muy débil y frecuente, debe inmediatamente romperse el ayuno.

En los enfermos sometidos al ayuno debéis estar de guardia para observar si se presenta alguno de los síntomas siguientes: palpitación de corazón, disnea o dificultad para respirar, vómitos repetidos tres veces al día, hipo sostenido, sudores nocturnos, náuseas frecuentes. En cuanto observéis estos síntomas, romped el ayuno.

Curas de hambre en algunos casos concretos. Según Franck, un solo día de hambre basta para influir favorablemente en el metabolismo *diabético*.

En el *coma diabético* se puede prolongar el ayuno dos días o tres a lo sumo, pero administrando abundante cantidad de agua para facilitar la eliminación de los cuerpos acetónicos, etc.

En el tratamiento de los diabéticos graves, hemos adquirido la costumbre de establecer al principio una hipoalimentación, transformándola poco a poco en alimentación suficiente, pero intercalando de vez en cuando un día de ayuno.

También son muy beneficiosos los días de hambre en el *cólico hepático*, en la *jaqueca*, la *nefritis* y los *vómitos del embarazo*.

El ayuno, que acidifica la sangre, es útil en la *epilepsia,* que tiende a la alcalosis. En la *apoplejía* convienen tres a cinco días de ayuno. En la *hipertensión* conviene intercalar días de hambre y dar ordinariamente una alimentación restringida y tan declorurada como sea posible.

En las *enfermedades del hígado* no conviene un ayuno riguroso, porque la desaparición del glucógeno perjudica al parénquima hepático.

En las curas de hambre suaves se permite el consumo diario de 800 a 1.000 gramos de leche o de 800 a 1.000 gramos de frutas. Esta alimentación restringida se emplea especialmente en los *cardiópatas,* como *cura de Karell;* o para iniciar una cura de enflaquecimiento.

En las *enfermedades renales* se utilizan principalmente los días de fruta, que son también utilísimos en la *diabetes sacarina.*

En la *hematemesis* (vómito de sangre), sigue a los primeros días de hambre un período de alimentación restringida, primero con la leche a cucharadas o zumos de frutas, procurando después el paso gradual a la ración de entretenimiento, mediante adición de avena, sémola, huevos, hariglut, mantequilla, etc. No olvidemos el importante papel que en estos casos puede desempeñar la horchata de almendras.

Curas de sed o curas secas. Las pérdidas acuosas del organismo vienen a ser de unos 250 centímetros cúbicos diarios. La ingestión de líquido se regula por la sensación de sed, que según L. R. Muller, debe atribuirse a la irritación del diencéfalo. Por otro lado, el sistema endocrino está relacionado con el metabolismo hídrico (lóbulo posterior de la hipófisis, tirodina, insulina); y éste, con el metabolismo de las substancias minerales, como ya vimos (cloruro de sodio, potasio y calcio).

Las *curas secas rigurosas* no deben prolongarse más de uno o dos días. Son útiles en la hemorragia por *úlcera gástrica* (puesto que aumentan la coagulabilidad y viscosidad de la sangre), *apoplejía, hemoptisis, bronquitis crónica y gangrena pulmonar, edemas nefríticos y cardíacos, ascitis y pleuresía exudativa, vómitos nerviosos, gastroptosis, polidipsia nerviosa y asma nocturna de la nefroesclerosis benigna.*

De la *cura seca de Schroth* ya hemos hablado en la pág. 300.

Lección XXIX

DIETETICA APLICADA

Enfermedades del aparato digestivo y de la nutrición o metabolismo

Gastritis aguda. Ayuno de uno o dos días, tomando solamente infusiones. Después puré de patata, leche, horchata de almendras y huevos pasados por agua. Más adelante cereales y mantequilla. Después hortalizas y frutas. Se puede permitir tomar leche con agua de cal y manzanilla con limón. Si hay diarrea purgar con aceite de ricino y dar arándanos secos.

Gastritis crónica. Corregir las faltas dietéticas y distribuir el alimento diario en varias comidas pequeñas. Alimentación a base de cereales, frutas jugosas blandas, leche, mantequilla, huevos y pan tostado. Aguas minerales alcalinas.

Ulceras gástrica y duodenal. Cura de hambre y de sed uno o dos días. Después dieta de leche fría, leche fermentada o horchata de almendras. A veces yema de huevo batida. Cuando persisten las hemorragias deben permanecer los enfermos en cama, boca arriba, los primeros días de la cura.

Cura de Sippy. Se emplea cuando faltan las hemorragias manifiestas. Durante doce horas se dan al enfermo, cada hora, 100 centímetros cúbicos de una mezcla de leche y nata, o 100 centímetros cúbicos de sopa de leche con arroz (pasada por cedazo), sémola o harina, añadiendo mantequilla. Después de dos días se añade, por la mañana, un huevo pasado por agua y dos trozos de pan bizcochado o tostado (no integral) con mantequilla; al cabo de cuatro días se dan por la mañana otros dos huevos pasados por agua con la misma clase y cantidad de pan; a los seis días se añaden, por la mañana, otros tres huevos pasados por agua con el pan correspondiente y mantequilla. Este régimen debe seguirse durante 4 ó 6 semanas. Durante la primera semana permanecerá el enfermo en la cama, boca arriba (decúbito supino). Al mismo tiempo se procura alcalinizar el jugo gástrico, administrando alternativamente alcalinos. Después de seis semanas de cura rigurosa se intercala papillas, cereales, puré de patata con leche o nata (preferible por el valor alcalinizante de la patata y la leche), puré de legumbres y frutas cocidas. Este régimen debe continuarse durante un año o más.

Hematemesis o hemorragia gástrica (vómito de sangre). Estancia en cama y compresas frías en el vientre cada hora. Ayuno absoluto dos días. Si persiste la hemorragia, se continúan los días de hambre y sed, alimentando al enfermo por vía rectal[1] (Leube-Ewald). Cuando cesan las hemorragias se sigue el régimen habitual en la úlcera gástrica.

Es conveniente, una vez que ha cesado la hemorragia, que el enfermo tome por las mañanas una cucharada de aceite de olivas de buena calidad, que puede batirse con yema de huevo; sobre todo si hay exceso de acidez. No conviene beber demasiado. Después se darán cereales, puré de patata, zumos de frutas y mantequilla. Y como bebidas, leche natural o agria, horchata de almendras y cacao de avena.

Cuando *duele el estómago* se neutraliza el exceso de ácido con huevo crudo batido o leche. El aceite y la mantequilla sin sal reducen la secreción del jugo gástrico y provocan el paso del jugo intestinal, alcalino, hacia el estómago. Actúan también favorablemente en la hiperacidez las almendras crudas raspadas. El régimen de purés o papillas debe completarse con mantequilla, leche y huevos.

Una vez curada la úlcera de estómago debe guardarse cierto régimen preventivo durante largo tiempo.

Hiperclorhidria. (Exceso de acidez gástrica). La *pirosis* o sensación de ardor, puede ser sentida tanto por un exceso de ácido como por un defecto (pirosis nerviosa de Boas), debiendo ser resuelto el problema en cada caso por el análisis del jugo gástrico si no basta el diagnóstico sintomático.

Puesto que las grasas inhiben la secreción gástrica, es ventajoso administrar aceite o mantequilla de buena calidad. Por lo demás, la alimentación debe ser ligera, pobre en residuos y no irritante. La ingestión de sal debe ser escasa o nula. Debe tomarse preferentemente leche, cereales, purés, zumos de frutas, frutas cocidas, huevos y requesón.

Estenosis o estrechez pilórica. Las comidas deben ser pequeñas, frecuentes y de fácil paso al intestino. Debe procurarse la restricción de grasas a causa de la fermentación de sus ácidos. Cuando hay deficiencia de acidez del jugo gástrico, se dará preferencia a los hidratos de carbono (féculas, almidones, azúcares), puesto que la ptiliana de la saliva continúa su acción en el jugo gástrico poco ácido. La cantidad de líquido ingerido debe ser lo más escasa posible. Recomiéndase perscindir totalmente de las aguas carbónicas.

Enteritis aguda.[2] Purgar y aplicar compresas calientes al vientre. Pasar dos o tres días de ayuno tomando solamente infusiones calientes.

---

[1] La mucosa rectal no absorbe las proteínas y absorbe poco la grasa. En cambio absorbe bien las albumosas, peptonas, hidrocarbonados y alcohol.
Para realizar la *alimentación artificial* se aplica primeramente un enema evacuante y después se administra el líquido nutritivo con un irrigador provisto de cuentagotas para que no pasen al recto más de 200 centímetros cúbicos en una hora.
El líquido nutritivo se compone de: Dextrina, 150 gramos; alcohol, 30 gramos; cloruro de sodio, 7 gramos; y agua, 1000 gramos. Se añaden 10 gotas de tintura de opio simple. (La dextrina puede ser sustituída por 30 gramos de "Dextropur".)
[2] Todas las enfermedades del intestino requieren ante todo, garantizar la buena digestión estomacal.

Diarreas de fermentación. (Deposiciones de olor ácido). Supresión completa de hidratos de carbono.

Diarrea de putrefacción. Purga seguida de dos días de ayuno. Alimentación sin albuminoides. Hacia el tercer día se administra una dieta compuesta casi exclusivamente de féculas, almidones y azúcares naturales. Al cabo de una semana se puede añadir leche agria y quizá algún huevo.

En esta enfermedad tiene especial aplicación la *cura de manzanas* (pág. 447), practicada durante dos o más días, tomando las manzanas crudas, bien maduras, mondadas y sin pepitas, en cantidad de 100 a 300 gramos por comida, sin mezclar ni intercalar ningún otro alimento ni bebida. En cuanto cesa la diarrea, que suele ser al 2º o 3er. día, se hace una alimentación suave a base de cereales, patatas y frutas, aumentando poco a poco hasta el régimen normal del sujeto. Deben prohibirse rigurosamente los dulces, grasas, carnes, coles, pescados, pan, repostería y alcoholes.

Disentería. Ayuno de tres días, dando solamente agua templada con arcilla blanca y carbón animal. Compresas calientes (mejor con tila) sobre el abdomen.

A partir del cuarto día, papillas de avena, cebada o arroz. Después leche y yema de huevo hasta pasar al régimen propio de la diarrea crónica. Puede también emplearse con éxito la cura de manzanas.

Fiebre tifoidea. (Pág. 357.) Como ya dijimos, debe empezarse el tratamiento con ayuno. Dieta de zumos de frutas en agua, pudiendo añadirse, después de cuatro o cinco días, sopas mucilaginosas o, lo que es mejor, hacer una cura de manzanas o sandía si el enfermo necesita cierto grado de estímulo alimenticio. En la tercera semana, por existir peligro de hemorragia, deben practicarse, si las fuerzas del enfermo lo consienten, 4 a 7 días de ayuno. Cuando haya pasado una semana, por lo menos, sin fiebre, se puede empezar una alimentación prudente a base de frutas, cereales y puré de patata.

Estreñimiento. (Pág. 423.)

Estreñimiento alimenticio (o por defecto de estímulo mecánico o químico). Desayuno: Fruta o zumo de frutas. O bien ciruelas pasas cocidas (véase pág. 431). Al cabo de 20 minutos, malta con nata, pan integral, miel, mermelada o papilla de centeno prensado (a la que se puede añadir nueces, azúcar y leche fría). 2º desayuno: Kefir o leche fermentada.

Comida: Sopa de frutas, legumbres, leguminosas con sus vainas o tortilla de centeno (que se hace con 100 gramos de centeno prensado, un cuarto de litro de leche, dos huevos, 35 gramos de harina de trigo integral, 15 gramos de azúcar, una cucharadita de polvos de levadura, corteza de limón, algo de canela y sal suficiente; amasándola y friéndola en la sartén con aceite de oliva, rellenando con cualquier clase de mermelada).

Merienda: Como el desayuno, o bien fruta cruda de una sola clase.

Cena: Ensalada o verdura cocida, legumbres, pan integral y mantequilla; o leche agria con pan integral bien desmenuzado y azúcar; o puré de centeno prensado en caldo de legumbres. Fruta cruda.

Estreñimiento atónico. Hacer la misma alimentación que en el anterior, masaje abdominal y gimnasia adecuada. Por la noche tomar una cucharada de semillas de lino (linaza). *Cura de col ácida,* tomando 3 veces al día, antes de cada una de las comidas, un plato pequeño de col cruda.

Estreñimiento espástico. (Por excitación y contracción de las túnicas musculares). Alimentación pobre en celulosa. Aplicaciones calientes al abdomen, diatermia o corriente de alta frecuencia.

Durante una semana, mucígalo, huevo, leche, tortillas, zumos de frutas. Después patatas y purés de legumbres, en la forma siguiente:

En ayunas: Una cucharada de aceite de olivas o de linaza.

Desayuno: Leche con malta y nata. Pan blanco, mantequilla o miel; jalea o mermelada poco dulce. 2º desayuno: Zumo de fruta o leche fermentada.

Comida: Avena en copos o cebada perlada. Sopas de frutas. Puré de patata, legumbres, compota de manzana o peras. Fruta cruda mondada y sin pepitas. Pudding de frutas.

Merienda: Leche fermentada.

Cena: Pan blanco con mantequilla, un huevo pasado por agua o revuelto con mantequilla; o bien en tortilla con compota. Quesos cremosos. Un vaso de leche o de zumo de fruta.

Antes de acostarse, una o dos cucharadas de aceite de oliva; o una taza de leche caliente o una cucharada de linaza con agua.

Cólicos mucosos. Aplicaciones de calor al abdomen e hidroterapia fría general tonificadora. Calcificación. Si hay estreñimiento, una o dos cucharadas de aceite de oliva en una taza de leche caliente. Alimentación con residuo escaso.

Colitis ulcerosa. (Depende de una predisposición congénita o hereditaria con reacción alérgica del intestino).

La alimentación debe ser suave: Papillas, pastas, mucílagos, huevo pasado por agua, purés (de patatas, hortalizas y verduras), frutas muy maduras o cocidas, zumos de fruta, horchata de almendras. (Preparando de preferencia los alimentos con mantequilla o nata).

Prohibición absoluta de coles y leguminosas.

Meteorismo. Flatulencia. Suele ser consecuente de un estado de estreñimiento, afecciones del hígado y del estómago. El intestino al empujar el diafragma, puede originar trastornos del corazón.

Son muy útiles los baños de asiento, envolturas abdominales, gimnasia y ejercicios respiratorios. ("Se aplican las manos sobre el abdomen, para ofrecer cierta resistencia graduable el abdomen se proyecta al máximo lenta y rítmicamente, a ser posible sin movimiento simultáneos del tórax, y se mantiene breve tiempo en esta posición; después se deprime también al máximo". Frank). Comer poco de cada vez, masticando perfectamente los alimentos. Son convenientes dos o tres días de ayuno cuando hay dispepsia de fermentación.

Prohibición de los siguientes alimentos: Pan tierno, centeno, coles, setas, ajos, leguminosas, cebollas, rábanos, patatas, berzas, quesos, dulces, pastelería, mosto, azúcar, natillas y huevos.

Desayuno: Infusión de manzanilla. A la media hora, leche con malta, pan no tierno con mantequilla o miel. 2º desayuno: Zumo de fruta.

Comida: Cereal algo espeso, cocido en caldo de hortalizas, o puré de hortalizas. Manzanas mondadas o uvas sin hollejo ni pepitas.

Merienda: Leche con malta. Pan del día anterior o tostado, con miel o mantequilla.

Cena: Leche fermentada, fruta o cereal cocido. Pan viejo.

Puede aconsejarse, en los casos intensos, después de la comida y de la cena, la ingestión de una cucharada de *adsorgan* y *arcilla blanca* a partes iguales.

Hemorragias intestinales. Reposo absoluto y ayuno total. Después que hayan transcurrido dos días sin hemorragia, se reanuda la alimentación con leche fría, yemas de huevo, jaleas y sopas mucilaginosas (copos de avena, tapioca ,etc.). Durante la hemorragia, compresas frías al vientre renovadas cada hora y media, cuidando de mantener los pies calientes.

Apendicitis. Reposo absoluto boca arriba. Compresas frías al vientre (no hielo), renovadas. Alimento líquido y más tarde purés. Prohibición de alimentos fuertes, tóxicos o con residuos excesivamente irritantes.

Peritonitis. Régimen semejante al de la apendicitis. Ayuno absoluto durante 2 ó 3 días. Después zumos de frutas e infusión de tilo y saúco. Cuando aparece franca mejoría, sopas mucilaginosas, arroz y yemas de huevo, frutas cocidas y zumos de frutas.

Parásitos intestinales

Tenias. Supresión de carnes y pescados. La víspera de la cura, se deben tomar rábanos picantes, col ácida cruda y cebolla o ajo crudos. Al siguiente día se administra horchata de 60 gramos de pepitas de calabaza mondadas, con igual cantidad de arándanos rojos secos, bien masticados. Una hora después se toma una o dos cucharadas de aceite de ricino.

Ascárides. Purga con corteza de Frángula e infusión de hojas de Sen y de Valeriana a partes iguales. Tómense raspaduras de zanahorias crudas y col ácida cruda.

Oxiuros. Enemas de ajos (se cuecen 4 dientes de ajo en 150 gramos de leche, aplicándolo por vía rectal). Es preciso purgar al enfermo. Evítese el contacto de las manos en el ano, y procúrese marchar siempre bien del vientre.

Hemorroides. Baño de asiento fresco por las mañanas, si no hay contraindicación. Después de cada defecación, limpiar el ano con agua fría y jabón, proscribiendo absolutamente el uso del papel. En los casos intensos conviene, antes de defecar, poner un pequeño enema de agua templada con aceite o con jabón, y si la defecación fuese muy dolorosa, hacerla dentro de un recipiente con agua fría, con objeto de que el ano se abra en contacto con el agua. Regularizar las evacuaciones tomando, si hace falta, aceite de parafina, petrolatum, sen, etc. Restricción alimenticia en las personas robustas, y pasar a fruta un día a la semana.

Alimentación: Desayuno: Frutas, jalea, miel, pan integral, mantequilla.

Comida: Vegetariana y a veces cruda. (Evitar verduras de hoja.)

Merienda: Pan integral y fruta.

Cena: Leche fermentada, patatas, ensalada, frutas y pan integral.

Enfermedades del hígado. Como regla general conviene una alimentación sobria y desprovista de manjares fuertes. Y procurar la regularidad de las evacuaciones.

Ictericia catarral. Estancia en cama y aplicaciones calientes húmedas sobre el hígado. Comenzar con dos días de ayuno, administrando solamente zumos de frutas en agua. Después alimentación de cereales, patata, frutas, mantequilla, leche, verduras y hortalizas, cuidando de no sobrepasar la cifra de 40 gramos diarios de albuminoides. Recomendada la bebida de aguas de Cestona, Fontibre o Marmolejo.

Puede ser grave si la ictericia representa la primera fase de la atrofia amarilla del hígado.

Atrofia del hígado. Se presenta con trastornos gastro-intestinales, opresión en el hígado, debilidad general, fatiga y urobilinogenuria. Puede ser de fondo sifilítico, y al principio puede faltar la ictericia.

Conviene procurar buenas evacuaciones, practicar una alimentación escasa en proteínas, basada en la ingestión de frutas, cereales y hortalizas.

Cirrosis hepática. Puede ser de origen sifilítico (sobre todo en los niños, por herencia), alcohólico, toxémico, etcétera.

Hay que lograr una buena evacuación intestinal; prohibir las leguminosas y hortalizas flatulentas y basar la alimentación en un predominio de frutas y legumbres, pudiéndose dar leche fermentada, leche natural y aún queso fresco. Convienen los hidratos de carbono, evitando su exceso. Dar glucosa (dextropur) o miel en lugar de azúcar corriente.

Cuando hay *ascitis*, restringir la sal común, y las bebidas. Intercalar días de leche y fruta. Calor húmedo y masaje al abdomen.

Colelitiasis y colecistitis. Como en todas las afecciones hepáticas, conviene procurar una buena evacuación, incluso recurriendo a enemas de agua jabonosa o glicerina o administrando aceite de ricino, aceite de parafina, sen, etcétera.

Cuando se presenta el *cólico hepático*, dar baños de asiento calientes, largos o poner compresas calientes, repetidas, en el abdomen. Y poner enemas de aceite caliente.

Comiéncese la cura con días de ayuno y zumos de frutas en agua. Cuando han cesado los intensos dolores del cólico, agregar leche con malte, y más adelante frutas, cereales, hortalizas y mantequilla. No deben faltar alimentos colagogos (aceite, yema de huevo, mantequilla), por lo cual es útil la salsa mayonesa hecha con limón. Ejercicio sin exceso.

Es de excelente resultado también, la ingestión de la siguiente mezcla:

Infusión de Hoja de Boldo al 10×100: 1 taza.

Aceite puro de oliva: 2 cucharadas grandes.

Zumo de limón: una cucharada.

Cura de aceite

Según el profesor Singer. El primer día tomará el enfermo por la mañana una cucharada de aceite refinado. Después beberá lentamente 150 centímetros cúbicos de agua de Karlsbad (o Cestona o Marmolejo) caliente, estando el enfermo durante media hora en decúbito lateral derecho. Después tomará su desayuno. Durante los días siguientes se aumentará la dosis de aceite en una cucharada por día, hasta llegar a seis en total. Entonces se da por terminada la cura.

Según el profesor Moebius. A las seis de la tarde se toma una taza de infusión (no cocimiento) de semillas de Sen. A las seis de la mañana del día siguiente se toma otra taza igual. A las nueve se toman, en el espacio de 10 minutos, 200 gramos de aceite de oliva (en caso de repugnancia puede beberse una pequeña cantidad de café caliente). Desde las nueve a las doce se aplican compresas húmedas, calientes, al vientre, permanciendo el enfermo en decúbito lateral derecho. Desde las doce a la una, se siguen aplicando las compresas, estando el enfermo en decúbito supino. A las seis, se da una cucharada de aceite de ricino.

Después se administra una cucharada de aceite de oliva, primero a diario y más tarde en días alternos. Para corregir su sabor puede batirse en el aceite una yema de huevo, añadiendo algunas gotas de zumo de limón.

Contra la litiasis biliar recomiéndase también beber tres veces al día un vasito de jugo de rábano picante.

En las *enfermedades del hígado*, en general, es muy útil y conveniente instituir un día a la semana con alimentación exclusiva de fruta y copos de avena con muy poca sal.

Deben prohibirse siempre el alcohol, café, carnes, pescados, especias fuertes, margarinas, leguminosas, coles, setas, pepinos, apio, dulces, chocolate y helados.

Enfermedades del páncreas. Se halla especialmente perturbada la digestión de las grasas, por lo que no deben darse, de éstas, más que pequeñas cantidades muy emulsionadas (leche, nata, yema de huevo, mantequilla). La digestión de hidrocarbonados es la menos perturbada,

461

por lo que debe prescribirse un régimen basado en el consumo de frutas, patatas, hortalizas y legumbres, con pocas proteínas.

En estos enfermos suele haber un aumento de pérdidas de calcio, por combinarse éste con los ácidos grasos.

Enfermedades del metabolismo

Bocio exoftálmico o enfermedad de Basedow. Régimen lácteo-vegetariano con restricción de alimentos albuminoides y grasas. Suficiente cantidad y variedad de alimentos crudos para obtener la sinergia de las acciones vitamínicas (pan integral, leche fermentada, frutas, yema de huevo cruda, tomates, col cruda, lechuga, espinacas y legumbres frescas).

Diátesis úrica. Artritismo y gota. Disminución alimenticia en general, prohibición absoluta de alcohol. Restricción de alimentación purínica o que contenga núcleo-proteidos (carnes, pescados, café, chocolate, etc.), pero especialmente de hígado, mollejas, sesos, riñones y levadura, que son los alimentos más nocivos para el artrítico o gotoso. Practicar la cura cruda en los artríticos obesos. Muy recomendable el apio. Abundancia de frutas jugosas y verduras verdes. Aguas minerales alcalinas. Ejercicio.

Diabetes sacarina. Estando caracterizada la diabetes por un defecto del metabolismo de las féculas, se impone ante todo averiguar el *límite de tolerancia a los hidratos de carbono.* Esto se consigue con un régimen de ellos, que, muchas veces, hace desaparecer la glucosuria, tras del cual se irán administrando nuevamente dichos principios hasta que aparece de nuevo el azúcar en la orina.

Es buen comienzo de un régimen antidiabético, dos o tres días de *dieta hídrica* en reposo, seguidos de otros dos o tres de *dieta de verduras y hortalizas no feculentas.* Luego se aumenta la alimentación con *frutas crudas* y aceite o mantequilla.

En los diabéticos leves basta restringir los hidratos de carbono y las proteínas. En los diabéticos graves, lo más importante es la restricción de las proteínas; en segundo lugar, de los hidratos de carbono y finalmente de las grasas. En el régimen definitivo hay que tener en cuenta los siguientes consejos:

a) Mantenerse el mayor tiempo posible por debajo del límite de tolerancia en lo que se refiere a *hidratos de carbono.* Teniendo en cuenta que las frutas dan al organismo el azúcar más fácilmente transformable, pero cuidando de no caer en defecto de dichos principios, lo que podría conducir a graves accidentes.

b) No dar albúminas por encima del límite fisiológico de 25 a 30 gramos diarios, teniendo en cuenta que el exceso de alimentos albuminoides disminuye la capacidad transformadora para las féculas y azúcares (mucho más tratándose de albúminas animales), y que los derivados tóxicos de las proteínas, acentúan las lesiones de los islotes pancreáticos.

c) Es preferible prescindir del pan blanco, que debe sustituirse por pan integral (en pequeña proporción) o por cualquiera de los llamados "panes para diabéticos" (de gluten, aleurona, panes esponjosos, etc.) escasos en hidrocarbonados.

En el curso del régimen definitivo, es útil intercalar *días de ayuno* (uno por semana) o de *fruta sola* (uno o dos por semana) o de *dieta exclusiva de verduras* (uno o dos por semana). En los días de *fruta cruda sola*, se les permitirá comer 1 kilogramo de fruta (manzanas, naranjas, uvas, plátanos, tomates, nueces, almendras), que disminuye notablemente la glucosuria y suele hacer desaparecer la acetona de la orina. La fruta es excelentemente tolerada por los diabéticos y puede permitírsele en su comida diaria. Jamás ha causado en estos enfermos efectos nocivos.

En los casos más graves hay que echar mano de regímenes especiales, bien sea la *dieta seca de Schroth* (pág. 300), la *cura de avena de Noorden*, la *cura de avena y fruta de Franck*, o la *dieta de grasa y verdura de Petrén*, y aun del ayuno.[3] La supresión de carnes es principio común de todos estos regímenes (Domarus), así como de pescados y aves, caza y mariscos.

Cura de avena de Noorden. Consiste en practicar varios días de ayuno o de régimen de verduras, tras de los cuales se da, durante dos o cuatro días, avena en copos, harina o papilla (250 gramos), acompañados o no de albúminas (huevos, dos o tres) y mantequilla (250 gramos cada día).

Cura de avena y fruta, de Franck. Puede instaurarse del siguiente modo:

1º Desayuno: Sopa preparada con 20 ó 30 gramos de avena prensada, sal, hierbas para sopa y algo de Maggi.

2º Desayuno: 200 ó 300 gramos de fruta.

Comida: 50 gramos de avena prensada cocida con tomate.

Merienda: Dos manzanas con almendras, nueces y castañas asadas.

Cena: 50 gramos de avena prensada, preparada en crudo (puestos a remojar durante 3 ó 4 horas, se cuelan y rocían con leche de almendras y se mezclan con una manzana raspada y zumo de un limón o una naranja).

Puede sustituirse la avena con centeno o trigo prensado. Este régimen contiene aproximadamente 600 ó 700 calorías, que pueden aumentarse añadiendo mantequilla o aceite. La ración proteica se aumenta, si es necesario, con uno o dos huevos.

Cuando existe ttendencia a los *edemas* se sustituye la avena por arroz, con caldo (sopa) o con tomate. Es preferible sustituir totalmente la sal común.

Como alimentos proteínicos son preferibles las almendras, nueces, castañas, leguminosas, huevos, requesón y queso. Las proteínas vegetales se toleran mejor que las de origen animal.

---

[3] Las excelencias del ayuno en la curación de la diabetes, fueron demostradas por el doctor G. Guelpa en el XVII Congreso Internacional de Medicina, celebrado en Londres, del 5 al 12 de agosto de 1913.

Dieta de grasa y verdura de Petrén. Verduras, mantequilla (de ésta no más de 250 gramos al día) y poca albúmina (un huevo).

Sistematización de los regímenes antidibéticos. Se han establecido tres formas de régimen, conocidas con el nombre genérico de "sistema de dos principios inmediatos":

a) Muchas proteínas, mucha grasa y pocos hidratos de carbono.
b) Mucha grasa, muchos hidratos de carbono y pocas proteínas.
c) Muchas proteínas, muchos hidratos de carbono y poca grasa.

Alternando sistemáticamente estas tres formas de régimen, puede hacerse más llevadera y eficaz la alimentación de los enfermos. La tercera forma de régimen es, según Franck, la que primeramente consigue la desaparición de los cuerpos acetónicos y la de acción más favorable sobre la glucemia.

El tratamiento de los diabéticos debe ser estrictamente individual y ha de basarse en el conocimiento del metabolismo basal (pág. 398).

Práctica de la cura antidiabética

1º Análisis de orina y régimen casi totalmente exento de hidratos de carbono.

2º En los diabéticos leves (que experimentan gran disminución o desaparición de la glicosuria con este régimen) se añaden hidratos de carbono, en más cantidad que proteínas y menos que grasa. Este aumento, así como el de proteínas, se intensifica si la glucosuria no aumenta.

3º *Si el análisis de orina revela una diabetes grave,* la glucosuria desaparece ciertamente o disminuye con el régimen exento de hidratos de carbono, pero a costa de acentuarse la acidosis. Para evitar el coma, sométase al enfermo a la *cura de avena* anteriormente citada, que, mediante la adición de grasa se convierte en el esquema diabético *b)* de la sistematización ya expuesta. Los enfermos deben permanecer sometidos a la dieta de avena o a la de avena y fruta durante 3 días. Luego se les somete varios días al esquema dietético *c)*, y a continuación, otros tantos días al esquema *a)*.

Si a pesar de todo esto siguen siendo desfavorables las cifras de glucosuria y acetonuria, es inútil insistir en la dieta de abstinencia, y debe recurrirse, de momento, a mantener un régimen riguroso de frutas y verduras.

Si existe intolerancia o fenómenos de inadaptación con el régimen restringido de frutas y verduras, se pueden alternar los esquemas dietéticos del sistema de dos principios inmediatos, manteniendo cada uno tres días e intercalándolos con un día de dieta de fruta y verdura.[4]

---

[4] La regulación del metabolismo de la *glucosa* o azúcar fisiológico, depende de multitud de factores que hacen difícil, a veces, llegar a encontrar las causas íntimas de un proceso diabético. En el sujeto normal, cuando las reservas de glucógeno están saturadas, el exceso de azúcar produce grasas (Lambling). El glu-

Tratamiento del coma diabético. En caso de coma inminente deben administrarse bebidas abundantes, principalmente zumo de naranjas recién exprimidas, y 50 unidades de insulina. El tratamiento más eficaz lo constituyen la insulina y la miel de abejas. A veces hay que administrar tónicos cardíacos (nosotros empleamos el cocimiento de hojas de digital u otra fórmula cardiotónica u otra).

Diabetes infantil. En el régimen alimenticio debe entrar un 10 por 100 de proteínas, calculado bajo el punto de vista de las calorías.

Diabetes insípida. No debe extremarse la restricción de líquido. Debe instaurarse un régimen vegetariano rico en hidratos de carbono, bastante grasa, pocos albuminoides y muy pobre de sal.

Obesidad. Las normas generales del tratamiento de los obesos son las siguientes:

1º Disminución *gradual* de los hidratos de carbono y grasas, hasta llegar a una dieta que contenga no más que la mitad de calorías de las que exige su metabolismo total. Prefiriendo patatas y pan integral.

2º Mantenimiento prudente de las albúminas. En cantidad de unos 50 gramos diarios.

3º Restricción de la ingestión de agua y de sal común.

4º Aumento *gradual* de los procesos de combustión, por el ejercicio físico y el masaje. (La fusión de un kilogramo de grasa equivale a 9100 calorías).

5º Estímulo de las evacuaciones intestinales y de la secreción urinaria.

Conviene, al principio, hacer un régimen de leche y fruta o de fruta y ensaladas crudas durante una semana. E intercalar, en el régimen definitivo, días de ayuno o de dieta de fruta sola. Adminístrense aguas alcalinas y vigílese el corazón.

Delgadez. Enflaquecimiento. Cuando es por falta de alimento (hipoalimentación) conviene aumentar la reacción calórica de modo que supere a la ración de entretenimiento . De aquí la importancia de las grasas (mantequilla, aceite, leche...) en estos casos. Conviene administrar buena cantidad de vitaminas, no más de 50 gramos de proteínas y abundantes hidratos de carbono (mejor patatas). Esta alimentación se irá aumentando gradualmente.

---

cógeno, como ya dijimos, va pasando a la sangre en forma de glucosa, mediante la intervención reguladora del hígado, el sistema nervioso, las glándulas suprarrenales, el tiroides, la hipófisis, las paratiroides, y sobre todo, el páncreas. Son factores que aumentan la glucolisis (o destrucción de la glucosa), la alcalinidad de los humores, la abundancia de glóbulos sanguíneos y el calor. La disminuyen la acidosis humoral (función de las grasas según el profesor Monje), y la ingestión de alimentos abundantes en peptonas, lecitinas y nucleínas.

Estos datos nos convencen una vez más de las ventajas fundamentales del régimen vegetariano en el tratamiento de los diabéticos, y de la necesidad de individualizar muy escrupulosamente los citados esquemas diabéticos según tendencias diatésicas y endocrinas.

La imposibilidad de afinar escrupulosamente en el régimen diabético, queda solventada con la administración de infusiones de Eucalipto; de Copalchi o Falsa Quina.

Las personas débiles o intensamente desnutridas, deberán permanecer en la cama, tanto por evitar desgastes físicos cuanto por ahorrar calórico. Después de comer se aplicarán compresas calientes en el abdomen. Los pacientes que no tengan necesidad de permanecer en el lecho, deberán, al menos, reposar la comida 1 ó 2 horas. El masaje abdominal será bueno en casi todos los casos.

Cuando hay falta de apetito (anorexia), puede estimularse, bien con infusiones o extracto de quina, bien administrando grandes cantidades de glucosa (dextropur), haciendo tomar dos horas antes de las comidas 3 ó 4 cucharadas disueltas en agua templada. Estas cantidades elevadas de azúcar provocan un aumento de la cantidad de insulina circulante (insulinemia) que determina intensa sensación de hambre.[5]

Si el adelgazamiento es de origen interno (endógeno), hay que tratar la afección causal (bocio exoftálmico, diabetes, etc.) debiendo mantenerse siempre con una elevada ración calórica. La cura de engorde con insulina que preconizan algunos autores es de aplicación enteramente excepcional y de resultados definitivos muy dudosos, porque se basan en equilibrios químicos ajenos a la íntima acción de las fuerzas vitales del individuo.

Raquitismo. Baños de sol directos. Provisión completa de vitaminas, especialmente de la vitamina D (pág. 391). Leche y yema de huevo crudos. La primera en proporción no mayor de 100 centímetros cúbicos por kilogramo de peso, en el lactante. Caso de no encontrarse alimentos continentes de dicha vitamina, recúrrase al *vigantol* en cantidad de dos milígramos diarios (que se hallan en 12 gotas de aceite de vigantol). Régimen con poca leche, pocos albuminoides, harinas completas finamente molidas (por ejemplo, hariglut), frutas crudas, mantequilla, y purés finos de verduras verdes y zanahorias.

Osteomalacia. Régimen semejante al anteriormente expuesto para el raquitismo. Alimentación predominantemente cruda. Cura de aire y sol. Baños clorurados fuertes.

---

[5] Este procedimiento de abrir el apetito, si bien muy ingenioso bajo el punto de vista fisiológico, ha de ser muy bien valorado por el médico. Porque si la falta de hambre proviene de un grado profundo de intoxicación o de una incapacidad funcional (por fatiga, etc.), de los órganos digestivos, serán inútiles todas nuestras maniobras para provocar las ganas de comer en un organismo incapaz de elaborarlo. Este es el caso de la desnutrición consiguiente a la plétora.

Puede ensayarse esta maniobra en niños o jóvenes a quienes faltan ciertos estímulos nerviosos o endocrinos, siempre que la anorexia no responda a una necesidad orgánica.

Lección XXX

DIETETICA APLICADA (Continuación)

Enfermedades respiratorias, cardíacas y renales. Enfermedades de la sangre. Reumatismo. Cáncer. Embarazo. Regímenes para casos de escasez alimenticia.

Tuberculosis pulmonar

Al hablar de esta forma morbosa en la pág. 347, expusimos las líneas generales de su dietética. Aquí nos limitaremos a ampliar lo allí expuesto, puntualizando algunos detalles para la más exacta orientación del clínico.

El organismo tuberculoso tiende a perder *calcio* y a retener *sodio*, según ya hemos dicho al exponer el metabolismo mineral. Y si bien esto es evidente en los casos de evolución rápidas, se dan otros casos en los que no se presenta claramente desviación alguna acidósica o alcalósica. No obstante, la dieta abundante en calcio (leche, verduras...) y pobre en sodio, será una regla general para el tratamiento de estos enfermos.

En los casos graves de tuberculosis, el metabolismo proteínico es bastante más intenso que en las personas sanas, por lo que algunos autores, como Schönberg, administran hasta 180 gramos diarios de albuminoides. Nos parece exagerada tal cantidad de materiales protéicos, cuya asimilación, por otra parte, puede lograrse con un régimen totalmente declorurado.

El régimen sin sal está también indicadísimo en los *tuberculosos obesos*, en los cuales existe intensa tendencia a la hidratación de los tejidos. En estos casos conviene lograr un prudente adelgazamiento por la restricción del número de calorías. En los *tuberculosos delgados* conviene, por el contrario, ensayar una cura de engorde por la abundancia en hidratos de carbono.

En los enfermos de *lupus*, se han obtenido admirables resultados con la dieta de Sauerbruch-Herrmannsdorfer-Gerson, cuyos esquemas exponemos en la página siguiente.

Estos esquemas dietéticos solamente se interrumpirán de vez en cuando por *días rigurosos de régimen crudo*, con abundante zumo de manzanas o de limón.

467

	Sauerbruch-Herrmannsdorfer	Gerson
Indicaciones	Tuberculosis de distintos órganos	Numerosas enfermedades crónicas
Acción	Acidificante	Alcalinizante
Sal común	Prohibida	Escasísima (2 gramos)
Ración de líquidos	Reducida al mínimo. Permitidos: leche, nata, sopa, café, zumos de frutas	Sólo 2 litros diarios de zumos de frutas o legumbres
Calorías	2700 a 3000 diarias	2820 diarias
Proteínas	570 calorías diarias	275 calorías diarias
Huevos	Abundantes	4 yemas diarias
Leche	1 ½ litros diarios	250 gramos diarios
Crema	Un cuarto de litro diario	0
Hidratos de C.	Restringidos: 1025 calorías diarias	Muy restringidos: 964 calorías diarias
Pan	80 gramos diarios	40-80 gramos diarios
Patatas	No más de 125 gramos diarios	300 gramos diarios
Azúcar	30 gramos diarios	Prohibido
Cereales	Restringidos	Casi prohibidos
Grasa	Abundante (1400 calorías)	Muy abundante
Mantequilla	80-100 gramos diarios	100 gramos diarios
Aceite	0	25 gramos diarios
Leguminosas	Permitidas	Prohibidas
Especias	Permitidas	Prohibidas

Para la adopción de uno u otro téngase en cuenta las antes dichas indicaciones según las características del enfermo. He aquí la distribución diaria de los alimentos en la dieta de Herrmannsdorfer:

A las 7. Papilla cereal, medio huevo en medio litro de leche. Una cucharada de mantequilla, azúcar y limón.

A las 9. Malte con leche. Pan con mantequilla o mermelada. Hortalizas crudas. (O zumo de legumbres o frutas. O una yema cruda con zumo de limón en enfermos delicados digestivos.)

A las 12. Sopa; un plato cocinado; fruta cruda o compota.

A las 3. Nata; tarta de fruta; galletas o pan. Mantequilla, mermelada o miel. Pan de frutas.

A las 5,30. Un plato y fruta.

A las 8. Papilla cereal o leche agria.

(Debe hacerse el mayor consumo posible de alimentos crudos.)

Asma bronquial. Cuando se consigue desviar hacia el lado ácido la reacción alcalina de la sangre del asmático, desaparecen los accesos o se consigue, por lo menos, una mejoría. Mas no se olvide que la dieta antimucógena (pág. 449) y el cultivo de la piel son decisivos en estos enfermos. Parece estar comprobado que en los asmáticos, existe un aumento de colesterina en la sangre (Alemany Vall), lo que nos obliga a ser parcos en alimentos ricos en esta sustancia (huevos, leche, granos...) cuando prescribimos el régimen alimenticio a estos pacientes.

Bronquiectasia. Gangrena pulmonar. Bronquitis fétida. El tratamiento más eficaz es la *cura de sed.* Consiste en alternar un *día de bebida* (con una ingestión de 1500 centímetros cúbicos de líquido al día) con tres *días de sed,* en los cuales se irá reduciendo la cantidad de líquido desde 600 centímetros cúbicos diarios, durante los tres primeros días, a 400, 300 y 200 en las tres tandas sucesivas de tres días.

Una alimentación lácteo-vegetariana suficiente, completará el régimen.

Escrofulosis. Linfatismo. Como preventivo conviene aconsejar a la madre que lacta, un régimen vegetariano.

Asimismo debe rechazarse formalmente la práctica de la vacunación en los niños de tendencia linfática, sobre todo si padecen eczemas.

Son eficacísimos los baños de sol (especialmente en playa) y los baños de flores de heno. El régimen alimenticio debe estar exento de carnes (sobre todo de cerdo) y pescados.

Enfermedades del corazón

Lesiones valvulares compensadas. Régimen vegetariano adaptado y sin excitantes.

Lesiones valvulares descompensadas. Debe distribuirse la comida diaria en 5 ó 6 comidas. Cuando hay disnea y edemas, debe guardarse reposo en cama y practicar la cura de Karell, de leche y fruta (página 454).

Síndrome gastrocardíaco. La dispepsia de fermentación requiere un régimen pobre en hidratos de carbono y abundante en grasas y proteínas. Las legumbres deben tomarse en forma de puré. En los casos de *colitis* evitar los alimentos ricos en residuos (celulosa).

En todos los casos deben suprimirse las legumbres flatulentas, como el repollo lombardo, coles de Bruselas, col común, leguminosas, pan negro, pan tierno, confituras, frutas semimaduras o en cantidad excesiva y ácidos. Como bebidas pueden utilizarse, los zumos de frutas y la leche natural o fermentada.

Hipertensión. Evacuación diaria y normal del intestino. Evitar fatigas y excitaciones. Ejercicios matinales respiratorios. Prohibición de alimentos flatulentos y astringentes. Disminución considerable de la sal. Baños de asientos fríos con fricción, por la noche o al atardecer. Baños de sol.

Aunque no siempre guarda relación la hipertensión con la arterioesclerosis, el régimen mejor en estos casos es el de alimentos crudos por adaptación progresiva, si a ello hubiere lugar.

También se logran excelentes efectos con el régimen seco declorurado, tal como, por ejemplo, lo aconseja Jürgensen. Este régimen no contiene más de 700 centímetros cúbicos de líquido.

Desayuno: 100 gramos de pan blanco tostado; 10 de mantequilla; 2 de azúcar; 100 de manzanas asadas al horno; 50 de bebida.

Comida: 50 gramos de pan blanco tostado; 2 huevos; 150 gramos de albaricoques u otra fruta dulce cocida; 250 gramos de espinacas cocidas al vapor.

Cena: 100 gramos de pan blanco tostado; 10 gramos de mantequilla; 20 de azúcar; 25 de miel; 100 gramos de manzanas asadas al horno; y 50 centímetros cúbicos de bebida.

Esta alimentación debe ser aumentada gradualmente, añadiendo más cantidad de mantequilla, queso, huevos, pan, requesón, ensalada cruda con aceite y zumo de limón. Como fécula es recomendable la patata adicionada de otras hortalizas (zanahorias, cebollas, remolachas, nabos, pepinos, pimientos, tomates, etc.). El ajo es esencial en toda dieta hipotensora.

Enfermedades de los riñones

Es indispensable la supresión de alimentos albuminoides, debiendo reducirse la alimentación a la ingestión de hidratos de carbono y grasas, contando entre los primeros a los azúcares naturales de las frutas dulces crudas. Reducir la cantidad de líquidos, regularizar las evacuaciones intestinales, estímulos alternados calientes y fríos en la piel, y reposo.

En los casos graves es conveniente iniciar la cura con tres días de hambre y sed (en los cuales no se ingerirá absolutamente ningún alimento ni bebida). Después se iniciará la vuelta a la alimentación con cereales cocidos en leche (avena, tapioca, sémola, maíz, etc.) y papillas de frutas según la receta del profesor Bircher-Benner de Zurich.

Receta para las *papillas de frutas*:

"Se mezcla una cucharada de leche condensada azucarada con el zumo de medio limón y una cucharadita rasa de copos de Avena (Quaker) puesta en remojo desde doce horas antes en tres cucharadas de agua. Se raspa perfectamente en el raspador una manzana grande con piel, previamente bien limpia, y se añade inmediatamente a la papilla para que no se altere al contacto con el aire. Sobre esta papilla, perfectamente mezclada, se espolvorea una cucharada de raspaduras de nueces o almendras. Prepárase inmediatamente antes de comer. Puede sustituirse la leche condensada por una cucharada de miel de abejas; si el enfermo no gusta de sabor dulce se emplea leche condensada sin azúcar o una cucharada de nata (número de calorías 220-250). En lugar de avena puede utilizarse trigo o harina integral de trigo o centeno, que también hay que poner en remojo durante 12 horas. Pueden sustituirse asimismo las manzanas por fresas, frambuesas, melocotones, cerezas, albaricoques, plátanos, peras, etc. Todas estas frutas, después de quitarles las semillas, deben picarse finamente."

Los zumos de frutas y horchatas de almendras, pueden dar variación a este régimen.

Pasados otros tres días con esta dieta, y una vez que se ha iniciado la eliminación de la orina, se puede añadir pan blanco, mantequilla sin sal, puré de patatas, cereales cocidos (avena, arroz, sémola, tapioca, etc.), compotas de frutas y hortalizas frescas. Quedan rigurosamente prohibidas las leguminosas secas y restringida la ración de albúminas a no más de 25 gramos diarios y aun menos si persiste la hipertensión arterial.

Habiendo *además* supresión completa de la sal de cocina, sustituyéndola por condimentos vegetales no excitantes (cebolla, perejil, ajo, mejorana, tomate, etcétera).

El reposo suele hacerse imprescindible mientras no desaparecen los elementos anormales de la orina.

En casos de *uremia* suprimir la alimentación proteínica, sometiendo al enfermo a una dieta de frutas frescas y ensaladas sin sal; haciéndole beber cocimiento de zarzaparrilla o de bayas de enebro.

Cálculos renales. Como preventivos se recomiendan la reducción de líquidos y la administración de vitamina A (lechuga, judías verdes, naranja, limón, zanahoria, leche, mantequilla, maíz germinado, etcétera).

Conviene administrar al enfermo bebidas diuréticas (cocimientos de pelo de maíz, grama, bayas de enebro, cebada, agua de Corconte o Marmolejo, etc.) y aplicarle calor húmedo en la región renal.

Durante el *cólico nefrítico* alimentación líquida (leche y zumos de frutas, horchatas, etc.) y baños de asiento calientes largos.

En los casos de *cálculos uráticos*, dieta alcalinizante (muchas frutas frescas, hortalizas, verduras no ácidas).

En los casos de *cálculos oxálicos*, conviene evitar los alimentos ricos en calcio (coles, espinacas, verduras verdes en general, leche, queso, requesón, mantequilla...) y los que abundan en ácido oxálico (tomates, ruibardo, acederas, apio, rábanos, chocolate...), aunque estas restricciones sean de un valor muy relativo mientras la orina se mantenga ácida.[1]

En casos de *cálculos fosfáticos*, administrar aguas acídulas, como las de Vilajuiga, Cabreiroa, etcétera.

El ejercicio físico y la hidroterapia apropiada, contribuirán al buen tratamiento de los enfermos litiásicos.

---

[1] He aquí un resumen de las proporciones de *ácido oxálico* en los principales alimentos.

Alimentos que contienen ácido oxálico por encima de 1 gramo hasta 4,90 gramos por kilogramo de peso, en orden de más a menos: chocolate, cacao, acederas, pimienta, espinacas, ruibarbo.

Alimentos que contienen ácido oxálico entre 0,12 y 0,002 gramos por kilogramo, en orden de más a menos: Garbanzos, remolacha, nabos, habichuelas, judías verdes, higos secos, pepinos, pan blanco, infusión de café, ciruelas, pasas, molleja de ternera, achicorias, patatas, espárragos, tomates, cerezas, naranjas, limones, hígado, coles.

Alimentos que solamente contienen indicios de ácido oxálico: Carne, coliflor, centeno, lentejas, guisantes, berros, lechuga, uvas, leche.

Sabido es que, los alimentos abundantes en ácido oxálico son altamente perjudiciales para los enfermos con cálculos renales en general.

Albuminaria ortostática. Alimentación predominante en frutas y legumbres frescas, leche y horchatas de almendras. Vida tranquila y mejor en el campo.

Cistitis aguda. Alimentación alcalinizante de frutas y hortalizas frescas, a la cual se puede añadir leche, mantequilla, miel y cereales.

Eclampsia gravídica (del embarazo). Cuando se comprueba la albuminuria, ordenar un régimen de frutas y hortalizas frescas, acompañado de ejercicios o paseos al aire libre.

Cuando se inicia el ataque, dos o tres días de hambre y de sed. Después dieta sin sal, de frutas, hortalizas y poco pan. Prohibición de leche, queso, dulces y todos los demás alimentos de origen animal. Conviene intercalar cada tres o cuatro días, uno de fruta sola.

Enfermedades de la sangre

Anemia. Convienen frutas, verduras verdes y hortalizas abundantes en hierro y núcleos pirrólicos (manzanas, peras, higos, uvas, fresas, zanahorias, remolacha, apio, rábanos, col, guisantes, lechuga, lombarda, acederas, puerros, coliflor, repollo, cebolletas, espárragos, tomates y lentejas). En la *clorosis* conviene restringir la ración de líquidos.

Anemia perniciosa. Alimentación como en la anterior con muy poca sal y evitando exceso de grasas y dulces. "Está hoy confirmado por millares de observaciones que, la ingestión de hígado crudo, de buey o ternera, supera en eficacia a todos los demás tratamientos de la anemia perniciosa" (Rosenow). Esto se debe quizá a que el hígado (órgano esencialmente hematopoyético; como dije) aporta a la médula ósea los productos catabólicos de que carece para constituir los glóbulos rojos. El hígado se ingiere en cantidad de 200 a 500 gramos diarios, bien en forma de puré con zumo de limón, sal y cebolla, bien sopa de tomate, bien como relleno en tomates, con mermelada de manzanas, huevo crudo o pan remojado. Aunque es dudoso que con este medio se obtenga la curación completa de los anémicos, sí resulta evidente su mejoría y la prolongación de su vida.[2]

Leucemia. Régimen vegetariano predominante en alimentos crudos. Baños de luz solar.

Hemofilia. Régimen vegetariano, predominantemente crudo (vitaminas A, B, C, D y K) con alimentos fosforados (cebada, espinacas, almendras, yema de huevo ...).

Jaqueca. Régimen declorurado de Gerson (pág. 468) alternando

---

[2] No olvidemos que esta es una solución provisional. El verdadero problema naturista estriba en buscar el modo por el cual sea el propio hígado del enfermo el que proporcione los citados productos catabólicos; cosa que, en muchos casos no puede lograrse, estando por tanto permitida la terapéutica mecanicista de la ingestión de hígado, hoy día sustituída por la administración de Vitamina B_{12}, mucho más eficaz.

con días de dieta cruda. Supresión completa de excitantes y administración diaria de leche agria.

Epilepsia. Prohibición absoluta de excitantes y de sal de cocina. Aire libre, vida tranquila, fricciones frías generales, envolturas refrescantes sedativas. Masaje y regularización de las evacuaciones. Régimen de frutas, hortalizas frescas y leche.

Reumatismo [3]

Prohibición de excitantes (alcoholes, café, te, condimentos fuertes, chocolate...) carnes y pescados. Restricción de huevos, queso, mantequilla, leche, féculas y líquidos. Poca sal. Abundancia de frutas y hortalizas frescas. Son útiles las grasas vegetales (aceites).

En los *desnutridos* y *anémicos*, baños de sol y de aire con una dieta variada de frutas, hortalizas, verduras, patatas y leche.

En los *artríticos bien nutridos*, restricción de la ración alimenticia y de la sal. En los *obesos*, practicar la *cura seca de Schroth*.

En los *poliartríticos crónicos*, restricción de proteínas y féculas; abundencia de frutas, verduras, hortalizas frescas y aceite.

En los *reumáticos febriles*, instáurase la dieta líquida propia de las enfermedades agudas (pág. 358).

Cáncer

Prohibición de alimentos provenientes de animales muertos y de conservas. Sobriedad. Restricción de huevos, queso y mantequilla. Vida natural. Supresión de abonos artificiales para el cultivo de las plantas alimenticias. Corrección del estreñimiento.

Embarazo

La alimentación de la mujer embarazada debe ser escasa en proteínas, grasas y sal; exenta de especias y abundante en calcio y hierro (verduras verdes, frutas, hortalizas). Prohibición absoluta del consumo de leche si se presenta albuminuria.

Las vitaminas tienen especial importancia durante el embarazo. Las liposolubles A y D, favorecen el crecimiento intrauterino. La falta de la vitamina B, produce *debilidad congénita* y *parto prematuro*. La carencia de la vitamina C, trastornos en la formación de la sangre y en el desarrollo de los huesos y dientes. Hay pues que cuidar que no falten a las mujeres embarazadas los alimentos crudos y los granos cereales germinados.

---

[3] Para la ampliación y detalle de la dietética del reumatismo, consúltese mi obrita *El Reumatismo*, actualmente incluída en mi *Manual de curación naturista*.

Teniendo en cuenta estos consejos se previenen seguramente las intoxicaciones gravídicas y sus consecuencias (eclampsia, etcétera).

Regímenes para casos de escasez alimenticia

Durante la guerra civil española de 1936-1939, hemos preconizado los siguientes *menús*, simplificados, conteniendo los principios inmediatos, sales y vitaminas, necesarios para mantener el equilibrio fisiológico:

A base de trigo	Fruta	Trigo germinado, so-
Lechuga	Fruta	Trigo germinado, so-lo o añadido de fruta
Pan integral	Pan integral	
	Salsa mayonesa	

A base de trigo {
Lechuga
Pan integral
| Fruta
Pan integral
Salsa mayonesa
| Trigo germinado, so-
lo o añadido de
fruta

Sin pan {
Arroz
Naranjas
Leche o almendras
Patatas o cualquier
  leguminosa
Un cereal
Mantequilla
Naranjas u otra fruta
| Lechuga
Fruta o mantequilla
Avena o cualquier
  cereal
| Tomate o lechuga
Zanahoria
Miel con cacahuetes
  u otra oleaginosa

Lección XXXI

ESTUDIO CIENTIFICO DE ALIMENTOS

Estudio científico de alimentos (verduras, hortalizas, raíces comestibles, leguminosas, cereales, frutas); otros alimentos vegetales; alimentos derivados de animales vivos (leche, queso, huevos, mantequilla). Alimentos del reino mineral y alimentos cósmicos. Alimentos medicamentosos.

I. Verduras y otras hojas comestibles

Berros. Son la *Nasturtium officinale*, de la familia de las *Crucíferas*. Proporcionan al organismo sales minerales y celulosa *estimulante* del tubo digestivo. Son diuréticos, diaforéticos y tónicos del riñón.

Apio. Es el *Apium graveolens*, de la familia de las *Umbelíferas*. Es diurética, y ha sido preconizada contra el reumatismo por algunos hombres de ciencia.

Coliflor. Es una variedad de la *Brassica olerácea*, de la familia de las *Crucíferas*. Se comen sus inflorescencias abortadas, que la gente llama "piña". Contiene por ciento: 2,48 de albúmina, 0,34 de grasas, 4,55 de hidrocarbonados, 0,83 de sales y 0,91 de celulosa. Es *estimulante* del intestino, y conviene cocerla al vapor para que no pierda sus principios nutritivos.

Achicorias. Es la *Chichorium intybus* de la familia de las *Compuestas*. Es *laxante*. Sustituta del café.

Lechuga. Se llama así a la *Lactuca sativa*, de la familia de las *Compuestas*, cuyas hojas se comen. Contiene, por ciento: 1,5 de albúmina seca, 2 de hidrocarbonados y 1,2 de sales (3,7 de potasa, 0,81 de sosa, 0,48 de cal, 0,54 de óxido de hierro y 0,96 de ácido fosfórico). Es muy *mineralizadora, laxante* y *desintoxicante*, del organismo.[1] Es admirable remedio contra la *irritación nerviosa* y los *insomnios*.

Escarola. Es la *Chicorium endivia*, de la familia de las *Compuestas*. Es *laxante, mineralizadora* y *purifica la sangre*.[2]

---

[1] Dice Carton: "Comer un *gran plato* de ensalada *cruda, verde*, en cada una de las comidas principales, es *adquirir la resistencia en barras*.
[2] Las verduras y ensaladas se deben lavar bien, pero no tenerlas demasiado tiempo en agua, que arrastra algunos principios nutritivos.

Espinacas. Se llaman así vulgarmente a las hojas de la *Spinacea olerácea*, de la familia de las *Salsoláceas*. Son un gran alimento *laxante* y *mineralizador* de fácil digestión. Contiene un 2 por ciento de sales, entre las cuales abundan las de potasio 2,3; sodio, 6,96; calcio, 2,28; óxido de hierro, 0,6; y ácido fosfórico, 1,2. No nos cansaremos de recomendar este precioso alimento, verdadero tesoro entre las hojas comestibles, y que tan útil es, especialmente para los *estreñidos, artríticos, anémicos*, y que tanto ayuda a la digestión de las leguminosas y alimentos harinosos. Suele prohibírselas a los que padecen de litiasis oxálica.

Col. Es la *Brassica olerácea*, de la familia de las *Crucíferas*, cuyas hojas se comen. Sus variedades se pueden agrupar en tres: sin arrepollar, arrepolladas y coliflores. Entre las primeras se cuentan: la Berza común y la de Asa de cántaro. Entre las segundas, citaremos al Repollo murciano, el Repollo lombardo o Lombarda. Y de la coliflor ya hemos hablado anteriormente. Contienen las coles, por ciento, 3 de albúmina, 6 de almidones y 1,3 de sales. Las coles verdes tienen más cantidad de sales minerales que las blancas. Algunas personas no digieren con facilidad las coles cocidas y les producen gran cantidad de gases. Es preferible comerlas adicionando jugo de limón. Son *laxantes*.

La col ordinaria y la coliflor han sido empleadas con gran éxito en el tratamiento de la *disentería* grave por el doctor Kerambrum de Hedé, administrándosela a los enfermos simplemente cocida en agua, añadida de un poco de sal, manteca y pan tostado. Y por su parte, los doctores Hinot y De Murphy, la elogian grandemente en los *estados anémicos*, acompañada de zanahoria, lechuga verde y espinacas; picando menudamente estas cuatro hortalizas a partes iguales y tomando una o dos cucharadas grandes en cada comida.

Ya hemos visto su utilidad en el tratamiento del estreniñimiento (página 431).

Acelgas. Es la planta *Beta cicla*, de la familia de las *Salsoláceas*. Reúne las propiedades generales de las verduras, siendo de menor valor alimenticio que las espinacas, de su misma familia. De todos modos, son utilísimas cocidas al vapor.

Borraja. Es la *Borrago officinalis*, de la familia de las *Borragíneas*. No merece mención especial, pues sus propiedades son análogas a las de las demás verduras. Su flor, abundante en nitrato de potasa, se emplea como *sudorífica*.

Puerros. Son la *Allium porrum*, de la familia de las *Liliáceas*. Contienen: 3 por ciento de albúminas, 6 de hidrocarbonados y 1,2 de sales. Sus restantes propiedades pertenecen a todas las hojas comestibles.

Cardo. Es la *Cynara cardunculus*, de la familia de las *Compuestas*. Se usan como alimento, principalmente los peciolos carnosos de sus hojas. Es como las alcachofas, de su misma familia, *aperitivo diurético* y *colagogo* (que facilita la secreción de bilis).[3]

---

[3] Las hortalizas blancas (coliflor, nabos, repollo, puerro, cardos...) son menos nutritivas que las verdes, y su abuso puede a veces desmineralizar la sangre y aumentar las fermentaciones intestinales.

II. Hortalizas

Alcachofas. Son inflorescencias de la *Cinara scolymus*, de la familia de las *Compuestas*. Son muy digestibles y muy *estimulantes* del intestino.

Su ingestión es utilísima para los enfermos del hígado, los toxémicos, extreñidos, artríticos, urémicos, diabéticos y reumáticos; hasta el punto de que se han lanzado al mercado preparados con extracto de alcachofa que, naturalmente no son tan eficaces como el consumo natural de esta hortaliza.

Cebollas. Son los bulbos de la *Allium coepa*, de la familia de las *Liliáceas*. Proceden de África. Contienen un aceite volátil (sulfuro de alilo), que les da su característico sabor tan apreciado como condimento, y su carácter medicinal. Contiene por cada 100 gramos, 2 de albúmina, 10 de almidón o azúcar y 1 de sales, entre las cuales se cuentan las de cal y silicio. Son algo irritantes, por lo que algunos no las toleran sino cocidas.

Son uno de los más importantes y eficaces medicamentos naturales. *Depuran* los humores y facilitan el desagüe morboso de úlceras, abcesos, etc. Ayudan eficazmente a la corrección de toda *alteración de la piel,* aplicada cruda sobre ella. Se utilizan para resolver las *inflamaciones* de la mucosa de la *boca y vías respiratorias* superiores, y *enfermedades del estómago e intestino,* comida cruda en ensalada. Un buen caldo de cebolla es muy útil para ciertas *afecciones nerviosas.* Puesta picada sobre compresas y en contacto con la piel, constituye un derivativo poderoso, muy útil en *inflamaciones viscerales,* sobre todo del pecho.

En el jugo de las cebollas, como en el del limón, mueren los microbios dañinos. Es la cebolla uno de nuestros *desinfectantes.* Su uso nos previene de muchos males. Son además *laxantes.*

Como alimento, es muy apreciable por su riqueza relativa en hidrocarbonados. Mucha gente del campo come, a veces, sólo pan y cebolla.

En una palabra: las cebollas son un magnífico alimento-medicamento que no debe faltar nunca en la casa de las personas amantes de la salud.

Berengenas. Es la *Solanum oesculentum,* de la familia de las *Solanáceas*, en sus variedades Violada, Blanca y Jaspeada. Su flor la conocen los jardineros con el nombre de Flor del huevo. Son muy digestibles estando maduras. Tienen todas las propiedades generales y beneficiosas de los alimentos vegetales, ya que, a la par que nutritivas y laxantes, son de un sabor exquisito y delicado.

Espárragos. Son los turiones o tallos subterráneos de la *Asparagus officinalis*, de la familia de las *Liliáceas*. Contienen un principio activo, la *Asparagina, diurético y sedante*. Comunican a la orina un olor característico. Son muy *estimulantes* del intestino y *tónicos del riñón*.

Tomate. Es la *Licoproesicum oesculentum,* de la familia de las *Solanáceas*. Es *depurador* de la sangre y *fortificante* cuando se toma crudo. Es ácido y abundante en sales minerales y vitaminas, las cuales se conservan en gran proporción, aun después de cocido. Esto y su acidez, permiten la esterilización del tomate a baja temperatura, por lo cual resulta ser uno de los alimentos más fáciles de conservar sin mengua de sus cualidades.

Pimientos. Son los frutos de la *Capsicum annuum*, de la familia de las *Solanáceas,* en sus diversas variedades de Morrones, Noras, Cornicabra, Largo, Cónico, de Tomatillo (guindillas).

Son muy digestibles cuando están maduros, y son nocivos los picantes. Tienen las propiedades generales alimenticias del reino vegetal.

Patatas. Son los tubérculos (partes subterráneas del tallo), de la *Solanum tuberosum*, de la familia de las *Solanáceas*, en sus variedades de Redondas (manchegas), Cilíndrico-aplastadas (morunas) y Alargadas (gallegas).

La patata fue importada a Europa, del Perú, por los españoles, y hoy día es uno de los más extendidos y nutritivos alimentos, que resuelve casi por entero el problema de la alimentación de los pobres.

"La patata —dice el doctor Monteuuis—, es un alimento precioso en nuestro siglo de *artríticos*, y es mejor cocida que frita, siendo mucho más fácil de digerir si se toma con frutas o verduras."

Las patatas deben mondarse quitando su piel en trozos lo más delgados posible, porque precisamente su parte que más alimenta es la que está junto a la epidermis. Es, pues, buena costumbre la que hemos observado en algunos pueblos donde las mondan raspándolas —y no cortando su cubierta—, o cociéndolas con piel y luego quitándosela.

Las patatas contienen un 20 por 100 de almidón o fécula, por lo cual son muy buen alimento muscular y de fuerza, muy útil para los que hacen trabajo físico. Contienen además 2,3 por 100 de albúmina, 6,6 de potasa, 0,29 de sosa, 0,26 de sal, 0,03 de óxido de hierro y 1,7 de ácido fosfórico y algo de manganeso. Ralladas en cataplasmas son *antiinflamatorias.*

Ya hemos tenido ocasión de decir que, la patata es uno de los alimentos vegetales que contiene las albúminas completas que necesita el cuerpo humano; es gran disolvente del ácido úrico y conserva gran cantdiad de vitaminas aun después de cocida con piel. Resulta ser el mejor alimento feculento.

Ajos. Son los bulbos de la *Allium sativus*, de la familia de las *Liliáceas*. Contienen 6,5 por 100 de albúmina, 32 de hidrocarbonados, y 1,4 de sales. Tienen además un aceite volátil que les da un sabor característico, y les hace ser estimulantes.

Han sido muy alabadas en todos los tiempos, y con razón, las propiedades *tonificadoras* y *depurativas* del ajo, plasmadas en aquel refrán de "Ajo crudo y vino puro, pasan el puerto seguro" (si bien no nos mostramos conformes con lo del vino, como más adelante hemos de ver con el ejemplo de algún caso desdichado). Indudablemente, el ajo, como la cebolla, son alimentos de gran poder estimulante y vitalizador. Menester es no olvidar las ventajas, siempre ponderadas, de los platos confeccionados con ajo, como el gazpacho, las sopas de ajo y el ali-oli. Recordemos también sus propiedades para la expulsión de lombrices y sus ventajas indudables en el asma, la hidropesía y las enfermedades del hígado. Según Plinio, el ajo es útil cuando se muda de aguas y se cambia de lugar. Y según el doctor A. Lorand de Carslbad, es un remedio preventivo contra el cáncer, gracias a su poder desinfectante del intestino y a sus cualidades estimulantes de los jugos digestivos.

El ajo fue ya administrado como tónico hace 48 siglos a los obreros que trabajaron en la construcción de las grandes pirámides de Gizeh, y cuéntase por Herodoto que, el costo aproximado de los ajos y cebollas que consumieron los 100.000 obreros que durante 30 años levantaron la Gran Pirámide de Khufu, fue de 160 talentos, o sean, ocho millones de pesetas aproximadamente.

Hipócrates y Paracelso lo emplearon frecuentemente. Aristófanes considera el ajo como un medicamento propio para dar vigor. Galeno lo denomina "triaca de los campesinos". En la Edad Media se le empleó contra la peste y en el siglo pasado contra el cólera. En otras ocasiones se ha destacado su eficaz acción en la tiña, la sarna y los callos.

En las afecciones de las vías respiratorias, da el ajo notables resultados, porque fluidifica los esputos, disminuye la tos y desinfecta los bronquios y alvéolos. Efectos achacados por algunos autores a la eliminación respiratoria de los sulfuros volátiles del ajo, y por otros a la acción directa del azufre.

En cuanto a sus propiedades antisépticas, baste decir que, según experimentos del doctor Vlaicovitch, ciertos microorganismos como el bacilo piociánico y el colibacilo tífico, se esterilizan con la adición de 22 centímetros cúbicos de ajo puro, por 1000 del caldo peptonizado sembrado de microbios. De aquí su acción eficacísima en las enteritis agudas y otras infecciones del intestino, con rápida modificación de las deposiciones y mejoramiento del estado general y del vigor del enfermo.

Pero, de todas las acciones terapéuticas del ajo, es quizá la más segura y útil, su *acción hipotensora* sobre la presión de la sangre. La tensión sanguínea disminuye tanto para la máxima como para la mínima, y el pulso se hace más amplio, lento y sostenido, con la particularidad de que esta acción dura más tiempo que la conseguida con otros medicamentos hipotensores. Al mismo tiempo, se comprueba un efecto de tonificación cardíaca que da por resultado el aumento del índice oscilométrico. (Loeper y Debray.)

Pepinos. Son los frutos de la *Cucumis sativus* de la familia de las *cucurbitáceas.* Contienen por ciento, 1'2 de albúminas, 2'5 de hidrocarbonados y 0'5 de sales. Son un buen alimento *refrescante, laxante* y *mineralizador.* Hay quien opina que los pepinos son algo venenosos —cosa que no hemos podido comprobar— para evitar lo cual se los tiene en agua durante algún tiempo antes de comerlos o se ingieren con la cáscara. Poseen una antivitamina C.

III. Raíces comestibles

Zanahoria. Es la raíz de las *Daucus carotta*, de la familia de las Umbelíferas en sus variedades blancas, rojas y amarillas. Contiene azúcar, un aceite esencial y un principio aromático *estimulante;* por lo que es un alimento digno del mayor aprecio. Su azúcar, cumple el papel nutritivo; su principio aromático cumple el papel excitante, que la cocina corriente suprime a la mayoría de los alimentos; y sus apreciables cantidades de ácido fosfórico (0,93), óxido de hierro (0,07), cal (0,85) y sobre todo sosa (1,66), y potasa (2,86), cumplen su papel mineralizador. Es un buen alimento para *anémicos* y útil contra las *lombrices* intestinales, abundantísimo en Vitamina A.

Se usa mucho en las *curas de desintoxicación* alimenticia, en enfermos toxémicos, en forma de "sopa de zanahorias". Para hacer ésta, se raspan y pican menudamente 250 gramos de zanahorias, cociéndolas en un litro de agua durante dos horas y media aproximadamente, hasta ablandarlas totalmente. Se pasan por un prensa purés y luego por un cedazo fino, mezclándolas perfectamente con un litro de caldo de legumbres, hecho con patatas, judías, lentejas, repollo, puerros, cebolla y una verdura verde; agregando una cucharada grande de aceite y un poco de sal.

Remolacha. Es la raíz de la *Beta vulgaris* (L) o *Beta rapa* (Pum.), de la familia de las *Quenopodiáceas*. Sus variedades comestibles son la Roja globosa y la Redonda, principalmente. Es muy nutritiva por su abundancia en azúcar o hidrato de carbono, y constituye un manjar exquisito y *laxante*.

Nabos. Son las raíces de la *Brassica napus*, de la familia de las *Crucíferas* en sus variedades Largo blanco, Oblongo gris, Redondo gallego y de Freneusse.

Contienen, por 100, 1 de albúmina, 10,2 de hidrocarbonados y 1 de sales. Como se ve, son un buen alimento de energía. Pueden comerse crudos en ensalada, en cuyo caso conservan más potencia alimenticia.

Chirivía. Es la *Pastinaca sativa*, de la familia de las *Umbelíferas*, cuya raíz se come. Abundan en hidrocarbonados y sales, reuniendo las demás cualidades generales de los alimentos del reino vegetal.

Rábanos. Son las raíces comestibles de la *Raphanus sativus*, de la familia de las *Crucíferas*, en sus variedades de Raíz larga, para alimento de ganado, y de Raíz oblonga y Redondos para alimento del hombre.

Contienen, por 100, 1,6 de albúmina, 7 de hidrocarbonados, y 1 de sales minerales, entre las cuales abunda el hierro. Son buenos estimulantes del *tubo digestivo*, y, por tanto, ayudan a la digestión, pero no se debe abusar de ellos, sino comerlos como entremés o como adorno de las ensaladas, y así no producen excitación de ningún género. Se usan en la litiasis biliar y ciertas dispepsias.

IV. Leguminosas

Guisantes. (Titos). Son las semillas o frutos de la *Pisum sativum*, de la familia de las *leguminosas*, en sus variedades de enrame y enanas, y sus subvariedades de Esféricas, Poliédricas, Blancas, Rojizas y Grises. Contienen los guisantes secos, por 100, 23,2 de albúmina, 55 de hidrocarbonados, 2 de grasa y 2,5 de sales (entre las cuales hay un 9,8 de potasa, un 9,8 de sosa, un 1,19 de cal, un 0,2 de óxido férrico y un 8,7 de ácido fosfórico). Los guisantes frescos son mucho menos ricos en albúminas y más en sales, por lo cual son más sanos.

Ocupan en compañía de las habas, lentejas, habichuelas y soja, el segundo puesto de potencia alimenticia del reino vegetal (recuérdese que el primero lo ocupan las almendras, nueces y avellanas). Alimentan mucho más que las carnes de todos los animales. Son ricos en albúmina (23 por 100) bajo la forma de legumina (caseína, o albúmina fosforada vegetal), por lo cual los médicos los proscriben —como las demás legumbres— o recomiendan no abusar de ellos, a los enfermos artríticos. Son gran alimento muscular o de trabajo por su riqueza en hidrocarbonados (55 por 100).

Habas. Son los frutos de la *Faba vulgaris* (Mench), de la familia de las *leguminosas,* en sus variedades común y caballar, etc. Son de todas las leguminosas las más ricas en albúmina, por lo cual son las más contraindicadas para artríticos, gotosos y reumáticos. Por lo demás, constituyen un precioso alimento de gran fuerza, recomendable como las judías, guisantes, lentejas y soja, a las personas que hacen gran trabajo físico y de estómago robusto. Los purés de habas, como los de las demás leguminosas, son perjudiciales, porque ayudan grandemente a la superalimentación y no se insalivan lo suficiente. (Pitágoras se las prohibía a sus discípulos.)

Judías. Son los frutos de la *Phaseolus vulgaris*, de la familia de las *Leguminosas*, en sus variedades Blancas, Rojas, Amarillas, Violadas, Bicoloras, Judías caretas, etc. Son —como hemos dicho de los guisantes— de gran potencia alimenticia y ricos en albúmina, por lo cual no deben abusar de ellas los artríticos. Es alimento recomendable para los trabajadores y deportistas, como todas las demás leguminosas, que contienen gran cantidad de hidrocarbonados o combustible muscular.

Lentejas. Son los frutos o semillas de la *Ervum lens*, de la familia de las *Leguminosas*.

Contienen, por 100 gramos, 24 de albúmina (legumina), 59 de fécula, 2,1 de grasa y 2,3 de sales.

Son un gran alimento de fuerza, útil para trabajadores y gimnastas; contraindicado en artríticos, reumáticos y personas sedentarias, por su riqueza en albúmina. Deben comerse con hojas de verdura. Son más digestibles y sanas, verdes, que secas. Son las más fáciles de digerir de todas las leguminosas, pero algo *astringentes*.

Cacahuetes. Son los frutos o semillas, oleaginosas de la *Arachis hipageae*, de la familia de las *Leguminosas*, en sus variedades, roja y blanca. Procede de la América meridional, donde se conoce con el nombre de "maní". Hoy día se cultiva mucho en la huerta de Valencia.

Los cacahuetes contienen un 50 por 100 de aceite de buena calidad, y buena cantidad de albúmina, por lo cual no son de fácil digestión para las personas de estómago débil. Son de una gran potencia alimenticia, condición que unida a la anterior, exige que no se abuse de ellos.

Por lo demás, y siempre que sean bien masticados, constituyen un excelente alimento, mejor en verde que tostados.

Las *almortas, guijas o muelas* (*Dathyrus sativus*), los *altramuces* o *chochos* (*Lupinus albus*) y la *soja*, todos ellos también de la familia de las *Leguminosas*, son alimentos de menor uso, y a ellos se han de aplicar todos los caracteres y propiedades de las semillas de este grupo.[4]

Garbanzos. Son los frutos de la *Cicer Arietinum*, de la familia de las *Leguminosas*, en sus variedades Garbanzo grueso y delgado o de Portugal. Constituyen el fundamento del clásico cocido, que es el plato regional castellano. La variedad más apreciada es el *Cicer edule*, de fácil cocción.

Contienen, por 100, 21,8 de albúmina, 55,8 de carbohidratos, 5,3 de grasa y 2,7 de sales. Son gran alimento de fuerza, y constructivo o plástico por su buena proporción de albuminoides. Estos albuminoides, cuya base es la Legumina (caseína vegetal), como en las demás leguminosas (habas, guisantes, lentejas, etc.), hacen que los garbanzos, sobre todo los secos, no sean recomendables a los artríticos, como ya hemos dicho también al hablar de las demás plantas de esta familia. Conviene. comerlos con verdura.

V. Cereales

Trigo. Es la planta del género *Triticum*, de la familia de las *Gramíneas* en sus numerosísimas variedades (más de 1200) agrupadas, las españolas, según la siguiente clasificación de Rojas Clemente: 1ª Espeltas, escañas, o esprillas (que desprenden el grano cubierto de un tegumento ternilloso); 2ª Trigos propiamente dichos (que desprenden el grano limpio), y 3ª Los que ofrecen adherencia al eje central.

Entre los primeros, citaremos el *triticum spelta* (espeltas mayores) y el *T. monococum* (espeltas menores), poco utilizados para panificación.

Entre los segundos, citaremos el *T. oestivum* (candeal), y el *T. hibernum*, muy buenos para la panificación, el *T. turgidum* (almidonero), el *T. durum* (para fabricar pastas).

Entre los terceros, citaremos el *T. polónicum* o centeno de Polonia, que se emplea con el nombre de 'bona", para hacer pastas en Baleares.

El trigo contiene un 11,5 por 100 de albuminoides, un 2,07 por 100 de grasa, 69,5 de hidrocarbonados (almidón, azúcares), un 1,79 de sales y un 1,70 de celulosa (laxante).

Entre sus sales minerales, encontramos en 100 partes de ellas, 8,1 de ácido fosfórico, 4,7 de potasa, 0,5 de cal, 0,49 de sosa, 0,21 de óxido de

---

[4] El poco aprecio que hasta ahora se ha hecho de la *Soja* es totalmente injustificado. Esta leguminosa (*Glicinia híspida*) originaria de China y Manchuria, tiene preciosas cualidades dietéticas. De su haba o semilla se extrae la *leche de Soja* que contiene por cada 100 partes, 4 de proteínas, 4 de hidratos de carbono, 6 de grasas y buena cantidad de sales; de propiedades alcalinizantes y de excelentes resultados en las nefritis, cistitis y eczemas. La *harina de Soja*, por su pequeña cantidad de hidratos de carbono (25 por 100) y su abundancia en proteínas (42 por 100) y grasas ricas en lecitinas (20 por 100), la ausencia de almidón y su contenido de vitaminas A, D y B, constituye uno de los más apropiados alimentos para los diabéticos. Los productos de la Soja son de fácil digestión y aconsejables, por consiguiente, a los enfermos gástricos y digestivos en general.

hierro, una cantidad de magnesia considerable (2 por 100) y apreciables cantidades de sílice, cloro y ácido sulfúrico.

La riqueza del trigo en sales, y especialmente fósforo, le hacen magnífico alimento del sistema nervioso y reconstructor de los tejidos, por lo cual es útil, como todos los cereales, a los *convalecientes*. Por su abundancia en hidrocarbonados, es alimento de fuerza, y por su albúmina y grasa, es alimento *plástico* y *termógeno*; es, en suma, un alimento completo (se puede vivir con pan y con agua), al cual no falta cuando se come íntegro, ni la suficiente cantidad de celulosa estimulante del movimiento intestinal.

El trigo es un admirable y primordial alimento del hombre, de los más extendidos en el mundo (anualmente, por término medio, se producen en la Tierra 900.000.000 de hectólitros de trigo), aunque no tanto como el arroz, del cual se alimenta, casi exclusivamente, una tercera parte de la humanidad (460.000.000 de habitantes de las zonas templadas y lluviosas), y como alimento complementario, todo el mundo civilizado.

El trigo se come, generalmente, en forma de pan. El pan blanco, que se usa en los países civilizados, es alimento incompleto, porque carece del salvado, que es donde están las sales minerales y la celulosa. El pan blanco produce acúmulos, no absorbibles en el intestino y fermentaciones anormales en el estómago.

El pan integral o completo, hecho con el trigo entero o por lo menos con un 70 por ciento del salvado, es el que nosotros consumimos y recomendamos como más sano e higiénico. Es laxante, contiene fosfatos y demás sales ya citadas, y contribuye al movimiento del intestino. (Véase el folleto del doctor C. Ruiz Ibarra, titulado "El problema del pan integral, bajo el punto de vista naturista español", y los trabajos sobre este asunto, del doctor Monteuuis, de Francia.)

Una o dos cucharadas de trigo entero, crudo, tenido en agua, durante dos o tres días, son un buen complemento del desayuno o comida.[6]

Avena. Se llama así a todas las plantas del género Avena, de la familia de las *Gramíneas* en sus diversas variedades *A. sativa*, que es la principalmente cultivada, *A. orientalis y A. nuda*.

Se usa hoy poco para la panificación, pero constituye un magnífico alimento en forma de harina integral y en la forma llamada "Copos

---

[5] El trigo germinado es de una extraordinaria riqueza en vitaminas y de gran poder regulador de los movimientos intestinales.

En la *distrofia simple* de los lactantes mayores (cuyo desarrollo permanece estacionario), se emplea el trigo en forma de "sopa de Liebig". Se mezclan 100 gramos de harina de trigo y otros 100 de harina de malta, añadiendo 200 gramos de agua y finalmente 1 litro de leche. Se calienta esta mezcla sin que hierva, moviéndola constantemente hasta que espese. Se separa del fugo 3 minutos y se vuelve a poner; repitiendo la operación hasta que no espese más. Luego se hierve medio minuto y se pasa por un tamiz. Debe resultar fluida.

En *las mujeres que lactan* es muy útil el cocimiento de cereales, para aumentar la cantidad de leche. Se ponen a hervir en 1 litro de agua 40 gramos de los cereales siguientes: trigo, maíz, cebada, avena y centeno. Se deja que se consuma hasta la mitad y se toma en dos veces al día, añadiendo un poco de azúcar.

de Avena", que algunas casas extranjeras venden con el nombre de Quaker Oats.

La avena contiene un 11 por 100 de albúmina, 61 de almidón, 5 de grasa y 2,7 de sales minerales, entre las cuales contamos 5,4 de potásicas, 0,48 de sódicas, 1,08 de cálcicas, 0,35 de óxido de hierro y 7,5 de ácido fosfórico. Se ve, pues, que es un alimento completo que tanto sirve para la construcción de los tejidos como para desarrollar fuerza muscular. Su abundancia en sales, particularmente de fósforo, le hacen magnífico alimento *constructivo* y del sistema nervioso. Es muy útil, pues, en convalecientes y niños, enfermos, neurastánicos, trabajadores intelectuales, obreros, etcétera.

Un puñado de copos de avena, cocidos en un poco de caldo de verdura, es una sopa exquisita, nutritiva y digestible.

Arroz. Es el cereal llamado *oryza sativa* (familia de las *Gramíneas*). Magnífico alimento cuando se toma con la cascarilla (no la cubierta leñosa) o sea sin cepillar, el cual recomendamos encarecidamente por las sales minerales contenidas en dicha cubierta y la gran cantidad de hidratos de carbono (781 por 1000), que tanto valor le dan como alimento muscular o de trabajo. El arroz descascarillado ha sido causa de la enfermedad tan extendida entre la raza amarilla llamad *beri-beri,* por la falta de las vitaminas que en su cutícula (como en la de todas las semillas) van contenidas; y además no es estimulante de los movimientos de expulsión del intestino como el arroz integral. Es uno de los alimentos más extendidos en el mundo.[6]

Maíz. Es la *Zea mays* de la familia de las *Gramíneas*, en sus variedades "tempranas" (como el maíz de estío, o amarillo anaranjado, y el cuarenteno, amarillo pálido) y "tardías" (como el maíz de invierno, o amarillo anaranjado subido); el maíz de otoño, llamado blanco mollar (de color blanco), y el maíz de Pensylvania (de color amarillo claro). Sus frutos o mazorcas, se comen asados, o abiertos sus granos (flores de maíz), o en forma de pan llamado "borona".

El maíz es alimento de fuerza, por contener la grande proporción de 65 por 100 de hidratos de carbono, y, por tanto, recomendable a los que hacen gran ejercicio físico; y por ser rico en fósforo, como todos los cereales, recomendable a los *convalecientes* y *neurasténicos* y, en general, a todas las personas, mientras el técnico no aconseje lo contrario. La Polenta (harina de maíz) es plato nacional italiano.

Cebada. Es la planta del género *Hordeum*, en sus diversas variedades de *H. vulgare* (con sus subvariedades *H. v. nigrum*, o cebada negra; *H. v. coeleste, H. v. nuda,* o cebada desnuda, y *H. v. trifurcatum,* o trifurcada, todas ellas de seis carreras de granos). *Hordeum exasti-*

---

[6] Como calmante del intestino, especialmente en los niños, se emplea con ventaja el "mucílago de arroz". Se lava el arroz blanco cinco veces con agua renovada, poniéndole después en remojo durante dos horas. A continuación se le deja cocer durante 4 horas hasta que se deshaga, añadiéndole agua siempre que sea necesario. Después se le pasa por un exprimidor y finalmente, tres veces, por un colador fino, añadiéndole 5 gramos por 100 de maltodextrina (azúcar). La *horchata de arroz,* hecha también con el cereal bien remojado en crudo, es también muy útil en los estados de intensa irritación o inflamaci6n intestinal.

cum, o ramosa o caballar; *Hordeaum distichum* (con sus subvariedades de *H. D. nigrum* y *H. D. celestoides*, o cebada-trigo o del milagro) *Hordeum zeocritum*, o cebada de abanico o piramidal. Estas dos últimas variedades con dos carreras de granos.

La cebada contiene por 100, 10 de albúminas, 68 de almidones o azúcares, 2 de grasa y 2,3 de sales minerales, entre las cuales se cuentan: 9,45 de sales de potasio, 0,48 de sodio, 1,1 de calcio, 0,53 de óxido de hierro y 15 de ácido fosfórico, por 100 de sales. Como se ve, es de todos los alimentos el más rico en fósforo. Es también alimento de fuerza y *plástico*; es decir, un alimento completo.

En las enfermedades agudas es de gran utilidad, en forma de tisanas. Esta era la bebida favorita de Hipócrates para los *enfermos agudos*. Se emplea con ventaja también, para los *enfermos del tubo digestivo*.[7]

VI. Frutas

A. *Frutas oleaginosas*

Almendras. Son los frutos oleaginosos del almendro, *Amigdalus communis.* Comparten con las nueces, avellanas, castañas y piñones, los primeros puestos de potencia alimenticia del reino vegetal. Son alimento engendrador de calor, por la gran cantidad de grasa que contienen, y alimento de trabajo muscular por su riqueza en hidrocarbonados. Llevan una gran proporción de sales, entre las que domina el fósforo, por lo cual son un alimento utilísimo y aun necesario para los que hacen gran trabajo intelectual y los *enfermos de sistema nervioso*. A la insuficiencia de fósforo en la alimentación, junto con el exceso de trabajo nervioso de la actual civilización, debemos atribuir muchas enfermedades nerviosas y muchos trastornos del crecimiento en los niños.

Las almendras contienen, por cada 100 partes, 21 de albuminoides, 54,28 de grasas, 17,39 de hidrocarbonados, 5,20 de agua y 2,13 de minerales. Esta semilla tan pródiga en Alicante, Baleares, Málaga, Valencia, Zaragoza y Murcia, da un aceite de suave acción que, a la dosis de 20 a 60 gramos, constituye un adecuado purgante para los niños pequeños.[8]

Las almendras deben masticarse hasta el máximo si se quiere que cumplan integralmente y sin perjuicios todo su papel nutritivo. Sólo deben comerse las dulces; las amargas son venenosas (*Amigdalus amara*).

Nueces. Son los frutos del *Juglans regia*, de la famliia de los *Juglandeas*, en sus distintas variedades.

Constituyen uno de los principales alimentos llamados oleaginosos, y ocupan, como ya se dijo al hablar de las almendras, uno de los primeros puestos de potencia alimenticia del reino vegetal. Contienen

---

[7] El extraordinario poder nutritivo de los cereales y el abuso que se ha hecho de ellos mezclados en la misma comida (arroz, pan, harinas, pastas...), han sido causa muchas veces de accidentes congestivos y recargos humorales.

[8] El extraordinario valor dietético de la "horchata de almendras", ha sido mencionado en páginas anteriores.

un 15 por ciento de albúmina, un 8 por 100 de hidrocarbonados, un 60 por 100 de grasas y un 2,5 por 100 de sales minerales, entre las que descuellan las sales de fósforo (1,7). Su gran cantidad dé albúmina —sólo superada por las leguminosas—, las hace un gran alimento constructivo. Su propiedad de alimento constructivo es reforzado por su abundancia en fósforo, útil al sistema nervioso, a los órganos genitales y a todas las células en general, que, con el fósforo, forman su núcleo.

Su albúmina sustituye con ventaja a la de los huevos y leche, por no alterarse fácilmente.

No se debe abusar de ellas, porque su extraordinaria riqueza en materias nutritivas, las hace de difícil y pesada digestión cuando se toman en exceso, y son siempre irritantes. Se pueden tomar en cantidad de 25 a 100 gramos, por las personas que no toman huevos ni leche, y de 10 a 20 gramos, por las que sí los toman.

Como todas las oleaginosas, deben ser muy bien masticadas, porque de lo contrario no pueden ser bien digeridas y salen enteras por el intestino. Una nuez debe ser masticada de 60 a 90 veces. Los que tengan mala dentadura, deben machacarlas o hacer de ellas horchata, que se debe tomar despacio para insalivarla.

Cuando en el mismo día se tomen otras oleaginosas, debe disminuirse la cantidad de ellas proporcionalmente, para que, en conjunto, resulten las antes dichas.

Aceitunas. Son los frutos del olivo, *Olea europaea*, de la familia de las *Oleáceas*, en sus dos subespecies de *olea europaea sativa* (oliva cultivado), y *olea europaea oleaster* (olivo silvestre o acebuche) y en sus múltiples variedades, agrupadas en "tempranas" y "tardías", entre las cuales se cuentan la Cornicabra, Empeltre, Lechin, Racimal, Cornezuelo, Doncel, Ojillo de Liebre, Carrasqueño, Colchonudo, Bellotudo y Tachuno, para la obtención de aceite y la Manzanilla de Arola, Manzanillo Sevillano, Gordal y Morcal para el consumo de fruto.

El olivo se cultivó primeramente en Grecia y después en nuestra Península, donde hoy alcanza una gran extensión.

Las aceitunas contienen, por 100, 0,7 de albúmina, 8,5 de hidrocarbonados, 14 de grasas y 0,4 po sales minerales. Son, como se ve, un gran alimento productor de fuerza y de calor, que ayuda a la disolución de los *depósitos calcáreos* que pueda haber en los tejidos del organismo, y que son señal de envejecimiento. Son estimulantes de los jugos digestivos y fáciles de digerir cuando bien se mastican. Deben comerse maduras y no saladas, para lo cual en caso de que tengan exceso de sal, se las debe tener en agua de cinco a diez días antes de comerlas. Constituyen uno de los mejores alimentos de invierno, por su riqueza en grasa, y son el mejor adorno de una ensalada.

El aceite es el líquido graso obtenido por la trituración y prensado de las aceitunas. Está compuesto de oleína y margarina, grasas líquida y sólida, respectivamente, en proporción respectiva de 72 y 27 por 100, albuminoides (1 por 100), hidrocarbonados, sales y materias colorantes y aromáticas. Pertenece a la clase de los aceites llamados "no secantes" o aceites alimenticios (de almendras, colza, oliva, sésamo, cacahuete), por ser todos ellos grasas instauradas.

El aceite es un alimento de primer orden, engedrador de calor en especial y muy digestible. Es la grasa vegetal la cual debemos dar la preferencia, y muy superior a todas las grasas animales, que son menos digestibles por su abundancia en principios grasos sólidos (margarina, tributirina, triestearina). Las mejores propiedades de las aceitunas se deben al aceite.

Como medicamento, es el aceite una verdadera panacea: es un suave *laxante*, que, además, disuelve los depósitos calcáreos del organismo y los *cálculos de hígado y riñones*; ayuda a la expulsión de *lombrices* y favorece las oxidaciones orgánicas (alimento respiratorio).

En fricciones sobre la piel, da a ésta flexibilidad, tersura y elasticidad juveniles, y en frotes sobre las articulaciones (después de bien lavadas), previene el *endurecimiento de ligamentos y cartílagos,* manteniéndolas perfectamente movibles y flexibles. (Los atletas de la Grecia untaban su cuerpo con aceite.)

Las personas *artríticas* (obesas, gotosas), deben usar con moderación el aceite, y preferentemente crudo, que es más digestible.

El aceite se usa para aderezar, en compañía de limón, las ensaladas y verduras. Frito no es recomendable. Como *laxante*, puede tomarse en ayunas con limón —que le hace más digestible— en proporción de una cucharada grande de aceite y media de jugo de limón: éste es uno de los mejores desayunos para mantener el cuerpo sano y joven. De aceite no se debe abusar, como de ninguna grasa.

Avellanas. Son los frutos, del *Corillus avellana*, de la familia de las *Cupulíferas*, contienen: 16 por 100 de albúmina, 10 de hidrocarbonados o almidones, 61 de grasa y 2,6 de sales minerales.

Nacen junto a los cauces de agua, y se dan en todas las regiones de España, por lo que debemos usarlas frecuentemente en nuestra alimentación. (Cada ser debe alimentarse de los frutos del suelo donde vive.)

La gran cantidad de grasa (aceite de avellana), de albúmina y de hidrocarbonados que contiene en tan poco volumen, los hace ser un potentísimo alimento del cual no se debe abusar si se quiere hacer bien la digestión. Debemos atenernos para su consumo, a lo que ya dijimos al hablar de las nueces, y poner cuidado en masticarlas perfectamente.

Son, por consecuencia, gran alimento de formación de tejidos (por su albúmina), de fuerza (por sus azúcares), engedrador de calor (por su grasa), y mineralizador (por sus sales), es decir: un alimento completo, un verdadero tesoro alimenticio, que nunca debe faltar en la mesa de los higienistas ni en el morral del excursionista.

El doctor Amílcar de Souza, las llama alimento delicado y hasta poético, por nacer dentro de una flor cupuliforme lindísima.

B. *Frutas dulces*

Castañas. Son los frutos del castaño (*Castanea vesca, Willde,* de la familia de las *Cupulíferas*). Son de un valor nutritivo comparable al de las almendras, y exigen, como éstas, una masticación muy acabada.

Como todos los alimentos, pierden muchas de sus propiedades cuando se cocinan. Son también engendradoras de calor y fuerza muscular. Tienen gran cantidad de sales, entre las que sobresalen los elementos potasio y fósforo. Son muy *estimulantes* de los movimientos de expulsión del intestino, y no se debe abusar de ellas.

Piña. Es el fruto del *Ananassa sativa*, de la familia de las *Bromeliáceas*. Contienen un 13 por 100 de hidrocarbonados o azúcares, por lo cual es de los frutos más alimenticios. Es muy digestiva (acelera y favorece la digestión) y *mineralizadora*. Normaliza la superficie y secreción de las *mucosas alteradas e irritadas*, por lo cual es útil para las *enfermedades de la boca, faringe y laringe*.

Albaricoques. Son los frutos del *Armeniaca vulgaris* (Lam.) de la familia de las *Amigdaláceas* en sus variedades (que se acercan a 50), comprendidas en los grupos de Hueso dulce y Hueso amargo. Tienen, por 100, 0,2 de albúmina, 15,2 de hidrocarbonados (azúcar, 0,5 de sales minerales y 3,5 de celulosa). Tienen las propiedades generales de las frutas frescas y son, por lo tanto, mineralizadores y laxantes. Solamente les superan en valor nutritivo las uvas y los plátanos.

Manzana. Son los frutos del *Pirus malus L.*, de la familia de las *pomáceas*. Sus variedades, que algunos agrónomos hacen ascender a más de cinco mil, se agrupan en Manzanas comestibles y Manzanas para usos industriales.

Las manzanas son de las frutas más exquisitas y alimenticias. Su abundancia en sodio, potasio, magnesio y fósforo, revela su capacidad mineralizadora. Su ácido málico es *antiséptico* del intestino y fluidifica las secreciones orgánicas, especialmente las del tubo digestivo. Contienen un 12 por 100 de materia hidrocarbonada, por lo cual son buen alimento energético. Las manzanas son uno de los tesoros de la alimentación racional.

Melocotones. Son los frutos del *Persica vulgaris* Mill., de la familia de las *Amigdaláceas*. Entre sus variedades se cuentan el Albérchigo, Abridor, Durazno, Pavía, etc. Cortados en trozos y secos al sol, se conocen con el nombre de *orejones*, que tan admirable recurso son en la estación de los fríos.

Los melocotones son originarios de Etiopía y fueron introducidos en España por los romanos. Contienen tantas materias hidrocarbonadas como las manzanas. Su capacidad mineralizadora y su ácido, tan beneficioso para el tubo digestivo, los hace ser de las frutas más estimables y preferidas.

Uvas. Son los frutos en racimo de la *Vitis vinífera*, de la familia de las *Ampelídeas*. Existen, además de la vid común, europea y asiática, otras especies americanas, como la *rupestrix, oestivalis, cordifolia*, etc., que comprenden diversas variedades. La vid europea cuenta entre sus variedades más importantes (que son unas quinientas), las borrosas, pelosas y casi lampiñas (Rojas Clemente) que comprenden otras subvariedades, entre las que citaremos el Albillo de Madrid, las Malvasias o Malvares, los Moscateles, los Corintos y Listanes, el Tempranillo de

La Rioja, la Guarnacha de Aragón, las Malvasias de Jerez, los Moscateles y el Menudo blanco de Málaga, los Palominos de Jaén y el Verdejo de Nava del Rey, etc., y finalmente, algunos miles de otras variedades cultivadas en el resto de Europa.

Las uvas tienen una gran cantidad de azúcar facilísimamente asimilable (20 por ciento), llamado levulosa, que las hace ser un magnífico alimento muscular. Con tres kilogramos diarios de uvas solamente, se puede vivir y aun aumentar de peso. Las uvas secas, llamadas pasas, contienen un 61 por 100 de azúcar asimilable, por lo que son uno de los alimentos que en menos peso más nutren, resultando así de los más económicos y un precioso recurso en tiempo de invierno.

Contienen también las uvas 1 por 100 de albúmina y 1 por 100 de sales minerales vitalizadas (sulfatos, fosfatos, silicatos, malatos, citratos, racematos), y las pasas 2 por 100 de albúmina y 1,5 de sales. El hollejo y las semillas son *laxantes,* propiedad que es reforzada por el ácido tartárico que contienen.

Las propiedades curativas de las uvas son conocidas desde Hipócrates, y han sido aplicadas en todas las manifestaciones del *artritismo* (*rematismo, litiasis, gota,* etc.), bajo el nombre de *cura de uvas* (ampeloterapia). Las uvas forman parte de los cuatro frutos *pectorales* (dátiles, higos, azufaifas y pasas) y tiene propiedades *antiinflamatorias* y *reguladoras* de las secreciones, debidas a sus ácidos libres.

El azúcar de las uvas tiene la propiedad de *disolver las sales de cal* (fosfato y carbonato), por lo que es indispensable para evitar el acúmulo de depósitos calcáreos en los tejidos, que son características de la vejez, y para regular el cambio de sales calizas en los órganos en crecimiento, por lo cual son insustituibles en los niños, que por instinto desean el valiosísimo fruto. · Este azúcar de uva, desde el momento en que es convertido en parte, en el estómago, en ácido láctico (que es uno de los agentes de la digestión estomacal), justifica su aplicación en las dispepsias alcalinas debidas a la disminución de la acidez del jugo gástrico.

Las uvas, además, aumentan la *secreción biliar* (*colagogo*) *fortalecen* la circulación, *estimulan* los centros nerviosos y proporcionan un admirable grado de *nutrición, vigor y pureza* de la sangre.

Consecuencia de tan maravillosas propiedades del insustituible fruto, es su empleo en *inflamaciones* y desarreglos del *tubo digestivo* (hígado y bazo), muchas *afecciones respiratorias* y *circulatorias, cálculos* y otras *enfermedades de los órganos génitourinarios, males de la nutrición y* algunas *intoxicaciones,* en los *convalecientes,* etcétera.[9]

[9] La "cura de uvas" ha sido elogiada desde la más remota antigüedad como un admirable recurso terapéutico. Plinio, Galeno y otros sabios hicieron su apología. Las uvas obran como agente alcalinizante, cuyo principio activo más importante es el carbonato de potasio, formado en el organismo por la transformación de las sales anteriormente citadas.

He aquí como recomienda la cura de uvas el profesor Garrido-Lestache, en los siguientes párrafos, al final de los cuales termina dándonos la razón a los que sostenemos la creencia en la naturaleza frugívora del hombre:

"El modo de tomarlas es el siguiente: En ayunas la mitad de la dosis diaria, empleando en tomarla de veinte a cuarenta minutos. El tercer cuarto, al mediodía, y el último cuarto a media tarde. Durante la cura conviene hacer mucho ejercicio

Plátanos. Son los frutos del *Musa paradisíaca* y *M. sapientum,* de las familias de las *Musáceas.* Son muy ricos en azúcar, tan asimilable como el de las naranjas, pero más abundante que el de éstas. Su pulpa, blanda y sabrosa, es un magnífico alimento de viejos y niños, y en algunas regiones donde se cultiva, se consume en lugar de pan. Su valor mineralizador y excitante, no tiene nada que envidiar al de las naranjas, y como éstas, facilitan y *fluidifican las secreciones* del organismo, y en particular las de los *jugos digestivos. Su valor nutritivo* es superior

---

en proporción con el estado patológico del sujeto: varios kilómetros de marcha para un gotoso robusto, unos cuantos kilómetros, graduados minuciosamente, para un cardíaco, cuya compensación deje que desear.

Cualquier clase de uvas es buena para realizarla, pero es preferible el "albillo" conviniendo emplear con moderación, acaso excepcionalmente, el moscatel y otras uvas muy ricas en azúcar, tanino, etc. Hay que recoger la uva en el momento de ir a comerla, pues si lleva varias horas fuera de la cepa y con mayor motivo varios días, es uva muerta, cuyos fermentos se modifican con rapidez y cuya composición molecular no tarda en ser muy diferente de la uva comida en la cepa misma.

Antes de la guerra europea varias sociedades vitícolas exprimían uvas inmediatamente después de haberlas vendimiado, esterilizaban el zumo obtenido y lo embotellaban de manera aséptica. Decían que con esto resultaba posible la cura de uvas a domicilio y en toda estación. Como medicamento aquel zumo de uvas era muy de recomendar, pero en modo alguno podía sustituir a una cura de uvas.

Hay que lavar cuidadosamente las raciones con agua fresca. Los granos de uva deben ser cuidadosamente masticados y los enfermos que no posean un estómago fuerte, deberán escupir los hollejos y las semillas. Debe principiarse tomando 500 gramos para llegar al cabo de unos días a la dosis máxima: 2000 y 2500 gramos; tres kilos representa una dosis considerable; cinco kilos empleados por ciertos especialistas renanos, parecen peligrosos, salvo para los alemanes, cuyo estómago es muy resistente.

Debe vigilarse el régimen alimenticio durante la cura, suprimiendo los alimentos que se digieren con dificultad (salsas, grasas, etc.), y los que se toman crudos (ensaladas, frutas, etc.), y no debe beberse vinos, cerveza, te, café y licores. Debe cuidarse bien la dentadura y las encías, cepillando cuidadosamente los dientes después de cada toma de uvas, utilizando polvos dentríficos alcalinos.

La duración de la cura son dos, tres, excepcionalmente cuatro o cinco semanas. La cura de uvas es muy útil a los que tienen estados constitucionales que dependen de la discrasia ácida (gota, artropatías crónicas gotosas, uricemia), afecciones gastrointestinales, enfermedades del hígado, aparato urinario, anémicos, cloróticos, tuberculosos incipientes, pretuberculosos, etc. Está contraindicada en los individuos que tienen intolerancia gástrica para las uvas (que es rara pero existe), dispepsias hiposténicas, lesiones ulcerosas con hipersecreción, diabetes sacarina, desequilibrio circulatorio de las cardiopatías mal compensadas, nefritis agudas o subagudas de fecha reciente, etc. Una cura de uvas es útil, pero no puede prolongarse mucho su influencia si no va seguida de una modificación profunda en la alimentación habitual del enfermo, sobre todo de los artríticos, uricémicos y oxalémicos, a quienes conviene especialmente la cura de uvas. Hay que prolongarla en el resto del año, recurriendo a un régimen en que predomine la fruta, naranjas, limones, cerezas, fresas (cuando son bien toleradas), grosellas, melocotones y ciruelas.

En las primeras fases de su evolución el hombre era, sobre todo, frugívoro (su dentición lo demuestra) y el régimen frutariano, la cura de uvas, no es, en el fondo, sino un retorno a las condiciones de vida ancestrales, régimen muy bienhecho por oponerse al abuso actual de la alimentación cárnea. El hombre no es un carnívoro. Ha llegado a serlo por medio de una lentísima adaptación, y el exceso de carne es para él más peligroso que otro alguno. Para remediarlo, aconséjese el régimen vegetariano y particularmente la cura de uvas."

al de la mayor parte de las frutas frescas. Dampierre llamaba a los plátanos "el rey de los vegetales".

Higos. Son los frutos en *sicono*, de la *Ficus carica*, de la familia de las *Artocarpaceas*. Originarios de la Caria (Asia Menor), fueron llevados a Grecia y Roma y después a España.

Se conocen más de 30 variedades de cultivo y se clasifican en Blancos, Colorados y Negros. Los higos se obtienen en otoño; los frutos de primavera son los llamados brevas.

Los higos frescos contienen un 12 por 100 de azúcar y bastantes minerales, por lo cual, son un buen alimento de fuerza. Cuando están secos, llevan un 50 por 100 de azúcares y entonces constituyen un insustituible alimento para excursiones (mucho alimento en poco peso y volumen).

Son muy *laxantes* y se han usado para ayudar la eliminación de *lombrices intestinales*.

Algunas personas no digieren bien los higos secos, por su excesiva concentración de azúcar. Es, entonces, conveniente (aun para los fuertes), remojar los higos, durante un rato, en agua fresca, hasta que se hinchen un poco.

Peras. Son los frutos del *Pyrus communis*, de la familia de las *Pomáceas*, con sus dos mil y pico de variedades que artificiosamente se han agrupado en: Frutos comestibles (primero para cocer y segundo para comer en fresco) y Frutos propios para fabricar perada.

Contienen un 12,5 por 100 de hidrocarbonados (azúcares) y un 0,5 de sales. Son buen alimento, muy asimilable, *laxante y purificador*. Se usan con éxito en *enfermedades intestinales* y de la nutrición.

Melón. Es el fruto de la *Cucumis melo*, de la familia de las *Cucurbitáceas*. Contiene por término medio un 1 por 100 de albúmina, un 6,5 de hidrocarbonados, un 0,7 de sales minerales y bastante agua. Es de muy fácil digestión, y si a él atribuyen algunas personas mal informadas propiedades dañinas, es por la mala costumbre de comerlo después de comidas y en gran cantidad.

El melón se debe comer —como todas las frutas en general— al principio de la comida y sin abusar. Los pretendidos trastornos ocasionados por el melón, no son sino un efecto de *limpieza del tubo digestivo*, y por tanto, beneficiosos. Lo malo no es comer melón u otra fruta cualquiera, sino comerlo en la misma comida donde se come carne, leguminosas o confituras y no se tiene en cuenta para nada la sobriedad. El melón comido sólo, y en proporción racional, no puede ocasionar daño de ningún género, porque es una de las frutas más sanas que se conocen, y que no hemos vacilado en dar algunas veces a enfermos de *fiebres tifoideas*.

Es muy mineralizador y bastante energético.

Calabaza. Es el fruto de la *Cucurbita pepo*, de la familia de las *Cucurbitáceas*. Sus semillas se emplean contra la *tenia* y otros parásitos. Es muy digestible y contribuye al buen funcionamiento del intestino.

Dátiles. Son los frutos azucarados de la Palmera (*Phoenix dactylifera*), de la familia de las *Palmáceas*. Contiene por 100, 1 de albúmina,

65 de azúcar y 2,3 de sales. La gran proporción de azúcar que atesoran estos riquísimos frutos, los hace ser un gran alimento de fuerza. Cuando están frescos, la cantidad de azúcar es menor, pero en cambio son más fáciles de digerir por las personas de estómago débil. En general, deben tomarse en unión con frutas frescas. Son un magnífico alimento de excursión (como los higos secos, pasas, orejones, nueces, almendras, avellanas, piñones...) porque en poco peso y volumen llevan una gran potencia alimenticia.

Coco. Es el fruto del *Cocus nucifera*, de la familia de las *Palmáceas*. Alimento de los países cálidos, contiene una gran cantidad de azúcar fácilmente asimilable, por lo cual es productor de fuerza. El agua de coco contenida en su interior tiene admirables propiedades *mineralizadoras, purificadoras* de la sangre, y útiles contra la amebiasis intestinal.

Cerezas. Son los frutos del *Cerasus juliana*, de la familia de las *Amigdaláceas*, en sus variedades de Mollares, Cerezas comunes, Garrafales de Toro, etcétera.

Contienen 0,6 por 100 de albúmina, 10,3 de almidones y azúcares y 0,5 de sales minerales. Estas deliciosas frutas primaverales son altamente *refrescantes y depuradoras* de los humores, *desinfectan* el intestino y *mineralizan* la sangre, por lo cual nunca nos cansaremos de recomendarlas ya que a tales cualidades unen la de su estimable valor nutritivo debido al azúcar que contienen.[10]

Nísperos. Son los frutos del *Mespilus germanica*, de la familia de las *Pomáceas*. Son buen alimento muscular debido a su abundancia en hidrocarbonados. Son astringentes.

Limas. Son los frutos del Limero (*Citrus Limetta*), de la familia de las *Auranciáceas*. Sus propiedades son análogas, pero muy inferiores a las del limón y la naranja, de su misma familia.

Granada. Es el fruto del *Punica granutum*, de la familia de las *Granáteas*. Se cultiva en el Sur de España, donde a veces crece espontáneamente, habiendo variedades agrias, agridulces y dulces.

Es *fuertemente mineralizador* y bastante alimenticio y *refrescante*.

Moras. Son los frutos del *Morus alba* (moral blanco) y del *Morus nigra* (moral negro), de la familia de las *Moráceas*. Son muy azucaradas, nutritivas y *depuradoras* de los tejidos.

---

[10] "Las observaciones de Weiss han demostrado que después de la ingestión de 750 gramos de cerezas, como único alimento, no se encuentra ácido úrico en la orina, porque el ácido quínico que contienen aquéllas le ha transformado en hipúrico, fácilmente eliminable del organismo. Y de aquí una de sus indicaciones más precisas, en los uricémicos, artríticos y gotosos.

En los diabéticos son frutas aconsejables, a pesar de su acidez, porque el azúcar que contienen, en forma de levulosa, no les es perjudicial, permitiendo variedad al régimen alimenticio tan molesto y severo que se ven obligados a seguir.

Para los niños, es fruta muy sana, con gran contenido de sustancias minerales, utilísimas para el crecimiento y desarrollo infantiles; pero precisa que la masticación sea muy cuidada. Y su jugo es muy aconsejable en las enfermedades febriles, diluido con agua, como sustituto de las limonadas." (Doctor Yagüe Espinosa.) Es la fruta que contiene mayor dosis de vitamina C con excepción de la *guayaba*.

Sandía. Es el fruto rastrero de la *Citrullos vulgaris,* de la familia de las *Cucurbitáceas.* Es muy *refrescante, diurética y mineralizadora.* Puede aplicarse a ella lo que dijimos al hablar del melón, referente a la cantidad y modo de comerlo.

Fresa. Es la planta *Fragaria vesca,* de la familia de las *Rosáceas,* cuyos riquísimos frutos son uno de los mayores deleites del paladar. Comprende numerosas variedades, entre las cuales citaremos la Fresa común o encarnada, de Aranjuez y Valencia, la Blanca, la Verde y la de los Alpes, habiéndolas de fruto pequeño y de fruto grande, como los fresones.

Contiene por 100, 0,9 de albúmina, 8 de azúcares y 0,7 de sales minerales, entre las cuales se cuentan de hierro, sodio, ácido salicílico. Gracias a este último, producen en los *artríticos* la eliminación del ácido úrico, por lo que son un alimento medicamento. En algunos enfermos producen crisis de la piel.

Ciruelas. Son los frutos del *Prunus Domestica,* de la familia de las *Amigdaláceas,* en sus numerosas variedades.

Contiene un 0,6 por 100 de albúmina, 14 de azúcares y 0,7 de sales minerales, entre las cuales abundan las de hierro y calcio. Son de las frutas más azucaradas, y por tanto, buen alimento muscular, siendo muy de recomendar a los excursionistas las ciruelas secas. Por sus ácidos y sales son *desintoxicantes* del tubo digestivo y de la sangre, siendo también muy *laxantes.* (Véase la cura de ciruelas en la página 431.)

C. Frutas ácidas

Limones. Son los frutos del *Citrus limonum* (L) de la familia de las *Auranciáceas.* Se emplean con grande éxito como *antiescorbúticos, antilitiásicos,* en las *infecciones intestinales, anginas, llagas,* etc. Son frutos medicinales por excelencia, *desinfectantes,* que deben sus propiedades especialmente al ácido cítrico vitalizado que contienen. *Fluidifican* y facilitan las secreciones, especialmente las intestinales, y *tonifican y suavizan* la piel en fricciones externas.[11]

Naranjas. Son los frutos del *Citrus aurantium,* de la familia de las *Auranciáceas,* en sus diversas variedades de naranjas rojas de Portugal (mal llamadas injertas en granado), mandarinas, naranjas de la China, de piel lustrosa, naranjas piriformes, etc. Son uno de los frutos de más valor por todos conceptos; un verdadero tesoro de la alimentación. Proporcionan al organismo una gran cantidad de azúcar facilísimamente asimilable, que hace excelente su papel nutritivo. Son *laxantes,* por su celulosa, y *desinfectantes* del intestino por su ácido cítrico; de aquí su utilidad insustituible y sólo comparable a la del limón, en las *enfermedades febriles e infecciosas,* sobre todo de origen intestinal. Su jugo rico en sales minerales vitalizadas, de potasa, sosa y calcio, hace soluble

---

[11] Conviene que advirtamos la posibilidad de una desmineralización de la sangre por el abuso de limón (y otros alimentos ácidos), en personas que los elaboran mal (artríticos).

el ácido úrico de las personas *artríticas* y *reumáticas*, facilitando su eliminación. Por esto la mejor medicación alcalina es un desayuno de naranjas durante todo el año, que hace completamente innecesaria la cura de las aguas minerales alcalinas de todos los balnearios de artríticos, que es muy costosa y sólo puede aplicarse contados días del año. Por las dichas sales, el papel *mineralizador* de las naranjas es de primera; y su valor *excitante* es digno de su exquisito aroma. Son también abundantes en Vitamina C. Nunca nos cansaremos de recomendar el uso de tan preciosa fruta, que tanto abunda en la tierra española.

Dice el doctor G. Marañón refiriéndose a las naranjas: ... "son un elemento fundamental de la nutrición de los niños; uno de los elementos más importantes también en la conservación del equilibrio de los organismos ya formados; ayuda en el tratamiento de muchas enfermedades; remedio casi insustituible en otras; y en ningún caso perjudicial, como, en cambio, lo son la mayoría de los otros alimentos. En el caso de la naranja, su utilidad incomparable, escondida en su frescura grata y ligera, está demostrada por datos científicos que no se pueden discutir. Esta verdad debe hacer que el español se sienta orgulloso de sus naranjas. Porque las mejores del mundo son las de España, a la que debíamos simbolizar, junto con el ramo de oliva de los celtíberos, con otro de las hojas verdes y lustrosas del naranjo, ornado de las bellas y salutíferas esferas".

A lo que añadiremos, para terminar que, la naranja es el fruto más perfecto de la creación, porque es el que más tarda en formarse, y en su seno lleva la más acabada condensación de la energía solar.

Acerolas. Son los frutos del *Crataegus azarolus*, de la familia de las *Pomáceas*. Sus frutos agridulces, no merecen especial mención, pues reúnen las cualidades generales de los frutos de esta familia, aunque en grado inferior, pero con abundante Vitamina C.

Membrillos. Son los frutos del *Cidonya vulgaris* y *Cidonya lusitánica*, de la familia de las *Pomáceas*. Se comen generalmente asados, cocidos o en dulce. Son *astringentes*, y por tanto no convienen a los estreñidos.

VII. Otros alimentos vegetales o de origen vegetal

Setas. Son hongos comestibles pertenecientes a los géneros *Tuber* (Trufas: T. melanosporum, *Turmas*: T. cibarium o criadilla de tierra), *Agaricus* (Setas de campo: A. campestris) *Moschela* (Colmenilla: M. esculenta), etc. Debe tenerse buen cuidado de distinguirlos de otros hongos venenosos; muchos se valen para buscarlos, de cerdos para las trufas, y perros que las distinguen por el olor. En caso de duda deben hervirse bien y tirar el agua; pero esto tiene el inconveniente de que así como arrastra al veneno, arrastra también los principios nutritivos. El gran valor de las setas estriba en su gran contenido de fósforo (10 por 1000 de ácido fosfórico), sólo superado por la cebada (15 por 1000 de ácido fosfórico); de aquí su valor extraordinario como alimento del sistema nervioso y del organismo en general. ("El fósforo sirve para la construcción de los núcleos celulares, es decir, para la generación misma de la materia viviente") (Lefévre).

Miel. Es el producto elaborado en el tubo digestivo de las abejas, con los jugos esenciales de las flores, y que se compone de una mezcla de azúcares diversos. Estos azúcares son fáciles de asimilar, sustituyendo con enorme ventaja al nocivo azúcar industrial.[12] La miel es *energética* y *laxante*, pero no se debe abusar de ella a causa de su concentración. Su digestión y asimilación es notablemente más fácil que la del azúcar, y se retiene bien por el hígado y músculos, constituyendo depósitos de reserva energética prontos a ser aprovechados. Es también conocido su poder estimulante sobre todos los sistemas orgánicos.

La miel, en cuya composición entran azúcares, agua, dextrina, gomas, sustancias minerales, manita, albúminas, grasas, ácidos fórmico y acético y aceites esenciales aromáticos, es de un alta valor nutritivo, obra como laxante y tiene especiales cualidades terapéuticas. Adicionada a la leche previene y cura la enteritis; cocida con frutas (melocotones, albaricoques, peras, ciruelas...) en forma de compota, es utilísima y bien tolerada por las personas dispépticas o que padecen de irritación intestinal; siendo también, en esta forma, de gran eficacia en el tratamiento de la gota y el reumatismo crónicos. Los enfermos diabéticos suelen tolerarla mejor que el azúcar industrial, sobre todo si se atenúa su concentración con tales preparaciones o bien cociéndola con una pequeña cantidad de agua, lo cual la priva de ciertos principios aromáticos irritantes para las mucosas.

Malte. Se llama así o también café de cebada o café malte —a la cebada tostada después de germinada. Es buena bebida que sustituye —aunque en gran parte con la imaginación— al café corriente (*Coffea arábica.* Familia, *Rubiáceas*). Para sus propiedades remitimos al lector a lo que ya dijimos de la cebada.

Mosto. Es el jugo de las uvas sin fermentar, que en el comercio se expende con variados nombres: Mostell, Mostuva, Raimost. Vino sin alcohol... Su gran riqueza en azúcar de uva (véase uvas) y la ausencia del alcohol, hacen de él una bebida muy nutritiva, agradable y sana, que constituye el mejor adorno de muchos manjares (fresa, fresones, etcétera).

---

[12] El azúcar industrial o artificial, tan injustamente preconizado como alimento energético, no es más que un poderoso excitante desvitalizado, formado por *sacarosa* desprovista de sus vitaminas, sales minerales y fermentos, o bien por *glucosa* obtenida por reacción del ácido sulfúrico sobre los residuos de almidones. Sus perjuicios son máximos cuando se toma en forma de caramelos o bombones, y se atenúan cuando se asocia con alimentos naturales como la leche o las frutas.

El azúcar artificial fatiga las vísceras, es mal retenido por el hígado, provocando frecuentemente glicosuria alimenticia (Le Goff), produce afecciones de la piel y caries dentarias (Fredet y Nivet), desmineraliza los humores, y agregado al biberón o a los alimentos de los niños provoca accesos febriles, crisis nerviosas y a veces trastornos de graves y aun funestos resultados. El azúcar industrial es uno de los alimentos dietéticos más perjudiciales.

El vino y sus perjuicios. Al vino hay que juzgarle por su cantidad de alcohol, y en este sentido, los vinos que contienen más cantidad de alcohol son los peores bajo el punto de vista de la salud. Esto, sin necesidad de referirnos a la intoxicación aguda alcohólica o borrachera. El vino es malo aun a pequeñas dosis, y muchas veces peor que a dosis grandes, puesto que en la borrachera se vomita gran parte del tóxico.

Es indudable que la primera acción que el alcohol del vino ejerce en el organismo se realiza sobre las células de las paredes del estómago y primeras vías digestivas. La célula bañada por el alcohol sufre primeramente una excitación (que no es ajena a la producción de dispepsias hiperesténicas) tras de la cual viene la depresión (que se traduce, a la larga, en dispepsia hiposténica). Esta acción se extiende a todos los tejidos del organismo (principalmente nervioso) y se traduce en el período excitatorio y el período de depresión, bien manifiestos, sobre todo en la borrachera, con su primordial alegría, locuacidad, etc., y su consiguiente sueño comatoso.

Además de esta acción inmediata, el alcohol actúa sobre las membranas celulares, endureciéndolas y dificultando, por consecuencia, sus cambios osmóticos y, por consiguiente, la función fundamental de la célula: su nutrición. Al alterarse la nutrición, se alteran sus secreciones y la constitución normal del protoplasma. Esto altera la normalidad del jugo gástrico y, por tanto, la digestión; y, alterada la digestión, empiezan las declinaciones de la salud. Además, el alcohol, endurece y produce fenómenos de coagulación del protoplasma acabando por matar la célula, que es sustituida por células conjuntivas (esclerosis). Ésta es la más nociva acción del alcohol: Matar elementos nobles, que el organismo tiene que sustituir por elementos de sostén y relleno.

Muchas gentes humildes creen que la copita matinal de vino que toman, les da fuerzas y les es de necesidad, tanto más cuanto que su alimentación es deficiente. Esto es un craso error en el que no poco han intervenido la imaginación y los prejuicios. El vino no da fuerzas sino que suministra un latigazo al organismo, obligándole a actualizar más energías potenciales, que es lo que da esa sensación de plenitud energética propia de todos los excitantes artificiales, seguida de la depresión correspondiente. Un caballo cansado, si se le fustiga, rinde un mayor esfuerzo, sin que por esto su organismo tenga la potencialidad efectiva que sólo da el descanso; y con esto se le ayuda a caer antes. Sabido es también, que el alcohol paraliza o retarda la digestión, principalmente de las sustancias albuminoideas, por lo cual, aquéllos que comen poco o lo justo, no deben beber alcohol para aprovechar íntegramente los productos de su digestión; que es todo lo contrario de lo que hacen, desgraciadamente, esos individuos que buscan fuerzas supletorias en la copita de vino o aguardiente.

Se ha demostrado por medio de experiencias con dinamónetros, ergógrafos, etc., que la fuerza del músculo disminuye con el uso del alcohol, y esto puede comprobarlo cualquiera en su casa comprando un sencillo dinamómetro y haciendo pruebas con y sin ingestión de alcohol. El doctor García del Real, en su precioso libro *Los peligros del alcohol,* cita multitud de pruebas, datos y opiniones en apoyo de estas otras afirmaciones. Recordamos dos individuos que, en tiempo de nieve, intentaron hacer la travesía de El Paular a Cercedilla (34 kilómetros), por los puertos de los Cotos y Navacerrada, llevando por todo alimento una bota de vino (confiados en que "les daría fuerzas"), y al día siguiente fueron encontrados muertos en el kilómetro 2 de la carretera de los Cotos: el vino no les sirvió ni para resistir el frío. Otro ejemplo: en febrero del 1925, subimos al pico de Teide, en Canarias (cuya altura es de 3707 metros) ocho individuos vegetarianos y el guía (que tampoco comió carne esos días), habiendo éste tomado alguna cantidad de vino al salir de la Orotava. Este guía es hombre entrenado, que ha subido mil y pico de veces al Teide; y hay que tener en cuenta que esta subida de cerca de 4000 metros, supone en longitud unos 35 kilómetros; de modo que es una prueba fuerte. Todos hicimos perfectamente bien la subida; pero en el trozo final se vio claramente la mayor soltura de los abstemios, a pesar de faltarles el entrenamiento. El guía mismo, nos dio la clave, al contarnos que los hombres que más sufren el "mal de altura" son "los ingleses, que beben *whisky*".

Muchas personas creen que "el vino ayuda a discurrir". Esta afirmación nos parece fantástica. Discurrir es poner en el foco de la mente, las imágenes y pensamientos necesarios, por libre voluntad y en conciencia, para formar juicios y raciocinios con nuestras facultades mentales superiores. No es precisamente esto lo que realiza el alcohol. Este tóxico produce una excitación de "psiquismo inferior" o instintivo y de las imágenes de la memoria cerebral, que pasan por el foco de la mente *a pesar* de la voluntad y de la conciencia del sujeto. Y esto no se puede llamar "discurso", sino primer grado de intoxicación alcohólica. Esta excitación es lo que ha dado el triunfo a las bebidas alcohólicas, porque da la apariencia de que el hombre gana en ingenio, en facultades y en buen humor. Resultado, como se ve, no más que aparente.

Se ha demostrado también (García del Real lo cita) que las reacciones de la memoria, de la atención (Exner y Kraepelin), la asociación de ideas, el juicio y el raciocinio, están más o menos perturbados bajo la acción de las bebidas alcohólicas. Dijo nuestro gran histólogo Ramón y Cajal: "Las excitaciones mentales producidas por el alcohol, como las del café y las del tabaco, son fugaces, rápidas, duran lo que cuesta al organismo descartar el veneno ingerido, por el contrario la vibración causada en las células nerviosas por el estudio y la atención profunda es más enérgica y normal, aprovecha mejor los recuerdos de la memoria y la asociación de ideas, rinde un trabajo más sólido y completo; y, en fin, no deteriora la complicada máquina del pensamiento".

El que haya habido hombres de talento y aun genios, que hayan bebido alcohol y hasta que se hayan embriagado, no quiere decir que el alcohol ayude a discurrir, sino que han discurrido a pesar del alcohol; y no sabemos lo que hubiesen hecho de no tomar bebidas alcohólicas. Ya afirmaba Goethe que, el alcohol fue debilitando el genio poético de Schiller.

La ingestión de alcohol dificulta también las manifestaciones del espíritu. Éste, para exteriorizarse necesita de la calma mental y psíquica. La espiritualidad es incompatible con la excitación del psiquismo inferior que produce el vino, y por esto ha sido proscripto por todos los grandes fundadores de religiones (Mahoma, Buda, etc.), y filósofos de altura (Pitágoras, Confucio, etc.). En las propias escrituras sagradas bíblicas se afirma esta recomendación: "Y Jehová habló a Aarón diciendo: Tú y tus hijos contigo, no beberéis vino ni sidra, cuando hubiereis de entrar en el tabernáculo del testimonio, porque no muráis; estatuto perpetuo será para vuestras generaciones." Y esto para poder discernir entre lo santo y lo profano y entre lo inmundo y lo limpio. (Levítico, cap. X, versc. 8 y 9.)

En fin, no creemos que la riqueza patria sufriese gran quebranto con el dictamen de los médicos en contra del alcohol. El alcohol cuesta mucho dinero a la patria, teniendo que sostener establecimientos sanitarios (hospitales, manicomios, etc.), para atender a las víctimas de los accidentes y degeneraciones de la intoxicación alcohólica. Quizá lo que cuesta el alcohol en locura, degeneración, crimen, apatía, etc., es mucho más que lo que hace ingresar por su venta.

Además, los viticultores pueden vender mosto sin fermentar, y, sobre todo, fomentar el consumo de las uvas (que se pueden conservar todo el año), con tres kilos de las cuales, sin más alimento, puede vivir un hombre. Cosa que conviene pregonar a los cuatro vientos.

El pan. Este alimento, símbolo de la nutrición humana, por el cual se pide en la oración cristiana, ha sido gravemente mistificado con el exceso de refinamiento a que ha conducido la molienda en cilindros de acero y su cernido excesivo. Afortunadamente, aun quedan pueblos y lugares donde se elabora un magnífico pan moreno, cuyo consumo debe extenderse como una importante necesidad vital. En los pueblos de las montañas, cortijos y caseríos, donde no llega el pan de las poblaciones y tienen que elaborarlo con sus propios recursos, aun podemos comer un pan que merece el nombre de tal.

El doctor Conrado Granell, dijo en una conferencia que *"el valor alimenticio del pan está en razón inversa de su grado de blancura".*

Ese pan de miga blanquísima, algodonosa, compacta, que se puede hacer bolas entre los dedos, es un mal alimento, por ser incompleto (apenas tiene más que almidón) y fermentar fácilmente en el tubo digestivo. El buen pan ha de ser de miga porosa, morena y fácilmente deleznable cuando se la amasa entre los dedos. Además, debe comerse ya frío y si es posible de un día para otro, con objeto de que al perder el agua por exaporación, permita su fácil impregnación por la saliva, que es el primero y más importante de los jugos digestivos que le transforman. El pan recién hecho y más si está caliente, se digiere mal, excita la producción de excesivo jugo gástrico y produce hiperclorhidria.[13]

De no contar con un pan bien elaborado, es preferible, en recta higiene, no comerlo. Existen féculas admirables con qué sustituir al mal pan: los cereales no panificados y la patata. Los cereales, cocidos o tostados (tapioca, sémola, gofio, trigo, maíz, avena...) son magníficos alimentos de trabajo, y las patatas son alimento completo y altamente

---

[13] Como dice el refrán: "Pan caliente y vino fuerte dan la muerte; pan duriño y agua fría dan la vida."

nutritivo. Sin olvidar que las féculas y almidones, para ser alimentos sanos, necesitan ir acompañados de los elementos de la corteza del grano (salvado, moyuelo), sin cuyo requisito pueden ser causa de enfermedad, como ha demostrado Mellamby en la acción decalcificante de las harinas cereales en flor, en los animales jóvenes.

Solamente los enfermos del estómago e intestino están condenados —como dice Franck— al insípido pan blanco, que —agregamos nosotros— debe tostarse o bien sustituirse por cualquiera de los panes dextrinizados (tal como el "Pan dextrinizado en rebanadas", que expende el comercio.

VIII. Alimentos derivados de animales vivos

La leche. La de la madre es necesaria al niño que lacta. Terminada la lactancia, la leche no es alimento indispensable aunque sí útil, por su riqueza en grasas, albúminas, vitaminas y calcio.[14]

Tomada cruda es de un gran valor vitalizante, y, en todos los casos, un régimen predominante en leche, calma la irritación de las vísceras digestivas y de los plexos simpáticos abdominales en los enfermos crónicos.

La leche cuando se toma sola, debe ingerirse a pequeños sorbos o a cucharadas, para que no se formen en el estómago coágulos de gran tamaño. Ya hemos tratado de la "dieta de leche", y sus indicaciones en la página 449, por lo que nos vemos dispensados a insistir aquí.

Mas debemos llamar la atención sobre la eficacia del "suero de leche" como régimen inicial en las dispepsias graves. El cual se prepara del modo siguiente: A un litro de leche se añaden cuatro gramos de lactato cálcico y se hierve. Esto produce la coagulación y precipitación de la caseína, tras de lo cual sólo falta filtrar el suero, que así queda en disposición de ser utilizado.

De las distintas maneras de usar la leche, es indudablemente la más perfecta ingerirla *cruda y recién ordeñada*; porque de este modo conserva todas sus cualidades, vitaminas y fermentos. El calentamiento de la leche, su ebullición o esterilización, reducen la cantidad de caseína, alteran sus albúminas y sus azúcares, como también sus diastasas y los citados elementos vitalizantes. Resulta pues ilusorio el valor nutritivo de la leche hervida con la que se pretende alimentar exclusivamente a muchos enfermos, principalmente febriles, en los que la deficiencia de tono gastrointestinal consecutivo a la enfermedad, unida al defecto del alimento alterado, contribuye al desfallecimiento de las defensas orgánicas por no tener en cuenta que el régimen de leche sola es un error fisiológico pasada la lactancia.

Muy preferibles a la leche hervida son la *"leche en polvo"* y la *"leche condensada"*. En la primera, sobre todo si está obtenida a baja temperatura (setenta grados o poco más, como máximo) se conservan casi

---

14 El doctor Oliver Pascual, opina que, "el principal defecto de la dieta media del español actual consiste en el empleo deficiente e inadecuado de la leche y sus derivados, salvo quizá en el norte de España".

íntegramente sus cualidades nutritivas y vitaminas. En la segunda, que no tiene más inconveniente que la adición de azúcar para su mejor conservación, se mantiene también un excelente valor nutricio y un contenido vitamínico muy elevado; siendo indudablemente, como la práctica nos ha demostrado, y al igual que la leche en polvo, magnífica para la lactancia artificial, e insustituible cuando no se cuenta con una leche fresca, cruda y recién ordeñada de animales alimentados apropiadamente.[15] Actualmente se expende leche condensada (evaporada) sin azúcar.

La *leche pasteurizada* a baja temperatura (63 grados durante 30 minutos), es también aceptable, aunque no tiene ventajas sobre las anteriores.

La *leche fermentada* o agria en sus variedades de *Kefir* del Cáucaso, *Yoghourt* de Bulgaria, *Leben* de Egipto y Arabia, *Mazun* de Armenia, etc., es producto aparte, de especiales y valiosísimas propiedades. Su papel esencial estriba en cambiar la flora intestinal de la putrefacción, sustituyéndola, en la medida posible, por el *bacilo láctico* de cualidades antisépticas.[16] Es decir, trocar la fermentación pútrida por la fermentación láctica.[17] Su confección es sencilla, aunque si se practica con descuido cabe que, otros gérmenes (como por ejemplo el *micoderma aceti*, de la fermentación acética) se desarrollen en su seno, impurificando el producto. Para prepararla se toma la leche pura en su estado natural, añadiéndola dos cucharadas de leche agria anteriormente preparada, dejándola fermentar en sitio templado o al sol, durante 24 ó 48 horas (según la estación), debiendo ser bien agitada antes de tomarla. Para fermentar la primera porción, basta agregar a la leche fermentos lácticos o cinco

[15] Para que la leche de los animales salga *maternizada* o sea apropiada y completa para la nutrición del niño, es menester que aquéllos tengan en su alimentación un aditamento de *cebada germinada* (uno o dos kilos para la cabra y vaca respectivamente). Después conviene disminuir la cantidad de caseína por la adición de agua. Y finalmente, dársela cruda. La leche, como hemos dicho, no debe nunca hervirse. Cuando se quiere esterilizar los gérmenes nocivos que pueda contener, basta con pasteurizarla en las condiciones citadas, que permiten conservar todas sus vitaminas, excepción hecha de la C, cuya permanencia es dudosa tras de la acción del calor más moderado.

[16] El *Kefir* es la leche fermentada por la acción de los *granos de kephyr*, en la que intervienen el bacillus bulgaricus, el bacillus caucasicus, el saccharomyces kephyr y otros, originando un producto líquido por quedar la caseína solubilizada por las diastasas.

El *Koumys* es parecido al kefir, pero confeccionado con leche de yegua.

El *Yoghourt*, como el *Leben* y el *Mazun*, al contrario que el kefir, presentan la caseína cuajada, siendo por tanto, sólidos. En Bulgaria se prepara con la adición de yoghourt antiguo desecado llamado Maya. El fermento principal o bacilo búlgaro, llega a producir la enorme cantidad de 25 gramos de ácido láctico por litro de leche, mientras que los demás fermentos lácticos solamente producen 10.

[17] La leche fermentada no solamente obra *dificultando la pululación de microbios patógenos* en el intestino (sobre todo si va acompañada de una alimentación vegetariana), sino que *provee de abundante ácido láctico* cuya acción se suma a la precedente, *peptoniza los últimos residuos de las sustancias albuminoides* en el colon y *produce quizá la secreción de un producto antipútrido* que persiste después de la desaparición de los bacilos.

Su acción se extiende hasta el estómago, al cual estimula. Conviene también apuntar que el *kefir* de un día es laxante; el de dos días, indiferente; y el de tres días, astringente.

centímetros cúbicos de *bacilo búlgaro,* que es el más eficaz y dejarla reposar el tiempo dicho después de bien mezclados. También puede confeccionarse añadiendo a un litro de leche pura (pasteurizada o no) cuatro o cinco centímetros cúbicos del mencionado bacilo búlgaro, mezclándola perfectamente y dejándola reposar treinta horas. Del coágulo formado se añaden cinco gramos a cada una de las terrinas ya preparadas y llenas de leche pura, dejándolas en reposo 24 horas. Entonces se halla en punto de consumirse. En los días sucesivos basta agregar cinco gramos del yoghourt así preparado a cada una de las terrinas llenas de leche natural. Al cabo de mes y medio empieza a degenerar el bacilo y conviene renovar la siembra para que no desmerezca la calidad y propiedad de la leche fermentada.

El queso. Es un alimento de difícil digestión, pobre en sales minerales pero rico en diástasas. Tomado en pequeña cantidad al final de las comidas, estimula las potencias digestivas; debiendo ser la norma de su consumo la que indica el conocido refrán: "Queso a diario y una libra para todo el año." Deben preferirse los quesos sencillos y frescos (de Villalón, de Burgos, manchego, natas, etc.), a los muy fermentados.

Los huevos. Constituyen un alimento muy rico en materiales nutritivos de primera categoría y en elementos vitales. Cada huevo contiene 35,5 gramos de clara y 17,5 de yema, sin contar los 7,2 gramos que pesa la cáscara. La clara de huevo contiene una magnífica albúmina que sustituye con ventaja a la de la carne (entre otras cosas por hallarse pura y exenta de todo germen de putrefacción), grasas, glucosa, fósforo, hierro y silicio. La yema es riquísima en proteínas, lecitinas, fósforo, sustancias minerales y vitaminas. La cáscara es abundantísima en sales de cal fácilmente asimilable; por lo que nosotros recomendamos la ingestión de cascarones de huevos secos y pulverizados como uno de los mejores medios de recalcificación orgánica.

Para que el huevo no pierda sus excelentes cualidades alimenticias es necesario consumirlo fresco. Todo huevo que tenga más de siete días en verano y más de quince en invierno, es tóxico y, por consecuencia, no debe comerse.

La mejor manera de conservarlos es a la temperatura natural; y en cuanto a la ración diaria, diremos que, los huevos son alimento del que no se debe abusar por su extraordinaria concentración nutritiva. Como máximo permitimos dos huevos diarios a aquellos individuos que necesitan una buena ración proteica. En los sujetos normales (y en el supuesto de que no coman carnes ni pescados) se hace innecesario el consumo diario de huevos, de los cuales se puede prescindir temporadas enteras. Mas, si agrada su consumo, puede permitirse al individuo sano la ración de un huevo diario, aconsejándole que prescinda del huevo un día a la semana.

El huevo debe cascarse en el momento de irle a comer o preparar. Las claras de huevo guardadas para ser utilizadas tardíamente, pueden ocasionar envenenamientos graves; porque la acción de los microbios origina en ellas toxinas muy activas que pasan inadvertidas a la vista y al olfato. Puede ser también causa de toxicidad del huevo la mala alimentación de las gallinas: Las aves alimentadas con detritus de carne o pescado, sangre, harinas en mal estado, etc. no pueden poner huevos propios para la alimentación del hombre.

El huevo debe consumirse completo, porque la clara y la yema se complementan en sus propiedades y en su digestibilidad. Los huevos crudos conservan íntegras sus cualidades alimenticias y vitalizantes; pero los huevos cocidos (pasados por agua o duros) son más digestibles para enfermos de estómago delicado y vísceras fatigadas. En los enfermos de escasas fuerzas vitales, sobre todo si padecen del hígado, será siempre mejor mezclar el huevo a pequeñas dosis con otros alimentos (cremas, pastas, bizcochos, salsas, etcétera).

La mantequilla. Es un buen alimento diastasado, abundante en vitaminas y grasa. Debe usarse con moderación por ser difícilmente digestible, y tomarla siempre fresca y cruda. Ya hemos visto su utilidad dietética en algunas formas morbosas, como la diabetes, estreñimiento, litiasis, etcétera.

IX. Alimentos elementales

El aire. Es una mezcla gaseosa que envolviendo a la Tierra constituye la atmósfera. Su composición en la zona de contacto con la superficie terrestre, que es la que aspira el hombre, es: oxígeno (21 por 100), nitrógeno (79 por 100), una pequeña parte de anhídrido carbónico (0,004), vapor de agua, y cantidades infinitesimales de argo, cripto, neo, xeno, helio, etc. Como todos los alimentos en su estado natural, contiene una cantidad variable de energías vitales no definible químicamente, resultante de un conjunto de valores eléctricos, magnéticos, luminosos, etcétera.

El aire es el alimento más indispensable para la vida. Ciertos alimentos digestivos pueden suprimirse e incluso puede uno vivir sin alimentarse por la boca días enteros; pero lo que no es posible es pasarse cinco minutos sin respirar, como no sea con riesgo de perder la vida.

La necesidad de que este alimento tan importante sea puro, se comprende sin más explicaciones. Un elemento de energías, como el aire, que para él sólo tiene en el organismo un aparato receptor y transformador de tanta importancia y extensión como es el aparato respiratorio, no puede por menos de ser de una necesidad imperiosa en todos los momentos de la vida. El alimento aire, penetrando por los pulmones en el cuerpo, deja en la sangre gran parte de sus elementos químicos y de sus energías, que se difunden rápidamente por todos los tejidos llenando de vitalidad hasta los más recónditos rincones del organismo. El oxígeno del aire fijado por la hemoglobina de la sangre, es transportado por la circulación sanguínea, oxidando y quemando en el seno de las células todos los alimentos ingeridos por vía digestiva, requisito sin el cual no tendrían aprovechamiento éstos. También quema el oxígeno las sustancias morbosas causantes de las enfermedades, haciéndolas más fácilmente eliminables.

El nitrógeno del aire, cuyo papel en el organismo se conoce muy poco, se cree que tiene una misión de mucha importancia.

Los demás elementos que integran el poder vital del aire son seguramente los que lo hacen imprescindible constantemente en el organismo.

El aire es impuro en las grandes poblaciones, y alcanza su máximo de pureza y de fuerza vital en las montañas y en el mar, sobre todo en los países muy soleados. El elemento purificador, por excelencia del aire, es el reino vegetal. Donde hay muchas plantas y árboles, el aire es puro. Esto se debe, a que —así como los animales absorben el oxígeno del aire y exhalan anhídrido carbónico—, las plantas, por el contrario, absorben anhídrido carbónico y exhalan oxígeno.

Y procuremos que, por medio de una racional gimnasia respiratoria y la vida en el campo o en ciudades jardines, el organismo aproveche la mejor y mayor cantidad de este tan importante elemento.

El aire se absorbe también por la piel como ya vimos.

El agua. Es un elemento de primera importancia, compuesto de dos partes de hidrógeno y una de oxígeno, ligeras cantidades de aire disuelto (del mismo modo que el aire tiene pequeñas cantidades de vapor de agua), y variable cantidad de elementos vitales, eléctricos, magnéticos, luminosos, etcétera.

El agua entra a formar parte de la constitución de los seres vivientes, en una proporción mucho mayor que los demás elementos químicos que los constituyen. Forma la base de todos los humores y de la sangre. Sin agua no sería posible la vida.

El cuerpo necesita del alimento agua, sin el cual no puede resistir tanto como sin el alimento digestivo. El agua disuelve muchos de los productos resultantes de la digestión y diluye otros, haciéndolos de este modo mejor absorbibles y asimilables. Pero no obstante, esto no quiere decir que debamos beber agua sistemáticamente. Durante la comida, como ya se ha dicho anteriormente, se debe beber poca o ninguna agua, porque el exceso diluye demasiado los jugos digestivos dificultando la digestión. Con la alimentación vegetal, la sed no se deja sentir más que en tiempo caluroso. Entre hora debemos beber agua para proporcionar al cuerpo este importante elemento, en el seno del cual se verifica todo el mecanismo químico de la vida.

El agua se absorbe también por la piel cuando nos bañamos y tiene tantas energías vitales, cuanto más soleada y en movimiento se halla. Las aguas bien soleadas y aireadas, y por tanto más radiactivas y vitales de las montañas, los ríos y el mar, son muy preferibles, y son más tónicas que las que usamos en las casas pasadas por las cañerías. Bañémonos, pues, al aire libre.

Bebamos agua todos los días entre hora; especialmente en ayunas. No privemos de agua a los enfermos —sobre todo a los febriles—, porque el agua disuelve y diluye las sustancias morbosas haciéndolas más fácilmente eliminables, y calma la fiebre.

El Sol. Es el elemento primordial, fuente de toda vida.

El Sol es un alimento que sustituye una buena parte de alimento digestivo. El que toma baños de sol necesita comer menos, porque asimila más. Los rayos solares, con sus potentes energías luminosas, magnéticas, eléctricas, químicas y vitales, alimentan principalmente los centros nerviosos, por lo cual son insustituibles en este siglo de excesivo trabajo intelectual, de excesivas preocupaciones y de neurastenia.

El Sol se absorbe por la piel, que le transforma y le hace ser aprovechable por el organismo. Tomemos todos los días nuestra ración de energías solares por medio de los baños de sol y de luz (véase lección XXXIV).

Ninguna clase de alimentación, por buena que sea, puede dar al sistema nervioso —como se lo da el sol—, los elementos necesarios para su perfecta función.

Alimentos medicamentosos

Los alimentos vegetales, especialmente frutas, verduras y hortalizas, tienen, muchos de ellos, verdaderas propiedades terapéuticas o correctoras, que deben ser aprovechadas en los casos indicados.

Hasta aquí los más importantes.

HORTALIZAS

Cebollas. Al interior son *depurativas, diuréticas, antiinflamatorias o antiflogísticas, antihelmínticas* [18] y *sedantes.* Al exterior, *desinfectantes, resolutivas* (granos, ántrax, úlceras, etc.) y *microbicidas.* Son útiles también contra la *calvicie y erupciones* (jugo o agua de cocción de la cebolla).

Ajos. Son utilísimos para combatir el *reuma,* bajar la tensión de la sangre, expulsar *lombrices* y desinfectar los aparatos digestivos y respiratorio.

Rábanos. Son depurativos.

Zanahorias. Son *tónicas, digestivas, mineralizadoras* y muy útiles para la expulsión de *lombrices.*

Tomates. Son *antiartríticos,* estimulantes del hígado, *depurativos* y la más rica en *vitaminas* de todas las hortalizas.

Pimientos. Son *digestivos.*

Patatas. Son *antiartríticas,* útiles en las *gastritis hiperclorhídricas* y en la *diabetes* (Mossé).

Remolachas. Son *laxantes, diuréticas* y *mineralizadoras.*

Calabazas. Sus semillas son muy eficaces para la *expulsión de la tenia, en forma de horchata.*

Espárragos. Son *sedantes del corazón y diuréticos.*

VERDURAS

Lechugas. Son *depurativas, calmantes* y *laxantes.*

Achicorias. Son depurativas.

Ruibarbo. Util contra las *inflamaciones intestinales.*

---

[18] Antihelmíntico, quiere decir que combate las lombrices.

Borraja. Es *sudorífica.*

Cardo. Es *aperitivo, diurético* y *colagogo* (que facilita la secreción de la bilis).

Espinacas. Son *depurativas* y· *laxantes.*

Apio. Es de gran poder *antirreumático.*

Perejil. Es útil contra las *inflamaciones.*

Coles. Utiles para las *enfermedades respiratorias, disenterías* y *anemias.*

Berros. Son muy *depurativos.*

FRUTAS

Aceitunas. El *aceite* es suave *laxante,* disuelve *cálculos* y *depósitos calcáreos* y ayuda a la *expulsión de lombrices.*

Uvas. Son un admirable fruto medicinal, *antiartrítico, depurativo* y *pectoral.* Regulan las secreciones, disuelven los depósitos calcáreos, aumentan la secreción biliar, tonifican los centros nerviosos, son *antiinflamatorias* y *estimulan* la circulación y la secreción ácida del estómago.

Higos. Ayudan a la expulsión de *lombrices.*

Peras. Son muy útiles en los enfermos del *intestino* y en los convalecientes por su fácil digestibilidad.

Cerezas. Son *refrescantes* y *depurativas.*

Ciruelas. Son un gran laxante, bien frescas o bien secas y desazucaradas por la cocción, como hemos dicho al hablar del estreñimiento.

Limonès. Son fuertemente *depurativos* y *antiartríticos.* Fluidifican las secreciones y actúan de desinfectantes en *úlceras, llagas, anginas* e *infecciones del intestino. Tonifican y suavizan la piel.* Sabida es su gran utilidad como curativos del *escorbuto.*

Naranjas. Son *depurativas, antiartríticas, desinfectantes, mineralizadoras y estimulantes.* Un verdadero tesoro de la alimentación. El fruto más hecho, más diferenciado y de mayor categoría química de todo el planeta. (Tarda ocho meses en su completo desarrollo.)

Almendras. Alimento fosforado que en forma de horchata es admirable recurso, tónico y digestivo en los enfermos que deben estar someíidos a dieta líquida.

Bellotas. El café o la horchata de estos frutos, son magníficos antidiarreicos, especialmente en las *enteritis veraniegas* (por abuso de helados), y que deben ser sustituidos en los niños por horchata de arroz. La cantidad debe ser de 15 a 30 bellotas al día, en tres tomas, cuando se trate de horchata, y algunas más si se toman en forma de café.

Lección XXXII

LA FITOTERAPIA O TERAPEUTICA POR MEDIO DE LAS PLANTAS

Casi todos los grandes remedios farmacológicos están obtenidas del reino vegetal. Y las propiedades medicinales de las plantas débense a ciertas sustancias químicas que se llaman *principios activos*. Estos pueden ser esencias, ácidos, resinas, grasas, mucílagos, etc., y principalmente alcaloides y glucósidos (véase lección XXIII). Mas, para que el principio activo de una determinada planta obre como tal con máxima eficacia y sin peligros tóxicos, es menester, según expusimos (pág. 369) que vaya combinado con otras sustancias que modifiquen su acción bruta y preparen su perfecta tolerancia orgánica; hecho que se da en la constitución bioquímica de la planta. El aislamiento, pues, de los principios químicos activos o cuerpos básicos, es, en principio, un error terapéutico del que nosotros hemos huido.

Algunos autores de la antigüedad dieron gran importancia a la forma de ciertas partes de las plantas, deduciendo de ella las cualidades de su acción terapéutica. Así Paracelso comparaba la fresa con un pequeño corazón, la judía con un riñón, la nuez con un cerebro... y no hablemos de otras curiosísimas semejanzas como, por ejemplo, la de los bulbos testiculares de las orquídeas, la del higo con la glándula hipófisis y la apariencia antropomorfa de la mandrágora, etc. Las deducciones hechas por este camino, pueden, evidentemente, despistarnos; pero no dejemos de observar con interés que, el pequeño corazón del fruto de la fresa, tiene una acción francamente depurativa sobre la sangre; que el pequeño cerebro de la nuez, es el más indicado de los alimentos cerebrales por sus excelentes grasas fosforadas; que el *salep* de los bulbos orquidianos y la *vainilla* (de la misma familia) son sustancias estimulantes y analépticas (restauradoras energéticas) como la propia secreción testicular, etcétera.

El malogrado doctor Brioude (catedrático que fue de la Facultad de Medicina de Sevilla), considerando el asunto bajo otro punto de vista, nos decía: "Desde luego, cada planta preséntase más o menos en relación con una influencia planetaria determinada. Y así, por ejemplo, si vemos que la planta tipo de influencia lunar es el lirio blanco y aquella variedad de donde se extrae la veratrina y el colchico otoñal, fácil nos será asociar a esta acción la de muchas variedades de liliáceas que probablemente se hallarán en relación magnética con la luna. Por el contrario vemos que el tipo de la acción jupiteriana es el famoso beleño, al que, conocida su acción terapéutica y fisiológica, no dudamos en rodearle de la belladona, dulcamara y demás especies similares." Este eminente profesor intentó acciones terapéuticas concentrando la acción de seis plantas, con variantes, dentro de un sólo tipo, alrededor de una molécula del metal correspondiente al mismo tipo planetario.[1]

Vese pues que el problema de la fitoterapia, ha sido enfocado de maneras muy distintas por diversos autores, que a la postre puede concretarse o definirse por una acción fisicoquímica, determinada más bien por la experiencia clínica o fisiológica que por el análisis.

Modo de emplear las plantas. Las plantas que a continuación citamos, escogidas entre las más corrientes y eficaces, pueden ser preparadas de tres maneras distintas: *cocimiento, infusión y maceración.*

El *cocimiento* es el procedimiento más rápido: Durará 2 ó 3 minutos para las hojas, flores y tallos blandos; 7 minutos para raíces y cortezas en pedazos y 10 minutos para las mismas, enteras. Después se tapa, se deja un rato y se filtra. Se toman dos o tres tazas al día, siendo la proporción, en términos generales, la de 20 gramos de plantas por litro (5 gramos por taza).

La *infusión* se hace echando las plantas en agua hirviendo, separada del fuego. Se tapan, dejan 10 ó 15 minutos y se filtran. Se toman dos o tres tazas al día en la misma proporción que para el cocimiento. La infusión se emplea solamente para las partes blandas (hojas y flores).

La *maceración*, consiste en poner la planta en agua fría, durante varias horas (12 horas para raíces y cortezas en pedazos, 24 horas si están enteras, 7 horas para tallos blandos, hojas y flores). Después se filtran. Es el mejor procedimiento. La cantidad de planta será la misma dicha al hablar del cocimiento.

Citaremos las plantas por grupos fisiológicos expresando la cantidad que de cada una puede emplearse *por litro de agua.*

Plantas estomacales y digestivas:

Genciana (raíz)	15 gramos.
Centaura menor	20 ,,
Ajenjo	15 ,,
Apio	En ensalada.
Berros	En ensalada.
Hierba buena	15 gramos.
Salvia	20 ,,
Manzanilla	15 ,,
Tomillo	15 ,,

---

[1] Por ejemplo: empleaba el *eléboro, pino, mirto, eucalipto, poligala y liquén* con el metal *plomo* para las enfermedades del aparato respiratorio.

Plantas depurativas:

Grama (raíz) .... 25 gramos
Nogal (hojas) .... 30 „
Zarzaparrilla (raíz) .... 40 „
Bardana (raíz) .... 50 „
Fresno (hojas) .... 25 „
Romero .... 30 „
Salvia (ya citada)
Berros (citada)

Plantas antisépticas (contra las infecciones externas: úlceras, llagas, heridas...):

Árnica (flores) .... En loción (lavado) externa.
Bardana (raíz) .... Ídem.
Limón (jugo) .... Íd.
Eucalipto (hojas) .... Íd.
Tomillo .... Íd.
Amaro (hojas) .... Puestas sobre la lesión.
Pita (hojas) .... En loción externa con su cocimiento caliente.

Plantas astringentes (Cicatrizantes, antiinflamatorias...):

Encina (corteza) .... 30 gramos
Membrillo (fruto) .... Contra la diarrea
Nogal (fruto) .... Contra la diarrea
Fresno (corteza) .... 25 gramos
Agrimonia .... 25 „

Plantas calmantes:

Amapola (flores) .... 5 gramos
Adormidera .... Media cabezuela
Lechuga .... 50 gramos
Naranjo (hojas y flores) .. 20 „
Tila .... 20 „
Valeriana (raíz) .... 15 „

Plantas diuréticas (para orinar fácilmente):

Avena .... 60 gramos
Bardana (raíz, citada)
Borraja .... 40 „
Cereza (rabos) .... 40 „
Gordolobo (flores) .... 15 „
Grama (raíz, citada)
Parietaria (hojas secas) ... 30 „
Regalíz .... 15 „

Espárragos (raíces) ...... 50 „
Maíz (penacho) .... 20 „
Saúco .... 15 „
Vid (hojas) .... 30 „

Plantas estimulantes:

Angélica (raíz) .... 30 gramos
Apio (hojas, sumidades y
semillas) .... 30 „
Manzanilla (citada)
Melisa (hojas) .... 25 „
Hierbabuena .... 15 „
Salvia (citada) .... 45 „
Valeriana (raíz) .... 5 „

Plantas expectorantes y pectorales:

Amapola (citada)
Eucalipto (hojas) .... 15 gramos
Grama (citada)
Gordolobo (citada)
Jaramago (hojas secas) .... 55 „
Pulmonaria (flores) ...... 30 „
Regalíz (citada) .... 20 „
Borraja (citada)
Malva (flores) .... 15 „
Pino (botones) .... 10 botones
Tilo .... 30 gramos.
Violeta (flores) .... 20 „
Hiedra .... 20 „

Plantas laxantes (para purgar o evacuar el intestino):

Linaza (granos) .... 30 gramos
Sen (hojas) .... 3 „
en un vasito, maceradas
7 a 10 horas.
Ruibarbo (raíz en polvo) .. 3 gramos
Almendra-dulce (aceite) .. 20 a 50 gramos

Plantas sudoríficas (Para provocar el sudor):

Angélica (citada)
Borraja (citada)
Gordolobo (citada) .... 20 gramos
Saúco (citada)
Manzanilla (citada) ...... 25 „
Violeta (citada)
Zarzaparilla (citada) ..... 60 „

Plantas vermífugas (contra las lombrices):

Ajenjo (hojas, flores) ..... 20 gramos
Calabaza (semillas) ...... 50 „
Zanahoria (semilla) ...... 30 „
Cebolla .... 50 „
Ajo .... 2 cabezas
Semen contra (flores) .... No emplearla sin consultar con el médico. Es venenosa.

Plantas vomitivas:

Ipecacuana .... 2 gramos en tomas de medio gramo en un vaso de agua, cada 5 minutos.

Esta breve reseña de plantas medicinales inofensivas, pone en manos de los pacientes un utilísimo elemento de colaboración que complementa las maniobras de la terapéutica naturista. Pero no se juzgue que con esto nos damos por cumplidos con el ingente problema de la fitoterapia. La curación por medio de las plantas es tema de una extensión y profundidad insospechadas por la mayoría. Hemos tenido ocasión de ver las propiedades curativas que tienen muchos de los propios alimentos del reino vegetal. Podríamos hacer una reseña interminable de plantas de todos los países y familias botánicas y sus cualidades modificadoras de las funciones fisiológicas. Podríamos aun, tras de esto, derivar el problema hacia el punto de vista homeopático, y acabaríamos por dar a esta lección proporciones de libro. Pero este alarde de erudición, vencido ya por nosotros en años de trabajo, no sería de utilidad práctica para el estudiante. El manejo de las plantas medicinales, exceptuando una pequeña cantidad, requiere cuidados de preparación y dosificación (por ser muchas de ellas tóxicas) que no están al alcance de la mayoría de las personas. Solamente pueden administrarse con prescripciones detalladas del médico, y aun así hállanse dificultades de orden mercantil para confeccionar ciertas fórmulas fitoterápicas, sobre todo en nuestro país donde se halla totalmente descuidada la explotación de su enorme riqueza en plantas medicinales.

El café de bellotas. Se usa muy especialmente en las *colitis tuberculosas* y en las originadas por la ingestión de bebidas acuosas o heladas, tan frecuentes en la época veraniega (*colitis "a frigore"*).

Su acción se basa en la propiedad *astringente atóxica* de la bellota, debida a su proporción de tanino (10 por 100) y de gomo-resinas.

La *bellota* es el fruto de la *encina* (*Quercus ballota*), *alcornoque* (*Quercus suber*), y en general de todos los árboles de este género, perteneciente a la familia de las *cupulíferas*. Su fruto o *bellota*, ovalado, seco, unilocular e indehiscente, recubierto de una cascarilla parda, contiene 38 por 100 de fécula; 7 por 100 de azúcar no cristalizable; 4 por 100 de aceite y 10 por 100 de tanino; a más de un principio hidrocarbonado, la *quercita*, análogo a la manita

Su efecto suele ser superior y más seguro que el de los demás astringentes usados en estos casos (bismuto, opiados horchata o cocimiento de arroz, clara de huevo batida, etc.), bien se tome en forma de *café de bellotas, horchata de bellotas* o *cacao de bellotas* (mezcla, esta última, de las bellotas tostadas y molidas, con el cacao).

Las bellotas tostadas aumentan de volumen, pierden el 25 por 100 de su peso, transforman parte de su fécula en dextrina, disminuyen un 0'94 por 100 de su azúcar y dan lugar a la formación de productos empireumáticos que les dan un aroma semejante al del café. Para tostarlas hágaseles una incisión con objeto de que no estallen y pónganse en el horno o bien directamente en el fuego sobre un tostador, sartén o colador. Una vez tostadas perfectamente, se les quita la cáscara, se trituran con un poco de azúcar en el mortero y se utilizan o guardan (aunque es preferible el empleo de las recién tostadas).

Para hacer el *café de bellotas* se las pone en agua fría al fuego, dejándolas hasta que hiervan durante 7 ó 10 minutos. Para obtener simplemente una *infusión* o tisana, se las separa del fuego en el momento mismo en que rompan a hervir.

La horchata de bellotas tostadas exige una previa molienda más fina del fruto. Una vez así obtenida la harina, se la pasa por tamiz con agua fría repetidas veces hasta agotar el extracto. Su acción es más débil que la del café y la tisana.

La *horchata de bellotas crudas* se prepara con 25 bellotas por vaso grande de agua. Se mondan aquéllas, poniéndolas después en agua templada para quitarles la cutícula; pártense luego en pedazos pequeños y se trituran en el mortero con un poco de azúcar, pasándolas finalmente por un tamiz, repetidamente, con la suficiente cantidad de agua fría, mojando el residuo de las bellotas con la misma agua, en el mortero, hasta que el extracto haya sido agotado. Su efecto es menos marcado que el de la anterior.

Del café de bellotas pueden tomarse dos o tres tazas al día. De la horchata uno o dos vasos. La elección de su uso depende de la intensidad del efecto que hayamos de obtener. Indicadísimos, como hemos dicho, en las *colitis veraniegas*, como también en las *enteritis de origen gástrico*, debemos usarlas con mucha medida en las *colitis tuberculosas* y desecharlas totalmente en las *diarreas de la enterocolitis muco-membranosa*. En los niños es preferible emplear la horchata de arroz.

SEPTIMA PARTE

LA HIGIENE NATURISTA

Lección XXXIII

LA HIDROTERAPIA O CURACION POR EL AGUA

Hidroterapia. Helioterapia. Climatoterapia. Ejercicio físico. Geoterapia. Masaje. Psicoterapia. Cromoterapia. Reflexoterapia.

La *hidroterapia es la cura por el agua* aplicada exteriormente. El agua no obra solamente por su propia virtud vitalizante, sino que es portadora de energías etéreas, especialmente caloríficas. Un enfermo que se trata por medio de aplicaciones de agua fría, no sólo se cura por aplicarse el agua, sino porque esa agua está fría. Es evidente además que, el agua es el vehículo más perfecto para aplicar al cuerpo el calor y el frío, por ser excelente conductor de las vibraciones térmicas y porque se adapta a toda la superficie de la piel con la ventaja de la limpieza.[1]

El efecto de la hidroterapia sobre el organismo estriba en la *reacción* de éste. Esta reacción es triple: *Reacción nerviosa*, con producción de corrientes electromagnéticas en el organismo y la consiguiente producción de oxígeno atómico libre, más oxidante que el molecular; *reacción circulatoria,* con modificación del riego sanguíneo de los órganos, y *reacción térmica*, por modificaciones en la temperatura.

Toda acción sobre el organismo, sea de agua, aire, sol, alimento, luz, sustancia química, etc., produce, si la fuerza del organismo es superior a la del agente que actúa, una reacción, que es la de inmediata utilidad curativa. La perfecta reacción y los buenos efectos consiguientes a las aplicaciones frías hidroterápicas, pueden conseguirse con baños de sol o ejercicio si la persona está fuerte, y en la cama, abrigada y aun con botellas calientes si se trata de persona débil o muy enferma. Se conocerá que se ha conseguido la reacción, cuando la piel haya recobrado su calor natural y no se noten escalofríos o sensación de frío.

La modalidad de las diversas reacciones, depende de la temperatura del agua, como indica el adjunto cuadro tomado de Pariset.

Vemos pues que, el *agua fría* es la que produce la reacción más completa y por consiguiente la que mejor pone en acción todos los resortes vitales, dependiendo su benéfica acción solamente del grado en

---

[1] Se llaman frías, en hidroterapia, las temperaturas inferiores a la de la piel, y cálidas las superiores a ella. Términos muy convencionales, puesto que por encima del *cero absoluto* todo es calor.

515

que se aplique, tanto en *extensión* como en *duración*, lo cual sólo puede ser consecuencia de las condiciones de temperamento, constitución y grado de enfermedad del paciente. Y entonces, siendo oportunamente aplicada, no sólo es el mejor estímulo para la *circulación*, la *inervación* y la *calorificación*, sino que se convierte en uno de los elementos de perfecta *nutrición*, porque produce corrientes nerviosas glandulares (principalmente en el hígado) que aumentan las oxidaciones de los elementos nutritivos que llevan la sangre, y de los detritus que arrastra, procedentes del funcionamiento de los órganos.

Temperatura del agua	Reacción nerviosa	Reacción circulatoria	Reacción térmica
Agua muy caliente (de 35° a 45°)	Fuerte	Fuerte	Mediana
Agua caliente (34°)	Mediana	Mediana	Débil
Agua tibia (28°)	Nula	Nula	Nula
Agua quitada el frío (25°)	Muy débil	Muy débil	Muy débil
Agua fría (10°)	Fuerte	Fuerte	Fuerte

Pero, desgraciadamente, dada la debilidad y degeneración de las razas civilizadas de la actualidad, y especialmente de las más antiguamente civilizadas, como la nuestra latina, el empleo del agua fría no puede extenderse radical y sistemáticamente a todos los enfermos (aunque sí sea factible su inteligente empleo en la mayoría), muchos de los cuales no tienen capacidad suficiente para una buena reacción, y serían *más bien vencidos que estimulados* por la aplicación inoportuna del agua a bajas temperaturas.

Es en estos casos de pacientes *débiles* y *desmineralizados*, donde el empleo del calor (que al fin es elemento fundamental de vida) es salvaguardia y sostenimiento. No hay que olvidar tampoco que *calor* y *humedad* constituyen la máxima garantía del desarrollo de la vida, por lo cual se ha supuesto muy lógicamente, que, el planeta Venus es, de todos los del sistema, el que reúne condiciones óptimas para el desarrollo de la vida tal como nosotros la concebimos.

Como dice el doctor P. Carton: "En el útero el niño se constituye con el calor constante de 37°5. Una vez nacido necesita, para desarrollarse normalmente, ser protegido del frío con más atención que un adulto. En la vejez se acentúa de nuevo la necesidad del calor. El hombre encuentra el calor orgánico por dos mecanismos diferentes. Lo recibe hecho ya o lo fabrica él mismo por elaboración o por reacción; lo recibe de la radiación del sol directa o indirectamente (calefacción por carbón, leña, petróleo, alcohol o electricidad). Lo crea él mismo, gracias a su potencial personal, transformando las materias alimenticias o rechazando las acciones físicas (movimiento, frío). En las personas fuertes el calor obtenido por acciones vigorosas (alimentos muy caloríficos, grasas, etc.; hidroterapia fría) permiten el sostenimiento de una corriente vital rica y sobreabundante. Pero en las personas poco formadas todavía (niños) o enfermos, atenuados o débiles, el sostenimiento del calor, efectuado sobre todo por reacciones enérgicas, se convierte en una gran dificultad o hasta en una imposibilidad. Aun cuando se le exija, la persona no puede elevar sus reacciones a la altura de la acción infligida, y su vida, en vez de ganar en exuberancia, se retracta en inhibición y decrepitud.

Desde el punto de vista naturista no se puede, pues, conducir a los débiles como a los fuertes ni en materia de régimen ni en aplicaciones higiénicas (hidroterapia, helioterapia, ejercicios, etc.). El agua fría, por ejemplo, que es un buen agente de estimulación vital para los fuertes, no hace más que paralizar y deprimir a los débiles.

Para los debilitados, de todas las edades, el frío es un paralizante y un agente de enfermedad, mientras que el calor proporcionado artificialmente obra como un excitante favorable y un medicamento poderoso."

Indudablemente, el uso de la hidroterapia caliente, como la conservación del calor orgánico por otros medios en personas de escasa vitalidad, supone un considerable ahorro de energías y produce preciosos efectos, que el médico debe saber valorar; pero sin que esto pueda disculpar una lamentación siempre que una persona se vea incapacitada para aprovecharse de los maravillosos efectos del agua fría.

El baño, ducha o fricción con agua fría, que toda persona sana debe darse diaria o casi diariamente, es fortificador, calmante, activador de la nutrición, eliminador de impurezas, calorificador en invierno, refrescante en verano y el mejor factor de limpieza dérmica.

El agua fría bajo el punto de vista de la *reacción del sistema nervioso*, le estimula y fortifica, mejora sus funciones y da aptitud para toda clase de trabajos tanto intelectuales como físicos. Un baño frío es, en efecto, lo mejor para hacer descansar el cuerpo después de fuertes trabajos y marchas. Sólo el que lo ha experimentado, puede apreciarlo en todo su valor.

Mas en este punto hay que salir al paso de prácticas absurdas que nos demuestran que *la mayor parte de las personas no saben bañarse*. Presenciamos en verano por doquier, el espectáculo de innumerables bañistas que, en ríos y mares, se pasan largas horas dándose alternativamente baños de sol y de agua, permaneciendo en estos últimos, quince, veinte, treinta minutos. Supino disparate que obliga a largas y repetidas reacciones al sistema nervioso, aparato circulatorio y vísceras, produciendo a la larga un agotamiento de fuerzas vitales que predispone a estados morbosos. Siempre, y una vez más lo repetimos, hemos preconizado el baño de sol primeramente, adaptado en hora y duración a las condiciones del sujeto, y el baño de agua para finalizar y refrescar, no pasando de 3 ó 5 minutos en las personas fuertes y que saben nadar, y de menos duración, hasta no pasar del baño de impresión, en los débiles y nerviosos. Y en último caso, reaccionar al sol, pero no volverse a calentar en tan excesivo grado, que obligue a apetecer un nuevo baño de agua. Y esto, en pleno verano.

La sensación de bienestar y la reacción segura y fácil que subsiguen a un baño frío, de río, de mar o bañera, que no exceda de medio minuto, demuestra la verdad de lo que *afirmamos.*

Bajo el punto de vista de la *reacción del aparato circulatorio,* el agua fría favorece el trabajo del corazón, porque rebaja la tensión de la sangre al llamar a ésta hacia la piel en el momento de efectuarse la reacción. (Antes de efectuarse ésta, la piel palidece por el frío —porque expulsa la sangre de ella— y aumenta la tensión sanguínea.)

En lo que se refiere a la *reacción térmica* del organismo, el agua fría, como el aire frío, la estimula, por lo cual las personas que en tiempo de invierno usan agua del tiempo y no abusan de la ropa, tienen más capacidad calorífica que los que viven entre estufas, mantas y gabanes; y este *calor interior* satisface más al organismo que el que proviene de estufas y braseros.

Para que todas estas acciones del agua fría sean beneficiosas, el único secreto, repetimos, es procurarse una buena reacción, para lo cual, además de lo dicho, hay que atenerse a un determinado tiempo que expondremos al tratar de cada aplicación en particular.

Las aplicaciones hidroterápicas deben hacerse alejadas de las horas de la digestión, para no perturbar ésta. Por esto recomendamos practicarlas una hora antes o dos después de las comidas, por lo menos.

Acción y efecto de la hidroterapia

El efecto fundamental de las aplicaciones de agua, hechas con miras terapéuticas, es la *desintoxicación* del organismo, manifiesta claramente en expulsiones o *eliminaciones de toxinas* o detritus morbosos. Cosa bien probada en el laboratorio y la clínica, que han demostrado como ciertas aplicaciones hidroterápicas aumentan la eliminación de ácido úrico y materias nitrogenadas, como también la toxicidad y cantidad de la orina y el sudor. Se ha comprobado asimismo la expulsión de venenos metálicos (drogas) por la acción de los baños de asiento fríos.

En el hecho de esta eliminación por el agua, se basa lo fundamental de los sistemas de Kneipp, Kuhne y Priessnitz. Y esta expulsión de sustancias extrañas es la consecuencia inmediata del aumento de oxidaciones orgánicas y del avivamiento de las defensas, espoleadas por el frío del agua.

El agua fría *tonifica* los órganos; es decir, devuelve el *tono* normal a los tejidos relajados por la intoxicación, la inflamación y la lucha consiguiente. Este resultado tónico, realmente es un efecto combinado de la desintoxicación y la acción propia del agua fría, y se traduce en una tersura especial de la piel de la cara, que da una sensación de *rejuvenecimiento.* Positivo rejuvenecimiento que perfeccionan los baños de sol, sin necesidad de aplicar afeites que, a la larga estropean la piel y marchitan la frescura natural del cutis que solamente puede ser fruto de una sangre sana que circule bien.

El agua fría al actuar sobre la piel, haciéndola palidecer primeramente, por contracción de sus arterias y poniéndola después sonrosada, cuando por reacción se dilatan, realiza, con este movimiento alternativo, una verdadera gimnasia de la piel que favorece todas sus funciones (eliminadora, termorreguladora, absorbente, protectora y táctil) por la sencilla razón de que todo órgano al que se procura mejor riego sanguíneo, aumenta en vitalidad, que no es más que un corolario de esa otra ley que dice: *"La función hace el órgano."* El agua caliente, por acción directa, procura también un mejor riego circulatorio, aunque no de la eficacia que el que proporciona el agua fría.

El agua fría o caliente, produce —por reflejo nervioso— una aceleración de los movimientos respiratorios al principio, que se vuelven después lentos y profundos. Esto último coincide con la disminución de la tensión sanguínea. Todas estas acciones combinadas ayudan a la mejor ventilación pulmonar y aumentan el cociente respiratorio.

Consecuencia de los efectos que vamos apuntando, es la acción tónica y estimulante sobre los *centros* y *fibras nerviosas*, como sobre los músculos, a los cuales facilita el riego sanguíneo y la eliminación de las toxinas provenientes de su función. Por este motivo es un factor útil al desarrollo muscular y a la belleza del organismo. Desde este punto de vista, la aplicación del agua fría es utilísima para las personas que padecen *nerviosismo* y para las que se fatigan prontamente en el ejercicio físico. Por esto también recomendamos duchas y baños fríos después de los ejercicios físicos y una vez que se ha calmado el corazón.

Finalmente, la *nutrición*, se beneficia grandemente por la acción externa del agua, principalmente cuando se aplica fría. Como hemos dicho, aumenta las oxidaciones, favorece la asimilación y la eliminación de los desechos orgánicos, acrecienta el número de glóbulos rojos y estimula las vísceras encargadas de transformar los alimentos. Por esto deben aprovecharse de la hidroterapia convenientemente dosificada, todos los enfermos de la nutrición: *obesos, diabéticos, gotosos*, etcétera.

Y no hemos de terminar esta exposición, sin hacer un elogio del agua aplicada a la piel, como motivo de *placer y euforia*, pues de los placeres más grandes es el que se experimenta después de una ducha o baño frío, mejor si puede ser en el río o en el mar, con agua aireada y soleada. Las sensaciones de energía, limpieza y ligereza, que siguen a la hidroterapia fría, una vez conocidas y gustadas a fondo, se hace imposible prescindir de ellas. Y no digamos en tiempo de calor, en el que, la hidroterapia fría, o mejor decir la *hidrigia* (higiene por el agua), constituye media vida, y un placer tan apetecido que lleva a abusar de los baños a las personas que por ignorancia o por falta de voluntad cometen los excesos de que anteriormente hemos hecho mención y que pueden cambiar totalmente los admirables efectos del agua, convirtiendo un motivo de bienestar y placer, en causa de depresión y dolor.

La hidroterapia, arma magna de la medicina

Después de expuestos los efectos que subsiguen a las aplicaciones hidroterápicas, ya no puede extrañar que la apellidemos *arma magna de la medicina*. Y esto es fácilmente concebible para todo aquel que piense sin prejuicios.

Toda enfermedad de un órgano cualquiera, supone en último término, un proceso *inflamatorio* en progresión o en regresión (agudo) o estabilizado (crónico), caracterizado por *alteraciones circulatorias* (congestión activa o pasiva), *acúmulo de detritus y defectos de inervación*, como tantas veces llevamos dicho; pudiendo ser cualquiera de estos factores, causa inmediata o efecto. Generalmente concurren todos.

Pues bien: ¿Qué medio se puede poner en manos del médico, que al mismo tiempo que modifique las condiciones circulatorias alteradas, arrastre los detritus patológicos, aumente las combustiones en el foco enfermo, y restablezca las corrientes nerviosas inhibidas o interrumpidas? Solamente la *hidroterapia* puede operar el milagro de esta síntesis vital. Y lo hace dulcemente; no con el latigazo brusco con que obran las drogas (siempre incompletas en sus efectos). Lo hace con perfecta síntesis biológica.

La hidroterapia llama a la sangre. La sangre arrastra los detritus y aporta oxígeno. La descongestión y limpieza del sitio enfermo permite la libre circulación del fluido nervioso, simpáticamente llamado también por los efectos electromagnéticos del agua fría. No conocemos droga alguna que realice esta acción de conjunto, de armonía biológica.

Este es el secreto de tantas curaciones realizadas por la hidroterapia, después de haberse resistido a la acción de los medicamentos más indicados y a la perspicacia de los médicos más eminentes. Este es el secreto de que un Kuhne, un Kneipp o un Priessnitz hayan podido desbancar a significadas autoridades de la medicina alopática. Este es el secreto por el que, un enfermo de jaquecas (ya no citamos sino hechos escogidos entre mil, de nuestra práctica) haya podido curarse paseando con los pies desnudos por el agua fría, y una enferma diagnosticada de cáncer de la matriz en estado desesperado, haya podido curarse totalmente con baños de asientos fríos, y un sujeto que padecía insomnios haya modificado su molestia con unos esponjazos fríos y un bronquítico haya hecho desaparecer su tos y sus fatigas con envolturas frías al tronco, etcétera.

Creemos pues con sobrada razón que, la hidroterapia no tiene sustitutivo en recta medicina. No existe droga cuya particular acción no pueda ser ejercida por alguna aplicación hidroterápica, con la ventaja, por parte de ésta, de no ser tóxica, ni excitante, ni parcial. La aplicación hidroterápica oportunamente prescripta, realiza todo cuanto puede ser más favorable al proceso de la enfermedad, y no olvida mover hasta el más insignificante de los resortes vitales que pueda contribuir al restablecimiento de la normalidad.

Algunos consejos para las aplicaciones del agua

I. No debe aplicarse agua fría a un enfermo con frío o extremidades frías. Por excepción se puede permitir en estos casos, la fricción fría general, rápida y enérgica, con tela áspera, seguida de buen abrigo, y aun bolsas calientes, en enfermos cuya temperatura (por enfermedad febril, grave generalmente) haya bajado por debajo de 36 grados.

II. No debe aplicarse, en general, agua caliente a un enfermo febril. Hace falta irradiarle el exceso de calor por medio de aplicaciones frías.

III. Para que toda aplicación fría sea útil, hay que almacenar calor previamente (*preacción*) y conseguir después la *reacción*, bien sea por abrigo, ejercicio o calor externo.

IV. En los muy débiles, conviene emplear, en principio, agua caliente, sobre todo si no hay fiebre.

V. Bébase poca o ninguna agua en las comidas. Mas, es recomendable beber en ayunas y aun a media tarde.

VI. No debe privarse de beber agua fresca a un enfermo febril.

VII. Debe uno bañarse o lavarse todo el cuerpo, diariamente, con agua más o menos fresca, estando sano.

No está de más que, como colofón a estos consejos, prevengamos a médicos y profanos contra el radicalismo hidroterápico preconizado por algunos empíricos (y no por cierto Kneipp, que siempre fue ponderado y justo), pues como muy bien dice nuestro culto amigo el doctor Aguado Escribano: "La hidroterapia ruda y enérgica preconizada por ellos, propugnadores geniales del agua como agente terapéutico, no puede ser aplicada con los mismos rigores de técnica con que lo fueron por dichos terapeutas, por la sencilla razón de que el *material* clínico de entonces, estaba constituido por enfermos pertenecientes a una generación más pletórica y fuerte que la actual, de tipo predominantemente sanguíneo, y nosotros los médicos actuales operamos con material de inferior calidad o sea con enfermos de la generación presente, en general menos fuerte y pletórica, más endeble y gastada por la actividad abrumadora de la vida moderna, en la que predomina el temperamento nervioso o francamente el tipo neurópata.

En nuestro país estas diferencias se hacen más radicales y profundas cuando consideramos las distintas idiosincracias de las razas germanas, a las que pertenecieron los más salientes terapeutas empíricos (Priessnitz, Neuens, Kuhne, Kneipp), y las de las razas latinas o meridionales a que pertenecemos nosotros, y por lo tanto obligados a operar con un personal clínico de distinta organización fisiológica y temperamental.

De aquí que, toda aplicación de agua, como del sol, de aire o de ejercicio físico, con un fin terapéutico, dé mejores resultados con aplicaciones moderadamente graduadas y teniendo en cuenta la acción de contraste sobre zonas anatómicas y territorios fisiológicos distintos, así como de agentes opuestos simultáneamente (frío y calor, reposo y movimiento), es decir, teniendo en cuenta las leyes de polaridad y de ritmo, que cuando empleamos los agentes naturales de un modo general y arbitrario."

Así por ejemplo, un paseo hidroterápico con los pies desnudos por el agua fría, a lo Kneipp, se tolera muy bien si el cuerpo va bien abrigado. Una aplicación fría en el tórax se soporta mucho mejor con los pies metidos en agua caliente, etcétera.

Expuestos los principios generales en que se basa la hidroterapia, pasemos a estudiar las distintas aplicaciones generales y locales, así como sus oportunas indicaciones, procurando adaptarlas a la práctica casera, con el objeto de que pueden ser adoptadas fácilmente en cualquier hogar, por muy modestos medios con que se cuente.

PRACTICAS DE HIDROTERAPIA

A. Aplicaciones generales

a) *Con percusión.* Si la percusión es fuerte, la aplicación es excitante y estimulante de las funciones orgánicas. Si es débil, es calmante o sedativa.

1ª *Ducha fría.* (Duración de 1 a 15 segundos). Se practica con un aparato especial de duchas o con una regadera, haciendo que el agua caiga desde lo alto de la cabeza mojando todo el cuerpo. (Véase fig. 34). Conviene especialmente a neurasténicos, deprimidos, histéricos, atónicos (convalecientes, diabéticos, enteroptósicos), reumáticos . . .

Dando la ducha principalmente sobre la columna vertebral, se obtiene un efecto calmante (sedativo) aconsejable en casos de insomnio, excitabilidad excesiva (neurastenia), debilidad.

Para evitar el dolor de cabeza producido por la caída del agua sobre ella (cefalea hidroterápica o golpe de martillo) y congestión brusca del cerebro, se empieza con poca fuerza y por las piernas, subiendo poco a poco y aumentando la fuerza paulatinamente.

Si se produce el dolor de cabeza, apliquense compresas frías a la cabeza (véase más adelante) y agua caliente a los pies.

2ª *Ducha caliente.* (De 45 segundos a 1 ó 2 minutos.) [2] Se da igual que la fría. Corta es tónica; larga es revulsiva.

Indicada en los dolores no inflamatorios, en las personas nerviosas que no soportan el agua fría, en algunos reumáticos y en los débiles o desmineralizados cuyo organismo produce poco calor. Su uso es temporal.

3ª *Ducha templada y fría.* (De 1 a 2 minutos.) Se da como las anteriores. Es calmante, recomendable en casos espasmódicos, exceso de tensión arterial. Puede ser tónica débilmente cuando es corta (de 45 segundos a un minuto) y aplicable a anémicos, cloróticas, neurasténicos muy excitables, etcétera.

[2] Para las temperaturas del agua, debe uno atenerse a las que quedan expuestas en el cuadro de las reacciones.

4ª *Ducha progresiva.* (Comienza de 35 a 38 grados durante 40 segundos hasta obtener reacción general) se disminuye poco a poco la temperatura del agua (echando en el aparato o regadera agua fría lentamente) hasta que llegue a ser tibia o fría. Aplicable a enfermos del corazón y vasos sanguíneos, porque evita la impresión y mantiene el enrojecimiento y riego sanguíneo de la piel (vasodilatación) iniciada por el agua caliente. Según la lesión cardíaca, se bajará más o menos la temperatura.

5ª *Duchas progresivamente frías.* Consiste en darse la ducha más fría cada día. Es un método de entrenamiento al agua fría que no debe durar más de diez días. Se debe comenzar, como es natural, por agua tibia.

6ª *Ducha escocesa.* Es la ducha caliente, seguida inmediatamente de otra fría más corta. Recomendable a diabéticos, reumáticos y neurálgicos. Es muy ruda para soportarla.

7ª *Ducha alternativa.* Es una ducha escocesa repetida varias veces en la misma sesión. Es revulsiva, y en general suele ser local.

8ª *Chorro general.* Se da en general con agua fría (dura de 1 a 3 ó 5 minutos.) Se hace con una pequeña manga de riego, o con una regadera a la que se ha quitado el dispersador del agua (fig. 34). [3] Se procura que el caño de la regadera o manga esté cerca del cuerpo para que caiga el agua con suavidad, y comenzando por la parte posterior de las piernas, se va ascendiendo por los muslos, nalgas y dorso hasta llegar a los hombros, y entonces se hace que el agua caiga como una suave capa, por delante y por detrás.

Una modalidad o ampliación de esta práctica, recomendada por Kneipp, es echar al individuo con un cubo grandes oleadas de agua que lo mojen completamente, pudiéndose repetir hasta 20 veces. Esto sólo es aplicable a personas fuertes y endurecidas.

Estas prácticas son muy tónicas y fortificantes, recomendables a los sanos.

9ª *Chorro fulgurante.* (Dura de 3 a 8 minutos.) Se da, proyectando un chorro de agua fría con una manguera, desde una distancia de 3 a 5 metros, sobre el cuerpo de la persona. Se empieza por dirigirle a la parte posterior de los pies, y se sube paulatinamente por los muslos, nalgas y espalda, regándolos bien. Después se procede de un modo análogo por la parte anterior del cuerpo. La fuerza del chorro no debe ser tan excesiva que moleste o dañe al enfermo.

La reacción que produce el chorro fulgurante, es muy intensa y aparece en seguida por efecto del golpe de agua. Tonifica y purifica grandemente, pudiéndose dar a diario o alterno. Sólo es recomendable a las personas que tienen cierto acostumbramiento a la hidroterapia. Se usa en personas artríticas, obesas, para descargarlas de su grasa, gracias a los efectos mecánicos del chorro y a los activadores de la nutrición, del agua fría.

[3] Se puede hacer también con un tubo de goma enchufado en el caño de una fuente.

10ª *Baño de lluvia.* (Dura de 1 a 17 minutos.) Se hace exponiendo el cuerpo a la acción de la lluvia sin estar quieto. Es de extraordinario poder vitalizante, y la más natural de todas las prácticas hidroterápicas.

Obsérvese cómo las lluvias consiguen el desarrollo de los vegetales en una proporción mucho mayor que los regados artificiales con una manga, regadera, etcétera.

b) *Sin percusión* (Inmersión).

Inmersión en agua quieta [4]

1ª *Piscina fría.* La temperatura del agua será de 8 a 15 grados. En estas condiciones el baño durará de 1 a 15 segundos. La inmersión en esta agua, acompañada de ligeros movimientos naturales, es calmante; recomendable contra el insomnio y la excitabilidad (neurasténicos, nerviosos).

2ª *Piscina tibia.* La inmersión puede durar de 15 minutos a dos horas. Es sedativa o calmante, recomendable a todo el que realiza un trabajo físico o intelectual excesivo (hombre de las ciudades) y a los débiles y neurasténicos. Se suele emplear para nadar, por lo cual a su beneficiosa acción sedante y de limpieza, se une la del incomparable ejercicio físico que constituye la natación (véase capítulo siguiente).

Baños. Se practican en las conocidas bañeras de zinc, loza o hierro esmaltado, de tamaño apropiado para la inmersión de una persona entera.

3ª *Baño frío.* (Agua a 8 ó 15 grados.) Debe ser muy corto (de 4 a 30 segundos.) Es tónico y excitante, muy recomendable en las infecciones y a los neurasténicos deprimidos. Magnífico para sanos al levantarse de la cama ("salto del lecho") pues garantiza en invierno contra el frío, gracias a la gran actividad orgánica que despierta, y predispone al trabajo del día, siendo salvaguardia contra muchas enfermedades. Conviene mojarse la cabeza con la misma agua del baño, aunque no es imprescindible.

4ª *Baños calientes.* (A más de 37 grados.) Son tónicos si duran de 5 a 15 minutos, y sedativos, deprimentes y sudativos, si duran más tiempo. Aunque se han empleado en la obesidad son inferiores a otras prácticas frías, y no se las recomendamos a nadie más que excepcionalmente para favorecer ciertas eliminaciones. Tienen inconvenientes que se deducen de lo que dijimos al hablar del agua caliente. Siempre se deben dar envolviendo la cabeza del enfermo en un paño mojado en agua muy fría.

5ª *Baños templados.* (De 34 a 37 grados.) Duran de 10 a 30 minutos. Son sedativos, empleados en algunos casos de dolores de cólicos hepáticos, nefríticos, hernia estrangulada; en estados nerviosos.

---

[4] Tanto en las piscinas como en los baños, ríos y mar, es recomendable a los enfermos introducirse poco a poco; pues valen más muchas excitaciones pequeñas que una grande; y quitarse el bañador mojado inmediatamente después de salir, para evitar neuralgias y mialgias.

Inmersión en agua corriente

1ª *Piscina de agua corriente.* Sus efectos son en todo análogos a los de las piscinas de agua quieta, aunque la reacción se halla favorecida por el ligero masaje del agua en movimiento.

2ª *Baños de agua corriente.* Los efectos son un poco más intensos que los de los baños de agua quieta.

3ª *Baños de río.* (Duran de 3 a 15 ó 20 minutos.) Sus resultados dependen de la temperatura ambiente, la fuerza del agua, el movimiento del bañista, etc.; por tanto son complejos, y no aplicables a algunos enfermos. Por regla general el baño del río como el del mar es la manera natural de aplicarse el agua al cuerpo, y es superior a todos los baños caseros, por cuanto expone uno el organismo al sol y al aire libre y le pone en contacto con la tierra. Salvo contadas excepciones que el médico debe valorar, el baño de río es aplicable a todas las personas. Es baño higiénico de primer orden.

4ª *Afusiones.* Se dan en pequeñas bañeras o simplemente con el agua de una jofaina, mojándose todo el cuerpo con paño o esponja o con la mano, sea de pie o sea en la cama. (Duran de 5 a 15 minutos.) Deben ir seguidas de fricción seca con la mano o con un paño.

5ª *Fricción general.* Se da con un paño mojado en agua fría o caliente, y con el cual se frota todo el cuerpo con vigor. Se debe empezar por el pecho y frotar sucesivamente el vientre, espalda, brazos, muslos, piernas y pies. Luego se enjuga uno con una toalla, se da una buena fricción de toda la piel con las manos, y se viste. Da una agradable reacción al vestirse con la piel algo húmeda, cuando la fricción es fría.

Esta fricción debe hacerse como práctica higiénica, con agua fría, por las mañanas al levantarse. Dura de 1 a 2 minutos. (Cuando se da solamente la fricción de la cintura para abajo, favorece el sueño. Debe pues emplearse en esta forma al acostarse.)

6ª *Lociones.* Se dan exprimiendo una esponja una o varias veces sobre los hombros, y estando el sujeto derecho. Duran de uno a quince minutos. Como las anteriores, son muy útiles en casos de fiebre, en sustitución de los baños.

Envolturas generales mojadas

1ª *Envoltura mojada fría tónica.* Se moja en agua fría una sábana de 2 a 3 metros de largo por 1,50 a 1,70 metros de ancho, y se escurre para que no gotee. Puesto el sujeto de pie y con los brazos levantados (fig. 30), se le aplica un extremo de la sábana debajo del brazo izquierdo (en la axila); entonces bajará este brazo sujetando con él la sábana, y se le pasa ésta por delante de todo el cuerpo y por debajo de la axila derecha, cuyo brazo correspondiente bajará a su vez; después se le aplicará por la espalda y se pasará por encima del hombro izquierdo, dando una nueva vuelta por delante, para ir a parar sobre el hombro derecho; entonces con lo que quede de la sábana se cubre la espalda nuevamente y se pasa el extremo superior sobre el hombro izquierdo si el tamaño de la sábana lo consiente. Después de envuelto el sujeto, se le somete a fricciones vigorosas hechas verticalmente con las manos de plano a la vez por delante y por detrás. La reacción que se obtiene es análoga a la de la ducha fría; y la sustituye.

Para evitar el dolor de cabeza conviene aplicar un paño mojado en agua fría sobre la cabeza.

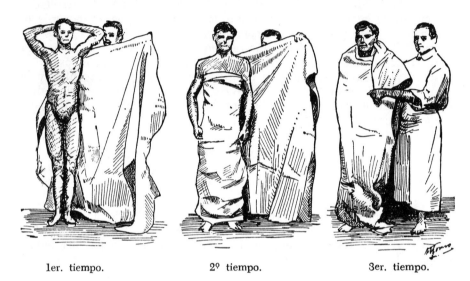

| 1er. tiempo. | 2º tiempo. | 3er. tiempo. |

Fig. 30.   Envoltura mojada fría tónica.

En las personas muy excitables o impresionables, conviene poner esta envoltura muy escurrida, y reemplazar las fricciones fuertes por presiones dulces.

2ª *Envoltura mojada refrescante sedativa.* Sobre una cama se extiende una manta o una pieza grande de lana o franela, y sobre ésta se pone extendida una sábana mojada en agua fría y escurrida: se echa y se envuelve al enfermo por completo (excepto cabeza y brazos que quedan fuera) en la sábana, bien aplicada contra el cuerpo; y después se envuelve todo con la manta. Cuando la sábana se ha calentado —que suele ser a los cinco o diez minutos— se sustituye por otra fresca igualmente mojada, repitiéndose esta operación cada 5 ó 10 minutos, cuatro o cinco veces.

Cuatro envolvimientos sucesivos equivalen a un baño completo de diez minutos a 25 grados.

Cuando el enfermo no reaccione bien, se envolverá en la sábana mojada únicamente el tronco, y los pies quedarán envueltos solamente en la lana o frazada. En estos casos es conveniente ayudar a la reacción con fricciones secas con la mano o con un paño seco, durante cinco o diez minutos.

Se emplea en las *enfermedades agudas febriles,* como rebajador de la temperatura.

3ª *Envoltura mojada transpiradora.* Se comienza por disponer la sábana mojada y la manta como en el caso anterior; encima de la sábana, en el sitio que ha de corresponder desde las axilas hasta las caderas, se

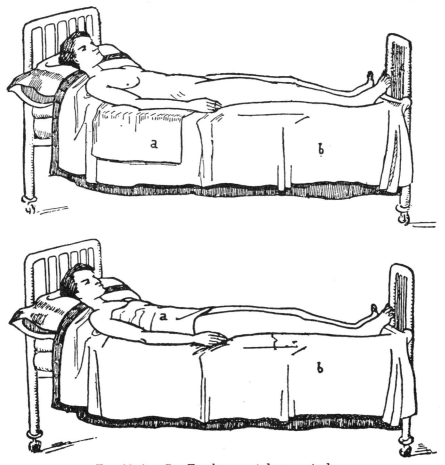

FIG. 31 **A** y **B.** Envoltura mojada transpiradora.

coloca una toalla o trozo de tela (a) también mojado y escurrido. Se acuesta sobre ello al enfermo, se le envuelve el tronco con la pequeña envoltura, y en seguida todo el cuerpo con la sábana grande, ajustándose al cuello —pero sin apretar— metiéndola por entre las piernas y envolviendo perfectamente los pies. Después se envuelve con la manta todo el cuerpo del paciente. Finalmente se cubre todo con las ropas de la cama (una o dos mantas). Y si el enfermo es de reacción torpe, se le ponen 4 ó 5 bolsas de agua caliente debajo de las ropas del lecho en contacto con la manta que envuelve.

El paciente permanecerá en esta envoltura una hora por término medio, siendo sustituida generalmente por otra igual en los enfermos febriles. (Véase fig. 31.)

Esta envoltura estimula el calor del cuerpo en los enfermos de temperatura normal, y deriva y regulariza la irradiación del calor en los

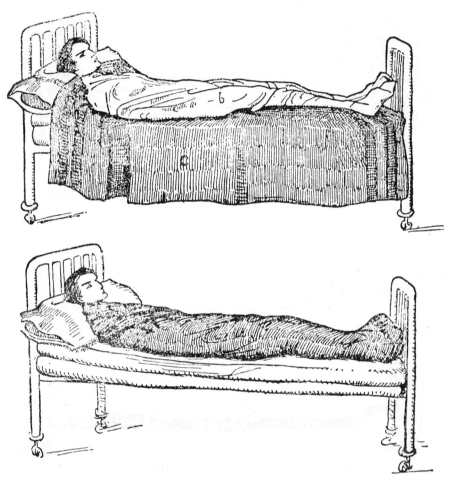

FIG. 31 C y D. Envoltura mojada transpiradora.

febriles, provocando una transpiración o sudación altamente beneficiosa, porque deriva hacia la piel gran cantidad de venenos; los tejidos de la piel se dilatan, los poros se abren, comenzando a los tres cuartos de hora o una hora el aumento de calor de la piel y la sudación o transpiración ya dichas.

En los no febriles, se quita la envoltura cuando comienza la transpiración o más tarde, debiendo permanecer el enfermo en la cama abrigado media o una hora; o si puede y quiere levantarse, se dará una fricción por todo el cuerpo con un paño mojado en agua muy fría, y luego hará un poco de ejercicio físico durante un cuarto de hora por lo menos.

Esta envoltura —cuando no se da fricción después— tiene una acción tan admirablemente *sedativa*, que rara es la vez en que no provoca en el enfermo, aun antes de quitársela, un plácido sueño, incluso en los enfermos que padecen de rebeldes *insomnios*.

Conviene tener en cuenta dos detalles importantes. El enfermo, antes de ponerse esta envoltura, debe orinar, y, si puede, hacer de vientre. Cuando por consecuencia de la envoltura note congestión, pesadez o dolor de cabeza, se le deben poner compresas frías sobre la frente.

La acción de esta envoltura se utiliza, como he dicho, en el *insomnio* de las personas *excitadas y neurasténicas,* en el *eretismo cardíaco*, en los *estados espasmódicos* y *contracturales*. En estos casos obra por su poder sedante. Irradia el calor de la fiebre, siendo usada en todos los males agudos.

Cuando se deja durante algún tiempo la sudación por ella provocada, actúa como *eliminadora* en el *artritismo, gota, diabetes, obesidad, gripe,* etcétera.

Baño de vapor general. En este baño el agua actúa en su forma gaseosa o de vapor. Se da del modo siguiente: Las personas que puedan, deberán hacerse con un aparato de sudación de cualquiera de los modelos que se venden, y que en esencia no son otra cosa que una gran caja o cobertor bien cerrado, y con una abertura en la parte superior para que *salga la cabeza,* que siempre debe quedar fuera de la acción del vapor para evitar accidentes. Dentro del cobertor y debajo de un banquillo o silla, existe un pequeño recipiente con agua, que hierve encima de la llama de una lamparita de alcohol, gas, petróleo o electricidad. El gas que se desprende al hervir el agua, se extiende por toda la caja y envuelve al cuerpo. En los buenos modelos, el generador del vapor tiene un serpentín en el cual el vapor vuelve a calentarse, saliendo en el estado de máxima gasificación (sobrevaporizado).

Las personas que no puedan adquirir el aparato de sudación, tienen la posibilidad de hacerlo en casa de una manera muy sencilla (fig. 32). Se toma una silla de rejilla y sobre su asiento se pone una toalla fina en dos o tres dobleces; debajo de la silla se pone una lamparilla de alcohol o petróleo, y sobre ella una cacerola de mediano tamaño con poca agua (4 ó 5 dedos de altura) que se ha calentado previamente en la lumbre (para no perder tiempo en ello durante la permanencia del paciente en la silla en cuestión); después de sentarse el sujeto sobre la silla, y una vez la lamparilla ardiendo, se cubre al enfermo y la silla con una manta que, ajustándose al cuello de aquél perfectamente, baje hasta el suelo para que no se salga el vapor ni por arriba ni por abajo. La cabeza, como en el otro caso, queda también fuera.

Cualquiera que sea la manera de hacer el baño de vapor, éste no debe durar más de treinta minutos, contando los cinco o seis que tarda en comenzar la transpiración. Como mínimo el baño durará diez o quince minutos en total, salvo casos especiales en que el sujeto no pueda resistirlos.

El *baño de vapor* tiene, cuando está bien hecho, las ventajas de ser un gran medio de *derivación y eliminación* a través de la piel por medio del sudor; y facilita el trabajo del corazón por cuanto llama a la sangre al exterior; pero cuando está mal hecho, es decir, cuando su

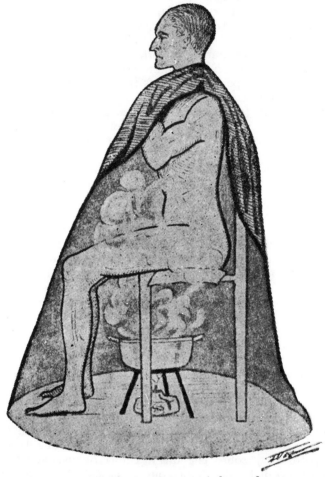

Fig. 32. Baño de vapor general. La manta está levantada para que se vea la disposición interior.

temperatura pasa de 50 a 60 grados, queda saturada de vapor la atmósfera interior del baño, y se hace muy difícil la sudación; y la congestión por el calor sin sudor que la contrarreste, puede ser de malos resultados. Para obviar este inconveniente, tienen los buenos aparatos de sudación, un termómetro que nos avisa cuando debemos abrir la puerta para refrescar el interior. Conviene que el enfermo beba agua media hora antes del baño de vapor, para facilitar la sudación; y si tiene sed durante el baño debe dársele también. Cuando sienta congestión a la cabeza, debe ponérsele alrededor de ella un paño mojado en agua fría; y si la congestión persiste pasados 5 minutos debe suprimir el baño.

Inmediatamente que el enfermo salga del baño de vapor, y como práctica de la que raras veces se debe prescindir —porque restablece el equilibrio orgánico— se hará una aplicación de *agua fría*, que en las personas débiles podrá ser una *frición general* con un paño mojado en agua (que se debe mojar muy a menudo porque se calienta con el roce del cuerpo) o una *ducha fría* como la que ya hemos descripto; y en las personas menos débiles, o que sienten algo de congestión a la cabeza, serán un baño de *asiento* o de *tronco*, frío con fricción (véase más adelante).seguido a veces de una *ducha o chorros fríos*.

De los baños de vapor jamás se debe abusar, por la relajación que producen en todos los tejidos; aconsejándose a lo sumo 1 a 3 por semana, y solamente cuando el médico experto lo prescriba.

Los baños de vapor son muy útiles en el *artritismo, obesidad*, etc.

Hemos puesto en este lugar la descripción del *baño de vapor*, por cuanto es una *aplicación general de agua*, pero desde otro punto de vista correspondía al apéndice que va al final de esta lección, titulado Termoterapia.

B. Aplicaciones locales

a) *Con percusión*. (Véase lo que se dijo de la percusión al hablar de las prácticas generales.)

1ª *Ducha local fría*. Se da dirigiendo los chorros de la regadera o aparato al sitio enfermo o al señalado por el médico. Su duración es variable, terminando generalmente cuando se enrojece la piel del sitio que se moja. Se usa cuando hay *deficiencia de actividad* de los órganos, o cuando la piel permanece roja un tiempo excesivo después de una exagerada ducha caliente, etc. Es por consiguiente *estimulante*.

2ª *Ducha local caliente*. Se da, aumentando en la misma sesión, la temperatura del agua de 34 grados a 45.[5] Tiene efectos *revulsivos* y combate el *dolor, la excitación refleja, y activa las funciones de los órganos interesados por ella*, librándolos de sustancias morbosas.

Debe ser larga (hasta el máximo enrojecimiento de la piel) movida ligeramente y traspasando un poco los límites del órgano a que se aplica.

Se emplea especialmente contra el *dolor, congestiones de los órganos, cólicos, inflamaciones internas*, etcétera.

Tipos de duchas locales. Reciben el nombre de la región donde se aplican; por ejemplo: *ducha torácica, d. dorsal, d. precordial, d. hepática, d. abdominal*, etc. La figura 33 que representa todas las regiones de la piel del organismo en su inmediata relación con los órganos internos, nos enseña a qué sitio debemos dirigir los chorros de agua cuando

[5] No es esencial mantenerse en las citadas condiciones de temperatura; la cuestión es que el agua esté a una temperatura de 40 a 45 grados, y que actúe hasta producir el enrojecimiento de la piel; puede por tanto, prescindirse del aumento de temperatura si el sujeto la soporta bien.

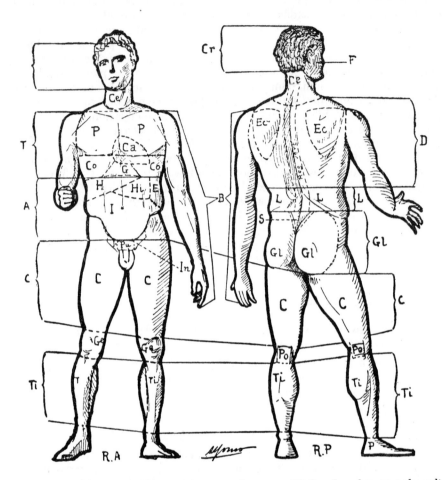

Fig. 33. *Regiones topográficos del cuerpo humano.* (Útiles de saber para la aplicación de chorros y duchas locales, compresas, masajes, etc.). *A*, Región abdominal (o del vientre); *B*, Región braquial (o del brazo); *C*, Región crural (o del muslo); *Ca,* Región cardíaca (o del corazón); *Ce*, Región cervical (o del cuello); *Co*, Región costal (o de las costillas); *Cr*, Región craneal (o de la cabeza); *D*, Región dorsal; *E*, Región esplénica (o del bazo); *Ec*, Región escapular (o del homóplato o paletilla); *F*, Región facial (o de la cara); *G*, Región gástrica (o del estómago); *Ge,* Región genicular (o de la rodilla); *Gl*, Región glútea (o de las nalgas); *H*, Región hepática (o del hígado); *Hi*, Región hipogástrica (debajo del estómago); *I*, Región intestinal (o de los intestinos); *In*, Región inguinal (o de la ingle); *L*, Región lumbar (o de los lomos y riñones; *P*, Región pectoral (o del pecho y pulmones); *Po*, Región poplítea (o de la parte posterior de la rodilla); *Pu*, Región pubiana (o del pubis); *S*, Región Sacra (o del sacro); *T*, Región torácica (o del tórax); *Ti*, Región tibial (o de las piernas): llamada tibial anterior, la de la espinilla, y tibial posterior, la de la pantorrilla; *Reg. Vert.*, Región vertebral (o del espinazo, o columna vertebral, o raquis); *R. A.*, Regiones anteriores; *R. P.*, Regiones posteriores.

el médico prescribe una ducha local. Si éste manda, v. g., una *ducha hepática*, se habrá de dirigir el agua a la región análoga a la que en la figura está señalada con el nombre de *región hepática*, y así en las demás.

3ª *Chorros locales.* Se dan valiéndose del mismo artificio de que se ha hablado al tratar del *chorro general* (pág. 523). Sus efectos son análogos a los de las duchas locales; y reciben, como éstas, el nombre de la región a donde se aplican (*chorro braquial, ch. genicular*, etc.). La figura 34 nos enseña la postura en que debe tomarse cada chorro o ducha según la región a que vaya dirigido, y la pequeña aclaración que va debajo de las figuras nos ahorrará fatigosas e innecesarias explicaciones.

4ª *Baños de pie de agua corriente.* Cuando es frío dura de 2 a 5 minutos, y es descongestionante de las partes superiores del organismo. Debe ayudarse con fricciones en los pies. Siendo largo es constrictor de los vasos de la pelvis, por lo cual se usa a veces en las *hemorragias uterinas.*

Cuando es *caliente* (de 38 a 40 grados) dura unos 10 minutos y se usa contra los *dolores de pies y piernas, inflamación* de las articulaciones *falta y dificultad de la menstruación y congestiones* de la cabeza.

Se da en los ríos, arroyos y en bañeras especiales.

5ª *Flagelación fría.* Se hace golpeando vigorosamente el pecho con un trapo mojado en agua fría. Es el más poderoso medio de excitación vital, utilísimo y aun imprescindible en casos de desfallecimiento vital, asfixias, síncopes, colapsos, profundas intoxicaciones (cloroformo, opio, morfina . . . , etc.). Tiene en muchos casos más eficacia que la respiración artificial.

b) *Sin percusión.*

1ª *Ducha babosa.* Se puede dar a la temperatura de 40 a 45 grados de modo que el agua no golpee la piel, sino que el chorro fluya junto a ella, deslizándose en suave capa por toda la región a que se aplica. Se emplea en *estado irritativo* de la piel (*prurito, urticaria*, etc.), y en ciertos *dolores vivos* (apendicitis, otros dolores abdominales).

2ª *Semibaño o baño de medio cuerpo.* Se da en las bañeras corrientes, introduciendo los pies, piernas y pelvis hasta la cintura. Cuando es frío dura de seis segundos a cinco minutos y a veces se fricciona el enfermo el resto del cuerpo con el agua del baño o se aplica un chorro a la espalda.

El *semibaño* frío es tónico y de maravillosos efectos en las dolencias donde está indicado. Los enfermos lo soportan mucho más fácilmente que el baño general, y la reacción se verifica con menos esfuerzo.

El *semibaño progresivamente frío se comienza* a una temperatura de 30 grados y se va disminuyendo hasta 25, y se vierte al mismo tiempo por el pecho y espalda, agua a una temperatura más baja que la del baño (a unos 15 ó 20 grados). Dura de 5 a 15 minutos. Es calmante y se emplea en estados de *excitabilidad nerviosa* (alcoholismo, delirio, irritación espinal, insomnio, insolación, etcétera).

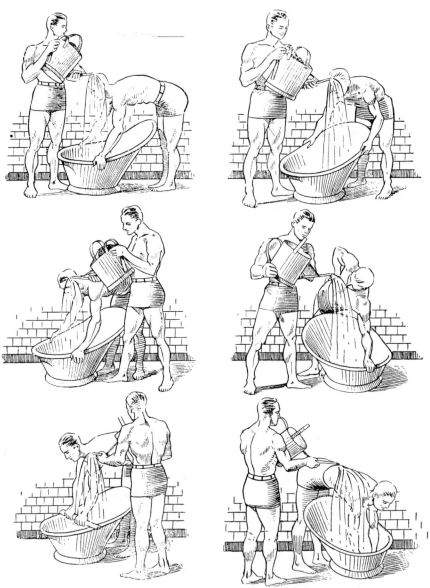

Fig. 34. *a*, Chorro a la cabeza o cefálico. (Se lleva el chorro desde una oreja a otra pasando por la coronilla); *b*, Chorro a la cara o facial. (Se rocía circularmente con el chorro todo el rostro); *c*, Chorro a las orejas o auricular. (Se aplica dando vueltas alrededor de las orejas); *d*, Chorro a pecho y brazos o pecto-braquial. (Debe comenzarse por el brazo apoyado y subir hasta el pecho); *e*, Chorros a los brazos o braquial. (Se comienza por los dedos y se asciende hasta el hombro, desde donde se deja caer el agua); *f*, Chorro a la espalda y brazos o dorso-braquial. (Se comienza en una mano, subiendo por el brazo y costado, llevándole luego al otro costado y descendiéndole por el otro brazo; y luego se vuelve a subir por este último, para dejarle caer desde donde indica la figura, como una sábana líquida por el dorso).

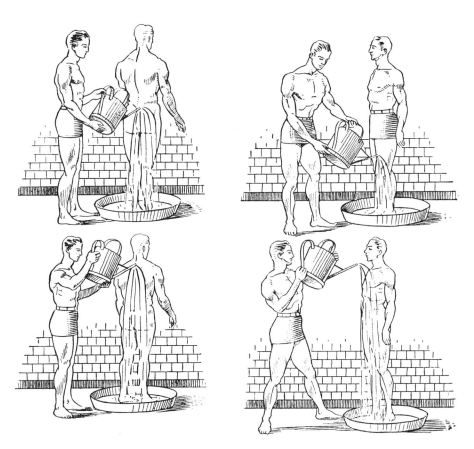

Fig. 34. g, Chorro cruro-tibial posterior. (Se comienza por el talón, subiendo por una pierna hasta la cintura y descendiendo por la otra; luego se asciende por ésta, para dejar caer el agua desde la cintura o nalgas en sábana líquida); h, Chorro a la rodilla o genicular. (Partiendo de los pies se asciende hasta encima de las rodillas; i, Chorro total. (Se comienza por los pies, ascendiendo hasta los hombros, de modo que caiga desde éstos deslizándose por todo el cuerpo); j, Chorro general (véase pág. 523).

3ª *Baño de asiento.* Se da en las pequeñas bañeras de todos conocidas, y en caso de apuro hasta en un barreño o gran jofaina (fig. 35). Conviene que el agua llegue por lo menos hasta el ombligo y puede ser frío o caliente, según la dolencia que se ha de combatir. Siendo frío, durará de 10 segundos a 20 minutos teniendo entonces un poder derivativo y eliminatorio de sustancias químicas por las vías inferiores (riñón, intestino, piel del vientre). Su acción es magnífica en todos los estados congestivos de las partes superiores del organismo (dolores congestivos de cabeza, insolaciones, congestiones bronquiales, etc. Cuando dura 3 ó 6 minutos se aplica en las *faltas de tono nervioso* de los órganos de la pelvis (incontinencia de orina, atonía vesical, estreñimiento) y en al-

535

gunas *inflamaciones* de estos mismos órganos (inflamación de la matriz, ovario, hemorroides, etcétera).

Siendo caliente y durando 3 ó 5 minutos se emplea para combatir *estados espasmódicos* de las vísceras del bajovientre (retención de orina por enfriamiento, etc.) y si es largo (de 15 a 60 minutos) en dolores

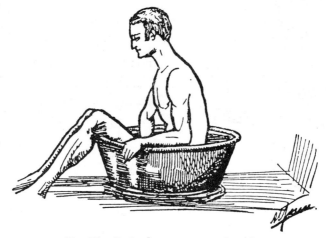

FIG 35.   Baño de asiento con fricción.

de inflamación de dichos órganos (inflamación de la matriz, vejiga, etc.). Los baños de asiento suelen ir acompañados de una fricción del vientre con un paño algo áspero, que se mueve dentro del agua.[6]

4ª *Baño de tronco.* Se da en las *bañeras de tronco,* introduciendo en el agua, como su nombre indica, el tronco, es decir, la pelvis, excepto un poco de la raíz de los muslos, y los brazos o parte de ellos que están ocupados en friccionar el vientre o los costados con una tela algo áspera

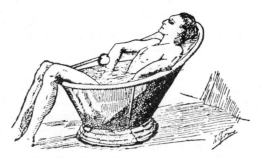

FIG. 36.   Baño de tronco con fricción.

[6] Este baño de asiento, fresco, cuando se da sin fricción, se usa en las embarazadas, terminando con un secado enérgico con una toalla bien seca, y descansando la paciente echada durante una media hora. Conviene persistir en él diariamente los nueve meses del embarazo y garantizará un parto insuperable dentro de las condiciones de la paciente. Durará de 3 a 10 minutos.

(fig. 36). Se toma con agua fría o quitada el frío, y dura de 1 a 20 minutos. Es *sedante, estimulante y eliminador* según la temperatura y duración, y uno de los más usados recursos de la terapéutica naturista.

5ª *Baño genital.*

a) *Baño genital masculino.* Se da del modo siguiente: Dentro de una bañera o barreño lleno de agua muy fría (en verano conviene echarle hielo), se pone un banquito o cajón que sobresalga ligeramente de la superficie del agua; mejor diremos que la superficie del agua y la del

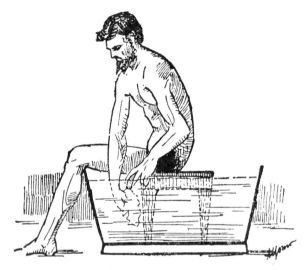

Fig. 37. Baño genital masculino. (En la figura, hemos suprimido la pierna izquierda para que deje ver la forma en que se practica la fricción del prepucio dentro del agua). Durante el baño se puede uno abrigar con ropa o una manta. Obsérvese como el nivel del agua llega a ras del asiento y cubre el miembro viril.

banquito enrasen perfectamente. Sobre este banquito se sienta el paciente, con los pies apoyados en el suelo de la habitación, de modo que a él no le toca el agua para nada (salvo la humedad del banquito). Entonces introduce el *miembro viril* dentro del agua, con la piel (prepucio) *cubriendo perfectamente* la cabeza o *glande*, es decir: *sin descapullar*; y cogiendo con los dedos de la mano izquierda la piel o prepucio y tirando ligeramente para que el glande quede bien adentro, se frotará constantemente con un paño, no fuertemente, *dentro del agua*; de modo que en este baño no se moja más que el aparato genital y las manos. Dura de cinco o treinta minutos. (A veces se da sentado dentro del agua.) (Véase figura 37.)

b) *Baño genital femenino.* Se dispone en la misma forma que el masculino; y con el paño que constantemente se moja en el agua (para que no se caliente) se frotará la paciente suavemente el borde de los *labios mayores* de su aparato genital, que no hace falta que esté dentro del agua. Su *duración y temperatura* es como en el anterior.

Debo decir en honor de Luis Kuhne, el propagador de este baño genital, que con él he observado resultados más brillantes que con otras prácticas hidroterápicas, en casos en que estaban indicadas, lo cual puede atribuirse a la conmoción nerviosa intensa que produce por la riqueza en terminaciones nerviosas de extenso alcance de los órganos genitales externos (reflejo del frénico y otros medulares).

El baño genital es de *gran poder eliminador* por este estímulo o vibración nerviosa que produce, y de escaso poder reactivo térmico, por cuanto interesa pequeña superficie de la piel. Es un baño esencialmente terapéutico del cual no se debe hacer uso nunca sin el consejo del médico.

6ª *Fricción del bajo vientre.* Esta práctica tan antigua como usada, consiste en friccionarse con un paño algo áspero mojado en agua fría, el *bajo vientre* (o sea toda la región del vientre comprendido entre el ombligo y los órganos genitales). El paño se debe mojar constantemente en el agua. Puede hacerse —y así se hace en la mayoría de los casos— aprovechando la disposición descripta para el baño genital, del banquito dentro del agua. En esta posición le es fácil al enfermo friccionarse el *bajo vientre,* que es la única parte del cuerpo que se debe mojar. Dura de 5 a 20 minutos.

Las personas a quienes el agua fría provoca *reacciones reumáticas* o *erupciones* en las manos, deben darse la fricción con el paño atado al extremo de un mango de madera para evitar mojarse las manos.

Este baño o fricción del *bajo vientre* tiene un gran poder derivativo vitalizador y eliminatorio por vía del intestino, del riñón y de la piel del vientre, provocando casi siempre en esta última parte, una pequeña erupción de finos granos o algunos granos gruesos de muy favorable resultado y significación. La solemos recomendar para comienzo de la cura hidroterápica a las personas no acostumbradas al agua fría y a quienes es necesario estimular las naturales vías de eliminación.

7ª *Baños de pies de agua quieta.* Los efectos de este baño son iguales que los del *baño de pies de agua corriente,* pero para eso debe durar algo más que este último. Cuando es frío, durará 5 a 10 minutos, y cuando es caliente, 15 ó 20 minutos.

8ª *Baño de manos y de brazos.* Se hacen introduciendo las manos o también los brazos, en un recipiente que contenga agua fría o caliente.

Cuando el baño es caliente, dura de 15 a 60 minutos, y su temperatura debe ser la más alta que se pueda soportar, para lo cual se echará agua hirviendo de vez en cuando, con cuidado de no tocar directamente con el chorro el miembro en cuestión. Debe ir seguido inmediatamente de un baño frío de 2 a 5 minutos. Se emplea para combatir *inflamaciones, granos, úlceras, picaduras de animales dañinos, panadizos, localizaciones dolorosas reumáticas,* etcétera.

Cuando el baño es frío, tiene las mismas aplicaciones que cuando es caliente, con todas las ventajas de la reacción, tonificación de los tejidos, y menor duración, y entonces se da durante 2 a 15 minutos, o más si el paciente lo soporta.

Las indicaciones de uno u otro baño, dependen de la naturaleza del sujeto y grado de su enfermedad; y solamente al médico incumbe el aconsejar el frío o el caliente. A veces se da con cocimiento de ciertas plantas.

9ª *Baño de ojos.* Se da en una jofaina llena de agua fría, introduciendo en ella la frente y los ojos cerrados. Una vez dentro se los abre poco a poco hasta conseguir tenerlos abiertos dentro del agua (cosa que al principio costará trabajo) durante unos 5 segundos. Pasado este tiempo se sacan, se parpadea un poquito y se vuelven a meter durante otros 5 segundos, pudiendo hacer una tercera vez estas operaciones. Puede también bañarse cada ojo por separado, metiendo en el agua un ojo y el lado correspondiente de la cara, y después el otro. Por fin se secan.

Este baño ocular produce una gran actividad circulatoria en los ojos y los tonifica de tal manera, que tomándolo después de un gran trabajo de la vista, se quedan como si no hubiesen trabajado nada. Le recomendamos encarecidamente a los que trabajan en exceso con los ojos y más si es con luz artificial. De este modo prevendrán defectos de la visión. Se emplea también en *inflamaciones* de los ojos y las órbitas, etcétera.

10ª *Lociones locales.* Se dan con una esponja o un paño mojado en agua en el sitio que se indique.

Cuando son *frías y cortas* tienen una acción excitante y se emplean en los *síncopes, anemia cerebral,* etc. Duran de 1 a 10 minutos.

Cuando son *frías y largas* se emplean en las inflamaciones locales.

Cuando son *calientes,* tienen un efecto *sedativo,* calmante del dolor (erupciones, dolores articulares, dolores inflamatorios, etcétera).

Cuando son *calientes* seguidas de *frías,* tienen el doble *efecto anti-inflamatorio y calmante.*

11ª *Compresas.* Son trozos de tejidos de hilo o algodón doblados dos a cuatro veces, mojados en agua fría o caliente y algo escurridos, que se colocan en ciertos sitios enfermos, cubiertos de trozos o fajas, secos, de lana, franela o paño. Claro es que lo que esencialmente define las compresas es la aplicación continuada durante un cierto tiempo, *del frío o del calor,* húmedos, en ciertos sitios del organismo, por lo cual aquéllos pueden aplicarse por medio de planchas metálicas calentadas por la electricidad (compresas eléctricas), ladrillos calientes, botellas, etc.; pero la definición primera que hemos dado es la que corresponde a la práctica corriente y a lo que en todos sitios puede hacerse. Su acción depende de la temperatura y del tejido que la forma (pues las de tejidos ásperos son irritantes y las de tejidos suaves no), de la relación entre ellas y la cubierta seca.[7]

12ª *Compresa fría.* Puede ser de dos clases.

a) *Compresa fría refrigerante.* Se aplica mojada en agua por espacio de quince minutos a una hora. Se usa contra las *inflamaciones* locales y en la *apendicitis, meningitis, peritonitis,* etcétera.

---

[7] Las compresas de muchas capas húmedas cubiertas de una ligera capa seca y floja, rebajan la temperatura de la piel; y las de pocas capas húmedas y una seca gruesa y apretada, la aumentan.

No debe nunca emplearse tejido de felpa o toalla rusa para las compresas.

b) *Compresa fría termógena.* Se moja en agua fría, se aplica en el sitio indicado y se cubre con un tejido impermeable o muy fuerte que sobrepase los límites del paño mojado y que ajuste perfectamente para que no se escape el calor de la reacción. Dura de 15 a 120 minutos, y se emplea en *inflamaciones* de las vísceras, *dispepsias, espasmos, dificultades* en los movimientos del intestino, etcétera.

Jamás se la debe dejar enfriar, porque entonces no se logra el resultado apetecido. Si el enfermo siente frío se le debe quitar inmediatamente.

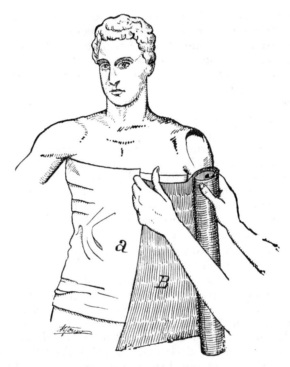

F<small>IG</small>. 38. Envoltura de tronco; *a*, Tela mojada; *B*, Envoltura de lana o franela tupida que cubre por completo a la envoltura húmeda.

13ª *Compresa caliente.* Se la deja puesta hasta que el enfermo no note su calor más alto que el de su cuerpo, y entonces puede cambiarse si el dolor no ha desaparecido. Como acabamos de anticipar, se usa contra los *dolores* y en los *procesos reconstructivos* que siguen a las inflamaciones, para estimular y facilitar *la formación de nuevos tejidos.*

Las compresas tienen el poder de provocar la eliminación de *materias morbosas* a través de la piel, como lo prueba el *olor que generalmente tienen al quitárselas;* y actúan sobre los plexos nerviosos.

Algunas formas especiales de compresas

a) Compresa o *envoltura del tronco*. Debe dar la vuelta al tronco por lo menos una vez y media, extendiéndose desde debajo de los brazos hasta la raíz de los muslos. El paño seco que envuelve al húmedo debe sobrepasar los límites de éste (fig. 38).

b) *Compresa en cintura o abdóminorrenal.* Consiste en una gran tira de tejido de hilo o algodón en 2 ó 3 dobleces y que tenga unos 20 a 25 centímetros de ancha (después de doblada), que se pone a modo de cinturón sobre vientre y riñones, cubierta de una faja seca de lana, paño o franela.

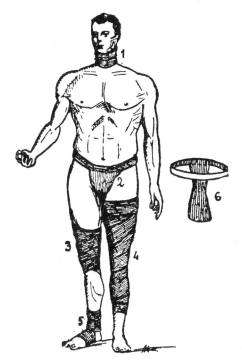

Fig. 39. Compresas varias: 1, Compresa de cuello; 2, Compresa en T puesta; 3, Compresa a la rodilla; 4, Compresa a la pierna; 5, Compresa de pie; 6, Compresa en T quitada.

c) *Compresa en T*. Se hace con una tira de tela, que se coloca a modo de cinturón con un imperdible, y en el cual se prende por delante otra tira que doblada dos o tres veces tenga unos 15 a 20 cm, de ancha, mojada en agua fría, y que pasando por la entrepierna vaya a prenderse en la tira que sirve de cinturón y que está seca en la generalidad de los casos. Después se cubre todo con tiras o fajas de lana o franela en la misma forma (figura 39). Se emplea con muy buen éxito en *enfermedades* de los órganos génito-urinarios (blenorragia, etcétera).

d) *Compresa de pecho y hombros.* Se coloca una tira de tela en 2 ó 3 dobleces y de unos 20 a 25 centímetros de ancha, mojada en agua fría, rodeando el pecho por debajo de las axilas, y luego se ponen otras dos tiras también mojadas, sobre cada hombro, que se prenden por delante y por detrás a la primera. Todo se cubre con unas tiras, bufanda

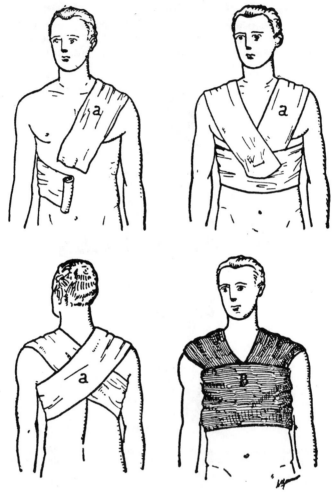

Fig. 40. Compresa de pecho y hombros: *a*, Paño húmedo; *B*, Cubierta de lana o franela que ajusta y cubre al anterior.

o chal de lana o franela. También se puede poner en la disposición que indica la figura 40.

e) *Otras compresas.* Existen tantas formas de compresas como partes del cuerpo hay, pero todas se colocan del modo que ya se indicó al hablar de las *compresas* en general. Así hay compresas de vientre, de dorso, de cabeza, etc. Las compresas que se ponen rodeando los miembros se llaman *envolturas de brazos y piernas*.

Existe una compresa especial llamada *del pene*, que consiste en un trozo de algodón mojado que se coloca sobre el *glande* o cabeza del miembro viril, descapulado. Todo ello se introduce después en un saquito de tela gruesa de lana o franela y se sujeta con un suspensorio. Es de gran aplicación en la *blenorragia*.

14ª *Baños de vapor parciales*.

a) *Baños de vapor a las piernas*. Se ponen apoyadas sobre los bordes de un barreñito, una o dos tablas sobre las cuales pondrá los pies el enfermo (que estará sentado en una silla), y dentro se echa agua hirviendo, cubriendo inmediatamente después con una manta (que llegue hasta el suelo) las piernas y el barreño, de modo que no se escape vapor por ningún lado. Pasados cuatro o cinco minutos se puede echar dentro del barreño un ladrillo muy caliente o cualquier objeto de metal puesto al rojo, para que se desprendan gran cantidad de nuevos vapores. Estos baños de vapor, duran de quince a treinta minutos. No debe abusarse de ellos. Después de tomar los vapores se debe dar una ducha, chorro o fricción con agua fría a todas las partes interesadas por el vapor, para tonificar los tejidos relajados por el calor.

Lo mismo que a las piernas se pueden dar *baños de vapor a los brazos, pecho, ano, garganta*, etc., sin más que disponer el artificio de un modo adecuado al sitio que ha de recibirlos. Es la condición esencial que el vapor no se salga por ningún sitio de la manta o paño que sirve de cobertor. Sus aplicaciones son más raras.

ALGUNOS PROCEDIMIENTOS ESPECIALES PARA LA APLICACION DEL AGUA FRIA O CALIENTE

a) *Vejiga de hielo*. No la recomendamos por creerla nociva e inhibidora de las funciones vitales.

b) *Tubos refrigerantes*. Son tubos de caucho o metal, que se arrollan al cuerpo y por cuyo interior circula agua fría o caliente.

Baños de mar. Su acción es tan compleja como admirable. Juegan importante papel en sus efectos, no sólo la temperatura del agua, sino también el clima y la brisa marinos, la percusión de las olas, la luz del sol, etc. Su duración es de uno a quince minutos, según la naturaleza y el estado del bañista.

El clima marino ha hecho verdaderas resurrecciones de enfermos graves, especialmente afectados de raquitismo y tuberculosis, y aunque su acción —como decimos— es digna de tenerse en cuenta, no es el clima del mar el factor esencial de estas curaciones (su acción como ya veremos es muy semejante al de la montaña) sino la aproximación de los enfermos a la Naturaleza, y el influjo que ésta ejerce motivando situaciones mentales optimistas, constructivas... vitales, en una palabra.

Paseo descalzo por el suelo mojado y por el agua

Por su excepcional importancia le dedicamos un párrafo aparte.

Se da como su nombre indica, paseando con los pies desnudos, bien por un río o arroyo, bien por un suelo de baldosas o piedras regado con agua, bien por la tierra o hierba húmedas y aun por la nieve recién caída; y en casa sobre una sábana mojada.

La duración, que depende de la estación, frialdad del agua y acostumbramiento del sujeto es, de un minuto a varias horas, pero el que se suele recomendar a los enfermos dura de quince a treinta minutos.

Esta práctica de importancia y utilidad extraordinaria, no es sino un conato (de felicísimos resultados) del retorno a la natural manera de andar del hombre, que es descalzo. Se puede asegurar que uno de los más grandes errores que ha cometido la humanidad es el de meterse los pies en botas y zapatos, con lo cual ha dificultado su circulación y su eliminación, y por consecuencia de ello ha favorecido multitud de manifestaciones morbosas más o menos graves (*congestiones y dolores de cabeza, congestiones e inflamaciones de los órganos pelvianos*, etcétera).

Todo el mundo sabe lo perjudicial que para la salud es tener los pies fríos. El único modo de conservarlos calientes, estriba en que circule la sangre por ellos perfectamente, para lo cual no existe mejor remedio que bañarlos con agua fría y pasear descalzo por la hierba mojada (mejor la que conserva el rocío de la mañana) o suelos mojados con agua fresca, diariamente, evitando también llevar calzado apretado. Deberá procurarse que, después del baño de pies o paseo descalzo, entren éstos en calor, bien sea envolviéndolos en paños o trozos de lana o franela, bien poniéndolos al sol, o bien rodeándolos de botellas de agua caliente o dándoles masaje; pero lo más beneficioso es hacerlos reaccionar con un ejercicio físico (gimnasia, marcha, carrera, salto, etcétera).

Con esta práctica, las personas que sufren de pies fríos y pálidos verán al poco tiempo cómo se ponen más calientes, más sonrosados y más endurecidos; es decir, que tienen más vitalidad porque circula mejor la sangre, con lo cual habrán puesto un dique a muchas dolencias y habrán suprimido algunas o todas las que padecían. En efecto: la buena circulación de la sangre por las extremidades inferiores, evita el acúmulo de ella en órganos del vientre, tórax y cabeza, lo cual equivale a impedir el estancamiento de toxinas y desechos orgánicos en el resto del organismo; por otro lado, la planta del pie es la región del organismo que —dado su tamaño— tiene más cantidad de terminaciones nerviosas en comunicación refleja con la mayor cantidad de órganos; admirable disposición de la Naturaleza para asegurar por el simple acto de la marcha natural (o sea descalzo) el funcionamiento normal de importantísimos órganos, especialmente del vientre. Así el paseo descalzo por suelos húmedos tonifica y hace contraerse las fibras del intestino, vejiga (todos hemos observado que después de un paseo así o de meter los pies en un río o arroyo dan ganas de orinar y a veces de defecar), entona el sistema nervioso y refresca la cabeza, etcétera.[8]

El que al seguir esta práctica note que le salen en los pies, al principio, algunos granos, grietas o ulcerillas, no debe preocuparse, pues es que el organismo descarta por allí materias morbosas que le intoxicaban. Es una verdadera crisis curativa de pies.

Los paseos húmedos con pies descalzos se emplean en medicina natural muy frecuentemente para combatir dolores de *cabeza, estreñimiento, catarros de la vejiga, asma, cólicos*, etc., y para provocar algunas eliminaciones.

En el capítulo siguiente hablaremos de la necesidad higiénica de llevar los pies al aire usando sandalias. Desde estas líneas rindamos tributo a S. Kneipp, que fue el entusiasta resurgidor y propagador en el campo terapéutico de esta práctica sencilla, natural y admirable.

Ayudantes de hidroterapia

Existen ciertas prácticas destinadas a reforzar los efectos de la hidroterapia, especialmente útiles para las personas que no reaccionen bien, pero de alguna de las cuales no deben prescindir ni los que reaccionan perfectamente. Tales prácticas son las *fricciones, el ejercicio, el masaje y la aplicación del calor* en la forma que sea (baños de sol, de aire caliente, etcétera).

Fricciones. Se dan con las manos sobre la piel ya seca o mojada, o a través de las envolturas o compresas. Puede darlas el mismo paciente u otra persona.

Se hacen inmediatamente después de la aplicación hidroterápica o durante ella. Se dan con la mano de plano, friccionando vigorosamente. Duran unos minutos (de 2 a 6).

Cuando la aplicación hidroterápica es general, se empieza por el pecho y dorso y se continúa por brazos y piernas. Cuando la aplicación es local se dan solamente en el sitio de la aplicación.

En el pecho y dorso, se dan poniendo una mano en cada una de estas regiones y friccionando vigorosamente de alto para abajo y de abajo para arriba, siendo la dirección del eje del cuerpo. En los brazos se dan, cogiéndolos con lo mano izquierda por la muñeca y friccionando con la otra mano. Y en las piernas se deben hacer con las dos manos aplicadas cada una a un lado de la pierna. En las plantas de los pies se darán golpecitos con la mano de plano.

El efecto de las fricciones es tanto más enérgico cuanto más rápidas y fuertes son. Aumentan la reacción, porque favorecen la circulación de los vasos de la piel, que se enrojece, y, por tanto, ayudan al restablecimiento del enfermo.

[8] El paseo descalzo aumenta el vigor de la circulación general, porque la tupida red venosa de la planta del pie, al ser comprimida en la marcha, hace las veces de un *corazón periférico*.

No debe abusarse de las fricciones, para que no resulten deprimentes. En los sujetos de piel muy fuerte y poco irritables, se puede friccionar con guantes de crin o manoplas de cepillo. Cuando existe excitabilidad de la piel o puntos dolorosos, se friccionará muy dulcemente.

Ejercicio físico. De él hablaremos detenidamente en la lección XXXV por lo cual sólo diremos aquí, que, cuando se usa para ayudar a la reacción de la hidroterapia, no debe ser violento ni excesivamente prolongado —y menos aún en las personas nerviosas— porque llegaría a producir una reacción deprimente.

El ejercicio físico cuando se emplea antes de la aplicación del agua para facilitar la reacción posterior, puede llegar hasta la sudación, en cuyo caso la hidroterapia es de mejores efectos, en contra de la idea vulgar de que "es malo mojarse o bañarse estando sudando"; y cuando se emplea después de la aplicación de agua para mantener y favorecer la reacción, sólo se debe hacer el suficiente para evitar el enfriamiento, pero no para llegar a sudar. Realmente, en la generalidad de los casos, basta para conseguir la reacción, una marcha a paso natural, abrigado según la estación y mantenida durante un tiempo que varía según los individuos.

Masaje. Es muy útil antes de la aplicación del agua para facilitar la reacción y para suprimir muchos dolores. Después de la aplicación hidroterápica se da raramente, porque el enfermo desnudo, durante el masaje, puede enfriarse. De él hablaremos en la próxima lección.

Aplicación del calor. De ella hablaremos ahora (termoterapia) y en la siguiente lección. Desde luego sólo se aplica a enfermos que no pueden hacer ejercicio físico, pues no hay calor que supere al producido por éste.[9]

No secarse. El dejar la piel mojada para que se seque espontáneamente al aire, restableciendo lenta y suavemente el equilibrio térmico, es la más natural de todas las prácticas posthidroterápicas, que solamente requiere cierto grado de ejercicio o temperatura exterior y el no haberse propasado en la aplicación del agua. Es maravillosamente tónica y sedante.

Aplicaciones de agua y personas que pueden hacerlas sin consejo médico

Es regla general e indiscutible que toda persona enferma y aun una gran parte de las que hoy día se tienen por sanas, no deben ponerse a practicar la hidroterapia, sin que el médico —después haber estudiado su temperamento, tipo, constitución, hábitos, etc.— le haya aconsejado en qué forma debe hacerlo.

La única práctica que todo el mundo (sanos y enfermos) puede hacer siempre, sin el parecer del médico y sin que le ocasione perjuicio alguno, es el *baño general tibio de limpieza.*

[9] En invierno deben los enfermos tomar los baños parciales (de asiento, tronco, etc.), abrigados con una manta.

Las personas sanas pueden hacer como cosa corriente y mantenedora de su salud, las aplicaciones siguientes: *Baño de mar, baño de río, baño general casero, baño de medio cuerpo, baño de pies, paseo descalzo por suelo mojado, ducha general y chorro general.* Se entiende que todas éstas serán con agua fría.

Las demás aplicaciones y en las demás personas deben ser indicadas por el médico.

Termoterapia

La termoterapia es el tratamiento de las enfermedades por el calor.[10]

El calor, al actuar sobre el cuerpo entero, produce los efectos siguientes:

1º Exceso de producción de calor por el organismo durante un corto tiempo, con efecto tónico si se suprime aquí la aplicación.[11]

2º (Continuando la acción del calor.) Elevación de la temperatura del cuerpo, aflujo de sangre a la piel (enrojecimiento) y aumento en la exhalación pulmonar de vapor de agua.

3º) (Si continúa la acción del calor.) Transpiración o sudación (como medio de defensa del organismo).

De las aplicaciones del calor son a veces preferibles las secas, porque el organismo transpira más y, por tanto, se defiende mejor contra las temperaturas elevadas.

El calor húmedo (véase baño de vapor), dificulta mucho la transpiración, por lo cual debe evitarse la saturación de humedad del aire de la habitación, cámara o recipiente donde se haga la aplicación, y dejar libre la cabeza para que pueda exhalarse vapor de agua por los pulmones. No teniendo en cuenta estas reglas pueden ocasionarse congestiones.

Aplicaciones de calor

Los baños de luz artificial, los baños de aire caliente y seco y las duchas de aire caliente, requieren aparatos especiales y costosos, por lo cual pasámoslos por alto.

De los *baños de sol*, con sudación, trataremos en la lección siguiente. En este lugar sólo nos ocuparemos de las siguientes aplicaciones:

1ª *Baños de arena.* Se dan en lugares donde existe arena fina y bien calentada por el sol. El sujeto se mete entre la arena, y se cubre bien con ella, dejando fuera la cabeza y los brazos, y permanece así de dos a quince minutos, según los casos.

---

[10] Naturalmente que en esta parte debieran estar comprendidas también todas las prácticas hidroterápicas de agua caliente.

[11] Las aplicaciones calientes, sobre todo de agua, son necesarias en ciertos enfermos desnutridos o desmineralizados (tuberculosos, anémicos . . .), o de insuficiente reacción, al tenor de lo ya expuesto anteriormente.

2ª *Envoltura seca.* Se hace con cubiertas de lana, en las cuales se envuelve al sujeto herméticamente, es decir, de modo que por ningún sitio se salga el calor almacenado alrededor de su cuerpo.

Se hace tomar al paciente bebidas cálidas (que no quemen), y en caso de que aun no sude se le pueden poner alrededor sacos de arena o bolsas de agua caliente.

Este procedimiento es incómodo para el enfermo, largo (porque hasta la hora o dos horas no comienza el sudor) y puede ocasionar fenómenos congestivos.

3ª *Envoltura húmeda transpiradora.* Ha sido ya descrita con el número 3 de las *envolturas generales mojadas* (pág. 527).

Efectos y reglas de las aplicaciones termoterápicas

1ª Las aplicaciones del calor no deben ser empleadas habitualmente por las personas sanas.

2ª Nunca se deben hacer aplicaciones de calor sin la dirección del médico, porque pueden ocasionar accidentes graves a muchos enfermos.

3ª Después de toda aplicación, *no tónica,* de calor, se debe dar al paciente una ducha o baño frío, cortos, en plena sudación, para tonificar los tejidos deprimidos por el calor prolongado. Para esto, al sacarle del sitio donde ha hecho su aplicación termoterápica, se le debe abrigar con una manta, hasta el momento (que debe llegar rápidamente) de darle la aplicación fría.

4ª Los efectos de la termoterapia son según su duración: *tónicos, eliminadores y calmantes de dolor.*

5ª En caso de accidente durante la aplicación del calor, deben ponerse al paciente compresas *frías refrigerantes* (véase pág. 539) sobre la cabeza y corazón, hasta que pase el accidente.

APENDICE

El agua al interior

a) *El agua en las personas normales.* Toda persona normal, debe beber como único líquino, sano y natural, el agua.

Se debe beber siempre que se tenga sed.

Desde una media hora antes de tomar alimento, hasta pasadas dos horas después de haber terminado de comer, se debe beber poco o ningún líquido. Las personas que tienen sed durante o después de la comida, la deben a que están enfermas, o a que la comida contiene substancias animales, o condimentos fuertes y excitantes, o sal en exceso, o es pobre en substancias vegetales frescas. Todas estas causas solicitan la ingestión de agua, que diluye los jugos digestivos, entorpeciendo la digestión y aumentando las putrefacciones intestinales, produciendo gases. La sed durante las comidas puede combatirse, bebiendo un vaso de agua, media o una hora antes de comer, o bien haciendo una comida racional rica en substancias vegetales y exenta de condimentos fuertes y de exceso de sal; y en caso de enfermedad, combatiendo ésta. Una buena práctica para irse acostumbrando a no beber en las comidas es comer durante los platos, pedacitos de fruta fresca a modo de entremés, y prescindir del vaso de agua cuya vista incita a beber. Claro es que, cuando durante la comida excitante o pesada se siente la necesidad de beber agua, es porque el cuerpo la necesita para calmar los ardores de tales manjares, pero bien es verdad que la ingestión de esta agua entorpece la digestión. Es un círculo vicioso que sólo se corrige, no creando necesidades perjudiciales.

Fuera de las horas de las comidas y la digestión, el hombre debe beber siempre que tenga sed. La necesidad del organismo humano oscila entre litro y medio a tres litros diarios, según las estaciones y condiciones individuales, debiendo beberse en varias veces y pequeñas cantidades. Es práctica muy útil, beber un vasito antes de acostarse y al levantarse, entendiendo que se *debe uno acostar dos horas por lo menos después de cenar*. La ingestión de agua ayuda la función del riñón, la de la piel y la del intestino, y facilita la expulsión de substancias morbosas; siendo *necesaria* para que todas estas funciones se cumplan normalmente.

El agua para la bebida no debe estar ni helada ni caliente, porque en ambos casos estropea la musculatura del estómago y dificulta todo el movimiento del tubo digestivo. Su temperatura debe oscilar entre 10 y 22 grados. Debe ser incolora, inodora e insípida.

b) *El agua en los enfermos.* Toda persona enferma debe seguir en la bebida los mismos consejos que las personas sanas, pero además debe observar, cuando así lo disponga el médico, ciertos detalles referentes a la cantidad y temperatura.

Los enfermos de fiebre deben beber siempre que tengan sed (en pequeñas cantidades de cada vez), y como ésta es grande y frecuente, tienen por consecuencia que beber bastante más cantidad de agua que los sanos. Realmente *contra la fiebre debe recomendarse el agua fría por fuera y por dentro*; negársela a estos enfermos es antinatural y peligroso.

A veces se hace necesaria en ciertas enfermedades, la ingestión de agua algo caliente, siendo a veces recomendable en cucharadas o pequeños vasitos cada cuarto de hora o media hora. En ciertos *síntomas estomacales e intestinales* procede el agua caliente; es una verdadera compresa interna al corazón. También en esta forma acelera el pulso. Es tónico cardíaco beber agua fría lentamente, etc.

La hidroterapia en la Historia

Siempre he dicho de la hidroterapia o cura por el agua que es el "arma magna" de la Medicina.

Desdichadamente, la escuela médica oficial española ha prestado poca atención a los efectos insuperables obtenidos por medio de las aplicaciones (frías o calientes) del agua al exterior.

Hemos sido, pues, gratamente sorprendidos por una conferencia dada, en el pasado abril, por el profesor M. de Armijo Valenzuela, en la que exalta las virtudes de la cura por el agua.

Haciendo historia de la terapéutica hidrológica, recordamos su empleo por los sacerdotes-médicos de la antigüedad.

Los griegos, con Hipócrates a la cabeza, en el siglo V a. J. C., dan importancia primordial a las curas hidroterápicas. Celso, en el año 30 de la era cristiana, escribió un tratado básico de hidrología. Galeno, prosiguiendo con la teoría hipocrática de los "humores", adoptó la hidroterapia para remover las "materias pecantes".

Los romanos fueron grandes cultivadores de las curas hidroterápicas, como es buen ejemplo el de los "baños de Caracalla", en Roma, que permitían la concurrencia de tres mil bañistas a la vez.

Los árabes, un poco por transmisión cultural y otro poco por tendencia innata (quizá añoranza desde sus secos desiertos), perfeccionaron la administración de baños, chorros y duchas, como lo prueban los restos de tantas de sus "albercas" y casas de baños.

La Edad Media no se mostró propicia al cultivo de la hidroterapia, por prejuicios morales del cristianismo y temor a los contagios de enfermedades.

En la época moderna, tres empíricos alemanes: Priessnitz, Kneipp y Kuhne, resucitan la importancia y los éxitos curativos de la hidroterapia, que son definitivamente incorporados a la medicina moderna por los médicos Fleury y Winternitz y recogidos como método básico por los médicos naturistas y neohipocráticos de nuestros tiempos.

El doctor Armijo nos dice que la hidrología "puede considerarse actualmente como una de las ramas terapéuticas más eficaces con que cuenta la Medicina".

Afirmaciones como ésta, hechas por nosotros hace casi cincuenta años, parece que empiezan a tener eco en los ambientes médicos facultativos, donde en mis tiempos de estudiante no se daba la menor importancia a la hidroterapia ni a la dietética.

Dicho doctor encarece también la importancia del estiramiento de la columna vertebral dentro del agua para la corrección de posición de los discos intervertebrales, fundándose en la descompresión subacuática que éstos experimentan.

No es cosa de repetir lo que hemos dicho reiteradamente en esta y otras obras de divulgación de la medicina natural, tanto en sus explicaciones teóricas como en sus aplicaciones prácticas. Pero sí conviene insistir en técnicas básicas de hidroterapia (que más bien constituyen un retorno a lo natural), como lo es, por ejemplo, el paseo hidroterápico descalzo, de Kneipp, caminando con los pies desnudos sobre la tierra y el césped, más o menos húmedo, y aun sobre la nieve. El reflejo producido en la planta del pie por la acción combinada de la humedad y el magnetismo terrestre es de una acción potente y decisiva sobre los órganos de la pelvis (cavidad abdominal inferior) y aún sobre otros órganos superiores, incluidos los centros nerviosos del cráneo.

El doctor Beni-Barde, de los Estados Unidos, ha ensalzado la "ducha plantar" para la curación de lesiones hemorrágicas del útero (matriz), que él ha conseguido por medio de un aparato que proyecta el agua fría fuertemente, a modo de ducha, sobre las plantas de los pies del enfermo, sentado. A los cinco o diez segundos obsérvase un cambio de temperatura en las extremidades inferiores, acompañado de contracción de los órganos subadominales y, en ciertos casos, por la eliminación de secreciones, coágulos y membranas patológicas por la vagina y recto. La repetición de esta práctica asegura la permanencia de la correcta circulación en los órganos abdominales.

Nosotros hemos obtenido análogos resultados por medio de los baños de asiento fríos con fricción del vientre, en casos de fibromas (algunos hemorrágicos) de matriz. Alguna de las pacientes lo arrojó en trozos; otra, por disolución lenta, obtuvo la desaparición de un enorme y duro fibroma, del tamaño de un melón, en el lapso de dos años. Esto no fue creído ni explicado por los cirujanos; pero, afortunadamente, aún anda por las calles alguna de las pacientes (entre ellas, la más paciente de todas, que supo esperar dos años) que, sin hablar, pero "a voz en grito" van clamando a diestra y siniestra la gran verdad hipocrática: "Es la Naturaleza la que cura". Basta que el médico quite los obstáculos que a ello se oponen.

Lección XXXIV

LA HELIOTERAPIA O CURACION POR EL SOL, Y LA CLIMATOTERAPIA O CURACION POR EL CLIMA

La *helioterapia es la cura por el sol*, que en nuestro siglo resucita antiquísimas prácticas de la escuela hipocrática y aun otras más remotas de los vedantinos.

Los baños de sol

Consisten en exponer el cuerpo desnudo a los rayos del sol directo.[1]

El sol —como ya dijimos— es uno de los factores del *medio astronómico,* origen de toda vida sobre el planeta, y sin el cual no podría existir aquélla. Si el sol desapareciese, la Tierra quedaría convertida en un terrible y helado desierto. Sabido esto, fácilmente se nos da a la inteligencia la idea de que, resguardarse la piel de los rayos del sol por medio de vestidos, y cerrar las ventanas para que no entren sus rayos es cosa perjudicial y antinatural que se paga con la salud. *"Donde entra el sol no entra el médico",* dice un sabio proverbio.

Pero como en el seno de la civilización nos es imposible la vida desnudos, que constituiría el ideal de *concordancia con el medio,* hemos de recurir a los *baños de sol,* que debemos practicar como el lavado diario, y en los cuales exponemos nuestro cuerpo desnudo a los rayos del astro del día durante un tiempo variable, según la estación, la naturaleza y estado del sujeto, salvo excepciones.

A. Técnica del baño de sol

Si el baño de sol no se toma como es debido, puede exponer a serios peligros a los principiantes.

1º *Baño de sol general.* Se debe comenzar por poco tiempo (de dos a diez minutos) aunmentando progresivamente en los días sucesivos hasta llegar a un tiempo que varía entre veinte minutos y seis u

---

[1] El baño de sol no se debe hacer a través de cristales, porque éstos absorben los rayos activos (ultravioleta) del espectro solar.

ocho horas. Cuando la piel se ha puesto suficientemente *morena,* el baño de sol puede tomarse sin peligro de ningún género durante bastante tiempo.

Procedimiento lento.

He aquí como aconsejamos, por regla general, a los enfermos, tomar el baño de sol, mientras el médico no aconseje alguna modificación.

El *primer día* se exponen *los pies* a los rayos del sol durante cinco minutos.

El *segundo día,* se exponen *los pies* durante siete minutos, y *las piernas* (hasta la rodilla) durante cinco minutos.

El *tercer día,* se exponen *los pies* durante nueve minutos, *las piernas* durante *siete* y *los muslos* durante cinco.

(Hasta este día puede tomarse sentado en una silla).

El *cuarto día* (a partir del cual se toma el sol echado en un colchón o sobre una estera, etc.), se exponen, tendido boca arriba *los pies y las piernas* durante once y nueve minutos, respectivamente, *los muslos* durante siete y *el vientre* (hasta la cintura) durante cinco; y luego se vuelve el enfermo boca abajo y se expone al sol durante cuatro minutos *toda la parte posterior del cuerpo desde la cintura para abajo;* es decir, *todas las piernas y las nalgas.*

El *quinto día,* se exponen a los rayos del sol *pies y muslos por su parte anterior,* durante trece, once y nueve minutos, respectivamente, y *el vientre* durante siete; y *toda la parte posterior del cuerpo desde la cintura para abajo* durante seis minutos.

El *sexto día,* se exponen *pies, piernas y muslos por su parte anterior,* y *el vientre,* durante quince, trece, once y nueve minutos, respectivamente, y *el pecho* durante cuatro, y después *toda la parte posterior del cuerpo desde la cintura para abajo* durante ocho minutos, y la *espalda* durante cuatro.

El *séptimo día,* se exponen *pies y piernas, por su parte anterior* durante quince minutos, y *muslos por su parte anterior* y *el vientre* durante once y nueve minutos, respectivamente, y *el pecho,* durante seis y después, boca abajo, se expone *toda la parte posterior del cuerpo desde la cintura para abajo* durante diez minutos, y la *espalda* durante seis.

El *octavo día,* se exponen *pies, piernas y muslos, por su parte anterior,* durante quince minutos, y *el vientre* durante trece minutos, y *el pecho* durante ocho, y después se da la media vuelta para exponer *toda la parte posterior del cuerpo desde la cintura para abajo* durante quince minutos y la *espalda* durante ocho.

El *noveno día,* se exponen *pies, piernas y muslos por su parte anterior,* y *el vientre* durante quince minutos, y *el pecho* durante diez; y después *toda la parte posterior del cuerpo desde la cintura para abajo* durante quince minutos, la *espalda* durante diez.

El *décimo día,* se expone *todo el cuerpo por su parte anterior,* durante quince minutos, y *todo el cuerpo por su parte posterior* durante otros quince.

A partir del *décimo día* se van aumentando cinco minutos de duración por cada lado del cuerpo, cada vez que se dé uno el *baño de sol*, hasta que se llegue al tiempo marcado por el médico, y entonces se tomará diariamente ese tiempo, que ya hemos dicho que oscila entre veinte minutos y seis u ocho horas diarias.

Con la técnica anterior, es imposible que el baño de sol ocasione accidentes, por su suave graduación. Para que el sol dé en unos sitios durante cierto número de minutos (por ejemplo, el segundo día durante siete minutos en los pies) y en otro sitio durante un número de minutos menor (por ejemplo, el segundo día durante cinco minutos en las piernas) no hay más que tapar todo el cuerpo menos el sitio en que más tiene que durar el baño de sol (los pies en el segundo día) con una tela blanca doble o ponerle a la sombra que es mejor, y cuando haya pasado el número de minutos que debe dar el sol en el sitio que más (los pies en el segundo día), menos el de los minutos que debe dar en el sitio que menos (las piernas en el segundo día, que deben estar cinco minutos), se corre la tela para que dé en este otro sitio, o se corre este sitio de la sombra al sol, y así sucesivamente en las demás partes y en los días siguientes.

He aquí resumido en el siguiente cuadro cuanto acabamos de decir:

TECNICA GENERAL DEL BAÑO DE SOL

DIAS	Minutos								
	Pies	Piernas		Muslos		Vientre	Pecho y Brazos	Nalgas	Espalda y Brazos
		Parte anterior	Parte anterior	Parte anterior	Parte posterior				
1º	5								
2º	7	5							
3º	9	7		5					
4º	11	9	4	7	4	5		4	
5º	13	11	6	9	6	7		6	
6º	15	13	8	11	8	9	4	8	4
7º	15	15	10	13	10	11	6	10	6
8º	15	15	15	15	15	13	10	15	8
9º	15	15	15	15	15	15	10	15	10
10:	15	15	15	15	15	15	15	15	15
11º en adelante	Se aumentan 5 minutos en cada lado entero del cuerpo.								

Procedimiento rápido.

Existe otro procedimiento para dar el baño de sol general, y que usamos mucho en las personas menos delicadas y en los sanos. Es como sigue.

El *primer día,* se expondrá *todo el cuerpo* al sol, durante seis minutos como mínimo (tres por la parte anterior y tres por la posterior), y se aumentarán cuatro minutos cada vez (dos por cada lado) hasta llegar a lo que se señale como límite y entonces se hará esta cantidad diaria.

2. *Baño de sol local.* Se aplica raramente solo; casi siempre va acompañado del baño de sol general. Se usa para reforzar la acción de éste, en ciertas lesiones de la laringe, vientre, etc.

Se expone la parte que se debe solear a la acción de los rayos del sol, durante un tiempo que varía entre dos y diez minutos el *primer día,* y se aumenta diariamente de dos a cinco minutos, hasta llegar al límite fijado, para seguir en este límite los días sucesivos.

Se debe cuidar que el sol no dé más que en la parte que se desea, ni siquiera en la ropa que cubre las demás partes del cuerpo.

Los baños de sol a la *laringe* y *boca* deben ser explicados detalladamente al enfermo en cada caso, pero casi siempre es el técnico mismo, el que realiza la aplicación, que tiene dificultades. En la boca pueden darse directamente abriéndola, cara al sol. La duración de estos baños de sol es de dos a veinticinco minutos, haciendo el progresivo aumento con cautela y cuidados especiales. Los baños de sol locales se usan también en cáncer, tuberculosis, etc., de la piel.

Los baños de sol pelvianos son útiles en los sujetos emocionables y para estimular la secreción interna de las glándulas genitales.

B. Cuidados que se deben observar durante los baños de sol

1º La cabeza debe estar siempre a la sombra, pero a ser posible sin sombrero para que se airee más.

2º Desde el primer día en que se empieza a tomar el *baño de sol general lento,* es conveniente que las partes que permanezcan a la sombra, estén desnudas o casi desnudas, para que se vayan acostumbrando a la luz y al aire excepto en los días que se sienta frío.[2]

3º Cuando se ha llegado al tiempo más largo de baño de sol, y la pigmentación ya es suficiente, es más beneficioso tomar el sol paseando o haciendo ejercicio, excepto, naturalmente, en aquellos enfermos cuyo mal exige inmovilidad (tuberculosis de rodilla, columna vertebral, etc.). El baño de sol que se toma andando, cavando la tierra, jugando, haciendo gimnasia, etc., calienta y molesta menos, deja resistir más al cuerpo, y pigmenta y actúa más por igual y naturalmente.

En estos baños de sol, la cabeza no necesita estar a la sombra; basta cubrirla con un sombrero de tela blanca o paja en las personas

---

[2] En algunas personas, simplemente la luz difusa, produce notables reacciones de la piel.

poco acostumbradas y dejarla al aire y al sol, en los más habituados y resistentes. Véase "Insolaciones" a continuación.

4º Cuando durante un baño de sol, se note enrojecimiento pronunciado o picazón de la piel, debe suspenderse y hacer lo que vamos a explicar en el párrafo siguiente:

C. Accidentes a consecuencia de los baños de sol

Suelen siempre ocurrir por imprudencia, mala dirección o ignorancia. *Insolación.* Si el baño de Sol se prolonga más de lo que conviene a las circunstancias del sujeto, se produce un enrojecimiento pronunciado y picazón o escozor de la piel, acompañado de enervamiento y a veces de somnolencia y hasta de ampollas como en las quemaduras. En los casos más fuertes puede ocasionar una verdadera crisis de fiebre, dolores y trastornos de otra índole. Después se suele caer la capa superficial de la piel. Cuando esto sucede, se deben suspender los baños de Sol, durante los dos o tres días que duran estas molestias, y empezar a darlos después por el procedimiento más lento, como si no se hubiese hecho nada.

Estos casos de insolación[3] pueden combatirse, bien sea con *compresas o envolturas no muy frías* en los sitios inflamados (cuidando de no secarse al quitárselas) que duren de unas horas a todo el día (cuando la tirantez de la piel se hace insoportable); bien untando la piel con un poco de aceite y espolvoreando encima con almidón o talco (*muy recomendable al acostarse, para pasar la noche tranquila*), bien con *baños generales* de 30 a 36 grados, de media a una hora de duración (recomendables sobre todo en las fuertes insolaciones) y que se repiten si es necesario cada dos horas. En caso de fiebre pueden tomarse también *baños* fríos de *asiento* o de *tronco*, de diez a veinte minutos, o poner al paciente *envolturas refrescantes sedativas* (pág. 526), o recurrir al *baño de aire*, hasta que baje la fiebre.

El agua fría no debe emplearse más que en caso de fiebre intensa (y aun así y todo debe darse preferencia al *aire frío*), porque aunque el agua por el momento produce una frescura agradable, después produce intenso ardor y a veces ampollas. No hay ni que decir, que la persona *insolada* debe estar en la cama con poco o ningún abrigo. *Congestión de la cabeza. Dolor de ojos.*

Se manifiesta la primera sensación de dolor y pesadez de la cabeza, congestión de la cara y a veces fiebre. Esta molestia cesará aplicando un paño mojado en agua fría a la cabeza y metiéndose en un baño de asiento frío o simplemente con un baño de pies frío. Suele ocurrir en enfermos congestivos en el curso de los *baños de sol con sudación* (véanse), o cuando se toma el baño de sol con los pies calzados.

A veces aparece el *dolor de ojos* como consecuencia o como precedente del de cabeza. Se evita, en geenral, con lentes ahumados o verdosos, y se remedia como el anterior.

[3] Éste es el único trastorno que creemos debe denominarse *Insolación.*

Otros accidentes.

Existe un número de substancias llamadas *fotodinámicas* (que quiere decir "activas a la luz"); como por ejemplo, la *hematoporfirina*, que cuando existe en el cuerpo de un animal (cosa que suele suceder en algunas enfermedades, como la llamada *hidroa vacciniformis*) le hacen extraordinariamente sensible a la luz, hasta el punto de que un baño de sol puede ocasionarle serios trastornos (inflamación de la piel, convulsiones, etc.).

La destrucción, por la luz, de substancias albuminoides, puede ocasionar fenómenos análogos.

Otras veces el sol, tomado al principio sin regla ni método, puede ocasionar aparición de síntomas perniciosos o destructivos que podían evitarse. Hemos tenido ocasión de ver hemorragias enormes de un riñón tuberculoso por mala aplicación del baño de sol.

Estos hechos obligan a veces, antes de empezar una cura de sol, a practicar, durante un número variable de días, la *hidroterapia eliminadora de toxinas.*

Claro es que, el peligro de todos estos accidentes durante los baños de sol, sólo existe al principio, pues en cuanto la piel está pigmentada y el sujeto acostumbrado, el peligro es nulo y en cambio los beneficios inmensos. Con la técnica que hemos recomendado, no existen peligros de complicaciones, excepto en ciertos enfermos.

D. Clases de baños de sol, según la reacción orgánica

1. *Baños de sol con sudación* y cuidados en su aplicación.

El baño de sol, cuando se da a temperaturas en que *produce la impresión del calor excitante y hacer transpirar o sudar la piel,* tiene acción y efectos completamente distintos de los del *baño de sol natural* o *sin sudación,* por lo cual hay que saber tomarle y distinguirle para no achacar al *sol* resultados completamente opuestos de los que se desean obtener.

Los efectos del *baño de sol con sudación* son semejantes a los del baño de vapor hasta cierto punto y produce *un estado de sobreexcitación y relajación de los tejidos,* que ocasiona cierta fatiga del corazón y el sistema nervioso, por lo que no es recomendable a las personas muy débiles. Su duración debe, por consecuencia, ser corta (de cinco a sesenta minutos). *Es eliminador de substancias morbosas.*

Antes de tomar el *baño de sol de sudación,* debe pimgentarse algo la piel con algunos *baños de sol naturales* para evtiar la insolación, que sería fácil si tal no se hiciese.

En la cabeza debe ponerse una compresa circular de agua fría para evitar la congestión y renovarla en cuanto se seque. Es de gran importancia que los pies estén siempre desnudos.

Conviene cambiar la postura cada cinco a diez minutos.

Es práctica conveniente, a veces, en los enfermos que tienen síntomas localizados, cubrir las partes enfermas con paños blancos dobles y secos. (Así, se cubrirán en los reumáticos las articulaciones afectadas, en los nefríticos el riñón, etc.).

Cuidados después del baño. Después del baño de sol con sudación se debe hacer *siempre* una aplicación refrigerante, que puede ser de aire o agua no muy fría.[4] El no hacerlo es un gran error que hemos visto cometer a muchos. Esta aplicación, que puede ser un baño de aire frío, una ducha, un baño de asiento, de tronco o general, etc., o una fricción con agua natural, tiene por objeto robar el exceso de calor, tonificar los tejidos retrayéndolos, ayudar a la eliminación de toxinas y limpiar la piel. Después de ella, el organismo queda completamente descansado de la activa *gimnasia interior* a que le ha sometido esta clase de baños de sol.

Indicaciones de este baño. Se usa principalmente en personas *reumáticas, gotosas, obesas, nefríticas y algunas neurasténicas,* y es perjudicial en enfermos *tuberculosos pulmonares, débiles, enfermos del corazón,* etc. De efectos poderosos, puede provocar fuertes crisis.

Baño de sol natural o sin sudación

Lo llamamos natural, porque es el que el cuerpo pide. Ningún animal, en efecto, se pone al sol por gusto para sobrecalentarse, excitarse y sudar. Todos durante el calor buscan la sombra.

El *baño de sol natural,* es aquel que *da una sensación . de calma y bienestar y no provoca transpiración.* Esto suele suceder a temperatura comprendida entre unos 15 a 40 grados, pero varía naturalmente con las demás condiciones del clima y con los enfermos.[5]

La sensación que da el baño de sol natural, constituye uno de los legítimos placeres que le es dado gozar al hombre.

La duración puede ser ilimitada. Nosotros hemos tomado hasta de diez horas a 1.800 metros de altura, sin notar más que *euforia.*

Cuando durante el baño de sol natural, se siente fresco, se debe hacer gimnasia o cualquier ejercicio físico, si se trata de personas fuertes, y en todo caso es necesario reaccionar después con ejercicios gimnásticos, marcha, abrigo en la cama, etc. (Véase baño de aire). Las personas débiles cesarán en su baño al sentir fresco, y reaccionarán en la cama.

En tiempo de verano en que tanto calienta el sol debe tomarse un baño, fricción o ducha de agua natural de dos a tres minutos antes de comenzar y exponerse mojado al sol. En el momento en que el calor moleste, puede volverse a mojar, o lo que es mejor, ponerse a la sombra un rato. Así se evita la sudación; pero es preferible en la mayoría de los casos, tomarle en las primeras horas de la mañana.

El *baño de sol natural, produce un efecto tónico y calmante en todos los tejidos, y especialmente en el sistema nervioso, dándoles vitalidad y vigor; favorece la nutrición porque facilita la asimilación de los alimentos* (obsérvese cómo los baños de sol aumentan el volumen de los músculos aunque no trabajen) *y hace eliminar las toxinas del organismo.*

---

[4] La temperatura del agua debe ser de 20 a 27 grados. (Véase la cura atmosférica, más adelante.)

[5] Cuando baja de los 15 grados (y en algunos enfermos desde los 20), debe considerarse ya como baño de aire y atenerse a las reglas de éste.

Dice el doctor Monteuuis: "El baño de sol, aun tomándolo echado sobre un colchón, constituye para el cuerpo un ejercicio en que todo el cuerpo trabaja."

Cuidados después del baño. Después del *baño de sol natural*, no es necesario hacer ninguna aplicación de agua, salvo en el caso en que produzca algo de excitación por circunstancias especiales, en cuyo caso puede hacerse cualquiera de las prácticas señaladas para el de sudación.

Cuando los pies se quedan fríos, se les hará reaccionar con fricciones fuertes con agua fría o con bolsas de agua caliente o abrigo.

Indicaciones de este baño. Se puede emplear en casi todos los enfermos, aun en los más graves y debilitados, pues su acción siempre será tónica, sedante, favorecedora de la nutrición y eliminadora de substancias mórbidas. Se emplea como remedio *único* en la *tuberculosis ósea y neurastenia.* (Consúltense a este respecto la obra de Rollier: *La cure de Soleil,* la de O. Bernhard: *L'Élioterapia in alta montagna,* y la de Monteuuis: *Los baños de Aire, de Luz y de Sol en casa*). La *tuberculosis* hasta hoy día no ha tenido otra curación que la efectuada por medio de Sol. Dettweiler dice: "El tuberculoso es tanto un enfermo de la piel como del pecho."

E. Acción general del sol

El sol proporciona al organismo *calor, luz, energías electro magnéticas* y otras *vibraciones* del estado atómico.

La *luz del sol* es un alimento sutil e imponderable, con la ventaja de que no necesita digerirse. Es decir, que es un alimento *que deja descansar al tubo digestivo;* cosa la más interesante de tener en cuenta en aquellos casos de *superalimentación* y consiguente *debilidad digestiva.*

De pasada, y como asunto del cual más adelante diremos algo más, conviene hacer constar que tan importante y necesario para la salud es nutrirse por el estómago, como por los pulmones, como por la piel; que el doctor Monteuuis llama *alimentación natural triple.*

La luz del sol sustituye a una cierta cantidad de *alimentos digestivos,* y junto con el calor, contribuye a la sobriedad de los habitantes de los países cálidos y luminosos y de los del campo; tanto más en los países tropicales donde se vive desnudo o casi desnudo y por consecuencia más expuesto a ella. Pero no sólo la luz *sustituye alimento,* sino que tiene una acción *específica* de que los alimentos *que se comen* son incapaces; y esto lo prueba la *robustez y fortaleza* de los salvajes que *viven desnudos,* y en cambio se contentan con una pequeña cantidad de frutas y legumbres. Estos hechos los tienen sobradamente comprobados en sí mismos todos los partidarios de la higiene natural.

La luz es el alimento más directo de que puede disponer el organismo y el más propio y el que más íntima y fácilmente pone en actividad la admirable maquinaria de nuestro cerebro. "La luz —dice Neuens —es el alimento más sutil de los centros nerviosos", y siendo el más sutil es el más propio, por cuanto los centros nerviosos son la parte más sutil y delicada de nuestro organismo. He aquí también por qué los baños de sol son un factor primero en la cura de la neurastenia.

Las *vibraciones electro magnéticas* de los rayos del sol, son fuente de vida, que proporcionan al cuerpo las energías por las cuales se pone en actividad la *energía orgánica individual,* y por lo tanto, como la luz, son activadoras de las defensas naturales del cuerpo.

Nada de lo anteriormente dicho puede extrañarnos desde el momento en que el sol es fuente de toda vida; y si afirmamos que *la luz es un alimento,* es porque, en nuestro concepto, la alimentación *no da fuerzas ni energías al organismo,* sino que *pone en actividad manifiesta* la energía individual *ya existente y no aumentable* (parte 1ª).

F. Reacción del organismo a los rayos de sol

La reacción del cuerpo al sol es muy compleja; he aquí en resumen, las principales manifestaciones de esta reacción.

Dilatación de los vasos de la piel.

Es el primer efecto del sol en el organismo. La piel se enrojece; y si se traspasa el límite, se produce la *insolación* o *eritema* solar que ya hemos estudiado, y que no es más que un proceso de defensa contra los rayos solares a los cuales el cuerpo no está acostumbrado.

Pigmentación.

A los pocos baños de sol, la piel se empieza a obscurecer, se pigmenta; y esta pigmentación es tanto más intensa cuanto más vigoroso es el sujeto y más avanzada va la curación. Rikli dice que "cuanto más vivas y completas son la inflamación y la coloración de la piel, más probabilidades tiene el enfermo de curar", y es natural, porque ello supone más vitalidad.[6]

El fenómeno de la pigmentación se relaciona con el de la absorción de la luz. Ya demostró Finsen en una experiencia clásica que la sangre absorbe rápidamente los rayos de corta longitud de onda (ultravioletas). "El lóbulo de la oreja no deja pasar las radiaciones ultravioletas si se le mantiene exangüe por compresión entre dos láminas de cuarzo", a pesar de que este mineral sí deja pasar dichas radiaciones al contrario de lo que sucede con el cristal corriente.

La pigmentación de la piel hace desaparecer el peligro de la insolación, permitiendo baños de sol tanto más largos cuanto mayor es aquélla. Gracias a una fuerte pigmentación, hay personas que pueden pasarse desnudas al sol todo el día.

El color moreno que la piel adquiere con los baños de sol, no agrada a algunas personas ajenas a la vida natural (principalmente mujeres), pero con poco que se piense y poniendo a contribución un poco de sentido estético, se verá como el color moreno es más armónico con el resto de la naturaleza, y da más sensación de salud y fuerza; y sobre todo pensemos que ese color bronceado rojizo con que la piel

---

[6] El que tiene vitalidad potente, tanto lo manifiesta en estado de salud como de enfermedad, por eso las personas robustas cuando enferman lo hacen con grandes síntomas y aparato.

responde al sol, es inseparable de un mejor estado de salud y de una mayor belleza de la forma del cuerpo (puesto que el sol aumenta la nutrición, y, por tanto, la musculatura).[7]

Absorción de la luz.

La piel absorbe la luz del sol —como hemos dicho antes— gracias a la circulación de la sangre por ella; y tanta más absorbe cuanto más pigmentada esté, pues cada uno de esos microscópicos granos de pigmento (melanina) que se producen bajo la acción de los rayos solares, es un acumulador y condensador de luz, que en ellos se transforma en trabajo molecular (Chiaïs). La luz absorbida se filtra y almacena en todos los tejidos, según demostró Finsen, y esto lo comprueba también el experimento de Schlapfer, que probó que la sangre de conejo influía más intensamente en la placa fotográfica (como otras substancias orgánicas) después de expuesta al sol que antes.

Pero la luz solar al ser absorbida es transformada, convirtiéndose sus rayos ultravioletas en rayos de mayor longitud de onda, por la acción de la *hemoglobina*; por lo cual apunta Rollier que "no se ha puesto mucha atención en conocer el estrecho parentesco químico que existe entre la *clorofila* (substancia que da el color verde a las plantas) —la más antiguamente conocida, la más importante y la más típica de las substancias que transforman la luz en fuerza latente— y la *hemoglobina*, para estudiar este problema". En efecto la disección química de sus moléculas descubre en ambos *núcleos pirrólicos*.

Con estas nociones se dará el estudiante cuenta más clara del papel de la luz como alimento.

Aumento de actividad de las funciones orgánicas.

La luz es un excitante de todas las funciones orgánicas por intermedio del sistema nervioso. Buena prueba de ello es la calma y el silencio que se observa en la Naturaleza desde que el sol se oculta hasta que vuelve a salir, y que son consecuencia de la falta de acción excitante de la luz. Se comprenderá con esto lo perjudicial que es trasnochar, ya que faltando el *excitante natural*, hay que recurrir a un *excitante artificial* cualquiera, llámese tertulia, baile, teatro, café, etc.

Dice el gran Letamendi, a propósito del acto de trasnochar, frases como las siguientes:

"Cada vez que cesa el sobreestímulo de la diversión aparecen en cada concurrente las más claras señales de colapso por orgasmo fisiológico general.

Reuniones son esas de durmientes empeñados en disimularse unos a otros su propio sueño, merced a las solicitaciones de un sobreexcitante colectivo.

---

[7] Dice Rollier que sus experiencias permiten afirmar la inmunidad de los pigmentados para ciertas enfermedades de la piel, y Solger hace notar que las partes del cuerpo más sometidas a la acción de líquidos tóxicos e influencias nocivas (ano, miembro masculino, grandes labios, escroto, etc.), son las más pigmentadas, porque el color moreno hace los tejidos resistentes a las causas de enfermedad. Otras muchas experiencias, demuestran la resistencia de los pigmentados a las enfermedades.

Así, en toda reunión viciosa u honesta, lo mismo en la casa de perdición que en el gabinete de labor intelectual, la voluntad sólo prevalece en fuerza de extraordinarios estímulos físicos y morales. Quien pretende hacer de la noche día, sólo puede alcanzarlo a expensas de su salud. Trasnochar es levantar un empréstito al propio organismo."

Hace también notar Letamendi, que de tres a seis de la mañana, por ser media noche efectiva, es el período en que suelen entrar en la agonía los enfermos llamados a morir.

¿Qué más pruebas de la acción excitante de la luz del Sol?

Veamos ahora la particular acción sobre determinadas funciones orgánicas. La luz solar eleva en algunas décimas la temperatura del cuerpo, por el *aumento* de las oxidaciones, cosa que lleva tras de sí una disminución de peso siempre favorable; pero como la asimilación de los alimentos se hace *más perfecta y acabada* bajo su influjo, pronto se recobra el peso que el individuo debe tener por naturaleza.

La excitación del sistema nervioso por la luz tiene su origen en las infinitas terminaciones nerviosas existentes en la piel, y en ella estriba esa sensación *tónica* que producen los baños de Sol, tan indicada en *neurasténicos deprimidos*, etcétera.

Los glóbulos rojos de la sangre *aumentan* bajo la acción de la luz, de aquí que los baños de Sol sean un elemento insustituible en la curación de la anemia.

Al aumentar por la luz la circulación de la sangre en la piel, se descongestionan las vísceras y con ello se facilita el trabajo del corazón y se ayuda a la eliminación de sustancias morbosas por el tegumento.

En fin, todos sabemos que los días claros nos dan sensación de alegría, y que los habitantes de países luminosos (como sucede con los del Mediodía), son más vivos y alegres que los del Norte; y es de hacer notar que las grandes civilizaciones o por lo menos su cuna u origen ha sido en países pletóricos de luz del Sol (Grecia, Roma, India, Arabia, Mesopotamia, Persia...).

G. Efectos de los baños de sol

1º Los efectos que se obtienen bajo la acción del Sol y la consiguiente reacción orgánica, se pueden sintetizar en *"un mayor estado de salud, de vigor, de pureza corporal"*.

De lo anteriormente dicho al tratar de la reacción del cuerpo a la luz solar, se deducen los efectos que finalmente produce sobre el organismo, y que sintetizando, son:

Buena circulación sanguínea de la piel con la consiguiente perfección de las funciones de ésta y facilidad en el trabajo del corazón y vasos sanguíneos internos.

Color moreno de la piel, más armónico con los colores de la Naturaleza. (Este efecto debe ser estudiado en todo su valor y trascendencia por las personas que posean sentido estético). El color moreno inmuniza contra las enfermedades.

Mayor riqueza y pureza de la sangre, que es base de la salud perfecta.

Aumento de la nutrición, cuyas pruebas más potentes y visibles son *la disminución de grasas* y el *aumento de la musculatura*.

Aumento en todas las manifestaciones de la energía del sistema nervioso (trabajo intelectual, trabajo físico ...).

Disminución del dolor, que es uno de los efectos más apreciados por los enfermos, y de los que más pronto se suelen manifestar.

Expulsión de sustancias morbosas.

Sensación de mayor energía y ánimo.

Es de hacer notar, que muchas veces, gran parte de estos efectos, los que dan la sensación de mejoría a los enfermos, no aparecen hasta pasado algún tiempo (1 ó 2 meses) de haber terminado una cura de sol, de 1 a 3 meses de duración.

2º *Los baños de Luz.* Consisten en exponer el cuerpo desnudo a la luz difusa; es decir, no a la luz directa del Sol, sino a la sombra.

Técnica. Aunque en estos baños no es necesario obrar con la cautela que en los del Sol, siempre es prudente obrar progresivamente empezando por poco, pues en algunas personas muy sensibles puede presentarse a consecuencia de estos baños alguna inflamación ligera de la piel. Lo más seguro es principiar por desnudarse a la sombra durante cinco minutos, y aumentar otros cinco diarios hasta llegar a una o varias horas si es necesario.

Acción y efectos de estos baños

Los *baños de Luz*, en esencia, no difieren de los *baños de sol naturales*. Solamente los caracteriza la menor intensidad de la excitación. De modo que a ellos puede aplicarse, aunque en menor escala, todo cuanto se ha dicho al hablar de la acción, reacción y efectos del *baño de sol natural*.

Sin embargo, el baño de Luz es, en cierto modo, superior al baño de sol directo, por cuanto la lenta y suavísima excitación que **produce** en el sistema nervioso es más adecuada a la debilidad de éste en gran parte de las personas de nuestras razas. En los días calurosos del verano, debe sustituir el baño de Luz al baño de sol, pues aquél es más que suficiente, y evita el constante remojamiento de la piel con el agua fresca, para evitar la sudación, como ya se dijo. En invierno, por consecuencia de la baja temperatura, los efectos del baño de Luz, están más subordinados a los del *baño de Aire*, por lo cual deberán seguirse los reglas que expondremos al hablar de éste.

El baño de Luz tiene su límite en cuanto la persona empieza a sentir frío, en este límite comienza el *baño de Aire*, aunque complementado por los maravillosos efectos de la Luz.

Cuando durante el baño de Luz se siente fresco, debe uno pasearse al sol directo hasta que sienta calor, volviendo otra vez a la sombra *(baño en acordeón)* y así sucesivamente. Realmente hay momentos en que es imposible deslindar el baño de Luz del de Aire, pero lo que sí es cierto, es el efecto admirable, tónico y sedativo de este *baño atmosférico.*

El hombr debe exponer su piel a la luz frecuentemente. Esto es más un principio de higiene que de terapéutica. Su sistema nervioso está hecho para ello; y aunque pudiera parecer que nada ha de sacar un cuerpo desnudo a la sombra, pensemos siempre en la serie infinita de tenues vibraciones luminosas magnéticas y eléctricas que le rodean, a más del oxígeno del aire, que todo ello le influye, y de todo ello se aprovecha para mantener vigorosa, sana y bella su vida.

Por falta de luz, se decoloran y mueren las plantas; y por falta de luz palidece y muere el hombre. La tuberculosis es el mal de la oscuridad.

Baños de Luz artificial. Me reduciré a consignar su existencia y sus beneficiosos resultados en muchos casos, pero son siempre inferiores a los *baños de Luz naturales,* exigiendo complicados y costosos aparatos y ser aplicados por un técnico. Existen también *baños de Luz de colores* diferentes, que tienen útiles aplicaciones en ciertas enfermedades.

Los baños de sol y luz en los niños

Toda persona debería criar a sus hijos contando como principalísimo e insustituible factor al sol. Es verdaderamente lamentable prescindir de los beneficios de sus rayos, sustituyéndolos por una mal entendida superalimentación. El niño *tiene derecho* a que sus padres les proporcionen todas las fuentes de vida, y no debe sufrir las consecuencias de una ignorancia o de una desidia imperdonable.

Antes de los *siete meses* la helioterapia será a dosis pequeñísimas y siempre dirigidas por persona competente. Después de esta edad y *hasta los dieciséis meses,* los niños pueden beneficiarse de una manera extraordinaria con los *baños de Sol,* pero teniendo cuidado de aumentar la duración del baño, en cantidades más pequeñas que las ya dichas.

He aquí como recomienda G. Leo (*Los pequeñines al Sol, La higiene por la helioterapia*) la soleación de los niños antes de los dieciséis meses:

Treinta segundos sobre la espalda ...
     "   "   " el vientre ...
     (Exceptuando la cabeza)
	Cada día de las dos primeras semanas de baños de sol.

Un minuto sobre la espalda ....
    "   "   el vientre ....
     (Exceptuando la cabeza)
	Cada día de las 3ª y 4ª semanas de baños de sol.

Dos minutos sobre la espalda ....
    "   "   el vientre ....
     (Exceptuando la cabeza)
	Cada día de las 5ª y 6ª semanas de baños de sol.

Continuar así aumentando un minuto cada quince días.

En los niños de dieciséis meses a dos años se debe seguir la norma que indica el cuadro adjunto (tomado de la obra de G. Leo) y que nos parece totalmente aceptable.

Superficie de piel expuesta	Tiempo de exposición contado por minutos, día por día, hasta 40 días									
	1 al 4 día	5 al 8 día	9 al 12 día	13 al 17 día	18 al 22 día	23 al 26 día	27 al 30 día	31 al 35 día	36 al 39 día	40 al 7 día
Exponed los brazos y una pequeña superficie de la espalda y del pecho	3 min	5	8	10	15	20	25	30	35	40
Exponed la superficie total de la espalda y del pecho	...	...	3	3	8	10	15	20	25	30
Exponed la parte inferior de la espalda y del abdomen	...	...	...	...	5	5	8	10	15	20
Exponed la superficie total del cuerpo	...	...	...	...	...	...	3	5	8	10

A partir del último día de la cuarta semana, se aumentan cinco minutos cada dos días hasta llegar a un hora y desde entonces se aumentan cinco minutos diarios.

El *baño de sol* o de *luz*, en los niños se impone por dos principales razones: 1º *Porque sin baño de sol, no puede haber cultura física integral* (entendiendo por *cultura física* la *vigorización armoniosa del organismo*); y 2º *Como contrapeso al trabajo del cerebro que exige la educación e instrucción de los niños*. La soleación total es uno de los factores primordiales que hacen un cerebro bien nutrido y libre de toxinas, único capaz de responder, sin esas trabas que se llaman *neurastenia, nerviosismo*, etc., a las exigencias de una buena educación.

El niño debe desarrollarse física, intelectual y moralmente en perfecta adaptación y concordancia con los tres medios: astronómico, cósmico y biológico. Todo lo que no sea esto supone un desarrollo inarmónico, y la inarmonía supone perturbación y enfermedad, como ya sabemos.

Privar del sol a los niños es privarles de su *derecho natural* a una vida *fuerte y alegre*. (Véase la citada obra de G. Leo y *The Year Book of Open Air Schools and Children's Sanatoria*, editada por T. N. Kelynack, M. D.)

En verano debe llevarse a los niños con poquísima ropa y a ser posible blanca; de este modo estarán constantemente bañados en luz y aire.

3º *Los baños de aire.* Se llama *baño de aire* al acto de poner el cuerpo desnudo en contacto con la atmósfera que le rodea, sea cual fuere su temperatura; pero prácticamente se le da el nombre de *baño de aire* cuando se nota sensación de frío, es decir, cuando la temperatura es inferior a 15 ó 20 grados, según los casos. A éste nos referiremos en el curso de estas líneas.

Duración del baño de aire. El *baño de aire* puede durar de quince a sesenta minutos, pero el acostumbramiento será gradual. A este fin la primera vez durará uno o dos minutos y se irá aumentando su duración en dos o tres minutos diarios hasta llegar al límite que se precise.

En niños de dos años o más seguiremos próximamente la siguiente pauta:

Piernas y brazos,	expuestos cuatro minutos	{	Diariamente durante ocho días.
Piernas y brazos, Pecho y muslos,	— ocho — — cuatro —	{	Todos los días de la segunda semana.
Piernas y brazos, Pecho y muslos, Espalda y abdomen,	— doce — — ocho — — cuatro —	{	Todos los días de la tercera semana.
Completamente des- nudo,	— quince —	{	Todos los días de la cuarta semana.

Técnica del baño de aire

Período preparatorio. Consiste en almacenar calor en el organismo, para que luego, al perderlo durante el baño, sea intensa la reacción. Este acopio de calor se puede conseguir en la cama (baño de aire al levantarse), en habitaciones calientes o haciendo ejercicio físico.

Baño de aire propiamente dicho. Después de haber almacenado calor, el sujeto se desnuda bien al aire libre o en una habitación cuya ventana esté abierta o que por lo menos haya sido recientemente ventilada. Nunca deberá hacerse en la atmósfera confinada de las habitaciones que han permanecido cerradas durante el sueño.

Durante el baño de aire se debe hacer cualquier trabajo físico (marcha, gimnasia) o intelectual que asegure la reacción. Durante el baño de aire que se da al salir de la cama, bien se puede uno dedicar a las faenas de su tocado y limpieza, o bien a hacer la gimnasia y masaje de la piel que la higiene recomienda diariamente. En el campo o la playa, el baño de aire puede darse en traje de baño si no se puede completamnte desnudo, paseando, haciendo gimnasia, corriendo o jugando.

El baño de aire dado al atardecer o ya de noche, que debe ser algo más corto que el de la mañana, calma extraordinariamente el sistema nervioso y regulariza la circulación, por lo cual proporciona un sueño tranquilo, siendo, como se deduce, práctica admirable contra el *insomnio*; pero debe ir acompañado, mejor que de ejercicios físicos, por un masaje de la piel, hecho en determinadas direcciones (véase lección siguiente, masaje en el insomnio), o de una fricción general hecha con un paño o toalla humedecida.

En los *días fríos de invierno, el baño de aire* o más propiamente hablando, esa *sensación de frío* que provoca la reacció. de la piel, se puede obtener también dándose un paseo *con traje de verano.*

El baño de aire se debe hacer con los piés descalzos, para regularizar por completo la circulación y facilitar la reacción. (Véase la cura por la tierra.)

No todo el tiempo que dura el baño de aire (como no sea corto) se debe estar haciendo ejercicio físico y menos tratándose de personas débiles o enfermos nerviosos. El ejercicio físico debe dejarse para la última mitad del baño; durante la primera en que se tiene calor almacenado, basta con pasearse, hacer cualquier menester o darse masaje de la piel.

Reacción. Terminado el baño de aire se debe procurar reaccionar hasta sentir calor; sin esta condición sería contraproducente. Para conseguirlo, y según las condiciones del sujeto, se hará ejercicio físico, se vestirá pasando a una habitación caldeada, se meterá en la cama, o se dará un paseo vestido y al sol. En algunos casos hay que recurrir a las bolsas de agua caliente en el lecho. Si la reacción se ha llevado a cabo perfectamente, el paciente debe sentir una intensa sensación de bienestar y de calor suave.

Baño de aire en los enfermos febriles

Más suave y sencillo que los baños de agua, debe ser práctica corriente en los enfermos con calentura.

Consiste en destapar al enfermo y dejarle completamente desnudo sobre la cama, siempre con aire puro en la habitación. Así permanecrá hasta que note frío y se le ponga *carne de gallina*, y entonces se le arropa, y si es necesario se le ponen calentadores para reaccionar. El baño de aire en estos enfermos se debe repetir con frecuencia y cuantas veces lo pida el paciente, pudiendo ser acompañado de lociones, compresas, fricciones húmedas, etcétera.

Tan natural es esta práctica, que todo enfermo febril rechaza instintivamente las ropas de la cama.

No deben asustarse las familias ni impedir practicar el baño de aire con sus enfermos, pues es tan inofensivo como útil; y el sentido común y el conocimiento de la función del organismo nos dice bien a las claras los enormes beneficios que puede proporcionar a los calenturientos y las ventajas que tiene sobre los baños de agua en las personas débiles o nerviosas. Claro es, que, en tiempo de verano cuando la temperatura es alta, el baño de aire no basta para irradiar el calor febril, teniendo que recurrirse entonces al agua fresca.

Acción y efectos del baño de aire

El aire que rodea al individuo durante el baño, actúa robándole calor constantemente, y el organismo reacciona a esta acción exactamente igual que en el baño de agua; es decir, aumentando la actividad de todas las funciones del organismo y con ella las oxidaciones que producen un aumento del calor. Pero la acción del baño de aire es extraordinariamente más suave que la del agua porque el aire tiene una conductibilidad para el calor cuatro veces menor que el agua (es decir, roba calor más despacio) y por su poca densidad absorbe —en igualdad de volumen— 770 veces menos calor que el agua (calor específico). He aquí por qué se resiste fácilmente un baño de aire a 0 grados, y en cambio nos causa brusca y penosa impresión un baño de agua a 15 grados.

El efecto *sedativo y tónico* del baño de aire, más seguro e intenso que el del agua, se debe —y así opina Monteuuis— a que el baño de aire produce las *reacciones térmica y circulatoria*, reduciendo, en cambio, a proporciones insignificantes la *reacción nerviosa*, cosa de valor inestimable para los centros nerviosos, si están débiles o enfermos. He aquí por qué *tonifica sin excitar*.

Realmente el hombre está constituido para vivir bañado por el aire que es su *medio natural*. Por descuidar esta necesidad, la piel de la mayoría de las personas está en tan lamentable estado de atrofia, predisponente a múltiples enfermedades (artritismo, tuberculosis, etc.).[8] Este anormal estado de la piel se transmite de padres a hijos y hace perder el vigor a los individuos por dificultar la absorción y eliminación dérmicas.

El baño de aire cuando es muy frío (de varios grados bajo cero, hasta 6 ó 7 grados sobre cero) produce una excitación bastante fuerte, utilísima para las personas vigorosas. Sustituye por las mañanas, con ventaja, al baño de agua, salvo la acción de limpieza de éste. La temperatura mínima a que se puede dar el baño de aire no tiene límite; puede llegar a bastantes grados bajo cero; todo se reduce a hacerlo más corto y no olvidar los ejercicios. Cuando el aire está húmedo o hace viento, la cantidad de calor que roba al cuerpo es mucho mayor que estando seco y en calma, por lo cual su duración ha de abreviarse también.

La verdadera norma de duración del baño de aire debe ser la impresión y reacción del sujeto. Esta es la verdadera piedra de toque de sus efectos, como en todos los factores de curación de las enfermedades. El baño de agua es un medio de limpieza y un insustituible recurso terapéutico en muchas enfermedades (fiebres, dolores, etc.), pero el baño de aire es la práctica higiénica sin igual, que fortifica, desarrolla la fuerza nerviosa, regula la circulación y la temperatura; y que acompañado de la luz solar constituye el *medio natural*, suave y agradable donde el hombre debe exponer su cuerpo sin temor alguno.

La piel puesta en contacto con el aire absorbe el *oxígeno* de éste, realizando la *respiración cutánea* sin la cual es imposible la vida. Véase

---

[8] Sabido es que muchos tuberculosos se curan solamente con su permanencia desnudos en el aire frío, durante cierto tiempo, diariamente.

cómo no sólo del medio ambiente aprovecha las vibraciones luminosas, sino que se apodera de ese preciado gas oxidante, que es fuente de vida, porque realiza la combustión de los alimentos y de los residuos inservibles de la función de los órganos, produciendo el *calor animal,* como medio y resultante de los más altos fenómenos, de asimilación y desasimilación, que se llevan a cabo en los últimos rincones del organismo. El oxígeno que se absorbe por la piel facilita en muy buen grado la función de los pulmones y por tanto el trabajo del corazón.

El *baño de aire* como recurso terapéutico sintomático, ya hemos dicho que se usa ventajosamente contra el insomnio al atardecer o por la noche, causando una sensación de bienestar y suave calor, de la que siempre hacen elogios los enfermos. Esto no se debe más que a la acción sedante natural del aire sobre el sistema nervioso.

El aire debe ser puro. Ventilación durante el sueño

Claro es, que tanto el aire en contacto del cual se expone la piel, como el que se respira por los pulmones, debe ser puro; es decir, debe ser rico en oxígeno y exento de todo tóxico. Recordemos lo dicho anteriormente a propósito de las sustancias tóxicas o extrañas que pueden impurificar el aire, y deduciremos lo nocivo que es tomar el baño de aire en locales de atmósfera confinada, donde la piel sólo miasmas puede absorber; como asimismo lo es respirar en esos mismos locales, donde no sólo falta oxígeno, sino que existe anhídrido carbónico y otros gases venenosos exhalados por el cuerpo humano como resultado de su funcionamiento. Lagrange cita el caso de un ejército de cipayos perseguido durante todo un día por los ingleses, y que obligado a pasar la noche en un local cerrado de no muy grandes dimensiones, apareció al día siguiente con la mayoría de sus soldados muertos, envenenados por la gran cantidad de miasmas que sus cuerpos exhalaron durante la noche por consecuencia del trabajo forzado del día anterior.

Es, pues, necesario, que nos acostumbremos poco a poco a dormir con la ventana abierta para no respirar nuestros propios venenos. Este consejo es tanto más necesario de seguir por los enfermos cuanto que éstos tienen en su organismo sustancias morbosas causantes de la enfermedad. El precepto de dormir con la ventana abierta, es muy importante para los habitantes de las poblaciones, puesto que en éstas el aire más puro suele ser el de la noche y madrugada.

No hay que tener miedo al frío en invierno. Deberá uno abrigarse en la cama. cuanto sea necesario, pero tener siempre la ventana abierta o sólo entornada si hace viento o lluvia, para que el aire fresco y puro tonifique las vías respiratorias y purifique el organismo. No hay ni que decir que la nariz y la boca deben siempre permanecer fuera del lecho, para no respirar los miasmas acumulados dentro de éste; cuidado este poco observado por las madres con sus recién nacidos, a quienes embuten dentro de la cama con peligro o perjuicio para su vida.

¡Cuántos enfermos de pulmonía (enfermedad a la que tanto se cree que perjudica el frío, que hasta causante de ella se le dice) se curarían sólo con respirar aire frío y puro, que a nada conviene tanto como a unos pulmones inflamados y llenos de residuos morbosos y microbios!

Baño integral matinal. Llamamos así a la práctica, que debe ser diaria, de desnudarse durante cierto tiempo, variable de unos minutos a una hora, *expuesto directamente al sol y al aire, mientras* se realiza un paseo o un sistema de *ejercicios gimnásticos* y algunos otros de *masaje de la piel,* complementando todo este conjunto por una *ducha o baño de agua terminal* o simplemente una *fricción general húmeda,* secándose al aire o por medio de fricciones con las manos, según la temperatura.

Realizando este *baño integral,* que debe ser patrimonio de todos los sanos y de una mayoría de enfermos (aunque en éstos deba ser siempre guiado por el médico o persona competente) se obtienen reunidas las ventajas del baño de sol o de luz, las del baño de aire y las del agua, y todas reforzadas por los efectos de una *gimnasia muscular y respiratoria,* que sobre aprovechar en grado sumo el oxígeno del aire, realiza un verdadero *baño interior* —que diría Monteuuis— o limpieza de todos los órganos y tejidos del cuerpo.

La realización de este baño integral es una acabada práctica de *naturismo* por cuanto pone al organismo en el armónico conjunto de todas las energías externas. Sería perfecto si se hiciese con las plantas de los pies sobre la propia Tierra, sustituyendo la gimnasia metódica por la gimnasia natural de *nadar, correr, saltar, trepar,* etc., o la educativa griega, que son musculares y respiratorias y no fatigan la voluntad como la gimnasia artificial.

Climatoterapia

Cura atmosférica. Clima de altura. Clima marino

La *cura atmosférica* consiste en la sistematización de los baños de aire, sol y luz, según condiciones individuales de los enfermos, y aprovechando científicamente *la ley térmica de la bipolaridad* (o aplicación alternativa del frío y el calor), Arnold Rikli, fue el primero que dio importancia a ésta y el que, empíricamente, *sistematizó los baños de atmósfera.* Como la cura atmosférica no debe hacerse sin la guía del técnico, y cada uno de sus factores (Sol, aire y luz) han sido ya estudiados, nos limitaremos a algunas consideraciones que pueden interesar.

Es regla general no emplear contrastes bruscos, pues la aplicación interna de calor y frío exagerados produce *irritación del sistema nervioso, o relajamiento,* y nunca tonificación.

La cura atmosférica debe hacerse con los pies desnudos por razones que ya se han dicho. (Véase "la cura de Rikli" en la página 299.)

Rikli aplicaba como refrigerante el *baño de aire,* y como calentador el *baño de sol* o, en su falta, el *ejercicio físico;* y cuando se producía alguna excitación del sistema nervioso recurría al *baño de luz y de aire* a una temperatura de 15 a 20 grados. Terminado el *baño de sol* calentador (que Rikli hacía ser de *sudación*) se aplica un *semibaño tibio* (de 22 a 27 grados), con *fricciones* en las piernas y tronco, que se toma mientras el propio paciente se echa varias veces sobre la cabeza, con una esponja, agua cálida (a 30 ó 35 grados) . Pasado un minuto y sin dejar de dar las fricciones al enfermo, se mojará a éste con el agua del baño, los brazos, el cuerpo y la cabeza, y dos minutos después se refrescará progresivamente el agua de la bañera, continuando las fricciones y saliendo del agua tres minutos más tarde para que le echen sobre las piernas un chorro, afusión o loción de agua fría. Después de este baño se secará, hará un paseo tranquilo de quince minutos con los pies desnudos sobre el suelo caliente por el sol, y terminará reposando echado.

Es muy útil e importante practicar así el baño que sigue al del sol con sudación, si se quiere que éste surta los mejores efectos y no tenga ningún perjuicio. Este *semibaño* no se debe hacer tomar a enfermos muy débiles o irritables, debiendo ser sustituido por *fricción general graduada con agua fresca* o *loción tibia*. Las partes dolorosas serán tratadas con agua caliente después del baño.

Rikli, que murió a los ochenta y dos años, atribuía su vigor a haber tomado durante muchos años el baño atmosférico, cuando soplaba el viento helado de Bora en el Karstberg, cerca de Trieste.

Los esquimales toman diariamente su baño de aire, y algunos pueblos viven desnudos a pesar del clima riguroso en que habitan (Tierra del Fuego). Todo prueba lo que endurece al organismo el baño atmosférico, cosa que sabemos por experiencia los que practicamos una higiene natural.

Dentro del término de "cura atmosférica" podemos considerar la que se hace en enfermos pulmonares (principalmente tuberculosos) a los cuales se les tiene desnudos en el *aire frío* (y con prefercnaia seco), en lugares donde a veces hay nieve sobre la cual pasean o juegan. A estos enfermos se los debe hacer dormir muy bien abrigados al aire libre, para que los pulmones se beneficien siempre con las ventajas del aire frío.

Prácticas son éstas que asustarán al que las desconozca, pero que son medio de vida sana y vigorosa y elemento de curación insustituible.

El clima de altura es un factor interesantísimo en ciertos casos. La *disminución de la tensión del vapor de agua* en las alturas hace que la temperatura sea más baja y que las *radiaciones caloríficas y luminosas* del sol lleguen *con más intensidad,* por lo cual los baños solares son más activos. Pero también los organismos situados en puntos altos y por idéntica razón irradian más calor, y de aquí que los cambios caloríficos aumenten con la rarefacción del aire. Por otra parte tenemos que, *las diferencias* anuales y diarias de *temperatura,* en los lugares montañosos *son más pequeñas* que en los valles y la *presión atmosférica es menor.* La acción de este conjunto de condiciones, sobre los organismos, es muy notable y beneficiosa en la mayoría de los casos: *aumenta el número de glóbulos rojos* de la sangre, *activa la circulación,* haee mayores en absoluto *los cambios respiratorios*, y torna más intensa la nutrición. En una palabra, el clima de montaña es un *excitante natural* por el conjunto de sus factores; pero contraindicado en muchos enfermos (principalmente cardíacos). En el ambiente de las montañas hay más *vitalidad* que en el de los llanos.

El *clima marítimo* con sus factores determinantes, que son *máxima presión atmosférica y tensión del vapor de agua, temperatura media más alta* que en las alturas, *brisa* en general, existencia en el aire de *sal, iodo, bromo, silicio,* etc., y débiles cambios de temperatura, es también un estimulante de todas las funciones de la vida: *aumenta los glóbulos rojos y el consumo de oxígeno,* provoca una *pigmentación de la piel, más oscura,* que en parte debe ser originada por la acción fuertemente oxidante del aire del mar, y aumenta la nutrición. Es magnífico complemento (quizá el mejor en la mayoría de las personas) de una *cura solar.* Su acción como se ve no es tan diferente como se podía suponer de la del clima de altitud. La mayor diferencia está en su acción sobre la función circulatoria.

Los *climas bajos* son más recomendables, por regla general, que los de altura. Es más natural, para el hombre, vivir en los valles, costas y riberas que es donde se da su alimento, que habitar las alturas donde no halla más árboles que pinos, robles, cedros, etc., y plantas inútiles para su alimentación.

En este lugar debemos hacer mención del llamado *mal de montaña,* originado por la inadaptación a las grandes alturas. Cuando éstas pasan de los 1500 metros se produce —como dice Bayeux— un cierto grado de asfixia por la rarefacción del oxígeno, y el pulmón experimenta los efectos de un edema parietal. Pero lo más notable es que gran número de glóbulos rojos de la sangre se distienden y destruyen, originando, al tratar de ser expulsados por el organismo, fenómenos anafilácticos (véase pág. 321) o de choque hemoclásico, tales como mareos, vómitos, insomnio, palpitaciones, dolor de cabeza, etc. El organismo ante este estado de anemia transitoria, repara las pérdidas globulares con una superactividad de los órganos hematopoyéticos (1ª parte) y la consiguiente formación de glóbulos rojos jóvenes y sanos, que es el mecanismo íntimo por el que actúa la cura de altura.

La *climatoterapia,* como ya dijimos, ha constituido el puntal del tratamiento de la *tuberculosis,* y esto merece que dediquemos algunas líneas a tan interesante asunto. Está probado que los climas mejores para la curación de los enfermos tuberculosos no han de ser muy fríos, ni muy húmedos ni muy variables. Es decir que la *temperatura suave,* la *sequedad* y la *uniformidad,* son las condiciones óptimas para estos enfermos. Que, naturalmente, llevan implícita la *abundancia de luz solar.* Esta y el *aire puro* constituyeron los motivos de preferencia por los *climas de altura;* pero como éstos suelen ser más fríos y lo interesante es la acción del *aire libre,* convendremos —como afirma el doctor Malo— en que el *mejor clima para un tuberculoso, es aquel que permita por más tiempo y con más facilidad la cura de aire libre.*

En verano es preferible para el tuberculoso buscar las montañas, para evitar el excesivo y deprimente calor de los llanos. En invierno deben buscarse tierras más bajas y dar preferencia a aquellas que contengan abundancia de sales calizas, para realizr, por medio de sus aguas y sus alimentos, una verdadera *cura de recalcificación natural,* al tenor de lo que tantas veces llevamos indicado. Célebres son en todo el mundo para el tratamiento de los tuberculosos, los climas de Jauja (Perú) y de la Orotava (Canarias), y en este último, el incomparable de Las Cañadas, del Teide, donde las materias orgánicas se secan y momifican pero no se pudren. Cerca de Madrid tenemos también el clima admirable de la zona sur de la Sierra del Guadarrama, y el aun más suave de la zona meridional de la Sierra de Gredos (Arenas de San Pedro, Candeleda, Piedralabes) que a sus cualidades de climas serranos unen la acción fuertemente vitalizante del magnetismo de sus rocas graníticas primitivas.

Recordemos, para terminar esta lección, la interesantísima acción que la luz solar, en combinación con las sales de calcio y la vitamina D, tiene en la curación del raquitismo y, en general, en la recalcificación orgánica (pág. 466).

Lección XXXV

EL EJERCICIO Y LA EDUCACION FISICA. MASAJE

El ejercicio físico higiénico consiste en practicar movimientos bellos y armónicos del cuerpo, dirigidos a un fin útil y moral, y destinados a aumentar la actividad y desarrollo de todos los órganos y de ciertas cualidades físicas y psíquicas (agilidad, audacia, valor, decisión . . .) de conjunto y subordinados a él.

A. Higiene del movimiento

Los movimientos tienen por objeto todas las actividades del organismo, desde el pensar (movimientos de las dentritas de las células del cerebro) hasta el correr, pasando por la digestión, reproducción, audición, visión, atención, etc., *y por finalidad, todos los actos útiles que corresponden a dichas actividades,* desde la cultura intelectual hasta el defenderse de un enemigo, pasando por actos tan diversos como la prehensión del alimento, la marcha, juegos, ejecución de una obra de arte . . . , en fin, todo. Sin movimiento no hay vida.

Los movimientos son ejecutados por los *músculos*: Unos, son *lisos*, y otros, *estriados.* Los *músculos lisos,* se encargan casi exclusivamente de la *vida vegetativa* (v. g.: movimientos del estómago por las fibras de su túnica muscular); y los segundos, se encargan de la *vida animal* (v. g.: movimientos de la marcha) estando casi todos éstos, insertos en los huesos, que constituyen la armadura y sostén del cuerpo.

La higiene de los músculos lisos se reduce a la de los órganos de que forman parte, pues en ellos, por regla general, no interviene la *voluntad.*

La higiene de los músculos estriados o voluntarios, consiste, como la de todo el organismo, *en usar,* para el fin a que han sido destinados, *sin abusar.*

Si los músculos no se usan, *se atrofian* (principio 2º de fisiología), y esta atrofia no sólo quita eficacia al trabajo del músculo en un momento dado, sino que dificulta extraordinariamente la nutrición de todo el organismo, y así, por la inactividad, sobrevienen *enfermedades de retardo nutritivo,* como *obesidad, gota,* etc., muy corrientes entre gente sedentaria, que come mucho y abusa de coches y criados.

La falta de ejercicio muscular resta también belleza al organismo, unas veces, directamente, como sucede al hombre poco musculado, y otras veces, indirectamente, por favorecer deformidades. Ejemplo: el abdómen tan voluminoso de algunas personas, por atrofia de los músculos del vientre y acumulación de grasa, favorecida por la inactividad del resto del organismo.

Vemos, pues, que el *uso escaso* de los músculos, ocasiona *fealdad* (por atrofia), *enfermedades y poca eficacia* en las acciones que requieren fuerza.

El *abuso* de los músculos, ocasiona, por el momento, la *fatiga muscular*, y a la larga, el *agotamiento y miseria fisiológica*. La *fatiga muscular* es una intoxicación por productos de desasimilación producidos en la contracción muscular, y se presenta más fácilmente *en los que comen sustancias animales*, porque dichos productos son ácido láctico, ácido úrico y uratos, de los cuales los dos últimos se originan, por la digestión de las carnes en mucha mayor cantidad que por la digestión de vegetales. La acumulación en los músculos de ácido úrico y uratos, produce los dolores llamados *agujetas*. (Lagrange, "La fatiga y el reposo" y "Fisiología de los ejercicios del cuerpo".)

El *exceso de ejercicio* debe evitarse siempre porque conduce al *agotamiento*. El agotamiento consiste en la falta de sustancias que el músculo utiliza en su contracción, principalmente hidratos de carbono (almidón, azúcares), y lleva a la *impotencia muscular*.

La *miseria orgánica* es el término a que aboca el ejercicio exagerado, como sucede en muchos acróbatas y atletas profesionales. En estos casos, todos los órganos de la nutrición se ven obligados a un exagerado trabajo para proporcionar alimento suficiente al músculo, y como funcionan en *exceso, se hipertrofian, y a la larga degeneran* (principio 4º, 1ª parte). La *miseria fisiológica* es, pues, la *degeneración somática* del organismo.

Ahora bien; entre el *no uso* de los músculos y el *abuso*, hay un término medio que es precisamente el que exige la *vida natural*. En ésta, el hombre se ve obligado a realizar actos que en la *vida artificiosa* realizan otras personas; tiene que cultivar la tierra por su propia mano, y muchas veces se ve obligado a *correr, saltar, nadar, trepar*, etc., en medio de la Naturaleza, manteniéndose sano, fuerte y vigoroso porque usa de sus músculos, pero no los somete a trabajos exagerados.

Mas, como en la vida civilizada, el hombre (salvo un cierto número de excepciones que pecan de lo contrario) realiza un trabajo muscular insignificante, inferior a lo que por naturaleza le corresponde para mantenerse sano, le resulta de absoluta precisión compensarle con un ejercicio físico cualquiera. A este fin nacieron la gimnasia y los deportes, que son hasta cierto punto la manera de sustituir los ejercicios naturales que no hacemos.

El ejercicio del músculo es indispensable para la salud. No cuente con estar sano el que hace vida sedentaria.

Todo ejercicio en que se contenga la respiración (esfuerzos) es nocivo para la salud.

B. Higiene del descanso y el recreo

El descanso tiene por objeto, el organismo entero y cada uno de sus órganos —pues hasta el corazón, que aparentemente es el que más trabaja, descansa las tres quintas partes del tiempo de la total revolución cardíaca— y tiene por fin, la reposición de las energías externas gastadas durante el trabajo, y que fueron previamente absorbidas por el organismo (energías alimenticias, luminosas, magnéticas, etc.), y la expulsión de las cenizas producidas durante el funcionamiento.

El descanso de todo órgano está en el *reposo*. Todo órgano u organismo fatigado debe reposar hasta que desaparezca la *fatiga* (que se reconoce por el *dolor* y la *impotencia funcional*), porque sino, se produce el *agotamiento*.

Conviene hacer una aclaración por medio de un ejemplo: El individuo que ha estado sentado mucho tiempo, halla su descanso poniéndose de pie y paseando. Esto, aparentemente es una contradicción a lo dicho; pero no sucede así, sino que, en la actitud sentada, trabajan una serie de músculos que entran en *reposo* o disminuyen su actividad al pasear, a cambio de entrar en funciones otros que antes descansaban. *Siempre*, por tanto, el descanso está en el reposo.

El descanso de los músculos (y en general de todo órgano) es mayor durante el sueño, porque su relajación es también máxima.

El *descanso*, cuando la reposición de energías ha sido completa, así como la expulsión de las cenizas, deja de ser descanso para comenzar un *estado de plétora* o *saturación de energía*, que si se prolonga ocasiona *estados patológicos* y *reacciones exageradas* a *motivos de excitación pequeños*. Así, las personas desocupadas tienen frecuentes explosiones de mal humor por causas tontas. Exactamente por igual motivo, los gatos domésticos —que no realizan el *trabajo natural*— tienen que arañar los muebles.

Sueño. El sueño es el *reposo del cerebro*. Debe hacerse durante las horas de la noche, como es *natural*, por razones que ya dijimos; y tanto es así, que, el sueño de día descansa mucho menos, porque el grado de excitaciones exteriores (luz, calor, sonido, etc.) es mucho mayor, y aunque no las perciba la conciencia, sí las percibe el organismo.

El sueño debe tener distinta duración, según la edad y la clase de trabajo. El adulto debe dormir de seis a ocho horas, y el niño de teta de catorce a veintidós horas. El que realiza gran trabajo intelectual debe dormir más que el que no lo realiza; por eso, la gente del campo necesita dormir menos: Su trabajo es más físico.

Si al despertar de un buen sueño no se encuentra uno con bienestar y aptitud para toda clase de trabajo, debe pensarse en algo anormal.

El sueño normal e higiénico debe ser tranquilo, y si se sufren ensueños o pesadillas, deben corregirse inmediatamente, porque a más de hacer poco eficaz el descanso, son significación de un estado anormal, principalmente digestivo.[1]

---

[1] Existen sueños que no tienen ninguna significación anormal, pero cuya

Recreo o diversión. La diversión tiene por objeto el organismo enérgico y sano, y por fin el de gastar la energía sobrante bien al organismo entero, o bien a un órgano que ha reposado excesivamente.

Este gasto de energía (que por ley natural debe librarse en un tiempo determinado) se realizará por medio de juegos, sean o no deportivos, u otros recreos siempre que entren en los límites de la moral y la belleza.

Es natural que el que realice un trabajo intelectual sedentario (pintura, estudio, escritura, etc.), halle su diversión en trabajos musculares (deportes, etc.), puesto que los músculos son los que tienen energía acumulada por el reposo; así como el que realice trabajos de fuerza o movimiento (oficios rudos, etc.) la hallará en juegos o recreos de inteligencia o sedentarios (ajedrez, música, etcétera).

El que haya trabajado bien con el cerebro y con los músculos, ese no hallará mejor diversión que el sueño tranquilo.

Los juegos y diversiones son necesarios principalmente a las personas que comen bastante y trabajan poco; mas si consideramos que muchos juegos llevan en sí el sello o el germen del vicio, o por lo menos un perjuicio económico, concluiremos que en recta *higiene natural* no deben usarse estos pasatiempos empleadores de energía: la energía no debe gastarse más que en trabajo útil al cerebro, al cuerpo y al prójimo. De aquí la acción altamente moralizadora de la *vida natural*.

Clases de ejercicio físico

Existen tres clases de ejercicio físico: *Ejercicio físico natural, gimnasia y deportes.*

El ejercicio natural es el que hace el hombre en el seno de la Naturaleza, sin más medios que su libre organismo y los elementos que aquélla le proporciona (árboles, agua, tierra, etc.), y con el fin de su subsistencia y la de sus semejantes o el de proporcionar esparcimiento y derivación de energías a su cuerpo.

La gimnasia consiste en una serie de movimientos determinados y metódicos, efectuados o no con aparatos, según un plan preestablecido, cuya finalidad es la *salud* y la *belleza*.

Los deportes son ejercicios o movimientos físicos complejos, efectuados o no con aparatos especiales, cuya finalidad es el esparcimiento y recreo del cuerpo y de la inteligencia, la educación de ciertas aptitudes y a veces la utilidad.

Técnica del ejercicio físico. Ejercicio natural, gimnasia, deportes

1. *Ejercicio natural.* Se hace desnudo al aire libre. Consiste en *saltar, trepar, gatear, nadar, andar, correr, tirar piedras, cargar pesos* ... cuando

---

explicación está muy lejos de la índole de este tratado. Y aun algunos de ellos, son la salvaguardia del buen dormir.

lo exijan las circunstancias de la vida. El hombre que para coger un fruto, que es su alimento, se ve obligado a *bajar por un barranco, saltar un arroyo, andar cierta distancia, atravesar a nado un río y trepar al árbol,* realiza una variadísima serie de *movimientos naturales,* que no son otros sino los que realizan los pueblos salvajes que tan fuertes y sanos viven.

Estos *ejercicios naturales,* que son los que menos fatigan en igualdad de condiciones, se realizan escasamente por los hombres de las ciudades que todo lo hallan sin gran esfuerzo físico; pero pueden practicarse —y conviene que así sea a menudo— saliendo al campo, o en los llamados *campos de deportes.*

El ejercicio más natural y más corriente es el *andar,* y debe ser practicado diariamente por todo el mundo en una cantidad media de 10 kilómetros. Es completo y activa la función de todas las vísceras.

La mayoría de los *ejercicios naturales* son instintivos; algunos, como por ejemplo, *la natación,* debe ser aprendida de persona competente, porque el hombre —al contrario que la mayoría de los animales— ha perdido el instinto de ella.

Entre los *ejercicios naturales* podemos citar algunos más complejos y utilísimos, como la *carga de leña, cavar la tierra, sembrar*... y otras *faenas agrícolas* que sólo necesitan de pequeño artificio, y que se practican al aire libre.

La *gimnasia natural de Hebert,* se basa en la práctica de estos ejercicios naturales que venimos tratando.[2] Sus alumnos los realizan desnudos al sol y al aire y se abstienen por prohibición del maestro, de la carne y alcohol, porque ambos venenos "son excitantes y deprimen la energía muscular".

2. *Gimnasia.* Debe hacerse también desnudo al aire libre, o al menos con finos trajes, que no quiten eficacia a los movimientos, ni impidan la respiración de la piel.

Así como los ejercicios naturales pueden ser hechos por todas las personas sanas, sin el menor inconveniente, la gimnasia, con sus variadísimos sistemas, no debe ser hecha más que bajo la dirección y los consejos de persona técnica que sepa el funcionamiento del cuerpo en salud y enfermedad, y los diversos sistemas de gimnasia con su aplicación y efectos. Una gimnasia mal aplicada, puede ser contraproducente.

Los ejercicios gimnásticos deben ser armónicos y espontáneos, y responder a necesidades del alma.

"*La voluntad* —dice Monteuuis— *es el mejor aparato de gimnasia*" porque gracias a ella se realiza diariamente el número de ejercicios que nos propongamos y enfocamos la atención y el esfuerzo en el sitio que pretendemos desarrollar. Sabido es que un músculo u órgano cualquiera se desarrolla más y antes, si concentramos la atención en él, y mejor aun si le dirigimos la vista durante el ejercicio, con el deseo y la voluntad de desarrollarlo.

La práctica de toda gimnasia racional, debe basarse en la idea de

---

2 Véase Hebert: *Guide pratique d'education physique* y *L'Education physique ou l'Entraînement complet par la Méthode naturelle.*

un desarrollo muscular, no por la importancia que en sí pueda tener, sino porque, siendo cada músculo un auxiliar del órgano interno al que fisiológicaménte corresponde, su cultivo y fortalecimiento facilita y perfecciona la función de dicho órgano. Así el desarrollo de los músculos del tórax es útil en cuanto ayuda a la mejor respiración pulmonar; y el de los músculos del vientre porque favorece los movimientos del intestino.

Reglas para la ejecución de todo ejercicio gimnástico

1. *Evitar todo esfuerzo, por cuanto impide la respiración.* (Todo ejercicio físico, en el que se suprime o interrumpe la respiración, es nocivo.)

2. *Respirar por la nariz y ampliamente en una atmósfera pura.* Porque la nariz, en virtud de sus tabiques, de la humedad de su mucosa y de su finos pelos (brivisas), es un filtro que purifica, calienta y humedece el aire antes de entrar en los pulmones; cosa que la boca realiza muy imperfectamente. Se ha demostrado, además, que los alvéolos pulmonares se dilatan y ventilan mejor respirando por la nariz. Responde también esta regla a que en el ejercicio físico se consume mucho mayor cantidad de oxígeno que en reposo. (La expiración o salida del aire puede hacerse por la boca.) En los ejercicios sofocantes debe procurarse respirar profundo y despacio, como si no se estuviera haciendo ejercicio (cosa difícil al principio), y echar bien el aire en la expiración (que es lo que más trabajo cuesta) para no llegar a un arrebato que no hace más que bosquejar los movimientos respiratorios, quitándoles toda eficacia.

3. *Mantener el pecho saliente y la columna vertebral siempre derecha.* Para que quepa en el pecho la mayor cantidad de aire posible y se fortalezcan los músculos que fijan el *raquis* (*espinazo* o *columna vertebral*. Este detalle del *enderezamiento del espinazo*, es de suma importancia, y se debe adoptar como *actitud corriente* en todos los momentos de la vida, porque facilita la función respiratoria y mantiene fijas en su posición normal todas las vísceras abdominales, que en caso contrario se dislocan y producen perturbaciones (riñón flotante, descenso del estómago, etc.). La *actitud erguida*, es señal y garantía de salud. Muy verdad es que las posiciones en flexión indican *dolor*, y las posiciones en extensión, *salud y alegría.*

4. *Hacer los movimientos precisa, atenta y conscientemente.* Pues valen más dos ejercicios bien hechos que catorce mal hechos.

5. *Trabajar proporcionalmente todos los músculos del cuerpo.* Para evitar el desarrollo de unas partes mientras otras permanecen inactivas, pues esto conduce a la inarmonía que es enfermedad.[3]

6. *Trabajar y desarrollar los músculos, proporcionalmente, a la resistencia y condiciones de las vísceras.* Pues éstas son al fin y al cabo las que tienen que soportar el trabajo y proporcionar la nutrición al

---

[3] Véase *Gimnasia de las profesiones,* del doctor Saimbraum.

músculo. Se han dado casos de graves enfermedades (dispepsias, hipertrofia del corazón, etc.) por querer desarrollar indebidamente el sistema muscular.

7. *Una alimentación adecuada, que ha de ser la vegetariana y sobria.* Pues ésta es la única como ya sabemos, que puede proporcionar a los músculos su alimento de trabajo, que es la *glucosa* (*azúcar*), producto resultante de la digestión de los hidratos de carbono, que tanto abundan en el reino vegetal, evitando la fatiga e intoxicación del cuerpo, que quita energía a los músculos.

8. *Entrenamiento gradual a ejercicios cada vez más fuertes y duraderos* (hasta lo que permita la resistencia de cada uno). El querer empezar por mucho sin condiciones para ello, es exponerse a perturbaciones innecesarias.

9. *Practicar el ejercicio con la idea de que al hacerse se persigue un fin útil y moral* (salud, belleza, fuerza...), dando ánimo para alejar el cansancio y satisfacción al haberle ejecutado perfectamente. Esta idea, o en su ausencia otro cualquier motivo que incite al ejercicio (música, en la danza, objeto de un juego gimnástico..., etc.) evita la fatiga de la voluntad, que es la primera que aparece.

10. *Lavarse y frotarse diariamente la piel entera*, sobre todo después del ejercicio si éste ha provocado sudor o transpiración. Esta *limpieza y masaje* de la piel, que en general debe combinarse con el *baño de sol o luz* (recuérdese el *baño integral matinal*, pág. 570), pone la superficie cutánea en condiciones de responder y actuar debidamente, ya sea contra el exceso de calor interno producido por el ejercicio, ya sea absorbiendo bastante oxígeno del cual consumen gran cantidad los órganos en activo movimiento, etcétera.

Diversos métodos de gimnasia

Según nuestro modo de ver, todos los métodos de gimnasia pueden agruparse en cuatro clases: *Ortostático* u *ortoplástico* (sin aparatos), *educativo* (con aparatos o sin ellos), *atlético* (con aparatos) y *médico* (con aparatos o sin ellos) y aun podemos agregar el *respiratorio*, que realmente no es un método de gimnasia, sino una condición importante de todas ellas; tan importante que a veces solamente se pretende con la gimnasia la amplitud y aumento de la función respiratoria.

No vamos a describir ninguno de los sistemas que comprende cada clase, porque ello no interesa a los enfermos (que sólo deben confiarse a la guía del médico), ni a los efectos de su higiene diaria, de la cual deben formar parte algunos *ejercicios naturales* y los *movimientos respiratorios abdominales y dorsales*, que describimos más adelante en la presente lección.

Además existen infinidad de libros, dedicados a estudiar cada sistema de gimnasia, algunos de los cuales citaremos. Nos limitaremos a hacer una breve reseña de cada método de gimnasia, que sirva de orientación para el que quiera ampliar su estudio y aplicación.

Gimnasia ortoplástica u ortostática. Es aquella destinada a dar al organismo una posición correcta y sana, por una perfecta conformación del esqueleto, y un fortalecimiento de los músculos que fijan los huesos y las vísceras en dicha posición. No requiere aparatos especiales. Se usa, principalmente, en la época del desarrollo para que el cuerpo de los niños no se desvíe de la bella línea de configuración.

A esta clase pertenece la tan conocida *gimnasia sueca* o *gimnasia de Ling,* cuyo sistema se debe consultar. El doctor Felipe Tissié de Pau, ha sido un apóstol de este sistema de gimnasia [4] que es recomendable a todo el mundo, y constituye una *maravillosa compensación* de la vida intelectual dentro de las ciudades. El sistema de Müller (teniente de ingenieros del ejército danés), cabe dentro de esta clase de gimnasia, y sus libros: *Mi sistema* (traducido por Conradi), *El libro del aire libre, Mi sistema para señoras, Mi sistema para los niños,* son muy útiles y recomendables. Nosotros mismos hemos practicado la gimnasia de Müller, y hemos visto practicarla a muchas personas con admirables resultados. Su escasa duración (de 15 a 30 minutos), permite asociarla perfectamente a la higiene diaria (baño de aire, de luz, de agua, etc.).

Gimnasia educativa. Es aquella que tiene por objeto el perfeccionamiento de todos los órganos y sus funciones para llegar a una completa salud, belleza y vigor, y a un desarrollo de ciertas cualidades psicológicas, precisas para la evolución y progreso del hombre, como son la voluntad, el valor, la decisión, el dominio de sí mismo, el lenguaje de la mímica o expresión de las ideas por los movimientos, etc.

La gimnasia educativa es la que debe hacer todo hombre sano. Es la gimnasia del progreso. Las demás clases de gimnasia no pasan de ser correctivas, normalizadoras del desarrollo, engendradoras de fuerza muscular o terapéutica; todas ellas lo más que realizan es prevenir o curar anormalidades; pero ninguna de ellas realiza como la *educativa,* el impulso del hombre a grados superiores de perfección total. Entendiendo que la perfección física es la base de la perfección intelectual y moral; y así, por ejemplo, podrá hacer progresar su inteligencia en mayor grado, el que tenga los sentidos (que son fuentes de la inteligencia) más y mejor desarrollados, que el que los presente con deficiencias o enfermedades.

No existe más gimnasia educativa que la *gimnasia griega,* que fue practicada por el pueblo helénico de la antigüedad (siglos VI al III antes de Jesucristo) que alcanzó la perfección física e intelectual. Los procedimientos de que se valía la *gimnasia griega,* para conseguir sus fines, eran no solamente los adecuados movimientos musculares llamados a conseguir la fuerza, la destreza, la salud y la belleza, sino todas aque-

---

[4] Pueden consultarse sus trabajos: *Précis de gymnastique rationelle de déveIopement, de plain-pied et a mains libres.* Gymnastique scolaire éducative, d'entraìnement militaire et hygiénique de chambre. *Revue des Jeux scolaires et d'hygiène sociale,* Pau. L'Education physique au point de vue, historique, cientifico, tecnique, critique, pratique et esthétique.

Véase también el folleto de Vicente Romero, "Cartilla compendio de gimnástica racional a pie firme y manos libres", que es una imitación, del trabajo primeramente dicho, de Tissié.

llas actividades que tendiesen a la perfección de los sentidos y a la integración de "un alma de oro en un cuerpo de hierro". Para nosotros, las diversas clases de ejercicios físicos no se deben diferenciar de la gimnasia educativa griega, más que en lo relativo a los movimientos corporales y manera de realizarlos; y es porque todo lo que acompaña a la gimnástica del pueblo griego, no es más que un conjunto de reglas naturistas.

Los *ejercicios musculares* de la gimnasia griega, que eran de *velocidad, fuerza, resistencia, agilidad, equilibrio, destreza y armonía*, se llevaban a cabo en los magníficos gimnasios de aquella época, valiéndose de aparatos especiales en algunos de ellos. Estos ejercicios musculares eran los cinco conocidos del *pentathlon* (*lanzamiento de disco y de jabalina, carrera, salto y lucha*); a los que se agregaban la esgrima de diferentes armas, el lanzamiento de barras y dardos, la natación, juego de pelota, danzas, pugilato, etc., siendo de notar el empleo en todos ellos, del organismo entero y libre funcionando armónicamente (en contraposición con lo que sucede en la gimnasia atlética).

Los gimnasios griegos, respondiendo a la idea que ellos tenían de la cultura física, poseían su biblioteca, cuarto de baños, depósitos de arena, etc., a más de todo lo necesario para realizar los ejercicios de su gimnasia en las mejores condiciones posibles. Los ejercicios, los efectuaban desnudos a la intemperie.[5]

Solamente después de una gimnasia educativa, es posible una perfecta y acabada educación intelectual y moral.

Pueden verse a propósito de la *gimnasia educativa,* las obras siguientes: *Guide pratique d'éducation physique,* magnífica obra de Georges Hébert; *L'Educatión Athénienne,* de Girard; la *Historia de la Grecia,* de Curtius; *Muscle et Beauté plastique;* también de Hébert, preciosa obrita con muchos grabados, que es un verdadero museo dedicado a estimular y dirigir la educación física de la mujer.

Gimnasia atlética. Es la que tiene por objeto el desarrollo muscular, y por fin la *fuerza física.* Esta clase de gimnasia, que comprende el *sistema germano o amorosiano* (de Amorós, coronel español que lo impuso en Francia) no es nunca recomendable, porque con gran facilidad se desarrolla una parte más que otra, o se sobrepasa el límite de resistencia de las vísceras, soliéndose hacer, por otra parte, en locales cerrados, lo que aumenta sus inconvenientes. Los resultados de esta gimnasia no son en general muy halagüeños, como lo prueban los atletas deformes de los circos, y la antigua observación que ya hicieron los griegos de que los atletas de los juegos olímpicos eran enfermizos, no servían para la guerra y morían jóvenes.

Esta gimnasia se hace con diversos aparatos (anillas, paralelas, pesas, mazas, escaleras, trapecios, barras de suspensión, etc.), que no corresponde a la naturaleza humana y dan lugar a ejercicios artificiosos e inarmónicos. Solamente algunos de estos aparatos pueden

---

[5] Consúltese para formarse idea de estos gimnasios, la obra de Petersen: *Das Gymnasium der Greichen nach seiner baulichen Einrichtung.* Hamburgo, 1888, y la *Higiene individual y social* del doctor D. Rafael Forns.

servir para corregir deformidades (por enfermedad o por diferentes industrias y profesiones) pero no deben usarse sin dirección competente.

El cultivo del músculo para la fuerza es un error. El hombre no es un animal de fuerza ni de lucha, es un ser pacífico que no debe tener más fuerza que la necesaria para cumplir con creces todos los actos que exige su finalidad, y siempre proporcional al desarrollo y resistencia de sus órganos internos. Es necesario que desaparezcan para siempre esos tipos feos, de abultada musculatura y aspecto brutal que estamos acostumbrados a ver en los cuadros de las salas de gimnasia.

Gimnasia médica. Es la destinada a la curación de las enfermedades y a la corrección de ciertos síntomas. Sus ejercicios no pertenecen a ningún método ni sistema fijo, porque dependen de la clase de anormalidad que se trate de corregir, y se entresacan de las restantes clases de gimnasia ya citadas. Sobre esta gimnasia no se puede dar ninguna regla a los enfermos, porque sólo el médico o persona técnica puede dirigir y valorar la clase y duración de los ejercicios después de un detallado estudio del paciente. Usamos en una mayoría de enfermos, algunos o todos los ejercicios que más adelante describimos, sobre todo los respiratorios, porque sirven para corregir funciones que conviene mantener lo más perfecta posible en todas las enfermedades, y por esto son los únicos de que nos ocupamos prácticamente.[6]

Gimnasia respiratoria. Está destinada a dar la mayor eficacia a la función respiratoria, manteniendo a la vez limpios los pulmones. Es la base de todos los sistemas de gimnasia y uno de los pilares de una buena salud. Debe recomendarse a casi todos los enfermos y a todos los sanos.

Es tanto más importante una buena respiración, cuanto que el *oxígeno* que por ella entra y se fija en la sangre, no sólo sirve para quemar los alimentos (después de digeridos y absorbidos) y asegurar la nutrición, trabajo y calor del cuerpo, sino también para quemar muchas de las substancias morbosas del organismo enfermo y favorecer su eliminación. Todo lo que se come carecería de utilidad si no fuese por la acción del oxígeno del aire que realiza la combustión lenta de los alimentos ingeridos, en las profundidades del organismo. Además los pulmones son vía de eliminación de muchos gases tóxicos producidos por el funcionamiento de los órganos y su perfecta aireación impide todo acúmulo tóxico o de microbios en sus alvéolos.

Por todas estas razones, se comprende la necesidad de *una amplia y eficaz respiración en atmósferas puras.*

La respiración debe siempre realizarse por la nariz, que es el órgano que filtra, humedece y calienta el aire antes de entrar en los pulmones. La respiración por la boca es un error, pues el aire que por ella entra, llega en ocasiones seco, frío y polvoriento a los pulmones. La boca es un tramo del aparato digestivo, no del respiratorio.

Debemos en estas líneas condenar en absoluto el uso de *cintu-*

[6] Puede consultarse *Gymnastique médicale et orthopédique suédeoise,* admirable libro de A. Wilde, y el *Manual de Gimnasia Correctiva,* de Derne-Laurent.

rones, tirantes y demás *prendas apretadas,* que no sólo dificultan grandemente la función respiratoria, sino que dislocan las vísceras de su sitio normal produciendo graves complicaciones (¡cuántas mujeres se han curado de dolores de cabeza, del estómago, del bajo vientre, de estreñimiento, etc., solamente abandonando el uso de prendas compresivas).

La gimnasia respiratoria se realiza por dos mecanismos fundamentales:

1. Ejercicios y fortalecimiento de los músculos que mueven las paredes del tórax (respiratorios), principalmente por movimientos de brazos y cintura.

2. Ejercicios que realicen la inspiración forzada, principalmente por movimientos de piernas (carrera, natación, saltos, etc...). Estos últimos son los que más desarrollan la capacidad torácica.

En líneas más adelante expondremos movimientos respiratorios que solemos recomendar a los enfermos, por su sencillez y porque no necesitan de la inspección del profesor.

3. *Deportes.* Son muchos los conocidos, habiéndolos sanos y perjudiciales, estéticos y brutales. No vamos a entrar en la técnica de cada uno, porque sólo puede aprenderse practicándolos bajo la dirección de persona diestra. Conviene advertir que no se debe emprender la práctica de ningún deporte, sin que una persona técnica haya valorado el estado del organismo y las taras hereditarias.

Lección de gimnasia casera para sanos y enfermos. Solamente deberán practicar estos ejercicios los enfermos a quienes la persona técnica aconseje y en la medida que ella señale. Los sanos deberían hacerlos todos los días durante su *baño integral matinal,* del cual forman parte esencial.

Todos estos ejercicios deben hacerse con energía y decisión, contrayendo con fuerza, pero sin excesiva velocidad, los músculos. Haciéndolos con dejadez no tienen mayor eficacia.

Ciertos enfermos pueden hacer algunos de estos ejercicios (especialmente los respiratorios) sin moverse de la cama.

Conviene tener muy en cuenta las reglas que se han dado para la ejecución de todo ejercicio gimnástico.

Como no deben hacerse seguidos todos los ejercicios respiratorios, después todos los abdominales y luego todos los dorsales (cosa que fatiga los músculos de cada región) sino que se debe dar reposo a unos músculos mientras funcionan otros, ponemos los ejercicios entremezclados y en el orden exacto en que se deben hacer. Antes de comenzar la gimnasia es conveniente estirarse y bostezar cuatro o cinco veces.[7]

---

[7] El *bostezo* y *estiramiento* de los músculos al despertarse, nos prueba cómo la Naturaleza, por medio de este ejercicio *respiratorio* y *muscular,* proporciona un estímulo a las funciones orgánicas entorpecidas durante el sueño. Como dice Durville, cinco minutos de gimnasia de estiramiento bien hecha, dan resultados más terminantes que un cuarto de hora de sacudidas suecas.

Ejercicio 1, *Respiratorio*. (Fundamental).

Colocarse en la posición que indica el ejercicio 1. (*posición inicial*), o sea vertical, los pies tocándose con los talones y algo separados por la punta (90º), piernas bien derechas, los hombros hacia atrás, el cuello recto, la cabeza atrás y los brazos caídos a lo largo del cuerpo.

Se aspira lentamente por la nariz, llenando primero de aire la

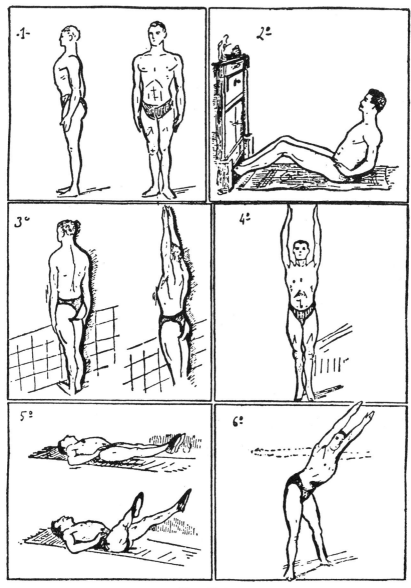

Fig. 41 A.

parte inferior del pecho de modo que se hinche el vientre (respiración abdominal), y después la parte superior (respiración torácica).

Se levantan y echan hacia atrás los hombros lo más posible.

Se contiene la respiración con el pecho lleno de aire de dos a seis segundos.

Se expulsa el aire menos lentamente por boca y nariz.

Ejecútese *siete veces*.

Este ejercicio *debe hacerse* también durante cinco a siete veces después de cada ejercicio abdominal y dorsal, como reposante; pues regulariza y calma las contracciones del corazón.

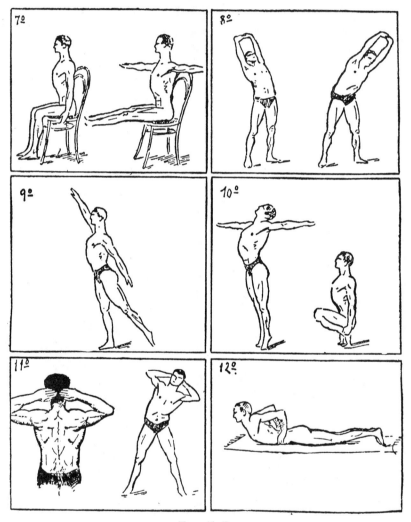

FIG. 41 B.

Es muy útil cuando se siente pesadez o dolor de cabeza por exceso de trabajo intelectual.

Ejercicio 2, Abdominal.

Colóquese el sujeto tumbado boca arriba en el suelo, sobre una alfombra o estera, con los pies sujetos debajo de un mueble pesado, o por otra persona; y con las manos en las caderas (llénese de aire el pulmón).

Se levantar el tronco hasta quedar sentado e inclinado hacia delante, y entonces se echa el aire del pulmón (expiración).

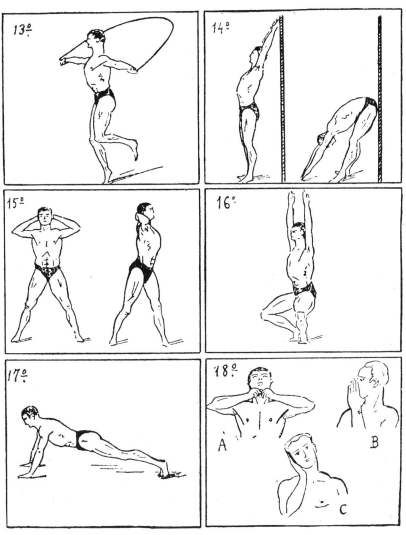

FIG. 41 C.

Se echa lentamente hacia atrás el tronco, al mismo tiempo que se llenan de aire los pulmones (inspiración) y se procura que no toque al suelo más que la cabeza (que debe ir algo echada hacia atrás) y no los hombros ni el dorso.

Este movimiento se hace diez veces, procurando que el tronco vaya bien recto (no encorvado), y que la cabeza se eche hacia atrás cuando ya esté cerca del suelo, para que no impida la abertura de la glotis y la entrada del aire en el pulmón.

(Como puede notarse, todos los ejercicios llevan cumplida su condición respiratoria, cuya regla general es: *Inspiración en la extensión y expiración en la flexión,* que es como naturalmente la exige el organismo).

Ejercicio 3, Dorsal.

Se coloca el sujeto de cara a una pared, de modo que toquen a ella las puntas de los pies y de la nariz, y con los brazos caídos naturalmente a lo largo del cuerpo.

Se levantan lentamente los brazos bien estirados (siempre procurando que la punta de la nariz no se separe de la pared), hasta que queden bien altos, verticales y rectos con las palmas de las manos tocando en la parte alta de la pared; y al mismo tiempo se aspira el aire por la nariz.

Se bajan los brazos un poco más de prisa y se echa el aire al mismo tiempo.

Hágase este ejercicio *siete veces.*

Ejercicio 4, Respiratorio.

Colóquese el sujeto en la *posicion inicial.*

Se elevan los brazos, sin doblarlos, lateralmente hasta que estén completamente verticales a los lados de la cabeza, al mismo tiempo que se aspira el aire (como se dijo en el ejercicio 1º), y se eleva el cuerpo sobre las puntas de los pies, echando la cabeza un poco atrás.

Se permanece en esta posición conteniendo la respiración de dos a seis segundos.

Se bajan los brazos a la primitiva posición, echando al mismo tiempo el aire y sentando los pies.

Debe hacerse *siete veces.*

Ejercicio 5, abdominal.

Se acuesta el sujeto sobre una alfombra, estera o colchón colocado sobre el suelo, y con las manos en las caderas.

Las piernas estiradas, juntas y apretadas la una contra la otra, se levantan de 30 a 50 centímetros, y cuando han llegado a esa altura, se las separa haciéndolas describir medio círculo hacia afuera y abajo, para que cuando estén cerca del suelo, alfombra o colchón, se vuelvan a juntar la una a la otra, comenzándose otra vez el movimiento.

Debe practicarse *siete veces.*

Este ejercicio tiene una segunda parte, que se hace partiendo de la misma posición que en la primera:

Se abren las piernas —siempre bien estiradas—, al nivel del plano donde está uno echado, y entonces se las hace describir hacia fuera y arriba medio círculo, de modo que se vayan a juntar a unos 30 ó 50 centímetros del suelo, para bajarlas juntas y apretadas, lentamente.

Debe hacerse *siete veces*.

Al levantar las piernas del suelo, debe echarse el aire (expiración en flexión) y debe tomarse al bajarlas (inspiración en extensión).

Ejercicio 6, Dorsal.

Se coloca el sujeto de pie, con las piernas algo separadas; el tronco, echado hacia adelante aunque rígido y recto—, y los brazos, verticales, hacia arriba, a los lados de la cabeza y con las palmas de las manos mirándose.

Bajar los brazos lateralmente, estirados, cuidando de que las palmas de las manos se conserven hacia arriba y procurando que no se vayan hacia adelante, hasta que tomen la posición horizontal.

Después se llevan los brazos otra vez arriba —siempre sin dejar de tener el tronco inclinado hacia adelante— y se cuelve a repetir el movimiento.

Hágase *siete veces*.

Consérvese en este ejercicio la cabeza bien levantada, y cuídese de no doblar las piernas. Expirar al bajar los brazos e inspirar al elevarlos.

Ejercicio 7, Respiratorio.

Se sienta uno en una silla, perfectamente derecho, con los pies juntos y los brazos caídos a lo largo del tronco.

Se elevan las piernas juntas y estiradas hasta que estén horizontales, y al mismo tiempo se elevan los brazos extendidos al nivel de los hombros, con las palmas de las manos hacia arriba, y se llena el pecho de aire, como se dijo en el ejercicio 1º.

Se retiene el aire cuatro o cinco segundos —conservando las piernas en horizontal—, mientras se elevan los brazos a los lados de la cabeza hasta que estén verticales.

Se bajan lentamente piernas y brazos a la posición primitiva, echando el aire al mismo tiempo.

Debe practicarse *siete veces*.

Ejercicio 8, Abdominal.

Se coloca el sujeto de pie, con las piernas algo abiertas (unos 50 centímetros de pie a pie), las manos cogidas, los brazos completamente estirados y verticales y la cabeza hacia atrás.

Se imprime al tronco un movimiento de rotación hacia la derecha, de modo que tome las posiciones de inclinación derecha, atrás, izquierda y adelante, y se continúa la rotación hasta hacerla *cinco veces*. Luego se repite lo mismo con rotación hacia la izquierda otras *cinco veces*.

Se aspira el aire cuando el cuerpo se pone hacia atrás y se expira cuando se echa hacia adelante.

Se deberá cuidar mucho de que los brazos continúen verticales durante todo el ejercicio, cosa algo difícil al principio, sobre todo al echar el cuerpo hacia adelante.

Ejercicio 9, Dorsal.

Colóquese el cuerpo en la *posición inicial.*

Se estira la pierna izquierda hacia atrás todo lo que se pueda y el brazo derecho hacia arriba y adelante en la misma forma, el brazo izquierdo se estira hacia abajo, y se llena de aire el pecho. En esta posición de equilibrio se permanece de dos a cuatro segundos.

Se vuelve a la posición inicial echando el aire.

Se repite el mismo movimiento, pero estirando ahora hacia atrás la pierna derecha, hacia arriba el brazo izquierdo y hacia abajo el derecho y tomando aire como la vez primera. Se hace este ejercicio alternando un lado y otro, durante ocho veces en total.

Ejercicio 10, Respiratorio.

Colóquese el sujeto en la *posición inicial.*

Elévese sobre la punta de los pies, al mismo tiempo que se levantan los brazos estirados hasta el nivel de los hombros, se hecha atrás la cabeza y se llena de aire el pecho.

Póngase en cuclillas, flexionando las rodillas, bajando los brazos a lo largo del cuerpo, apretando los puños y echando el aire.

Elévese de nuevo para volver a la posición inicial; y luego vuélvase a comenzar el movimiento. Hágase *siete veces.*

Ejercicio 11, Abdominal.

Póngase el sujeto de pie, con los pies separados unos 40 ó 50 centímetros y el cuerpo bien derecho. Las manos deberán estar detrás de la nuca, tocándose las puntas de los dedos y procurando que los codos se conserven lo más hacia atrás posible.

En esta posición se inclina el cuerpo al lado izquierdo todo lo posible (evitando que se vaya adelante) y echando el aire (expiración).

Después se endereza el tronco, al mismo tiempo que se *inspira,* y en seguida se dobla al lado derecho en la misma forma que se ha dicho para el izquierdo; y se vuelve a la posición primera. Se hace en total *catorce veces,* cuidando de mantener la cabeza derecha.

Ejercicio 12, Dorsal.

Se echa la persona sobre el vientre, en una alfombra o estera colocada sobre el suelo, con las piernas perfectamente estiradas, las manos en la cadera y los codos lo más hacia arriba y atrás del tronco todo lo que se pueda. (Solamente el tomar esta posición constituye un buen ejercicio).

Levántese la cabeza y el tronco del suelo, lo más posible, echando hacia atrás los hombros y haciendo la inspiración.

Bájese el tronco, la cabeza y los hombros, reposadamente, echando el aire al mismo tiempo, y repítase el movimiento.

Debe hachse lentamente *siete veces.*

Ejercicio 13, *Respiratorio.*

Consiste —procurando siempre mantener derecho el cuerpo y la cabeza— en *saltar a la comba, veintiuna veces,* con l'os pies juntos; *veintiuna veces,* con los pies uno después de otro, pero sin moverse del sitio; y *veintiuna veces,* corriendo. Entre cada grupo de veintún saltos, debe practicarse *el ejercicio respiratorio* 1º, durante *siete veces.*

Ejercicio 14, *Abdominal.*

Se coloca el sujeto a un paso de una pared, y de espaldas a ella en la *posición inicial,* pero con los brazos estirados en alto, perfectamente verticales, y los dedos pulgares enganchados el uno en el otro.

Elévese el cuerpo hacia atrás, hasta tocar con la punta de los otros dedos en la pared, inspirando el aire al mismo tiempo

Dóblese el tronco por la cintura, teniendo *especial cuidado* en que los brazos no se bajen de su posición a los lados de la cabeza, ni se doblen las rodillas, echando el aire al mismo tiempo, hasta tocar con los dedos de las manos en el suelo.

Este ejercicio hecho así es muy violento y difícil hasta el punto de que son pocas las personas que lo hacen; pero puede modificarse, bajando los brazos al mismo tiempo que se dobla el tronco —hasta tocar con las manos la punta de los pies—. Luego repítase todo.

Hágase *siete veces.*

Ejercicio 15, *Dorsal.*

Se coloca el sujeto en la *posición inicial,* pero con las manos en la nuca como se dijo en el ejercicio 11º.

Sin doblar para nada el tronco, ni plegar las rodillas, ni mover los pies ni el abdomen, hágase girar el cuerpo hacia la izquierda todo lo más posible, y luego hacia la derecha en la misma forma.

Ejercicios complementarios

Ejercicio 16

Colóquese el sujeto en la *posición inicial.*

Se flexionan las piernas (poniéndose en cuclillas) al tiempo que se elevan los brazos estirados verticalmente y se inspira el aire.

Volver a la *posición inicial,* echando el aire.

Hágase *diez veces.*

Ejercicio 17

Se coloca uno con todo el cuerpo bien estirado, en posición horizontal y boca abajo, apoyado solamente sobre las manos y las puntas de los pies en el suelo.

Se flexionan los brazos hasta dar con la barbilla en el suelo, al mismo tiempo que se echa el aire. Puede también en este tiempo levantarse una de las piernas.

Se vuelve uno a levantar sobre los brazos, inspirando el aire, recobrando la primera posición.

Hágase *diez veces*.

Ejercicio 18, (De cuello y cabeza).

Se coloca el sujeto de pie o sentado, pero con el cuerpo bien derecho.

a) Se echa la cabeza hacia adelante, poniendo las manos juntas en la coronilla, y entonces se echa hacia atrás la cabeza, haciendo un poco de fuerza con las manos hacia adelante.

Cuando la cabeza está atrás se colocan las manos juntas en la barbilla y se echa la cabeza hacia delante, haciendo un poco de fuerza con las manos hacia atrás. Luego se repite el primer tiempo. Se hace en total de *siete* a *cincuenta veces*.

b) Se gira la cabeza al lado derecho, poniendo la mano izquierda en el lado izquierdo de la cara, como en la *actitud de vocear*. Se gira la cabeza al lado izquierdo, haciendo un poco de fuerza con la mano hacia el derecho.

Cuando la cabeza está mirando a la izquierda, se hace girar a la derecha, llevándola la contra con la mano derecha puesta en el carrillo derecho, de un modo análogo a como se hizo en el tiempo anterior con la mano izquierda. Se hace de *siete* a *cincuenta veces*.

c) Se flexiona la cabeza al lado derecho, poniendo la mano izquierda sobre el lado izquierdo de la cara y cabeza. Se flexiona la cabeza al lado izquierdo, haciendo un poco de fuerza con la mano hacia el derecho.

Una vez la cabeza flexionada al lado izquierdo se la vuelve a flexionar al derecho, llevándola la contra de un modo análogo con la mano derecha. Se hace de *siete* a *catorce veces*.

Estos ejercicios aumentan la irrigación sanguínea del cerebro y fortalecen notablemente la vista.

Ejercicios de relajación

Deben hacerse como los de gimnasia, sin ropa o con la ropa muy floja. Retírese, al hacerlos, de la mente toda idea de tristeza o disgusto. Tienen por objeto evitar todo gasto superfluo de energía nerviosa.

Ejercicio Nº 1:

Se acuesta uno en el suelo boca arriba, procurando relajar, o sea *quitar la fuerza* a todos los músculos, respirando con regularidad y sin esfuerzo. Permanece uno así, alrededor de un minuto. Al cabo de este tiempo se fijará si tiene alguno de los músculos de su cuerpo contraído; y si así sucede, se pensará y hará para aflojarlo o relajarlo. (Cuídese de dejar que la boca se abra naturalmente, pues será señal de que están relajados los músculos masticadores). Pasados unos o dos minutos, se inclinan uno rodando hacia el lado derecho con flojera o dejadez de todo el cuerpo y luego, en la misma forma, hacia el lado izquierdo. Después se descansa boca arriba con todo el cuerpo, durante uno o dos minutos.

Ejercicio Nº 2:

Tumbado en el suelo como en el ejercicio anterior, haga por darse cuenta de todo el peso de su cuerpo, cabeza, brazos y piernas, dejando que se apoyen pesadamente en el suelo *como si fueran de plomo*. Pasados dos o tres minutos se levanta un brazo unos cuantos centímetros sobre el suelo (de 6 a 15) sin hacer más esfuerzo que el necesario, y enseguida se le deja caer pesadamente y de golpe *como si no tuviera vida*; (es decir, con sumo cuidado de no hacer nada de fuerza al dejarle caer). Después se hace lo mismo con el otro brazo y con cada una de las piernas y se descansa perfectamente relajado y quieto durante dos minutos.

Cuanto más difícil sea este ejercicio para una persona, tanto más lo necesita.

Ejercicio Nº 3:

Estando de pie y derecho, déjense los brazos perfectamente relajados, y sacúdase el cuerpo a un lado y a otro (como hacen los animales cuando salen mojados de su baño) de modo que los brazos se balanceen como si estuvieran muertos o fueran de trapo.

Cójase un antebrazo con la mano y sacúdaselo de modo que la mano libre se balancee y mueva como si estuviera sin vida.

Cójase el sujeto con la mano derecha a la barandilla de una cama o al picaporte de una puerta, etc., poniéndose de puntillas sobre el pie del mismo lado y dejando la otra pierna que cuelgue (es decir, sin apoyar en el suelo) y entonces se sacude el cuerpo hacia los lados de modo que se balancee la pierna que cuelga. Al cesar el movimiento del cuerpo, debe quedar la pierna moviéndose por su propio peso, si la relajación estaba bien hecha. Después se cambia la mano con la que uno se sujeta y se hace lo mismo con la otra pierna.

Se sienta uno sobre una banqueta o una silla sin respaldo, o bien en el suelo. Se deja la cabeza caer pesadamente hacia delante, relajando todo el cuello, como si uno se estuviera durmiendo; y después se inclina el cuerpo sucesivamente hacia delante, la izquierda, atrás y derecha, de manera que la cabeza, como muerta ha de seguirle tomando sucesivamente las mismas posiciones inclinada o flexionada sobre el tronco.

Este ejercicio de educación local de la relajación de los músculos, es bastante difícil las primeras veces.

El aprendizaje de estos ejercicios, y la práctica habitual e inconsciente de la relajación, en el descanso y durante el sueño, en nuestra vida diaria, harán ésta más larga, sana y tranquila; porque evita el nerviosismo y el desgaste excesivo de la energía orgánica con todas sus consecuencias.

El ejercicio físico según las edades

Las distintas clases de ejercicios físicos que llevamos descritos (excepto los *naturales* de cada edad), no deben ser practicadas a capricho en cualquier época de la vida. Cada edad tiene sus ejercicios apropiados por lo mismo que tiene sus características anatómicas y fisiológicas especiales.

Es muy de lamentar ver a pequeños escolares llevados por sus propios padres a las montañas, con el propósito de que se adiestren en el manejo de los patines; llegando a su colmo el error, ante el hecho de que ciertas sociedades deportivas, organizan y fomentan las carreras en *skis* de niños recién salidos de la escuela. Con estas prácticas equivocadas nada tiene de particular que los deportes, en lugar de constituir un elemento de regeneración de la raza, se convierten en destructores de la misma. Los deportes —que muy acertadamente llamó *reventamuchachos* el Dr. Eleizegui— son para individuos hechos, no para niños. Los niños no necesitan más palancas y aparatos que su propio sistema locomotor, ni más peso que el de su organismo. Debemos establecer la siguiente regla general de cultura física: *"Ningún individuo debe practicar ejercicios físicos con pesos o aparatos, en tanto que no esté suficientemente consolidado su esqueleto".*[8]

Con arreglo a la progresiva consolidación u osificación del esqueleto, y a las grandes variaciones de la condición orgánica y psíquica del organismo en las primeras edades, trataremos de establecer los *períodos naturales de cultura física* (Véase el cuadro adjunto).

1. *Período vegetativo.* (Comprende desde el nacimiento hasta que comienza a andar).

En este período, el *ejercicio natural,* consiste en los espontáneos movimientos que el niño puede hacer, y más tarde en arrastrarse, sentarse, levantarse, andar a *cuatro patas...* sobre una estera o alfombra colocada en el suelo.

Para el perfecto desarrollo del niño en este período, conviene tener muy en cuenta estos consejos, que hasta hoy han sido muy descuidados:

a) No se debe embutir a los niños en las conocidas mantillas, pañales y fajas que los aprisionan comprimiéndoles sus tiernos órganos e impidiéndoles sus libres y necesarios movimientos; sino que se les debe poner otros vestidos amplios y que no opriman. (Véase nuestro libro *La Salud de los niños por la higiene natural*).

b) El niño debe dormir en cama de colchón duro (que nunca será de lana ni pluma, sino de helecho seco, brezo o zurrón de avena...) sin colchón de muelles ni *sommier*; porque las camas blandas encorvan la columna vertebral, haciendo a las criaturas cargadas de espaldas y

---

[8] Los huesos, en las primeras edades de la vida tienen partes cartilaginosas blandas que se deforman con los ejercicios físicos violentos o mal hechos, ocasionando esqueletos deformes, con todas sus malas consecuencias. Los *puntos de osificación* (formación de hueso) se van extendiendo según avanza la edad, hasta que se unen unos con otros; y a los 29 años puede darse por terminada la osificación del esqueleto humano.

hundidas de pecho y por consecuencia predispuestas a enfermedades del pulmón, anemia por falta de oxigenación de la sangre, y dislocación de vísceras.

c) Cuando el niño puede permanecer sentado por sí solo, se le debe dejar sobre una estera o alfombra sobre el suelo duro, donde él se arrastrará y hará multiud de movimientos útiles y necesarios para su desarrollo. Es muy mala costumbre tener al niño en brazos demasiado tiempo. Sólo se le debe tener el tiempo necesario para darle el alimento; tanto más cuanto que la mayoría de las mujeres no cojen bien a sus hijos en brazos, y les ocasionan el mismo perjuicio que las camas blandas, al omitir el cuidado de ponerles el brazo debajo a lo largo de la columna vertebral para que ésta no se encorve.

2. *Período de desarrollo de las vísceras.* (Comprende desde que el niño empieza a andar, hasta la edad de siete u ocho años en que *debe empezar* a ir a la escuela (comienzo del desarrollo metódico del cerebro).

En este período la cultura física se reduce a los *juegos infantiles,* como el *aro,* la *comba,* el *escondite,* etc., cuyo fundamento, perfectamente adaptado a las necesidades y deseos de la edad, estriban en la carrera, el salto, los movimientos graciosos y espontáneos de todo el cuerpo... que son, como hemos visto, ejercicios respiratorios completos y armónicos. Es un gran error imponer quietud y formalidad a un niño de esta edad, que requiere un movimiento incesante durante el tiempo que está despierto. Puede asegurarse que el niño que en este período y en el siguiente, se está quieto y es *formalito,* es también seguramente un enfermo. El niño sano es revoltoso por naturaleza.

Véase cómo la cultura física del niño en este período consiste solamente en dejarle que impulsado por sus ansias, corra, juegue, salte y observe cuanto le venga en gana; pues la Naturaleza, siempre admirable en sus procedimientos, puso la inquietud y el vehemente deseo de ejercicio, aire y de curiosearlo todo, en aquellos a quienes más habían de beneficiar sus efectos: En los niños. (No es más que una modalidad de la ley de que la apetencia es una necesidad no satisfecha). Y es que como dice John Forbes en su libro "Naturaleza y arte de curar las enfermedades": "Se verá que a medida que se adquiere conocimiento más profundo de las leyes de la vida, se desconfía más de sí mismo y se confía más en la naturaleza". Admirable comentario a esta idea son las siguientes frases de Herbert Spencer, dedicadas a los niños:

"La gimnasia es inferior a los juegos como *cantidad* de ejercicio muscular, y les es también inferior, y esto es lo más importante, bajo el punto de vista de la calidad. Esta falta relativa de placer, causa de que se abandonen al poco rato los ejercicios artificiales, influye para que éstos no produzcan sino efectos muy medianos en el organismo. La idea vulgar de que con tal que se obtenga la misma suma de ejercicio corporal importa poco que sea agradable o no, encierra un grave error.

La excitación cerebral acompañada de placer, ejerce en el cuerpo una influencia en extremo beneficiosa..." Lo cierto es, que la felicidad es el más poderoso de los tónicos. Acelerando el moviemiento

PERIODOS NATURALES DE CULTURA FISICA

1º Periodo vegetativo .... { Desde el nacimiento hasta que se comienza a andar .... { Movimientos libres (vestidos racionales). Sueño en cama rígida. Arrastrarse. Andar en cuatro patas.

2º Período de desarrollo de las vísceras .... { Desde que el niño empieza a andar hasta la edad escolar (7 u 8 años) .... { Juegos infantiles.

3º Período de cultura de los órganos internos y del esqueleto. { Desde la edad escolar hasta el final de la edad crítica (hacia los 16 años) ......

A ...... Desde los siete u ocho años, hasta el principio de la segunda enseñanza .... { Gimnasia ortomórfica. Juegos. Ejercicios de equilibrio. Ejercicios de educación de los sentidos.

B ...... Desde los diez o doce años, hasta el final de la edad crítica . { Gimnasia ortomórfica. Danza y mímica. Deportes suaves. Ejercicios de educación de los sentidos.

4º Período de educación y cultivo muscular .... { Desde el final de la edad crítica en adelante .... { Todos los ejercicios físicos estimados como buenos.

del pulso, facilita el cumplimiento de todas las funciones, tendiendo a aumentar la salud cuando se posee y a restablecerla cuando se ha perdido. De aquí la superioridad intrínseca del juego sobre la gimnasia. El extremo interés que los niños toman en el primero, la alegría desordenada con que abandonan a sus locas ocurrencias, son en sí mismos tan importantes al desarrollo físico como el ejercicio que les acompaña. Y por carecer de estos estímulos morales, la gimnasia es *esencialmente defectuosa*.

3. *Período de cultura de los órganos internos y del esqueleto*. (Comprende *desde la edad de siete años* en que el niño comienza su educación cerebral en la escuela, *hasta el final de la edad crítica* (hacia los dieciseis años).

En este período el ejercicio físico consistirá fundamentalmente en una *gimnasia ortomórfica* (véase pág. 580) directora del desarrollo del esqueleto, y educativa del movimiento y actitudes (gimnasia pedagógica, rítmica y principios de danza);[9] *juegos y deportes suaves* (croquet, tenis, etc...), que desarrollan una musculatura armónica y proporcionada al trabajo visceral, y ciertas cualidades psíquicas (véase deportes); *ejercicios de habilidad y equilibrio* (educadores del cerebelo y conductos auditivos semicirculares) y *ejercicios educativos de los sentidos* (véase pág. 582).

Realmente este período, puede dividirse en dos, bien determinados:

a) Desde los siete y ocho años hasta los diez o doce en que principia la *segunda enseñanza*. En este primero, se hará la *gimnasia ortomórfica, juegos, ejercicio de habilidad y equilibrio, y ejercicios preliminares de educación de los sentidos*.

b) Desde los diez o doce años hasta el final de la edad crítica. En esta etapa se continuará la *gimnasia ortomórfica* y se adquirirá una cierta educación y dominio de la *danza y mímica* (como noble y superior medio de expresión) y se practicarán *deportes* suaves (tenis, billar, etc.) y *ejercicios superiores de educación de los sentidos* (audición de música... etc.).

4. *Período de educación y cultivo muscular*. (Comprende desde el final de la edad crítica en adelante).

En este período, que abarca la mayor parte de la vida, se pueden realizar todos los ejercicios físicos estimados como buenos, dando la preferencia a los naturales (véase pág. 582), y a los que practicaban los griegos de la antigüedad (pág. 582). Solamente pasada la edad crítica es lícito el cultivo de la fuerza, pero siempre teniendo en cuenta la resistencia de los órganos internos. Y rotundamente nos declaramos en contra de toda prueba o concurso de resistencia y velocidad, que sólo conducen a la ruina orgánica.

[9] Consúltese la obra *Iniciación a la actividad intelectual y motriz por los juegos educativos*, del doctor Decroly y Mlle. Monchamp.

Auxiliares del ejercicio físico

Pocas palabras hemos de decir sobre este asunto, ya que sería repetir juntamente lo que se ha dicho por separado en sus puntos correspondientes. Son auxiliares del ejercicio físico:

El sol, que aumenta el desarrollo muscular por sí solo, regulariza la circulación, tonifica el sistema nervioso y alimenta todos los tejidos, regenera la piel y ayuda por éste y otros procedimientos a las eliminaciones, etc.

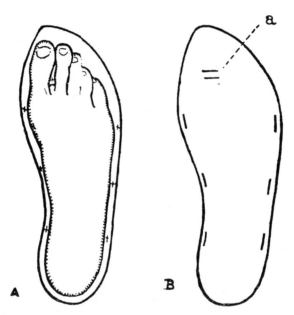

Fig. 42 A. Para hacer las sandalias griegas: A, Se corta la suela, dejando un margen de 1 centímetro alrededor del contorno, dibujado, del pie. Se señalan 7 puntos; B, Se hace en cada punto una ranura por donde ha de pasar la correa; a, Ranuras transversales y paralelas separadas entre sí 1 centímetro.

El aire, que es el agente vitalizador que efectúa las oxidaciones orgánicas y con ellas todas las funciones, y que, por tanto, debe ser puro para ser más eficaz y no tóxico.

El agua, que también regulariza la circulación sanguínea, tonifica el sistema nervioso, regenera la piel, ayuda a la eliminación de toxinas y aumenta las oxidaciones orgánicas, etc.

La tierra, que normaliza la circulación de las corrientes nerviosas y magneto-eléctricas del organismo, etcétera.

El masaje, del que nos ocuparemos a continuación.

El reposo, del cual ya hemos hablado.

El uso de sandalias, que permite la suficiente aireación y eliminación del pie y regula su circulación, y con ella, la de órganos importantes (vientre, cabeza...), siendo a la vez el más estético de los calzados. La antigua Grecia, modelo de sentido artístico popular, no usó otro calzado hasta su decadencia. Los griegos poseían el secreto de lo bello y de lo sano, y vivieron con los pies al aire. Nunca nos cansaremos de recomendar el uso de sandalias, verdadero preservativo de dolo-

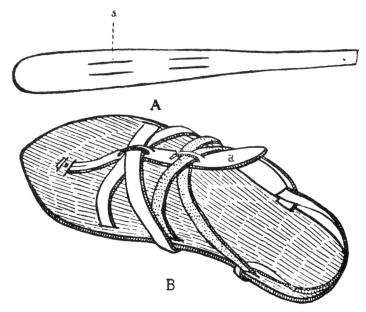

FIG. 42 b.   Para hacer las sandalias. A, Correa interdigital y de dirección; a, Ranuras de 2 centímetros de largas juntas y paralelas dos a dos; B, Sandalia terminada; a, Correa interdigital. (Esta correa, se dobla a lo largo y dirigiendo sus bordes hacia delante por el sitio que cae entre los dedos, para que no lastime a éstos.)

res de cabeza, catarros, etc.; y eficaz complemento de la cura del estreñimiento, afecciones de la vejiga, matriz, etcétera.

He aquí la sencilla manera de fabricarse unas sandalias prácticas, fuertes y bellas.

Se toma un buen pedazo de suela gorda, sobre el cual se dibuja el contorno de los pies manteniéndolos bien apoyados sobre él, y se corta dejando un margen de un centímetro alrededor del contorno dibujado, para poner las correas (fig. 42 A). Se señalan siete puntos: uno entre el dedo gordo y el contiguo; otros dos en el sitio correspondiente a las articulaciones de los dedos gordos y pequeño con el resto del pie; tros dos debajo de los dos lados del tobillo y otros dos entre éstos y los anteriores, a igual distancia de unos que de otros; y después se hace en cada punto una ranura de longitud igual al ancho de la correa que por ellos ha de pasar; excepto en el primero mencionado, en el cual se hacen dos ranuras transversales y paralelas separadas un centímetro una de otra (fig. 42 B). Luego se sujeta en estas últimas ranuras el extremo delgado, de un trozo de correa de unos 16 centímetros de largo, cortado en una forma semejante a la que indica la fig. 42 B, y con cuatro ranuras de unos dos centímetros de largas, juntas y paralelas dos a dos, y separadas cada pareja por un espacio sin cortar, como indica la misma figura. La sujeción del extremo delgado a la plantilla se hace introduciéndola por la ranura posterior y parte superior y sacándola por la ranura anterior. Luego se remata con un clavito remachado.

La correa de sujeción se fija con un clavito a una de las ranuras anteriores del borde de la plantilla, luego pasa por las ranuras inferiores de la correa central (a) cruzando, para pasar por la ranura de en medio del borde opuesto; de aquí, pasando por las ranuras superiores de la correa central, va a introducirse en la ranura posterior del borde del lado opuesto y dando entonces la vuelta alrededor del talón, va a meterse por la ranura posterior del otro borde. De aquí se dirige, pasando por las ranuras superiores de la correa central, a la ranura de en medio del lado opuesto; y de aquí, cruzando y pasando por las ranuras inferiores de la correa central, va a introducirse en la ranura anterior del borde contrario.

Luego se mete el pie en la sandalia, apretando las correas un poco en exceso —porque aflojan algo al principio— y después de bien ajustadas, se sujeta el extremo libre de la correa con un clavito bien remachado. Hecho ésto se ponen en los pies y se meten éstos con sandalias en el agua, y se anda con ellas hasta que se sequen. Desde este momento están en disposición de servir. (Véase la figura 42 B, de la sandalia terminada.)

Masaje

El *masaje* consiste en una serie de manipulaciones o movimientos, casi siempre pasivos y ejecutados por otra persona, destinados a modificar las condiciones funcionales de determinada región del cuerpo.

Aquí no nos hemos de ocupar del *masaje especial y científico* que sólo puede ser practicado por persona competente, sino del *masaje general* y de cada uno de los *sectores del cuerpo*, que puede ser practicado por cualquier persona, a poco que se fije, sin peligro alguno y en cambio, con grandísimas ventajas.

A. *Consejos para la práctica de todo masaje*

1. Siempre es necesario relajar los músculos de la región sobre la cual se ha de realizar el masaje.

2. El masaje no debe producir nunca sensaciones dolorosas, ni aumentar un dolor que ya existe. Si tal sucediese, el masaje estaría mal hecho y sería nocivo.

3. La piel del paciente y las manos del masajista deben estar perfectamente limpias. Las uñas de éste deberán estar limpias, redondeadas y cortas.

4. Antes del masaje, el paciente debe evacuar la orina y si es posible hacer de vientre.

5. A veces, y sobre todo en el masaje local, es necesario dar sobre la región en la que se ha de manipular, una capa de aceite, jabón o partes iguales de almidón y polvos de talco, limpiándolo perfectamente al terminar la sesión.

6. El masaje se debe dar antes de las comidas o tres horas después. Cuando se hace después de la gimnasia, se debe dejar pasar por lo menos un cuarto de hora en el que se reposará por completo.

7. En enfermos cardíacos, pulmonares, nerviosos y congestivos, no se debe practicar ningún masaje sin contar con el consejo de la persona técnica.

8. La duración de una sesión de masaje general no debe pasar de media hora; y cuando sea local no pasará de un cuarto de hora, salvo indicación especial.

9. El masaje en *sentido centrípeto* (o sea cuando los movimientos se dirigen desde las extremidades hacia el corazón) es *estimulante*; y el masaje en *sentido centrífugo* (o sea cuando los movimientos se dirigen desde el corazón a las extremidades) es *calmante*.

10. La fuerza con la cual se debe practicar el masaje debe ser siempre moderada y dar una sensación de bienestar. Nunca se debe llegar a producir la contracción de la región donde se practican las manipulaciones, cosa que sucede cuando se emplea una fuerza excesiva.

B. *Posiciones para el masaje*

1. Decúbito dorsal o supino (boca arriba). En esta posición, los brazos se colocarán algo separados del tronco y las piernas algo separadas una de otra. Cuando se haga masaje del vientre, se pondrán las piernas en arco.

2. Decúbito lateral (echado de lado). El brazo superior se llevará hacia la cabeza para dejar el cuerpo libre.

3. Decúbito abdominal (echado boca abajo). Los brazos se ponen extendidos y separados del cuerpo. Algunos enfermos (cardíacos, obesos, pulmoníacos, etc.) y mujeres en cinta, que no pueden tomar esta posición, se colocarán en decúbito lateral para el masaje del dorso.

4. Sentado. Para ciertos masajes de la espalda, el paciente puede ponerse montado en el asiento de una silla, con el respaldo delante y los brazos y cabeza apoyados en él.

5. Posiciones diversas. Para llegar a conseguir el perfecto relajamiento de la región sobre la cual se ha de actuar, lo mejor es dejar los miembros y segmentos del cuerpo a su *natural caer*.

Para el masaje de las piernas se pondrán éstas flexionadas sobre el vientre (en arco) y la rodilla doblada, y algo hacia afuera, partiendo en general de la posición de decúbito supino.

Para el masaje de los brazos, estarán éstos separados del tronco, ligeramente doblados por el codo y con la mano a su natural caer.

Para el masaje de los riñones, se pone una almohada debajo del vientre (en decúbito ventral, naturalmente), y se apoyan los pies en otra.

C. *Manipulaciones y movimiento*

1. *Pellizcamiento.* Se ejecuta con todos los dedos apoyados en la piel. Cuando se hace en sentido *centrífugo es calmante* (la más calmante de todas las manipulaciones), y cuando se hace en sentido *centrípeto*, es algo estimulante o excitante. Esto se refiere al pellizcamiento superficial.

El pellizcamiento, cuando es muy profundo, tiene acción excitante.

2. *Amasamiento.* Se efectúa suavemente en la misma forma que cuando se amasa el pan, pero principalmente con los dedos.

Es estimulante, aumenta la vitalidad de los tejidos y hace desaparecer la fatiga muscular. Muy recomendable en organismos de funciones retardadas.

Se puede hacer en el *sentido de las fibras musculares,* como tratando de introducir Jos dedos entre los paquetes de fibras al mismo tiempo que se amasa y se levanta la masa muscular; o en *sentido transversal al de las fibras musculares,* cogiendo entre el pulgar y los otros dedos las masas musculares, levantándolas y exprimiéndolas suavemente sin hacer nunca daño y sin pellizcar la piel.

3. *Palmoteo.* Se ejecuta golpeando la piel suavemente con la palma de la mano. Estimula sobre todo la piel y tejido superficiales.

4. *Hacheteo.* Se hace dando pequeños golpes refrenados, con el borde de los dedos pequeños de las manos, manteniendo los demás dedos separados. Las muñecas deben moverse con soltura y flexibilidad.

Ejerce su acción sobre los órganos profundos, y es calmante cuando está bien hecho.

5. *Golpeamiento.* Se hace con el puño cerrado, dejándole caer suavemente y manteniéndole un instante aplicado en el sitio donde ha dado, como si se quisiera introducirle en los tejidos.

Se aplica sobre todo en el tronco y nalgas, pero teniendo cuidado de no dar más que sobre masas musculares y no en los huesos que están superficiales (clavícula, omoplato, etc.). Tampoco debe emplearse en el vientre.

Se practica desde los lados hasta la línea media del cuerpo. Es estimulante de las funciones orgánicas.

6. *Masaje vibratorio.* Se ejecuta con las manos o con aparatos. El manual, que es el que nos interesa, se hace aplicando la palma de la mano sobre la región a manipular, y dándole un movimiento rápido de vibración, apretando más o menos sobre el sitio en cuestión. Requiere una gran soltura de muñeca. Es calmante.

7. *Movimientos pasivos de los miembros.* Se ejecutan por otra per-

sona, haciendo los movimientos naturales de las articulaciones del paciente, sin el menor esfeurzo de éste. Todos ellos (rotación, flexión, extensión, abducción, pronación, supinación y circunducción), son condicionados por la enfermedad y estado del enfermo y no deben hacerse jamás forzando los miembros, sino en la medida (por pequeña que sea) que éstos permitan. Slo deben aplicarse con el consejo del técnico, porque en cada caso requieren explicaciones particulares.

8.. *Automasaje por movimientos activos.* Se efectúa como indica la fig. 41 (ejercicios 9 y 11) y por ciertos movimientos del cuerpo que realizan en ciertos órganos internos un masaje imposible de realizar con los procedimientos manuales. De ellos hablaremos al tratar del masaje del abdomen.

Masaje general [10]

Orden en que debe realizarse el masaje general. Debe comenzarse por el *abdomen* (en decúbito supino) con un pellizcamiento, siguiendo el curso de las heces en el intestino colon (fig. 43) y haciéndolo —sin exagerar— cada vez más enérgico.

Después se pasa al tórax donde se practica el pellizcamiento y amasamiento, en decúbito supino también.

Luego se manipula en el brazo y piernas derechos y en el brazo y pierna izquierdos, con pellizcamiento y amasamiento, en decúbito supino.

Después, dando la vuelta al paciente (decúbito abdominal) se da masaje en el dorso, nalgas y parte posterior de las piernas, empleando el pellizcamiento, amasamiento y la percusión, teniendo en cuenta lo que se ha dicho al hablar de estas manipulaciones.

Acto seguido, si es necesario, se realizan los *movimientos pasivos* de los miembros.

Técnica local

A. *Masaje de la región abdominal*

Varía según el efecto que con él queremos obtener.

Para *activar los movimientos del intestino* (en caso de estreñimiento) se realiza, en decúbito supino, un pellizcamiento siguiendo el curso del intestino grueso (colon) (fig. 43). La misma operación se realiza en casos de *malas digestiones*, sobre el intestino delgado y región hepática o del hígado (fig. 33) y en caso de *dilatación de estómago*, sobre la región estomacal (fig. 33) e hipogástrica.

Para activar las funciones de la vena porta (que conduce los alimentos absorbidos en el intestino, al hígado); se hacen una serie de

---

[10] No confundirlo con el masaje de la piel.

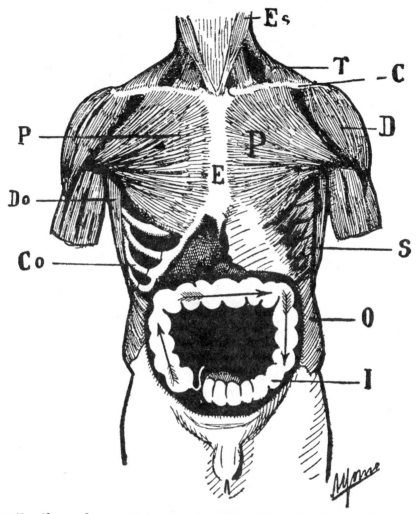

Fig. 43. *Algunos datos anatómicos para la práctica del masaje.* *P*, *Pectoral* (músculo); *S*, Serrato mayor; *O*, Oblicuo mayor del abdomen; *D*, Deltoides; *T*, Trapecio;
Es, Esterno-cleido mastoideo; *Do*, Grandorsal; *Co*, Costillas; *C*, Clavícula; *E*, Esternón; *I*, Intestino grueso. (Las flechas indican la marcha de las heces.)

suaves amasamientos desde el ombligo en todas las direcciones del vientre, y después se dirigen desde todos los puntos del abdomen hacia la
región hepática (fig. 33).

El masaje de las fosas ilíacas (ciego, apéndice, y ese ilíaca) no
debe ser hecho más que por persona especializada.

Para *normalizar las funciones del recto y ano*, y en la imposibilidad
de un buen masaje manual, se realizan *esfuerzos alternados de retención
y defecación* con las piernas cruzadas y apretadas, y después separadas.

Al apretar las piernas se debe retraer o *meter* el vientre y contener la respiración, y al separarlas, contraer los músculos del vientre como si se fuera a defecar. Todo esto debe hacerse echado..

Para *estimular las funciones del hígado*, debe practicarse el ejercicio Nº 9 (pág. 586, fig. 41).

Para fortalecer el *periné* y músculos de los órganos genitales externos de la mujer, se practica el ejercicio que indica la fig. 44, procurando poner la mayor energía al estirarse, echando el pecho bien hacia adelante, manteniendo la espalda bien erguida, la cabeza derecha y los brazos rectos.

B. *Masaje del tórax*

a) Pecho. Se practica en decúbito dorsal o supino, o sentado, por medio de pellizcamientos y amasamientos, con ambas manos a la vez. Empezando por los pectorales, se dirigen las manos desde el esternón y clavícula hacia la axila en sucesivos amasamientos. Después se realizan pellizcamientos, que partiendo del esternón se dirijan hacia atrás siguiendo la línea de las costillas. Por último se *amasan* las partes superiores del gran recto del abdomen y del oblicuo.

b) Costados. Se practica en decúbito lateral por medio de pellizcamientos y amasamientos, que al principio seguirán repetidas veces, de atrás a adelante y de delante a detrás, las fibras del gran serrato (fig. 43) y después alrededor de la cadera, terminando con movimientos de delante a detrás alrededor de la parte accesible del talle del sujeto. Por último se amasarán los glúteos (nalgas).

c) Dorso. Se practica en decúbito abdominal por medio de pellizcamientos, amasamientos y hacheteos. Se comienza poniendo las manos sobre los hombros del sujeto con los dedos pulgares sobre la columna vertebral (fig. 45). Se la hace descender manipulando, manteniendo los dedos gordos siempre cerca del espinazo, hasta la cintura, donde se las hace ir hacia fuera siguiendo el borde del hueso de la cadera (cresta ilíaca). Después se elevan las manos por donde han bajado, manipulando hasta los lados del cuello inclusive. Se amasan los grandes dorsales (dorsal ancho) (fig. 43) desde su parte inferior hasta la axila, pellizcando el borde del músculo. Después se pellizca y hachetea el trapecio (fig. 43) desde abajo arriba y desde el espinazo hacia fuera, siguiendo la dirección de sus fibras. Es conveniente terminar con un hacheteo desde la nuca hasta las nalgas inclusive, y algunos movimientos respiratorios (ejercicio 1, pág. 585, del paciente).

C. *Masaje de los miembros*

a) Miembro superior (brazo). Se practica en cualquiera posición por medio de pellizcamientos y amasamientos. El pellizcamiento se hace con una mano (teniendo cogida la mano del paciente con la otra), desde la mano al hombro. El amasamiento se hace con las dos manos; se comienza en el hombro, bajando hasta la mano, siguiendo siempre la dirección del eje del miembro, y cuidando de dar el masaje en todas las partes.

b) Miembro inferior (pierna). Se practica en decúbito supino o abdominal, por medio de pellizcamientos y amasamientos, en la misma forma y sentido que para el miembro superior y terminando con ama-

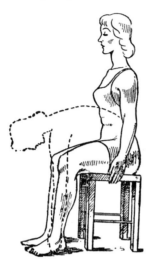

Fig. 44. *Ejercicio de fortalecimiento del periné.* La enferma se inclina hacia delante lo más posible, con los brazos colgando y todo el cuerpo relajado. Después se endereza lenta pero enérgicamente llevando la pelvis bien hacia delante, metiendo el vientre, sacando el pecho, echando hacia atrás los hombros e irguiendo la cabeza. Se hace 7 veces.

samientos de las nalgas (músculos glúteos) en la dirección de sus fibras. El masaje de los miembros suele terminar por algunos movimientos pasivos, principalmente de circunducción.

D. *Masaje en casos de distensiones, contusiones y torceduras*

Consistirá siempre en suaves pellizcamientos y amasamientos, que no aumenten el dolor sino que le consuelen, y en dirección ascendente, en el propio sitio de la lesión.

E. *Masaje de la piel*

Consiste en pellizcamientos, palmoteos, cacheteos o rotes hechos en sentido *centrípeto* o *centrífugo*, según el efecto que se desea obtener.

Ordinariamente, el masaje de la piel, se lo da uno mismo por medio de roces o frotes con las manos de plano, y constituye una práctica de higiene diaria, de la cual se habló en la pág. 570 al tratar del baño integral matinal. Cuando se le hace como medio de reacción del baño o ducha, etc., consistirá en roces alternativos, enérgicos, *centrípetos* y *centrífugos* de toda la piel del cuerpo. (Véase: Ayudantes de la hidroterapia) (pág. 545.) Al levantarse o antes de hacer la gimnasia es útil el *masaje de la piel centrípeto;* y después de hacer la gimnasia o al acostarse conviene el *masaje de la piel centrífugo.*

Efectos y acción del masaje

El masaje sustituye al ejercicio físico en las personas que no se pueden mover; de aquí su enorme utilidad en los convalecientes, en los cuales ayuda y facilita las últimas eliminaciones de las toxinas acumuladas en los tejidos y de los desechos de éstos; en los impedidos, en los que se

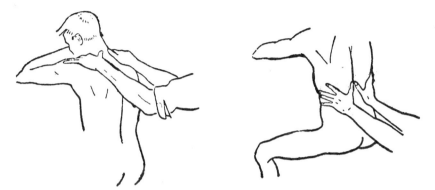

FIG. DE. *Masaje del torso* (Figuras imitadas de Frumerie). Aunque este masaje se describe en posición de decúbito abdominal, ponemos las figuras verticales para mayor claridad.

ha realizado un trabajo físico fuerte... Un amasamiento general de todos los músculos del cuerpo, constituye un magnífico descanso.

El masaje obra estimulando la circulación de la sangre y de la linfa, eliminando las sustancias morbosas, por acción mecánica, que la sangre se encarga de arrastrar; y estimulando, tonificando y sedando el sistema nervioso mediante producción de efectos electromagnéticos. Actúa también sobre las funciones de órganos internos (intestino, hígado, amígdalas) por estímulo nervioso y circulatorio. En una palabra: Aumenta la intensidad de las funciones vitales.

Por consecuencia, es utilísimo el masaje para los enfermos de retardo nutritivo (obesos, gotosos, diabéticos...), débiles, convalecientes, neuróticos, anémicos, reumáticos, estreñidos, dispépticos, etcétera.[11]

[11] Véase *Manual de massage suédosis*, de Michael Dentz.

Lección XXXVI

GEOTERAPIA Y PSICOTERAPIA

La cura por la tierra. Psicoterapia y orientación mental

La cura por la tierra o Geoterapia

La tierra tiene una virtud biológica tan saludable como desconocida. Al menos no ha sido apreciada por la medicina moderna en todo su valor. Como dice Alborná: "Nadie ignora que nuestro cuerpo está formado, al cabo, por los elementos del suelo, que nosotros ingerimos después que las plantas los han transformado e incorporado a su propio organismo. Estas se nutren del suelo y nosotros de ellas. Claramente simbolizado consta este hecho en el libro del Génesis, cap. II, 7, al decir que el hombre fue hecho de *barro* (es decir, de los elementos del suelo y el agua)."

En ningún ser animal ni vegetal hay elementos químicos extraños a los que componen la tierra. Y aun los mismos alimentos son tierra transformada y vivificada por el sol.

La tierra, por otra parte, contiene un gran caudal de electricidad y magnetismo, que influye decisivamente sobre las circulaciones nerviosa y sanguínea de nuestro organismo. Es útil, por consiguiente, ponernos en contacto directo con la tierra, bien caminando descalzo, tumbándose en ella o aplicándola en forma de emplastos sobre nuestra piel.

La fuerza curativa de la tierra mojada fue descubierta por Priessnitz cuando vio a un ciervo, al sentirse herido, sumergir frecuentemente su pata en la tierra húmeda, obteniendo así una rápida y completa curación.

El doctor Zoara observó cómo un perro de su propiedad se curó una mordedura de víbora por el mismo procedimiento. También afirma Cassone que los beduinos curan sus *fiebres maláricas* por medio de baños de tierra bajo la acción del sol.

En España sabemos que, en no pocas comarcas, usan la tierra en forma de emplastos para curar contusiones, dislocaciones, roturas y picaduras.

El párroco Kneipp introdujo las aplicaciones arcillosas como excelente revulsivo natural; y Felke obtuvo resultados sorprendentes con los baños de tierra al sol, en los casos de reumatismo articular, gota, etc., cuyo procedimiento rinde actualmente sus óptimos efectos en el Alto Egipto. No menos eficaz es la envoltura total o parcial del cuerpo con *arcilla* en ciertas erupciones de la piel.

Todo el sistema Just estriba en las propiedades de la arcilla sobre el cuerpo humano, superando, muchas veces, a las aplicaciones hidroterápicas.

También puede usarse la arena de playa soleada, alternando con el baño de mar rápido o de impresión. (Véase, *baños de arena*, página 547.)

Aplicaciones de tierra. El hombre tiene por punto de apoyo y acción la superficie de la Tierra. En pie, caminando, sentado o echado, deberá mantener el contacto con ella, de acuerdo con la *ley de polaridad magnética.* Marchando con *la cabeza descubierta y los pies desnudos,* el organismo sirve de complicado conductor entre la electricidad negativa de la Tierra y la positiva de la atmósfera que, al circular y condensarse en los núcleos de tensión o centros de fuerza, pone en acción el potencial electromagnético de la propia organización, evitando el estancamiento de los importantes procesos circulatorios y nutritivos.

Just y sus empleados del campo aseguraban que experimentaban mejores efectos tendidos en la ruda tierra que en bancos o pisos de ladrillo; sus enfermos notaron con la natural satisfacción que durmiendo en contacto con la tierra, encontraban mejor sueño y se robustecían notablemente. Esto resulta altamente vivificante, sobre todo si la cabeza toca a la tierra durante el sueño.

Se engañan los que opinan o temen que el barro infecte al cuerpo. No hay más potente antiséptico y microbicida que la tierra húmeda aplicada sobre llagas, heridas, úlceras, etc., como instintivamente la usan muchas personas en los pueblos. Los emplastos de tierra obran tales prodigios que su uso evitaría muchas intervenciones quirúrgicas. Nosotros los hemos empleado con éxito hasta en epiteliomas del labio.

Cómo se hace el emplasto de tierra. Se prepara tierra fina, limpia (mejor arcilla), y se amasa con agua fría, de modo que el conjunto, aunque pastoso, quede bastante fluido; se coloca directamente con abundancia sobre la parte enferma del cuerpo o bien extendiéndola antes sobre una tela; sujetándola perfectamente aplicada por medio de una venda o pañuelo y cubriéndola, finalmente, con un trozo de lana, franela o paño. Se renueva cada dos o tres horas si hay mucha inflamación, y si no, se deja todo el día o toda la noche. El poder de absorción tóxica y de vitalización celular que tienen estos emplastos, es admirable y eficacísimo, no solamente en lesiones externas sino en inflamaciones graves de órganos internos (difteria, pulmonía, pleuritis, etcétera).

Después de quitar el emplasto se lava perfectamente la región, siendo necesario, en muchos casos, hacer alguna aplicación hidroterápica de la parte inferior del cuerpo para regularizar la circulación sanguínea.

Son de buenos resultados también, las aplicaciones de tierra o lodo, bien localizadas a piernas y brazos, o bien extendidas a todo el cuerpo, enterrando éste durante treinta minutos o a lo más un par de horas, según los casos.

La tierra húmeda es preferible para la mayor parte de las aplicaciones que hemos mencionado, por ser mejor conductora de la electricidad.

La tierra al interior. La arena, tierra fina o arcilla, perfectamente limpia pero no esterilizada, tomada en cantidad de una o dos cucharadas grandes con un poco de agua, algún tiempo antes de las comidas o en ayunas, tiene un gran poder purificador, cicatrizante y vitalizador sobre ciertas lesiones internas, merced a las correcciones funcionales que determina; y actúa también como laxante. Esta práctica resucitada por Just, está exenta de todo peligro y tiene su precedente fisiológico en la escala animal, donde observamos seres que toman su alimento más o menos mezclado con tierra y aun algunas aves que ingieren granos de arena o pequeñas piedrecillas para facilitar la trituración y digestión de su alimento. La acción de la tierra al interior, aparte sus efectos mecánicos, no es por completo ajena a sus propiedades conductoras electromagnéticas.

Del estudio de las acciones terrestres sobre los organismos, se deduce la conveniencia de vivir lo más en contacto posible con la superficie del suelo. Lo prueba la robusta vitalidad de los campesinos que lo trabajan. Es beneficio del cual se privan los que viven en los pisos altos de las grandes ciudades. Si éstos, en cambio se benefician de la abundancia del sol, convengamos en que el ideal higiénico estriba en disfrutar, al mismo tiempo que de los rayos solares, del contacto o proximidad de la tierra. Vivir en pisos bajos, húmedos y sin luz, es siempre bastante peor que vivir en pisos altos bien soleados y secos. El conjunto de condiciones apetecibles sólo puede lograrse en casas bajas y aisladas; es decir, el tipo de la ciudad jardín.

No está de más advertir, para terminar, que la acción del magnetismo terrestre se hace especialmente notable para ciertas personas de extremada sensibilidad nerviosa; por lo cual debe recomendárseles que duerman en la dirección de la corriente magnética terrestre, es decir, con la cabeza hacia el norte y los pies hacia el sur. Una posición perpendicular a la citada, les acarrea excitaciones y un sueño deficiente o intranquilo. En los países del extremo Oriente (China, Japón e India) se da la importancia que merece al hecho de vivir cerca de la superficie terrestre y dormir en la debida orientación. En Occidente, generalmente desdeñamos estas interesantes observaciones y consecuentes prácticas de la más pura tradición naturista.

Psicoterapia y orientación mental

La *Psicoterapia* es aquella parte de la terapéutica que se vale de medios *psíquicos* para dirigir al enfermo por el camino de la curación.

En realidad, dentro de la denominación de *psicoterapia* (o curación por las fuerzas del alma) tenemos que incluir también la acción correctora que puede obtenerse bajo el influjo de las fuerzas del espíritu y aun de determinados estados de conciencia (voluntad, fe, esperanza...). Sin embargo, no hay inconveniente en agrupar todas estas acciones bajo el denominador común de *psicoterapia*, puesto que las fuerzas espirituales se manifiestan a través de las psíquicas, como muy bien puede deducirse de nuestro estudio sobre la constitución del hombre (parte 1ª).

Son aun más poderosas para la curación de un enfermo las influencias que dimanan de sus actividades psicológicas, mentales y espirituales, así como las de aquellas personas que le rodean, que las fuerzas físicas de los agentes externos de que hemos tratado en lecciones anteriores. Y aun gran parte de la acción de éstos, se debe al resurgir de fuerzas psíquicas puestas en juego por la acción vitalizante de los primeros. No de otro modo ha de explicarse la sensación de optimismo, alegría y expansión que producen los baños de sol y aun la propia hidroterapia fría.

Es indudable que la terapéutica naturista tiene como piedra básica una acción psicoterápica. Se empieza por colocar al enfermo en un ambiente donde sólo le influyen motivos de vida. Se le aconseja el aire puro, el sol, la alimentación preponderantemente vegetariana; se purifican sus hábitos con la supresión de excitantes que le procura una mayor calma; se le prescriben medios curativos basados en la aplicación de agua, que le hace saborear diariamente el placer de la limpieza; placer puro, como el del desnudo al sol, que no lleva la menor nota de grosera sensualidad. En una palabra, la terapéutica naturista comienza por acercar al hombre gradualmente a la Naturaleza, procurando que le influyan más o menos directamente todas las fuerzas generadoras de vitalidad y vigor. Esto no puede por menos que engendrar situaciones psicológicas constructivas y reacciones mentales correctoras.

La *psicoterapia* es, en una mayoría de casos, la clave de la curación. Cuando un enfermo se convence de que se ha de curar, despliega en su organismo una serie de fuerzas que, por intermedio del sistema nervioso, estimula las defensas naturales. Conocido es el caso de la producción de una supuración —en absoluta limpieza— por la sugestión; y el síncope producido por la simulación de una sangría en un individuo con los ojos vendados. Tal es la poderosa acción del pensamiento sobre el organismo. Calcúlese lo que podrá hacerse con esta fuerza bien manejada.

Hacer *psicoterapia* es salirse de los límites del materialismo científico. Entonces el médico se individualiza, adquiere personalidad —ya no es *un médico,* sino *el médico*— y de su propio esfuerzo, de su propia *virtud* o poder, más que de sus conocimientos científicos, consigue que el organismo del enfermo venza al mal. La psicoterapia es la parte más íntima de la terapéutica natural y al mismo tiempo su fuerza más poderosa. Mas esto requiere que el enfermo se halle bajo la influencia psíquica directora de un sólo médico, y secundariamente bajo las influencias subordinadas y más débiles de los que le rodean.

Antes de entrar en más detalles y para la mejor comprensión de éstos, conviene exponer algunas nociones sobre las enfermedades que tienen su origen en los elementos metafísicos de la naturaleza humana. El poder de dar remedios al espíritu, es indispensable para la curación de estos enfermos, porque, "si el espíritu está enfermo, es inútil medicar el cuerpo; pero si el cuerpo está enfermo, puede curarse dando remedios al espíritu" (Paracelso. Lib. Piramir. I, IV, 4 y 7), y debido a esto "vemos a menudo que algún remedio resulta muy eficaz en manos de un médico, y por completo inútil en manos de otro igualmente instruido e intelectual" (Hartmann), y esto sin que el enfermo se de cuenta, y aun a distancia.

Enfermedades de origen psíquico

Una persona enferma durante años y años, cuyo mal se ha resistido tenazmente a todos los tratamientos físicos imaginables, puede muy bien hallar la causa de su padecimiento en alguna alteración de orden psicológico o mental. Para ello puede ser de importancia decisiva la investigación *psicoanalítica* cuyos fundamentos ya hemos tratado en la parte del diagnóstico.

Dijimos que una voluntad desviada, puede ser causa de enfermedad, originando excitaciones anormales de la energía individual y produciendo acúmulo de toxinas. De igual manera, las bajas pasiones, los disgustos, las emociones deprimentes..., producen venenos en el organismo, dificultan su inervación y alteran a la postre las funciones de los órganos. Buen ejemplo de ello es el hecho elemental de cortarse o alterarse la digestión por un disgusto.

La *voluntad*, la *memoria* y la *imaginación* pueden ser la causa de enfermedades cuando se ejercitan en mal sentido. Un mal pensamiento debe siempre desecharse, como una mala pasión, porque puede arraigar, si se trata de un sujeto de voluntad débil, y alterar la armonía orgánica. Debemos cultivar constantemente pensamientos positivos o constructivos que, de este modo se tornarán en fuerzas elementales de visibles y beneficiosos efectos sobre nuestro cuerpo. A este fin están destinados los ejercicios mentales que más adelante exponemos.

La *memoria*, cuando se emplea para recordar los males de la vida, contribuye a la cólera, al mal genio, la melancolía, etc., que a su vez producen venenos en la sangre. Por eso las personas que cultivan estas cualidades no disfrutan de buena salud. En cambio, cuando se ejercita para recordar situaciones felices de la vida —que también todos las hemos tenido— es un factor de salud y curación.

La *imaginación*, cuyos más destacados efectos se estudian modernamente con el nombre de "sugestión", tiene una influencia enorme sobre el organismo. En realidad, lo primero que hace falta para curarse es imaginarse que se va uno a curar; es decir, enfocar el pensamiento en sentido positivo. Y para imaginarse la curación es necesario tener fe en el método que se emplea; y esto requiere conocerlo en cierto grado. También es cierto que la imaginación, y en general todo estado psíquico de una persona, influye en bien o en mal sobre el desarrollo y cualidades del hijo que engendra o concibe. Así, por ejemplo, la contemplación sostenida de la Naturaleza o de obras de arte de plácida sensación por la madre durante el embarazo, contribuye a plasmar en el hijo una mente serena y un tranquilo sentir. Del mismo modo, la imaginación dirigida en mal sentido puede influir en la degeneración y enfermedad de los hijos.

Existe, por último, dentro del grupo de males de origen psíquico, ciertas enfermedades dependientes de situaciones inadecuadas con respecto al grado de evolución espiritual del sujeto, y cuya curación exige un cambio grande en todos los aspectos de la vida individual, que solamente puede llevarse a cabo por la propia conciencia de su Destino o por el influjo rectificador del médico sabio y virtuoso o de la persona que cumpla la misión de preceptor o consejero espiritual del paciente. En estos casos habráse realizado una *psicoterapia magna.*

Medios psicoterápicos naturales

En el ánimo de una persona puede influirse por medios *físicos,* por acciones *mentales* propias o ajenas, y por las potencias del *espíritu.*

Medios físicos de acción psicoterápica. Comprenden todas aquellas manifestaciones de la energía física y mecánica, que modifican en sentido favorable la *psique* del enfermo, y cuya influencia se debe principalmente a la significación que estos agentes tengan en la mente del paciente.

En este grupo citaremos como más importantes, los *olores, colores, sonidos y ruidos.*

Los *olores,* como ya apuntó Letamendi, tienen una influencia considerable psicofísica en la asociación de ideas. Dice el sabio maestro: "... el sentido del olfato ejerce en nuestra especie un influjo muy ignorado, sobre la ideación, dándose con frecuencia casos de profunda alteración psicomoral por la asociación de ideas que una impresión olorosa es capaz de producir en determinados casos, independientemente de la naturaleza de aquel olor, y sólo por la relación personal que en nuestro ánimo despierta".[1] "He aquí, pues, un nuevo aspecto de la patología y de la higiene cosmética; he aquí explicado el origen social de los afeites aromáticos, y, por tanto, una clave segura para la crítica y rectificación del uso de esos excitantes, cuya influencia psicofísica en el orden erótico y hasta en el neuropático, no vacilará en calificar de funesta todo médico observador que tenga verdadera práctica del mundo. En el orden natural humano, lo más higiénico en puridad es oler a cutis fresco, envuelto en ropa limpia; y en el orden sexual, lo más legítimo y seguro, y lo más sano, es conservar la espontánea apetencia suscitada por el propio vigor genético; que mal anda quien necesita, o sin necesitar acepta, estímulos artificiales para activar una suerte de función, cuyo ejercicio, si no nace de un sobrante de vida, constituye un principio de muerte."

Los colores, son un factor de primer orden en psicoterapia. Aparte de la personal significación que, como los olores, puedan tener, existe en ellos una particular acción sobre la mente y el sistema nervioso. Así, los colores que más abundan en la Naturaleza, *azul celeste, verde, violeta*..., son sedantes de los nervios y sugieren pensamientos fuertes y

---

[1] En los pueblos cultos de la antigüedad, la aplicación del olfato a las relaciones interpsíquicas era verdaderamente notable; y en la misma Biblia obra testimonio de ello.

elevados, por lo cual deben ser los que predominen en nuestras viviendas. En cambio los colores cálidos, *rojo, anaranjado*..., son excitantes del sistema nervioso y no sugieren pensamientos tan plácidos ni espirituales.

Los *sabores* tienen una menor influencia psíquica, que depende en su mayor parte de la asociación de ideas.

Los *sonidos* y su combinación por el *arte musical,* constituyen quizá el medio físico más poderoso en psicoterapia; y esto es porque, realmente, lo que menos influye de ellos es su condición vibratoria, y lo que más, la significación intrínseca de su combinación en el tiempo, y la espiritual que ha puesto el artista al combinarlos, amén de cierta significación personal por asociación de ideas.[2] De modo que la música es un medio psicoterápico de carácter *espiritual,* por cuanto es un arte; de orden *mental* por cuanto es una relación y combinación de sonidos en el tiempo (*es el arte de pensar con los sonidos,* que diría Combarieud) y de cualidad *física* por cuanto se compone de vibraciones sonoras. Y por cada una de estas modalidades es activo o no, según las condiciones orgánicas, de educación y de cultura del que escucha.

Debemos repetir con el doctor Candela Ardid[3] que: "Si no hubiese otras razones suficientes a justificar la influencia que, sobre el mecanismo fisiológico de las acciones puramente nerviosas, ejercen las impresiones musicales, la sola consideración de que la música, como la vida entera, se basa en el *Ritmo,* bastaría para comprobarla. El ritmo, es, en efecto, la ley universal de la vida": Es el orden en el movimiento, sin el cual ni habría armonía ni salud.

El influjo de la música sobre el organismo y la mente del individuo se basa en que "toda alma presiente una melodía apropiada a su ritmo fisiológico" (Virey), y esto se debe a que, como en otro lugar hemos dicho, la música no es sino *la expresión en el campo de las vibraciones sonoras, de todas esas armónicas combinaciones en que se manifiestan todas las restantes vibraciones del universo,* constituyendo la *música de las esferas* pitagórica.

La influencia de la música sobre la salud y la enfermedad, ha sido poco estudiada, pero lo poco que se ha experimentado es altamente curioso y merece la atención de todos. El influjo musical que actúa sobre el espíritu y la mente, trascendiendo, por intermedio del sistema nervioso al organismo, es una fuerza que puede estimular el poder de las defensas orgánicas. La músicoterapia puede poner en función fuerzas latentes, porque hace vibrar los más poderosos elementos constructivos de nuestro ser: nuestras facultades anímicas y nuestros pensamientos. (Véase el capítulo "Influencia de la música sobre el organismo fisiológico" del libro antes citado de Candela Ardid, en el que cita curiosas experiencias del influjo musical sobre el corazón, pulmones, etcétera...)

Se citan casos de desaparición de fiebres por el influjo de la mú-

[2] Véase *Guía lírica del auditor de conciertos,* por E. Alfonso.
[3] Véase su librito: *La música como medio curativo de las enfermedades nerviosas* (Editorial Gráfica Española).

sica; siendo aun más evidente su influencia sobre las enfermedades nerviosas, neurosis y locuras.[4] Mas para la aplicación de la música como medio curativo, se requiere un estudio detallado de las condiciones psicofísicas del paciente, un conocimiento bastante extenso de las obras y teorías musicales, cultura suficiente de este excelso arte y práctica de las condiciones de aplicación. Como ejemplo, calcúlese el deplorable resultado que obtendríamos haciendo escuchar a un loco emotivo e irritable, el preludio del primer acto de la Walkyria; o a un melancólico, la canción de Los remeros del Volga.

Los *ruidos*, por suponer en general desarmonía, suelen ser excitantes y deprimentes; algunos, por excepción, sedantes. El ruido de una motocicleta o de una sirena, es excitante y a la postre, deprimente. El ruido del tic-tac de un reloj, es sedante, porque, a la poca intensidad, une la poca o ninguna asonancia o disonancia de sus armónicos y el perfecto y persistente ritmo.

Medios mentales de acción psicoterápica. Pueden ser, fuerzas del propio enfermo o fuerzas de los que le rodean o asisten.

Medios mentales propios. Son todas las facultades o manifestaciones de la mente del propio enfermo (pensamiento, imaginación, etc.), en cuanto que obran armonizando el organismo. Su poder es grande, y pueden surgir espontáneamente o por influjo de medios psicoterápicos venidos del exterior (lectura, música, sugestión, etcétera).

El *pensamiento* es una fuerza de poder incalculable. "Para que un individuo —dice E. G. Alsina— esté "realmente enfermo", es necesario que primero lo haya "pensado" para que luego "crea" que lo está, o bien que haya entretenido sus pensamientos por más o menos tiempo, en pensar desfavorablemente". Quiere decir todo esto que, dentro de un concepto terapéutico naturista (por consiguiente, *causal*) es importantísimo encauzar en buen sentido los pensamientos del enfermo, por cuanto es el medio más poderoso de estimular las defensas orgánicas. Y para pensar de una manera recta y *positiva* en materia de enfermedad, es necesario formar el verdadero concepto de ésta. Enfermos hay que perciben con verdadera satisfacción las crisis curativas.

El pensamiento influye sobre todas las células del cuerpo por intermedio del cerebro y del sistema nervioso. Ejemplos indiscutibles de ello son, el cortarse la digestión por un *disgusto*; el acelerarse los latidos del corazón y el moverse el vientre por *miedo*; el corregirse el estreñimiento por un estado de *felicidad*...; y mil otros que pueden observarse en la vida práctica.

Para conservar la salud, retener fuerza y prolongar la vida, debe uno gobernar todas sus acciones y pensamientos. Hay que acostumbrarse a pensar en todo aquello que pueda educir en nosotros fuerzas constructivas. Los pensamientos buenos y optimistas son el mejor acicate de la energía individual y evidentemente tónicos. Los pensamientos malos y tristes, deprimen y crean venenos en el sistema.

[4] Véase Chomet, *Efectos e influencias de la música sobre la salud y la enfermedad.*

El poder de pensar adecuadamente, está dentro de cada uno de nosotros; solamente es necesario tomar el hábito de ejercitarlo. No se puede hacer más de lo que se piensa; pero el pensamiento cuando es sostenido y constante, constituye una fuerza creadora. Tarde o temprano se consigue en la vida aquello que se ha pensado con verdadero deseo o amor.

Estando constantemente en mudanza la materia que forma nuestro organismo, es claro que si la reposición se hace bajo la influencia de pensamientos buenos y positivos, la construcción será sana y vigorosa. El pensar constantemente en la salud, la juventud y la hermosura, mantendrá nuestro cuerpo en un perpetuo rejuvenecimiento que irá contrarrestando, en la relativa medida de lo posible, el avance real de la vejez.

Procuremos buscar las condiciones de vida que pueden mantenernos en perpetua alegría. Esto ha de ser fruto del espíritu filosófico. Y el llegar a semejante estado de conciencia ha de ser el resultado de muchas meditaciones o de una clara intuición de los verdaderos objetos y fines de la vida. El fundamento de una actitud mental positiva, hay que buscarlo en la siguiente verdad: *La vida sana y feliz se basa en la sencillez.*

Para utilizar el pensamiento como fuerza de salud y de curación, es necesario saber concentrarlo en la idea del resultado que nos proponemos. A este fin van destinados los siguientes ejercicios mentales, utilísimos, en cada caso, para los enfermos.

Ejercicios mentales

Ejercicio nº 1. Se sienta uno en una silla o en la cama, con el cuerpo bien derecho, respirando tranquilo y naturalmente, y cuidando de que haya buen aire en la habitación. Se cierran los ojos y se concentra la mente en el siguiente pensamiento:

El poder de curarme y de mantener mi salud, está dentro de mí.

Repítase esto mentalmente, procurando compenetrarse con el significado de la frase, y cuidando que ningún otro pensamiento venga a ocupar la mente. Se persiste en este ejercicio durante siete minutos. Al principio resulta algo dificultoso, pero a los pocos días, se habrá conseguido concentrar la mente en un sólo pensamiento, sin que otros vengan a estorbarla.

Es buen hábito ocupar la mente el resto del día con pensamientos de importancia, no con cosas triviales o vulgares.

Ejercicio nº 2. Se coloca uno en las mismas condiciones que en el ejercicio anterior, se cierran los ojos, y se forma uno un *retrato mental* de sí mismo, en el que se vea *sano, fuerte y bello.* Analícese cada parte y órgano de ese retrato mental, procurando que estén claramente representados, como es su *ideal*: La cara sonriente y sin arrugas, el pecho fuerte y erguido, los músculos bien desarrollados, etc., su enfermedad completamente curada, etc. Nunca se debe formar el retrato mental, tal como uno se encuentra, sino *siempre mejor* para que otras ideas no vengan a estorbar a la mente. Al principio resulta también difícil, pero pronto se domina con perseverancia y fe. Debe uno acostumbrarse a adornar el retrato mental, con la idea de que se puede conseguir ese ideal, con las prácticas del pensamiento *constructivo* o *bueno*, ayudadas de una recta higiene. Persístase en este ejercicio siete minutos.

Ejercicio nº 3. Colóquese uno en las mismas condiciones que en los dos anteriores, cerrando los ojos y formándose un *retrato mental*, tal como uno es. Después de haber retenido esa imagen alrededor de un minuto, se forma *otro retrato mental* que le represente a uno más joven (de 5 a 10 años menos que el anterior); después de retenerle otro minuto, se forma uno otro retrato mental de mayor juventud y salud; y así sucesivamente se va uno formando retratos mentales, en número de 4 ó 7, que le representen a uno cada vez más *joven, fuerte y sano,* reteniéndolos en la mente un minuto cada uno, hasta que se llegue a imaginar o pensar, un retrato propio, en plena juventud y vigor, y con la salud completamente recuperada. En este último retrato se debe concentrar fuertemente el pensamiento, durante tres minutos, hasta que llega a interesarle a uno.

Procure uno convencerse de que el cambio de las células del organismo (que es más activo en las enfermedades agudas) que constantemente se verifica, se está haciendo bajo la influencia de pensamientos constructivos, y que por tanto el rejuvenecimiento del cuerpo es un hecho. El que practique estos ejercicios debe mirarse todos los días para apreciar los cambios y mejorías obtenidas. Las personas que le rodean, tampoco tardarán mucho en observarlos.

El hábito de estos ejercicios hará arraigar fuertemente en el cerebro las ideas de salud y vigor, y las fuerzas vitales responderán manifestando el ideal. Los pensamientos persistentes y los ideales se incorporan fácilmente al *plan mental* del cuerpo, y se convierten en factores de su reedificación.

Los pensamientos producen un cambio químico en la sangre y células, favorable o desfavorable, según sean buenos o malos.

Procuremos gustar de cosas alegres, de la música, los niños, los gratos espectáculos de la Naturaleza y la vida campestre. Todo esto irá acrecentando el buen bagaje mental de nuestra psiquis. "Fijarse en los niños y asociarse a sus juegos, hará sentirse de carácter joven", dice A. Víctor Segno. En una palabra: Hay que sanear el alma para sanear el cuerpo. Y para conseguirlo, no hay mejor fórmula que la del *trabajo metódico* diario, que fortalece el organismo y la mente. Nuestra diaria ocupación profesional, complementada por el descanso y las distracciones compensadoras, constituye una sistematización de nuestras actividades vitales y una serie de estímulos utilísimos para el libramiento normal de nuestras fuerzas y aun para la prolongación de la vida.

Ejercicio nº 4. (Para la curación del estreñimiento.) De pie o sentado y con los ojos cerrados, y a cualquier hora del día, se golpea suavemente durante cinco o seis veces, todo el trayecto del intestino sobre la piel del vientre (fig. 43) y al mismo tiempo se piensa que a una determinada hora del día (que debe ser siempre la misma) se contraerá el intestino y evacuará su contenido. La verdadera actitud mental durante este ejercicio, debe ser de *mandato* al intestino, para que se

617

mueva todos los días a la misma hora. Al llegar el momento en que se ha decidido hacer de vientre diariamente, se debe repetir el ejercicio, y después ir al retrete *aunque no se tengan deseos de evacuar*, pero sin hacer grandes esfuerzos físicos. De este modo se contribuye eficazmente a la educación y normalidad de tan importante función como es la defecación.

Ejercicio nº 5. (Para embarazadas). He aquí como lo recomienda la ilustre mentalista señora Hooper de Mandiola:

Tan pronto como la persona note que está en un estado de ánimo depresivo o bajo el dominio de una emoción destructiva (cólera, temor, envidia, celos, odio, antipatía hacia personas o cosas), o dominada por la *gula* o apetitos antojadizos, tome una lenta respiración profunda por ambas fosas nasales, y mientras aspira, diga mentalmente: *apropio toda la fuerza de esta emoción.*

En seguida, retenga la respiración por algunos segundos y mientras la retiene, afirme con energía: *esta fuerza ahora es mía y la transmito en voluntad para mi hijo.*

Por último, exhale lentamente (con suave restricción, es decir, procurando que el aliento no salga de golpe y en un solo soplo), y mientras exhala, formule el siguiente pensamiento: *irradio paz* (o *amor* si la emoción fuera de miedo; o *templanza* si notara que se encuenra dominada por la gula, etc.), *para el universo entero.* Por lo tanto siempre se afirmará que se está irradiando la cualidad contraria a la emoción o pasión que se desea vencer."

Este ejercicio libra al hijo de las consecuencias del desviado pensamiento o de las bajas pasiones de la madre y le envía vitales y nobles influencias mentales.

Ejercicio nº 6. (Substitución mental, según el doctor P. Carton). "Es frecuente decir a todos los que tienen una obsesión: No penséis más en vuestro mal!, y ellos suelen responder: Eso se dice mejor que se hace.

El consejo es, sí, excelente, pero la manera que se indica de ejecutarlo es, desde luego, imperfecta.

En efecto, toda idea que se rechaza o destruye, deja tras de sí un vacío, y es reemplazada inmediatamente por otra análoga, si no se procura substituirla o transmutarla por otra idea mejor.

Veamos ahora en qué consiste la substitución mental. Cuando una idea desagradable o nefasta (de inmoralidad, envidia, de aprensión, despecho, de enfermedad, etc.), quiere imponerse en nuestra conciencia, no hay más que sorprenderla y arrojarla lejos de uno mismo, tratando de destruirla mediante gestos materiales de extracción, de expulsión, de aplastamiento, que hagan que se disgregue de cualquier suerte. Enseguida es preciso apoderarse de otra idea sana y útil, entre las que se ofrecen a los ojos de la imaginación(estudios, mejoras materiales, progresos espirituales, creaciones, observación de la Naturaleza, donación de sí mismo, renunciación y abandono al Creador). Se la sitúa en plena conciencia y se la *vitaliza por medio de lentas y profundas inspiraciones,* examinándola mientras tanto bajo todos los aspectos posibles y todas sus bienhechoras consecuencias. Entonces esta idea ocupará el lugar de la otra que fue expulsada, impidiendo su vuelta. Como son posibles las recidivas, es preciso esta prevenido para recomenzar la operación mental con perseverancia y confianza. Con un poco de entrenamiento se notará que puede manejarse las ideas como si fueran objetos materiales."

Procedimiento hindú. (Expuesto en un artículo por el doctor Remartínez).

"Cuando un pensamiento desagradable o contraproducente nos asalte es preciso, ante todo, no perder la calma y obrar tranquilamente y sin precipitaciones. Se inspira lenta y profundamente por la nariz pensando al propio tiempo: *todo la fuerza, toda la energía de este pensamiento la hago mía.* Acto seguido, se retien eel aire inspirado unos instantes pensando fuertemente: *esta fuerza la transmito en Voluntad.* Por último, se exhala el aire, suavemente y sin explosiones, por la boca y mientras tanto se piensa: *a mi alrededor irradio amor,* si el mal pensamiento fue de odio; *calma y placidez,* si fue de inquietud; *salud,* si fue de enfermedad, etc. Siempre la substitución tiene tres tiempos: *inspiración lenta y profunda con pensamiento de aprobación de la energía mental;* segundo, *retención del aire y pensamiento de trasmutación en fuerza volitiva, o voluntad;* y tercero, *expiración lenta por la boca y pensamiento de transmutación o substitución de la idea primaria, en su virtud o condición opuesta.* Los resultados de esta, al parecer, pueril práctica, son sencillamente asombrosos. Este ejercicio debe hacerse naturalmente con todo el cuidado y detenimiento y *abstrayéndose completamente,* en tanto dura, de cuanto nos rodee, y con gran firmeza y fe."

Así como después del ejercicio corporal, se deben hacer ejercicios de laxación o descanso físico absoluto; así también después de los ejercicios y otros esfuerzos mentales (estudio, etc.), se debe practicar algún momento la *laxación mental* o recogimiento en *sí mismo,* sin la menor actividad de la atención.

Ejercicio de laxación mental. "Sentaos cómodamente recostados en un sitio blando y con el cuerpo relajado, y apartad el pensamiento de las cosas del mundo. Pensad en vuestro propio Yo, y en que podéis seguir viviendo sin la existencia de vuestro cuerpo. Retirad toda atención del organismo y pensad en los miles de mundos que nos rodean, en el tiempo y en el espacio. Imaginaos la vida en todas sus formas y en todos los mundos. Elevad vuestro pensamiento y considerad que en vosotros mismos late esa fuerza inmortal que es causa de la vida de todo: *El Espíritu,* que es eterno, indestructible. Daos cuenta de que la vida que anima todo, palpita dentro de vosotros. Y luego no penséis en nada, sino procurad *sentiros a vosotros mismos.*

"Después de esto, volved a vuestra vida física y a vuestra actividad mental ordinaria, y hallaréis vuestro cuerpo tonificado y vuestra mente serena, fuerte y dispuesta para el trabajo" (Y. R.).

Estos ejercicios pueden ser llevados a la práctica por casi todas las personas. Existen otros ejercicios mentales que solamente pueden practicarse en condiciones de vida muy pura y por individuos de sistema nervioso fuerte y equilibrado. El mundo de la mente es complejo y delicado como el mundo físico, y su manejo completo requiere un estudio de sus leyes que no cabe dentro de los límites de este libro. Pero los ejemplos anteriormente citados indican el camino que, en cuestión de actitudes mentales, debemos seguir, para conservar nuestra normalidad y corregir nuestros males.

La *voluntad,* el "querer curarse", es el factor primordial para conducir al organismo, por el camino de la salud. Por muchos y buenos consejos que llevase este libro, de nada servirían si no se tuviese voluntad para practicarlos. Sin esta facultad, sería imposible concentrar los pensamientos, como ya hemos dicho, desechar ideas deprimentes o dominar las malas pasiones... La *voluntad* firme debe dominar a todo lo demás, y en unión con la *inteligencia,* ser la directora de la curación: Tengan en cuenta los enfermos que, *son ellos mismos los que se curan* al luchar y vencer a la causa morbosa. El despertar y la lucha de las defensas orgánicas, es el resultado de la *"voluntad inconsciente"* o voluntad de vida que gobierna todo ser. Cuando el enfermo, por el estudio o la reflexión, llega a obrar con *voluntad consciente,* manejándola en cualquier momento y en cualquier sentido, se halla en posesión del arma más poderosa de acción psicoterápica.

Es necesario, por consecuencia, el cultivo de la voluntad dirigida al bien, sin la cual se está incapacitado para conseguir cualquier finalidad. A este cultivo de la voluntad contribuye grandemente el ejercicio físico, como ya hemos visto, los pensamientos buenos, la alegría y la higiene corporal.

El pensamiento y la imaginación influyen decisivamente en los designios de la voluntad. Cuando uno se imagina que la curación es fácil, la voluntad está casi siempre presta "a hacer" lo que sea necesario. Por otro lado, esta última facultad debe educarse por medio de un estudio de sí mismo y convenciéndose de la capacidad de conseguir todo lo que uno quiera. En la curación de las enfermedades, la voluntad no solamente debe obrar realizando exactamente todos los detalles del tratamiento físico, sino que debe manifestarse en una fuerza interior de "querer curarse", que da vigor a las células del organismo.[5]

La *imaginación* y la *memoria* han sido ya citadas como factores de acción psicoterápica. En cuanto a la *razón,* baste apuntar las siguientes consideraciones: Ninguna cosa razonable es mala. Todas las razones dadas en las presentes lecciones en defensa del método de terapéutica naturista, al dar al enfermo una base y una norma optimista, de una manera lógica y ordenada, constituyen la más importante contribución al convencimiento de su curación, y, por tanto, con ellas se hace psicoterapia.

Medios mentales ajenos. Son todas las facultades o manifestaciones de la mente de los seres que rodean al enfermo (voluntad, pensamiento, etc.), en cuanto actúan armonizando el organismo de aquél. Obran influyendo sobre la mente del enfermo y, por medio de ésta, en su organismo.

---

[5] Véanse *La Educación de la Voluntad* de Payot; *Nuestras fuerzas mentales* de Prentice Mulford, y las obras del doctor Marden, muy prácticas e interesantes.

El *razonamiento* del médico, su reconocida *virtud,* su *fama* legítimamente adquirida, actúan sobre la mente del enfermo (*sugestión*), convenciéndole de la posibilidad de curarse bajo su dirección; tal es la sugestión *vigil,* que procede de la voluntad del médico.

Existe, en cambio, la *sugestión hipnótica,* por medio del sueño o *hipnotismo,* que no podemos recomendar en principio, por las consecuencias peligrosas que puede tener en la psiquis del paciente, y que solamente practicado excepcionalmente por un médico virtuoso y muy conocedor del asunto, puede dar buenos resultados en ciertas enfermedades, especialmente las de origen histérico.

La *influencia mental directa* o transmisión de pensamientos al enfermo, se hace sin que éste se entere y aun a distancia (telepatía). Ello no requiere ninguna palabra, signo ni movimiento visible, sino la persistencia en el cultivo de un determinado pensamiento. Sociedades existen en las que enfermos y sanos unen sus pensamientos todos los días a la misma hora, para beneficiar su salud con este ejercicio de unión mental.

La *Música* —como hemos visto—, la *Pintura,* etc., pueden ser medios ajenos de acción psicoterápicas, por cuanto transmiten sentimientos e ideas del artista, al que escucha o mira.

Medios espirituales de acción psicoterápica. Pueden ser también *propios* del enfermo y *ajenos.*

Medios espirituales propios. El más importante y el único que interesa al enfermo es la *Fe.* Por ser el de categoría más elevada en el orden espiritual, es también la fuerza máxima con que puede contar un enfermo para curarse. "La Fe mueve las montañas", se dice, y es cierto. Con la fe se consigue lo que parecía un imposible. Es necesario, para evitar las más tristísimas situaciones, que todo enfermo tenga fe en algún método de curación, en algún médico y en las leyes que rigen la Naturaleza. Para ello hay que conocerlos. Se impone, en suma, que toda persona posea un criterio filosófico de la vida sinceramente sentido. La fe viene del conocimiento, porque, como decía Anatole France, *"comprender es amar"* y el amor es señal de fe.

El estudio de estas lecciones puede conducir al estudiante a tener fe en la Naturaleza y en nuestro criterio terapéutico, resultado máximo a que pudimos aspirar al desarrollarlas. No habiendo fe, hay que confiarse plenamente a la fe del médico en su sistema|. Por eso, agregamos en nuestras hojas de tratamiento: "Huid sistemáticamente de los cambios de médicos, que son causa de que muchos enfermos no se curen nunca. Procurad depositar vuestra confianza en un médico y que él os guíe toda la vida."

Los enfermos que por falta de conocimiento aun no tienen fe en un método de curación, deben albergar por lo menos la *esperanza* de curarse, y deben llegar a ella, bien por un movimiento intuitivo, bien por un razonamiento bien entendido. Esperanza de curación deben tener todos los enfermos, si piensan que la naturaleza individual tiende siempre a la corrección de las funciones perturbadas por las causas morbosas, como bien al detalle hemos expuesto en su lugar correspondiente.

Medios espirituales ajenos. Los más importantes de éstos, existen principalmente en el médico y en las personas que rodean al enfermo; y son el *amor* y la *fe* que, en síntesis, es la *convicción y percepción directa de la Verdad.* "...pues aquel que cree en la verdad, sana por medio del poder de la misma" (Paracelso, *Paramir*, 1; prólogo 3).

Dijo el eminente médico español D. Antonio Espina que, la mayor parte de los médicos de hoy "mueren escépticos y a veces arrepentidos". "En la generalidad de los casos la llamada *fe* es ilusoria, y consiste tan sólo en una creencia aceptada o pretendida en la exactitud de ciertas opiniones o teorías. La verdadera fe del hombre elevado, es un poder vivo, espiritual y divino, que resulta de la certidumbre de la percepción espiritual de la ley eterna de causa y efecto. Así como estamos plenamente convencidos de que el día sigue a la noche, y la noche al día, así también el médico, conociendo las causas espirituales, morales y físicas de las enfermedades, y apreciando la corriente de su evolución y progreso, conoce los efectos producidos por tales causas y dirige los medios para su curación. Ninguno puede destruir los efectos producidos por la ley de divina justicia. Si uno impide la manifestación de la ley divina —(o natural)— de un modo, se manifestará de otro modo; pero aquel que vive en la verdad y en la cual se manifiesta la verdad divina, es elevado por encima de la Naturaleza, pues entra en aquello de lo cual ha procedido la Naturaleza. Este poder que eleva y salva todo, es la verdadera fe, en el hombre, la cual puede curar todas las enfermedades" (Hartmann).

El *amor* es el medio psicoterápico magno. Es la fuerza creadora por excelencia. Todo el Universo es la manifestación de un Amor infinito. La Vida es el fruto de ese amor. El sentimiento del amor a todo lo creado, es la situación espiritual que da las máximas garantías de un vivir sano y vigoroso, porque es la razón de ser y la esencia de la vida misma.

El enfermo que ame a los que le rodean y sea amado por ellos, cuenta con el más poderoso ambiente de *fuerzas espirituales* para curarse. En el fondo de este sentimiento estriba la finalidad trascendente de su vida y la más legítima arma para cumplir su evolución personal y la de aquellos que le rodean.

El médico, solamente curando por amor, por el deseo y la alegría de hacer bien a un semejante, no por el interés material, podrá conseguir el beneficio máximo para el enfermo. Escuchemos el precepto de no aspirar al fruto de nuestras obras. Recordemos el consejo de Cristo, base de toda convivencia normal: "Sólo esto os digo: que os améis los unos a los otros".

"Uno no debería divorciar su vida física de su creencia en la conducción por el espíritu, porque éste lo compenetra todo y se manifiesta en lo físico (o más bien a través de él), así como en los más elevados estados mentales. Uno puede comer con el espíritu y beber con él, lo mismo que pensar con él. Él no dirá "esto es espiritual y esto no lo es", porque en el sentido más elevado todo es espiritual" (Yogi Ramacharaka).

Lección XXXVII

REFLEXOTERAPIA

La *Reflexoterapia* consiste en producir reacciones orgánicas curativas por medio de ciertos estímulos sobre las terminaciones periféricas de los nervios centrípetos. Es decir: provocando reflejos.

Conviene que partamos de la meditación de los siguientes hechos, bien conocidos de los fisiólogos. Toda modificación de las condiciones del medio externo y del medio humoral interno, produce estímulos nerviosos periféricos que despiertan las reacciones orgánicas consiguientes para asegurar la conservación y la continuidad de la existencia. Estas reacciones orgánicas tienen su centro en el *bulbo raquídeo,* donde reside la facultad de regulación y adaptación a los estímulos exteriores.

Todos los órganos están subordinados los unos a los otros, hasta el punto de que cualquier modificación que se produce en un órgano o aparato, repercute en los demás y produce cambios o adaptaciones fisiológicas, que pueden sobrepasar los límites normales y convertirse en fenómenos patológicos.

El *bulbo,* como dice Bonnier (el fundador de la centroterapia nasal), es "el guardián de la fisiología, por cuya sabiduría nuestra vida se continúa de segundo en segundo. Es el maestro a quien hay que consultar antes que todo; es el conductor de nuestra máquina; cuando ésta se desvía, es porque él se duerme. En lugar de ayudarla, despertémosle. Despierto, él obrará. ¿Cómo lo hará? Observémosle y nos enseñará el oficio, lo que nos hace vivir".

Para despertar la actividad bulbar, todo se reduce a buscar un nervio centrípeto fácilmente accesible y que, por sus relaciones con los demás centros nerviosos, sea capaz de ejercer sobre ellos una acción modificadora.

Los centros nerviosos y especialmente los bulbares, son verdaderos acumuladores de *energía nerviosa* o *fluido neúrico,* cuya descarga se produce por el influjo de una excitación periférica o de los procesos íntimos de la nutrición celular. Estos estímulos ponen en actuación la energía potencial o en reserva, que, por la red de nervios motores o centrífugos, pasa a la periferia para convertirse en trabajo químico o mecánico.

Mas, para que el estímulo periférico curativo sea eficaz, es necesario que se cumplan dos condiciones: a) Que se hallen intactas las vías de conducción nerviosas que han de actuar en el reflejo, tanto la centrípeta como la centrífuga. b) Que exista cierto grado de acumulación de energía nerviosa en los centros nerviosos (el agotamiento de éstos, deja sin efecto la excitación periférica por considerable que ésta sea; y en cambio, habiendo suficiente condensación de fluido neúrico, basta un estímulo imperceptible para provocar un efecto motor).

Conviene saber también que, como explicó Bechterew, puede haber transmisión directa del estímulo nervioso de un centro a otro, sin intermedio de nervio alguno; como ocurre, por ejemplo, cuando a consecuencia de ciertos sonidos o ruidos, se perciben impresiones visuales de colores; o bien en el caso frecuente de notarse cosquilleo de nariz a consecuencia de una excitación luminosa y hasta estornudar al salir al sol.

Estas asociaciones y las mentadas variaciones de la excitabilidad según el estado de plenitud o de agotamiento fisiológico de la persona, explican la complejidad de ciertos reflejos y los resultados tan diferentes que se obtienen en la práctica. De aquí se deduce también la utilidad indiscutible de la reflexoterapia en medicina, pues como dice Leprince: "Si se puede, en efecto, actuar sobre un percance serio que pone la vida en peligro, como el síncope, por la simple proyección de agua fría sobre el rostro, o por medio de la respiración de amoníaco, que irrita directamente los centros cardio-pulmonares, no puede sorprendernos que ciertas formas morbosas inmediatamente menos graves para la vida de los individuos, puedan ser curadas (como ocurre con la mayoría de las enfermedades crónicas) por medio de excitaciones periféricas de ciertos centros nerviosos."

Dos sistemas principales abocan al campo de la reflexoterapia. El de P. Bonnier o *centroterapia*, y el de A. Abrams o *espondiloterapia*. Para el primero el punto de estímulo inicial está en las terminaciones centrípetas del nervio trigémino en la mucosa nasal (aunque lo probable es que el reflejo se produzca totalmente por intermedio del simpático cervical). Para el segundo, el punto de excitación periférica está en las raíces de los nervios espinales, sobre los cuales se actúa percutiendo o electrizando las apófisis espinosas de las vértebras; lo cual produce reflejos variados por intermedio del sistema nervioso simpático y del parasimpático, ya estudiados en su correspondiente lugar.

Los reflejos más importantes, sus mecanismos y sistematizaciones. Desde los primeros siglos de la civilización china, fue conocido y practicado en este país un método de terapéutica, llamado *Tchá-tchénn* o acupuntura, que consiste en clavar en los tejidos de diferentes partes del cuerpo, agujas de longitud variable. La acción del pinchazo sobre uno de los 388 puntos reconocidos, produce un efecto reflejo por vía bulbar, que actúa sobre las condiciones de circulación de un determinado órgano. Ese método de reflexoterapia, se deduce en principio, de observaciones vulgares, de las cuales son ejemplos las siguientes: El catarro nasal puede ser producido por la acción del frío en los pies, y puede ser curado por la acción del calor aplicado a las mismas extremidades. Las neuralgias del trigémino pueden ser curadas por cauterización de ciertos puntos del pabellón de la oreja; y las del nervio ciático por una cauterisación del lóbulo auricular. (De esta relación es buena prueba el hecho de que se produce vasodilatación de la oreja por la sección del nervio ciático). Humedeciendo el lóbulo de la oreja con agua fría en un día de gran calor, se nota inmediatamente una sensación de frescura por todo el cuerpo (reflejo en los centros térmicos). La aplicación de compresas frías en la bolsa testicular, contrae los vasos del pulmón. Las tracciones rítmicas de la lengua en los asfixiados, produce un reflejo respiratorio bulbar.

Las acciones hidroterápicas que hemos estudiado en la lección correspondiente, se deben también a reflejos producidos en los centros nerviosos, como consecuencia del estímulo térmico y mecánico en las innumerables y sensibles terminaciones nerviosas de la piel. El masaje obra muchas veces por vía refleja, como muy a las claras lo demuestra el tratamiento de las neuralgias por el método de Wetterwald. Y, en fin, la curación de los aneurismas de la aorta llevada a cabo por Albert Abrams percutiendo la 7ª vértebra cervical (y de la cual publicó 40 casos en 1910), demuestran asimismo la importancia de los estímulos mecánicos en la producción de reflejos.

Los reflejos orgánicos que, con fines terapéuticos, conviene conocer, son los siguientes:

Reflejo óculo-cardíaco. La compresión del globo ocular produce lentitud de ritmo cardíaco (bradicardia); raras veces aceleración; de calor o de frío, sudación, vértigos, dolor de cabeza, náuseas, cólico y disminución del número de respiraciones. De donde se deduce que, la presión sobre el globo del ojo, origina tres reflejos: Uno óculo-cardíaco; otro óculo-respiratorio y otro óculo-vasomotor, en los que sirven de vías transmisoras el trigémino, el simpático y el pneumogástrico (Petzetakis y Léry).

Reflejo palatino-cardíaco. Actuando sobre el paladar puede obtenerse una aceleración del ritmo cardíaco, de 10 a 20 pulsaciones por minuto (Henri Louge).

Reflejo laringo-cardíaco. La compresión de la laringe produce una inhibición, con gran descenso de la presión arterial, pudiendo ocasionar el síncope. De aquí el peligro de los golpes en la laringe, no ajeno al colapso del centro de fuerza tiroideo (parte Iª) y a la paralización de la corriente vital. Este reflejo se atenúa o desaparece al elevarse la temperatura orgánica (Richet).

Reflejos periféricos. Las excitaciones de la piel, especialmente bajo la acción del agua fría (hidroterapia), provoca reflejos respiratorios variables, según la temperatura del agua y el lugar o zona de aplicación. Así, por ejemplo: la ducha fría prococa un efecto inspiratorio; la proyección de agua fría sobre la piel del rostro, origina una interrupción respiratoria en espiración; la irritación de la mucosa nasal por el agua fría, produce una expiración violenta, que llega al estornudo cuando dicha irritación, por causa química o mecánica, se hace más fuerte. Las irritaciones dolorosas causan un efecto inspiratorio.

Los movimientos del estómago disminuyen o se anulan por las excitaciones térmicas dolorosas (quemaduras) o por otros estímulos intensos en los órganos de los sentidos (vista, olfato...). Como ya dijimos,

625

la compresión de los globos oculares, puede ocasionar náuseas y aun vómitos. Las excitaciones sobre la piel de la base del tórax provocan la contracción del estómago (Percy Mitchel).

Ciertas excitaciones auditivas pueden actuar sobre el centro de la micción.

Prodúcese una marcada detención de los latidos cardíacos por la excitación de la mucosa naso-laríngea, bien sea a consecuencia de acciones mecánicas, térmicas o químicas amoníaco, cloroformo, etc.); por la irritación mecánica y los golpes sobre las vísceras abdominales (que pueden obrar también por inhibición del plexo solar y de la corriente vital); por estímulos irritativos, en fin, del aparato respiratorio.

La presión sobre el borde del hígado puede ocasionar náuseas, dolor en el hombro derecho o en la mama, tos y sensaciones penosas en el hipocondrio izquierdo y aun detrás del esternón. Los cálculos de la vesícula biliar se acompañan a menudo con dolores del dedo gordo del pie. También son conocidas las relaciones existentes entre el hígado, el corazón, el riñón y el nervio cubital (dedo muerto) (Franz Glénard).

Merece citarse, aun con ciertas reservas, el efecto que produce la extirpación de las amígdalas sobre los dolores y las inflamaciones del reumatismo, y que, en contra de la opinión de ciertos autores que lo consideran como efecto metastásico, nosotros lo creemos puramente reflejo, como ya lo hicimos constar en nuestro *Manual de Curación Naturista*. La extirpación de un diente, puede, efectivamente, curar un reumatismo, exactamente igual que la ablación amigdaliana.

Ciertos estímulos sobre la piel (enfriamiento, cosquilleo, etc.) originan un reflejo pilo-motor (*carne de gallina*), bien sobre la zona directamente excitada o bien a distancia, ya sea con efecto unilateral o bilateral y simétrico (André Thomas). Este reflejo fue producido también por Abrams percutiendo la 7ª vértebra cervical, las 1ª y 10ª dorsales y las 1ª y 5ª lumbares, produciéndose el reflejo pilo-motor en variadas y distantes regiones del organismo.

El diagnóstico por el Iris, del que nos ocupamos detenidamente en la lección XIII, es, como ya dijimos, una manera de interpretar ciertas señales iridianas producidas por fenómenos reflejos.

Finalmente haremos mención de los reflejos pituitarios, sobre los cuales ha basado P. Bonnier su método de Centroterapia Nasal, que tan aparatoso y fugaz éxito alcanzó en nuestra patria con el famoso "toque del trigémino" del doctor Asuero. En la mucosa nasal existen ciertos *centros* inervados por las terminaciones del trigémino en comunicación refleja (por vía del pneumogástrico y del simpático) con los demás órganos del cuerpo. Si se actúa con determinado estímulo sobre el sector correspondiente de la mucosa nasal, podemos conseguir un resultado correctivo en cierto órgano. Todo se reduce a buscar el medio preciso de lograrlo.

Centroterapia nasal de Bonnier. Dice un proverbio latino: "Hombre obeso, nariz embotada", queriendo dar a entender que, el embotamiento u obstrucción nasal dificulta la nutrición, produciendo un retardo de oxidaciones y la consiguiente recarga grasienta. Otro consejo popular nos dice: "Suénese para ver claro". Las alteraciones nasales no han pa-

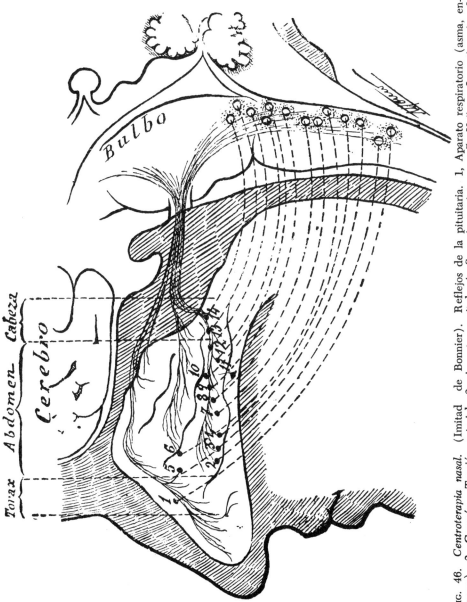

Fig. 46. *Centroterapia nasal.* (Imitad de Bonnier). Reflejos de la pituitaria. 1, Aparato respiratorio (asma, enfisema); 2, Corazón. Tensión arterial; 3, Aparato genital; 4, Secreciones internas; 5, Vejiga. Incontinencia; 6, Ciática; 7, Hemorroides; 8, Intestino. Estreñimiento; 9, Diaflexia; 10, Riñones; 11, Estómago; 12, Hígado. Páncreas; 13, Oído (vértigos); 14, Ansiedad.

sado, pues, inadvertidas como causa lesiva. Del mismo modo, podemos observar modificaciones de la nariz, como consecuencia de alteraciones patológicas de otros órganos: Así vemos, por ejemplo, que los enfermos del riñón presenta la nariz fría y los estreñidos la presentan caliente; como también obsérvase frecuentemente la obstrucción de la nariz izquierda en pacientes afectados del estómago. Una irritación nasal capaz de producir el estornudo, deja de ocasionar éste, si el esfuerzo que le anuncia va acompañado de algún dolor en ciertos músculos dorsales o costales, como sucede en sujetos reumáticos: (Robert Whyt). También se estornuda por una intensa impresión luminosa y aun por excitaciones en el cuero cabelludo (Fromentel).

Estos hechos de observación corriente, adquieren una categoría significativa después de los minuciosos estudios del Prof. Bonnier. Este, efectivamente, encontró en la mucosa nasal *centros* o *áreas* de localización constante, en relación fija con determinados órganos o aparatos y, estimulando los cuales pueden corregirse afecciones de los órganos en cuestión por vía refleja bulbar. La figura Nº 46 muestra la topografía de estos *centros* del modo más elocuente que pudiera hacerlo toda descripción. Otros autores afirman —y los hechos les dan muchas veces la razón— que cualquier área de la mucosa nasal, con tal que se muestre con la suficiente sensibilidad refleja, puede influir en el órgano enfermo, cualquiera que sea éste. (Guillaume). Nosotros debemos afirmar que, admitiendo la exactitud anatómica del esquema de Bonnier, lo importante en la práctica es *buscar la zona de la mucosa nasal que presenta la máxima sensibilidad (a veces dolorosa) o afecta de fenómenos inflamatorios o hemorrágicos.* Generalmente la zona así hallada es la que se encuentra en relación refleja con el órgano interno afectado.

El estímulo del "centro" nasal puede hacerse por medio de una cauterización, como quiede Bonnier, sea por medio de una presión mecánica o bien valiéndose de la corriente eléctrica de alta frecuencia, como preconiza Leprince y nosotros practicamos. La cauterización tiene el inconveniente de ser dolorosa, no actúa sino sobre un solo punto de la mucosa nasal y es difícil de precisar. En cambio, la aplicación de alta frecuencia no es destructiva, obra sobre diversos "centros" a la vez y puede repetirse varios días seguidos si es necesario.

Nosotros utilizamos un fino electrodo cuyo extremo se aplica al punto correspondiente de la mucosa nasal, haciendo pasar por él una corriente instantánea que actúa por medio de una fina chispa. Generalmente lo aplicamos a las dos fosas nasales, eligiendo un punto de la mucosa cuyo estímulo produzca un claro reflejo palpebral, lagrímeo y estornudo. Obsérvase también, cuando el punto está bien elegido, una sensación especial que experimenta el enfermo en el órgano enfermo.

El éxito de este procedimiento, aparte la oportuna localización del punto que debe ser estimulado, estriba en la integridad de las vías nerviosas que han de producir el reflejo. Los enfermos que más ostensiblemente mejoran por la centroterapia nasal, son aquellos que presentan mayor sensibilidad refleja y los de condición simpático-tónica (1ª parte). La mejoría se suele presentar dentro de las cuarentas y ocho horas. A veces la curación es instantánea. Nosotros hemos curado algún enfermo reumático con sólo dos sesiones (por mejor decir, dos aplicaciones) del electrodo de alta frecuencia. Uno de nuestros pacientes, modesto labrador castellano, imposibilitado de trabajar durante meses por un estado reumático localizado en las piernas, pudo irse a realizar las faenas de la era después de dos "toques del trigémino".

La Espondiloterapia de Abrams. Divulgada también con el nombre de reflexoterapia vertebral por Jaworski, consiste en la percusión de las apófisis espinosas de las vértebras o en la aplicación a su nivel de corrientes eléctricas de alta frecuencia o de corrientes sinusoidales. Su acción se realiza por medio de los sistemas simpático y para-simpático (1ª parte) y halla la máxima eficacia en los pacientes que presentan uno de los "síndromes" de hipertonía del sistema neuro-glandular.

Veamos los principales reflejos vertebrales y sus aplicaciones terapéuticas.

En primer lugar, debemos exponer los *reflejos musculares* que pueden obtenerse por la percusión o electrización de las apófisis espinosas de determinadas vértebras. Para ello adoptamos la clara exposición de Leprince:

Vértebras cervicales.
  5ª Cerv. Reflejo escapular.
  6ª Cerv. Reflejo palmar.
Vértebras dorsales.
  3ª, 4ª, 5ª y 6ª Dors. Reflejo pectoral.
7ª, 8ª y 9ª Dors. Reflejos epigástrico.
Vértebras lumbares.
2ª Lumb. Cuádriceps femoral.
  3ª, 4ª Lumb. Reflejo de Babinski.
Vértebras sacras.
  1ª, 2ª Sac. Reflejo plantar.
  5ª Sac. Tendón de Aquiles (flexión del pie).

Por otro lado, es fenómeno digno de observarse que, la *sensibilidad vertebral* está exagerada y aun dolorosa en ciertas afecciones viscerales, como sucede en los casos que exponemos a continuación:

Gastritis ulcerosa. Al nivel y a izquierda de la 10ª a la 12ª dorsales.
Cálculos de la vesícula biliar. A la derecha de la 12ª dorsal.
Afecciones del corazón. A la izquierda de las 3ª y 6ª dorsales.
Afecciones pulmonares. De la 3ª a la 6ª dorsales.
Apendicitis. 8ª y 9ª dorsales y 1ª limbar.
Enfermedades del riñón. 10ª y 12ª dorsales.
Ovaritis. 3ª lumbar.
Metritis. 4ª lumbar.
Afecciones pelvianas. 5ª lumbar.

Relaciones que se explican bien y pueden ser ampliadas más detalladamente a base de lo expuesto en la lección 14, epígrafe b. *defectos de inervación*; a lo cual remitimos al estudiante para completar el fundamento anátomo-fisiológico de la reflexoterapia vertebral.

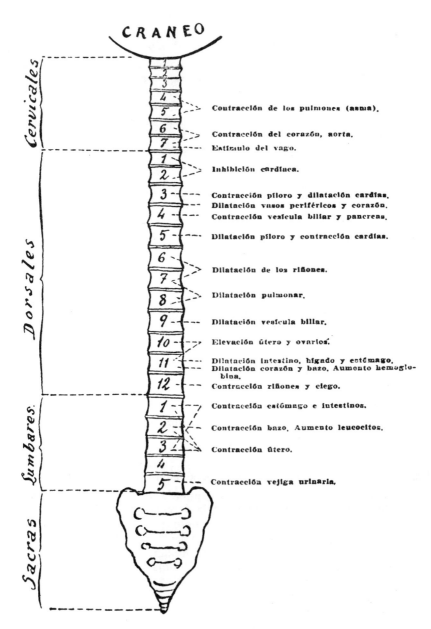

FIG. 47.

Para terminar este asunto, expongamos las maniobras espondiloterápicas más empleadas en la práctica.

Reflexoterapia pulmonar. Percutiendo las 4ª y 5ª vértebras cervicales, se obtiene un reflejo de contracción pulmonar utilísimo en el tratamiento del asma esencial, especialmente en el comienzo de una crisis. Si se tratase de asma cardíaca, sería menester percutir la 7ª vértebra cervical. Estas maniobras requieren un buen diagnóstico previo, dado que, una percusión equivocada de la 7ª cervical en caso de asma bronquítica, empeoraría aun más los fenómenos asmáticos.

Reflexoterapia cardíaca. Fue Abrams quien descubrió que la percusión de la séptima vértebra cervical produce un reflejo de contracción del miocardio que dura unos diez minutos en los sujetos normales y algunas horas en ciertos enfermos cardíacos. El contrarreflejo de dilatación cardíaca se obtiene por la percusión de las 3ª y 4ª vértebras dorsales.

El estímulo o percusión de la 7ª vértebra cervical, será pues útil, en las neurosis cardíacas dependientes de una hipertonía del vago en los aneurismas de la aorta y en el bocio exoftálmico.

Util en las neurosis cardíacas dependientes de una hipotonía del nervio vago, debemos actuar entre la 3ª y 4ª espinas dorsales (nervio depresor).

Reflexoterapia gástrica. La cotracción del estómago se obtiene por la percusión o estímulo sobre las tres primeras vértebras lumbares. Actuando sobre la 5ª dorsal se dilata el píloro.

Reflexoterapia intestinal. En los casos de estreñimiento atónico será útil la percusión de las tres primeras vértebras lumbares, así como en los casos de estreñimiento espasmódico debemos actuar sobre la 11ª dorsal (reflejo de dilatación). La percusión de la 10ª dorsal vacía el apéndice; la percusión de la 1ª lumbar, le dilata. Actuando sobre la 12ª dorsal se produce un reflejo de contracción del intestino ciego.

Reflexoterapia esplénica. Percutiendo la 11ª vértebra dorsal, se obtiene un aumento de volumen del bazo; mientras que, percutiendo la 2ª lumbar, logramos su disminución. Pero no es esto lo más importante, sino los efectos que se obtienen sobre el porcentaje de glóbulos sanguíneos y de hemoglobina.

Actuando sobre la 11ª dorsal solamente, se acrecienta en 300.000 por mm³ el número de glóbulos rojos y en un 5 por 100 la cantidad de hemoglobina.

Obrando sobre la 2ª lumbar solamente, aumenta el número de leucocitos en 2.800 por mm³.

"Si se manipula alternativamente sobre las apófisis espinosas de las dos citadas vértebras, se obtiene un acrecentamiento de glóbulos rojos de 650.000 y se eleva en un 10 por 100 el porcentaje de hemoglobina" (Roncovieri).

Reflexoterapia vesical. Actuando sobre la 5ª lumbar, se obtiene la contracción de las paredes y esfínteres de la vejiga.

Reflexoterapia pelviana. La acción sobre las tres primeras vértetebras lumbares, provoca la contracción del útero y la elevación de los ovarios. La electrización de las vértebras 10ª, 11ª y 12ª dorsales reduce el prolapso ovárico y uterino (Ireland).

De la elección del procedimiento reflexoterápico. Los actos terapéuticos realizados sobre las vértebras, tienen distintos resultados según el medio que se emplee. La duración del efecto reflejo es máxima con la *corriente sinuosidal rápida* y disminuye en el orden de las siguientes aplicaciones: *corriente de alta frecuencia, percusión;* siendo casi nulo con la *corriente sinuosidal lenta.* A veces la máxima duración corresponde a la *presión paravertebral,* como ocurre con el reflejo pulmonar de vasodilatación de Abrams, y otras veces se obtiene con la corriente sinuosidad rápida como se observa con el reflejo de contracción aórtica. que puede durar hasta 40 minutos.

OCTAVA PARTE

CLINICA NATURISTA

Lección XXXVIII

CLINICA NATURISTA

Conceptos clínicos. Dificultades prácticas de la terapéutica naturista. Indicaciones generales en las formas morbosas más comunes. Algunas características de la cura naturista.

Conceptos clínicos

La palabra *clínica* proviene del griego *cline*, término que significa *cama o lecho*; y con ella queremos dar a entender *el arte de estudiar la enfermedad y sus síntomas sobre el propio enfermo*.

En realidad, dentro de la actividad clínica hay que incluir el *examen del enfermo*, el *diagnóstico*, el *pronóstico*, la *indicación terapéutica* y la *práctica del tratamiento*. Cuando la clínica se refiere al arte de recoger los signos de las enfermedades y buscar los caracteres fisiológicos y tendencias patológicas del sujeto enfermo, entonces se apellida, *propedéutica* (del griego *propaideo* o enseñanza preliminar). Con los datos clínicos forjamos el diagnóstico y el pronóstico, al tenor de lo expuesto en las lecciones 13, 14, 15 y 16.

La *clínica naturista* diferénciase de la *alopática* en que da la preferencia al estudio del enfermo sobre el de la enfermedad, puesto que la enfermedad es un fenómeno *realizado* por el organismo con arreglo a modalidades individuales de reacción. La *clínica homeopática,* por su parte, se esfuerza en conseguir un cuadro acabadísimo del conjunto sintomático, o sea de los mecanismos morbosos. Mas, búsquense los síntomas al detalle al modo homeopático o reconózcanse las lesiones materiales al modo alopático, el criterio naturista profundiza hasta el fondo del problema clínico, indagando los errores de conducta y los desfallecimientos vitales que han ocasionado los unos y las otras. La clínica naturista no se contenta con menos que indagar el *por qué*, el *cómo* y el *para qué* del fenómeno morboso. Y no hay que insistir sobre estos extremos ya tratados extensamente en lecciones pasadas.

La marcha que asignamos al diagnóstico, expuesta en la lección 13, viene a ser, en este punto, el programa de nuestra clínica. No falta sino agregarle los detalles técnicos de exploración. Y en cuanto a éstos (*interrogatorio, inspección, palpación, percusión, auscultación y olfata-*

ción) son de exposición corriente y pueden estudiarse en cualquier manual de clínica propedeútica, sin olvidar que, en esta materia, la teoría sin la práctica es de escaso resultado.

Así pues, el orden de los distintos medios que hemos de emplear para el reconocimiento del enfermo, ha de ser el siguiente:

I. *Interrogatorio.* Por el cual podemos averiguar los errores de conducta biológica y sus causas; los antecedentes de familia y del propio enfermo, historia de la enfermedad y síntomas subjetivos de su estado actual.

II. *Inspección.* Por la cual averiguamos el tipo, temperamento, constitución y conformación; realizamos el diagnóstico básico, el diagnóstico iridológico; el examen de los recargos patológicos; la investigación quirológica; el examen de algunos emunctorios y sus funciones; el examen de ciertas lesiones abordables por el sentido de la vista, el examen parasitario y los análisis químicos y microscópicos.

III. *Palpación.* Por medio de la que apreciamos la existencia de recargos, lesiones, defectos de inervación, ciertas anomalías funcionales y estado del pulso.

IV. *Percusión.* Medio por el cual nos damos cuenta de la existencia de ciertas lesiones internas, del estado de ciertas vías de eliminación (intestino, aparato respiratorio), de ciertos defectos de inervación y del estado de algunos reflejos.

V. *Auscultación.* Examen acústico realizado o no por medio de instrumentos (estetoscopio, fonendoscopio), con el que apreciamos el estado del aparato respiratorio y aun ciertos detalles del digestivo; siendo de capital importancia en el examen del corazón.

VI. *Olfación.* Puede darnos algunos datos útiles sobre el estado de ciertas excreciones, de ciertos órganos y aun sobre la existencia de cuerpos anormales en los humores, como por ejemplo, la acetona en los estados diabéticos.

Dentro de estos distintos modos de exploración, caben los exámenes de la temperatura, de la sensibilidad y de los movimientos, como asimismo las indagaciones astrológicas y psicoanalíticas que se refieren al interrogatorio. Cada clínico, de acuerdo con su punto de vista, establecerá su sistema de reconocimieto y tratamiento de sus enfermos, dentro de las líneas generales que acabamos de exponer.

Como puede verse, el reconocimiento del paciente y la captación de sus síntomas, se atiene a ciertos procedimientos comunes a los distintos métodos de medicina, *alopático, homeopático y naturista,* cuyas diferencias estriban en el distinto uso que hacen de los datos recogidos. No obstante, algunos procedimientos especiales de diagnóstico individual, como el diagnóstico por el iris y el diagnóstico básico, son usados casi exclusivamente por el método naturista; y esto se debe precisamente a que son diagnósticos de individualización, cuyos datos adquieren singular importancia en nuestro método terapéutico.

Mas cualquiera que sea el programa clínico adoptado por cada médico, conviene no olvidar que, en materia terapétuica, hemos de marcha sobre la firme base de la anatomía y la fisiología, y no olvidar la decisiva importancia que para ciertos casos tiene la influencia del pensamiento y el sentimiento, cuyas acciones trasciendan los fenómenos de la vida puramente vegetativa o físico-química. Como dijo el doctor P. Blum, "la fe puede hacer milagros que una terapéutica puramente química o física es a veces incapaz de realizar; el corazón tiene sus razones que la razón no tiene".

La *anatomía* aplicada a la investigación diagnóstica y a la práctica de la terapéutica, es un recurso clínico de valor incalculable. La causa de una dolencia puede ser una disposición anatómica anormal. Un vientre caído puede ser causa, entre otros síntomas, de dolores en la región lumbar y en los costados, que se resistirán al régimen, a las fricciones y a los narcóticos, pero que cesarán mediante una faja que sujete la pared abdominal. Un dolor entre los hombros puede ser motivado por la caída de los senos, y cesará por medio de un oportuno sostén. Un dolor de cabeza puede ser originado por un defecto de acomodación de la vista, y desaparecerá por el uso de unas gafas adecuadas. Una hemorragia de la retina puede depender de un obstáculo mecánico a la circulación venosa del cuello, y hallará su remedio oportuno en el ejercicio o el masaje. Una hinchazón de los tobillos puede tener su causa en el pie plano, y desaparecerá con el uso de una suela ortopédica. Y así podríamos multiplicar los ejemplos que nos ilustran sobre la importancia de reconocer la conformación del paciente y sus recargos, o sea de considerar el aspecto anatómico del problema clínico.

La *fisiología*, contribuye no menos a establecer una clínica clarividente. Todo el diagnóstico puede resumirse en el *procedimiento de buscar las causas de la alteración de las funciones orgánicas perturbadas*. Y esto es pura fisiología. Efectivamente, todo órgano tiende a perseverar en su función; y si ésta se altera, habrá que buscar en el estudio de su fisiología, la naturaleza de las modificaciones acaecidas y de los esfuerzos o reacciones orgánicas realizados para restablecerlas o suplirlas. Un estómago con exceso de ácido o que deja pasar la bilis a su interior, no hace sino adaptar su función a condiciones anormales del excitante alimenticio; y su normalización hay que buscarla en la modificación del alimento ingerido. Un proceso enfisematoso del pulmón en enfermo obeso, tenida en cuenta la función lipolítica de dicho órgano, se resistirá a todas las maniobras terapéuticas que no sean la normalización general de las oxidaciones orgánicas y el descargo adiposo. La hipertensión· sanguínea y la arterioesclerosis, pueden ser fenómenos de adaptación y de equilibrio fisiológico, que, en ciertos casos, resultaría peligroso combatir sin suprimir las causas reales de su aparición, por el oportuno régimen. (Tal sucede en enfermos de insuficiencia renal). La solidaridad admirable entre el sistema nervioso neuroglandular y las glándulas endocrinas, y la de éstas entre sí, explica multitud de síndromes morbosos, cuya corrección no puede intentarse sin una minuciosa valoración de las funciones coordinadas de todos y cada uno de los mencionados órganos. Y así, meditando sobre el origen real de los distintos síntomas o funciones alteradas, llegamos a la conclusión de que, sin un conocimiento profundo y rectamente aplicado de la fisiología, no hay posibilidad de instaurar una terapéutica patogénica, ni de realizar, por tanto, una fundamental acción curativa. Nuestra terapéutica naturista es eminentemente fisiológica.

Dificultades prácticas de la terapéutica naturista

Muchas veces en el curso de la cura natural, encontramos dificultades por parte del individuo enfermo, y especialmente de su organismo, para la tolerancia y la persistencia en la indicación terapéutica. Dichas dificultades nacen principalmente de la existencia de *ciertos temperamentos mal adaptables, del agotamiento del enfermo* y de la *aparición de crisis curativas.*

Ya tuvimos ocasión en la lección XVIII, de exponer las condiciones de tolerancia y reacción de los distintos tipos y temperamentos, ante las maniobras diversas que exige la terapéutica. También vimos cuáles eran las dificultades de adaptación más corrientes en la práctica. Y llegamos a la conclusión de que el tipo de enfermo más difícil de encauzar y más rebelde a la naturalización de su vida, es el *nervioso poco comedor.* Débese esto a su natural inconstancia, su inquietud, exaltada emotividad, falta de disciplina, incoordinación mental y temperamento caprichoso. Muchas veces nos admira su resistencia extraordinaria, no obstante su alimentación exigua y su aparente desgaste vital. Se caracteriza por el desorden orgánico y mental. No es raro observar en él que, tras una temporada de actividad febril, alimentación desigual y aun escasa, y preocupación constante, entra en un período de quietud, gran tolerancia digestiva y reposición rápida de sus fuerzas vitales. Las dificultades de adaptación que pueden observarse en él por regla general son, el adelgazamiento, la astenia, cansancio pronto, irritabilidad, friolerismo, inapetencia, fermentaciones digestivas y estreñimiento o diarrea. Síntomas consecuentes principalmente a la supresión demasiado brusca de los excitantes habituales y a la intolerancia inicial de los alimentos crudos. Obsérvense las reglas y cuidados expuestos en dicha lección sobre la "Individualización Terapéutica".

Podemos decir que, en términos generales, estos enfermos se benefician del régimen alimenticio variado, sabroso, poco voluminoso y repartido en pequeñas comidas no muy distanciadas; del uso moderado y lentamente progresivo de los alimentos crudos; del predominio de féculas y el uso suficiente de albúminas; de una higiene general basada en estímulos variados, cortos y suaves (tanto en el ejercicio físico, baños de sol, trabajo intelectual, etc., como en cualquier otro aspecto de sus libramientos vitales); del reposo detrás de las comidas; del trato con personas tranquilas y optimistas, y del ambiente sosegado y poco ruidoso.

En cambio son altamente nocivos para los mencionados individuos, el régimen alimenticio monótono, voluminoso y en grandes cantidades; las comidas demasiado espaciadas, el ayuno prolongado, la sobrealimentación; el uso de alimentos en forma de puré (que elude el necesario estímulo y la previa elaboración de una buena masticación); la vida demasiado activa o demasiado contemplativa; los estímulos demasiado intensos y prolongados (hidroterapia, helioterapia, ejercicio, etc.); el trato con personas desordenadas, agitadas y de mentalidad negativa; el ambiente febril y ruidoso de los grandes núcleos de población y, en fin, las contrariedades, preocupaciones y disgustos de toda índole.

He aquí un modelo de régimen alimenticio propio para los enfermos de *temperamento nervioso y poco comedores.*

Desayuno: Frutas crudas con pan tostado y algo de miel o mantequilla. O bien malte con leche y pan tostado, añadido de miel o mantequilla. O un plato de cualquier cereal (copos de avena, sémola, tapioca, gofio, etc.), con poca o ninguna leche, con o sin mantequilla.

Comida del mediodía: Algo de ensalada cruda para comenzar; un plato feculento (prefiriendo la patata, cereales o leguminosas verdes) añadido o no de otras hortalizas (zanahorias, cebolla, alcachofa, pimiento, calabaza, etc.); un alimento albuminoso (tal como el huevo, setas, etc.); un poco de queso o dulce casero; algo de fruta cruda mejor que cocida; una infusión estimulante (malte, manzanilla, etcétera).

Merienda: Frutas o zumos de frutas en agua. A veces algún bollo, pasta, torta o galleta.

Cena: Sopa de cualquier cereal en caldo de verduras y hortalizas; hortalizas variadas (patata, alcachofa, cebolla, etc.); pequeñas cantidades de ensalada y frecuentemente queso; frutas.

Al acostarse: (sobre todo si hay insomnio), un poco de zumo de fruta en agua, o algo de leche, o un par de galletas.

Entre cada dos comidas debe dejarse pasar el tiempo suficiente para hacer la digestión cumplidamente.

Los *enfermos agotados* o *débiles* presentan también dificultades para la maniobra terapéutica, que conviene conocer. El agotamiento o extenuación de una persona puede ser consecuencia de *excesos de trabajo muscular* o *nervioso*, o bien de una *deficiencia de vitalidad* general o referida a una víscera. El *reposo* es regla general para estos pacientes. Al él hay que agregar la *administración discreta de alimentos reparadores* (frutas jugosas y oleaginosas, patatas, huevos, leche, quesos ...) teniendo en cuenta la depresión que presentan también las fuerzas digestivas; y la *hiroterapia caliente* (en aplicaciones cortas, frecuentes y no excesivamente cálidas), como toda otra aplicación de calor que ahorre al enfermo el consiguiente gasto energético en forma de reacción. El *agotado por exceso de trabajo muscular*, suele responder bien al reposo absoluto inmediato y a la alimentación progresiva, pero el *agotado nervioso* (víctima de bailes, reuniones, teatros, negocios, trabajo intelectual excesivo ...) necesita frecuentemente una verdadera reeducación de sus actividades orgánicas y psíquicas basada en el reposo físico e intelectual, el régimen nutritivo y optimista, el calor y el masaje. En fin, los enfermos que presentan *deficiencias vitales* (débiles, caquécticos, cardíacos, hepáticos, renales, gástricos, etc.) deberán vivir rodeados de cuidados, con un régimen dulce y prudente, sin pretender jamás lanzarse a una vida de plena actividad como cualquier persona sana.

La *aparición de crisis curativas* suele ser la forma con que los organismos recargados e intoxicados de larga fecha, responden a los estímulos de la cura naturista. Generalmente se observa en principio una *pérdida de peso*, que debemos considerar totalmente normal cuando va acompañada de un buen apetito y un aumento de la energía y la resistencia del enfermo, pues en estos casos débese a la eliminación de la grasa sobrante y de ciertos acúmulos acuosos. Esta pérdida de peso pudiera deberse también, como ya dijimos, a una dificultad de adaptación; y en este caso requiere toda nuestra atención para ser atajada con maniobras adecuadas de régimen, conforme expusimos en la lección 18.

Como ya dijimos en lecciones anteriores, pasado el período de eliminación tóxica, el peso se estaciona y aun aumenta, entrando el enfermo en el período de regeneración celular, que demuestra la limpieza orgánica y la perfecta adaptación al régimen alimenticio e higiénico prescripto. Es siempre de desear, sobre todo tratándose de enfermos delicados, delgados o con lesiones viscerales, que la pérdida de peso consiguiente a la fase de eliminación tóxica, se cumpla lentamente y aun con altos en su marcha, para lo cual tendremos muchas veces que aconsejarles un reposo suplementario y el retorno a la ingestión de alimentos de su antiguo régimen, que el instinto reclama en estos casos imperiosamente.

En los enfermos robustos, grandes artríticos, muy recargados de grasas, no hay inconveniente en buscar un adelgazamiento más rápido (de 2 a 4 kilogramos mensuales), hasta un límite difícil de fijar, pero que puede ser hasta 5 u 8 kilogramos menos que el número de centímetros en que su estatura excede al metro. Conseguida la limpieza de los órganos y humores, el peso aumenta automáticamente, aun sin aumentar la alimentación y se estaciona (con las naturales y fisiológicas oscilaciones propias de cada época del año) en una cifra que, excepción hecha de los individuos de tipo nutricio y los de tipo armónico, será menor de lo que pretende la citada y clásica regla. Así no es extraño que podamos observar con frecuencia, individuos que alcanzando estaturas que sobrepasan a 1 m 65, presenten un peso no mayor de 55 kilogramos, con el cual se mantienen enérgicos y en perfecto estado de salud.

Es también corriente que, llegada cierta edad (alrededor de los 60 años), los sujetos excesivamente recargados, pierdan parte de su peso habitual, lo cual hay que estimarlo como defensa de su naturaleza, para ahorrar a sus vísceras fatigadas el trabajo de tener que nutrir una masa de tejidos excesiva para sus capacidades actuales. Esta pérdida de peso en el momento en que comienza el descenso orgánico, es garantía de salud y longevidad.

Digamos también, que, por el contrario, el aumento de peso rápido aparte de los casos de individuos francamente desnutridos o agotados, no debe alborozarnos, por tratarse la mayor parte de las veces de retenciones tóxicas e hidrataciones de los tejidos. Tal suele ocurrir con los enfermos tuberculosos sometidos a reposo prolongado y a una absurda superalimentación. Su artificial aumento de peso, condúcelos a las pocas semanas, a una crisis febril y aun a descargas hemoptísicas, que se encargan de hacerles perder el peso tan inoportunamente conseguido. Esto, cuando la fatiga visceral consecutiva a dicha sobrealimentación, no origina un proceso de rápida desnutrición que los conduce a la caquexia. Nunca insistiremos bastante sobre la necesidad fundamental de alimentar a cada sujeto con arreglo a sus capacidades digestivas y metabólicas: es decir, *justamente*.

La fiebre, las diarreas, las erupciones, los estados catarrales, las hemorroides, la hemoptisis, etc., son verdaderas *crisis de limpieza* orgánica que, al tenor de lo expuesto al hablar de la enfermedad, no deben ser cortadas o suprimidas sistemáticamente, sino encauzadas, para facilitar su finalidad depurativa, según las reglas también expuestas en la parte correspondiente, bien se trate del estado agudo o del crónico.

Indicaciones generales en las formas morbosas más comunes

Siempre sobre la base de que "no existen enfermedades sino enfermos", vamos a exponer ciertas reglas generales que pueden orientar al estudiante en el tratamiento de los más corrientes estados morbosos, especialmente de los crónicos, ya que, en cuanto al estado agudo y las infecciones, hemos expuesto lo necesario en lecciones pasadas.[1]

Los *enfermos del estómago e intestino*, requieren maniobras terapéuticas distintas, según se hallen en período de agudización o de cronicidad: es decir en su fase irritativa o en su fase de calma, respectivamente. En el primer caso, sobre todo en los momentos de grandes crisis (dolores, vómitos, estreñimiento, diarrea, espasmos, astenia, desnutrición...), se debe prescribir de momento, un régimen líquido compuesto de leche fermentada, caldos de hortalizas con pequeñas dosis de cereales suaves (tapioca, sémola, maizena, etc.), horchatas de almendras y zumos de frutas en agua. Después se ampliará el régimen con purés de patatas y cereales, hortalizas bien cocidas y frutas asadas o cocidas con pequeña cantidad de miel. Cuando el período de agudización ha pasado, podrá recomendársele al enfermo el régimen normal que reclame su constitución y temperamento. En los períodos de calma, deberán estos enfermos ir adaptando poco a poco su aparato digestivo a la ingestión de alimentos crudos, de los que, a la postre, sacarán las mayores ventajas.

Ni qué decir tenemos que, las causas fundamentales de estos estados gastroentéricos, son el abuso de alimentos desvitalizados y artificiales (dulces, azúcar industrial, alcohol), grasas, carnes, venenos farmacéuticos, tabaco, etc., de los que tanto se abusa en la época presente, y cuyos resultados inmediatos son la inflamación y destrucción de la mucosa gastrointestinal, causa a su vez de irritaciones del simpático abdominal (espasmos, diarrea, anomalías secretorias...) e infecciones subsiguientes.

A estas medidas de régimen alimenticio, deberán acompañar otros cuidados de orden higiénico como las cataplasmas o compresas calientes

---

[1] En nuestra obrita *Manual de Curación Naturista*, hallarán el estudiante y el enfermo, consejos eficaces de urgencia para tratar los síntomas de cada aparato y cada órgano.

sobre el abdomen, los baños y duchas templadas, reposo suficiente, etcétera.

El *estreñimiento* fue objeto de un estudio detallado en la lección XXVI. Y en cuanto a las *diarreas* sería útil repetir aquí lo dicho en la lección XXIX, en la que, por otra parte, se especifica el tratamiento oportuno para cada manifestación de la patología digestiva.

Los enfermos del *aparato respiratorio*, requieren, por regla general, el cultivo sostenido de las funciones de la piel, como órgano compensador de los estados congestivos y catarrales de los bronquios y pulmones. Toda deficiencia de eliminación, espasmo y dificultad reactiva de la piel, se traduce, en estos enfermos, por crisis catarrales de eliminación, a las que no poco contribuyen los alimentos tóxicos y los feculentos en exceso (véase Ehretismo, pág. 449). Así, pues, estos enfermos se beneficiarán grandemente de las aplicaciones frías y calientes sobre la piel, según las distintas estaciones del año, baños de vapor y sobre todo, de la regeneración de la piel por medio de los baños de sol, que constituye el remedio soberano para su tendencia patológica. En lo que se refiere a los enfermos *tuberculosos*, el problema varía mucho; pues si bien es verdad, como dijo Dettweiller que "el tuberculoso es tanto un enfermo de la piel como del pecho" y, por tanto, requiere el cultivo dérmico propio de todos los enfermos respiratorios, también es muy cierto que dicho cultivo requiere ciertas precauciones, debiendo ser orientado el tratamiento hacia la climatoterapia y la dietética oportuna, conforme expusimos en la lección XXII.

Los enfermos *cardíacos*, como se sabe, si padecen lesiones compensadas, se defienden perfectamente bien con una higiene apropiada, basada en los siguientes preceptos: Vida tranquila en el aspecto físico como en el emocional, con evitación de todo esfuerzo, fatiga o exceso; prohibición de todo excitante del corazón, como tabaco, alcohol, café, te, carnes fuertes, etc., así como del abuso genital; régimen lácteo-vegetariano en principio; masaje de los miembros, sobre todo si presentan hinchazones; proscripción de hidroterapia muy fría o muy caliente, como no sea muy localizada; en la mujer debe prohibirse el matrimonio en los casos siguientes: Trastornos de descompensación cardíaca antes del matrimonio, estrecheces valvulares muy acentuadas, miocarditis intensas y degeneraciones grasosas del corazón, sínfisis pericardíaca y lesiones pulmonares y renales consecuentes a las cardiopatías.

En enfermos *cardíacos descompensados*, se impone el uso de la *digital*, cuyas hojas empleamos en infusión, por no ser partidarios del uso de sus principios activos aislados. Y esto, solamente en los casos en que el corazón no responde a las maniobras hidroterápicas oportunas (compresas frías al corazón) o a las inhalaciones de oxígeno.

Conviene advertir que, en algunos casos, las dificultades de adaptación de ciertos enfermos al tratamiento depurativo, o también la persistencia en la ingestión de productos tóxicos, puede originar determinados trastornos cardíacos (como *arritmias, palpitaciones, angustia, eretismo circulatorio*...) que no constituyen verdaderas cardiopatías y cesan fácilmente con la adecuada maniobra terapéutica de desintoxicación o de estímulo.

Tampoco el *descenso permanente del pulso y de la temperatura* (que puede presentar cifras de 60 ó 50 pulsaciones por minuto, y 36 o 36'5 grados, respectivamente) deben alarmar comò signos de debilidad cardíaca, porque casi siempre son señal de nutrición retardada y propios, por tanto, de muchos sujetos artríticos.

Los *enfermos del riñón* y especialmente los *albuminúricos*, son víctimas, más que de un proceso local, de un estado general fuertemente tóxico, entre cuyas manifestaciones lesivas sobresale la *nefritis* con su mayor o menor grado de *insuficiencia renal.* El régimen totalmente atóxico y depurativo, se impone como primera medida, según las normas expuestas en la lección XXIX; debiendo ser prescripto y revisado de acuerdo con las indicaciones químicas de la orina, estudiadas, a su vez, en la lección XIV.

Las mujeres *enfermas de la matriz y los ovarios,* bien sea en formas catarrales, inflamatorias o tumorales, reclaman una revisión de las condiciones circulatorias de la pelvis y sus órganos, cuya deficiencia se debe en gran parte de los casos, a recargos patológicos pelvianos o abdominales y a dificultades circulatorias de los miembros inferiores. Las prácticas hidroterápicas oportunas (baño de asiento, paseos hidroterápicos, etc.), ya estudiadas y el régimen antitóxico adaptado, corregirán estos trastornos. Nosotros hemos llegado a hacer desaparecer fibromas voluminosos de la matriz (alguno que ocupaba ya casi toda la cavidad abdominal, con todas las indicaciones de un caso quirúrgico), simplemente con régimen alimenticio y baños de asiento fríos combinados con baños de sol abdominales; como más adelante podrá verse.

En los *enfermos de los ojos y oídos*, tampoco debemos dejar de examinar cuidadosamente el estado circulatorio del cuello, cuyas deficiencias son, en una cantidad insospechada de casos, causa de graves males (hemorragias retinianas, cefalalgias, otitis, tumoraciones del fondo del ojo y de la órbita, etc.) como ya tuvimos ocasión de indicar en líneas anteriores.

Los *enfermos de la nutrición* (diabéticos, obesos, artríticos, desnutridos, raquíticos...) exigen un buen estudio dietético muy bien individualizado, de acuerdo con las orientaciones expuestas en la lección XXVIII, no olvidando la utilidad indudable que en ellos suele tener la cura de aguas termales y alcalinas.

Finalmente, en los *enfermos del sistema nervioso* (no me refiero a los sujetos de temperamento nervioso) la terapéutica se torna delicada y compleja, exigiendo conocimientos especiales que trascienden a las funciones psíquicas. El psicoanálisis (lección XIV) y el tratamiento mental (lección XXXVI) cumplen en ellos un capital papel.

Se cuidará mucho la alimentación, procurando que sea antitóxica, estimulante y de poco volumen. Debe procurarse el buen funcionamiento de las vías de eliminación y el descanso suficiente, combatiendo, si hubiese, el *insomnio.* Este síntoma proviene muchas veces de los excesos en la comida de noche, y menos veces de su escasez nutritiva y estimulante. Si fuese por exceso, conviene disminuir la cantidad de albúminas (huevo, leche, carnes, etc.), féculas (papas, pan, arroz, patatas, purés, etc.), productos azucarados y, en general, los alimentos excesivamente concentrados; dando la preferencia a las frutas y hortalizas frescas. Si fuese por defecto, se efectuará, prudentemente, la maniobra contraria, agregando algo de huevo, queso o leche, alguna patata, etc., teniendo en cuenta que, la cena, deberá ser siempre (sobre todo en invierno), menos abundante en nitrógeno que la comida del mediodía. El cansancio excesivo y la excesiva sedentariedad, pueden también ser causa del insomnio. En todo caso, el paseo después de la cena, facilita notablemente el buen sueño. A esto agregarmos el buen efecto que a este fin tienen los baños de aire, los movimientos respiratorios, las compresas frías alrededor de los tobillos, las fricciones de la piel y en último extremo, las envolturas de tronco.

Téngase siempre presente que, la inconstancia, el escepticismo y otros vicios de la mala disciplina mental, son obstáculos con los que muchas veces hemos de tropezar en el tratamiento de estos enfermos.

Algunas características de la cura naturista

Ocurre muchas veces, cuando se somete a un enfermo a la cura de desintoxicación y vitalización orgánica que se reproducen en su organismo, durante un período variable de meses o años, atenuadamente, las enfermedades que padeció en el transcurso de su vida. A esto lo llamamos el *desdoblamiento patológico*, porque dicha reproducción suele verificarse en orden inverso; es decir que, la primera enfermedad que se tuvo, es la última que se reproduce. Esto ocurre, naturalmente, cuando las afecciones fueron tratadas con medios supresivos.

También es frecuentísimo que, después de un período de sorprendente mejoría, conseguida con los nuevos y buenos hábitos de vida, aparezcan nuevamente los síntomas pasados, tras de lo cual se vuelve a mejorar más lenta y seguramente. Esto se debe en muchos casos a cierta inhibición orgánica, por supresión muy rápida o prolongada de algunos excitantes, que se corregirá con el uso temporal y moderado de ellos, para después volver al régimen prescripto. De este modo, rítmica y gradualmente, iremos conduciendo al organismo enfermo hacia la adaptación higiénica que le corresponde. En otros casos, la mejoría vuelve sin nuevas correcciones, como un proceso automático, tras la recidiva de los síntomas, ocurrida a título de "crisis curativa".

La *debilidad* o *astenia*, es síntoma muy característico al comienzo de toda cura de desintoxicación. Se debe a la supresión de los excitantes y depende de un defecto de libración del sistema nervioso que, acostumbrado a funcionar bajo el estímulo irritante de sustancias fuertes y tóxicas, reacciona con menos intensidad bajo la acción de excitantes más dulces y fisiológicas. Mas, esto es pasajero y cesa cuando el sistema nervioso se acostumbra a los nuevos estímulos. En este caso, acaba por rendir una función más eficaz y sostenida, porque su capacidad funcional depende del ahorro de sus energías más que del aporte alimenticio. Hay que convencer a los individuos agitados, impulsivos y febriles que su mayor calma después de una cura naturista no significa debilidad ni menor capacidad de rendimiento, sino un libramiento más fisiológico de sus energías nerviosas y, por tanto, una mayor resistencia.

Existe otra suerte de *astenia* producida por la dilatación y descenso de las vísceras digestivas, que cesa, como es lógico, con la tonificación y sostenimiento adecuados. Y aun, muchas personas, llaman *debilidad* a una sensación angustiosa que sienten en el estómago, cuando ha pasado un cierto número de horas después de haber comido, generalmente acompañada de cierta depresión general; la cual puede ser debida a falta de estímulo alimenticio o a digestiones mal elaboradas. Una simple ingestión de pequeña cantidad de alimento, basta para hacerla desaparecer.

Lección XXXIX

ENFERMEDADES O ACCIDENTES QUE DEBE SABER TRATAR TODO EL MUNDO. EL CUIDADO DE LOS ENFERMOS

Insolaciones. Heridas. Fracturas, Relajaciones. Dislocaciones. Contusiones. Quemaduras. Desmayos, síncopes y colapsos. Asfixia. Ahogados. Mordeduras, picaduras. Congelación. Envenenamiento. Otras intoxicaciones y accidentes. Hemorragias por enfermedad. Inflamación del corazón. Embarazo y parto. El cuidado de los enfermos.

Insolaciones

Una persona se sienta un gran rato al sol, vestida y con el sombrero puesto, y acaba por experimentar dolor de cabeza, fiebre, congestión de la cara y, a veces, pérdida de conocimiento.

Otra persona, que se ha hecho bajo el sol del verano 25 kilómetros casi seguidos, se sienta bajo un árbol y cae con síntomas parecidos a los anteriores.

Finalmente, otra persona, llevada de su entusiasmo por lo que le han contado de los excelentes efectos del sol sobre la piel, se está hora y media desnuda expuesta a los rayos solares y acaba con la piel roja, llena de ampollas y síntomas parecidos a los anteriores.

En estos tres casos se opina generalmente que el individuo es víctima de una insolación. Mas esto exige algunas aclaraciones, porque los tres casos son diferentes y cada uno exige distinto tratamiento. La utilidad de saber diferenciarlos y tratarlos es perentorio porque quizá ya en ello la vida de nuestro compañero de excursión.

La palabra *insolación* empléase mal, porque solamente debe aplicarse al caso en que el sol haya actuado *directamente* sobre la piel. Los dos primeros casos no son, pues, insolaciones. El tercero, sí.

El primer caso es, sencillamente una *congestión de la cabeza*, producida por tres factores: calor del sol, inactividad y acúmulo de calor en la cabeza. Se evita no parándose al sol en tiempo caluroso, prescindiendo del sombrero si se tiene pelo o llevando sombrero aireado y de color claro, y procurando la buena circulación y aireación de los pies por medio del uso de sandalias o calzados anchos. Ante un caso de esta naturaleza, debe aplicarse inmediatamente en la cabeza un pañuelo mojado en agua fría y dar fuertes fricciones en los miembros inferiores con las manos mojadas en agua fría, para derivar la sangre hacia ellos. Un baño de asiento frío, puede ser necesario para terminar con este accidente.

El segundo caso es una *fiebre de recargo*, debida, no a la acción directa del calor solar, sino al calor producido por el trabajo muscular que no ha podido irradiar el organismo por lo elevado de la temperatura ambiente. No es dado confundir nunca este caso con el anterior, porque en éste es imposible la congestión de la cabeza gracias al ejercicio muscular de los miembros inferiores. Este caso se evita no forzando el trabajo cuando se camina al sol por países muy calurosos. Y su tratamiento oportuno consiste en dar a beber al paciente agua fresca, y sumergirle cada dòs horas en un baño frío total, haciéndole reaccionar por medio de fricciones o de abrigo. Conviene llamar a un médico, porque estas fiebres suelen tomar a veces un *carácter tifódico* grave. "Las fiebres tifoideas, tan frecuentes en el ejército, son casi siempre fiebres de recargo. Se observan sobre todo en las tropas sometidas a maniobras suplementarias o marchas forzadas, y en las sometidas a grandes trabajos de fuerza, como se ha visto en Angulema y Clermont, con la artillería." (Lagrange.)

El tercer caso es una genuina *insolación*, producida por la acción fototermoquímica de las radiaciones solares sobre el organismo no habituado. Se evita con el acostumbramiento gradual, según hemos visto (pág. 556). Se trata como ya dijimos al hablar de este accidente en la página citada.

Es prudente que, una vez cumplida la atención de urgencia ante cualquiera de estos casos, se avise a la mayor brevedad posible al médico para que valore la aplicación de los medios terapéuticos en relación con el estado del corazón y del sistema nervioso.

Reglas concisas que se desprenden de las anteriores razones:

1. Toda presunta *insolación* producida en reposo y vestido, es una *congestión* que reclama agua fría en la cabeza y fricciones frías en las piernas.

2. Todo accidente producido por el calor, en marcha o después de una marcha (aunque no haga sol), es una *fiebre de recargo*, que debe tratarse con baños fríos totales cada dos horas, y con la ingestión de agua fresca.

3. La verdadera *insolación* producida por la acción directa de los rayos solares sobre la piel, se trata también con agua fresca al interior y al exterior.

Heridas

En caso de heridas y cuando la hemorragia es grande —por rotura de vena o arteria— se procura, si es en un miembro, poner éste en alto (estando acostado el herido) y apretar la raíz del miembro con una venda o pañuelo; cosa que no debe prolongarse más de veinte o treinta minutos para que no se mortifique o gangrene. Si con el anterior procedimiento no cesa la hemorragia, o ésta es en otra parte del cuerpo, se debe proceder a comprimir los bordes de la herida durante el tiempo que sea necesario.

Cuando la herida no tiene gran hemorragia, por no haberse lesionado una vena o arteria importante, basta con exponerla a un chorro de agua fría hasta que cese la hemorragia.[1]

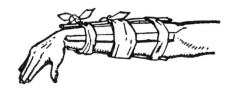

Fig. 48.   Vendaje provisional de fracturas.

Una vez contenida la sangre, se pone una compresa fría sobre la herida, y con esto ya puede resistir hasta que pueda verla la persona técnica.

Debemos advertir que para la mejor evolución de la herida es preferible tenerla expuesta al sol y al aire que taparla con vendas; mas siempre debe protegerse del roce de los vestidos. Los baños de sol generales ayudan grandemente a la cicatrización rápida de las heridas. También a veces se recurre a exprimir sobre ellas, jugo de *Llantén*, de *Arnica* o de *Limón*, diluido en agua.

Fracturas

Las fracturas de los huesos, que se reconocen por el *dolor crepitación, movilidad anormal* e *impotencia para sus funciones,* deben ser atendidas con cuidado, hasta que pueda tratarlas convenientemente la persona técnica.

Se coloca al paciente en la forma y sitio más cómodos posibles, poniéndole una compresa fría de quince a treinta minutos, para aliviar el dolor y bajar la hinchazón, y entonces se procede a colocar un vendaje provisional. Este se compondrá de unas tablillas, palos, reglas, cartones, bastones o paraguas, etc., sujetos con vendas o paños en forma análoga a la que indica la figura 48. La cuestión es proporcionar al miembro roto una armadura que lo inmovilice y mantenga derecho. En casos de no encontrar nada de esto, si se tratase de una pierna, se ata a la pierna sana estirada; y si se trata de un brazo, se sujeta al pecho con un pañuelo que cuelgue del cuello y hombro. Siempre debe procurarse que el miembro roto repose sobre algo mullido (mantas, almohadas, arena, etc.), y que quede un poco más alto que el resto del cuerpo.

---

1 Si la hemorragia ha sido grande, dése de beber bastante agua al paciente, para evitar el síncope.

Con sumo cuidado puede transportarse al enfermo en una silla, hamaca o en los brazos de otras personas.

Después el médico o persona técnica hará lo demás para reunir definitivamente y bien los extremos del hueso roto.

Relajaciones (torceduras)

Cuando por un esfuerzo en mala postura, se produce una torcedura ·o relajación, lo primero que se debe hacer es poner en completo reposo la parte afectada. Después se aplicarán compresas frías, que deberán renovarse cada quince minutos o media hora; y pasadas dos o tres horas se aplicará una compresa de tierra o arcilla que se debe dejar dos o tres horas, y aun toda ‘la noche durante el sueño. Este tratamiento se continúa hasta que todo haya pasado. Mientras se aplican al principio las compresas frías, debe darse masaje al brazo o pierna donde resida la torcedura, siempre en dirección al cuerpo (pág. 601). Un masaje acertado en la propia torcedura, puede aliviar por completo el dolor, después de las dos horas de compresas frías (pág. 605).

Dislocaciones (luxaciones)

En estos casos aplíquense compresas frías de quince a treinta minutos, hasta que llegue el médico.

Contusiones (magulladuras)

Aplíquense en el sitio magullado, tres o cuatro veces al día, compresas de agua fresca (nunca helada o excesivamente fría) en número de cinco a siete, renovándolas cada quince minutos.

Un masaje adecuado, no muy fuerte, beneficiará extraordinariamente la lesión. El reposo es indispensable.

Quemaduras

Pueden ser de tres grados: 1. Inflamación superficial con enrojecimiento doloroso de la piel; 2. Con formación de ampollas, y 3. Con carbonización de los tejidos y costra oscura.

Si solamente hay *inflamación superficial de la piel,* se ponen compresas de agua fresca (no excesivamente fría) continuas, cambiándolas cada dos o tres horas, antes de que se sequen; o bien se unta la piel con aceite. Si después de una hora de quitada la compresa, no hubiese tirantez ni dolor, se puede uno limitar a dar al paciente, polvos de talco o de arroz para que pase la noche. Recuérdese lo que se dijo relativo a este asunto, al hablar de las quemaduras por el sol (pág. 556). Si la quemadura fuese muy extensa, se aplicará una envoltura total húmeda de las mismas condiciones y tiempo que las compresas. El agua que se de a beber al paciente, que no sea excesivamente fría, a ser posible, y siempre que se pueda, mezclarla con jugos de frutas (naranjas, limón, etcétera).

Cuando hay *ampollas*, se hace exactamente igual que en el caso anterior; pero si las ampollas duelen o tiran mucho, conviene pincharlas en su parte más declive con un alfiler, teniendo cuidado de no estropear la piel, y luego se aplica la compresa.

En caso de *carbonización*, se recurrirá a las compresas de agua fresca como en las anteriores, o la envoltura húmeda total. Conviene también, si es posible, un baño de asiento con fricción (pág. 535) para ayudar a derivar las abundantes toxinas producidas en la destrucción de tejidos.

En cualquier caso que sea, sobre todo en el último y en caso de quemaduras extensas, debe avisarse al médico o persona técnica lo antes posible, porque una quemadura puede revestir a veces mucha gravedad. En las quemaduras de cierta importancia, no debe tomar el enfermo más que frutas frescas, o cocimiento de cebada, avena, etc. En las más graves no debe dársele más que zumos de frutas o cocimiento, ya fresco, de los cereales citados.

Desmayo, síncope, colapso, pérdida de conocimiento, accidentes [2]

En cualquiera de estos casos colóquese al paciente echado de espaldas, con la cabeza más baja que los pies, si está pálido, y con ella más alta si está rojo o congestionado. Si está en una habitación, ábranse las ventanas de par en par y póngasele cerca de ellas para que tenga aire puro y fresco. Aflójensele los vestidos, ligas, cinturones, etc., o cualquier cosa que pueda comprimirle. Se le rociará la cara con agua fría o se le golpeará la cara y el pecho con una tela mojada en agua fresca (pág. 533). Si no se repone pronto, se le aplica calor y frío alternativamente en el corazón, y en caso de que no se cuente con agua caliente, se le aplican compresas frías sobre la región del corazón, cambiándolas cada dos o cuatro minutos.

En caso de que tenga la cara congestionada o roja, frótesele las piernas y brazos con abundante agua fría.

Si no respira, practíquese la respiración artificial del modo que a continuación se explica (fig. 49).

Cuando la persona recobre el conocimiento, manténgasela en reposo durante unos minutos o algunas horas (según proceda) y désele a beber agua no muy fría.

---

2 Ponemos todo esto en el mismo párrafo, porque las personas profanas no tienen obligación de saberlo distinguir, y sólo pueden basarse para los auxilios de momento, en ciertos signos exteriores.

Acuéstese al paciente, de espaldas sobre el suelo, y colóquese la persona que le auxilia de rodillas detrás de su cabeza (fig. 49). Entonces se le cogen las muñecas y se le apoyan fuertemente sus propios puños sóbre las costillas bajas, para después llevar sus brazos extendidos, arriba y a los lados de la cabeza, de modo que queden en la prolongación del cuerpo. Después se vuelve a apretarle con sus puños en la parte inferior delan-

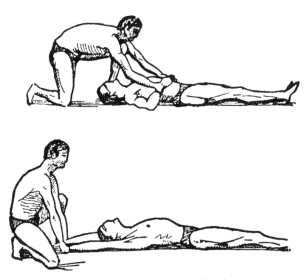

Fig. 49   Respiración artificial.

tera del tórax (costillas bajas), y así sucesivamente hasta que respire por sí solo.

Estos movimientos *respiratorios artificiales,* deben practicarse al *ritmo habitual de los movimientos respiratorios ordinarios* (quince a veinte por minuto), para lo cual, lo mejor es hacerlos al mismo tiempo que los de la persona que los practica.

Si pasados cuatro o cinco minutos la respiración reaparece, se recurre a las *tracciones de la lengua.* Se coge la lengua con un pañuelo y se tira de ella bastante enérgicamente, dejándola después retraerse o introducirse por su propia tonicidad. Esto debe hacerse al mismo ritmo dicho anteriormente (15 ó 20 movimientos por minuto), y de modo que la elevación y extensión de los brazos coincida con las tracciones de la lengua. Tal es el método de Sylvester.

La respiración artificial debe practicarse en algunos durante varias horas. Generalmente los resultados se aprecian a los pocos minutos.

Otro método, el de Schäfer, consiste en colocar al accidentado boca abajo, hacer la tracción con los brazos doblados por el codo, hacia arriba y atrás, apretando luego en las costillas al ritmo dicho.

El método de Eve, que requiere instalación especial, se practica poniendo al accidentado echado y sujeto a una tabla oscilante que le coloca alternativamente cabeza abajo y cabeza arriba al ritmo citado.

Y, por fin, puede ser eficaz el de boca a boca, soplando al accidentado por la boca en sus pulmones rítmicamente.

Asfixia

Se pone al paciente al aire libre o en una habitación con todas las ventanas abiertas, después de haberle sacado del sitio donde la asfixia se produjo. Se le desnuda por completo (para que la respiración por la piel sea lo más activa posible). Después con una toalla o paño mojado en agua fría se le golpea ligera y repetidamente el pecho, para estimularle la respiración, y se le fricciona con las manos mojadas en el agua fría, toda la caja torácica. Luego se le envuelve en una manta.

Si el paciente respira poco o mal, hágasele la *respiración artificial* por el método de Sylvester.

Cada media o una hora, se le debe dar una fricción de todo el cuerpo con un paño mojado en agua fría y hacerle la respiración artificial (aunque respire por sí).

Ahogados

Los socorros que se deben prestar a las personas que han permanecido cierto tiempo sumergidas en el agua, hayan o no perdido el conocimiento, son los siguientes:

1. Quitar al ahogado la arena o el barro de la boca y de la nariz, introduciéndole después entre los dientes un pedazo de madera o un corcho, etc., para que la boca se mantenga abierta. Inmediatamente se le tumbará descansando sobre el vientre para que expulse el agua que pudiera retener en el aparato respiratorio.

2. Se le volverá, acostándole sobre la espalda y un poco de lado, con la cabeza ligeramente más alta que los pies, mientras se le desabrochan las ropas y se le afloja toda aquella prenda que queda comprimirle.

3. Practíquesele la respiración artificial preferentemente con el método de Schäfer.

4. Cuando la respiración ha vuelto (cosa que tarda a veces varias horas) desnúdese completamente al paciente y frótesele fuertemente con mantas o trapos secos para reanimarle.

Vístasele con ropas secas o, en caso de que no haya, envuélvasele en una manta, transportándole, si necesario fuese (sobre todo en tiempo frío) para meterle en la cama con buen abrigo y aun si la temperatura es muy baja, con calentadores.

5. No impacientarse nunca al dar auxilios a un ahogado.

Muchas veces la respiración no vuelve hasta pasado bastante tiempo y el sujeto tarda mucho en reanimarse. Debe prolongarse la respiración artificial el mayor tiempo posible. Llámese al médico cuanto antes.

Cuando son varias las personas que pueden dar sus auxilios a un ahogado, es preferible que cada una de ellas (cuatro a lo sumo) le preste un cuidado: una le desnudará; otra le hará la respiración artificial con los brazos; otra le hará tracciones rítmicas de la lengua (de modo que coincida la tracción de la lengua hacia fuera con la elevación de los brazos), y otra, en fin, le dará las fricciones secas.

Mordeduras; picaduras

En caso de mordeduras de perros, gatos, víboras o de cualquier otro animal, que produzcan la salida de sangre, se deberá inmediatamente chupar la herida repetidas veces por el propio lesionado o por otra persona, a condición de que no tengan heridas o lesiones en la boca o los labios. Si es en un miembro se procederá en el acto a apretarlo en su raíz con un trapo o pañuelo para que la sangre que lleva el veneno no penetre en el organismo, sino que sea sacada por la succión.[3] Es conveniente que salga alguna cantidad de sangre, para lo cual, además de la succión, se apretará el miembro afecto, con las manos, en dirección a la herida. Después se da agua fresca al paciente.

Acto seguido se le echan algunas gotas de jugo de limón o amoníaco, con agua, en la herida, y se coloca una compresa de agua fría con el correspondiente vendaje; y en cuanto se pueda, se avisa a la persona técnica para que remedie las consecuencias que puedan tener estas mordeduras (intoxicación de la sangre con fiebre, fenómenos nerviosos, etcétera).

En casos de picaduras de insectos venenosos (avispas, abejas, alacranes, etc.), se procurará sacar el aguijón si ha quedado dentro, y que sangren un poco por presión con los dedos o succión. Después se lavan repetidas veces con un chorro de agua fría y se pone una compresa de agua fría o mejor de barro o arcilla (pág. 609). Las consecuencias posteriores se tratarán convenientemente.

Congelación

Cuando a una persona se le ha helado una parte de su cuerpo (que generalmente suelen ser las manos, pies, nariz u orejas), cosa que ocurre no sólo por el frío intenso, sino también por la fatiga, debilidad, exceso de bebidas alcohólicas, etc., se hará lo siguiente:

Si tiene tendencia al sueño, se le darán vigorosas palmadas, y hasta pinchazos, en todo el cuerpo para evitar que se duerma, cosa que podría ser peligrosa.

---

[3] Los venenos de los animales que los inoculan por mordedura (de la víbora, perros rabiosos, alacranes, etc.) no son perjudiciales en general introducidos por el tubo digestivo.

Jamás se acerque al fuego al paciente.

Se coloca, si es posible, en sitio cerrado, pero frío, y se procede (desnudándole si es preciso) a frotarle, sin demasiada fuerza (para no romperle las partes heladas), con agua helada o con nieve los miembros afectados. Estas frotaciones pueden hacerse también, teniendo a la persona helada metida en un baño de agua fría.

Cuando haya reaccionado se le hace beber agua, no muy fría, que progresivamente se le dará más caliente, y se procurará ir aumentando la temperatura de la habitación. Se le estimulará por medio de fricciones frías en el espinazo, durante cinco minutos, seguidas de fricción fría de un minuto a todo el cuerpo.

Después se le envuelven las partes afectadas, en paños mojados en agua, que al principio será fría, cubriéndolos con tela de lana, paño o franela. Estas compresas se renovarán cada cinco minutos, poniéndolas con agua cada vez más templada, pero que nunca pase de quince grados; y después de haber hecho esto cinco o seis veces, se le envuelve en paños secos progresivamente calentados.

En caso de que todo el cuerpo se encuentre helado, se hará lo anteriormente expuesto, pero extendiendo las fricciones con nieve o hielo, a todo el cuerpo.

Cuando la persona congelada haya reaccionado y haya recuperado el conocimiento (muchas veces por medio de la respiración artificial), se le darán bebidas templadas, como caldo de cebolla, infusiones calientes, etcétera.

Como se ve, el principal cuidado en el tratamiento de las personas heladas es evitar el tránsito brusco del frío al calor. Todo lo demás consiste en dar fricciones frías estimulantes.

Cuando las partes heladas no reaccionan y permanecen insensibles, amoratadas y se hinchan, es de temer la gangrena.

Envenenamientos

Pueden ser producidos por multitud de sustancias orgánicas y minerales.

La base del tratamiento estriba en proporcionar al intoxicado grandes cantidades de agua caliente conteniendo el apropiado *antídoto* o *contraveneno*, y luego provocar el vómito excitando el velo del paladar con los dedos o con un pincel. Estos lavados del estómago deben ser repetidos varias veces, colocando al enfermo echado boca abajo para facilitar el vómito cada vez. Una tibia solución de jabón en agua, es un sencillo y eficaz vomitivo.

Después de los lavados del estómago, se debe dar al paciente con toda libertad, leche, clara de huevo o agua azucarada, para atenuar la inflamación de las membranas del tubo digestivo producida por el veneno. A veces bastan los jugos diluidos de frutas.

Con repetidas enemas o lavativas de solución normal (al siete por mil) de sal común, se ayudará a eliminar el veneno de los intestinos.

Un contraveneno universal, utilizable cuando no se tiene a mano el antídoto adecuado a determinada sustancia tóxica, es el *carbón pulve-*

rizado. Su uso ha dado excelentes resultados en las intoxicaciones más variadas (por setas, pescados, estricnina, etc.), y los japoneses lo usan frecuentemente masticando el propio carbón. Su eficacia es tanto mayor cuanto más finamente pulverizado se halle. A falta de los preparados farmacéuticos de este producto, pueden utilizarse trozos de carbón sin quemar o brasas de un horno o chimenea, bien molidos y tamizados.

He aquí el tratamiento y su antídoto correspondiente, en algunos casos especiales de envenenamiento:

Envenenamiento por sublimado corrosivo. Contraveneno: Clara de huevo o leche. Lavativas de clara de huevo o leche en agua caliente, que se deben retener el mayor tiempo posible.

Envenenamiento por sustancias ácidas (ácido sulfúrico, nítrico, clorhídrico... etc.). Antídoto o contraveneno: Sosa, cal apagada, ceniza, bicarbonato sódico, clara de huevo, leche, jabón, sal, greda. (Cualquiera de estos contravenenos puede ser mezclado, además, con aceite crudo.)

Envenenamiento por sustancias alcalinas (lejía, sosa, etc.). Antídoto: Vinagre, leche, clara de huevo, zumo de limón.

Envenenamiento por narcóticos (opio, morfina, belladona, digital, alcohol). Antídoto: Son variables los antídotos, mal determinados y en general no están al alcance inmediato de las personas. Dése al envenenado, de vez en cuando, fricciones generales con agua fría y cortas dosis de café cargado.

Envenenamiento por plomo. Antídoto: Magnesia, sosa o agua de cal.

Envenenamiento por fósforo. Antídoto: Goma líquida espesa, clara de huevo, harina, pan, magnesia en agua fría, con el objeto de envolver y aislar el veneno. No dar al paciente leche ni líquidos que contengan alcohol o materias aceitosas o grasas.

Envenenamiento por cobre y sus compuestos (cardenillo, etc.). (Se suele producir cuando se toman alimentos o bebidas preparados en vasijas de cobre). Antídoto: Clara de huevo diluida, leche, agua con miel o azúcar.

Envenenamiento por iodo. Antídoto: Almidón o pasta de harina.

Envenenamiento por ácido oxálico. Antídoto: Agua de cal.

Envenenamiento por la estricnina. Antídoto: Decoción de café de bellotas, polvo de corteza de encina o manzana machacada.

Envenenamiento por el arsénico. Antídoto: Leche caliente, agua con azúcar o miel.

El empleo de algunas sustancias artificiales y tóxicas como contravenenos, se impone en estos casos, puesto que urge neutralizar la nefasta acción del tóxico. Después, y con una adecuada terapéutica naturista, se ayudarán a eliminar del organismo los restos de estas sustancias.

Otras intoxicaciones y accidentes

Intoxicación por óxido de carbono. Este gas se origina en las combustiones incompletas de estufas, braseros, motores, etc., en los incendios y en las explosiones. Corresponde al tipo de los gases asfixiantes con acción narcotizante, y es el más corriente de los tóxicos industriales.

Ante un caso de intoxicación carbónica urge sacar al accidentado al aire libre o abrir inmediatamente las puertas y ventanas del recinto. Acto seguido se le practicará la respiración artificial con energía para que el aire penetre y salga ruidosamente por las fosas nasales. Esto puede ayudarse con inhalaciones de oxígeno.

En todo caso, el intoxicado necesita calor y, en caso de pérdida de conocimiento, deben dársele fricciones frías en las plantas de los pies y aproximársele a la nariz sustancias olorosas fuertes (amoníaco, agua de Colonia, etc.). Mas no deben dársele líquidos, por evitar una pneumonía por deglución en caso de trastornos sensoriales.

Intoxicación por gas del alumbrado. Se debe también al óxido de carbono contenido en él, por lo cual debe obrarse como en el caso anterior. A veces podrá ser necesario el alcanfor, la cafeína o la adrenalina.

Intoxicación por otros gases narcóticos (ácido cianhídrico, cloroformo, éter, benzol, bencina, ácido carbónico). Su tratamiento coincide con el arriba expuesto para el óxido de carbono.

Intoxicación por gases nitrosos. (En talleres de pavonar metales.) Reposo completo del sujeto intoxicado. Inhalaciones de oxígeno. En caso de que sobrevenga el edema pulmonar agudo, practicar la sangría y mantener el buen tono de la circulación.

Intoxicación alcohólica aguda. (Borrachera). Abrigar al sujeto y darle a oler amoníaco. Después reposo.

Electrocutados. Los accidentes producidos por la corriente eléctrica reclaman las siguientes maniobras:

Apartar al accidentado de la acción de la corirente. Si ésta no se pudiera cortar inmediatamente, apártesele con una estaca de madera, estando, a ser posible, el que esto haga. sobre trozos de cristal. Esto, por supuesto, tratándose de corriente de una tensión inferior a 1000 voltios. Si la tensión fuese superior a esta cantidad, no debe tocarse ni a la corriente ni al sujeto electrocutado, porque existe peligro de muerte.

Después practíquesele la respiración artificial durante un tiempo que oscilará entre 1 a 3 horas, hasta que el paciente vuelva a respirar plenamente sin ningún género de dudas. No debe inhalársele oxígeno, pero sí, generalmente, estimularle el corazón.

Hemorragia por enfermedad

Ante una hemorragia por la nariz, oídos, boca, etc., a consecuencia de una enfermedad aguda o crónica, no debemos alarmarnos, porque casi siempre dicha hemorragia supone la descongestión de un órgano pletórico, la eliminación de sangre estancada y tóxica o la evacuación de ciertos venenos humorales. Muchas veces, la supresión de una hemorragia inoportunamente, puede poner en peligro la vida del enfermo. Este es el caso, por ejemplo, de suprimir una hemorragia nasal en un enfermo de fiebre tifoidea, exponiéndole a accidentes meningíticos o de otra índole.

En consecuencia, ante un caso de hemorragia, dejemos fluir la sangre, comprimiendo o taponando, con algodón o tela, de vez en cuando, para facilitar el proceso de coagulación en el momento que se presente; y tengamos la precaución de dar líquidos al enfermo (a pequeños y distanciados sorbos) para evitar el síncope. Hay que evitar, no obstante, que la hemorragia adquiera proporciones extraordinarias. Mas, en todos los casos, conviene llamar al médico cuanto antes.

Inflamación del corazón (reumatismo agudo)

Es muy frecuente que durante los ataques febriles del reumatismo (especialmente del llamado cardioarticular), se lesione el corazón; por lo cual y aparte los cuidados generales del estado agudo, es necesario tratar de prevenir el percance. Para esto se hará lo siguiente:

Se pone al enfermo sobre el corazón dos a cuatro compresas húmedas, bien calientes, dejando cada una 10 minutos. Inmediatamente después se ponen otras dos a cuatro frías de la misma duración aproximadamente. Pasadas una a tres horas, se repite la operación. Y si el enfermo presenta, a pesar de todo, síntomas cardíacos (dolor de corazón, angustia, palpitaciones, elevación de la temperatura, etc.), se vuelve a repetir, acompañándolo de una envoltura fría de cintura.

Estas prácticas deben hacerse a título preventivo en los fuertes reumatismos agudos, aunque no se hayan presentado los síntomas cardíacos.

Embarazo y parto

Aunque se trata de funciones normales, diremos algunas palabras de orientación general, que el estudiante puede completar con lo expuesto en nuestra obra "La Salud de los niños por la Higiene Natural".

Se puede llegar a conseguir un buen embarazo y un parto en las mejores condiciones y con el mínimo de sufrimientos, de la manera siguiente:

La alimentación de la mujer embarazada debe ser la que corresponda a su tipo, temperamento y demás condiciones, dentro de las normas de la dietética vegetariana que hemos estudiado. Con esto se logra una perfecta constitución del feto y una acabada mineralización de su esqueleto, que es base de su fortaleza ulterior.

La mujer encinta debe bañarse diariamente, usar vestidos sueltos, pasear todos los días al aire libre sin tacones y evitar fatigas, trepidaciones, excesos, emociones deprimentes y malos ratos en general. Son utilísimos para lograr un parto insospechadamente feliz, los *baños de asientos fríos sin fricción* (pág. 535). Se impone la castidad durante el embarazo.

En el último mes del embarazo conviene extremar el rigor de la alimentación, para evitar una sobrecarga grasosa de la madre y del feto, y aun para preservar de la albuminuria y sus consecuencias (eclampsia, etc.). Por otra parte, no hay interés ninguno en que la criatura nazca con un peso superior a tres kilogramos, lo que, en todo caso, dificulta el parto, sobre todo en las mujeres primerizas. El hijo debe engordar después de nacer (especialmente a partir de los dos meses), pero no en el vientre de la madre.

EL CUIDADO DE LOS ENFERMOS

El enfermo agudo

Lo que debe hacerse mientras llegan las instrucciones del médico. Supongamos que nos hallamos ante un enfermo que presenta los síntomas generales del estado agudo; fiebre, aceleración del pulso (sabido que la temperatura normal es de 37 grados y el número de pulsaciones 70, en el adulto, y algunas más en el niño), dolor de cabeza, sed, pérdida de apetito, abatimiento... No nos debemos inquietar nunca por muy aparatosos que sean los síntomas; dominemos nuestros temores para obrar con tranquilidad. Sabemos que la enfermedad aguda es un esfuerzo defensivo del organismo y que sus síntomas son útiles en principio y merecen nuestro respeto. Lo primero es no perjudicar; y la tranquilidad del enfermo y de los que le rodean constituye la mitad de la curación.

Pongamos al enfermo el termómetro clínico dos o tres veces al día, tomémosle el pulso al mismo tiempo y anotemos estas observaciones haciendo constar la hora a que han sido hechas. Una temperatura alta no debe asustarnos después de sabido lo que la fiebre representa. (Lección X).

Abramos la ventana del cuarto del enfermo para que el aire puro y fresco ayude a la buena ventilación pulmonar y a la eficacia de sus oxidaciones exaltadas.

Pongamos al enfermo (en la cama, por supuesto), una compresa en la cintura o una envoltura de tronco con agua fría (a 18 ó 20 grados), dejando cualquiera de las dos, durante treinta o cuarenta y cinco minutos, sustituyéndolas inmediatamente por otra limpia en las mismas condiciones. De este modo se cambian cuatro o cinco veces, dejando cada una puesta un cuarto de hora más que la anterior.[4]

Si los pies están fríos y no se han calentado después de la primera envoltura, fricciónense enérgicamente con paños ásperos mojados en agua fría; y si esto no da resultado, se los baña en agua caliente, envol-

---

[4] Puede recurrirse a la envoltura de tronco cuando haya síntomas respiratorios (tos, fatiga, etc.) y a la de cintura cuando los haya de vientre (dolor, diarrea, etc.). En caso de duda, adóptese cualquiera de las dos, porque esto no perjudica en modo alguno.

viéndolos después en una franela seca y manteniendo la temperatura por medio de un calentador o botella.

Si después de la segunda envoltura el estado. del enfermo no ha mejorado (cosa poco probable), se recurre a ponerle envolturas más extensas (de tronco y de cintura juntas, envolturas generales mojadas transpiradoras, etc.). Lo corriente es que tras las primeras envolturas, el pulso se torne más regular y menos frecuente, la respiración más libre y el estado general más tranquilo. No siempre baja con ellas la temperatura febril, ni éste es el objeto obligado de tales prácticas, sino ayudar a la irradiación de la alta temperatura, aparte sus efectos derivativos y sedantes.

Si a la cuarta o quinta aplicación el enfermo no ha mejorado, se le da una loción fresca (a 18 ó 20 grados) de la parte inferior del cuerpo (cintura para abajo), o un baño de asiento de 22 a 25 grados, de 3 a 5 minutos, con fricciones. Pasadas dos o tres horas, se pueden repetir las envolturas si los síntomas lo exigen.

Como alimento désele cada dos o tres horas, jugo de limón o de naranja en agua, cocimiento de cebada con un poco de miel u horchata de almendras (10 almendras para un vasito de los de vino); es decir, *dieta líquida hiponitrogenada*. En ciertos casos excepcionales de histolisis (destrucción de tejidos) con aumento o no de fiebre, conviene recurrir a alimentos más nitrogenados (leche, huevo...) e incluso en sujetos patológicamente adaptados a ciertos excitantes (carne, alcohol, morfina...) conviene administrarles éstos en cierta medida, en el curso de algunas crisis agudas, para evitar algunos síntomas graves (extenuación, delirio furioso, etc.). Mas, la solución de tales problemas, es de la exclusiva incumbencia del médico.

Si la sed es muy intensa, dése al enfermo agua cuantas veces quiera, pero a pequeñas dosis distanciadas. No gran cantidad de una vez.

Hecho todo tal como acabamos de describir, habremos facilitado grandemente la tarea del médico y podremos estar satisfechos de haber preparado al enfermo irreprochablemente para el tratamiento ulterior que aquél prescriba.

El enfermo crónico

En las enfermedades crónicas, salvo momentos excepcionales, se puede esperar tranquilamente la prescripción médica. Solamente en casos de síncopes, desmayos u otros síntomas de urgencia, se debe recurrir a los medios expuestos en sus lugares correspondientes.

En casos de dolores intensos, sea cualquiera el sitio del dolor, se deben aplicar sobre éste, compresas mojadas en agua caliente, que se renuevan en cuanto pierden su temperatura. Y si éstas no surtiesen efecto, se recurre a las compresas frías renovadas cada 20 a 30 minutos.

Para más detalles consúltese la terapéutica del estado crónico.

Grande es la importancia de conducir esclarecidamente a los pacientes en este período que sigue a la enfermedad. Muchas veces su vida depende de esto.

Es frecuente que un irrefrenado deseo por parte de la familia, de que el enfermo se reponga pronto, le haga alimentarse excesivamente antes de tiempo; y esto expone a retrocesos más o menos peligrosos.

El organismo que durante la convalecencia, está formando nuevamente sus tejidos y sus humores, merece una atención discreta y se le deben proporcionar los nuevos materiales de construcción, lenta y progresivamente. Durante el período agudo de la enfermedad, la alimentación del paciente será, como ya hemos dicho, líquida y lixiviante, compuesta de zumos, cocimientos, caldos y horchatas, hasta el momento en que ciertos signos del enfermo (ojeras, mala cara, mejillas y ojos hundidos...) indiquen la necesidad de sustituirla por otra más nutritiva, fluida y aun sólida. En algunas ocasiones hay que volver a la etapa líquida; mas siempre estas maniobras estarán dictadas por el criterio del médico.

Terminada la crisis aguda y comenzada la convalecencia, el enfermo podrá tomar frutas frescas bien maduradas, purés o papilas de cereales y aun leche natural o fermentada. Con este régimen puede pasar una semana, poco más o menos, tras de la cual se ampliará su alimentación con ensaladas, verduras cocidas y alguna hortaliza (patata, zanahoria, cebolla, alcachofa). Si este régimen es bien tolerado, se le puede dar en la tercera semana la alimentación que consienta su tipo, temperamento y constitución.

En algunos casos en que existe extraordinaria desintegración de nitrógeno y consiguiente desnutrición, cabe que por este mismo hecho, aumente la intoxicación del enfermo; lo cual nos obligará a suministrarle un régimen más nitrogenado (leguminosas, huevos, etc.), ya que, como se sabe, el nitrógeno es fijador de los demás materiales alimenticios con la colaboración de los elementos minerales. Por esto no es extraño que, a veces, un régimen muy feculento y poco albuminoso, pueda traer recaídas febriles.

Durante la convalecencia se lavará diariamente la piel al paciente y hará, si el médico o técnico lo aconseja, baños parciales, ejercicios respiratorios, baños de sol, etcétera.

El resultado final de haber hecho las cosas tal y como dejamos descripto, es que el paciente habrá quedado en un estado de salud mejor que antes de enfermar. Cada enfermo tratado según las normas naturistas es un buen ejemplo de ello, porque ha logrado la purificación de su organismo. Resultado muy distinto del que obtiene el enfermo que ha soportado un tratamiento farmacéutico y supresivo.

Realmente cada crisis o enfermedad aguda tratada por el método naturista es —según la feliz expresión del doctor Jaramillo— el acto de *desenfermar*; es decir, de sanear o limpiar el organismo de causas morbosas.

Modo de cuidar a los enfermos

El cuidar a un enfermo es una de las más altas ocupaciones que de vez en cuando realiza el ser humano.

Es de gran importancia saber prestar los necesarios cuidados al paciente, sobre todo en terapéutica naturista, donde la higiene, limpieza, orden, tranquilidad y buenos pensamientos son factores esencialísimos de la curación.

He aquí las reglas a que —de un modo general— debe uno atenerse para el cuidado de los enfermos:

1. Limpiarles diariamente la habitación, pero sin levantar polvo, para lo cual sólo habrá en ella los muebles indispensables. Mantenerla ordenada, alegre y bien ventilada.

2. Cambiar diariamente la ropa interior al paciente, y lo más a menudo posible las ropas de la cama, que se deben airear y solear. La cama debe estar siempre bien hecha y lisa. Para hacer la cama sin levantar al enfermo, se le hace rodar hacia un lado, y se tira de las ropas sucias; y luego se le ponen las limpias, haciéndole rodar al lado contrario ya sobre ellas. Cuando su enfermedad permite que se le levante, es preferible esto, haciéndolo entre dos personas, dejándole mientras se hace su cama, en otra o en un colchón.

3. Lávese la cara y manos al enfermo, y péinese su pelo (si tiene despejada su cabeza) diariamente.

4. A los enfermos delicados o febriles, déseles las bebidas con un pistero o porrón, que les librará de incorporarlos en la cama. Los alimentos se les darán lentamente, a las horas ordenadas por el médico.

5. Conviene, cuando el enfermo está postrado, que orine en la cama echado (para no gastar sus fuerzas inútilmente), para lo cual lo mejor es un orinal de cama, e inclinar al paciente un poco de lado. En estos casos, y cuando el enfermo desea mover el vientre, deberá ponérsele en un orinal común sobre la cama (y un hule debajo para que no se puedan manchar las sábanas) o en un gran bacín si su cuerpo permite más movimiento. Todo esto debe ayudárselo a hacer una o dos personas, para evitarle en lo posible todo esfuerzo; y se le abrigará con una manta si es necesario.

En caso de tener que ponerle una irrigación, es conveniente untar con jabón o aceite la cánula, y que, a ser posible, se la introduzca el enfermo mismo. Después de haber obrado, límpiesele bien el ano, con agua.

6. En caso de que se le tome la temperatura al enfermo, dígasele que tiene poca fiebre (por ejemplo, 38 grados) si le asusta la idea de las altas temperaturas. Nunca se hablará delante de él, de casos graves de enfermedad, ni se mencionarán ideas de muerte. Los que rodean al enfermo deben mostrarse siempre plenos de optimismo y con semblante alegre.

7. No se perturbe nunca el sueño de un enfermo para darle alimento, bebida o hacerle cualquier aplicación, salvo en casos de fuerte delirio o por indicación del médico. El sueño del enfermo es sagrado.

8. Procúrese que el enfermo no tenga nunca los pies fríos. No se le hagan tratamientos fríos (baños, compresas, etc.) cuando tenga los labios azules y la piel fría o carne de gallina. En estos casos, désele fricción general con agua fresca, sobre todo en la espina dorsal, y con alguna fuerza para que reaccione bien.

9. Cuando un enfermo sude, déjesele en paz aun cuando le tocase la compresa, baño, alimento, etc. Terminado el sudor (que muchas veces dura horas) se le seca con una toalla seca, y se le da una fricción general con agua fresca. Nunca se le dejará el sudor sobre la piel.

10. Jamás se debe criticar al médico delante del enfermo, porque la confianza de éste en aquél es un enorme y poderoso factor de la curación. Tampoco se discutirá de nada con el enfermo.

11. Las personas que cuiden al enfermo procurarán siempre guardar calma. Se moverán tranquilamente, pero sin pereza; no darán golpes con las sillas, puertas, ventanas, etc., ni pisarán ruidosamente.

Se hablará con el enfermo lo menos posible, procurando averiguar sus necesidades.

Es de mayor importancia mantenerse esperanzado y contento delante del enfermo, atenderle cariñoso y solícito, prodigarle palabras de consuelo y procurar darle gusto en todo aquello que no le perjudique; pero ser al mismo tiempo firme y severo para que se cumpla el tratamiento oportuno. Para todo esto, las personas que cuidan a los enfermos, deben proveerse de una gran dosis de paciencia y transigencia, porque toda persona enferma, por ley defensiva y natural, se vuelve egoísta.

12. Póngase al enfermo, si es posible, en una habitación orientada al mediodía, silenciosa y con ventilación abierta. Y colóquese la cama preferentemente dirigida de Norte a Sur.

Cuándo hay que ir al médico

Muy verdad es que *"todas las enfermedades son curables, pero no todos los enfermos lo son"*.

Los enfermos que no se curan deben su fracaso a tres causas: 1, *Falta de energía individual*, por rebajamiento vital, mala herencia, edad avanzada, mala constitución, gran incremento del mal o abuso de drogas, sueros o vacunas; 2, *Lesión destructiva de los órganos básicos o de resistencia*, generalmente consiguiente a la causa que sigue, y 3, Desidia, indiferencia, ignorancia o abulia.

Toda enfermedad en su principio es curable, aun en individuos de poca resistencia; por lo cual no se deben descuidar las pequeñas molestias, que hay que interpretar como un aviso de anormalidad fisiológica, y ponerles remedio antes de que el mal tome arraigo y se produzca lesión.

Todas las enfermedades se pueden prevenir con la higiene natural, adaptada a las condiciones de cada uno. Por eso, y estimando que, como dice la tan conocida frase, "más vale prevenir que curar", toda persona debe ir a ver a su médico con estas o parecidas palabras: Aquí tiene usted mi organismo. ¿Es bueno o malo? ¿Está intoxicado o limpio? Si está bien constituido y puro, ¿qué debo hacer para no perder la salud? Si es malo o está intoxicado, ¿qué debo hacer para conducirlo a la normalidad?

Todo el que piense ser padre, tiene el ineludible deber moral de cuidar su vida, de la cual depende en gran parte la dicha de los hijos que de su propio organismo han de nacer. Pensando en tener hijos, se carece del derecho a ser vicioso o de vivir contra las más elementales reglas de la higiene. Los hijos no deben pagar las faltas de sus padres.

La persona sometida a un tratamiento natural de curación que no ha llegado a alcanzar su bienestar físico y psíquico en el espacio de uno o dos años, no dude que no ha logrado dar con la fórmula adecuada a su naturaleza y a su mal; o que su organismo tiene una constitución defectuosa por herencia anormal.

Una vez que en un sujeto aparecen síntomas que no cesan con el ayuno, el descanso y el aire puro, debe llamarse al médico.

Lección XL

EL SECRETO DE LA VIDA LARGA. HIGIENE SEXUAL. HISTORIAS CLINICAS

El secreto de la vida larga

La vida es un capital, cuya duración depende de una buena administración. Hay quien lo despilfarra con libramientos exagerados e intempestivos. Hay quien lo economiza con una sabia reglamentación y una conducta sobria y sencilla.

No se arguya, como tantas veces se hace con harta ligereza, que hay personas que aun viviendo con total falta de higiene y desordenadamente, llegan a alcanzar una edad avanzada. Esto es cierto, porque su capital de vitalidad es grande. Lo cual quiere decir que, habiéndole administrado más discretamente, hubiesen vivido mucho más. El problema de si merece la pena vivir sometido a limitaciones higiénicas para vivir unos años más, es cosa totalmente distinta cuya solución pertenece a la filosofía. No obstante, nuestra opinión terminante sobre este punto, es la siguiente:

El vivir bajo una disciplina higiénica, apartado de los vicios, dominando los apetitos de los sentidos y ordenando la conducta con un sentido de sencillez, morigeración y honestidad, tiene una doble belleza y también una doble utilidad: La belleza del equilibrio y la armonía; la belleza del triunfo del espíritu sobre la materia: La utilidad de vivir sano y de poder alcanzar con mucha más facilidad los goces del espíritu. Al lado de estos frutos, tiene muy poca importancia el que la vida dure unos años más o menos. Pero como también se consigue vivir más, esto se nos da por añadidura.

Mas; la longevidad no es solamente una consecuencia de la higiene física, sino también del equilibrio y de la serenidad mental, unidos a la tranquilidad de la conciencia. Es un problema íntegro de la individualidad. Búsquese aquí la clave de todos los "elixires" de larga vida.

Cada anciano atribuye a una causa subjetiva la duración de su vida. Pero estudiando objetivamente los motivos que en numerosos casos han conseguido dilatar la vida, se puede llegar a deducir un conjunto de causas generales.

Al escribir estas líneas tenemos ante la vista la historia de 28 centenarios, cuyos datos confirman nuestros asertos, y cuyo carácter predominante ha sido la *sobriedad* y el *trabajo corporal*. Después de esto, el detalle más significativo es que, en su mayoría, *no bebieron alcohol*. Y el más anciano de todos, Iván Massahupjn, de 121 años, *ni bebía ni fumó nunca*. La que le sigue en edad, Isabela Lafuente de Madrid, de 112 años, *tampoco bebió alcohol*. Generalmente, en la vida de todos ellos se observa gran reglamentación (o sea cumplimiento de todos los quehaceres y funciones fisiológicas diariamente a la misma hora), lo que constituye una regla capital de higiene. La mayor parte de los centenarios *no han tomado drogas*, han sido *optimistas y se han levantado temprano*. El *temperamento sanguíneo* ha contribuido en muchos de ellos a su longevidad. La mayoría son pobres y han hecho *vida de campo*.

A propósito de la indagación de la existencia de personas centenarias, decía el periodista señor Frías Fita en el diario "La Voz" del 9 de setiembre de 1927; "Esos casos de longevidad no deben de existir entre las clases malagueñas que disfrutan de cómodo vivir muy relativo en los tiempos que corremos. Nuestras pesquisas continuadas no nos han permitido encontrar un sólo caso entre quienes deben de comer bien y disfrutar vida regalada. Sólo hemos encontrado varios centenarios y centenarias en el estado llano, que apenas come y se cobija en viviendas que carecen de todos los principios que recomienda la higiene como indispensables para la vida."

Esta obsrvación ratifica nuestra opinión de que no es la suciedad externa la que acorta la vida o hace enfermar, sino la suciedad interna de los humores, de que carecen esas gentes pobres que comen poco. Es decir, que lo fundamental para conseguir una vida larga es *estar limpio por dentro*. Si además se procura estar limpio por fuera y tener limpia el alma, la vida entera brillará como un sol. Porque la limpieza exterior del cuerpo predispone a la "toilete" de los sentimientos.

Podemos decir, en resumen, que los principios de higiene naturista que en estas lecciones hemos expuesto, constituyen la fórmula evidente para economizar el capital de la vida. Sobre todo, la ausencia de vicios y pasiones deprimentes, y la abolición de excitantes y alimentos desvitalizados o excesivamente concentrados, forman la base del edificio higiénico donde se guarda el secreto de la larga vida. Todos los consejos que desde los tiempos más remotos se han dado en este sentido, giran alrededor de los mismos principios. Desde los escritos de Cornaro hasta los modernos de Víctor Segno, de Adrián del Valle o de Amalio Gimeno, nada nuevo se ha podido añadir al eterno molde de la naturalización de la vida. Pero esto no es solamente depuración física y una optimista y abierta actitud psicológica, sino también un sentido permanente de benevolencia que justifica como diría Carbonell— *el valor eubiótico de la bondad*.

No han faltado hombres bien intencionados que han pretendido encerrar en una fórmula química el secreto de la vida dilatada. Así, el jesuita Gaspar Antonio, quien concibió una fórmula compuesta de flor de naranjo, flor de jazmín, ruibardo, genciana, enebro, azúcar cande, agarico blanco, agua de lluvia y alcohol de 22 grados, a la cual achacó el haber vivido 119 años. Otro religioso, carmelita, el padre Fray Benito, que vivió 100 años, utilizó otra composición de ron, enebro, genciana, romero, cascarilla, ruibardo y alcohol de 22 grados. El franciscano Padre Vélez, que alcanzó la edad de 122 años, tomaba todos los días un compuesto de goma mirrada, aloes sucotrino, azafrán entero, clavos, canela, nuez moscada, agua de azahar, jarabe de azúcar y alcohol de 24 grados. Finalmente, el autor inglés Offman, que vivió 114 años, tomaba diariamente después del café una copita del licor siguiente: Extracto de regalíz, semillas de anís, agua de hinojo, azúcar, alcohol de 24 grados.

Pero, indudablemente, si hubiese que sintetizar en una frase la fórmula de la longevidad, cabría decir que *estriba en el cumplimiento de las leyes naturales que rigen la vida.*

Estas leyes, por lo que a la vida humana se refiere, son las siguientes:

I. *Leyes naturales de la vida física*

a) Debe respirarse aire puro;

b) Se debe hacer una alimentación lácteo-vegetariana con buena proporción de alimento crudo, y ser sobrio:

c) Débese hacer ejercicio físico completo diariamente;

d) Debe lavarse el cuerpo diariamente con agua natural;

e) Se deben recibir diariamente sobre la piel las energías externas (sol, aire, luz, magnetismo) sin modificar;

f) Solamente se debe beber agua y zumos de frutas.

II. *Leyes naturales de la vida mental*

a) Se deben cultivar todas las buenas aptitudes y vocaciones, procurando armonizarlas por medio del *cultivo rotatorio* del cerebro, o sea el desarrollo y actividad de todos los sectores nerviosos de función intelectual, para poner al servicio del especial trabajo o profesión, todos los demás conocimientos humanos. (Esto evita la irritación de una sola zona cerebral y la polarización mental, que pueden conducir hasta la obsesión, o, por lo menos, dificultan la libertad y espontaneidad de la inteligencia para captar la Verdad);

b) Débense cultivar solamente pensamientos buenos, optimistas y constructivos;

c) Las actividades de la inteligencia se deben emplear únicamente en fines espirituales.

III. *Leyes naturales de la vida espiritual*

Todas las grandes religiones, en su primitiva y fundamental pureza, se ocuparon de sentar las leyes de la moral humana. El Cristianismo y su doctrina (tan arraigado en la conciencia civilizada como descuidado en su práctica) alcanzó la más elevada categoría espiritual de convivencia humana: Porque nos enseñó que el *Amor* es la base de la moral universal y nos conduce a la *Fraternidad,* que es el más alto concepto religioso, como lo expresa bien a las claras la etimología de *re-ligare*: unir más fuertemente.

a) El hombre debe amar a la Naturaleza, respetando y ayudando en su evolución a todo lo creado. Para lo cual no matará ni destruirá:

b) Tratará constantemente de vencer sus defectos, vicios y bajas pasiones, con esa superior fuerza espiritual que reside en su entendimiento y en su conciencia;

c) "Solamente un consejo os doy: que os améis los unos a los otros" (Jesucristo);

d) "No hagas a los demás lo que no quieres para ti." "Compórtate con los demás como quisieras que los otros se comportasen contigo";

e) El hombre debe ser justo;

Estas leyes naturales puede concretarse en un programa práctico de vida, semejante al siguiente:

Levantarse al salir el sol.

Efectuar el baño integral matinal (pág. 570) y después un sobrio desayuno de fruta o leche; acostumbrando al intestino a evacuar después.

Ejercicio del trabajo o profesión de cada cual; o cultivo de la inteligencia y paseo matinal de 5 a 7 kilómetros.

De 11 a 13 horas: Comida fuerte del día, con más de una mitad de frutas, verduras y ensaladas, y el resto de féculas y albuminoides.

Reposo durante un rato después de comer.

Trabajo físico o intelectual; o recreo y paseo de 5 a 7 kilómetros.

De 6 a 8, cena frugal vegetariana, a base de frutas.

Desde las 10 de la noche hasta el amanecer, dormir.

La filosofía naturista considera como ideales de perfección humana —en sus tres aspectos: físico, intelectual y espiritual, respectivamente— a la *Belleza,* la *Verdad* y el *Bien*; como medios para conseguirlos, al *Arte,* la *Ciencia* y la *Religión*; y como facultades humanas de realización, al *Sentimiento,* la *Razón* y la *Fe.* Y estima que estos tres conceptos son en el fondo *una* misma cosa: La *Armonía* manifestada en la materia, la mente y el espíritu; o sea *Salud, Sabiduría* y *Santidad.*

Higiene sexual

El problema del sexo no tiene más que tres soluciones: O se le *trasciende,* o se le *respeta,* o se le *prostituye.*

Se le trasciende, renunciando a las funciones sexuales en aras de un superior cultivo de la espiritualidad, como sólo hacen y han podido hacerlo los superhombres.

Se le respeta usando de ellas normalmente en el matrimonio, como hacen los hombres.

Se le prostituye con uniones antinaturales, aberraciones psicosexuales y vicios variados, como desdichadamente hacen los inferhombres.

La prostitución de las funciones sexuales constituye un grave y trascendental problema social y educativo, a cuya existencia no poco contribuyen los vicios y excesos de alimentación y de la bebida. El hombre excitado abusa del sexo y el niño cae en los excesos del *onanismo* o vicio solitario que entorpecen su desarrollo y le agotan prematuramente, con toda esa secuela de padecimientos neurasténicos, espermatorreicos, de impotencia sexual, etc., que muchas veces son anuncio de la tuberculosis, del reblandecimiento medular y de la esterilidad. La virilidad (de *vir*, hombre) no consiste en poseer muchas mujeres ni abusar de la función sexual, sino en poner la voluntad al servicio de una *castidad* dentro del matrimonio, que es reserva de energía y fuente de poder y hermosura. En la mujer, más casta por ley natural y por las naturales derivaciones que la maternidad trae a esta suerte de funciones, obsérvense menos anormalidades en este sentido.[1]

La pretendida necesidad de relaciones sexuales para mantenerse sano, es un error. Desde el punto de vista científico, el ahorro sexual deriva hacia una mayor capacidad corporal e intelectual. En cuanto al aspecto psíquico, es donde, en todo caso, podría caber la posibilidad de perturbaciones de orden mental y psicológico, como ha demostrado palmariamente el psicoanálisis de Freud (parte Iª). Por lo que, ya dijimos, la renuncia sexual sólo debe hacerse a cambio del desarrollo de facultades superiores.

Los animales tienen sus *épocas de celo*, pasadas las cuales se abstienen del coito. El hombre no tiene épocas fijadas, porque estando en él tan relacionadas estas funciones con las de su cerebro, la constante y superior función de éste, le hace sentir el apetito sexual de modo más uniforme. No obstante, sería absurdo querer deducir de esto una regla práctica, y en ésta como en las demás funciones orgánicas, la única norma segura nace de la observancia de la apetencia.

El contacto sexual debe realizarse cuando se sienta el apetito normal, pasada la menstruación de la mujer y mientras ésta no quede embarazada. La mujer debe abstenerse durante el embarazo.

La función sexual no debe verificarse en ocasión en que se cumpla otra función importante (digestión, trabajo intenso), porque equivale a dificultar las dos, y aun muchas veces con gravísima mengua del fruto de la gestación, como ya tuvimos ocasión de exponer en nuestra citada obra sobre higiene de los niños.

En cuanto a la edad propicia, diremos que el hombre y la mujer deben unirse a los efectos de la procreación, cuando han llegado a la

---

[1] "No tiene duda que el ideal sexual del hombre normal debe ser el amor monogámico. La única solución venturosa de la inquietud de los instintos, es la pareja unida por el amor. Un hombre puede encontrar la felicidad en la solución poligámica, y el mundo está lleno de ejemplos de este género. Pero ello será siempre a costa del dolor y de la ignominia de muchas mujeres. Es pues una solución que sólo puede aceptarse con un criterio de egoísmo sexual, con el que no podemos transigir. Y en cuanto a la mujer, la que no aspire a la solución del varón único, será o una asceta o una mesalina; y tampoco se puede ser mesalina sin el concurso de hombres indignos" (Marañón).

plenitud de su vida, y ya una vez atendidas todas las necesidades de construcción del propio organismo. Solamente entonces, en que la vida desborda, pueden emplearse las energías en dar vida a otro ser. Este momento es, después de los veintidós años en la mujer y de los veinticinco en el hombre. Tampoco es conveniente que el hombre tenga más de cincuenta y cinco años y la mujer más de cuarenta. Bien puede aplicarse aquella máxima de nuestro maestro el doctor Forns: "Si tienes buena salud no te cases pronto, porque es peligroso; si no la tienes lo es aun más." Está demostrado que la mortalidad de la infancia es menor cuando los padres se unen entre las edades ya dichas

Tampoco es bueno que la diferencia de edad entre el hombre y la mujer sea superior a veinte años. Debiendo, en todo caso, ser más joven la mujer.

La reproducción, en su más amplio sentido (re-producción, volver a producir), podemos dividirla en *formativa, conservativa y generativa*. La primera es la reprodución de las propias células del organismo mientras dura el crecimiento. La segunda consiste en la reproducción de las células que se gastan por el trabajo orgánico. La tercera consiste en dar nacimiento a un nuevo ser. Será nuestra regla que, mientras dure la reproducción formativa no intentemos la generativa, habida cuenta de que el crecimiento físico termina realmente a los 29 años. No olvidemos el concepto encerrado en esta frase de Letamendi: "La energía individual es única y actúa enteramente en todos los momentos de la vida."

Digamos para terminar, que las aberraciones y excesos sexuales tienen su mejor profilaxis en la alimentación no excitante y en el ejercicio físico que deriva las energías hacia los músculos, llevando al organismo la fortaleza y el reposo nervioso. El trato del hombre y la mujer desde las primeras edades de la vida (coeducación, coescolaridad), contribuye también grandemente, con el conocimiento mutuo de sus naturalezas y de su psicología, a evitar aberraciones sexuales, sexualidad prematura y discrepancias por incomprensión en el matrimonio. Lo tenemos indiscutiblemente comprobado en los hombres de nuestra generación y en la de nuestros hijos, educados en normas antagónicas en lo que a este asunto se refiere. El hombre que no pierde nunca el contacto con la mujer (sobre todo en esa edad en que apunta la pasión sexual) es más puro que el que sólo convive con otros hombres. Y lo mismo aseguramos de la mujer con respecto al hombre.

Historias clínicas

A título de ejemplo, exponemos a continuación algunos casos de enfermos de nuestra clínica, que vienen a demostrar la verdad de nuestros juicios y a confirmar la profundidad de acción de la terapéutica naturista. Su lectura puede ser de utilidad para otros enfermos análogos, sobre todo si se muestran desesperanzados o escépticos en cuanto a otros métodos curativos. Asimismo el médico y el estudiante podrán sacar gran provecho de su meditación, comparándolos con casos semejantes conducidos según criterio distinto.

Diabetes. Enfermo D. J. G., de Segovia. Buena constitución, temperamento abdominal y tipo de movimiento. Artritismo muy acentuado con gran recargo general que le daba cierta apariencia de tipo de nutrición. Edad de 51 años, y vida activa.

Sus antecedentes patológicos consecuentes a su diátesis artrítica (en gran parte heredada) fueron: catarros tráqueobronquiales, neuralgias y astenia nerviosa. Cuando vino a nosotros presentaba un serio estado de diabetes. El análisis de la orina hecho en marzo de 1917 por el doctor Granell, acusaba 38'17 de glucosa. Otro análisis hecho por nosotros al comenzar el tratamiento, dio 49'50. Presentaba entonces grandes síntomas cerebrales y el retardo nutritivo propio de la diabetes artrítica. Siguió el exceso de cambios nutricios propio de la diabetes nerviosa, camino de la consunción.

Comenzó este señor el régimen naturista, con una alimentación a base de verduras, frutas y ensaladas, con prohibición de leguminosas (habas, guisantes, lentejas, etc.) y un tratamiento de compresas frías en la región del hígado, baños de sol a la pelvis y piernas, fricciones generales con agua fría, fricciones frías del bajo vientre y gimnasia sueca y respiratoria.

A los tres meses y medio, la cantidad de azúcar en la orina descendió a 0,325 gramos, mejorando todos los síntomas. Más tarde hizo baños de tronco y genitales; y pasados ocho meses más (julio de 1919) se le volvió a analizar la orina, de donde había desaparecido la glucosa para no presentarse más.

Posteriormente hacía baños de vapor en los inviernos y baños de sol con ducha en el buen tiempo. Al cabo de dos años se hallaba completamente curado de sus enfermedades, habiendo desaparecido todos los antiguos y molestos síntomas y su tristeza habitual, disfrutando de un vigor juvenil como hacía muchos años no sentía.

Fiebre de Malta. Enfermo don F. P. de L., de veinte años, de Madrid. Padecía fiebre de Malta, cuyo diagnóstico es ratificado por el certificado Nº 20.602 del laboratorio de la farmacia del doctor J. Mouritz, con fecha 16 de agosto de 1926, que dice lo siguiente: "Serodiagnósitco. Las reacciones de aglutinación, hechas con gérmenes vivos y recientes del micrococo de Malta, hechas paralelamente, con razas del país y extranjeras, han resultado ser *positivas* hasta la dilución de 1 por 300 con raza extranjera y al 1 por 400 con raza del país."

Este paciente tuvo anteriormente una escarlatina que le brotó deficientemente y una consecuente supuración de oídos. Cuando vino a vernos pesaba 57,60 kilogramos. Su constitución es regular y sus vías de eliminación funcionan bien. Médicos y amigos le auguraban fiebre para mucho tiempo.

Pusímosle a plan de zumos de frutas, horchatas y fruta fresca sola, lociones frías y sábana seca, baños de asiento fríos cortos y, en caso de fiebre alta, envolturas generales frías.

A los pocos días de hacer este plan cesaron las fiebres, sin necesidad de hacer la guerra directa al microbio. Posteriormente (24-10-1926) el enfermo pesa 63,200 kgms y está perfectamente curado de sus fiebres a pesar de los pronósticos rutinarios del criterio corriente. Al escribir estas líneas, o sea después de catorce años de tratado este enfermo y de haber sido confeccionada su historia, no ha tenido novedad en su estado de salud. No ha dejado de seguir un régimen de higiene natural.

Cáncer. 1er. caso. Cáncer de la matriz. Enferma Dª J. A. de Madrid. Llega a nuestro consultorio en tal estado de anemia y debilidad, que nos hizo temer algo desagradable en nuestro propio vestíbulo. Dicha señora venía diagnosticada por el doctor D. J. M. del hospital provincial de esta capital, como un *caso desesperado de cáncer de la matriz.* Padecía desde hacía algunos meses de abundantes hemorragias de la matriz, y la recomendaron que se pusiera el radio. Naturalmente que, nosotros al considerar que se la tenía por caso desesperado, no creímos que la recomendación de aplicarle el radio, fuese hecha con fe ni esperanza. Y la invitamos, como cosa urgente, a que se diera unos baños de asiento fríos y guardase una dieta vegetariana apropiada. En ¡24 horas! cesaron por completo las hemorragias, que no han vuelto a aparecer después de pasados 33 meses. Desde aquel momento hubo otra vez esperanza y fe. Actualmente, desde hace ya casi dos años, esta señora goza de una salud buena, gracias a las verduras y al agua de la cañería de su casa. Cuando se piensa que una alimentación sencilla y una aun más sencilla aplicación hidroterápica, pueden vencer al radio, al bisturí, etc., se pregunta uno, si en vez de gastarse el dinero en buscar armas contra *nombres* de estados morbosos, no sería preferible hacer de cada hogar un templo de salud.

2º cso. Epitelioma del labio inferior. Enfermo don F. G. B., de Guijarrosa de Santaella (Córdoba). Tenía un cáncer del labio inferior que le fue operado, volviéndosele a reproducir. Entonces vino a nuestra consulta y en cinco meses de tratamiento natural (diciembre de 1925 a mayo de 1926), desapareció totalmente por depuración global del enfermo. Se curó con dieta vegetariana adaptada a sus condiciones, baños de asiento, de vapor y de sol, según las épocas; y compresas de greda en el labio, directamente aplicadas sobre el tumorcillo.

Paludismo (1er. caso). Enfermo nuestro excelente amigo de Montilla, don A. M. M., quien nos manda una carta con el relato de su curación de unas fiebres palúdicas que trató según nuestros consejos.

Este señor, tipo de movimiento y temperamento hepático, padeció en su juventud unas fiebres tifoideas que le fueron cortadas con quinina, que, en cambio le dejó enfermo crónicamente del tubo digestivo y del sistema nervioso. Este cuadro desapareció con la práctica de un régimen naturista, logrando finalmente un estado de buena nutrición que contrastaba notablemente con la desnutrición y toxemia que tenía cuando practicaba el régimen habitual de carnes y falta de higiene. Últimamente, una crisis febril de carácter típico palúdico, sacudió su organismo, dejando de ser definitivamente enfermo crónico. Dicha crisis fue tratada al principio con baños de vapor, tomados media hora antes de comenzar el escalofrío palúdico, y seguidos de ducha fría larga. Después se le aplicaron sábanas húmedas frías, terminando la evolución del estado agudo, con baños de asientos fríos, según lo fue reclamando el estado y reacciones de las distintas vías de eliminación, etcétera.

Éste es el caso de paludismo más duradero de toda nuestra práctica clínica. Duró veintiún días. Generalmente la duración de esta forma morbosa tratada por nuestro método es de dos semanas como máximo.

Paludismo (2º caso). El enfermo en este caso es el propio autor de estas lecciones. Con ocasión de haberse secado el río Guadajoz, en cuyas riberas pasábamos el verano, hubo la habitual endemia de fiebres palúdicas que allí llaman "cisiones". Y entre los enfermos estábamos nosotros, víctimas de intensos ataques febriles precedidos de violentos escalofríos. Mi hijo me precedió en la crisis. A los 10 días, sin más tratamiento que baños fríos generales con reacción en sábana seca, se le pasaron totalmente. Por lo que a mí respecta, carente en aquellos lugares de comodidades y recursos para practicar un correcto tratamiento hidroterápico, recurrí al procedimiento de los beduinos, tomando baños de lodo a la orilla del río, tras de los cuales me daba un baño fresco en una de las charcas que dejó la corriente interrumpida del río. Mi dieta era de agua de limón en las horas de fiebre y huevo (que el instinto me reclamaba imperiosamente) en las horas de intervalo entre los accesos. A los 14 días estaba casi limpio de fiebre, que terminó de quitarse sin más que apartarme 30 kilómetros de aquellos parajes. Sin consecuencias hasta el presente, después de cuarenta años.

Asma bronquítica. Enferma, doña J. S. Q., de Madrid. Tipo de movimiento, temperamento nervioso, regular constitución. Vino a vernos en un estado lamentable y verdaderamente grave; tal era la insuficiencia de su función respiratoria. Su nutrición, por consecuencia, muy deficiente agravada por el estreñimiento. Pesaba 49,9 kgms. (Junio de 1925.)

Examinados los pulmones presentaba a la auscultación y a la percusión una zona extensa de hepatización especialmente localizada al lado derecho.

Esta enferma fue sometida a un tratamiento a base de dieta vegetariana, no muy radical (teniendo en cuenta su mal estado de nutrición y su tendencia a desmineralizarse), baños de sol generales, y compresas frías en cintura cogiendo la base del tórax.

En julio del mismo año había mejorado y pesaba 48,3 kgms (descenso del período de eliminación tóxica). Hizo después baños de sol y de asiento fríos. El 14 de julio pudo considerarse curada de todo su estado pulmonar. A la auscultación y a la percusión los pulmones estaban completamente normales. Pesó en agosto 51,4 kgms lo cual prueba el magnífico progreso de su nutrición.

Actualmente embarazada, sigue su curso normalmente. (Octubre de 1925.)

Metrorragias. Como ejemplo citaremos el caso de la enferma doña A. S., de Madrid, quien a consecuencia de un aborto venía padeciendo abundantes metrorragias diarias durante dos meses.

Las aplicaciones hidroterápicas frías modificaron rápidamente el estado congestivo de la matriz, cesando totalmente las hemorragias a los cuatro días de tratamiento.

Se puede asegurar que no puede haber curación de ninguna enfermedad sin lograr que la sangre circule normalmente por el órgano afecto.

Y cuando, como ocurrió en este caso, la hemorragia es por efecto de un estado de congestión, la buena circulación es de necesidad terapéutica causal. La hidroterapia es la gran arma contra los defectos circulatorios, como llevamos dicho.

Reumatismo articular crónico general. Se trata de la enferma D. C. de Navarra. Tipo de movimiento, hipersensible, temperamento nervioso y buena constitución. El reumatismo la impedía andar.

Esta enferma se curó en el plazo de un año con dieta vegetariana apropiada y haciendo sucesivamente, según las estaciones del año y los cambios de su enfermedad, fricciones frías del bajovientre, baños de asiento y fricciones generales frías; ejercicio gradual, baños de asiento calientes, paseos hidroterápicos a lo Kneipp, chorros fríos a las piernas, baños generales calientes y al fin duchas generales frías.

Los baños de sol remataron su curación. También tomó infusiones de ortigas. Su curación ha sido perfecta y se mantiene al cabo de quince años. No ha abandonado el régimen lácteo-vegetariano, con algún huevo.

Paraplegía por Mal de Pott. Enferma doña J. B. R., que vivía en Montalbán (Córdoba). Cuando la vimos por vez primera la encontramos en cama, paralítica de las piernas desde hacía varios meses, y habiendo sido tratada como reumática, infructuosamente. Pudimos apreciar que, en realidad padecía una lesión tuberculosa vertebral inferior (mal de Pott con compresión de los nervios de la "cola de caballo", o sea una Paraplejía pótica fláccida de tipo radicular). Le auguramos su probable curación, puesto que las paraplejías póticas se curan, en su mayoría, en el espacio de diez meses a dos años, por término medio.

Pesaba cuando la vimos 82 kilogramos. Le pusimos un plan de rigurosa alimentación vegetariana antiartrítica, baños de asiento fríos (que tomó a pesar de hacerlo con bastante trabajo) y compresas frías lumbosacras. Más tarde y en épocas sucesivas, según lo fue pidiendo la marcha de su curación, hizo baños de pies calientes seguidos de chorros fríos a las piernas, baños de sol generales y baños de vapor. La extensión vertebral no fue olvidada.

En junio de 1927, o sea después de dos años de tratamiento naturista, andaba perfectamente bien y pesaba 66 kilogramos. Ni la laminectomía ni el corsé de escayola hubieran conseguido una más íntegra recuperación de los movimientos y de la fuerza de los miembros inferiores.

Fibroma de la matriz. Enferma doña L. V., de Madrid. Tipo de movimiento y temperamento abdómino-nervioso. Viene a nuestra consulta con un enorme fibroma de la matriz que le ocupa todo el vientre. El tumor además de voluminoso es muy duro.

Esta señora venía padeciendo desde la edad de 22 años, poco después de casarse, de abundantes metrorragias, debidas, según diagnóstico de los médicos que entonces la vieron, a una endometritis crónica. Siguió distintos tratamientos hasta que, al cabo de unos años, se empezó a formar el gran tumor fibroso con el cual nos la encontramos.

Aunque lo más lógico en apariencia, hubiese sido recomendarle la operación, nosotros, consecuentes con el deseo de la enferma de evitar toda intervención quirúrgica, y tenido en cuenta el relativo buen estado general de ella, resolvimos ponerle un tratamiento de eliminación; y la sometimos a un régimen vegetariano adaptado y a distintas prácticas hidro y helioterápicas (sobre todo baños de sol al vientre y baños de asientos fríos con fricción). Después de dos años de tratamiento y a pesar de las dificultades creadas por la guerra (1938-39) el tumor *ha desaparecido completamente* y no queda el menor síntoma anormal.

Nos consta que la mayoría de las personas no pueden creer que un fibroma de 6 kilogramos se haya disuelto con dieta y baños. No podemos entretenernos en dar argumentos demostrativos, que carecerían de eficacia. Es un hecho y nada más. Pero agregaremos que no es el primer caso en que hemos conseguido hacer eliminar (a veces en trozos de variado tamaño, por la vagina) fibromas de menor tamaño que el de referencia, cesando previamente las hemorragias que acompañan a muchos de ellos.

Podríamos extendernos indefinidamente en la cita de casos, cartas y testimonios probados de enfermos de todas clases que han conseguido la salud por nuestros métodos; pero basten los citados como colofón de las teorías expuestas en estas lecciones. En realidad no hay más que una manera de vivir sano, que es cumplir las leyes de la vida individual.

Al terminar la confección de estas lecciones, urge pues aconsejar que se vuelva sobre todas sus páginas para enfrentarse de nuevo con la afirmación que hicimos en la primera: *"La Naturaleza está regida por leyes."*

INDICE ALFABETICO

677

INDICE GENERAL

TERCERA PARTE

EL DIAGNOSTICO Y EL PRONOSTICO

CUARTA PARTE

LA TERAPEUTICA NATURISTA

QUINTA PARTE

LAS ENFERMEDADES INFECCIOSAS BAJO EL PUNTO DE VISTA DE NUESTRO CRITERIO

SEXTA PARTE

LA ALIMENTACION HUMANA. FUNDAMENTOS BIOQUIMICOS DE LA NUTRICION. QUIMICA VEGETAL. DIETETICA Y FITOTERAPIA

SÉPTIMA PARTE

LA HIGIENE NATURISTA

OCTAVA PARTE

CLINICA NATURISTA

Mibros
IMPRESIONES

Este libro se terminó de imprimir en
octubre de 2003. Tel.: (011) 4204-9013
Gral. Vedia 280 Avellaneda
Buenos Aires - Argentina

Tirada 1000 ejemplares